U0388336

口腔癌、口咽癌
——全生命周期诊疗及康复

主　　编　廖贵清

副 主 编　张陈平　夏　娟　梁玉洁

编　　者（以姓氏音序为序）

蔡清清	蔡志刚	陈超刚	陈树伟	陈小华	程　斌	储　眉	邓益君
窦祖林	范文国	冯崇锦	付正浩	顾有明	郭嘉文	韩正学	何　悦
何杏芳	侯劲松	黄秋雨	季　彤	蒉新春	蒋灿华	劳小媚	李　侃
李　翔	李　彦	李　一	李劲松	李龙江	梁玉洁	廖贵清	刘剑楠
刘曙光	刘学奎	鲁　明	罗维洁	吕晓智	马　慧	毛燕萍	彭　歆
饶良俊	尚政军	宋　明	苏　凯	苏　宁	苏柳洁	苏宇雄	孙　坚
孙长伏	唐瞻贵	陶小安	王　焱	王书琴	王宇帆	翁德胜	吴　志
吴淑仪	夏　娟	肖育栎	谢　楠	谢　尚	谢纯青	解东风	辛　蔚
杨　乐	杨　溪	杨宏宇	杨智云	张陈平	张东升	张思恩	张耀文
钟　凡	朱李军						

主编秘书　劳小媚　王　琳

人民卫生出版社
·北 京·

图书在版编目（CIP）数据

口腔癌、口咽癌：全生命周期诊疗及康复/廖贵清
主编． -- 北京：人民卫生出版社，2024. 10. -- ISBN
978-7-117-37098-1

Ⅰ. R739. 8；R739. 63

中国国家版本馆 CIP 数据核字第 2024YM0398 号

人卫智网	www.ipmph.com	医学教育、学术、考试、健康， 购书智慧智能综合服务平台
人卫官网	www.pmph.com	人卫官方资讯发布平台

口腔癌、口咽癌——全生命周期诊疗及康复
Kouqiang'ai, Kouyan'ai——Quanshengming Zhouqi
Zhenliao ji Kangfu

主　　编：廖贵清
出版发行：人民卫生出版社（中继线 010-59780011）
地　　址：北京市朝阳区潘家园南里 19 号
邮　　编：100021
E - mail：pmph @ pmph.com
购书热线：010-59787592　010-59787584　010-65264830
印　　刷：北京顶佳世纪印刷有限公司
经　　销：新华书店
开　　本：889×1194　1/16　印张：52.5
字　　数：1285 千字
版　　次：2024 年 10 月第 1 版
印　　次：2024 年 11 月第 1 次印刷
标准书号：ISBN 978-7-117-37098-1
定　　价：368.00 元

打击盗版举报电话：010-59787491　E-mail：WQ @ pmph.com
质量问题联系电话：010-59787234　E-mail：zhiliang @ pmph.com
数字融合服务电话：4001118166　E-mail：zengzhi @ pmph.com

口腔和口咽部具有独特的解剖结构、复杂的生理功能和显著的美观特征，同时，由于口腔癌、口咽癌特殊的肿瘤生物学特征，癌肿及其治疗措施将导致咀嚼、吞咽、呼吸、语音等生理功能和颜面美观的变化，给患者带来极大的生活和心理影响。本书从患者发病、治疗、康复的整个生命周期角度进行编排，重点突出肿瘤的精准评估、精确治疗及功能康复。通过大量的口腔癌、口咽癌典型病例，配合临床照片、示意图等展示规范化的诊断与治疗过程。

为了能客观地反映口腔癌、口咽癌诊疗的最新进展，具有广泛的代表性，我们邀请了一直从事头颈肿瘤诊疗工作、具有丰富临床经验的全国知名专家参与编写，注重学术性、先进性和实用性。编写过程中查阅了近十年来国内外发表的大量文献，在解读国内外最新指南和共识的基础上，对于指南和共识并未涉及、存在诸多争议的问题也进行了相关介绍。需要指出的是，由于参与编写的专家较多，个人的学术观点不尽相同，针对同一个问题，不同专家的观点也可能存在较大分歧。我们应当理性对待这一问题，其关键原因是当前循证依据不足，随着临床研究的不断深入和发展，这些争议将逐步解决。

本书的编写以口腔颌面 - 头颈肿瘤外科专家为主，邀请了口腔黏膜病学、口腔病理学、肿瘤影像学、肿瘤放射学、肿瘤药物治疗学、口腔修复学的专家，还特别邀请了医学营养学、护理学及康复学等专家参与撰写，从不同角度分别论述口腔癌、口咽癌的病因、发病机制、精准评估、肿瘤根治手术、修复重建、放疗、化疗、免疫治疗、创口护理、营养治疗及康复等相关内容。本书将诊疗过程贯穿于疾病的全生命周期，向前延伸到癌前病变，向后涉及患者的体能、营养、呼吸、吞咽、言语、心理等整体康复。

希望本书的出版对广大同行具有一定的参考价值。由于水平和认识的限制，不足之处在所难免，我们诚恳地希望广大同行提出宝贵意见，以便我们不断进步。

中山大学附属口腔医院

廖贵清

2024 年 10 月于广州

目　　录

第一章 绪 论

第一节 口腔癌及口咽癌诊疗新进展

头颈部是肿瘤的好发部位，口腔癌和口咽癌是全球十大恶性肿瘤之一。我国口腔癌的实际病例数居世界前列，年轻人口腔癌的发病率也呈现出逐渐上升的趋势。尽管抗肿瘤治疗的现状日新月异，我们所面对的现状却不容乐观，肿瘤的诊断与治疗仍是世界难题。根据世界卫生组织（World Health Organization，WHO）的预测，在未来 70 年内，肿瘤发病率将持续上升，给经济和社会带来沉重负担，危害人类健康。本章将立足于美国癌症联合会（American Joint Committee on Cancer，AJCC）、美国国立综合癌症网络（National Comprehensive Cancer Network，NCCN）及美国临床肿瘤学会（American Society of Clinical Oncology，ASCO）等权威指南，简要介绍口腔癌及口咽癌诊疗的最新进展，以期为全生命周期诊疗提供概貌及重点。

一、最新诊疗指南解读

狭义上，口腔癌指的是口内癌，其范围以唇内侧黏膜为其前界，后界为咽环，即以硬、软腭的分界线为上缘，沿两侧舌腭弓向下，并以舌的轮廓乳头线为下缘所形成的环形入口，其中包含颊黏膜、上下颌牙龈、舌活动部、口底及磨牙后区。广义上的口腔癌则是指唇癌、口内癌及口咽癌，国际抗癌联盟（Union for International Cancer Control，UICC）和 AJCC 的分类中，唇癌、口腔癌、口咽癌均分别列出，但在许多流行病学资料中，往往按广义口腔癌进行分类。

口咽是咽的中间部分，上与鼻咽，下与喉咽相通，位于硬腭水平到舌骨水平之间，包括舌根、软腭、咽后壁、咽侧壁和扁桃体。吸烟和人乳头状瘤病毒（human papilloma virus，HPV）感染是口咽癌的危险因素。近年来，欧美国家口咽癌的发病率明显上升，部分与 HPV 感染直接相关，我国的具体感染率尚不明确。AJCC 第 8 版 *Cancer Staging Manual* 中，最重要的更新是增加了"HPV 相关性口咽癌"，将其与其他原因引起的口咽癌区分出来。对于"HPV 相关性"的界定，第 8 版 AJCC 头颈部肿瘤指南推荐为 p16 免疫组织化学染色阳性表达≥75%，染色强度中度阳性。ASCO 推荐为 p16 免疫组织化学染色细胞核和细胞质阳性表达≥70%，表达强度至少在中度阳性到强阳性之间。

（一）早期口腔癌

早期口腔癌应采用手术作为主要的根治手段，手术应至少保证 5mm 以上的安全切缘。其他需要注意的是：①多项研究显示肿瘤浸润深度（depth of invasion，DOI）与颈淋巴转移以及预后相关，第 8 版 AJCC *Cancer Staging Manual* 把浸润深度增加为口腔癌的 T 分期标准；②NCCN 指南推荐，对于肿瘤浸润深度 >4mm 的患者进行Ⅰ~Ⅲ区的同侧或双侧颈部淋巴结清扫（当肿瘤位于或靠近中线）；③对于浸润深度在 2~4mm 之间的患者，指南推荐根据临床实际情况决定是否需要进行淋巴结清扫；④前哨淋巴结活检是决定是否行颈部淋巴结清扫的一种手段，但需要在有经验的医疗机构进行；⑤患者术后病理或组织学检测提示有高危因素时，建议行术后放疗或放化疗。

指南认为，对于部分因为全身条件不允许接受手术的早期口腔癌患者，单纯放疗特别是近距离放疗是另一种治疗选择，但需要在有经验的医疗机构进行，并遵循相应行业协会的指南推荐。

（二）局部晚期口腔癌

对于局部晚期口腔癌患者，手术仍然是主要根治手段。指南推荐：①手术方式包括经口、下颌骨舌侧松解和下颌骨切开入路，同时对组织缺损采用必要的修复重建；②采用选择性或根治性颈淋巴清扫术，如为 N2c 期或原发灶位于或靠近中线应考虑对侧颈部清扫；③辅助放疗应在术后 6 周内进行，具有一般高危因素者（T3-4、淋巴结转移、脉管侵犯、周围神经浸润）建议术后单纯放疗，切缘阳性/不足或淋巴结包膜外侵者建议同期放化疗；④对于不适宜手术的局部晚期口腔癌，放疗联合铂类化疗是常用的治疗模式；⑤对于不适宜使用顺铂者，包括年龄 >70 岁、PS>2、听力丧失、肾功能不全（肌酐清除率 <50mL/min 或具有 >1 级的神经病变等，可予以单纯放疗；⑥对于肿瘤负荷太大无法切除的患者，也可以考虑行诱导化疗联合放疗的序贯治疗，常用的诱导化疗方案是 TPF 方案[多西他赛 + 顺铂 +5- 氟尿嘧啶（5-FU）]。

值得注意的是，对于局部晚期口腔癌的治疗，血管化游离皮瓣是公认的切除口腔病变后可靠的重建手段。研究表明，对口腔癌患者采用血管化游离皮瓣重建缺损，可以降低阳性病理切缘率及瘘管形成率，缩短住院时间，同时提高气管切开术后拔管率和恢复言语功能的可能性。另外，含高危因素的局部晚期口腔癌患者接受术后放化疗可显著改善患者的临床结局。复发时间与预后关系的临界值为 10 个月，与早期复发相比（手术后 10 个月内），挽救晚期复发的口腔癌患者获益显著。

（三）早期口咽癌

对于早期口咽癌，治疗方案的制订应基于肿瘤的大小、位置及手术后可能出现的功能障碍、手术或放疗医生的治疗水平和经验。依据最新指南，强烈建议多学科协作诊疗（multiple disciplinary team，MDT）团队在全面评估口咽癌患者的生活质量和治疗结果后，根据治疗有效性、功能维持程度、并发症可能性等因素决定治疗方案。推荐要点包括：①口咽癌手术方式可选择开放或经口入路切除原发灶。经口手术能够提供更好的功能保护，有条件者可选择经口激光显微手术或机器人手术。②早期口咽癌具有较高隐匿性颈淋巴转移率，因此除了原发灶切除外需进行同侧选择性颈淋巴清扫，清扫范围应包括同侧Ⅱ~Ⅳ区，当肿瘤向前侵犯时可能需要包括Ⅰ区，如原发灶位于或靠近中线如软腭、舌根或咽后壁时则应考虑对侧清扫。③口咽癌放疗靶区应包括原发灶和Ⅱ~Ⅳ区颈部淋巴结，口咽肿瘤向前侵犯和/或侵及前扁桃体柱时需包括Ⅰb区。

需要指出的是，经口机器人手术（transoral robotic surgery，TORS）是早期口咽癌有效的治疗方式。目前认为，原发灶 TORS 联合颈部淋巴结清扫是早期口咽癌可靠的治疗方式之一，患者生存获益良好。

（四）局部晚期口咽癌

对于局部晚期口咽癌患者，手术（通常需要联合术后放疗或放化疗）与同期放化疗的疗效相近，后者可实现更好的功能保护。推荐要点包括：①当原发灶过大或手术有可能造成重要功能缺失时，应考虑同期放化疗；②手术方式可选择经口入路或开放切除原发灶；③颈部手术应采用选择性或根治性清扫淋巴结，如为 N2c 期或原发灶位于或靠近中线应考虑对侧颈部清扫，手术后需行术后放疗，术后辅助放疗应在术后 6 周内进行；④切缘阳性 / 不足或淋巴结包膜外侵者建议同期放化疗；⑤对于接受根治性放疗的 N2-3 患者，建议 3 个月后行 PET/CT 评估，如显示完全缓解，则无需进行颈淋巴清扫；⑥对于放疗 / 同期放化疗后肿瘤残留或局部复发的患者，推荐有条件者接受挽救性手术。

值得注意的是，HPV（+）口咽癌预后较好，但目前各大指南尚未推荐仅根据 HPV 状态决定个体化或降低强度的治疗策略。

二、诊断新进展

通常而言，口腔癌及口咽癌的诊断应包括临床诊断、实验室诊断、影像学诊断及病理学诊断，其中病理学诊断依然是目前该类疾病诊断的金标准。早期诊断与治疗能有效提高口腔癌及口咽癌患者的生存率及生存质量。

（一）口腔潜在恶性疾患癌变的早期诊断

WHO 倾向于把可能引起口腔癌的疾病称作口腔潜在恶性疾患（oral potentially malignant disorders，OPMD），其分类包括：口腔白斑病（oral leukoplakia，OLK）、口腔红斑病（oral erythroplakia）、口腔扁平苔藓（oral lichenplanus，OLP）、尼古丁口炎（nicotine stomatitis）、吸烟相关的口腔黏膜角化（tobaccopouch keratosis）以及口腔黏膜下纤维化（oral submucous fibrosis，OSF）等。癌变的早期诊断至关重要，细胞刷技术、化学发光法、自体荧光法、生物染料染色法等无创筛查技术是一种易于被患者接收、可重复操作的癌变早期诊断技术，已被广泛应用于临床。另外，光动力学检查、皮肤镜、反射共聚焦显微镜（reflectance confocal microscopy，RCM）、光学相干断层扫描成像（optical coherence tomography，OCT）也可运用于OPMD 的癌变早期诊断。

（二）液体活检在口腔癌及口咽癌诊断中的运用

液体活检是指通过检测患者的血液、唾液、尿液等液体样本，对其中的循环肿瘤细胞（circulating tumor cell，CTC）、循环肿瘤 DNA（circulating tumor DNA，ctDNA）和外泌体（exosomes）等生物标记物进行分析，辅助肿瘤的早期诊断、病情监测、个体化治疗及预后评估等。相较于传统的肿瘤组织活检，体液活检的优点有：①非侵袭性或侵袭性小；②均化肿瘤异质性；③重复性高，可实时、连续监测肿瘤的进展；④肿瘤转移潜在风险低。随着研究的深入和技术的进步，液体活检可为肿瘤的早期筛查、诊断、治疗、监测、预后等提供帮助，并为精准、个体化医疗建立基础。目前，在口腔癌及口咽癌的临床和研究中，液体活检尚处于起步阶段，需要更多的深入研究。

（三）口腔癌及口咽癌临床分期新标准

AJCC 第 8 版 *Cancer Staging Manual* 中的 TNM 分期主要变化包括：①侵袭深度（DOI）用于 T 分期；

②淋巴结外扩展(extranodal extension，ENE)用于 N 分期；③HPV 感染状态用于口咽癌分类及分期。更新后的分期标准突出了严重影响预后的因素，是口腔癌及口咽癌精准诊断的飞跃性的进步。

（四）口腔癌及口咽癌病理诊断规范

规范化的口腔癌及口咽癌病理诊断报告，不应仅提供准确的病理诊断，还应为患者预后评估、治疗决策提供相关信息。基于上述 AJCC 临床分期新标准，中华口腔医学会口腔病理学专业委员会发布了《口腔癌及口咽癌病理诊断规范》，对口腔癌及口咽癌病理标本固定、取材及报告内容等进行了规范，以期提高我国口腔癌及口咽癌病理报告质量，为临床治疗及预后评估提供依据。

（五）前哨淋巴结定位及活检

2018 年第八届国际头颈部肿瘤前哨淋巴结活检研讨会上提出了口腔癌患者前哨淋巴结活检共识，旨在从患者选择、手术技术和随访计划等方面提供指导，但目前并没有在相关领域完全达成共识。2018 年 12 月，欧洲核医学协会(European Association of Nuclear Medicine，EANM)发布了口腔鳞状细胞癌前哨淋巴结定位指南，认为前哨淋巴结活检是临床局限性口腔鳞状细胞癌的重要分期工具，主要为前哨淋巴结进行淋巴显影检测提供指导。

（六）基于人工智能的诊断方法

近年来，肿瘤诊断的人工智能 / 机器学习(artificial intelligence/machine learning，AI/ML)方兴未艾，部分已进入临床前研究。可以预期，随着越来越多的 AI/ML 技术在口腔癌与口咽癌诊断与预后判别中的应用，并在大规模的多中心前瞻性研究得以证实，口腔癌与口咽癌的精准诊断指日可待。

三、合并系统性疾病的诊疗新模式

随着双向转诊、分级诊疗制度的建立和医联体的组建，大型口腔专科医院和综合医院口腔颌面外科在急危重症和疑难疾病的诊疗上承担着重要的职责，前来就诊的口腔癌患者尤其是老年患者通常伴有全身系统性疾病，病情更加复杂，传统单一诊疗模式已经难以满足治疗需求。为此，MDT 模式应运而生。口腔 / 口咽作为消化道和呼吸道的起点，一旦发生癌变将影响众多相关器官，进而引发或加重患者的全身系统性疾病。伴发全身系统性疾病的患者，其全身病情不仅会影响口腔局部病变的发展，还加大了口腔 / 口咽癌治疗的难度。因此，伴有全身系统性疾病的口腔 / 口咽癌患者的治疗方案不同于简单的口腔 / 口咽癌综合序列治疗，其过程常需要不同科室的合作。

普通诊疗模式下患者往往要经多次转诊或者会诊，其间各专业在诊治计划上可能出现一定的分歧，造成患者诊疗时间延长，甚至影响最终治疗效果。MDT 模式以患者为中心，通过多学科专业人员的有效配合，系统化提高会诊效率，缩短诊疗周期，提高诊疗效果，降低医疗成本。MDT 不仅是口腔 / 口咽癌患者获得全方位全周期个体化高质量诊疗的根本保障，同时对医学教育与科研有促进作用，有助于推进人才培养和科研团队协作，为学科发展注入活力。随着医疗中心的逐步构建，各级医院在条件允许的情况下均应构建 MDT 诊疗机制，从而达到医患双方双赢的目的。然而，由于我国人口众多、医疗资源分布不均等医疗现状，目前 MDT 模式还远未得到普及开展。

四、治疗策略新进展

近年来，口腔 / 口咽癌的治疗进展主要集中在免疫治疗、靶向治疗等新治疗模式的应用，以及微创、功能性手术的探索，以期更好地保留口颌功能，提高治疗效果。

（一）TORS 技术

2009 年美国食品药品管理局（Food and Drug Administration，FDA）正式批准 TORS 应用于口咽癌手术切除。口咽癌 TORS 治疗局部控制率高，可以避免传统经口手术的下颌骨切开等损伤。与此同时，口咽癌的精准分型、综合治疗技术的发展，使同步放化疗等也成为部分口咽癌的根治性手段。因此，口咽癌不同治疗方案的优劣及效果预测亟待前瞻性研究结果。

（二）化疗耐药与靶向治疗

化疗是口腔 / 口咽癌全身治疗的经典手段，但难以成为根治性手段，主要原因是多药耐药。研究发现，定位于 7q21 的 P 糖蛋白和 16p131 区的多药耐药关联蛋白 1（Recombinant Multidrug Resistance Associated Protein 1，MRP 1）、谷胱甘肽 S 转移酶及拓扑异构酶Ⅱ等与口腔癌多药耐药相关。目前，逆转口腔 / 口咽癌多药耐药的逆转剂已发展至第三代，在克服以往逆转剂不良反应的同时提高了选择性，但是，临床应用效果尚未令人满意。

靶向药物的出现是肿瘤治疗的重要进展，是对于传统细胞毒药物的一次革命。研究发现，晚期口腔癌及口咽癌化疗联合抗表皮生长因子受体（epidermal growth factor receptor，EGFR）靶向药物西妥昔单抗可以延长患者的生存期。化疗联合西妥昔单抗获得了包括 NCCN、ASCO 等指南的推荐，成为晚期口腔癌及口咽癌的一线治疗方案。

抗肿瘤前药的研究为肿瘤靶向治疗提供了更广阔的前景。具有靶向性的抗肿瘤前药是将导向物、酶和前药三者结合，通过导向物将药物活化酶靶向递送至肿瘤部位。在酶催化下，前药经代谢产生具有细胞毒性的活性成分。由于酶富集于肿瘤部位，所以正常组织的毒性较小。但是，抗体导向酶活化前药在长期治疗中形成的免疫原性使治疗效果逐渐降低，仍然难以实现肿瘤完全缓解。

（三）免疫治疗

手术、放疗等局部治疗失败后的复发 / 转移性口腔癌及口咽癌患者，如无法接受挽救性手术，其生存期在无外界干预下仅为 6～9 个月。由于组织耐受性和根治性放疗的终身剂量限制，全身治疗成为复发 / 转移性口腔癌及口咽癌的标准治疗方案。以免疫检查点抑制剂为代表的免疫治疗，较经典的化疗方案表现出更大的优势，总生存率、客观缓解率、缓解持续时间等均明显优于化疗加西妥昔单抗联合治疗，为复发 / 转移性口腔癌及口咽癌患者带来曙光。中国国家药品监督管理局于 2019 年批准纳武利尤单抗治疗含铂类治疗失败后的复发 / 转移头颈鳞癌患者［肿瘤细胞阳性比例分数（tumor proportion score，TPS）≥1%］；于 2020 年批准帕博利珠单抗单药一线治疗复发 / 转移头颈鳞癌［联合阳性分数（combined positive score，CPS）≥1］。国际及国内多个指南均将免疫治疗作为复发 / 转移头颈鳞癌的推荐疗法。NCCN 推荐"帕博利珠 + 铂类 + 5-FU"或"帕博利珠单药（CPS≥1）"作为一线方案；帕博利珠或纳武利尤作为铂类耐药后的二线方案。2021 年，中国临床肿瘤学会（CSCO）头颈部肿瘤诊疗指南将"帕博利珠单抗 + 顺铂 / 卡铂 + 5-FU"

或"帕博利珠单药（CPS≥1）"作为Ⅰ级专家推荐方案。欧洲头颈学会 - 欧洲肿瘤内科学会 - 欧洲放射肿瘤学学会（EHNS-ESMO-ESTRO）指南、美国肿瘤免疫疗法协会（society for immunotherapy of cancer，SITC）指南也作出了相似的推荐。

目前，口腔癌及口咽癌免疫治疗研究的重点在于更长期的生存获益，作为新辅助治疗可对手术方案、切缘阴性率及器官保存率产生影响，以及联合放疗的相互增敏作用等。同时，如何预测免疫治疗效果，如何应对免疫无应答、免疫低应答以及超进展的发生，也是重大的课题。

（四）适形调强放疗与近距离放疗

尽管医学影像学取得了令人瞩目的进展，但无论 CT、MRI、PET/CT，还是 PET/MRI 均难以显示散在的肿瘤细胞，因而很多手术中切缘阴性的患者术后出现了复发。术后放疗可以明显降低口腔癌复发率或者推迟复发时间。高精确度的现代放射治疗技术，如三维适形放射治疗和调强放射治疗技术的应用减少了靶区周围正常组织的放射剂量，降低了并发症，改善了患者的生存质量，提高了治疗效果。

近年来，放射性粒子植入作为近距离放射治疗的一种，应用于口腔癌及口咽癌的治疗。与外照射治疗相比，放射性粒子适用于杀伤接受致死放射剂量水平以下的治疗后，具有较强修复能力的肿瘤以及分化程度高和生长缓慢的肿瘤。国内外学者均报道，利用近距离放射治疗口腔癌可获得满意疗效。国内目前应用最多的是 ^{125}I 粒子，^{125}I 粒子持续放射低剂量（35.5keV）γ 射线，直接作用于 DNA 分子链，使单链和双键断裂，同时还可使体内水分子电离，产生自由基与生物大分子结合，杀伤肿瘤细胞。粒子发出的 γ 射线有效的辐射距离仅 2cm，在靶区具有适宜剂量，而周围正常组织中的放射剂量很小，减少了对正常组织的损伤。^{103}P 的半衰期更短，初始剂量高于 ^{125}I 的 3 倍，具有更明显的生物学优势，可用于分化差、增长快的肿瘤，已进入临床应用。

（五）中医中药

纵观近十年中医专家对口腔 / 口咽癌的诊治实践，口腔 / 口咽癌的病因、病机主要强调本虚标实，以肝、脾、肾虚为本，导致痰湿凝聚、气滞血瘀于口腔 / 口咽局部发为癌肿。非中医药治疗中，手术、放化疗的副作用较大，不利于患者后期康复，所以中医治疗上要以扶正固本、补虚培元为主，同时兼清湿热、活血化瘀，对改善患者口腔卫生健康、预后及康复有积极影响。目前，中医治疗仍然主要以减轻痛苦、延长生命为主，由于患者病情、体质差异，疗效会因人而异，患者及家属需理性看待。

五、修复重建新进展

手术治疗是口腔 / 口咽癌最重要的治疗手段。手术所致软硬组织缺损可导致或加重口颌功能障碍。因此，局部晚期口腔 / 口咽癌一般同期进行组织缺损修复重建。目前，血管化游离移植修复已成为口腔颌面外科的常规技术。同时，新型组织瓣也不断被研发及报道。口腔颌面 - 头颈缺损修复重建进入了以功能康复为导向的个体化治疗、精准重建时代。

数字化外科技术是外形及功能重建的重要辅助方法，包括颌面部影像三维重建、CAD/CAM 引导上下颌骨重建、实时导航技术引导精准就位等，从肿瘤切除、组织瓣制取及塑形，直至术中即刻种植等，都按术前设计精准实施，有利于缩短手术时间，提高重建效果。

六、小结

口腔/口咽癌的诊疗仍然是我们面临的难题。近年来，口腔/口咽癌获得了更精准的分类及分期，随着免疫治疗等新技术的涌现，规范治疗策略也在不断更新，需要外科医生不断学习。口腔颌面部是口颌功能及容貌维持的重要部位，随着肿瘤治疗方法的不断进步与修复重建技术的发展，患者的生存质量会逐步提高。肿瘤学不再是同病同治的医学，而是在依据指南为患者提供规范治疗的基础上，既应该充分考虑患者具体情况以"同病异治"，也应该借鉴并综合运用肿瘤治疗领域的先进方法实现"异病同治"，多学科戮力同心，以取得口腔/口咽癌诊疗的突破。

（尚政军）

第二节　康复医学在口腔癌及口咽癌诊疗过程中的地位与作用

口腔癌及口咽癌的治疗方式是以手术为主的综合序列治疗。无论患者接受外科手术与否，都可能会出现短期或长期的体能下降、营养不良、吞咽、言语及呼吸功能障碍，使患者承受巨大的社会及心理压力，严重影响其生存质量。随着现代口腔颌面-头颈外科诊疗技术的提高以及对康复治疗认识的不断加深，康复医学在口腔癌及口咽癌的预防、治疗、缺损重建、康复、随访等全生命周期诊疗中正发挥着越来越多的积极作用。

一、康复医学在国外口腔颌面-头颈肿瘤诊疗中的地位及作用

自20世纪80年代以来，全球头颈部癌症的生存率显著提高。随着生存率的提高，患者的功能保存和生活质量引起了更多关注。美国癌症协会于2016年发布了《头颈部肿瘤幸存者护理指南》。首先，指南提示头颈癌术后患者应及时转诊至康复医学中心接受康复医师、物理治疗师、职业治疗师、心理治疗师以及运动专家的综合评估，进行有针对性的康复治疗。头颈部癌症患者术后应根据公共卫生指南定期参加身体康复运动，以达到每周150分钟的中度或75分钟的剧烈有氧运动，以及每周至少2天的力量训练。其次，指南中概述了头颈癌患者治疗后的康复建议，强调康复医生应该重点评估患者的副神经麻痹、颈部肌张力障碍和肌肉痉挛、神经病变、肩关节功能障碍、淋巴水肿、张口受限、吞咽功能障碍、语言功能障碍、营养不良、疲劳、睡眠障碍，以及颜面部组织缺损造成的抑郁和焦虑等心理问题。现代康复医学之父 Howard A. Rusk 曾言：如果患者的功能不能很好地发挥，不能正常生活和工作，这意味着医疗工作并没有完全结束。以功能康复为导向的康复医学包含了预防、医疗、保健、康复相互协调组成的全面医学（comprehensive medicine），将临床治疗后患者的病理痊愈延伸至生理痊愈，实现提高功能、全面康复、重返社会的目标。由于头颈肿瘤患者术后2个月内极易出现吞咽困难与营养不良，而且头颈肿瘤术前患者的营养和免疫状态与术后并发症的发生率以及恢复时间存在显著相关性，日本医学界普遍非常重视头颈肿瘤患者的术前及术后营养状况评估，根据评估结果进行持续的营养管理并制订康复治疗计划。对于手

术切除范围涉及舌骨上肌群、颈淋巴清扫需配合术后放疗、组织缺损需配合修复重建以及肿瘤晚期患者，由于术后吞咽及营养摄取功能大大降低，误吸风险高，日本康复医师除了手术前后进行评估并给予积极的吞咽训练，还要及时通过包括腭护板在内的多种人工赝复体来进行口腔形态和功能环境的修复重建。随着患者口腔、口咽功能的恢复，进一步改善吞咽功能及营养状况，加强治疗效果，实现早期康复。

由于不同国家的经济、医疗水平与国民受教育程度的差异，虽然越来越多的证据表明康复治疗在头颈肿瘤全生命周期诊疗中具有举足轻重的地位，但是对康复治疗的重视远未在世界范围普及，康复医学的医疗资源也相当匮乏，大多数头颈肿瘤患者在接受手术治疗或放、化疗后无法获得及时、足够的康复指导和治疗。由于治疗导致的吞咽、语音、呼吸等功能下降问题无法及时通过康复治疗予以改善，患者康复时间延长，生活质量严重下降。近年来，随着跨学科诊疗模式在全世界范围内得到进一步重视，逐渐达成共识：将康复指导和治疗贯穿头颈肿瘤患者治疗全周期，不仅对改善患者生活质量至关重要，而且能够帮助患者返回社会，最大程度降低社会医疗成本，减轻社会医疗资源负荷。

二、康复医学在国内口腔颌面－头颈肿瘤诊疗中的现状

20 世纪 80 年代初，我国开始重视现代康复医学的发展。2011 年，卫生部制定了《综合医院康复医学科基本标准》和《综合医院康复医学科建设与管理指南》，规定二级及以上综合医院必须设置康复医学科。2012 年，卫生部印发《"十二五"时期康复医疗工作指导意见》，提倡构建分层级、分阶段的康复医疗体系。在我国，针对口腔癌、口咽癌的手术治疗、放疗或化疗已经在三级医院广泛开展，患者的生存率与治愈率都得到提高。越来越多的医生也开始意识到，口腔癌及口咽癌本身，以及任何一种治疗方法都可能影响患者的吞咽功能，从而影响营养状态，并严重危害包括呼吸功能在内的全身健康。因此，与康复医学紧密联系的跨学科合作诊疗模式是提高口腔癌、口咽癌患者术后生存质量的关键，但我国在该领域的发展晚于美国、日本等发达国家。由于国内紧张的医疗资源以及没有形成口腔癌及口咽癌治疗康复一体化的会诊、转诊模式，大部分患者并未及时接受专业的康复治疗。以口腔癌及口咽癌术后最常见的吞咽及言语障碍为例，很多患者反映不知道吞咽、语音等功能障碍可以通过专业的康复训练得到改善，导致长期以来靠自身适应克服功能障碍。究其原因，可能主要有以下几点。

（一）医院结构与优势专科差异

我国口腔颌面外科独具特色，全国各口腔专科医院的口腔颌面外科病房每年收治大量口腔癌、口咽癌患者，是我国口腔癌、口咽癌防治的主战场。但是，口腔专科医院也存在缺乏其他临床医学专业支持的弊端，治疗康复一体化的实施极其困难。同时，国内各医院之间的优势学科存在差异，导致能够掌握吞咽或语音康复的专业治疗师分布不均，临床经验差别较大。如上海交通大学医学院附属第九人民医院由于其口腔颌面－头颈肿瘤外科是其显著优势学科，每年接诊并收治大量口腔癌及口咽癌患者，因此该院康复医学科对于吞咽及语音康复的治疗经验也较丰富。但是相比之下，其他同级别医院的康复医学科则以收治神经、运动或者儿童等患者居多，接诊头颈部癌的症患者较少。

（二）康复医学合作诊疗模式尚未成熟

吞咽康复及言语康复治疗是口腔癌、口咽癌治疗手段中的重要组成部分，康复医学的宣教、会诊与转

诊对患者具有重要意义,因此需要建立融合康复医学的专病合作诊疗模式,将系列康复融入口腔癌及口咽癌的综合序列治疗中。笔者所在中山大学附属第三医院康复医学中心基于神经性吞咽障碍的研究基础,与中山大学附属口腔医院口腔颌面外科紧密合作,建立自患者入院后至居家康复的全程管理,已积累了一定的经验,可作为专科医院的口腔癌及口咽癌治疗康复一体化模式进行推广。值得注意的是,在我国目前发展较好的治疗康复一体化专科包括:骨科康复一体化,胃肠外科康复一体化(胃肠外科快速康复),心血管内科、呼吸内科、神经内科康复一体化等,而口腔颌面 - 头颈肿瘤康复一体化涉及容貌、吞咽、言语、心理等持续影响患者生存质量的功能障碍,具有很强的特殊性,亟须在全国范围内发展成熟。

(三)现代康复医学发展与就医理念不足

目前,康复医学人才培养和学科建设问题是我国康复事业发展面临的主要问题,普遍缺乏高水平、高学历、高素质的专业康复医学人才。主要问题包括:①由于资源缺乏,非康复医学专业人员,甚至没有接受过康复医学系统培训的人员均可从事康复医学的临床诊疗工作,明显影响临床康复一体化的规范和深入发展;②康复医学缺少高学历人才,硕、博士学历的康复治疗师的比例很低,而且目前仅有个别院校具有硕士以上康复医学学位授予资格;③康复医师的专科及亚专科方向培训方案有待完善。这种现状不仅导致目前康复医师和亚专科康复治疗师的医疗水平和能力不足,还导致其他临床医学专科误把康复医学作为其专科的配套医疗技术,招收非康复医学专业治疗师自行开展康复医疗工作。

随着康复医学的发展,如何使患者树立正确的就医理念也尤为重要。口腔癌及口咽癌患者在接受手术或放疗前可能并不清楚该疾病已经存在或将要出现的吞咽及言语等功能障碍,也不了解应该如何寻求专业的康复治疗。究其原因,主要是由于现代康复理念的宣传推广尚未普及,很多患者将现代康复治疗与中医调理等混淆。此外,大量非康复专科医生对康复治疗不够重视,未能使患者及时接受康复评估及治疗,导致患者未能通过康复治疗提高生活质量。

三、小结

康复医学是以恢复健康为目的,对患者身体和心理障碍进行预防、诊断、评估和治疗的一门新兴学科。口腔癌、口咽癌患者通常因为疾病本身和局部治疗损伤口腔颌面及颈部的重要组织器官,导致吞咽、言语等功能损害,进而导致社交、情感和心理障碍。融合康复医学的口腔颌面 - 头颈肿瘤治疗康复一体化模式是口腔癌、口咽癌全生命周期诊疗的迫切需求。然而,纵观国内外,该领域发展极不均衡,我国多学科合作模式尚未成熟,仍需不懈努力。

(窦祖林)

第三节　口腔癌及口咽癌诊疗的全生命周期实践

2016 年 10 月 25 日,中共中央国务院印发的《"健康中国 2030"规划纲要》将全生命周期作为健康中国建设的基本着力点提升至国家战略高度。根据《"健康中国 2030"规划纲要》辅导读本的解释,全生命周期是指人的生命从生殖细胞的结合开始一直到生命的最后终止,其中包括孕育期、成长期、成熟期、衰老期直至死亡整个过程。通俗地说,全生命周期就是一个人从出生到死亡、从受精卵开始到生命结束的完整过程。其根据不同目的及方法,可划分为不同的生命阶段。例如妊娠期、新生儿期、婴幼儿期、学龄前期、学龄期、青少年期、青春期、中年期、更年期、老年期、临终期。全生命周期健康管理就是对个体或群体从胚胎到死亡全生命周期的健康,进行全面监测、分析评估,提供咨询和指导,对健康危险因素进行干预的全过程。

全生命周期健康概念的提出基于毕生发展理论、生命周期理论、生命历程理论等多种理论。其中包含两种重要的理论模型:关键期模型与危险累积模型。关键期模型认为,生命早期为健康和发育的关键期,此阶段接触的不良环境及危险因素可能影响整个生命过程中的健康走向。危险累积模型认为健康危险因素在生命历程中逐渐积累,随着其数量的增多和持续时间的延长而逐渐对健康产生损害。以上理论模型表明,生命历程中相互关联密切的诸多因素都对疾病的发生发展及人的健康有深远的影响。

全生命周期健康管理从健康影响因素的广泛性、社会性、整体性出发,以人的生命周期为主线,对婴儿期、幼儿期、儿童期、少年期、青年期、成年期、老年期等不同阶段进行连续的健康管理和服务,对影响健康的因素进行综合治理。从以"治"为主向以"防"为主转变,推动关口前移,做到早预防、早管理。一方面,加强对全生命周期的健康干预,既不是对生命周期各个阶段平均用力,也不是各种预防措施的机械组合,而是采取连续动态、全面覆盖的整体策略。另一方面,根据不同群体的特点,在重点时期为重点人群提供健康干预。比如,针对婴幼儿,注重预防儿童常见病、培养健康生活习惯等;针对青少年,注重保持青春期身心健康;针对成年人,加强对职业病危害的防控;针对中老年人,着重开展健康教育普及、健全老年健康服务体系等。此外,完善癌症、高血压、糖尿病等重大疾病防治服务保障机制。通过全生命周期的健康管理,精准降低健康损害的发生概率,力求实现少得病、少得大病、少得重病、健康长寿的目标。

《"健康中国 2030"规划纲要》提出,到 2030 年,实现全人群、全生命周期的慢病健康管理,癌症 5 年生存率总体提高 15% 的建设目标。口腔癌、口咽癌是头颈部最常见的恶性肿瘤。近年来,随着综合序列治疗的快速发展,早期口腔癌、口咽癌的预后显著提高。根据美国国家癌症研究所监测、流行病学和最终结果(surveillance epidemiology and end results,SEER)数据库显示,目前口腔癌、口咽癌的整体 5 年生存率仍在 60% 左右,但早期患者的 5 年生存率已达 85%。这充分说明,以预防及早期诊治为核心的全生命周期健康管理,是口腔癌、口咽癌有效防治的核心所在。

全生命周期概念的提出,是传统疾病三级预防理念的深化和扩展。同时,将全生命周期的健康管理提升至国家战略高度,也体现了政府介入、预防关口前移的零级预防理念。根据国家癌症中心 2022 年 2 月发布的数据,2016 年全国口腔癌、口咽癌的人群发病率为 5.2/10 万人,人群死亡率为 2.6/10 万人。其中,男性及城镇居民的发病率和死亡率较高。从年龄看,发病率在 25 岁前较低,25～60 岁区间内发病率持续上升,新发病例峰值在 60～79 岁。因此,25 岁前应以一级预防为主,25 岁后则以一级及二级预防结合。对已确诊的患者,还应做好三级预防。同时,对于高龄,尤其是合并其他系统性疾病的患者,还应注意多学科结合的健康管理。

2019 年印发的《国务院关于实施健康中国行动的意见》，从全方位干预健康影响因素、维护全生命周期健康和防控重大疾病三个方面明确了 15 个专项行动。其中，"实施癌症防治行动"提出：癌症严重影响人民健康。倡导积极预防癌症，推进早筛查、早诊断、早治疗，降低癌症发病率和死亡率，提高患者生存质量。有序扩大癌症筛查范围，推广应用常见癌症诊疗规范。提升中西部地区及基层癌症诊疗能力。加强癌症防治科技攻关。加快临床急需药物审评审批。在口腔癌、口咽癌的全生命周期管理中应体现上述行动要求。

具体来说，口腔癌、口咽癌患者的全生命周期健康管理应包括病因学预防、高危人群监测及早期诊断、临床多学科诊疗、随访与康复等多个方面。

一、病因学预防

目前认为，基因突变、病毒感染及物理化学刺激是口腔癌、口咽癌的主要病因，故病因学预防应该全周期、多维度地覆盖这些内容。已有的大量证据表明，吸烟、饮酒以及咀嚼槟榔等物理化学因素与口腔癌、口咽癌的发病密切相关。因此，通过医院、大众传媒、自媒体、校园等多种途径，开展科普及健康教育，劝导戒除烟酒、槟榔等不良嗜好，是重要的病因学预防措施之一。除此之外，口腔卫生不良、牙体过度磨耗导致的锐利牙尖、口内残根残冠或不良修复体等长期机械刺激，也是口腔癌发病的危险因素之一。因此，良好的口腔健康教育和及时、规范的口腔诊疗，也是重要的预防措施。近年来，HPV 相关口咽癌在年轻人中的发病率逐年上升。因此，开展适龄人群 HPV 疫苗接种、高危人群 HPV 感染筛查以及良好的性生理卫生教育等，也是病因学预防的重要内容。目前已有多项研究通过高通量测序、多组学分析等方法描绘了口腔癌、口咽癌患者基因突变及表达谱图。虽然口腔癌及口咽癌的易感性突变尚未能明确，也无针对口腔癌及口咽癌的分子分型，但已形成较明确的方向，因此，未来在基因层面的易感性评估及高危人群筛查可能是口腔癌、口咽癌预防的重要手段。

二、高危人群监测及早期诊断

目前认为，口腔黏膜潜在恶性病变患者是口腔癌的高危人群。在口腔黏膜病科及口腔颌面外科医生的密切协同下对此类患者的治疗及定期随诊观察，是目前高危人群监测的主要手段。此外，涉及上述病因的人群，也是重点筛查及监测对象。

口腔癌由于解剖位置特殊，容易进行视、触诊及病理活检，因此对于早期原发灶的诊断并不复杂。相较口腔癌，口咽癌位置较为隐秘，如患者主诉咽部不适、吞咽异物感等，需警惕口咽癌的可能，可考虑内镜检查。由于口腔癌、口咽癌常早期发生颈淋巴转移，且其与疾病分期、治疗和预后均密切相关，颈淋巴转移的早期诊断也非常重要。目前，NCCN 等指南中推荐的口腔癌及口咽癌颈部评估手段包括临床检查、CT、MR 和 PET/CT 等。即使综合以上手段，目前对早期尤其是隐匿性颈淋巴转移的诊断仍十分困难。近年来，通过血液、唾液中标志物的体外诊断以及人工智能辅助下的影像学检查是口腔癌及口咽癌早期诊断研究的重点，也有较多阶段性成果的报道，未来可能成为口腔癌及口咽癌早期诊断的重要辅助手段。

三、临床多学科诊疗

目前,口腔癌及口咽癌的临床诊疗模式为多学科合作下的综合序列治疗。根据 2021 年 NCCN 指南,综合序列治疗团队应包括:头颈外科、肿瘤放疗科、肿瘤内科、整形及修复重建外科、专科护理、口腔修复科、物理医学和康复、语音和吞咽康复、临床社会工作支持、临床营养师、病理科、诊断及介入放射科,以及其他辅助科室,如神经外科、眼科、精神医学科、成瘾戒断咨询、听力专科及缓和医疗等人员。综合序列治疗不同于传统意义上的多学科专家会诊,也不是各种不同疗法的机械组合。序列意指时间上有序,即多学科团队根据不同患者情况确定个性化方案,并在各阶段有序、适时地介入,合作完成患者诊疗。综合序列治疗内容十分复杂,包括患者的诊断评估、治疗方案的确定、围手术期管理、麻醉、手术及修复重建、康复及随访等。口腔癌及口咽癌的多学科综合序列治疗体现了全生命周期健康管理中动态连续、全面覆盖的理念。

四、随访与康复

口腔癌、口咽癌患者的随访与康复,不仅是治疗的延续,也是其全生命周期健康管理的重要组成。目前,虽已有诸多关于口腔癌、口咽癌预后预测模型的研究,但相关结果尚未转化至临床广泛应用,定期随访仍是最重要的预后监测手段。有针对性的规范科学的随访时间及内容是保证随访效果的关键。同时,已有诸多机构着力于专病数据库及随访系统的开发及应用,这也符合《“健康中国 2030”规划纲要》中提出的建设健康信息化服务体系的要求。完善的随访系统在数据储量、数据安全、工作效率、操作便捷性等诸多方面均显著优于传统随访方式,是口腔癌及口咽癌全生命周期健康管理的重要工具。

由于口腔癌、口咽癌发生部位的特殊性,术后组织缺损、放化疗副作用等因素往往导致患者在外貌、功能、心理、社会适应能力等多方面的损害。因此,口腔癌及口咽癌患者康复治疗的内涵在不断丰富中,包括体能、营养、吞咽功能、语音 / 听力功能、呼吸及心理等。在全生命周期健康管理下,康复治疗不仅应该是序列的,更应该是终身的,应涵盖患者从肿瘤治疗一直到生命终止的全部时期。同时,康复治疗也应该是信息化的。通过构建信息化平台,对患者的康复治疗进行系统管理,既有利于提高疗效及患者依从性,也利于临床数据的收集、整理与分析。

五、小结

WHO 将健康定义为一种身体、心理及社会上的完好状态,而不仅仅是没有疾病和虚弱状态。因此,通过完善、全面、全周期的诊疗和康复,我们不仅要提高口腔癌、口咽癌患者的生存率和生存质量,还要使患者恢复健康、重返家庭、重返社会、重返工作岗位。

(廖贵清)

参考文献

1.　AMIN M B,EDGE S,GREENE F,et al. AJCC cancer staging manual. 8th ed. New York:Springer,2017.

2. BRIERLEY J D，GOSPODAROWICZ M K，WITTEKIND C. TNM classification of malignant tumours，8th ed. Hoboken：Wiley-Blackwell，2017.

3. NAUSHEEN J，BARBARA E，ANDREW E，et al. Maximizing functional outcomes in head and neck cancer survivors：assessment and rehabilitation. Otolaryngol Clin North Am，2017，50（4）：837-852.

4. CAPOZZI L C，DOLGOY N D，MCNEELY M L. Physical rehabilitation and occupational. Oral Maxillofac Surg Clin North Am，2018，30（4）：471-486.

5. RODRIGUEZ A M，Komar A，Ringash J，et al. A scoping review of rehabilitation interventions for survivors of head and neck cancer. Disabil Rehabil，2019，41（17）：2093-2107.

6. SADAKANE-SAKURAMOTO A，HASEGAWA Y，SUGAHARA K，et al. Change in nutritional status and dysphagia after resection of head and neck cancer. Nutrients，2021，13（7）：2438.

7. 唐燕，徐丽丽，范帅，等. 中国医院内口腔颌面 - 头颈肿瘤吞咽康复开展现状初步调查. 中国康复，2019，34（05）：257-261.

第二章　口腔癌及口咽癌的病因及发生机制

口腔癌及口咽癌是指上皮细胞在局部及全身多种因素的综合作用下，发生恶性转化，最终导致上皮发生肿瘤。局部因素主要包括理化刺激、微生物感染以及局部细胞基因突变等，全身因素主要包括免疫、代谢、营养等机体全身状态的紊乱以及遗传信息的改变，本章第一节将对常见发病因素进行详细介绍。口腔癌的发生通常经历上皮单纯增生、上皮异常增生（即癌前阶段）、浸润癌的过程，癌前阶段的存在实际上为口腔癌的早期防治提供了重要的窗口期。深入理解口腔癌前阶段进展的分子事件是探究口腔癌发生机制以及寻找早期干预靶点的关键。本章第二节将从肿瘤发生发展的分子特征出发，系统地介绍口腔黏膜癌变、口腔癌及口咽癌发生发展的机制。人乳头状瘤病毒（human papilloma virus，HPV）感染与口咽癌的发生、临床病理特征、疾病预后等都具有非常密切的联系，将在本章第三节进行阐述。

第一节　常见的发病因素

一、局部因素

（一）物理刺激

1. 慢性机械刺激　慢性机械刺激包括残根、残冠、锐利牙尖、不良修复体等。临床上常见于双颊、舌缘、舌腹等部位，黏膜病损与残根、残冠、锐利牙尖、不良修复体等损伤因素相契合，初起表现为创伤性溃疡，若未及时去除损伤因素，在长期慢性刺激下，溃疡经久不愈，易发生恶性转化，导致口腔鳞癌的发生。

2. 辐射损伤　辐射包括电离辐射（α射线、β射线、γ射线和X射线等）和非电离辐射（紫外线、热辐射、无线电波和微波等）。电离辐射是目前公认的致癌因素之一，口腔颌面部受到的电离辐射多为医源性暴露。近年来，随着肿瘤患者生存期的延长，二次原发癌（second primary tumors，SPTs）的发生率有所增加，而放射治疗作为二次原发癌的一个重要诱因，逐渐被关注。发生于口腔颌面部放疗后的二次原发癌，不仅可继发于口腔癌/口咽癌放射治疗后，也常见于头颈部其他肿瘤，特别是鼻咽癌放疗后。Chen等学者发现，鼻咽癌放疗后，发生二次原发癌的20年累积发病率高达5.37%，而口腔是其最常见的发病部位。此外，紫外线辐射等非电离辐射也与口腔癌的发生相关，例如，唇癌多发生于户外工作者，被认为是接受过量的紫外线辐射的缘故。

3. 热刺激　Whiteman和Green等学者指出，进食过热食物可诱发食管癌，灼伤可引起皮肤癌。由于口腔/口咽与食管、皮肤具有相似的组织结构，均为鳞状上皮，提示热刺激对于口腔癌及口咽癌的发生可能具有重要影响。Mccormack等的研究指出，唇癌好发于长期吸雪茄烟和烟斗的人群。Dasanayake等的研究显示，在饮用马黛茶的拉丁美洲人群中，口腔癌/口咽癌发病风险显著提高，这可能与马黛茶的化学成分或茶的高温刺激有关。但Mclaughlin和Ren等人的研究则显示，热饮与口腔癌/口咽癌的发生无明显关联，甚至发现热茶的饮用与口咽癌的发生呈负相关。因此，热刺激在口腔癌/口咽癌发生中的作用，尚待更多证据进行阐释。

（二）化学刺激

1. 烟草 吸烟与肿瘤相关的流行病学证据最早出现于20世纪20年代，其与肺癌的因果关系于20世纪50年代被确立。随后，国际癌症研究机构于1985年确立了吸烟与其他多种肿瘤的关系，其中包括口腔和咽部肿瘤。烟草目前被认为是口腔癌和口咽癌的主要危险因素，国际癌症研究机构将吸烟归类为口腔和咽部的第一类致癌物。烟油中含有苯芘、N-亚硝基吡啶等致癌物质，其含量与烟草种类具有一定关系。与不吸烟者相比，吸烟者患口咽癌及口腔癌的风险分别增加6.76倍和3.43倍，并且呈一定的量效关系。对于戒烟患者，发生口腔癌和口咽癌的风险随时间推移而下降，戒烟10年或更长时间后与不吸烟者的风险接近，而咀嚼烟叶比吸烟导致口腔癌的风险更高。

2. 酒精 酒精是口腔癌和口咽癌发生的独立危险因素。Turati等人的研究发现，调整吸烟等混杂因素后，重度饮酒者（每日摄入超过60g或每日饮酒超过4标准杯或每周饮酒超过4~7标准杯）发生口腔癌/口咽癌的风险增加3.1~7.8倍。此外，酒精摄入与口腔癌/口咽癌发生之间存在量效关系，每日饮酒量与发生口腔癌/口咽癌的相对危险度呈正相关。酒精诱发口腔癌/口咽癌的机制尚不明确，其可能的原因包括：乙醇被上皮细胞和菌群代谢为已知致癌物乙醛；酒精饮料本身含有醛和各种致癌污染物，如多环芳香烃和亚硝胺等。营养不足也可增加重度饮酒者发生头颈癌的风险。此外，酒精与烟草具有协同促癌作用。

3. 槟榔 槟榔是世界卫生组织所列的一级致癌物。槟榔由槟榔子、熟石灰和槟榔叶混合而成，可与烟草、甜味剂和/或香料混合使用，咀嚼槟榔令人产生愉悦的心理效果，主要流行于亚洲及全球移民亚洲社区，约6~12亿人食用。印度是世界上槟榔消耗量最大的国家，我国则主要见于台湾、海南、湖南等地区。Guha等人的研究发现，咀嚼槟榔可导致口腔/口咽的癌变风险升高达10倍以上，且槟榔咀嚼量、咀嚼时间与癌变呈量效关系。吸烟、饮酒及咀嚼槟榔对口腔癌的发生具有协同作用，三种习惯均有的人群发生口腔癌的风险增加39倍。槟榔生物碱被认为是槟榔的活性成分，生物碱中的槟榔碱是毒性的主要来源，其次是槟榔次碱。槟榔碱和槟榔次碱是诱变剂，可在哺乳动物细胞中诱导DNA链断裂、染色体畸变、姐妹染色单体交换和微核形成。此外，槟榔碱还可以通过人体口腔和消化道中的亚硝化反应形成槟榔特有的亚硝胺物质（槟榔特异的N-亚硝胺），从而引起细胞增殖异常和癌变。

（三）生物因素

1. 病毒感染

（1）HPV感染：近年来，随着戒烟戒酒以控制患癌风险，HPV感染逐渐成为头颈鳞癌的重要病因之一。HPV相关的头颈鳞癌多发生于口咽部，尤其是上腭和舌扁桃体；反之，仅有一小部分口腔癌是由HPV感染所引起。基于流行病学、临床病理学和分子研究的证据，HPV感染被认为是部分口咽癌患者的致病因素，HPV 相关口咽癌也成为了一类独立的疾病。HPV 是一种球形无包膜的双链 DNA 病毒，对鳞状上皮细胞具有特定的嗜性，具有感染皮肤或黏膜组织的能力，主要通过接触感染部位或污染的物品传播。依据国际人乳头状瘤病毒参考中心（International Human Papillomavirus Reference Center）发布的数据，目前已分离出 200 多种不同的 HPV 类型，并将进一步进行分类。依据其驱动恶性转化的能力分为低危型和高危型：低危型 HPV（如 HPV6 和 HPV11）引起良性口腔黏膜病损，包括寻常疣、尖锐湿疣、局灶性上皮增生等；高危型 HPV（如 HPV16 和 HPV18）则与口腔潜在恶性疾患及恶性肿瘤的发生密切相关。目前认为，HPV 病毒蛋白 E6、E7 的异常表达在其致癌过程中发挥关键作用。HPV 感染口腔黏膜的过程中，病毒蛋白 E2 负向调控病毒蛋白 E6 和 E7 的表达。在 HPV 病毒游离基因整合进入宿主基因过程中，E2 基因表达缺失，导致 E6 和 E7 蛋白表达水平增高，E6、E7 分别与宿主细胞内抑癌基因 p53、pRb 结合，抑制其功能，从而参与细胞周期调控，导致细胞增殖失控，促进癌变。

（2）EB 病毒（Epstein-Barr virus，EBV）感染：EBV 常见于鼻咽癌和 Burkitt 淋巴瘤，近年来发现，其可能在口腔癌 / 口咽癌中也发挥作用。Acharya 等人的研究发现，口腔癌组织标本中可检测到 EBV，检出率约为 32.5%。EBV 阳性的口腔癌分化程度较高，预后较好。Meta 分析结果显示，感染 EBV 人群患口腔癌的风险升高 2.5 倍。在口咽癌标本中，EBV 检出率约为 27.4%。这些证据提示，EBV 感染与口腔癌 / 口咽癌的发生发展具有一定的联系，但目前的研究大多集中在两者的相关性，对于其致病机制的研究较少，有待进一步深入分析。

（3）丙型肝炎病毒（hepatitis C virus，HCV）感染：HCV 是已知的与肝癌等肿瘤相关的病毒。近年来发现，HCV 感染与口腔扁平苔藓等口腔潜在恶性疾患以及口腔癌 / 口咽癌的发生发展相关。Meta 分析结果显示，HCV 感染后患口腔癌的风险升高 2.13 倍，患口咽癌的风险升高 1.81 倍。此外，在丙型肝炎患者中，使用抗 HCV 治疗能够显著降低口腔癌发病风险。

（4）其他病毒感染：除了上述所提到的病毒，单纯疱疹病毒 1 型（herpes simplex virus 1，HSV-1）、人类巨细胞病毒（human cytomegalovirus，HCMV）、人类疱疹病毒 6 型（human herpes virus-6，HHV-6）等可能也参与了口腔癌 / 口咽癌的发生发展，但由于人群选择、标本制取和检测手段等多种因素的影响，不同研究得到的结果差异较大，目前学术界也未能形成一致的观点。这些病毒是否具有直接的病因学作用，尚待进一步探究。

2. 细菌感染　系统回顾显示，牙周炎人群中患头颈癌的风险升高 3.17 倍，牙周炎是头颈癌的独立危险因素，其中主要为口腔癌和口咽癌。目前认为，牙周炎中的具核梭杆菌和牙龈卟啉单胞菌是促进口腔癌 / 口咽癌发生发展的主要细菌。这两种细菌为革兰氏阴性厌氧菌，均可在小鼠模型中诱导口腔癌的发生。

具核梭杆菌可诱导口腔上皮细胞表达 β- 防御素 2（一种抗菌肽），进而导致白介素 -6（IL-6）和 IL-8 等炎症因子的释放，形成一个促炎的肿瘤微环境。具核梭杆菌黏附素（FadA）可以与上皮细胞的 E- 钙黏蛋白相互作用，使其失活，增强黏膜的通透性。另外，细胞内游离的 β- 连环蛋白激活 Wnt 靶基因。具核梭杆菌产生 Fap2 等细菌蛋白通过与抑制性 T 细胞免疫受体结合降低自然杀伤细胞和 T 细胞活性，从而保护具核梭杆菌和附近的肿瘤细胞不被免疫细胞杀死。具核梭杆菌还可通过增强基质金属蛋白酶 -9（MMP-9）和 MMP-13 的活性，降解基底膜从而促进肿瘤的迁移和侵袭。

牙龈卟啉单胞菌被确定为口腔、咽、食道、胃、胰腺、肝脏、结肠和直肠等部位肿瘤的独立危险因素。牙龈卟啉单胞菌可激活和补充 Toll 样受体 2（TLR2）和 TLR4，并促进 IL-8 等炎症因子的释放。牙龈卟啉单胞菌通过 FimA 黏附分子诱导上皮间充质转化以及加速细胞周期。牙龈卟啉单胞菌还可通过抑制上皮细胞的细胞色素 C、P2X 受体，下调 Caspase-3 活性，上调抗凋亡基因 *Bcl-2* 和 *Survivin* 的表达，抑制细胞凋亡。牙龈卟啉单胞菌产生的牙龈素可裂解并激活 MMP9 使其成熟，降解基底膜，促进口腔癌的转移。此外，牙龈卟啉单胞菌还可通过促进 PD-L1 与其受体 PD-1 结合，抑制 T 细胞活化；上调口腔癌细胞 B7-H1 和 B7-DC 受体表达，使激活的 T 细胞发生凋亡，从而使口腔癌细胞发生免疫逃逸。

铜绿假单胞菌是一种从口腔癌中分离出的稀有菌属，因其具有引起上皮细胞 DNA 断裂以及促进细胞迁移、转移等能力而具有一定的致癌性。该菌通过鞭毛、脂多糖和外毒素激活 NF-kB 信号通路而促进 IL-8 的分泌，发挥促癌作用。

3. 真菌感染　白色念珠菌（candida albicans，*C. albicans*）是口腔中最常见的机会性致病真菌，当口腔局部环境改变或者机体抵抗力下降时，可引起黏膜念珠菌病或系统性念珠菌病。近年来的研究发现，白色念珠菌感染与口腔癌关系密切。一方面，口腔癌患者免疫功能低下，或接受放/化疗后处于免疫抑制状态，白色念珠菌的感染风险增加，影响预后；另一方面，越来越多的证据表明，白色念珠菌可能通过多种机制促进口腔上皮癌变，推动口腔癌的发生发展。在口腔潜在恶性疾患口腔白斑中，白色念珠菌感染与其上皮异常增生程度显著相关，伴有念珠菌感染的口腔白斑比未感染者癌变率更高。慢性增殖型念珠菌病也被称为念珠菌性白斑，若未能及时有效治疗，其癌变率可高达 10%。在口腔癌患者中，白色念珠菌的定植程度较正常对照组显著升高，并且肿瘤中分离出来的白色念珠菌与正常对照组具有不同的基因型，肿瘤组织中的白色念珠菌菌株具有更强的产生乙醛和亚硝基化活性的能力。目前认为，白色念珠菌可能通过破坏上皮屏障、产生致癌物质（包括亚硝胺、乙醛等）、诱导慢性炎症反应、激活 Th17 细胞和 Th17 反应等机制发挥促癌作用。此外，念珠菌的定植与具核梭杆菌增加相关，并可能与烟酒等诱癌因素发挥协同促癌作用。

4. 口腔微生物与烟酒等因素的协同作用　口腔微生物受到吸烟、无烟烟草使用和饮酒等习惯的影响，诱导口腔黏膜微生态发生改变，使口腔癌的风险增加。一些共生菌如奈瑟氏菌属在吸烟者中减少，而梭杆菌属、艰难杆菌属和坦纳菌属增加。尼古丁已被证实可促进细菌黏附于口腔黏膜，尼古丁的代谢产物可替宁显著增加牙龈卟啉单胞菌对上皮细胞的侵袭能力。吸烟也可以减少宿主对牙龈卟啉单胞菌的反应，并且吸烟引起的局部免疫抑制可能是一种新的致病机制。另外，细菌也在不同形式烟草的亚硝胺的活化中起增强作用。无烟烟草的产物可以促进口腔癌相关的菌属增加，如优杆菌属、链球菌属和消化链球菌属。烟草特有的亚硝胺可减少韦永氏球菌属等常见菌属。酒精摄入亦影响微生物组，酒精可增加弯曲杆菌属等口腔癌相关细菌。重度饮酒者（每日饮酒 1～2 次以上）和同时吸烟饮酒者口腔和肠道中分解乙醛的乳杆菌减少。因此，饮酒破坏了口腔微生物环境，并增强了乙醛相关的致癌作用。牙龈卟啉单胞菌也是致癌物乙醛的主要生产者之一，并在促进肿瘤细胞自噬和化疗耐药等方面发挥作用。

（四）基因突变

1. *TP53* 抑癌基因　*TP53* 是鳞癌中最常见的突变基因。口腔癌中 *TP53* 的突变率为 76%～80%，头颈肿瘤中非口腔癌的 *TP53* 突变率为 43%～63%。HPV 感染相关的口咽癌 *TP53* 突变率有所降低，因为 HPV 病毒癌蛋白 E6 可介导 *TP53* 失活，降低 *TP53* 的突变率。*TP53* 突变使得细胞代谢稳态被打破，从而利于肿瘤的发生。

2. P16-Cyclin D1-CDK4/6-Rb 信号轴 P16-CyclinD1-CDK4/6-Rb 信号轴的异常改变是导致肿瘤不可控性增殖的重要原因之一。*CDKN2A* 基因（编码 P16 蛋白）的缺失、或者 *CCND1*（编码 Cyclin D1 蛋白）基因的异常扩增，可导致肿瘤细胞持续增殖。在头颈鳞癌中，高达 58% 的患者发生 *CDKN2A* 基因纯合子缺失或者突变，31% 的患者发生 *CCND1* 基因的异常扩增。在口腔癌中，*CDKN2A* 的缺失或 *CCND1* 的异常扩增在 94% 的患者中被观察到。*CDK4*、*CDK6* 基因在口腔癌中也存在异常高表达，通过抑制 Rb 蛋白发挥促癌作用。

3. *RAS* 癌基因 *RAS* 具有三种同工型（*HRAS*、*KRAS* 和 *NRAS*），与 *KRAS* 和 *NRAS* 相比，*HRAS* 的突变在口腔癌中更为频繁。口腔癌中 *HRAS* 的突变率约为 11.2%，*KRAS* 和 *NARS* 的突变率分别为 4.5% 和 0.3%。Ras 蛋白属于小 GTP 酶的大家族，它们可响应各种细胞外刺激（例如生长因子）而被激活。*RAS* 基因突变使 Ras 蛋白维持于活化状态。活化的 Ras 蛋白可进一步激活下游的 MAPK 和 PI3K/AKT 通路，参与调节细胞骨架完整性、细胞增殖、分化、黏附、凋亡和迁移。

4. 表皮生长因子受体（epidermal growth factor receptor，EGFR） EGFR 在头颈鳞癌中过表达，并与预后不良相关。EGFR 的配体与之结合后，EGFR 发生二聚化，其胞内酪氨酸激酶（如 JAK2）激活并磷酸化多个下游分子，包括转录因子 STAT3。EGFR 和 STAT3 在癌变过程中的早期激活，提示该途径可能是癌变早期潜在的治疗靶标。抗 EGFR 的靶向药物西妥昔单抗，目前已被写入《中国临床肿瘤学会（CSCO）头颈部肿瘤诊疗指南》，用于治疗复发转移性头颈鳞癌。

5. Notch Notch 信号通路在细胞增殖和分化过程中发挥重要作用，通过与邻近细胞之间的相互作用来决定细胞命运。头颈鳞癌中 *NOTCH1* 的平均突变率为 12.67%～19.3%，而 *NOTCH2* 和 *NOTCH3* 的平均突变率为 4%。头颈鳞癌中的 *NOTCH1* 突变绝大多数是错义突变，邻近重要的受体结构域，例如配体结合结构域（EGF 样重复序列 11、12 和 13）或锚蛋白结构域。

6. PI3K PI3K 是一类对细胞生长、分化和存活至关重要的酶，由 *PIK3CA* 基因编码。在 HPV 阴性的头颈鳞癌中，13% 的患者具有 *PIK3CA* 突变。在 HPV 阳性的头颈鳞癌中，56% 的患者具有 *PIK3CA* 突变。*PIK3CA* 异常扩增在口腔潜在恶性疾病中也可被观察到，提示其在肿瘤发生早期发挥调控作用。*PIK3CA* 的激活突变主要位于三个位点：编码螺旋结构域的 E542K 和 E545K 以及编码激酶结构域的 H1047R/L。活化的 PI3K 磷酸化磷脂酰肌醇 4,5- 双磷酸酯（PIP2）转化为磷脂酰肌醇 3,4,5- 三磷酸酯（PIP3），从而激活 PDK1 和 AKT，进而影响转录、蛋白质合成、代谢、增殖和凋亡。与缺乏 *PIK3CA* 突变的肿瘤相比，具有 *PIK3CA* 突变的肿瘤对药物更敏感。

二、全身因素

（一）免疫因素

免疫系统在口腔癌 / 口咽癌的发生、建立和发展中起着关键作用。一般情况下，出现恶性转化的细胞在肿瘤形成之前就被免疫系统摧毁，一旦免疫系统发生紊乱，就会导致免疫逃逸的出现，从而导致肿瘤发生。此外，肿瘤细胞可通过影响和重塑免疫微环境，利用免疫系统的改变促进肿瘤血管生成、肿瘤生长和转移。

1. 全身免疫系统异常　研究显示，伴有全身免疫系统疾病的患者口腔癌/口咽癌的发病率升高。与普通人群相比，人类免疫缺陷病毒（HIV）阳性患者的口腔癌/口咽癌的发病率升高，且发病年龄年轻化。伴有 HIV 感染的口腔癌/口咽癌常呈现出侵袭性表型，且这类患者的总生存期和无病生存期缩短，这说明机体的免疫系统抑制状态影响肿瘤的发生发展。盘状红斑狼疮（DLE）是一种慢性、自身免疫性皮肤、黏膜疾病。其好发于头颈部头皮、外耳道、皮肤和唇部，亦可累及口内黏膜。WHO 将 DLE 列为潜在恶性疾患，具有转化为鳞状细胞癌的潜能。在印度人群的研究显示，DLE 患者中鳞状细胞癌（SCC）的发生率为 0.98%～3.4%。在日本和白种人群中，DLE 患者中 SCC 发生率为 2.3%～3.3%。约 44.3% DLE 患者的病损恶性转化发生在唇部。在中国人群中的研究报道显示，87 例唇部和口腔黏膜的 DLE 患者中，有 6 例发展为鳞状细胞癌，而伴有重度异常增生或年龄 >60 岁的患者，恶性转化的风险明显增加。这些研究也说明了全身免疫状态的改变在口腔癌/口咽癌发生发展中具有重要作用。口腔癌/口咽癌还可通过改变免疫细胞组成及数量、控制自身免疫原性、产生免疫抑制介质等多种机制来逃避宿主免疫系统的监控与攻击。

2. 免疫细胞重构　口腔癌/口咽癌被认为是一种免疫抑制性疾病，其淋巴细胞绝对数低于健康人，自然杀伤细胞（natural killer cell, NK）活性受损，抗原提呈功能低下。肿瘤浸润性 T 淋巴细胞在口腔癌/口咽癌中受损，并且与临床预后相关。调节性 T 细胞（regulatory T cells, Tregs）是一类控制体内自身免疫反应性的 T 细胞亚群，也称为抑制性 T 细胞，在肿瘤免疫抑制中发挥重要作用。头颈癌患者中，Tregs 在外周血中增加，并且 Tregs 数目与树突状细胞（dendritic cell, DC）细胞数目和 CD8$^+$ T 细胞数目成反比。Tregs 通过产生 IL-10、TGF-β 或与细胞直接接触，诱导活化的 T 细胞凋亡和细胞周期停滞。同时，Tregs 还能抑制 DC 细胞、NK 细胞和 B 细胞的活动，从而促进肿瘤的发生和进展。髓源性抑制细胞（myeloid-derived suppressor cell, MDSC）是一种具有 T 细胞抑制功能的髓系细胞群，在口腔上皮恶性转化过程中逐渐增多，提示其在癌变过程中扮演了重要角色。MDSC 产生一氧化氮和活性氧，它们相互作用催化 T 细胞受体，从而抑制 T 细胞受体和人类白细胞抗原（human leukocyte antigen, HLA）的相互作用、信号传递和激活。MDSC 的基础水平随着年龄的增长而提高，这可能是随着年龄增长，肿瘤发生和生长速度加快的原因。

3. 免疫原性重塑　肿瘤细胞可通过两种途径实现免疫逃逸：一是降低自身固有的免疫原性，二是抑制抗肿瘤免疫应答信号。免疫系统识别肿瘤细胞的一个关键成分是 HLA 复合物，它将经过处理的肿瘤抗原肽呈递给 T 淋巴细胞。肿瘤细胞可以通过改变 HLA I 类表达来减少 T 细胞介导的识别。在头颈鳞癌中，通过测序观察到特定的 HLA 等位基因、β2 微球蛋白和抗原加工递呈组件（antigen processing machinery, APM）的突变。HLA/APM 编码基因的染色体缺陷和基因调控表达障碍可导致头颈鳞癌中 HLA 和 APM 成分表达的选择性缺失，与患者不良预后相关。HLA 完全缺失的细胞虽然可以通过 T 细胞识别来逃避免疫反应，但却是 NK 细胞激活的强烈触发因素，因此，肿瘤细胞在降低自身免疫原性的同时，会避免 HLA 表达的完全缺失。另外，肿瘤细胞可通过免疫检查点受体-配体信号调控，抑制免疫应答。已发现的发挥免疫抑制功能的免疫检查点包括：PD-1、PD-L1、CTLA-4、淋巴细胞活化基因 3（lymphocyte-activation gene 3，LAG-3）和 T 细胞免疫球蛋白黏蛋白分子 -3（T cell immunoglobulin mucin protein-3，TIM-3）。PD-L1 作为 PD-1 的配体，在包括头颈癌在内的多种肿瘤细胞系中表达上调，并诱导细胞毒性 T 淋巴细胞（cytotoxic T lymphocytes，CTL）功能丧失。CTLA-4 属于 B7 受体家族成员，在 CD4$^+$、CD8$^+$ 和 Tregs 细胞表达，与 CD28 竞争性结合其刺激配体 CD80 和 CD86。LAG-3 是另一种已被证明的增强 Tregs 功能的受体。TIM-3 的表达水平与患者不良预后相关，其作为免疫抑制的标志物仍在研究中。

4. 免疫抑制介质 研究发现，口腔癌 / 口咽癌细胞能够分泌一系列细胞因子，介导免疫抑制功能。TGF-β 可抑制 NK 细胞和 T 细胞的激活，并且在促进 DC 分化中起关键作用。IL-6 通过激活 STAT3 信号通路，抑制 DC 细胞成熟，抑制 NK 细胞、T 细胞、中性粒细胞和巨噬细胞激活，与肿瘤复发及患者死亡有关。STAT3 作为一种重要的促癌转录因子，参与多条免疫抑制途径，如促进 IL-10 信号转导、DC 抑制和 Tregs 产生。血管内皮生长因子（vascular endothelial growth factor，VEGF）被认为是血管生成的促进剂，在 90% 的头颈鳞癌中高表达，并在肿瘤微环境中增加未成熟 DC 细胞的比例，被认为是导致 T 细胞功能障碍和失活的重要原因。

（二）代谢因素

近年来，随着生活方式及饮食习惯的改变，代谢紊乱成为威胁人类健康的一大要素，而代谢紊乱与肿瘤的关系也逐渐被重视。代谢重编程是肿瘤的重要特性之一，部分学者认为肿瘤也是一种代谢性疾病。因此，深入理解代谢因素在肿瘤发生发展中所扮演的角色，是阐明肿瘤发病机制的重要组成部分，也是寻找肿瘤代谢分子靶标的重要基础。

1. 糖代谢异常 系统回顾显示，与非糖尿病人群相比，糖尿病人群患口腔潜在恶性疾患和口腔癌的风险显著升高，并且糖尿病患者中口腔癌的死亡风险是普通人群的 2.09 倍。目前认为，糖尿病引起的高胰岛素血症和胰岛素抵抗，是促进口腔癌发生及进展的重要机制。胰岛素抵抗及高胰岛素血症导致胰岛素样生长因子 -1（insulin-like growth factor 1，IGF-1）受体激活，而 IGF-1 受体作为促增殖（PI3K-AKT-mTOR 和 MAPK（Ras-Raf-MEK-Erk））和抗凋亡（Bcl-2）途径的激活剂，参与肿瘤的发生发展。高胰岛素血症激活的促增殖信号通路的共同靶点是 *CCND1* 基因。*CCND1* 癌基因的激活及其蛋白 Cyclin D1 的上调在口腔癌的发病机制中起着核心作用，不仅促进了恶性细胞增殖，而且有利于肿瘤细胞迁移。高血糖本身会诱发自由基释放，导致 DNA 损伤和氧化应激，被认为是其促癌机制之一。高血糖还可以通过增加缺氧诱导因子 1α（hypoxia inducible factor 1 subunit alpha，HIF1α）的表达来激活抗凋亡机制。此外，肿瘤细胞可发生糖代谢重编程，即在有氧的情况下通过一系列分子机制来削弱氧化磷酸化，进行有氧糖酵解反应，被称为 Warburg 效应（Warburg effect）。Warburg 效应产生大量乳酸，形成有利于肿瘤细胞生存的微环境，为肿瘤细胞制造了增殖优势，促进肿瘤生长与转移。并且，Warburg 效应通过与 T 细胞竞争性摄取葡萄糖，形成局部低氧、酸化微环境，从而抑制 T 细胞的监控和杀伤力，有利于肿瘤免疫逃逸。

2. 脂代谢异常 近年来，随着饮食习惯的改变，肥胖人口激增。40 年来，全球肥胖人口从 1.05 亿上升至 6.41 亿，而中国肥胖人口已达 9 000 万，超越美国位居世界首位。肥胖及其诱发的脂代谢异常，已成为威胁健康的一大要素。流行病学证据表明，肥胖是多种肿瘤发生的独立危险因素，体重指数（body mass index，BMI）与胰腺癌、结直肠癌、乳腺癌、肝癌等十余种恶性肿瘤的发生密切相关。对于肥胖与口腔癌 / 口咽癌的关系，目前研究结果尚存在一定矛盾。Karnell 和 Albergotti 等人的研究发现，在口腔癌 / 口咽癌患者中，BMI 越高，其生存时间越长，但晚期口腔癌 / 口咽癌患者往往伴有体重下降，如果不排除肿瘤对体重的影响，可能就会得到相反的结果，这种现象也被称为肥胖悖论（obesity paradox）。Iyengar 和 Hu 等人的研究结果则显示，在早期口腔癌患者中，肥胖患者死亡风险是正常体重患者的 3.848 倍，肥胖是口腔癌患者不良预后的独立危险因素。类似的，有病例对照研究表明，低体重或消瘦者（BMI＜18.5kg/m²）患头颈（口腔、口咽和喉）鳞癌的风险更高，而肥胖的人患头颈鳞癌的风险相对较低，同样可能受到肥胖悖论的影响。因此，未来需要设计更完善的前瞻性研究或者基础研究，深入阐释肥胖与口腔癌 / 口咽癌的关系。现有研究表明，瘦素（leptin）、脂联素（adiponectin）和内脂素（visfatin）等脂肪因子，脂肪酸合酶（fatty acid synthase，FAS）、脂肪酸结合蛋白（fatty-acid-binding protein，FABP）等脂代谢相关蛋白，以及白色脂肪组织炎症（white adipose tissue inflammation）可能是脂代谢异常参与口腔癌 / 口咽癌发生及进展的潜在分子机制。

3. 氨基酸代谢异常　葡萄糖和谷氨酰胺是血浆中含量最丰富的两种营养物质，它们共同构成了哺乳动物细胞中碳和氮代谢的主要来源。目前的研究发现，口腔癌和正常口腔组织中的谷氨酰胺浓度都是葡萄糖的 7～11 倍。此外，检测到的口腔组织中大多数氨基酸的浓度高于其他组织中的浓度，如胃、结肠、肌肉和血液，表明口腔组织本质上蛋白质周转代谢率较高。通过气相色谱 - 质谱（GC-MS）高通量代谢组学分析发现，口腔癌组织中的氨基酸谱与正常组织中的显著不同。口腔癌组织中谷氨酸含量最高，而正常组织中谷氨酰胺含量最高，这种反向联系表明，口腔癌组织中谷氨酰胺向谷氨酸的转化增强，提示谷氨酰胺可以作为一种额外的能量来源。谷氨酰胺作为人体血浆中含量最丰富的氨基酸，是口腔癌代谢的关键氨基酸，在癌细胞中为生物大分子的合成提供了碳和氮的来源。谷氨酰胺分解代谢分为两步。第一步由谷氨酰胺酶（glutaminase，GLS）催化转化为谷氨酸，谷氨酸通过谷胱甘肽来清除活性氧（reactive oxygen species，ROS）进而介导抗氧化防御功能。第二步由谷氨酸脱氢酶催化，将谷氨酸转化为 α- 酮戊二酸，作为三羧酸循环（tricarboxylic acid cycle，TCA）的替代碳源。因此，谷氨酰胺分解可能参与 TCA 的生化途径，作为能量、乳酸和生长因子的额外来源，或维持其他前体代谢物（脂质、胆固醇、氨基酸）水平，从而为肿瘤细胞的快速增殖提供能量，还可以通过参与谷胱甘肽的合成来提高细胞的抗氧化防御能力。谷氨酰胺转运蛋白 SLC1A5/ 中性氨基酸转运载体 ASCT2 在肿瘤细胞中具有摄取氨基酸的功能，并在肿瘤细胞中的谷氨酰胺转运中发挥重要作用。研究表明，SLC1A5/ASCT2 和 GLS 在口腔鳞癌多步骤癌变过程中高表达，表明谷氨酰胺分解是口腔黏膜癌变过程中中间代谢的重要途径。靶向敲除 *ASCT2* 基因可以降低谷氨酰胺的摄取和谷胱甘肽的表达水平，导致细胞内 ROS 积聚，从而诱导口腔癌细胞凋亡。ASCT2 可能通过介导谷氨酰胺代谢调控肿瘤生长，并可能作为口腔癌患者的一个重要预后因素。Luo 等人的研究发现，口腔鳞状细胞癌组织中 ASCT2 和 GLS 的表达明显高于癌旁正常黏膜，且二者呈正相关，提示 ASCT2 和 GLS 介导的谷氨酰胺代谢可能在口腔癌细胞的增殖中起重要作用。

（三）营养因素

据流行病学调查研究，每天摄入蔬菜和水果（＞400 克 / 天）能够预防至少 20% 的癌症。植物性食品的保护作用可能归因于多种物质，如类胡萝卜素、维生素 C 和 E、叶酸、类黄酮、纤维和番茄红素等。Edefonti 等人的研究分析了三种不同的饮食模式，发现高摄入量谷物类食物与口腔癌和口咽癌发生无明显关联，但高脂肪的摄入能够增加口腔癌和喉癌的风险，而抗氧化性维生素和纤维等主要营养素的高摄入量与口腔癌和咽癌的风险呈负相关。水果和蔬菜内含有丰富的抗氧化生物活性物质。Lawal 等人的研究发现口腔癌患者血清抗氧化维生素水平较正常人水平降低，并指出抗氧化维生素可以作为监测口腔癌发生的预测因子。此外，蔬菜中含有丰富的膳食纤维。它一方面可以降低血糖负荷，改善胰岛素敏感性，影响 IGF-1 表达含量；另一方面，膳食纤维的抗氧化和抗炎作用，能够抑制机体同致癌物相结合，抑制 DNA 的氧化损伤。几项流行病学研究已经指出，富含水果和蔬菜、低动物性产品的饮食模式与降低口腔、咽部和其他癌症的风险有关。此外，类黄酮、类胡萝卜素和柠檬苦素已被证明对氧化应激、炎症、感染、心血管疾病、神经退行性疾病和某些类型的癌症有保护作用。国际头颈部癌症流行病学联盟发现，饮食中类胡萝卜素含量低的人和频繁暴露于吸烟环境的人患头颈鳞癌的风险是类胡萝卜素摄入量高的不吸烟者的 30 倍以上。除此之外，Grimm 等学者注意到口腔癌患者缺乏大量维生素 D，推测口腔癌与吸烟、饮酒和维生素 D 缺乏之间存在相关性。Lipworth 等学者在病例对照研究中发现，维生素 D 摄入量低的重度吸烟者患食道癌、口腔癌和口咽癌的风险增加了 9～10 倍。然而，关于维生素 D 代谢在头颈鳞癌发生中的潜在作用还需要进一步研究。

（四）遗传因素

患有某些罕见遗传性疾病的患者患口腔 / 口咽癌的风险增加，如范可尼贫血、先天性角化不良等。范可尼贫血（Fanconi anemia，FA）是一种罕见的常染色体隐性遗传病，其特征是 DNA 修复受损（由于 22 个 *FANC* 基因中的任意一个基因突变），主要表现为再生障碍性贫血、进行性全血细胞减少、先天畸形以及癌症发生的风险增加。癌细胞的一个重要特征是基因组不稳定，患有 FA 个体的 DNA 修复功能异常，8.2%～10.5% 的 FA 患者伴发实体瘤，最常见的是舌鳞癌。尽管造血干细胞移植（haematopoietic stem cell transplant，HSCT）是治疗 FA 骨髓衰竭的主要方法，但 FA 患者 HSCT 治疗后 10 年发生实体瘤的概率在 2.2%～6.1% 之间，患头颈部肿瘤的风险也显著增加，更存在相当一部分患者直到发现癌症时才被诊断出患有 FA。因此，患有口腔癌的年轻人建议进行 FA 诊断测试。口腔癌最常见的危险因素是吸烟、饮酒、咀嚼槟榔、辐射等，即使在没有暴露于常见危险因素的情况下，FA 患者也可能发生口腔癌，其口腔癌高发的机制尚不清楚，可能与基因组不稳定性有关。口腔癌与 FA 具有共同的分子特征，口腔癌组织中 *FANCB*、*FANCC*、*FANCF*、*FANCJ* 和 *FANCM* 等 FA 相关基因存在突变和转录抑制，*BRCA1*、*BRCA2*、*FANCD2* 和 *FANCG* 等基因组区域发生扩增。此外，头颈鳞癌中 *FANCE*、*FANC1* 和 *FANCD2* 基因突变负荷增加，FA 基因杂合性丢失，提示 FA 相关的基因改变可能发挥促癌作用。

先天性角化不良（dyskeratosis congenita，DC）是以皮肤表现为特点，可发展成骨髓再生障碍或肿瘤的多系统损害性连锁遗传综合征。其遗传方式包括 X 连锁隐性、常染色体显性和常染色体隐性三种形式。本病有三个特征：①甲营养不良不能形成甲板；②口腔或阴道黏膜白斑；③皮肤可有广泛网状色素沉着，特别是光暴露部位。DC 患者可因患口腔白斑而导致恶变风险增加，恶变率约为 35%。

（五）其他

1. 环境污染物　在台湾一些口腔癌发病率高的地区，研究发现土壤中致癌重金属（如砷、铬和镍）浓度升高。

2. 职业暴露　Riechelmann 等的研究报告了口腔癌/口咽癌与各种职业（包括建筑、油漆、木工、金属加工和机器操作）之间的关系，认为暴露于高浓度的溶剂和金属/木材/水泥粉尘会增加患口腔癌/口咽癌的风险。

3. 昼夜节律紊乱　生物体内存在着调节自身生物活动的生物钟，生物钟通常以 24 小时为 1 个周期，调节着体内的生化反应，即昼夜节律。在生物体内，大约有 43% 的基因组通过控制生物体蛋白合成，使生物体体内产生周期性节律变化，这些基因被称为生物钟基因。这些基因调节细胞周期、增殖、细胞代谢、分泌等多个生命活动进程，是生命科学活动具有昼夜节律的分子物质基础。在目前发现的 14 个生物钟基因中，参与口腔癌调控的生物钟基因包括果蝇基因 *period* 家族（*Per1*、*Per2*、*Per3*）及 *Bmal1* 基因。由于肿瘤细胞增殖的节律性与正常细胞不同，二者具有明显时间差，为利用生物节律开展肿瘤治疗提供了理论基础。由此发展而来的时辰化疗，在临床试验中展现出一定的优势，在口腔癌的化疗中能够发挥减毒、增效的作用。

（夏　娟）

第二节　口腔癌及口咽癌的发生发展机制

口腔黏膜癌变是一个多阶段的过程，涉及多因素和多基因的改变。口腔恶性肿瘤作为全球最常见的癌症类型之一，其中 90% 以上为口腔鳞状细胞癌（oral squamous cell carcinomas，OSCC）。多数口腔癌的发生都伴有癌前病变阶段。2005 年，WHO 将包括口腔白斑（OLK）、口腔红斑、口腔扁平苔藓（OLP）和口腔黏膜下纤维化等在内的一组具有更高癌变风险的口腔疾病统称为口腔潜在恶性疾患（OPMD）。OPMD 癌变风险严重影响患者的身心健康和生活质量，其早诊、早防、早治是口腔医学研究领域的重要发展方向之一。

在各种内外因素致癌的机制研究中，癌基因/抑癌基因学说占主流，即癌基因的异常激活或抑癌基因的异常失活，都可导致细胞异常增殖，进而促进恶性肿瘤的形成。同时，肿瘤是增殖癌细胞的岛状团块，它们是由多种不同细胞类型组成的复杂的异质性组织，间质细胞的存在有助于肿瘤某些标志性特征能力的发展。此外，肿瘤细胞所处的微环境在肿瘤发生过程中也发挥了非常重要的作用。21 世纪初期，Hanahan 和 Weinberg 等学者根据肿瘤细胞与间质细胞、肿瘤微环境的相互关系，总结提出了恶性肿瘤的 10 个特征，包括：持续增殖信号（sustaining proliferative signaling）、逃避生长抑制（evading growth suppressors）、抵抗细胞死亡（resisting cell death）、永生化（enabling replicative immortality）、诱导血管生成（inducing or accessing vasculature）、侵袭和转移能力（activating invasion and metastasis）、基因组不稳定和突变（genome instability and mutation）、细胞能量代谢失控（deregulating cellular metabolism）、促癌炎症（tumor-promoting inflammation）和免疫逃逸（avoiding immune destruction）。2022 年，Douglas Hanahan 将已建立的癌症标志进一步拓展到了 14 种，引入了 4 个新的癌症标志性特征，分别是：解锁表型可塑性（unlocking phenotypic plasticity）、非突变表观遗传重编程（non-mutational epigenetic reprogramming）、多态微生物组（polymorphic microbiomes）和衰老细胞（senescent cells）。深入认识口腔癌及口咽癌发生的分子机制，对阻断口腔黏膜癌变和探究防治新策略起到非常重要的作用。本节内容将从肿瘤发生的"标志事件"出发，系统地介绍目前对于口腔黏膜癌变、口腔癌及口咽癌发生机制的认知。

一、细胞增殖

肿瘤细胞最基本的特征是具有持续增殖能力，而增殖信号的持续活化是肿瘤实现快速增殖的方式之一。促生长信号通常是由生长因子结合细胞表面受体来传递的，这些细胞表面受体通常含有胞内酪氨酸激酶结构域，后者激活下游信号转导途径调节细胞周期。正常组织通过精确控制促生长信号的产生和释放指导细胞进入增殖和分裂周期，以维持细胞数目的稳态，确保正常组织的结构和功能。相较而言，癌细胞可以通过多种方式获得维持持续增殖的能力，打破细胞周期的平衡，维持其自主无序生长。例如，癌细胞自身可以产生生长因子配体，也可以通过表达同源受体，以自分泌的方式刺激增殖；也可以刺激肿瘤微环境中的基质细胞，使其分泌生长因子，为癌细胞提供维持增殖的信号；还可通过提高癌细胞表面受体的表达水平或促进非配体依赖性的受体分子结构变化，从而在有限的生长因子刺激下增强响应。在口腔癌、口咽癌的发生发展过程中，细胞同样通过多种方式获得快速增殖能力。

（一）基因突变激活增殖信号转导

近十余年来，由美国发起的人类基因组计划（如 the cancer genome atlas program，TCGA）对全身 30 余种恶性肿瘤进行全基因组和全表观遗传组高通量测序分析，揭示了人类肿瘤细胞中存在大量的体细胞突变基因，这些突变可触发增殖信号转导途径的活化，如 PI3K/AKT、MAPK 信号通路等。越来越多的研究显示，相比于正常的口腔黏膜上皮组织，在口腔潜在恶性疾患和口腔癌组织中许多细胞增殖标志物和有丝分裂周期相关调节蛋白的表达发生改变。

1. Ki67　Ki67 是最常用的评估细胞增殖的标志物之一，其表达与发育异常程度之间具有良好的总体相关性，被广泛应用于癌症的病理鉴定。有文献报道，在口腔异常增生上皮中，Ki67 核表达与异常增生的严重程度呈正相关。然而，鉴于口腔黏膜状况复杂，无论是良性肿瘤还是炎性病变都可能导致 Ki67 染色增加，因此 Ki67 表达对于预测哪些增生性病变更可能发展为口腔癌的特异性较低。

2. 增殖细胞核抗原（PCNA）　PCNA 是一种只存在于增殖细胞和肿瘤细胞中的增殖相关蛋白，与细胞的 DNA 合成密切相关，因而被认为是反映细胞增殖状态的良好指标之一。研究发现，PCNA 在基底细胞的表达是上皮异常增生的标志物之一，同时有报道称从正常到恶性肿瘤发展过程中，PCNA 表达可逐渐增加。

3. 微小染色体维持蛋白（MCM）　MCM 是包含有 DNA 复制起始和延伸所需的相关蛋白的家族，其中 MCM2 在整个细胞周期中均表达。在发生恶性转化的口腔异常增生上皮中，MCM2 表达随上皮异常增生程度的增加而升高。

4. CCND1　CCND1 基因编码细胞周期蛋白 D1（Cyclin D1）与细胞周期蛋白依赖性激酶 4 和 6（CDK4/6）形成复合体调控细胞周期从 G1 到 S 期的转变。因此，过表达 Cyclin D1 促进细胞快速进入 G1 期，而抑制其表达则可导致细胞周期停滞。据研究报道，在不同严重程度的 OPMD 和口腔癌中均有发现 Cyclin D1 基因扩增和表达增多，且 Cyclin D1 表达与 OPMD 异常增生程度呈平行增加。CCND1 的 P241P 基因多态性和 G870A 变体 A 等位基因拷贝均与口腔癌前病变风险增加相关。另外，在口腔白斑中还发现 CDK4/6 抑制蛋白 p16^{INK4} 丢失。尽管目前 OPMD 和口腔癌中观察到增殖相关蛋白表达异常，但由于研究的样本量有限，尚无足够的证据来确定这些增殖相关蛋白是否可以作为 OPMD 进展风险的预警指标。因此，仍需进行大样本研究来明确这些维持细胞增殖的信号在口腔肿瘤发生发展中的作用，以及作为 OPMD 进展风险预警指标的潜能。

（二）多条信号转导途径共同促进口腔癌及口咽癌增殖信号的维持

在口腔黏膜恶性转化过程中，细胞内多条信号转导途径通过共同的节点分子相互作用，形成复杂的信号调控网络。许多生长因子通过诱导蛋白质酪氨酸激酶受体激活而发出信号，包括血小板源性生长因子（PDGF）、表皮生长因子（EGF）、成纤维细胞生长因子（FGF）、神经生长因子（NGF）和转化生长因子 -α（TGF-α）等。生长因子与其包膜受体 EGFR 结合激活下游 PI3K/AKT 和 Ras/Raf/MAPK 信号转导通路，促进肿瘤细胞恶性生长。口腔癌的生长和存活高度依赖于 EGFR 信号通路，且与患者的预后相关。在 OPMD 和口腔癌中均观察到 EGFR 和 TGF-α 表达增高，且 EGFR 拷贝数变异可能与恶性转化有关。

1. PI3K/AKT 信号通路　PI3K 是一种脂质激酶，可磷酸化细胞膜的结构成分，例如磷脂酰肌醇（PI）的肌醇，且与癌变密切相关。生长因子激活 PI3K 生成第二信使 PIP2 和 PIP3，PIP3 通过激活含 PH 结构域的蛋白 AKT 和 PDK1-AKT 上游激酶，从而使 PI3K 能够传递促细胞存活和增殖的信号。通过对比正常组织、异常增生（轻度、中度和重度）的口腔白斑和口腔癌的临床标本发现，PI 合酶表达增加是口腔肿瘤发生的早期事件，且在口腔癌发生发展过程中进一步升高。AKT 活化也被发现是口腔癌前病变中的早期事件，且其表达与口腔癌患者的不良预后相关。此外，通过 PIK3CA 体细胞突变和 / 或拷贝数改变激活 PI3K 信号通路是 HPV 阳性口咽癌癌变早期发生的一个关键特征。

2. Ras/Raf/MAPK 信号通路　细胞外信号调节的激酶 / 促分裂原激活的蛋白激酶在促有丝分裂信号转导中起着核心作用，这是一系列涉及细胞表面受体 Ras、Raf 和 MEK 或蛋白激酶 C、Raf 和 MEK 的磷酸化反应。MAPK 通过激酶结构域内两个位点的磷酸化而活化，并活化形成磷酸化的存在于效应子激酶上的丝氨酸 / 苏氨酸残基。MAPK 包括两个哺乳动物同工型（ERK1 和 ERK2），它们在被 EGF、NGF 和 PDGF 等生长因子激活后易位至细胞核。ERK-MAPK 途径的激活通常是刺激 EGFR 信号转导的结果。研究表明，在口腔癌中，Ras/Raf/MAPK 途径可能是由于 Ras 基因功能突变而被组成性激活，或者在 EGFR 和其他生长因子受体（FGF）的持续自分泌或旁分泌刺激下激活。通过全基因组研究发现，口腔异常增生组织中有 ERK/MAPK 改变，且可以辅助鉴定增生性病变向口腔癌发展的潜力。

3. 增殖信号负反馈调节机制的破坏　正常细胞通过增殖信号传递的负反馈回路，精密调节细胞内增殖信号传递的稳态，当这些负反馈调节机制出现缺陷则可导致增殖信号的持续增强。如 PTEN 磷酸酶可通过降解其产物 PIP3 来抑制 PI3K/AKT 通路介导的有丝分裂信号，然而在多种癌细胞中发现 PTEN 发生突变导致其功能丧失，从而放大 PI3K/AKT 信号转导，最终促进肿瘤的发生。在某些肿瘤中，mTOR 激酶可通过负反馈抑制 PI3K/AKT 信号转导。当 mTOR 被雷帕霉素等药物抑制时，可增加 PI3K 及其效应子 AKT/PKB 的活性，从而减弱药物的抗增殖作用，导致耐药。

总之，促生长信号通路的持续激活和其负反馈回路的抑制在癌细胞中广泛存在，这是癌细胞实现持续增殖和耐药的重要手段。

二、生长抑制

除了诱导和维持生长刺激信号，癌细胞还具有规避负性调节细胞增殖的能力，这种能力主要取决于抑癌基因的作用。抑癌基因能够以多种方式限制肿瘤细胞的生长。Rb 和 TP53 在调节细胞增殖和凋亡方面均具有举足轻重的地位，也是被研究得最为广泛的抑癌基因。它们是细胞内关键互补信号调节通路的中央控制节点，可响应多种细胞内外信号，并随着细胞类型以及细胞应激的严重性和持续性的不同而变化，从而决定细胞进入生长分裂周期还是激活衰老 / 凋亡程序。近年来，越来越多的抑癌基因被报道在肿瘤发生发展中具有重要作用。

（一）*Rb* 和 *p16*

Rb 基因是第一个被鉴定的抑癌基因，其产物 pRb 在调节细胞周期停滞、凋亡和分化中起着关键作用，其表达失调与细胞生长失控和致癌直接相关。*p16* 可抑制 cyclin D1-CDK4/6 复合体活性从而防止 *Rb* 磷酸化，是负性调节细胞周期蛋白家族的成员，其失活也是各种类型癌症中的常见事件，并且可能是口腔癌发生过程中首批失活的抑癌基因之一。

关于 Rb 蛋白在 OPMD 恶变中表达的报道较少。从增生到不典型增生的过程中发现 pRb 的损失，然而另一些研究则显示了 Rb 蛋白表达升高。关于口腔癌中 p16 蛋白表达也存在矛盾，p16 表达随着异型增生程度的增加而增加；相反，也有研究者发现 p16 蛋白表达下降与组织异常增生相关。在与 HPV 感染密切相关的口咽癌中，HPV 通过其 E7 癌蛋白使 pRb 失活，导致 p16 表达增加。有研究报道，在 86.7% 的 HPV 阳性口咽癌中存在 p16 过表达。总之，尚需要进一步的研究来更全面地定义 *Rb* 和 *p16* 在口腔癌及口咽癌发生发展中的作用。

（二）*TP53*

TP53 位于染色体 17p13，在细胞周期、分化、DNA 损伤修复和凋亡中起重要作用，被认为是基因组的守护者。*TP53* 通过感受来自细胞内的压力决定细胞的命运。当细胞遭遇压力或损伤（如 DNA 损伤、癌基因激活、促生长信号、核苷酸库、葡萄糖和氧含量不足等）时，*TP53* 可终止细胞周期进程直到这些条件恢复正常为止。当损伤严重时，则可触发细胞凋亡。*TP53* 功能丧失则减弱了对细胞周期停滞和凋亡的调节，改变了细胞对压力或损伤的反应能力，这些可能导致基因组不稳定和其他遗传变异的积累。

TP53 是人类癌症（包括口腔癌）中最常见的抑癌基因，*TP53* 基因突变失活是肿瘤发生发展中最常见的遗传事件之一，与继发肿瘤、早期复发、转移性扩散以及治疗抵抗相关。各种遗传事件均可使 *TP53* 失活，如与致癌 HPV 亚型的病毒蛋白（HPV16、HPV18）相互作用、或因 LOH 导致一个等位基因的丧失、吸烟和饮酒等。在正常细胞中，由于野生型 p53 蛋白的半衰期短且表达水平较低，基本上无法通过免疫组

织化学(IHC)检测到,而肿瘤细胞中突变型 p53 蛋白因半衰期延长则可能导致表达增加。

有研究报道,p53 蛋白在口腔白斑病损区域中表达,而在正常口腔黏膜中不表达,但尚不清楚该表达是突变型还是野生型 p53 蛋白。在对 OLP 病变中外显子突变的筛选中发现,p53 突变广泛存在,同时 p53 在 OLP 基底层以及转移性口腔癌中的表达增加。p53 阳性表达比例升高与 OLP 的异常增生和分化程度相关。同样具有高度恶变潜能的口腔黏膜下纤维性变病变基底上皮层也发现 p53 的异常表达。然而,鉴于实验室技术的异质性以及各种研究临床数据的有限性,p53 作为 OPMD 和口腔癌患者生物标志物的价值有待进一步探讨。

HPV 阳性口咽癌 *TP53* 基因突变较罕见,其与高危 HPV 亚型的感染直接相关,病毒癌蛋白 E6 可导致 p53 失活和降解,从而表现为 p53 表达下调。HPV 阴性口咽癌与吸烟、饮酒密切相关,常表现为 *EGFR*、*RAS*、*PI3K* 等癌基因的突变激活或 *p53*、*p16*、*RB1* 等抑癌基因的功能丧失或两者兼有。

三、细胞死亡

细胞程序性死亡是一个非常复杂的过程,是抑制癌症发生发展的天然障碍。细胞死亡的方式也多种多样,根据触发因素、信号通路和细胞形态变化,可将细胞死亡分为凋亡、自噬和坏死,不同的应激压力均可导致细胞选择不同的死亡方式。肿瘤在发生发展过程中,为适应应激压力,调控程序性死亡的信号转导途径从而逃避死亡信号。细胞凋亡是指由基因控制的细胞自主的死亡方式,与细胞坏死不同,细胞凋亡是细胞主动实施的,在控制细胞的生长、发育和更新以维持体内平衡的生命过程中扮演重要角色。由于凋亡过程细胞内容物未外溢,因此不会引起周围组织的炎症反应。细胞凋亡过程一般包括接收凋亡信号、凋亡调控分子间的相互作用、半胱天冬氨酸酶蛋白水解酶(caspase)的活化、执行凋亡几个阶段。

目前已发现了多种在肿瘤发展中起关键作用的异常感受器可诱发细胞凋亡,如抑癌基因 *TP53* 起作用的 DNA 损伤感受器,生长因子信号不足,癌基因过度活跃等。*TP53* 通过上调 Noxa 和 Puma 蛋白的表达来诱导细胞凋亡,从而对 DNA 断裂和其他染色体异常作出反应。生长因子信号不足,如淋巴细胞中 IL-3 不足或者上皮细胞中胰岛素样生长因子 1/2(IGF1/2)不足时,可通过上调 Bim 诱导凋亡。癌基因(如 *Myc*)过度活跃可激活促凋亡蛋白(如 Bim),从而导致细胞凋亡。Bcl-2 家族的促凋亡成员(Bax、Bak、Bad、Bid、Puma、Bim 和 Noxa)和抗凋亡成员(Bcl-2、Bcl-xL、Bcl-w、Mcl-1、A1)是平衡凋亡信号的关键成分。当解除 Bcl-2 等抗凋亡信号的抑制作用时,嵌入线粒体外膜的 Bax 和 Bak 会破坏线粒体外膜的完整性,从而导致细胞凋亡信号蛋白(最重要的是细胞色素 c)释放,细胞色素 c 可激活凋亡的启动子(caspase 8、caspase 9 和 caspase 10)或效应子(caspase 3、caspase 6 和 caspase 7)。

肿瘤细胞进化出多种策略来限制或规避细胞凋亡,最常见的是 *TP53* 肿瘤抑制功能的丧失,或者通过增加抗凋亡调节因子(Bcl-2、Bcl-x L)的表达或存活信号(IGF1/2),下调促凋亡因子(Bax,Bim,Puma)来达到相似的目的。实际上,逃避凋亡机制的多样性也反映了癌细胞在进化为恶性状态时遇到的凋亡诱导信号的多样性。

在 OPMD 中,凋亡细胞聚集在异常增生上皮的中下层,随着口腔黏膜组织异常增生程度增加,上皮细胞凋亡减少,在重度不典型增生和原位癌中凋亡细胞比例最低。然而,Vidya Viswanathan 于 2015 年的研究显示，平均凋亡指数随着上皮异常增生程度的增加而逐渐升高。更多的研究是通过检测调节细胞凋亡的基因来判断其在 OPMD 恶变中的可能作用。学者发现，Bcl-2 和 Bax 在 OPMD 和口腔癌患者中的表达异常。与周围异常增生上皮相比，Bcl-2 在分化较差的口腔癌中呈强阳性表达，而 Bax 则在分化良好的口腔癌中表达最强。

这些结果表明，Bcl-2 蛋白家族的表达改变可能在上皮癌变和口腔癌发育的早期阶段起作用。Survivin 是凋亡抑制蛋白，有研究者发现其在异常增生上皮组织中呈阳性表达，而在相邻的正常口腔黏膜则不表达，因此，推测 Survivin 可作为口腔上皮异常增生的标志物。总之，目前关于凋亡及其调节分子在 OPMD 恶变中的作用尚存在较大争议，这些相互矛盾的结果说明凋亡在早期恶性病变的作用尚需进一步深入研究。

四、细胞永生化

正常细胞生长的分裂周期是有限的，而癌细胞具有无限复制的潜能。在二维培养环境下，当正常细胞繁殖时，细胞分裂的重复循环诱导衰老（即细胞进入不可逆地非增殖的状态），然后进入危机阶段，大多数细胞在该阶段死亡。在极少数情况下，细胞可跨越此危机阶段而具备无限复制的潜能，即永生化。研究发现，细胞的无限增殖潜能与保护染色体末端的端粒有关。

（一）端粒

端粒（telomere）是存在于线状染色体末端的一小段 DNA- 蛋白质复合体，由多个串联重复 5′-TTAGGG-3′ 核苷酸序列组成，具有高度的保守性。在细胞分裂过程中，随着染色体半保留复制的进行，染色体末端丢失而逐渐缩短，最终导致染色体断端彼此融合，形成双中心染色体、环状染色体或其他不稳定形式，影响细胞活力。端粒短重复序列与端粒结合蛋白一起构成了特殊的"帽子"结构，可以起到缓冲保护染色体的作用，保持染色体的完整性和控制细胞分裂周期。在永生化细胞繁殖过程中，端粒逐渐缩短，最终失去对染色体的保护作用。

端粒酶是一种指导端粒合成和维持的酶，由 hTR（人端粒酶 RNA，RNA 模板）、hTEP1 或 TP1（端粒酶相关蛋白 1）和 hTERT（人端粒酶逆转录酶）组成，通过识别并结合于富含 G 的端粒末端，以自身为模板，逆转录合成端粒，从而将端粒重复片段添加到端粒 DNA 末端，延伸端粒 DNA 抵抗端粒破坏。端粒酶在非永生化细胞中几乎不表达，然而在绝大多数（约 90%）自发的永生化细胞（如人类癌细胞）中高表达。

端粒缩短已被视为正常细胞有限复制潜能和癌细胞生长必须克服的检查点。已有证据表明，在肿瘤形成过程中，早期癌细胞由于不能大量表达端粒酶，常常会在较早的阶段经历端粒丢失引起的死亡危机，只有少数变异的细胞能通过上调端粒酶表达，或其他重组的端粒维持机制来维持端粒 DNA 的长度，避免触发衰老或凋亡从而获得永生化的能力，形成肿瘤。

（二）端粒与 OPMD 恶性进展

端粒在 OPMD 恶性转化中起着重要的调控作用。癌前病损如白斑中端粒酶 mRNA 表达水平和活性均增加，且端粒酶活性与异常增生的程度相关。从正常到口腔上皮异常增生再到口腔癌的进展过程中，细胞质 hTERT 表达逐渐增高，而细胞核 hTERT 在异常增生上皮中表达增加，但在癌组织中表达减少。然而，也有研究发现，端粒酶活性在异常增生组织和口腔癌中无明显差异。总之，目前尚无确切证据表明端粒酶活性增加是 OPMD 恶变的标志。

五、血管生成

在胚胎发育过程中，血管生成过程包括内皮细胞的生成并组装成管状，再从已有血管中萌芽产生新血管，当正常的血管形态形成后则停止血管生成。在伤口愈合和和女性生殖周期时，机体可短暂启动血管生成以维持生理活动的需求。然而，在肿瘤发生发展中，"血管生成开关"几乎保持持续开启状态，不断生成新血管，以满足肿瘤不断增长所需要的营养物质和氧气，并排出代谢废物和二氧化碳。

（一）肿瘤新生血管的特征

血管生成在癌症发生的早期阶段即存在，多种因素可触发血管生成开关，随后则根据肿瘤细胞和肿瘤微环境的变化而进行不同程度的血管化。在某些肿瘤中，主要致癌基因（如 RAS、MYC）可通过上调促血管生成因子调节血管生成，而促血管生成信号同样可以由免疫炎症细胞间接产生。在肿瘤组织中，在这些慢性和不均衡的促血管生成信号的刺激下新生成的血管通常是异常的，如早熟的毛细血管出芽，血管分支过多，血管扭曲和扩张，导致血管内血流不畅、微出血、微渗出等。

（二）血管内皮生长因子（VEGF）促进血管新生

调节因子通过与血管内皮细胞膜表面刺激性或抑制性受体结合，调节血管生成，其中最广为人知的刺激性调节因子是 VEGF。VEGF 与其受体家族成员（VEGFR-1、VEGFR-2、VEGFR-3）的结合激活其生物学效率，包括增加血管通透性和促进内皮细胞增殖、迁移和分化。缺氧和一些癌基因信号均可上调 VEGF 基因表达。细胞外基质降解蛋白酶（MMP）也可促进 VEGF 配体在细胞外基质中的激活和释放。另外，其他促血管生成信号表达上调，也参与维持肿瘤血管生成，如成纤维细胞生长因子（FGF）家族的成员。

（三）血管生成与 OPMD 进展的关系

血管生成表型是口腔癌中最早被发现的变化表型之一。在口腔癌前病变中，主要通过检测 VEGF 的表达和计数微血管密度（MVD）来研究血管生成。然而，VEGF 和 MVD 在正常口腔黏膜上皮、异常增生组织和口腔癌中的表达情况尚存在争议。研究表明，在正常的口腔上皮中，在基底层中检测到 VEGF 表达，至表层逐渐减少；在癌前病变不典型增生的基底层中检测到 VEGF 高表达，在重度不典型增生和浸润癌中 VEGF 的表达最低，但与 MVD 无关。同时，Johnstone 在 2007 年的研究发现，从异常增生组织到口腔癌，VEGF 表达显著上调，但与异常增生的程度没有相关性，异常增生组织的组织学恶性程度增加不一定伴随 VEGF 表达的增加。相反，有学者指出 VEGF 表达水平在癌前病变和口腔癌组织中低于正常口腔黏膜上皮组织。

在舌鳞状细胞癌中，血管数目与 VEGF-C 的表达相关。从正常上皮到异常增生上皮再到浸润性癌的发展过程中，血管数量急剧增加，VEGF-C 的表达显著增加。在口腔癌发展的早期阶段，基质金属蛋白酶 -11（MMP-11）和转录因子 Ets-1 的共同表达促进了癌前病变的发展，并且 MMP-11 和 VEGF 的共同表达与癌前病变到浸润癌的发展有关。在癌前病变的大多数病例中发现 Ets-1、VEGF 和 MMP-11 表达，这 3 个标志物均与肿瘤内的 MVD 相关。随着口腔上皮异常增生程度的增加，FGFBP-1 和 VEGF-A 的表达水平也随之升高。总之，目前的数据表明，在 OPMD 和口腔癌中 VEGF 的表达存在异质性，单个血管生成因子生物标志物难以准确预测 OPMD 进展为口腔癌的潜能。

六、侵袭和转移

细胞黏附能力减弱和侵袭性增强也是上皮来源肿瘤发展的特征，通常与细胞形状、细胞连接、细胞外基质附着方面的改变密切相关。连接蛋白是广泛表达于细胞膜的蛋白质家族，通过形成间隙连接通道或半通道来介导细胞与细胞间、细胞与细胞外基质间的物质交换。最典型的改变是癌细胞丢失 E- 钙黏蛋白（E-cadherin），这是一种关键的细胞间黏附分子。细胞通过 E-cadherin 形成与相邻上皮细胞之间的紧密连接，维持正常的组织结构。研究显示，上调 E-cadherin 可抑制细胞侵袭，下调该蛋白则相反。另外，在一些高侵袭性肿瘤中也发现其他细胞 - 细胞连接分子和细胞 - 细胞外基质连接分子的表达下调。然而，与细胞迁移相关的黏附分子通常表达上调，如 N- 钙黏蛋白（N-cadherin），在组织形成过程中通常表达于迁移中的神经元和间充质细胞，在许多侵袭性肿瘤细胞中高表达。

在口腔癌、口咽癌发生发展中与激活侵袭和转移相关的机制如下。

（一）连接蛋白

膜联蛋白（annexins）是一类依赖钙离子的磷脂结合蛋白家族，涉及广泛的分子和细胞过程，包括磷脂酶 A2 的调节和信号转导的活性，细胞骨架和细胞外基质完整性的维持，组织生长和分化。与正常上皮相比，AnxA1 蛋白在异常增生组织的表达显著降低。层粘连蛋白、Ⅳ型胶原和纤连蛋白在正常口腔黏膜、白斑和口腔癌中的表达逐渐升高，提示基底膜完整性的丧失与肿瘤发生发展相关。与正常上皮相比，钙黏蛋白（cadherins）和连环蛋白（catenins）在异常增生组织中的表达上调。此外，黏附分子 CD44 是细胞相互作用中的重要分子，其表达丧失可能是口腔癌发生的早期事件。

（二）Syndecans

Syndecans 属于膜蛋白聚糖家族，参与细胞 - 基质相互作用和生长因子结合。Syndecan-1 参与细胞外基质与细胞内基质受体信息传导。此外，它还作为碱性成纤维细胞生长因子的共受体，可能参与了生长因子反应的调节。在 OPMD 口腔上皮中 Syndecan-1 表达下调，提示 Syndecan-1 表达下调可能是口腔癌发生的早期事件。

（三）ERM 家族

Moesin、Ezrin 和 Radixin 构成了 ERM 家族，被认为是肌动蛋白和质膜之间的一般交联。Moesin 在人表皮的基底细胞层中强表达，在上层细胞中逐渐减少。在异常增生的口腔上皮中，Moesin 在上皮细胞染色局限于细胞膜，而在口腔癌中 Moesin 表达在细胞质。因此，Moesin 作为上皮异常增生的分子标志物需进一步验证。整联蛋白是调节细胞间黏附的跨膜受体分子，α3β1 和 α6β4 整合素的异常再分布以及 laminin5 的表达对上皮异常增生具有预后价值。

七、基因组不稳定性和突变

肿瘤细胞多种生物学行为的获得在很大程度上取决于细胞基因组的改变。比如，某些基因突变赋予细胞亚克隆选择优势，使其在局部组织环境中生长，最终成为优势群体。因此，肿瘤的多步骤进展可认为是一连串的克隆扩增，每个克隆扩增可由偶然的基因突变触发。因为可遗传的表型（例如抑癌基因的失活）也可以通过表观遗传机制（例如 DNA 甲基化和组蛋白修饰）获得，一些克隆生长可能是由影响基因表达的非突变调控机制触发的。

基因组本身具有非常强大的检测和修复 DNA 缺陷的能力，以确保在每次细胞分裂过程中自发突变率处于极低的水平。癌细胞通常会提高突变率从而获得启动肿瘤发生所需的突变型。这种变异可通过提高对突变诱导剂的敏感性，和 / 或打破基因组修复系统的平衡来实现。此外，发生遗传损伤的细胞在细胞内各种监督系统的作用下会进入衰老或凋亡，逃离该监督系统会加速突变的积累。

看守基因（caretaker gene）可以通过以下三种方式防止细胞增殖相关突变的积累：①检测 DNA 损伤并激活修复机制；②直接修复受损的 DNA；③在诱变分子破坏 DNA 之前使其失活。从遗传学角度来看，这些看守基因的行为与肿瘤抑制基因非常相似，它们的功能在肿瘤发生发展过程中可能会丧失，这种丧失可以通过失活突变或表观遗传抑制来实现。如前所述，许多肿瘤中端粒 DNA 的丢失会导致核型不稳定性以及相关的染色体片段扩增和缺失，也是肿瘤基因组不稳定性的重要原因。由此可见，端粒酶不仅是使细胞获得无限复制潜力的标志，也是维持基因组完整性和稳定性的关键看护者。

随着高通量技术的发展，对正常、癌前病变和肿瘤组织的全基因组进行分子遗传学分析，证明基因组不稳定是肿瘤发生发展中的重要事件。通过检测各个肿瘤全基因组中突变和拷贝数的变异情况，发现基因组畸变是肿瘤细胞普通存在的情况，是破坏基因组完整性的重要因素。基因组中特定位点的特定畸变（扩增和缺失）反复发生，可能包含促进肿瘤进展的关键基因。尽管不同肿瘤类型之间基因组改变的差异很大，但在人类肿瘤中已经发现大量维持基因组稳定和修复的基因发生缺陷，基因拷贝数和核苷酸序列普遍不稳定，基因组的不稳定性是绝大多数人类肿瘤细胞所固有的。与此同时，基因组维持和修复中的缺陷使进化中的癌前细胞具有基因型选择优势，有利于肿瘤发生。OPMD 和口腔癌基因组的不稳定性主要表现在非整倍性和杂合性缺失。

1. 非整倍性　非整倍性是指在正常的染色体中，丢失或添加一条或几条完整的染色体。非整倍体的 OPMD 患者异常增生的风险比二倍体的患者高，非整倍体与 OPMD 异常增生相关，异常增生是恶性转化的重要预测因子。在一些回顾性研究中发现，相对于非进展性 OPMD 的异常增生组织，非整倍体的频率在恶性转化风险高的异常增生病变中显著升高，尤其是非整倍体的 OPMD 异常增生患者往往在较短的时间内即发展为癌，提示 DNA 倍体是进展时间的一个重要预测因子。

2. 杂合性缺失　杂合性缺失（LOH）是指位于一对同源染色体上的相同基因座位的两个等位基因中的一个（或其中部分核苷酸片段）发生缺失，与之配对的染色体上仍然存在。现有研究表明，含有已知抑癌基因区域的 LOH 是癌前病变恶性转化的早期预测因子。在临床上具有正常外观的口腔黏膜，采用 LOH 检测仍可发现有癌前病变。大量的研究已经发现，在 OPMD 中高频的 LOH 主要出现在 3p、9p、4q、8p、11q、13q 和 17p，与组织学进展、恶性转化风险呈正相关，尤其是 17p13（*TP53* 位点）的 LOH 与口腔癌的高发病率相关，表明染色体发生频繁的 LOH 是口腔癌早期事件，LOH 在检测口腔黏膜上皮癌前病变和评估其预后方面具有潜在的临床应用价值。

八、炎癌转化

众所周知,肿瘤组织中存在大量先天性和适应性免疫细胞,这也反映了体内免疫系统对清除肿瘤细胞所进行的尝试。大量研究表明,持续性化学刺激、细菌或病毒制剂,以及某些自身免疫反应或持续性重复性软组织创伤引起的慢性炎症,均有助于在肿瘤形成初期使其获得恶性表型,因此均被视为癌症的危险因素。在某些情况下,炎症在肿瘤发展的最早阶段就很明显,并且可以促进早期肿瘤不断获得恶性表型。例如,慢性乙型或丙型病毒性肝炎与肝癌有关,幽门螺杆菌的慢性感染与胃癌有关,非特异性起源的慢性胰腺炎与胰腺癌有关。慢性炎症状态下的 OPMD 通常表现出较高的口腔癌发生率,表明炎性微环境失调会影响癌症的发生。

(一)肿瘤相关炎性微环境

肿瘤相关的炎性细胞包括髓样树突状细胞、巨噬细胞亚型(M1 和 M2)、表达 TIE2 的单核细胞亚群、肥大细胞、中性粒细胞、T 淋巴细胞和 B 淋巴细胞。这些细胞分泌趋化因子、前列腺素、蛋白酶和补体成分,共同导致过度的炎症状态,并促进癌症生长、组织侵袭和转移。关于炎症与癌症发病机制的研究充分证明了免疫细胞对肿瘤发生发展具有重要的促进作用。

炎性细胞释放化学物质,在组织微环境中积累,特别是活性氧和活性氮,这些化学物质的持续存在可直接引起 DNA 损伤,导致基因组不稳定,有利于产生随机突变,诱变附近的细胞,加速其向恶性程度更高状态的进化。而在炎症状态下,肿瘤微环境中的生物活性分子能够促进肿瘤细胞获得多种恶性表型,包括维持增殖信号的生长因子、抑制细胞死亡的生存因子、促血管生成因子、促进侵袭和转移的细胞外基质修饰酶,以及其他具有标志性作用的信号分子等。

在肿瘤发生的初始阶段,炎症因子介导了肿瘤相关基质的发展。反过来,该基质中的活化细胞促进血管生成、癌症生长和转移等。因此,慢性感染、自身免疫性疾病的慢性炎症、反复化学创伤所激活的炎性途径不仅可促进癌症进展,而且可能构成初始细胞恶性转化的危险因素。

(二)OPMD 及牙周病的炎性微环境

1. 口腔黏膜下纤维化(OSF) OSF 组织炎性浸润主要包含淋巴细胞、浆细胞和巨噬细胞。槟榔是导致 OSF 的重要原因,可诱导炎症介质和生长因子(包括 PGE-2、TNF-α、IL-8、IL-6、TGF-β、血小板衍生的生长因子、碱性成纤维细胞生长因子和活性氧等)的产生。黏膜下纤维化微环境中的炎症因子可通过驱动细胞克隆扩增而促进癌前上皮细胞恶性转化,在获得其他遗传改变后,部分增殖性癌前细胞可能经克隆分化并获得恶性表型。

2. 口腔扁平苔藓(OLP) OLP 与口腔鳞状细胞癌的风险增加有关。有研究提出,引发 OLP 的细胞因子和趋化因子可能也是 OLP 向口腔鳞状细胞癌转化的一个因素。OLP 的特征是 T 淋巴细胞介导的慢性炎症免疫反应,以及包括 TGF-β、TNF-α、IL-6、COX-2 和 MMP-7 在内的多种炎症介质的表达上调。在极少数 OLP 发展为口腔癌的情况下,局部炎性微环境可能提供激活转录因子的信号,这些转录因子不仅促进上皮细胞增殖,而且能促进血管生成,协助细胞获得侵袭和迁移的能力。

3. 牙周疾病 流行病学研究表明,牙菌斑与慢性牙周病和口腔癌均相关。牙菌斑导致牙龈局部炎症反应,通过炎症因子及亚硝胺等触发口腔角质形成细胞的有丝分裂和抗凋亡途径。因此,与牙周疾病有关的口腔菌群和炎症介质可能是口腔癌起始和促进的辅助因素。尽管有报道显示,口腔菌群和慢性牙周炎与口腔癌风险增加有关,但考虑到在牙周疾病患者中牙龈癌的发生率非常低,临床经验尚并不足以支持他们之间的因果关系,需要进一步深入研究。

九、免疫逃逸

近十余年来,肿瘤免疫治疗取得了重大的进展,是当下肿瘤治疗领域最具前景的发展方向之一。越来越多的研究证实,体内细胞和组织受到免疫系统的持续监视,免疫系统在抵抗或根除原位和微转移肿瘤细胞的过程中起着关键作用。免疫系统负责识别和消除绝大多数处于早期的癌前细胞和新生肿瘤细胞,而这些非正常的细胞则设法逃避免疫系统的监视,限制免疫细胞对其杀伤的作用,避免被清除,最终生成肿瘤。

(一)肿瘤免疫反应

癌前病变细胞和浸润免疫细胞之间的相互作用在 OPMD 的进展中扮演着重要角色。一般来说,实现有效的抗肿瘤免疫需要以下几个步骤:首先,抗原呈递细胞(APC),如树突状细胞(DC)、巨噬细胞和肥大细胞,通过其表面的 MHC-Ⅰ类和 / 或 MHC-Ⅱ类分子识别、捕获肿瘤抗原并与其结合,形成肽 -MHC 分子复合物,从而启动 MHC-Ⅰ类限制性细胞毒性效应性 T 细胞(CTL)反应和 MHC-Ⅱ类限制性的 CD4$^+$ T 辅助细胞(CD4$^+$ Thl)反应。然后,载瘤抗原的 APC 进入淋巴器官产生 CD8$^+$ 细胞毒性效应性 T 细胞。最后,细胞毒性 T 细胞从淋巴结迁移到异常增生或肿瘤部位,产生细胞毒性效应物,如穿孔素和颗粒酶,杀死肿瘤细胞。在此过程中,DC 可激活 CD4$^+$ Thl,支持 T 细胞启动,促进 CTL 效应器功能,帮助 CTL 克服记忆功能的负调控,确保 T 细胞应答扩增而不产生有害的自身免疫。

(二)免疫反应与口腔癌 / 口咽癌的恶性进展

肿瘤细胞与免疫系统的相互作用分为三个阶段:清除、平衡和逃逸。在早期阶段(癌前病变阶段),异常细胞可募集 DC,释放炎症介质,增强异常细胞和免疫细胞之间的相互作用,促进免疫系统识别和清除异常细胞。在平衡阶段中,异常细胞不断进化产生新的抗原,免疫反应进一步加强以清除异常细胞,此时异常细胞的增殖与免疫反应达到平衡。在免疫逃逸阶段,异常细胞适应免疫微环境并逃避免疫系统的杀伤,以不受控的方式增殖从而获得了恶性特征。

在 OPMD 恶性进展过程中,细胞逃避和抑制宿主免疫至关重要,主要通过抑制各种效应免疫细胞或刺激免疫抑制细胞来实现。19 世纪 70 年代,口腔癌与肿瘤微环境中 T 淋巴细胞之间的关系首次被发现。与炎症促进肿瘤发生相反,一些临床关联分析结果提示免疫抑制与 OPMD 和口腔癌进展相关。在某些病毒感染的情况下,免疫系统可通过限制病毒感染口腔癌细胞而发挥其保护功能。如在对 10 余万名艾滋病(AIDS)患者进行流行病学分析发现,患者舌癌的发生率显著增高。

1. DC DC 通过主要组织相容性复合体Ⅰ类途径(MHC Ⅰ类)捕获、处理抗原,将抗原呈递给 CD8$^+$ T 细胞,产生特异的细胞毒性效应 T 细胞,是适应性免疫反应的关键步骤。树突状朗格汉斯细胞(LC)是口腔黏膜上皮中存在的一种树突状细胞,通过 T 细胞之间的相互作用,为口腔组织区域提供免疫监视。异常增生的 OLK 可能是异常增生细胞增殖和免疫系统激活处于平衡阶段的结果。据文献报道，不典型增生白斑组织中 LC 和 CD8+ T 细胞数量增加。与不典型增生的 OLK 相比，树突状 LC 的数量在口腔癌中增加。DC 除了高表达 MHC-Ⅰ类和 MHC-Ⅱ类分子，还通过其高表达的共刺激分子（CD80/B7-1、CD86/B7-2、CD40 等）提供 T 细胞活化所必须的第二信号，启动了免疫应答。最近的一项研究表明，OPMD 中高表达免疫抑制性检查点分子（PD-L1）使异常增生上皮细胞逃避了宿主的免疫攻击。此外，HPV 阳性口咽癌患者中，PD-L1 的上调频率高于 HPV 阴性口咽癌患者。

2. 巨噬细胞 巨噬细胞在不同的生理条件时，可改变其极化状态，即经典型巨噬细胞（M1）和替代活化型巨噬细胞（M2）。激活 M1 型巨噬细胞后能产生炎症因子和迅速吞噬病原体，抑制细胞增殖，引起组织损伤，而激活 M2 型巨噬细胞则呈相反的功能。需要注意的是，尽管现在多数学者认为可将巨噬细胞分为两类，但此简单的分类并未完全体现出其激活的复杂性。目前尚不清楚巨噬细胞在从 OPMD 到口腔癌的发展过程中的功能作用。Stasikowska-Kanicka 等 2018 年报道 OPMD 中的巨噬细胞主要呈 M1 抑制型。M1 巨噬细胞数量在 OLK 中增加，且与 Th1 细胞数呈正相关。募集 Th1 细胞后，微环境中的 IFN（IFN-γ 和 IFN-α）可进一步将口腔癌前病变中的巨噬细胞表型转换为 M1 型。然而，Weber 等 2020 年的研究表明，OLK 发生异常增生的过程中，M2 型巨噬细胞显着增加，即从 OPMD 到口腔癌的发展过程中巨噬细胞表型转化为 M2 型。在口腔癌中的研究也发现 M2 型巨噬细胞的数量随着组织病理分级增加而增加。

3. 髓系来源抑制细胞（MDSC） MDSC 来源于骨髓祖细胞和未成熟髓细胞（immature myeloid cell，IMC）。正常情况下，树突状细胞、巨噬细胞和粒细胞的前体，能迅速地分化为成熟的粒细胞、树突状细胞和巨噬细胞，并进入相应的器官、组织，发挥正常免疫功能。在肿瘤、感染、炎症等病理条件下，受细胞因子的作用，这些髓系来源的前体细胞成熟受阻，因而停留在各个分化阶段，成为具有免疫抑制功能的MDSC。MDSC 通过阻止 T 细胞活化、抑制 NK 细胞的毒性作用和诱导调节性 T 细胞发挥免疫抑制功能，在促进肿瘤生长方面发挥重要作用。MDSC 在正常组织中的含量较少，但在慢性炎症、高脂等疾病条件下，组织局部 MDSC 含量增加。本研究团队发现，高脂微环境通过 CCL9/CCR1 轴介导口腔黏膜病损局部募集 MDSC，并通过促进细胞脂质摄取进一步增强 MDSCs 的免疫抑制功能，进而显著促进 OPMD 的发生发展；同时 MDSC 的耗竭能够抑制口腔癌的进展，在肥胖条件下这一特征尤为明显。此外，MDSC 还增加了口腔癌患者外周血中 CD57+ T 细胞和 Th2 细胞比例。在 4- 硝基喹啉 -1- 氧化物（4-Nitroquinoline 1-oxide，4NQO）诱导的小鼠舌癌进展模型中，从口腔黏膜异常增生到口腔癌的发展过程中，脾脏和外周血中 MDSC 数目逐渐增加，且与 CD3+CD8+ T 细胞呈正相关。这些研究都提示 MDSC 的募集和活化在 OPMD 到口腔癌的发展过程中发挥着重要的调控作用。

4. Th17 细胞 / 调节性 T 细胞（Treg） 与癌前病损相比，口腔癌中肿瘤浸润性淋巴细胞（tumor-infiltrating lymphocytes，TILs）数量增加，其中 CD8+ T 细胞增加，而 CD4+ T 细胞减少，Th17 细胞和 CD4+ Tregs 细胞增加。Th17/Treg 比例可以作为独立的预后因素，Th17/Treg 比例越高的患者，总生存期（OS）越好。在 OLK 向口腔癌转化的过程中，Treg 细胞逐渐增加。在 OSF 进展过程中，Th17 表达逐渐增加，Treg 表达逐渐减少，且 Th17/Treg 比例逐渐增加。与口腔癌或者 OSF 相比，由 OSF 恶性转化形成的口腔癌中 Treg

表达明显增加，Th17/Treg 比例明显降低，且低的 Th17/Treg 比例与差的临床预后密切相关。以上研究提示肿瘤微环境中的 Th17/Treg 免疫失衡在 OPMD 的演变过程中发挥着非常重要的作用。

十、代谢重编程

肿瘤能量代谢的改变被认为是肿瘤的标志。有学者认为细胞能量代谢失衡是肿瘤其他核心特征的基础。事实上，代谢重编程在很大程度上参与了肿瘤其他核心特征的调控，从这个角度来看，有氧糖酵解只是通过诱导增殖的致癌基因进行重编程的另一种表型。

（一）有氧糖酵解

肿瘤细胞慢性的、不受控制的持续增殖需要相应的能量代谢以促进细胞的生长和分裂。在有氧条件下，正常细胞摄取葡萄糖后，首先在细胞质中通过糖酵解产生丙酮酸，然后在线粒体中经氧化磷酸化产生 ATP，为细胞的生命活动供能。缺氧时，则主要利用糖酵解供能。奥托•沃伯格（Otto Warburg）首次观察到癌细胞能量代谢的异常特征：即使在氧气充足的情况下，癌细胞也主要采用糖酵解供能，被称为有氧糖酵解，即 Warburg 效应。在近几十年中，癌细胞这种代谢转换已在多种肿瘤中被证实。通过正电子发射体层成像（PET）和放射性标记的葡萄糖类似物（^{18}F- 氟代脱氧葡萄糖，FDG）观察到在多种人类肿瘤中均发现葡萄糖的摄取和利用显著增加。

（二）有氧糖酵解与肿瘤的发生

糖酵解已被证明与激活的癌基因（如 RAS、MYC）和突变的肿瘤抑制因子（如 TP53）有关，这些基因的改变赋予了细胞多种生长优势，如快速增殖、避免细胞生长抑制和细胞凋亡。在低氧条件下，缺氧反应系统上调糖酵解途径的葡萄糖转运蛋白和多种酶，从而使肿瘤细胞对糖酵解的依赖进一步增加。RAS 癌基因和缺氧微环境均可上调 HIF1α 和 HIF2α 转录因子的水平，进而促进糖酵解。相对于线粒体氧化磷酸化而言，糖酵解产生 ATP 的效率较低，肿瘤细胞中能量转换的机制尚不清楚。一种假说认为，糖酵解中间产物可转移到各种生物合成途径中，包括产生核苷和氨基酸的途径，这反过来促进了生物大分子的合成，以方便组装新细胞所需的细胞器。在许多快速分裂的胚胎组织中，也存在类似 Warburg 样的新陈代谢，这也表明糖酵解在支持细胞增殖所需的大规模生物合成中起着重要作用。

有趣的是，一些肿瘤包含两个能量途径产生不同的细胞亚群。一个亚群由葡萄糖依赖性（Warburg 效应）细胞组成，分泌乳酸；另一个亚群的细胞优先摄入并利用邻近细胞产生的乳酸作为主要能源，利用柠檬酸循环来完成能量代谢。这两个亚群可以共同存在。低氧肿瘤细胞依靠葡萄糖作为燃料，并分泌乳酸作为废物，乳酸被氧合好的其他细胞摄取利用。这种共生模式实际上并不是肿瘤细胞特有的，在运动中的肌肉也能见到这样的情况。此外，从正常氧到缺氧的氧合作用在肿瘤中不是静态的，而是在时间和区域上出现波动，这可能与肿瘤相关的血管系统的不稳定性和混乱有关。

在口腔癌的进展过程中，代谢重编程受多个基因和信号通路调控，是肿瘤持续进展的关键步骤。研究证实，IL-1β 能增强口腔癌基质糖酵解，并诱导乳酸从肿瘤间充质向转化上皮的单向流动，从而促进口腔癌增殖。同时，肿瘤细胞分泌的乳酸作为免疫抑制介质，将巨噬细胞转化为 M2 型巨噬细胞。M2 型巨噬细胞减少炎症反应和适应性 Th1 免疫，并促进血管生成和组织重塑。肿瘤相关巨噬细胞（TAM）极化为 M2 表型并抑制宿主抗癌免疫反应，进一步导致肿瘤进展。口腔癌来源的微囊泡能诱导正常人牙龈成纤维细胞表型改变，并通过激活 ERK1/2 途径降解微囊蛋白 1（CAV1）。CAV1 的降解使得成纤维细胞代谢转变为有氧糖酵解，从而促进了口腔癌的迁移和侵袭。此外，B7-H3 通过 PI3K/AKT/mTOR 通路上调 HIF-1α 表达及其下游靶标 Glut1 和 PFKFB3 来增强口腔癌糖酵解。PTEN 也被证实在口腔癌的代谢重编程中与 TP53/AKT/IGF/mTOR 信号通路高度相关。另外，吸烟作为口腔癌的危险因素，能将肿瘤基质代谢转变为糖酵解，并通过分解代谢物转运蛋白和氧化应激相关的线粒体特征诱导肿瘤侵袭性。有关化疗耐药的研究显示，mitomiR-2392、mitomiR-5787 通过影响氧化磷酸化和糖酵解来重编程代谢，从而调节舌鳞癌细胞的化学抗性。MCT1/4、CD147、Glut1 和 CAIX 可以作为生物标志物来预测口腔癌患者的临床病理分期及预后。HIF-1α 的过表达与口腔癌及口咽癌患者的低生存期显著相关。

十一、表型可塑性

在器官发生过程中，为了维持体内平衡的功能，细胞发育并在其成组织的过程中进入终末分化，祖细胞在这些过程中达到顶峰时便停止生长，有时是不可逆转的。因此，细胞分化大多数情况下的最终结果是抗增殖的，形成了肿瘤发生所必需的持续增殖的屏障。越来越多的证据表明，解锁表型可塑性，以逃避或逃离终末分化状态，是癌症发病机制的关键组成部分之一。这种可塑性有 3 种表现形式：细胞去分化、细胞分化中断和细胞转分化。

（一）细胞去分化（dedifferentiation）

从接近或处于完全分化状态的正常细胞发展而来的新生癌细胞，可能会通过去分化回到类似祖细胞的状态来逆转它们的进程。从注定会发展至终末分化的祖细胞而产生的肿瘤细胞可使这一过程短路，使正在扩张的癌细胞保持在部分分化的祖细胞样状态。已有研究表明，结肠癌、侵袭性恶性黑色素瘤的发生以及胰岛细胞瘤向转移癌的恶性进展与细胞去分化相关。

（二）细胞分化中断（blocked differentiation）

在某些情况下，不完全分化的祖细胞可能会受到分化调节剂调控变化的影响，这些变化会有效阻止它们继续进入完全分化的、典型的非增殖状态。例如，急性早幼粒细胞白血病（APL）是由染色体易位引起的，该易位基因融合了维 A 酸 α 核受体（RARα）基因，携带这种易位基因的髓系祖细胞不能按照其正常的进程继续向粒细胞的终末分化，导致细胞陷入增殖的早幼粒系祖细胞阶段。

（三）细胞转分化（transdifferentiation）

转分化即最初进入一条分化途径的细胞转变为完全不同的发育程序，从而获得并非由正常来源细胞所预先决定的组织特异性的特征。Barrett 食管就是一个例子，食管复层鳞状上皮的慢性炎症诱导其转分化为具有肠道特征的简单柱状上皮，从而促进腺癌的后续发展，而不是预期由鳞状上皮引起的鳞状细胞癌。

（四）解锁表型可塑性与口腔癌 / 口咽癌发生发展的关系

上皮间充质转化（EMT）是指上皮细胞向间充质细胞转化的过程。研究发现，在肿瘤组织中，EMT 非常活跃，表现为肿瘤上皮细胞连接松解，上皮特异性标志物 E-cadherin 表达下降，细胞外基质降解，细胞逐渐开始游离并可进入邻近组织，运动能力增强，上皮细胞极性消失，同时间充质细胞的分子标志物表达增加，如 Vimentin、N-cadherin、Fibronectin 等。在异常增生的口腔黏膜上皮中可观察到 EMT 的现象，且上皮异常增生程度越高，E-cadherin 的表达越低。同样，随着病变的进展，在正常口腔黏膜、异常增生上皮和口腔癌组织中，Vimentin 的表达整体呈升高趋势，说明在口腔癌的发生过程中就已经出现了 EMT。此外，发生 EMT 的肿瘤细胞由于黏附能力显著降低，促进了肿瘤的侵袭和转移，增加了肿瘤复发的风险，降低了患者的预后和生存率。有研究表明，E-cadherin 低表达与口咽癌患者的低生存率显著相关。

十二、表观遗传重编程

非突变表观遗传重编程是一种明显独立的基因组重编程模式，其调控基因表达，被认为是肿瘤发生机制的重要组成部分。

（一）诱导表观重编程的微环境机制（microenvironmental mechanisms of epigenetic reprograming）

肿瘤微环境的异常物质特征可引起表观基因组的广泛变化，如果变化有利于表型选择的标志性能力的改变，则可导致癌细胞克隆生长，增殖能力增强。肿瘤内的一个共同特征是缺氧，从而导致血管形成不足。例如，缺氧会降低 TET（ten-eleven translocation）去甲基化酶的活性，导致甲基化组发生显著变化，特别是超甲基化。不充分的血管化也可限制关键的血源性营养物质的生物利用度，例如，营养剥夺会改变翻译水平调控，从而增强乳腺癌细胞的恶性表型。

（二）表观调控异质性（epigenetic regulatory heterogeneity）

越来越多的研究正在提高对肿瘤内异质性在产生表型多样性中的重要性的认识。在表型多样性中，最适合增殖和侵袭的细胞超出其同胞，因此被选择为恶性进展。当然，这种表型异质性的一个方面是建立在慢性或者在肿瘤细胞中偶发性的基因组不稳定性和随之而来的遗传异质性。此外，越来越明显的是，可以存在非突变基础的表观遗传异质性。例如组蛋白连接子 H1.0，它在许多肿瘤的癌细胞亚群中动态表达和受抑制，从而分别隔离或连接百万碱基的区域，包括表达肿瘤标志性特征的结构域。值得注意的是，拥有抑制性组蛋白连接子 H1.0 的癌细胞群被发现具有干细胞样特征，驱动肿瘤发生能力增强，并与患者的不良预后有关。

（三）肿瘤微环境基质细胞的表观调控（epigenetic regulation of the stromal cell types populating the tumor microenvironment）

一般来说，肿瘤微环境中的基质细胞并不是通过遗传不稳定或基因突变来获得其促癌的标志性特征。这些肿瘤相关的成纤维细胞、固有免疫细胞、内皮细胞和肿瘤血管周细胞会被实体肿瘤微环境的可溶性物质募集后，更倾向于发生表观遗传重编程。目前应用于癌细胞的多组学分析技术将越来越多地用于检测肿瘤中的基质细胞，以阐明正常细胞如何被破坏，从而在功能上支持肿瘤的发展。

（四）非突变表观遗传重编程与口腔癌发生发展的关系

在口腔鳞状细胞癌中，表观遗传调控异常非常普遍。肿瘤抑制基因的启动子甲基化是导致口腔癌发生的重要因素。m6A RNA 修饰在口腔癌中也起着重要作用。失调的 DNA 甲基化可能作为口腔鳞癌潜在的诊断、预后生物标志物。

翻译后修饰（PTM）是指蛋白质氨基酸侧链上小化学基团的共价结合，是蛋白质功能调控的重要途径，也是表观遗传学的研究热点。近年来，已经发现肿瘤的发生往往伴随着 PTM 的异常，乙酰化、甲基化、糖基化等几种主要蛋白 PTM 类型都参与口腔癌的发展。最近，新发现的赖氨酸 2- 羟基异丁基化（Khib）的翻译后修饰已被证明在生物调节中起关键作用，参与口腔癌的发生或恶化。研究表明，表观遗传抑制剂 5- 阿扎胞苷（5-Aza）和曲古抑菌素 A（trichostatin A，TSA）可增加口腔癌细胞系的凋亡和 DNA 损伤反应，同时降低肿瘤侵袭基因的表达，这进一步揭示了两种表观遗传修饰剂在口腔癌中的潜在治疗价值。笔者课题组研究发现，蛋白质精氨酸甲基转移酶 5（PRMT5）催化的 H3R2me2s，通过募集 WDR5 来促进 Twist1 启动子区域中 H3K4me3 的富集，并随后激活 Twist1 的转录。抑制 PRMT5 可以减少 H3K4me3 介导的 Twist1 转录，延缓头颈部鳞癌的发生和转移。

十三、多态微生物组

微生物群与胃肠道黏膜、肺等直接或间接与外部环境连通的身体屏障组织和器官共生，人们越发意识到由常驻细菌和真菌所建立的生态系统对健康和疾病有着深远的影响。越来越多的证据表明，群体中个体间微生物组的多态性可对癌症表型产生深远影响。

（一）肠道微生物群的多种调节作用（diverse modulatory effects of the gut microbiome）

长期以来，人们认识到肠道微生物组作为代谢稳态的一部分，对结肠降解和吸收营养物质的功能至关重要，肠道微生物群失调可导致一系列疾病，并且结肠癌的易感性、病变发生和发展可受肠道微生物群的影响。近年来，有说服力的功能研究，例如将结肠肿瘤患者和小鼠的粪便移植到易于发展结肠癌的受体小鼠体内，已经确立了一个原则，即肠道内既有防癌微生物群，也有促肿瘤微生物群，这涉及特定的细菌种类，它们可调节结肠肿瘤的发生和发病机制。

此外，据报道，细菌结合到结肠上皮细胞的表面，并产生刺激上皮细胞增殖的模拟配体，促进肿瘤细胞增殖信号的标志能力。特定细菌促进肿瘤发生的另一种机制涉及产生丁酸盐的细菌，其丰度在结直肠癌患者中升高。丁酸代谢物的产生具有复杂的生理作用，包括诱导上皮细胞和成纤维细胞衰老。有丁酸生成菌的结肠癌小鼠模型比没有丁酸生成菌的小鼠产生更多的肿瘤。丁酸盐诱导的衰老和结肠肿瘤增殖之间的联系通过使用一种杀死衰老细胞的抗衰老药物得到证实，这种药物会损害肿瘤的生长。

事实上，多态微生物组通过多种途径调节适应性和先天免疫系统，并产生广泛影响，包括细菌产生"免疫调节"因子，激活上皮细胞或常驻免疫细胞上的损伤传感器，导致一系列趋化因子和细胞因子的表达，这些因子可以募集和影响结肠上皮、底层基质和引流淋巴结的免疫细胞的丰度和特征。此外，某些细菌可以同时破坏结肠上皮的生物膜和黏液层，进而破坏上皮细胞 - 细胞紧密连接，这些连接共同维持了分隔肠道微生物群的物理屏障的完整性。在入侵基质时，细菌可以触发先天和适应性免疫反应，引发细胞因子和趋化因子的分泌。

（二）肠道以外：其他屏障组织中独特的微生物组（beyond the gut：implicating distinctive microbiomes in other barrier tissues）

几乎所有直接或间接暴露于外部环境的组织和器官也是共生微生物的储存库，在这些位置的常驻微生物群的正常和致病作用不断有新的发现。在稳态、衰老和癌症中，这些微生物不仅与结肠的微生物群落重叠，不同状态下还具有独特的种类和丰度。此外，越来越多的研究证据表明，类似于肠道微生物群，这些组织局部肿瘤拮抗/保护或促肿瘤的微生物群，可以调节相关器官发生癌症的易感性和致病机制。

（三）肿瘤内微生物群的影响（impact of intratumoral microbiota）

病理学家较早之前已认识到，细菌可以在实体肿瘤中被检测到，这一观察结果已经被证实。在一项对包括 7 种人类癌症类型（骨、脑、乳腺、肺、黑色素瘤、卵巢和胰腺）的 1 526 个肿瘤的调查研究发现，每种类型都有一个独特的微生物组，主要分布在癌细胞和免疫细胞内。在每种癌症类型中，可以检测到癌症微生物组的变异，并推断其与临床病理特征有关。在基因工程小鼠的肺癌和胰腺癌模型中也发现了类似的微生物菌群，无菌小鼠中没有微生物菌群和 / 或抗生素的使用均可明显削弱肿瘤的发生，说明肿瘤微生物群可促进肿瘤炎症和恶性进展。

（四）多态的微生物组与口腔癌发生发展的关系

口腔中有超过 700 种细菌定植，是人体内最复杂的微生物群落之一。越来越多的证据表明，口腔微生物组或许与口腔鳞状细胞癌的发生相关，但机制尚未完全阐明。Zhang 等 2020 年的研究发现，颊癌患者肿瘤部位细菌的丰富性和多样性明显高于正常对照组织。特定细菌（例如牙龈卟啉单胞菌、具核梭杆菌、链球菌属）和真菌（尤其是念珠菌属）相对丰度的变化与口腔癌相关。口腔微生物群通过多种机制参与肿瘤发生，包括刺激细胞增殖、肿瘤侵袭、血管生成，抑制细胞凋亡，诱导慢性炎症或产生癌代谢物。口腔共生微生物群落的改变对于预测口腔癌具有潜在价值，可作为口腔癌早期诊断和预后的生物标志物。

十四、细胞衰老

细胞衰老是一种典型的不可逆的增殖抑制形式，是维持组织稳态的保护机制，也是一种程序性细胞死亡的补充机制，用于灭活并在适当的时候清除病变的、功能失调的或不必要的细胞。除了关闭细胞分裂周期，衰老程序还可引起细胞形态和代谢的变化，最显著的是，衰老相关分泌表型（SASP）的激活，包括释放大量生物活性蛋白，如趋化因子、细胞因子，其特性取决于发生衰老的细胞和组织类型。细胞衰老可由多种条件诱导，包括微环境压力，如营养剥夺和 DNA 损伤，以及细胞器和细胞结构的破坏，细胞信号网络的失衡，所有这些都被证实与各种器官中衰老细胞丰度的增加有关。

细胞衰老长期以来被认为是一种对抗肿瘤的保护机制，通过这种机制，癌细胞被诱导发生衰老。以上提到的大多数衰老程序的始动因子与恶性肿瘤有关，如异常增生导致的 DNA 损伤，癌基因诱导的衰老，以及放化疗导致治疗性衰老。衰老在抗肿瘤方面的作用已得到很好的证实，然而，越来越多的证据揭示了在某些情况下，衰老细胞以各种方式刺激肿瘤的发生和恶性进展。对衰老小鼠的衰老细胞进行药物消融，尤其是针对具有细胞周期抑制因子 p16（INK4a）特征的衰老细胞，结果表明耗尽衰老小鼠体内的衰老细胞后，除了延迟多种与年龄相关的症状，还可以降低自发肿瘤的发生率和癌症相关的死亡率。

衰老细胞促进肿瘤的主要机制是 SASP 能够以旁分泌的方式向邻近的癌细胞及微环境中的其他细胞传递肿瘤标志能力。因此，衰老的癌细胞具有增殖、避免凋亡、诱导血管生成、刺激侵袭和转移，以及抑制肿瘤免疫的作用。然而，衰老细胞状态是短暂的、可逆的，衰老癌细胞可以从 SASP 表达和非增殖状态逃逸,恢复细胞增殖和致癌细胞相关能力的表现。这种短暂的细胞衰老体现在治疗抵抗中,代表了一种休眠形式,绕过了增殖的癌细胞的靶向治疗,被证明在肿瘤发生、恶性进展和转移中发挥作用。由 CDK4/6 抑制剂诱导的 SASP 对癌症治疗具有双重作用。在 CDK4/6 抑制剂的临床应用中,解决 SASP 是一个严峻的挑战。研究发现,二甲双胍可作为一种抗衰老药物,通过重新编程 SASP 的模式来增强 CDK4/6 抑制剂的抗癌功效。

肿瘤相关成纤维细胞(CAF)也会经历衰老,衰老的 CAF 可向癌细胞传递肿瘤标志能力。在正常组织中,部分由自然老化或环境损害产生的衰老成纤维细胞也通过其 SASP 参与重塑组织微环境,从而为邻近肿瘤的局部侵袭和远处转移提供旁分泌支持。此外,大量的基质细胞在特定的肿瘤微环境中也会经历衰老,从而调节癌症特征和表型。例如,在乳腺癌中,治疗衰老肿瘤内皮细胞可以促进肿瘤增殖、侵袭和转移。当然需要进一步研究评估纤维母细胞、内皮细胞和其他基质细胞衰老作为肿瘤演化驱动力的普遍性。

十五、小结

目前,口腔癌及口咽癌的病因与发病机制尚未完全明确,但大量临床与基础研究成果已为其本质的揭示提供了重要的证据支持,引领及拓展了生命医学的科学前沿。随着口腔癌及口咽癌发生发展病因及机制研究的突破,患者的临床诊疗管理体系也不断重构,促进了患者全生命周期诊疗与康复医疗理念的进展。物理刺激、化学刺激、生物刺激、全身系统性疾病等发病因素的揭示将疾病管理扩展至健康干预阶段,注重人们的自我保健,使人们的行为方式及生活方式科学健康化,如戒除烟酒、口腔局部及全身健康状况的常规体检及早期干预、接种人乳头状瘤病毒疫苗等。同时,对口腔及口咽癌发生发展中重要生物分子事件的深入认识,为阻断 OPMD 恶性转化进程提供了防治新靶点及策略。肿瘤发生发展中基因组和表观遗传组的畸变、细胞正常分裂增殖及程序性死亡进程的失调、肿瘤微环境组织结构、炎症微环境、能量代谢重编程等机制的探究,促进了从微观上对疾病进行干预策略的研发,如基因靶向药物、基因编辑技术等,从而修复基因缺陷,重构机体微环境稳态,实现精准化医疗,故具有巨大的应用前景。但是,基因组工程理论及技术还未成熟,目前处于基础研究阶段,其临床实际转化以及所涉及的伦理问题均是生命医学研究领域尚需突破的瓶颈。此外,目前的机制认知大多数来源于数量有限的临床样本和体内外实验模型,未来仍需要扩大研究人群范围,以更多的流行病学数据及体内外模型基础研究来明确口腔黏膜癌变及口腔癌进展中的影响因素和机制。

(夏 娟 程 斌)

第三节 人乳头状瘤病毒与口咽癌

一、流行病学

人乳头状瘤病毒(HPV)是乳头状瘤病毒属、小型环状闭合双链 DNA 病毒。由 DNA 核酸和衣壳蛋白组成,基因组长度约 7 900bp,由 72 个壳粒组成正二十面体衣壳,无包膜,直径 45～55nm。HPV-DNA

基因组根据功能分为 3 个区域:早期区(E)、晚期区(L)以及上游调控区域(upstream regulatory region,URR)。早期序列包括 E1、E2、E4～E7 亚区,部分类型包括 E3 和 E8,与病毒的复制及致癌作用相关。晚期序列包括 L1/L2,主要编码 L1 及 L2 病毒衣壳蛋白,参与病毒基因组的包装和病毒释放。非编码区即上游调控区,URR 长度约 400～1 000bp,位于 E 区与 L 区之间,该序列包含 p97 核心启动子及其他通过控制开放阅读区转录,进而调控病毒 DNA 复制的增强子及沉默子,是病毒基因组中变异度最高的部分,对病毒和宿主细胞基因转录起重要作用。图 2-3-1 以 HPV-16 型为例,概述了每个序列的主要功能。

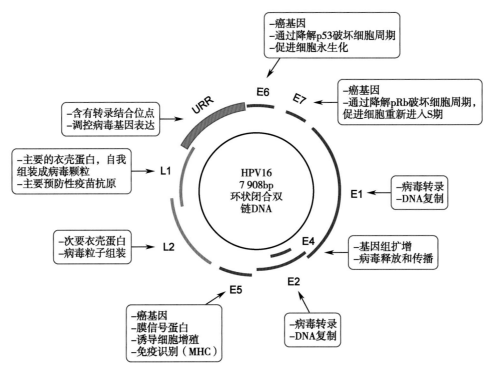

图 2-3-1 HPV 基因组的主要功能

HPV 基因组分为三个主要区域:上游调控区域(URR),编码 6 个基因(E1、E2、E4～E7)的早期区,编码 L1 和 L2 衣壳蛋白的晚期区。

HPV 主要通过接触感染部位或污染的物品进行传播,如口交等性行为、生活中密切接触或母婴传播等途径。HPV 具有高度的嗜组织性,可特异性侵犯人类皮肤和黏膜组织中的基底角质形成细胞。1983 年,Syrjänen 等首次描述了 HPV 感染与头颈部鳞状细胞癌(head and neck squamous cell carcinoma,HNSCC)之间的相关性。后来,德国科学家哈拉尔德·楚尔·豪森(Harald zur Hausen)因明确了 HPV 感染引发宫颈癌而于 2008 年获诺贝尔医学奖。在过去的几十年里,从流行病学、临床病理及生物分子研究中积累的证据已表明,发生于口腔、口咽、下咽及喉部等多种部位的 HNSCC 中存在 HPV 感染,HPV 是影响HNSCC 发生发展的重要危险因素之一。大多数 HPV 相关性 HNSCC 发生于口咽部,尤其好发于舌根及扁桃体,特别是那些发源于扁桃体隐窝上皮的口咽癌,显示具有最高的 HPV 可归因部分。HPV 相关性口咽癌占所有口咽癌病例总数的 25%～30%,然而只有小部分口腔癌是由 HPV 所引发(3%)。

至今已鉴定出 100 多种 HPV 亚型,根据其驱动恶性转化的能力,将其分为高危型与低危型。目前,在口咽癌中发现的亚型主要有 HPV16、HPV18、HPV31、HPV33、HPV35、HPV39、HPV45、HPV51、HPV52、HPV56、HPV58、HPV59 等高危型以及 HPV6、HPV11、HPV32、HPV44、HPV53、HPV57、HPV81 等低危型的存在。HPV16、HPV18 是引发口咽癌最常见的 HPV 亚型，其中 HPV 阳性口咽癌中 HPV16 高危基因型占绝大多数（90%～95%），HPV18 次之（约 3%）。高危基因型 HPV DNA 的流行率因地理区域而异。对于口咽癌，北美地区高危型 HPV 流行率最高（约 60%），亚洲、大洋洲和欧洲地区流行率中等（约 36%～45%），南美洲和中美洲流行率较低（约 15%）。不同的是，对于口腔癌，高危型 HPV DNA 流行率在亚洲地区最高（HPV16 型约占 25%）。

近年来，由吸烟、饮酒导致的口咽癌比例逐年下降，而 HPV 相关性口咽癌比例急剧上升，其上升趋势在西方国家尤为显著。全球每年约有 38 000 例新发口咽癌病例，其中 HPV 相关性口咽癌约 29 000 例，且在北美、欧洲、澳大利亚、新西兰和日本等发达国家和地区发病率较高。在世界范围内，口咽癌中 HPV 可归因比例从 1990—1994 年的 7.2% 上升至 2010—2012 年的 32.7%。在美国，20 世纪 80 年代初期，HPV 感染约占口咽癌病例的 16%，而最近的研究表明其占据比例已大于 60%。与北美地区相比，欧洲地区 HPV 阳性口咽癌比例急剧上升，速度也更快。2000 年以前两者间患病率存在的显著差距已消失，且欧洲地区口咽癌 HPV 可归因比例略大于北美地区（分别为 73.1%、69.7%）。瑞典斯德哥尔摩的一项回顾性队列研究指出，使用相同的检测手段所确定的口咽癌中 HPV 阳性病例占据比例在 1970—2007 年由 23.3% 上升至 93%。我国的学者也对中国各地区口咽癌患者 HPV 可归因比例进行了探究，各地区口咽癌 HPV 检出率在 5%～50% 不等。Guo 等人基于中国人群 HPV16 感染率与 HNSCC 相关性的 Meta 分析研究显示，我国 HNSCC 病例中 HPV16 感染病例占比约为 24.7%，其中口咽癌病例 HPV16 可归因比例约为 31.6%。

HPV 阳性口咽癌发病率逐年上升趋势被认为可能与人们性习惯的改变相关。Gillison 等人及 Dahlstrom 等人发现 HPV 阳性口咽癌与早期性行为，以及终身性伴侣或口交性伴侣数量的增加密切相关。不同地区 HPV 阳性口咽癌患病率的差异可能与各地区性习惯和性开放程度不同有关。此外，HPV 阳性口咽癌患者的临床病理特征与 HPV 阴性口咽癌有所不同，这两种类型均好发于男性，但是 HPV 阳性肿瘤的患病率在较为年轻（中年，如 54～58 岁）以及社会经济地位较高的白人中较高，且 HPV 阳性口咽癌常伴颈部淋巴结转移。在白人中，每 10 万人中约有 1.8 名女性和 9.4 名男性被诊断出患有与 HPV 相关的口咽癌。此外，与 HPV 阴性口咽癌相比，HPV 阳性病例更好发于吸食大麻的个体，而过量吸烟及酗酒个体患病率较低。然而，最近的各项研究表明，47%～71% 的 HPV 阳性口咽癌患者具有吸烟史。此外，61%～75% 的 HPV 阳性口咽癌患者具有饮酒史。因此，需要更多的研究来明确口咽癌风险因素 HPV、烟草和酒精之间的相互作用。

目前，尚不完全清楚为什么 HPV 相关性 HNSCC 好发于口咽部。实际上，在 HPV 相关性口咽癌最常发生位点的扁桃体非恶性组织样本相关研究中，部分研究未能检测到 HPV 的存在，部分研究则仅发现相当低的 HPV 感染率。传统上，研究人员认为 HPV 感染是由于微创伤后基底上皮细胞暴露于病毒而造成的。口咽部的组织结构类似于子宫颈和肛门部位，表现为鳞状柱状上皮移行带。因此，移行区内化生基底 / 储备细胞（metaplastic basal/ reserve cells）的可达性可以解释这些部位对致癌性 HPV 的易感性。另一种观点则认为口咽癌特异倾向发生于舌根及扁桃体部位可能与以下情况有关：①扁桃体隐窝的深入凹陷性结构可能作为 HPV 和其他病原体的天然储藏区；②这些部位组织学表现为网状的上皮细胞层（reticulated epithelium）及不连续的基底膜使其屏障作用减弱，HPV 更易侵入；③此淋巴组织深层陷窝结构代表免疫豁免部位（immune-privileged sites），即有利于 HPV 持续性感染并允许肿瘤逃避免疫监视。

二、致病机制

HPV 病毒不能编码 DNA 聚合酶，故 HPV 基因组以游离状态存在。机体受高危型 HPV 持续感染，免疫系统无法完全清除 HPV 病毒，以致 HPV 病毒将自身 DNA 整合到宿主细胞基因组中，遗传或表观遗传改变的积累和 HPV 的整合是癌变转化和肿瘤进展中的重要事件。HNSCC 的全基因组序列研究显示，HPV 整合通过促进致癌基因的表达、破坏肿瘤抑制基因以及驱动染色体间 / 内重排影响宿主基因组。此外，HPV 整合及未整合到宿主细胞基因组时，肿瘤组织的相应基因表达谱和 DNA 甲基化模式具有差异。HPV 整合可能在宿主细胞基因组不稳定性中发挥作用，从而影响 HPV 相关性口咽癌的预后。Vojtechova 等人及 Lim 等人的研究报道，HPV 相关性口咽癌中 HPV 基因组 DNA 主要表现为整合型或者游离型和整合型共存，这两类患者间的生存率无显著差异。因此，在综合技术评价研究取得进展的基础上，尚需进一步研究以明确 HPV 基因组整合对口咽癌患者预后的影响。

支持 HPV 驱动口咽癌发生的分子生物学证据如下：①90% 的 HPV 阳性口咽癌病例为高危型、致瘤性 HPV16 型感染；②原位杂交实验表明 HPV16 定位于肿瘤细胞核；③HPV 阳性肿瘤细胞核中 HPV16 DNA 具有高拷贝数；④HPV16 基因组 DNA 经常被整合到 HPV 阳性肿瘤细胞中，且其主要病毒致癌性 mRNA E6 和 E7 具有转录活性。此外，分子遗传谱的差异支持 HPV 相关性口咽癌与烟草和酒精相关性口咽癌在分子生物学特征上的不同。HPV 阴性口咽癌发生的早期阶段，可检测到染色体 9p、3p 和 17p 存在基因缺失，特别是分别位于 17p13 和 9p21 区域的肿瘤抑制基因肿瘤蛋白 53（tumor protein 53，TP53）（编码 p53 蛋白）和细胞周期依赖性激酶抑制剂 2A（cyclin-dependent kinase inhibitor 2A，CDKN2A）（编码 p16 蛋白）的缺失。因此，频繁的 p53 和 p16 突变导致细胞周期调节异常和基因组失稳。相比之下，HPV 相关性口咽癌往往缺乏这类染色体基因的缺失，而表现为野生型 p53 表达减少以及 p16 上调。

尽管 HPV 病毒致癌的分子机制并未最终明确，但现有研究支持病毒 E6 和 E7 蛋白在致癌过程中发挥重要作用。HPV 有 3 个基因功能区：早期区、晚期区和上游调控区，其中早期区编码早期蛋白 E1、E2、E4、E5、E6 和 E7，参与调节病毒的生命周期、调控 DNA 复制、转录和病毒蛋白的翻译等。HPV 病毒致癌蛋白 E6 和 E7 分别约有 160 及 100 个氨基酸，可以通过其特异的结构与其他抑癌因子竞争性结合使其抑癌作用失活，因此 E6 和 E7 的持续表达是促进及维持口咽癌发生发展所必需的。E6 蛋白可以通过其锌指结构与泛素连接酶形成复合物泛素蛋白酶 E6-AP，促进 p53 泛素化和蛋白酶体降解，致其失活，但是 p53 的 mRNA 水平并无明显改变。E6 蛋白可结合 p53 蛋白的 C 端，阻止 p53 进入细胞核，使其无法发挥抑癌基因的作用，从而引起宿主细胞增殖过程中基因组失稳和 DNA 突变累积，最终抑制 p53 依赖性细胞周期阻滞，促使细胞从细胞周期 G1 期向 S 期转化，促进细胞异常分裂增殖，抑制细胞凋亡，使细胞永生化。此外，E6 还可激活细胞端粒酶活性，使细胞端粒长度不随细胞分裂增殖而缩短，使细胞实现无限增殖而发生恶性转化。E7 蛋白可结合低磷酸化状态的视网膜母细胞瘤蛋白（retinoblastoma protein，pRb），致其功能丧失导致 E2F 释放，促进细胞 S 期 DNA 合成，从而促进细胞周期进展和恶性转化，并支持病毒的复制。pRb 功能失活导致 p16^{INK4a} 蛋白表达代偿性增加，使上皮细胞逃脱致癌基因诱导的衰老，并激活其生存信号通路。在 HPV 相关肿瘤中，p16^{INK4a} 过表达对细胞存活至关重要。而在 HPV 非相关肿瘤中，它经常失活，这使得 p16^{INK4a} 过表达成为口咽癌发生中 HPV 具有转录活性的间接标记物。对于低危型 HPV，其 E6 蛋白并不影响宿主细胞 p53 蛋白的稳定性，且其 E7 蛋白与 pRb 的结合效率较低。E5 蛋白不一定表达，但当它表达时则可对表皮生长因子受体（EGFR）、免疫识别和凋亡调节等多种信号通路产生影响。其他早期区蛋白（E1、E2 和 E4）对完成病毒复制周期至关重要，但它们的活性在促进癌变中并不重要。图 2-3-2 总结了高危型 HPV 主要的致癌分子机制。

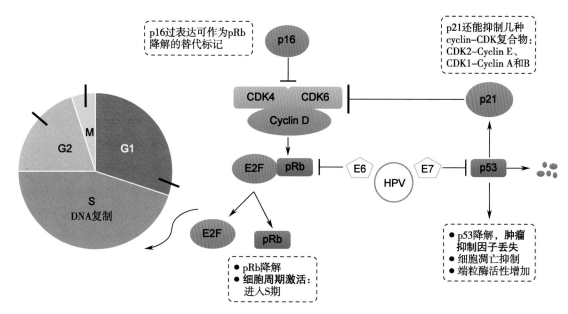

图 2-3-2　高危型 HPV E6 和 E7 肿瘤蛋白及其在细胞周期激活和 p53 肿瘤抑制因子丢失中的作用

HPV 感染导致细胞周期失调和 p53 肿瘤抑制因子丢失。E7 HPV 蛋白与 pRb 结合并促进其降解，导致 E2F 转录因子释放和激活，进而诱导细胞周期蛋白依赖性激酶抑制剂 p16^{INK4A} 增加，并重新进入细胞周期 S 期。E6 HPV 蛋白通过促进 p53 泛素化和蛋白质降解，促进细胞进入 S 期，抑制细胞凋亡。p53 在正常条件下诱导 p21 表达，抑制 cyclin-CDK 复合物，导致细胞周期阻滞。

三、人乳头状瘤病毒疫苗

由于 HPV 相关性口咽癌好发于扁桃体组织深部隐窝上皮，病灶隐蔽，难以通过早期筛查进行干预，因此为人群接种 HPV 疫苗预防感染进而防止肿瘤的发生显得尤为重要。目前市场上有三种 HPV 疫苗用于预防感染，主要针对未感染人群，对已感染者无治疗效果。2006 年，第一种针对高危亚型 HPV16、HPV18 及低危亚型 HPV6、HPV11 的四价疫苗（Gardasil）获得了 FDA 的批准，第二种针对 HPV16、HPV18 的二价疫苗（Cervarix）于 2007 年得到验证。2014 年，九价 HPV 疫苗（Gardasil 9）（抗 HPV16、HPV18、HPV31、HPV33、HPV45、HPV52、HPV58、HPV6 和 HPV11）在美国获批上市，并在 2018 年 4 月 28 日获中国国家药品监督管理局批准于我国上市。2009 年，世界卫生组织建议对 9～13 岁女性进行常规 HPV 疫苗接种，2011 年，建议接种年龄范围扩展至 26 岁。2018 年，FDA 批准 Gardasil 九价 HPV 疫苗接种年龄范围扩大至 45 岁以下的男性及女性。目前，对女孩接种 HPV 疫苗正在进行中，有 82 个国家实施了针对女孩的国家性 HPV 免疫计划，但是全球年轻女性的 HPV 疫苗接种率仍然很低，截至 2017 年全球 9～45 岁女性的 HPV 疫苗接种率仅为 2%，且大多数国家尚未开始为男孩接种 HPV 疫苗，仅有约 13 个国家实施了对男孩的 HPV 疫苗接种计划。HPV 疫苗预防宫颈癌及其他相关的肛门 - 生殖器癌方面的有效性已被广泛研究及证明，然而其用于预防口腔及口咽部 HPV 感染的有效性尚未被充分评估。Pinto 等人的研究显示，男性接种 Gardasil 四价疫苗可在口腔唾液样本中检测到 HPV16 及 HPV18 型 IgG，且抗体表达水平与循环血液中的表达水平相关。Hirth 等人的研究表明，年轻人（18～30 岁）接种 HPV 疫苗（HPV6、HPV11、HPV16、HPV18 型）后，与未接种的年轻人相比，其口腔具有较低的疫苗特异型 HPV 感染率，HPV 疫苗接种似乎为一般人群中的男性和女性提供了特异型 HPV 感染的防护。预防性 HPV 疫苗接种可将口腔 HPV 感染的患病率降低 88%～93%。考虑到 HPV 感染发病潜伏期长以及疫苗接种率低，预计接种 HPV 疫苗有望在 2060 年降低口咽癌的发病率，而当前 HPV 相关性口咽癌的发病率并不会立即改变。

（陶小安　程　斌）

参 考 文 献

1. 张志愿. 口腔颌面外科学. 8 版. 北京：人民卫生出版社，2020.

2. CHI A C, DAY T A, NEVILLE B W. Oral cavity and oropharyngeal squamous cell carcinoma--an update. CA Cancer J Clin, 2015, 65(5): 401-421.

3. CHEN M C, FENG I J, LU C H, et al. The incidence and risk of second primary cancers in patients with nasopharyngeal carcinoma: a population-based study in Taiwan over a 25-year period(1979-2003). Ann Oncol, 2008, 19: 1180-1186.

4. WHITEMAN D C. Hot tea and increased risk of oesophageal cancer. BMJ, 2009, 338: b610.

5. GREEN A C, OLSEN C M. Cutaneous squamous cell carcinoma: an epidemiological review. Br J Dermatol, 2017, 177(2): 373-381.

6. MCCORMACK V A, AGUDO A, DAHM C C, et al. Cigar and pipe smoking and cancer risk in the European Prospective Investigation into Cancer and Nutrition(EPIC). Int J Cancer, 2010, 127(10): 2402-2411.

7. DASANAYAKE A P, SILVERMAN A J, WARNAKULASURIYA S. Maté drinking and oral and oro-pharyngeal cancer: a systematic review and meta-analysis. Oral Oncol, 2010, 46(2): 82-86.

8. MCLAUGHLIN J K, GRIDLEY G, BLOCK G, et al. Dietary factors in oral and pharyngeal cancer. J Natl Cancer Inst, 1988, 80(15): 1237-1243.

9. REN J S, FREEDMAN N D, KAMANGAR F, et al. Tea, coffee, carbonated soft drinks and upper gastrointestinal tract cancer risk in a large United States prospective cohort study. Eur J Cancer, 2010, 46(10): 1873-1881.

10. GANDINI S, BOTTERI E, IODICE S, et al. Tobacco smoking and cancer: a meta-analysis. Int J Cancer, 2008, 122(1): 155-164.

11. TRUATI F, GARAVELLO W, TRAMACERE I, et al. A meta-analysis of alcohol drinking and oral and pharyngeal cancers: results from subgroup analyses. Alcohol Alcohol, 2013, 48(1): 107-118.

12. LACHENMEIER D W，MONAKHOVA Y B. Short-term salivary acetaldehyde increase due to direct exposure to alcoholic beverages as an additional cancer risk factor beyond ethanol metabolism. J Exp Clin Cancer Res，2011，30（1）：3.

13. PETTI S，MOHD M，SCULLY C. Revisiting the association between alcohol drinking and oral cancer in nonsmoking and betel quid non-chewing individuals. Cancer Epidemiol，2012，36（1）：e1-e6.

14. GUHA N，WARNAKULASURIYA S，VLAANDEREN J，et al. Betel quid chewing and the risk of oral and oropharyngeal cancers：a meta-analysis with implications for cancer control. Int J Cancer，2014，135（6）：1433-1443.

15. PETTI S. Lifestyle risk factors for oral cancer. Oral Oncol，2009，45（4-5）：340-350.

16. HASHIM D，GENDEN E，POSNER M，et al. Head and neck cancer prevention：from primary prevention to impact of clinicians on reducing burden，Ann Oncol，2019，30（5）：744-756.

17. ACHARYA S，EKALAKSANANAN T，VATANASAPT P，et al. Association of Epstein-Barr virus infection with oral squamous cell carcinoma in a case-control study. J Oral Pathol Med，2015，44（4）：252-257.

18. DE LIMA M A P，TEODORO I P P，GALIZA L E，et al. Association between Epstein-Barr virus and oral carcinoma：a systematic review with meta-analysis. Crit Rev Oncog，2019，24（4）：349-368.

19. POLZ-GRUSZKA D，MORSHED K，JARZYNSKI A，et al. Prevalence of polyoma BK virus（BKPyV），Epstein-Barr virus（EBV）and human papilloma virus（HPV）in oropharyngeal cancer. Pol J Microbiol，2015，64（4）：323-328.

20. BORSETTO D，FUSSEY J，FABRIS L，et al. HCV infection and the risk of head and neck cancer：a meta-analysis. Oral Oncol，2020，109：104869.

21. SU T H，TSENG T C，LIU C J，et al. Antiviral therapy against chronic hepatitis C is associated with a reduced risk of oral cancer. Int J Cancer，2020，147（3）：901-908.

22. GOPINATH D，MENON R K，VEETTIL S K，et al. Periodontal diseases as putative risk factors for head and neck cancer：systematic review and meta-analysis. Cancers（Basel），2020，12（7）：1893.

23. BARROS S P，FAHIMIPOUR F，TARRAN R，et al. Epigenetic reprogramming in periodontal disease：dynamic crosstalk with potential impact in oncogenesis. Periodontol 2000，2020，82（1）：157-172.

24. SAMI A，ELIMAIRI I，STANTON C，et al. The Role of the microbiome in oral squamous cell carcinoma with insight into the microbiome-treatment axis. Int J Mol Sci，2020，21（21）：8061.

25. HEALY C M，MORAN G P. The microbiome and oral cancer：more questions than answers. Oral Oncol，2019，89：30-33.

26. PARK B J，CHIOSEA S I，GRANDIS J R. Molecular changes in the multistage pathogenesis of head and neck cancer. Cancer Biomark，2010，9（1-6）：325-339.

27. MURUGAN A K，MUNIRAJAN A K，TSUCHIDA N. Ras oncogenes in oral cancer：the past 20 years. Oral Oncol，2012，48（5）：383-392.

28. CHAI A W Y，LIM K P，CHEONG S C. Translational genomics and recent advances in oral squamous cell carcinoma. Semin Cancer Biol，2020，61：71-83.

29. MOUNTZIOS G，RAMPIAS T，PSYRRI A. The mutational spectrum of squamous-cell carcinoma of the head and neck：targetable genetic events and clinical impact. Ann Oncol，2014，25（10）：1889-1900.

30. WILKIE M D，LAU A S，VLATKOVIC N，et al. Metabolic signature of squamous cell carcinoma of the head and neck：consequences of TP53 mutation and therapeutic perspectives. Oral Oncol，2018，83：1-10.

31. SAADA-BOUZID E，PEYRADE F，GUIGAY J. Molecular genetics of head and neck squamous cell carcinoma. Curr Opin Oncol，2019，31（3）：131-137.

32. KANG H，KIESS A，CHUNG C H. Emerging biomarkers in head and neck cancer in the era of genomics. Nat Rev Clin Oncol，2015，12（1）：11-26.

33. FERRIS R L. Immunology and immunotherapy of head and neck cancer. J Clin Oncol, 2015, 33 (29): 3293-3304.

34. ARTHUR A E, GOSS A M, DEMARK-WAHNEFRIDE W, et al. Higher carbohydrate intake is associated with increased risk of all-cause and disease-specific mortality in head and neck cancer patients: results from a prospective cohort study. Int J Cancer, 2018, 143 (5): 1105-1113.

35. RAMOS-GARCIA P, ROCA-RODRIGUEZ M D M, AGUILAR-DIOSDADO M, et al. Diabetes mellitus and oral cancer/ oral potentially malignant disorders: a systematic review and meta-analysis. Oral Dis, 2021, 27 (3): 404-421.

36. WANG Y, ZHANG X, WANG Z, et al. LncRNA-p23154 promotes the invasion-metastasis potential of oral squamous cell carcinoma by regulating Glut1-mediated glycolysis. Cancer Lett, 2018, 434: 172-183.

37. NCD RISK FACTOR COLLABORATION (NCD-RISC). Trends in adult body-mass index in 200 countries from 1975 to 2014: a pooled analysis of 1698 population-based measurement studies with 19.2 million participants. Lancet, 2016, 387 (10026): 1377-1396.

38. KARNELL L H, SPERRY S M, ANDERSON C M, et al. Influence of body composition on survival in patients with head and neck cancer. Head Neck, 2016, 38 (Suppl1): E261-E267.

39. ALBERGOTTI W G, DAVIS K S, ABBERBOCK S, et al. Association of pretreatment body mass index and survival in human papillomavirus positive oropharyngeal squamous cell carcinoma. Oral Oncol, 2016, 60: 55-60.

40. IYENGAR N M, KOCHHAR A, MORRIS P G, et al. Impact of obesity on the survival of patients with early-stage squamous cell carcinoma of the oral tongue. Cancer, 2014, 120 (7): 983-991.

41. HU Q, PENG J, CHEN X, et al. Obesity and genes related to lipid metabolism predict poor survival in oral squamous cell carcinoma. Oral Oncol, 2019, 89: 14-22.

42. HENSLEY C T, WASTI A T, DEBERARDINIS R J. Glutamine and cancer: cell biology, physiology, and clinical opportunities. J Clin Invest, 2013, 123 (9): 3678-3684.

43. YANG X H, JING Y, WANG S, et al. Integrated non-targeted and targeted metabolomics uncovers amino acid markers of oral squamous cell carcinoma. Front Oncol, 2020, 10: 426.

44. LUO Y, LI W, LING Z, et al. ASCT2 overexpression is associated with poor survival of OSCC patients and ASCT2 knockdown inhibited growth of glutamine-addicted OSCC cells. Cancer Med, 2020, 9 (10): 3489-3499.

45. EDEFONTI V, HASHIBE M, AMBROGI F, et al. Nutrient-based dietary patterns and the risk of head and neck cancer: a pooled analysis in the International Head and Neck Cancer Epidemiology consortium. Ann Oncol, 2012, 23 (7): 1869-1880.

46. LAWAL A O, KOLUDE B, ADEYEMI B F, et al. Serum antioxidant vitamins and the risk of oral cancer in patients seen at a tertiary institution in Nigeria. Niger J Clin Pract, 2012, 15 (1): 30-33.

47. GRIMM M, CETINDIS M, BIEGNER T, et al. Serum vitamin D levels of patients with oral squamous cell carcinoma (OSCC) and expression of vitamin D receptor in oral precancerous lesions and OSCC. Med Oral Patol Oral Cir Bucal, 2015, 20 (2): e188-195.

48. LIPWORTH L, ROSSI M, MCLAUGHLIN J K, et al. Dietary vitamin D and cancers of the oral cavity and esophagus. Ann Oncol, 2009, 20 (9): 1576-1581.

49. CIRMI S, NAVARRA M, WOODSIDE J V, et al. Citrus fruits intake and oral cancer risk: a systematic review and meta-analysis. Pharmacol Res, 2018, 133: 187-194.

50. KAWAKITA D, LEE Y A, TURATI F, et al. Dietary fiber intake and head and neck cancer risk: a pooled analysis in the International Head and Neck Cancer Epidemiology consortium. Int J Cancer, 2017, 141 (9): 1811-1821.

51. FURQUIM C P, PIVOVAR A, AMENABAR J M, et al. Oral cancer in Fanconi anemia: review of 121 cases. Crit Rev Oncol Hematol, 2018, 125: 35-40.

52. AMENABAR J M，TORRES-PEREIRA C C，TANG K D，et al. Two enemies，one fight：an update of oral cancer in patients with Fanconi anemia. Cancer，2019，125（22）：3936-3946.

53. RAY J G，SWAIN N，GHOSH R，et al. Dyskeratosis congenita with malignant transformation. BMJ Case Rep，2011，2011：bcr0320102848.

54. RIECHELMANN H. Occupational exposure and cancer of the oral cavity and pharynx. Laryngorhinootologie，2002，81（8）：573-579.

55. CASH E，DUCK C R，BRINKMAN C，et al. Depressive symptoms and actigraphy-measured circadian disruption predict head and neck cancer survival. Psychooncology，2018，27（10）：2500-2507.

56. VISWANATHAN V，JULURI R，GOEL S，et al. Apoptotic index and proliferative index in premalignant and malignant squamous cell lesions of the oral cavity. J Int Oral Health，2015，7（1）：40-43.

57. DWIVEDI R，CHANDRA S，MEHROTRA D，et al. Predicting transition from oral pre-malignancy to malignancy via Bcl-2 immuno-expression：evidence and lacunae. J Oral Biol Craniofac Res，2020，10（4）：397-403.

58. CAMISASCA D R，HONORATO J，BERNARDO V，et al. Expression of Bcl-2 family proteins and associated clinicopathologic factors predict survival outcome in patients with oral squamous cell carcinoma. Oral Oncol，2009，45（3）：225-233.

59. JOHNSTONE S，LOGAN R M. Expression of vascular endothelial growth factor（VEGF）in normal oral mucosa，oral dysplasia and oral squamous cell carcinoma. Int J Oral Maxillofac Surg，2007，36（3）：263-266.

60. STASIKOWSKA-KANICKA O，WĄGROWSKA-DANILEWICZ M，DANILEWICZ M. T cells are involved in the induction of macrophage phenotypes in oral leukoplakia and squamous cell carcinoma-a preliminary report. J Oral Pathol Med，2018，47（2）：136-143.

61. WEBER M，WEHRHAN F，BARAN C，et al. Malignant transformation of oral leukoplakia is associated with macrophage polarization. J Transl Med，2020，18（1）：11.

62. ZHANG L，LIU Y，ZHENG H J，et al. The oral microbiota may have influence on oral cancer. Front Cell Infect Microbiol，2020，9：476.

63. TABERNA M，MENA M，PAVÓN M A，et al. Human papillomavirus-related oropharyngeal cancer. Ann Oncol，2017，28（10）：2386-2398.

64. SYRJÄNEN K，SYRJÄNEN S，LAMBERG M，et al. Morphological and immunohistochemical evidence suggesting human papillomavirus（HPV）involvement in oral squamous cell carcinogenesis. Int J Oral Surg，1983，12（6）：418-424.

65. ZUR HAUSEN H. Papillomaviruses and cancer：from basic studies to clinical application. Nat Rev Cancer，2002，2（5）：342-350.

66. MUZAFFAR J，BARI S，KIRTANE K，et al. Recent advances and future directions in clinical management of head and neck squamous cell carcinoma. Cancers（Basel），2021，13（2）：338.

67. KOSTARELI E，HOLZINGER D，HESS J. New concepts for translational head and neck oncology：lessons from hpv-related oropharyngeal squamous cell carcinomas. Front Oncol，2012，2：36.

68. CASTELLSAGUÉ X，MENA M，ALEMANY L. Epidemiology of HPV-positive tumors in europe and in the world. Recent Results Cancer Res，2017，206：27-35.

69. DE MARTEL C，FERLAY J，FRANCESCHI S，et al. Global burden of cancers attributable to infections in 2008：a review and synthetic analysis. Lancet Oncol，2012，13（6）：607-615.

70. MEHANNA H，BEECH T，NICHOLSON T，et al. Prevalence of human papillomavirus in oropharyngeal and nonoropharyngeal head and neck cancer--systematic review and meta-analysis of trends by time and region. Head Neck，2013，35（5）：747-755.

71. NDIAYE C, MENA M, ALEMANY L, et al. HPV DNA, E6/E7 mRNA, and p16INK4a detection in head and neck cancers: a systematic review and meta-analysis. Lancet Oncol, 2014, 15 (12): 1319-1331.

72. NI G, HUANG K, LUAN Y, et al. Human papillomavirus infection among head and neck squamous cell carcinomas in southern China. PLoS One, 2019, 14 (9): e0221045.

73. LAM E W, CHAN J Y, CHAN A B, et al. Prevalence, clinicopathological characteristics, and outcome of human papillomavirus-associated oropharyngeal cancer in southern chinese patients. Cancer Epidemiol Biomarkers Prev, 2016, 25 (1): 165-173.

74. GUO L, YANG F, YIN Y, et al. Prevalence of human papillomavirus type-16 in head and neck cancer among the chinese population: a meta-analysis. Front Oncol, 2018, 8: 619.

75. MARUR S, D'SOUZA G, WESTRA W H, et al. HPV-associated head and neck cancer: a virus-related cancer epidemic. Lancet Oncol, 2010, 11 (8): 781-789.

76. GILLISON M L, D'SOUZA G, WESTRA W, et al. Distinct risk factor profiles for human papillomavirus type 16-positive and human papillomavirus type 16-negative head and neck cancers. J Natl Cancer Inst, 2008, 100 (6): 407-420.

77. DAHLSTROM K R, LI G, TORTOLERO-LUNA G, et al. Differences in history of sexual behavior between patients with oropharyngeal squamous cell carcinoma and patients with squamous cell carcinoma at other head and neck sites. Head Neck, 2011, 33 (6): 847-855.

78. KLUSSMANN J P, WEISSENBORN S J, WIELAND U, et al. Prevalence, distribution, and viral load of human papillomavirus 16 DNA in tonsillar carcinomas. Cancer, 2001, 92 (11): 2875-2884.

79. MIRGHANI H, AMEN F, MOREAU F, et al. Do high-risk human papillomaviruses cause oral cavity squamous cell carcinoma? Oral Oncol, 2015, 51 (3): 229-236.

80. D'Souza G, Zhang H H, D'Souza W D, et al. Moderate predictive value of demographic and behavioral characteristics for a diagnosis of HPV16-positive and HPV16-negative head and neck cancer. Oral Oncol, 2010, 46 (2): 100-104.

81. HONG A M, MARTIN A, CHATFIELD M, et al. Human papillomavirus, smoking status and outcomes in tonsillar squamous cell carcinoma. Int J Cancer, 2013, 132 (12): 2748-2754.

82. MAXWELL J H, KUMAR B, FENG F Y, et al. Tobacco use in human papillomavirus-positive advanced oropharynx cancer patients related to increased risk of distant metastases and tumor recurrence. Clin Cancer Res, 2010, 16 (4): 1226-1235.

83. SOOD A J, MCILWAIN W, O'CONNELL B, et al. The association between T-stage and clinical nodal metastasis in HPV-positive oropharyngeal cancer. Am J Otolaryngol, 2014, 35 (4): 463-468.

84. VOJTECHOVA Z, SABOL I, SALAKOVA M, et al. Analysis of the integration of human papillomaviruses in head and neck tumours in relation to patients' prognosis. Int J Cancer, 2016, 138 (2): 386-395.

85. LIM M Y, DAHLSTROM K R, STURGIS E M, et al. Human papillomavirus integration pattern and demographic, clinical, and survival characteristics of patients with oropharyngeal squamous cell carcinoma. Head Neck, 2016, 38 (8): 1139-1144.

86. CHATURVEDI A K, GRAUBARD B I, BROUTIAN T, et al. Effect of prophylactic human papillomavirus (HPV) vaccination on oral HPV infections among young adults in the united states. J Clin Oncol, 2018, 36 (3): 262-267.

87. HERRERO R, QUINT W, HILDESHEIM A, et al. Reduced prevalence of oral human papillomavirus (HPV) 4 years after bivalent HPV vaccination in a randomized clinical trial in Costa Rica. PLoS One, 2013, 8 (7): e68329.

88. PINTO L A, KEMP T J, TORRES B N, et al. Quadrivalent human papillomavirus (HPV) vaccine induces HPV-specific antibodies in the oral cavity: results from the mid-adult male vaccine trial. J Infect Dis, 2016, 214 (8): 1276-1283.

89. HIRTH J M, CHANG M, RESTO V A, et al. Prevalence of oral human papillomavirus by vaccination status among young adults (18-30years old). Vaccine, 2017, 35 (27): 3446-3451.

第三章　口腔癌及口咽癌的精准诊断与评估

第一节　病理诊断与评估

一、口腔癌及口咽癌的病理表现

（一）口腔癌

口腔癌指发生于口腔黏膜的具有不同程度鳞状分化的上皮性侵袭性肿瘤。按照 2022 年第 5 版 *World Health Organization Classification of Head and Neck Tumors*，组织学上口腔癌可分为以下亚型。

1. 普通角化型鳞状细胞癌(conventional keratinizing squamous cell carcinoma)

（1）肉眼观：呈菜花状或上皮坏死脱落形成溃疡。癌组织切面呈灰白色或浅褐色，向深部结缔组织内浸润性生长，边界不清（图 3-1-1A）。

（2）镜下观：总体特征为癌细胞呈鳞状分化并侵犯周围正常组织。癌细胞呈现不同程度的细胞内或细胞外角化，排列成实性巢状、岛状或上皮条索状。在分化较好的鳞状细胞癌的癌巢中，周边细胞呈基底细胞样，内部细胞为棘细胞样，细胞间可见细胞间桥，部分癌巢中央见角化珠（图 3-1-1B），较大的癌巢内可出现坏死。肿瘤间质为纤维结缔组织，常见胶原纤维增生，并伴有不同程度的淋巴细胞浸润（图 3-1-1C）。

根据肿瘤细胞分化程度，可分为高、中、低分化鳞状细胞癌：①高分化鳞状细胞癌与正常鳞状上皮细胞较相似，癌巢内见数量不等的基底细胞和具有细胞间桥的鳞状细胞，角化明显，细胞和细胞核的异型性不明显，核分裂象少见，非典型核分裂和多核细胞极少（图 3-1-2A）；②中分化鳞状细胞癌中角化不常见，细胞间桥不明显，细胞和细胞异型性较大，核分裂象较多，可见非典型核分裂（图 3-1-2B）；③低分化鳞状细胞癌以不成熟的细胞为主，角化非常少，细胞间桥几乎不可见，存在大量核分裂象，包括非典型核分裂（图 3-1-2C）。部分病例需结合免疫组织化学染色确定肿瘤来源。

常用的免疫组织化学染色指标有广谱角蛋白（AE1/AE3）、高分子量细胞角蛋白（CKHMW）、细胞角蛋白 5/6（CK5/6）、P63 及 P40，部分低分化鳞癌弱阳性或阴性表达低分子量细胞角蛋白（CKLMW）。当进行鳞癌的鉴别诊断时，通常联合运用 CK5/6、P63、P40。其他标志物还包括细胞增殖指数 Ki-67，用于判读肿瘤细胞的增殖活性。

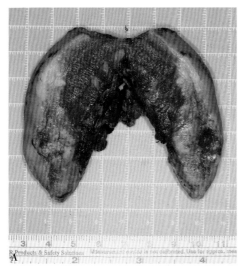
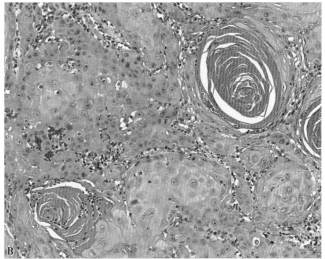
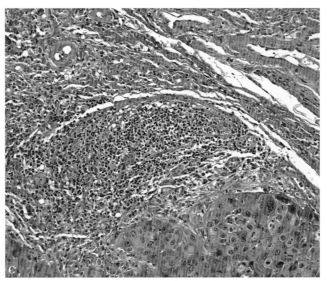

图 3-1-1　人舌鳞状细胞癌

A. 大体标本剖面见灰白色癌组织，浸润周围正常组织　B. 癌巢中见大量角化珠（40×）　C. 肿瘤间质纤维结缔组织增生伴淋巴细胞浸润（40×）

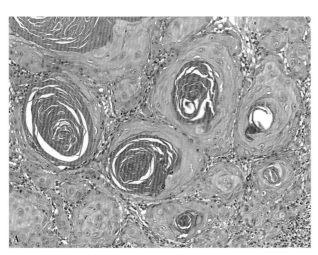
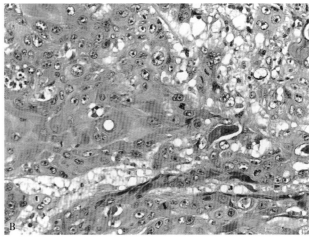

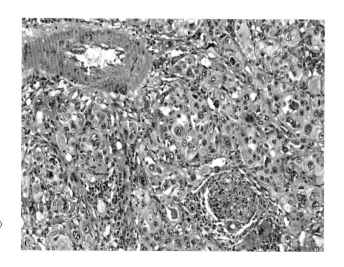

图 3-1-2　鳞状细胞癌组织学分级
A. 高分化鳞状细胞癌（40×）　B. 中分化鳞状细胞癌（40×）
C. 低分化鳞状细胞癌（40×）

　　口腔鳞状细胞癌易侵犯周围正常组织，可累及纤维结缔组织、神经、血管、脂肪、腺体及骨组织等。当癌细胞浸润范围局限于基底膜下方时，称为微浸润鳞状细胞癌。按照肿瘤侵袭前沿的浸润方式，可分为：①膨胀性或黏附性模式，表现为较大的癌巢组织向外推进式侵犯周围组织，边缘较清晰（图 3-1-3A）；②浸润性生长模式，表现为小的细胞巢或条索，甚至为单个细胞或数个细胞组成的细胞团侵入周围组织，边界不清（图 3-1-3B、C）。

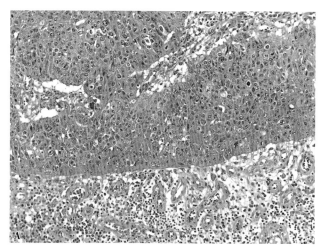

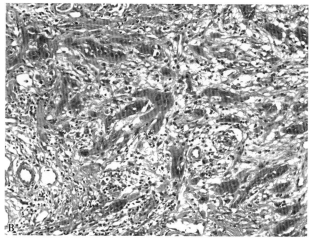

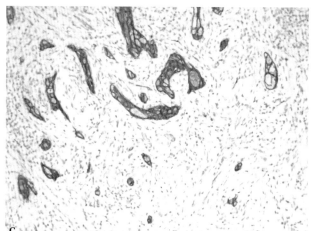

图 3-1-3　鳞状细胞癌侵袭方式
A. 膨胀性或黏附性模式（40×）　B. 浸润性生长模式（40×）
C. 侵袭前沿的细胞团细胞角蛋白阳性（40×）

2. 疣状癌（verrucous carcinoma）

（1）肉眼观：白色角化斑块，表面突起呈乳头状或疣状。

（2）镜下观：主要特征为肿瘤上皮形成厚的棒状乳头，呈钝性突入间质内。分化良好的鳞状上皮外生性过度增生，形成棒状乳头，有时可见角栓，细胞较鳞癌细胞大，核分裂象少见（图3-1-4A）。侵袭前沿呈推进式侵犯间质，浸润缘达到邻近黏膜的上皮和结缔组织界面以下（图3-1-4B）。结缔组织内常见密集的淋巴细胞、浆细胞浸润（图3-1-4C）。疣状癌中含有传统的鳞状细胞癌病灶时则称为杂交瘤，具有更易局部复发和转移的潜能。

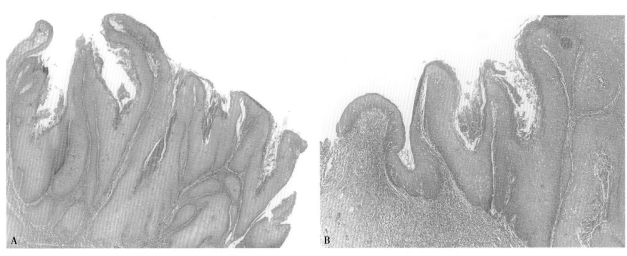

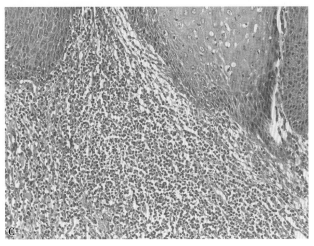

图 3-1-4　疣状癌

A. 分化良好的鳞状上皮形成棒状乳头，呈推进式侵犯间质（5×）　B. 浸润缘达到邻近黏膜的上皮和结缔组织界面以下（20×）　C. 结缔组织内密集淋巴细胞、浆细胞浸润（40×）

3. 基底样鳞状细胞癌（basaloid squamous cell carcinoma）

（1）肉眼观：中央溃疡性肿块。

（2）镜下观：由基底样细胞和鳞状细胞组成。基底样细胞小，细胞核浓染，没有核仁，细胞质少，排列紧密，呈分叶状实性，多见粉刺样坏死，常伴有鳞状细胞癌成分（图3-1-5）。

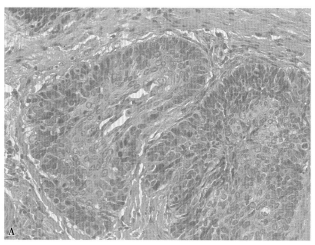
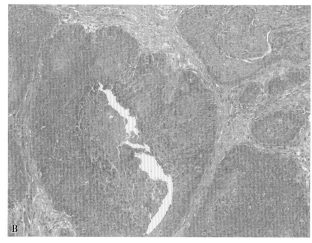

图 3-1-5　基底样鳞状细胞癌

A. 基底样细胞小，细胞核浓染（40×）　B. 肿瘤上皮团中央见粉刺样坏死（20×）

4. 乳头状鳞状细胞癌（papillary squamous cell carcinoma）

（1）肉眼观：柔软、质脆、外生性、息肉样的肿瘤，常发自一个较细的蒂。

（2）镜下观：以乳头状生长为特点（图 3-1-6A）。乳头以细的纤维血管为轴心，表面覆以肿瘤性不成熟的基底样或多形性细胞，并侵袭间质。结缔组织内有大量淋巴细胞、浆细胞浸润（图 3-1-6B）。

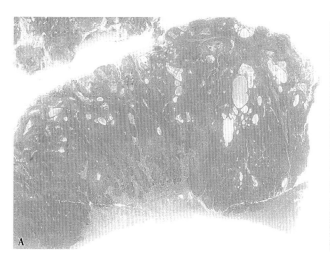
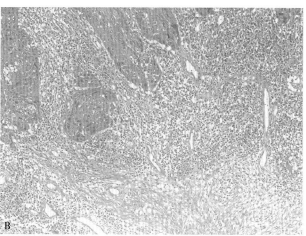

图 3-1-6　乳头状鳞状细胞癌

A. 乳头状生长（0.5×）　B. 侵袭前沿，结缔组织内大量淋巴细胞、浆细胞浸润（40×）

5. 梭形细胞鳞状细胞癌（spindle cell squamous cell carcinoma）

（1）肉眼观：大小不等的息肉样外观，表面常有溃疡。

（2）镜下观：肿瘤由原位或侵袭性的鳞状细胞和恶性的梭形细胞构成，又称肉瘤样癌，是一种双相性肿瘤。梭形细胞成分构成肿瘤的大部分，可表达上皮和间叶组织两种标记（图 3-1-7）。

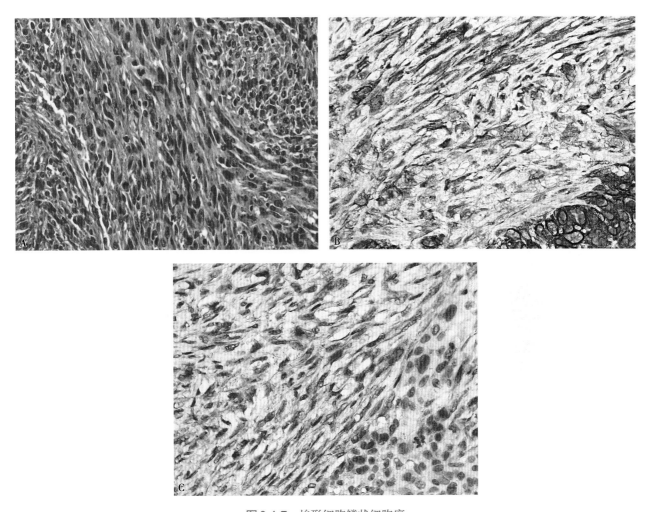

图 3-1-7　梭形细胞鳞状细胞癌

A. 梭形细胞（40×）　B. 梭形细胞表达细胞角蛋白（40×）　C. 梭形细胞表达波形蛋白（40×）

6. 棘层松解性鳞状细胞癌（acantholytic squamous cell carcinoma）　也称为腺样鳞状细胞癌，是一种罕见的亚型。以肿瘤上皮团内棘层松解，形成假的腔隙和假的腺管分化为特征（图 3-1-8）。

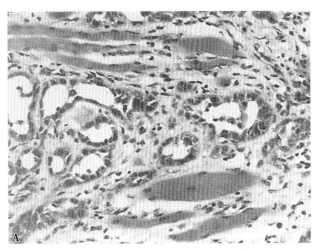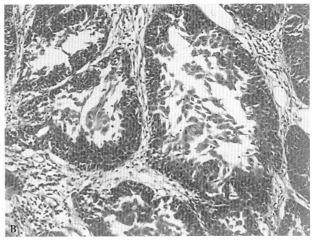

图 3-1-8　棘层松解性鳞状细胞癌

A. 假腺管分化（40×）　B. 棘层松解（40×）

7. 腺鳞癌(adenosquamous carcinoma) 为罕见的来源于表层上皮的侵袭性肿瘤,由鳞状细胞癌和腺癌两种成分构成。鳞癌部分是原位癌或浸润癌。腺癌成分多见于肿瘤的深部,呈管状、腺泡样或腺样结构,衬基底样、柱状或产黏液细胞(图3-1-9)。

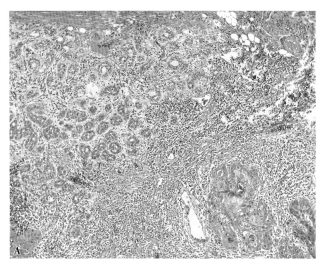
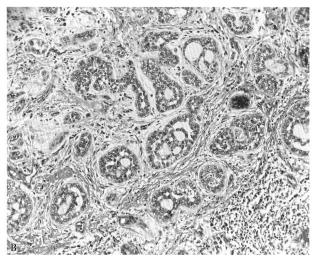
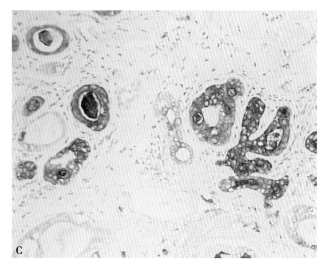

图 3-1-9 腺鳞癌

A.由鳞状细胞癌和腺癌两种成分构成(10×) B.腺样结构(20×) C.腺管分化区域上皮膜抗原(EMA)阳性(40×)

8. 穿掘性癌(carcinoma cuniculatum) 是一种罕见的具有局部破坏性的高分化鳞状细胞癌。肿瘤主要为内生的生长模式,黏膜表面可能出现或无乳头状外观。镜下表现为鳞状上皮增生,钉突宽大、中央含角质,以及大量含角质的隐窝(图3-1-10A),穿掘至深部组织中(图3-1-10B),肿瘤细胞无明显恶性特征。

9. 淋巴上皮癌(lymphoepithelial carcinoma) 是一种低分化的鳞状细胞癌或未分化癌,常伴有明显的反应性淋巴细胞及浆细胞浸润(图3-1-11)。约70%的病例出现区域性淋巴结转移,多数病例与EB病毒感染有关。

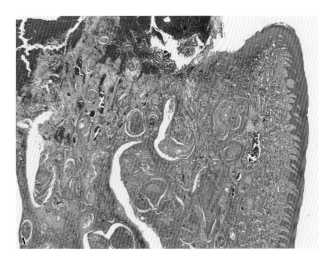
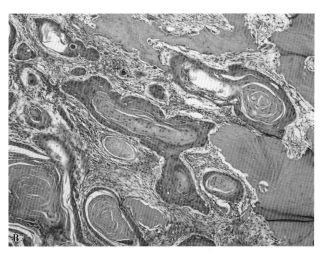

图 3-1-10　穿掘性癌

A. 结缔组织内见大量内含角质的隐窝（10×）　B. 肿瘤上皮穿掘至骨组织内（20×）

（上海交通大学医学院附属第九人民医院口腔病理科李江教授、张春叶教授供图）

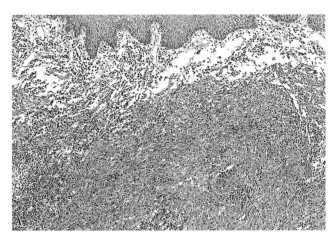
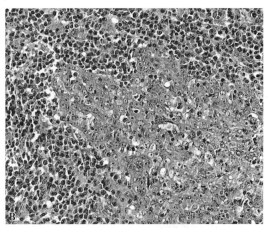
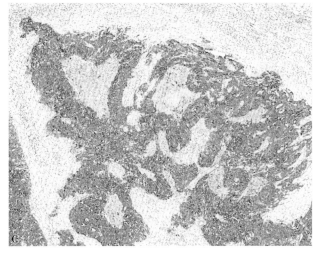

图 3-1-11　淋巴上皮癌

A. 黏膜上皮下结缔组织内见肿瘤浸润（20×）　B. 未分化肿瘤上皮细胞分布于淋巴细胞、浆细胞丰富的间质中（40×）

C. 肿瘤细胞表达细胞角蛋白（20×）

（二）口咽癌

人乳头瘤状瘤病毒（HPV）在口咽癌的致病过程中起着重要作用。第 5 版 *World Health Organization Classification of Head and Neck Tumors* 对 HPV 相关性和非相关性的口咽癌进行了明确区分，强调两者致病机制的不同。

1. HPV 相关性鳞状细胞癌（HPV-associated squamous cell carcinoma）　指由高危型 HPV（HPV16、HPV18、HPV31、HPV33、HPV35、HPV39、HPV45、HPV51、HPV52、HPV56、HPV58、HPV59 和 HPV68）感染引起的，且发生在口咽部黏膜的鳞状细胞癌。在高危型 HPV 中，亚型 16 是最主要的致病因素，大于 90% 的 HPV 相关口咽癌是由 HPV16 感染导致的。HPV 相关性鳞状细胞癌与头颈部其他部位的鳞状细胞癌在流行病学、组织学和临床预后方面有较大差异。

（1）肉眼观：病灶可以很大，也可以较小且隐蔽，肉眼检查不易发现。颈部淋巴结转移表现为明显的淋巴结肿大，常伴囊性变。

（2）镜下观：通常表现为非角化的鳞状细胞癌（图 3-1-12A）。癌细胞在黏膜上皮下方呈巢状或结节状生长，癌巢中央常见粉刺样坏死（图 3-1-12B）。癌细胞呈特征性的基底细胞样，核浆比例大，核分裂象多。肿瘤间质可见明显的淋巴细胞浸润，淋巴细胞常进入癌巢内部。

HPV 相关性鳞状细胞癌经 HPV-DNA 或 RNA 检测证实感染后确诊。未行 HPV-DNA 或 RNA 检测，但 p16 免疫组织化学检测显示大于 70% 的肿瘤细胞核和细胞质中等至强阳性时，称为 HPV 相关性（p16⁺）鳞状细胞癌（图 3-1-12C）。

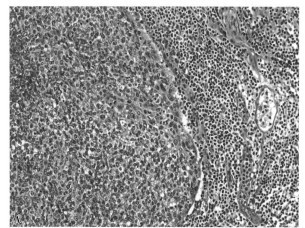
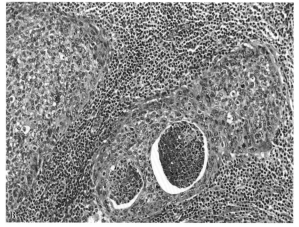
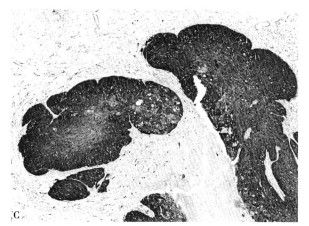

图 3-1-12　HPV 相关性 p16⁺ 鳞状细胞癌

A．非角化鳞状细胞癌（40×）　B．癌巢中央粉刺样坏死（40×）　C．肿瘤细胞 p16 阳性（40×）

2. 非 HPV 相关性鳞状细胞癌（HPV-independent squamous cell carcinoma） 组织学表现和分化类似于头颈部其他部位黏膜的鳞状细胞癌。

二、手术切除标本的病理评估

病理学检查是临床医师与病理医师为确立疾病诊断而进行的合作行为，是有关临床科室与病理科之间特殊形式的会诊。病理诊断是口腔癌及口咽癌确诊和临床治疗方案制订的重要依据，除包含肿瘤的组织学分级、切缘情况、神经侵犯、淋巴管血管侵犯等信息外，还应提供口腔癌的侵袭深度、口咽癌的 HPV 感染情况、口腔癌及非 HPV 相关性口咽癌的淋巴结被膜外侵犯情况等信息。此外，还应尽可能提供肿瘤距切缘距离、是否存在最差侵袭方式 5（worst pattern of invasion-5，WPOI-5）等影响患者预后的病理指标。

（一）大体描述及取材规范

病理科接收送检标本时，应核对患者基本信息（包括姓名、性别、年龄、送检单位/科室、住院号/门诊号、病区及床位号，标本的部位、数量）和临床情况、既往病理学检查情况（包括原病理号和诊断）等。

1. 大体检查及记录

（1）Ⅰ级推荐：①按照病理申请单的描述，核对原发灶标本部位。②测量原发灶标本 3 条径线的大小，并描述标本所包含的组织，例如带颌骨组织应描述所带颌骨组织的部位及附牙齿情况，带皮肤组织应测量皮肤组织的大小。③描述原发灶肿瘤或可疑病变的部位、外观（溃疡性、外生性等），测量 3 个径线的大小。描述病变的切面情况，如颜色、质地、与周围组织的关系及有无出血、坏死等（图 3-1-13）。④记录临床医师送检切缘的名称及大小。⑤描述颈部淋巴结清扫标本 3 个径线的大小、所含组织及外观。⑥如有颈清淋巴结，应按临床医师已分组的淋巴结描述每组淋巴结的数目、淋巴结直径范围、有无融合、与周围组织粘连情况及肉眼可见的淋巴结结外扩展（ENE）（图 3-1-14）。

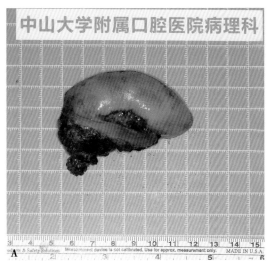
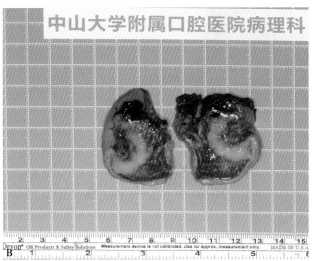

图 3-1-13 舌鳞状细胞癌大体标本

A. 黏膜表面溃疡　B. 肿块切面灰白，质地中等，界限不清

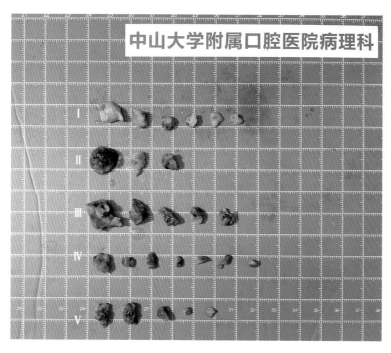

图 3-1-14　根治性颈淋巴清扫术送检的淋巴结标本

Ⅰ. 颏下及下颌下淋巴结；Ⅱ. 颈内静脉上组淋巴结；Ⅲ. 颈内静脉中组淋巴结；

Ⅳ. 颈内静脉下组淋巴结；Ⅴ. 颈后三角淋巴结。

（2）Ⅱ级推荐：在上述Ⅰ级推荐的基础上，完成以下内容。①若标本带颌骨组织，应描述肿瘤是否侵犯颌骨组织及侵犯情况；②根据临床医师的标识或肉眼判断送检标本的方向以及不同切缘面（如前、后、左、右、基底等），在标本表面涂布不同颜色的染料（图 3-1-15），记录不同切缘面所对应的颜色。

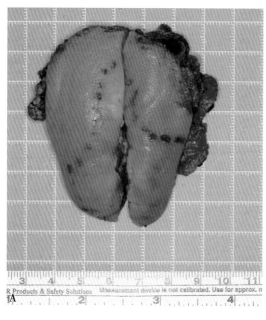

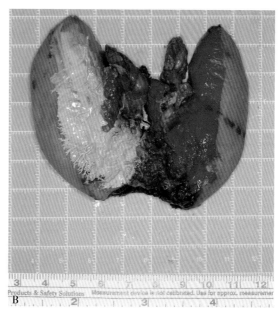

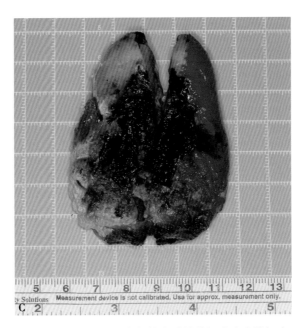

图 3-1-15 涂布色标染料的人舌鳞状细胞癌大体标本

A. 正面观 B、C. 剖面观

蓝色：前，绿色：后，橙色：左，黄色：右，黑色：基底。

2. 取材

（1）肿块：Ⅰ级推荐：①如无肉眼可见的明显肿块，应对可疑病变进行充分取材，必要时可全部取材；②如肉眼可见明显肿块，应对其至少每10mm取材1块，确保取到肿瘤侵袭最深处、肿瘤与周围正常组织的交界处。宜将肿瘤侵袭最深处、肿瘤与周围正常组织交界处取在同一个组织块上，以便于测量侵袭深度（图3-1-16）。当肿瘤累及颌骨组织时，应将该处颌骨组织连同肿瘤整体取材、脱钙。如组织块过大，可适当将边缘正常组织修除，但应保留肿块旁邻近的正常黏膜以测量侵袭深度。取材可在新鲜标本中进行，也可在标本固定后进行。

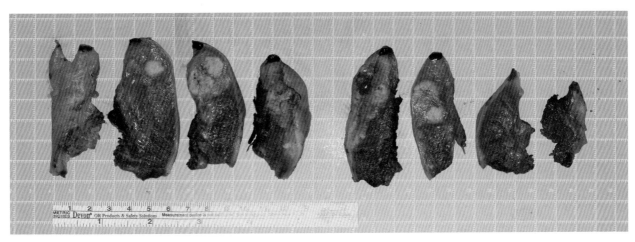

图 3-1-16 舌鳞状细胞癌取材标本

将新鲜组织分切成3mm薄片，选取肿瘤浸润较深的组织块，置于包埋盒中固定。

（2）切缘：①Ⅰ级推荐：将临床医师送检切缘全部取材；②Ⅱ级推荐：在上述Ⅰ级推荐的基础上，首先将送检标本肿块处沿短轴分切成 3mm 薄片，肉眼判断肿瘤侵袭最深处，将此处组织与周围邻近黏膜一起取材，以确保制片后可以正确测量侵袭深度。同时在垂直于短轴切缘面涂染料处取材。然后，在剩余标本的两长轴处，垂直于涂染料切缘面，将标本分切成 3mm 薄片，肉眼判断肿瘤距涂染料切缘面最近的组织块，将此组织块取材（图 3-1-17）。

（3）淋巴结：每个颈清淋巴结及其他送检淋巴结均应取材、包埋。最大径≤3mm 的淋巴结可直接包埋，较大的淋巴结应一分为二，必要时可将淋巴结分切成 2～3mm 的薄片。每个淋巴结均应至少选取 1 片进行取材、包埋。对肉眼怀疑有肿瘤转移的淋巴结，应将可疑 ENE 的部位进行取材。对于有粘连的淋巴结，应附带淋巴结周围的结缔组织一同取材。根据 AJCC 推荐，改良性颈清标本中，取材淋巴结需≥10 枚；根治性颈清标本中，取材淋巴结需≥15 枚。

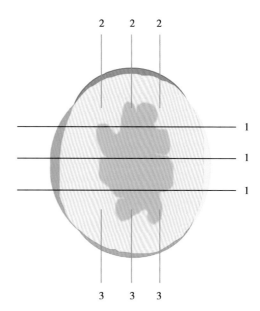

图 3-1-17 肿瘤切缘取材示意图

首先，沿肿块短轴切开标本，如数字 1 所示，并确保取材肿瘤侵袭最深处及两侧涂染料（红、黄）切缘处。然后，将剩余组织沿长轴切开取两长轴切缘处（蓝、绿），如数字 2、3 所示。

（二）病理诊断分型、分级和分期方案

1. 组织学分型 口腔及口咽黏膜鳞状细胞癌的组织学亚型详见本章第一节"一、口腔癌及口咽癌的病理表现"。

2. 组织学分级 口腔及口咽非 HPV 相关性鳞状细胞癌根据肿瘤细胞的分化程度分为高分化、中分化、低分化。口咽 HPV 相关性鳞状细胞癌无需组织学分级。

3. 口腔及口咽部黏膜鳞状细胞癌的 TNM 分期 口腔黏膜鳞状细胞癌 TNM 分期、口咽非 HPV 相关性鳞状细胞癌 TNM 分期、口咽 HPV 相关性鳞状细胞癌 TNM 分期参考 2017 年第 8 版 *AJCC Cancer Staging Manual* 中的 TNM 分期。

（三）免疫组织化学及分子检测

1. Ⅰ级推荐 对于通过常规 HE 染色切片诊断有困难的病例，建议行免疫组织化学检测辅助诊断。常用的免疫组织化学标志物推荐：细胞增殖指数 Ki-67（MIB-1），鳞状上皮细胞标志物 AE1/AE3、CKHMW、CK5/6 及 p63。

对于口咽黏膜鳞状细胞癌，所有病例均应行 p16 蛋白免疫组织化学检测。在下述情况下，p16 的免疫组织化学检测可作为 HPV 感染的替代检测指标。当 p16 阳性细胞数≥70%，阳性表达定位于细胞核和细胞质，为中等至强阳性，且组织学形态为非角化型鳞状细胞癌时，应报告 HPV 相关性（p16⁺）鳞状细胞癌。

2. Ⅱ级推荐 对于口咽黏膜鳞状细胞癌，除行 p16 蛋白免疫组织化学检测外，可行 HPV-DNA 或 RNA 检测。对于 HPV-DNA 或 RNA 检测阳性者，应报告 HPV 相关性鳞状细胞癌。对于分化较差且伴有淋巴组织背景，怀疑为淋巴上皮癌者，应行EB病毒原位杂交检测，以明确肿瘤是否与EB病毒感染相关。

（四）病理报告内容及规范

1. 口腔黏膜鳞状细胞癌

（1）Ⅰ级推荐：①口腔黏膜鳞状细胞癌的病理报告应包括患者基本信息、大体检查所见、镜下描述、组织学诊断及必要的免疫组织化学和分子检测结果。患者基本信息包括姓名、性别、年龄、住院号/门诊号、病区及床位号、家庭住址、联系方式等。②大体检查所见应包括肿瘤的三径，尤其是最大径。③肿瘤的组织病理学诊断应包括肿瘤部位、组织学类型及分级、侵袭深度、神经侵犯情况、血管及淋巴管侵犯情况、切缘情况、是否有淋巴结转移。如有淋巴结转移，应明确转移淋巴结的个数、部位及是否有ENE（图3-1-18）。④病理学评估侵袭深度的方法：首先确定距肿瘤最近的两侧正常黏膜处的基底膜，将此两点连接画一条水平线，然后由此水平线向肿瘤侵袭最深点画一条垂直线，此垂直距离即侵袭深度（图3-1-19）。侵袭最深点需依据实际情况，可以是纤维组织、横纹肌组织或骨组织。测量时可使用显微镜标尺，也可在玻片上

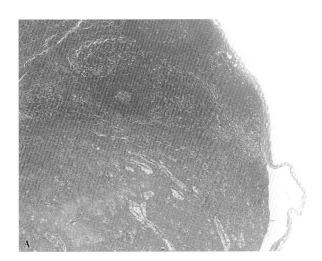
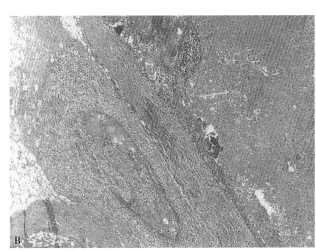

图 3-1-18 舌鳞状细胞癌淋巴结转移的病理检查

A. 淋巴结内见鳞状细胞癌转移，无ENE（10×） B. 淋巴结内见鳞状细胞癌转移，并侵犯淋巴结被膜外组织，即ENE（10×）

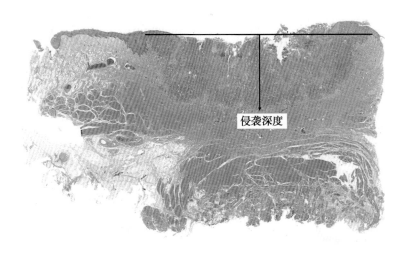

图 3-1-19 舌鳞状细胞癌侵袭深度测量示范图

肿瘤为溃疡型，侵袭深度为4.27mm。

直接测量。侵袭深度不同于肿瘤厚度,对于外生性肿瘤,侵袭深度评估应忽略外生性部分,故侵袭深度小于肿瘤厚度。对于溃疡性肿瘤,侵袭深度测量可能会增加由于肿瘤向下凹陷而缺少的距离,故侵袭深度大于肿瘤厚度。

（2）Ⅱ级推荐:除上述Ⅰ级推荐中的基本要求外,可以增加肿瘤有无侵犯颌骨组织、侵袭深度确切数值、有无WPOI-5（图3-1-20）,以及肿瘤距最近切缘面的距离（图3-1-21,表3-1-1）。

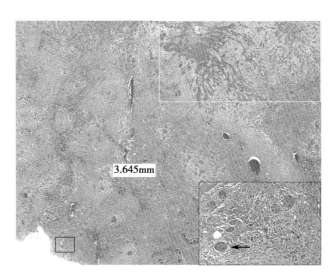

图 3-1-20　舌鳞状细胞癌 WPOI-5 测量示范图

肿瘤侵袭前沿处可见肿瘤卫星灶（黑色框）,黄色框为肿瘤主巢。绿色线段
示肿瘤卫星灶距肿瘤主巢的距离为 3.645mm,本病例存在 WPOI-5。

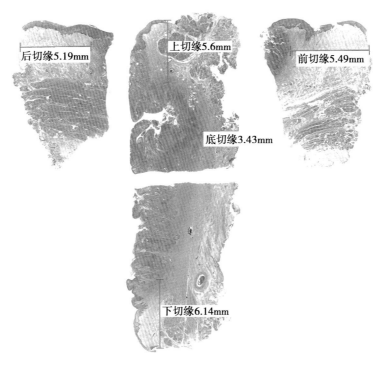

图 3-1-21　颊黏膜鳞状细胞癌肿瘤与切缘距离测量示范图

表 3-1-1 口腔黏膜鳞状细胞癌病理报告内容

内容	推荐级别	
	I 级	II 级
患者基本信息	姓名、性别、年龄、病区及床位号、住院号/门诊号、家庭住址联系方式	无
大体检查	送检标本所含组织情况、所附牙齿情况、肿块部位、大小、外观、切面观，切缘组织大小，颈清标本所含组织大小，外观送检淋巴结分区、个数及最大径范围	有无累及骨组织：肉眼切缘距离
镜下表现	肿瘤细胞排列方式、分化情况、生长方式，切缘内有无肿瘤，颈清淋巴结内有无肿瘤	无
原发灶	标本类型、肿瘤部位、肿瘤大小、组织学类型及分级、侵袭深度范围（如≤5mm、5mm<侵袭深度≤10mm 或侵袭深度>10mm）、有无神经侵犯、有无血管及淋巴结侵犯	骨组织有无累及、累犯情况、侵袭深度具体数值、是否有 WPOI-5
切缘	有无肿瘤、上皮中或重度异常增生	肿瘤距最近切缘距离
淋巴结	送检淋巴结个数、淋巴结转移个数、有无 ENE	无
辅助检查	免疫组织化学染色	原位杂交

2. HPV 相关性口咽黏膜鳞状细胞癌

（1）I 级推荐：HPV 相关性口咽黏膜鳞状细胞癌的病理报告应包括患者基本信息、肉眼所见、镜下描述、组织学诊断及必要的免疫组织化学及分子检测结果。患者基本信息包括姓名、性别、年龄、住院号/门诊号、病区及床位号、家庭住址、联系方式等。肉眼所见应包括肿瘤最大径。肿瘤的组织学诊断应包括肿瘤部位、组织学类型[HPV 相关性（p16$^+$）鳞状细胞癌]、有无神经侵犯、有无血管及淋巴管侵犯、切缘情况、是否有淋巴结转移。如有淋巴结转移，则应明确转移淋巴结的个数、部位，以及 p16 蛋白免疫组织化学检测结果（表 3-1-2）。

表 3-1-2 HPV 相关性口咽黏膜鳞状细胞癌病理报告内容

内容	推荐级别	
	I 级	II 级
患者基本信息	姓名、性别、年龄、病区及床位号、住院号/门诊号、家庭住址联系方式	无
大体检查	送检标本所含组织情况、肿块部位、大小、外观、切面观，切缘组织大小，颈清标本所含组织大小，外观送检淋巴结分区、个数及最大径范围	肉眼切缘距离
镜下表现	肿瘤细胞排列方式分化情况、生长方式，切缘内有无肿瘤，颈清淋巴结内有无肿瘤	无
原发灶	标本类型、肿瘤部位、肿瘤大小、组织学类型、有无神经侵犯、有无血管及淋巴结侵犯	无
切缘	有无肿瘤、上皮中或重度异常增生	无
淋巴结	送检淋巴结个数、淋巴结转移个数	无
HPV 感染检测	p16 蛋白免疫组织化学检测，对于检测阳性者，应报告 HPV 相关性（p16$^+$）鳞状细胞癌	HPV DNA 或 RNA 检测，对于检测阳性者，应报告 HPV 相关性鳞状细胞癌

注：对于口咽非 HPV 相关性鳞状细胞癌，病理报告除包含上述内容外，转移淋巴结应注明是否有 ENE。

（2）Ⅱ级推荐：除上述Ⅰ级推荐中的基本要求外，行 HPV-DNA 或 RNA 检测（原位杂交或 PCR）明确肿瘤是否与 HPV 感染相关（表 3-1-2）。

（陈小华　谢　楠）

第二节　影像诊断与评估

口腔及口咽临床检查、内镜检查较为方便，活组织检查也较容易，口腔癌及口咽癌确诊主要依赖病理检查。尽管如此，影像学检查对口腔癌及口咽癌的评估仍有十分重要的作用，包括对肿瘤的精准定位及侵犯范围、淋巴结及远处转移评估等。精准影像可以帮助临床医师对肿瘤进行 TNM 分期，有助于治疗计划的制订。同时，精准的影像可为术中导航、治疗后随访复查提供依据。因此，本节主要介绍癌肿局部浸润扩展的影像学表现，颈部淋巴结转移的影像评估及影像在术后监测复查的应用。

一、主要影像学检查

CT 和 MRI 是口腔、口咽部最常用的影像学检查手段，PE/CT 由于其独特优势，也在口腔癌及口咽癌的影像学检查中较广泛应用。

（一）CT

CT 的密度分辨率高，可分辨人体组织微小的密度差别；可准确测量病变的大小、形态，显示病变与周围组织结构的关系（图 3-2-1）。多层螺旋 CT 扫描后可以通过三维重建技术多方位、多角度立体显示病变与周围组织的关系。静脉注射对比剂后行增强扫描可以增加病变的对比度，同时了解病变血供及与大血管的关系。口腔癌、口咽癌 CT 检查通常需要行增强扫描。与 MRI 相比，CT 扫描速度快，检查时间短，多层螺旋容积扫描可多层面重建，对钙化、骨骼细节显示较好。其缺点是 CT 有电离辐射，软组织分辨率略低，静脉注射碘对比剂行增强扫描时存在碘过敏风险。

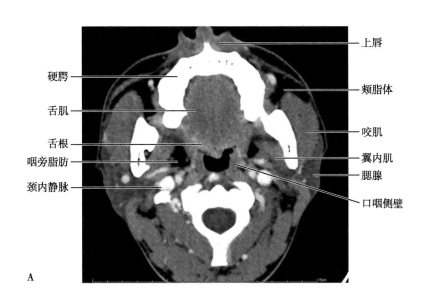

A

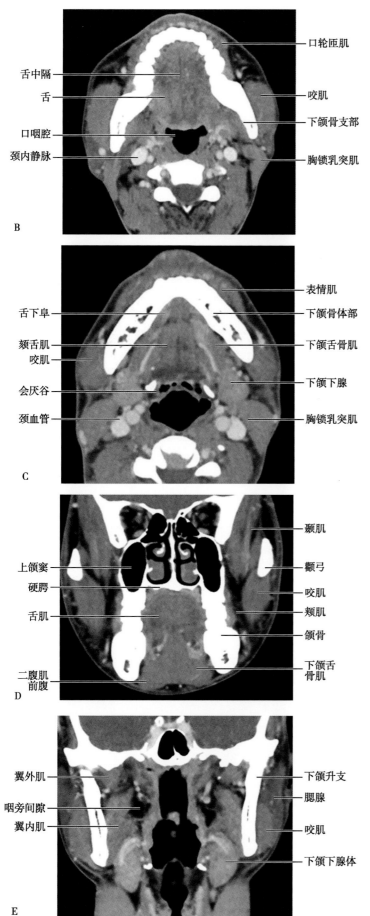

图 3-2-1　口腔颌面部结构的 CT 表现

A. 鼻底水平轴位　B. 下颌牙列水平轴位

C. 口底水平轴位　D. 下颌体部冠状位

E. 升支区冠状位

（二）MRI

MRI 的主要优点是以射频脉冲作为成像能量源，对人体没有辐射损害，具有较高的软组织分辨率，可进行多参数成像，可观察被检查组织的形态、功能、组织化学、生物化学等非形态学改变（图 3-2-2）。其缺点是检查时间长，需要患者配合，对钙化及骨密质显示不如 CT，术后结构的变化及水肿、纤维化等改变使 MRI 鉴别肿瘤复发有一定的难度。随着弥散加权图像（DWI）、灌注加权图像（PWI）、波谱分析（MRS）等功能成像新技术的应用，MRI 在口腔肿瘤的诊断及复查方面将起着越来越重要的作用。

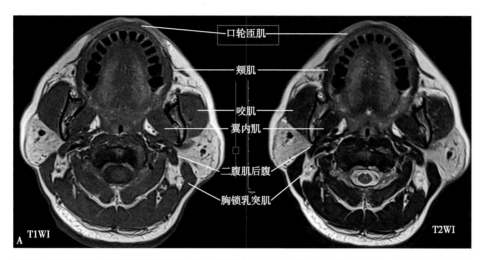

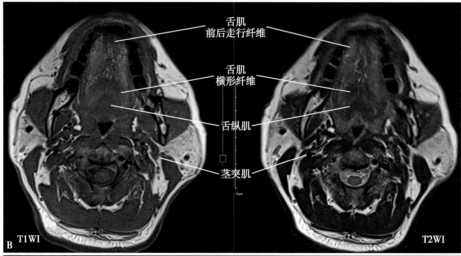

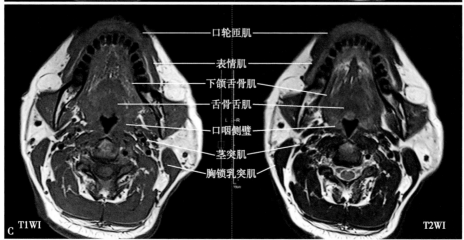

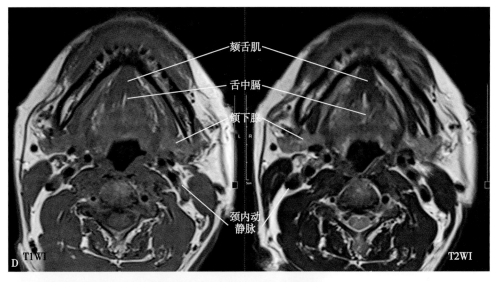

颏舌肌

舌中膈

颌下腺

颈内动
静脉

D T1WI
T2WI

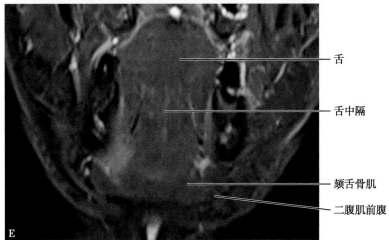

舌

舌中隔

颏舌骨肌

二腹肌前腹

E

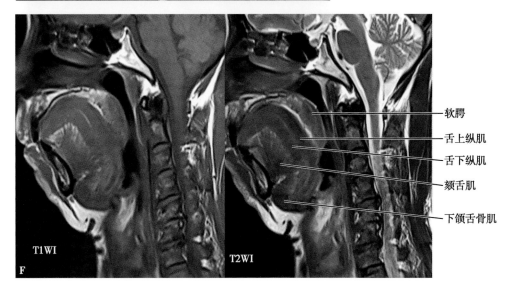

软腭

舌上纵肌

舌下纵肌

颏舌肌

下颌舌骨肌

T1WI
T2WI

F

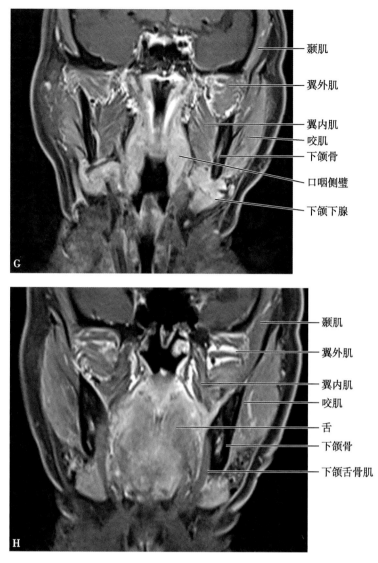

图 3-2-2　口腔颌面部结构的 MRI 表现

A、B、C、D. 轴位　E、G、H. 冠状位　F. 矢状位

（三）PET/CT

PET/CT 是融合功能与解剖影像信息的检查方法，同时具有 PET 和 CT 的优势，可清晰显示肿瘤位置、大小、形态及与毗邻结构的关系。在 PET/CT 检查中，注射的正电子放射性核素（如 ^{18}F）会被代谢或功能活跃的组织摄取。通过一系列探头检测这些放射性即可生成 PET 图像，重建后可生成三维图像。最常用的示踪剂是 ^{18}F 标记的氟脱氧葡糖（^{18}F-fluorodeoxyglucose，^{18}F-FDG）。根据不同组织的相对代谢情况，细胞会摄取不同浓度的 ^{18}F-FDG。由于很多肿瘤的代谢率非常高，PET/CT 对肿瘤组织的识别相对特异。

PET/CT 检测口腔癌、口咽癌原发瘤的灵敏度和特异度不亚于 CT 和 MRI，其对深部病变敏感，评估效果更好。更重要的是，PET/CT 检测区域淋巴结转移、远处转移和第二原发瘤的能力优于 CT 和 MRI，可用于预处理分期、治疗监测和治疗反应评估。

目前，^{18}F-FDG PET/CT 检查是一种公认的评估淋巴结受累和复发的工具。尽管如此，PET/CT 对于颈淋巴结临床阴性（N0）患者的诊断价值尚不确定。Ravi 等 2022 年报道，PET/CT 检测 5mm 以下隐匿性淋巴结转移的能力有限,灵敏度较低。PET/CT 的假阴性结果可见于 5mm 以下的淋巴结、坏死性或囊性淋巴结,以及低代谢活性的肿瘤。PET/CT 主要用于发现隐匿性远处转移、未知的原发灶、同时性第二原发瘤,以及改变未行颈清扫患者的放射野和放疗剂量。

放化疗后 PET/CT 阴性可准确判定肿瘤早期缓解,患者不必接受进一步的手术。但 PET/CT 除了检查费用高、辐射剂量较大,不能将炎症与肿瘤区分开来,并且淋巴组织、鼻黏膜、唾液腺和肌肉活动的生理吸收也会影响这些部位肿瘤的识别,导致 PET/CT 检查的特异度进一步降低。

因此,临床医师可以根据具体情况综合应用以上各种检查方法,相互补充,对病情进行精准评估。一般情况下,评估口腔、口咽局部情况常规选用 CT 或 MRI。PET/CT 用来评估远处转移及评估全身情况。

二、口腔及口咽部 CT、MRI 检查方法

(一)检查前准备

向患者交代检查情况,取得患者配合,嘱患者检查时尽量保持不动。检查前需去除患者头颈部的假发、饰物,检查口腔尽量取走活动性义齿、矫治器、耳环等异物,以减少伪影。

(二)CT 检查

1. CT 常规平扫 ①体位:仰卧位,头先进,中心对准口腔中心舌中部,两侧对称,扫描范围根据病变的大小范围而定,常规从舌骨到颅底。因需要观察颈部淋巴结情况,可以从颅底一直扫到颈根部锁骨水平。②定位像:侧位。③扫描参数:螺旋扫描方式,管电压 100～120kV,有效管电流量每层 150～220mAs。④重建算法:分别用骨算法和软组织算法,尽可能选择较小的 FOV,矩阵≥512×512。⑤重建层厚/间距:以设备允许的最薄层厚重建,层间距一般选择层厚的 50%～80%。常规重组横断面和冠状面图像,根据需要重建矢状位或颌骨三维表面重建图像。

2. 增强扫描检查 ①体位和参数同平扫。②对比剂注射方案:选择碘对比剂,用量按照体重 1.0～1.5mL/kg,注射流率 2.5～3.5mL/s(血管条件差或儿童酌减)肘静脉高压注射器团注。③需观察动脉(CTA),可以动脉期扫描,扫描后重建出动脉图像;静脉期扫描,可以重建出以静脉为主的图像(CTV),普通增强检查延迟 40～50 秒。

(三)MRI 检查

1. MRI 平扫 ①体位同 CT;②定位:正、侧、矢状位三维定位;③扫描参数:不同扫描仪扫描参数不同,常规扫描轴位 T1WI、T2WI(压脂及不压脂序列),冠状位或矢状位 T2WI 压脂序列,扫描层厚 3～5mm。

2. 增强扫描 ①体位同平扫;②对比剂注射方案:选择磁共振对比剂钆剂,对比剂用量按体重 0.1～0.2mL/kg,总量 10～20mL,高压注射器轴静脉注射;③扫描序列:T1WI,参数同平扫。

随着 MRI 扫描技术的进步,有越来越多的三维薄层容积扫描序列的应用,MRI 也可以容积扫描后多方位薄层重建。口腔癌及口咽癌通常需要平扫加增强。如果病灶小、范围局限,通常常规 CT 或 MRI 检查就可以精准显示和评估。肿块大,累及范围广,侵犯神经、血管、眼眶、颅内等结构的复杂病例往往需要 CT、MRI 等多种影像学检查方法综合应用,对病变进行精准评估。

三、口腔癌及口咽癌的影像评估

CT 和 MRI 均为口腔癌及口咽癌局部评估的首选方法，可以精准显示肿瘤的大小、形态、浸润范围、与周围组织结构的关系，以及区域淋巴结转移情况。以下按发生在不同部位的肿瘤进行描述。

（一）舌癌

1. 术前影像学表现（图 3-2-3～图 3-2-10）

（1）CT 表现：CT 平扫中舌癌的瘤体可以表现为条片状、结节状、不规则肿块状。瘤体的密度与舌体相比多呈等密度，少部分可呈稍低或稍高密度。瘤体较大，有坏死囊变时，密度不均匀，边界清或不清晰。增强扫描多为不均匀性强化，边界显示更清楚。瘤体坏死囊变，表现为不规则环形强化。如果有溃疡时，表面表现为凹凸不平。

（2）MRI 表现：瘤体形态可表现为条片状、结节状及肿块状，表面不规则。T1WI 呈不均匀等、低混杂信号，T2WI 呈不均匀性稍高信号，压脂 T2WI 显示高信号，肿块与正常舌组织分界清楚。增强扫描呈不均匀强化，压脂增强往往显示明显强化，瘤体坏死囊变，信号可不均匀，增强扫描坏死囊变区无强化。转移淋巴结的典型表现为体积增大，密度及信号不均，增强扫描不均匀强化。

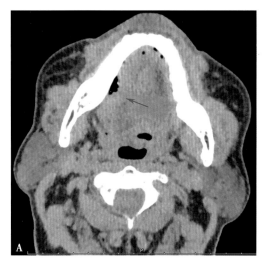
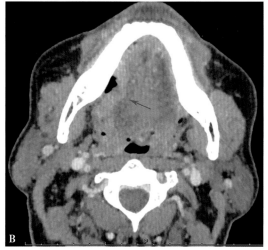
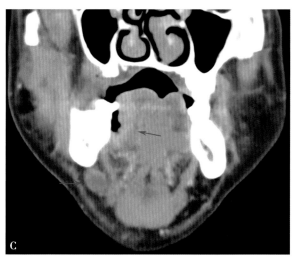

图 3-2-3 舌癌的 CT 表现。箭头示舌体右侧部不规则形肿块，平扫为等密度，增强扫描较明显强化，边界清晰，表面向内侧凹陷，大小约为 31mm×29mm×10mm，强化不匀，右侧颈 I 区肿大淋巴结，大小约为 17mm×12mm，不均匀环形强化，提示淋巴结转移
A. CT 平扫轴位　B. 增强扫描轴位　C. 增强扫描冠状位

（3）PET/CT 表现：瘤体及转移淋巴结相应区域 ^{18}F-FDG 代谢常常为高代谢，诊断淋巴结转移其灵敏度及特异度较 CT、MRI 高。

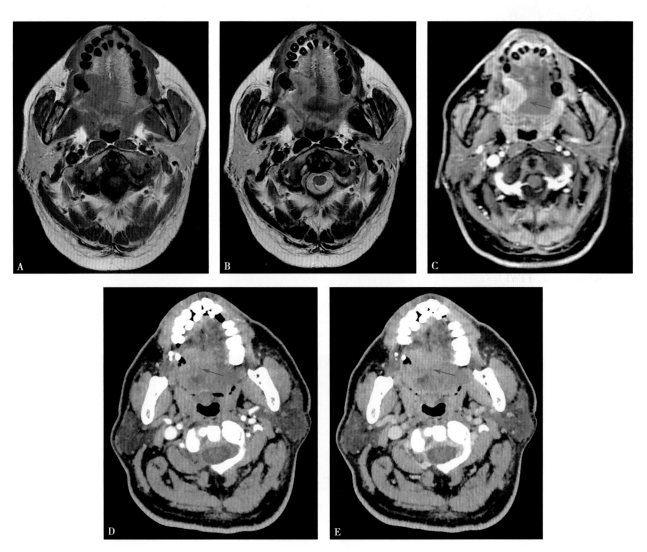

图 3-2-4　右侧舌癌的 MRI 和 CT 表现。箭头示舌体右侧中部见肿块，内侧缘未达中线，大小约 25mm×22mm，边界清楚，增强呈明显均匀强化，且不均匀，与 CT 图像比较，MRI 显示更加清晰

A. T1WI 轴位　B. T2WI 轴位　C. 增强轴位　D. CT 平扫轴位　E. CT 增强轴位

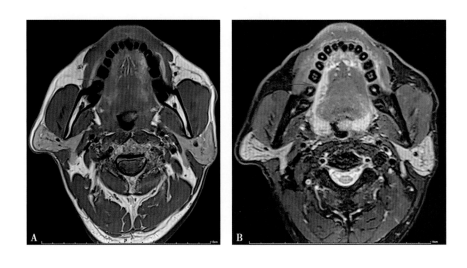

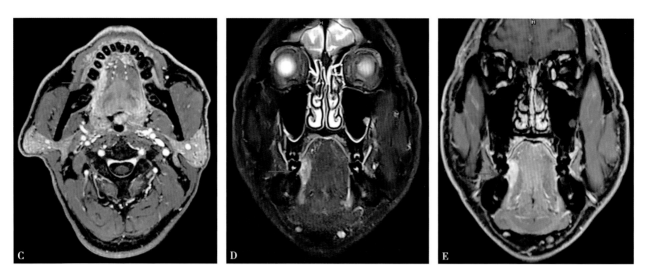

图 3-2-5　右侧舌癌的 MRI 表现。箭头示舌体右侧不规则条片状异常信号影，边界欠清晰，T1WI 呈稍低信号，压脂 T2WI 呈高信号，增强扫描肿块明显强化，其右侧舌缘表面不光滑凹凸不平，舌尖及左侧舌体未见明显受累，周围肌肉、骨质未见明显受累征象

A. T1WI 轴位　B. T2WI 压脂轴位　C. 增强轴位　D. 压脂 T2WI 冠状位　E. 压脂增强 T1WI 冠状位

图 3-2-6　左侧舌癌的 MRI 和 PET/CT 表现。箭头示舌体左侧软组织肿块影，距离舌中隔中线 4mm，T1WI 上稍低信号、T2WI 上高信号，增强扫描呈不均匀性强化，^{18}F-FDG PET/CT 提示相应区域 ^{18}F-FDG 代谢明显增高

A. T1WI 轴位　B. T2WI 压脂轴位
C. 增强轴位　D. ^{18}F-FDG PET/CT 轴位

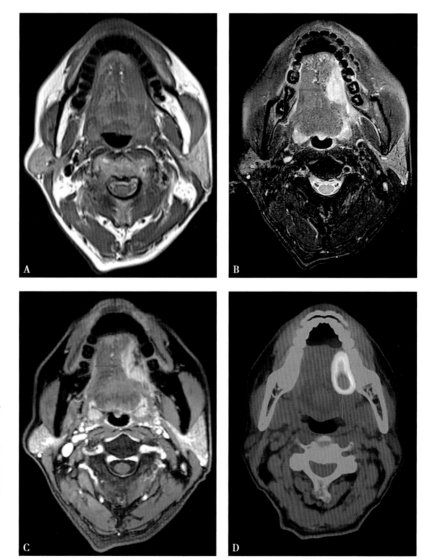

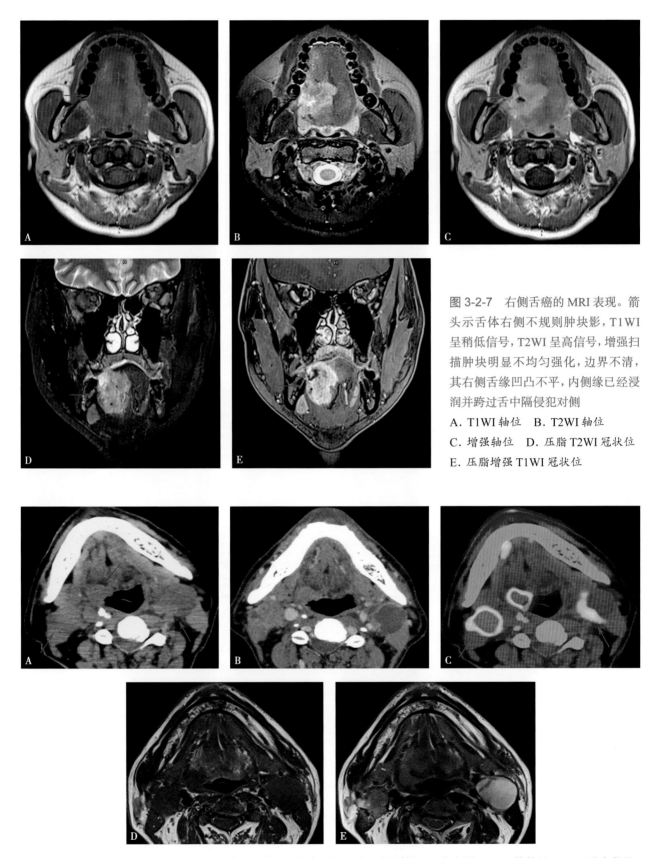

图 3-2-7 右侧舌癌的 MRI 表现。箭头示舌体右侧不规则肿块影，T1WI 呈稍低信号，T2WI 呈高信号，增强扫描肿块明显不均匀强化，边界不清，其右侧舌缘凹凸不平，内侧缘已经浸润并跨过舌中隔侵犯对侧

A. T1WI 轴位　B. T2WI 轴位
C. 增强轴位　　D. 压脂 T2WI 冠状位
E. 压脂增强 T1WI 冠状位

图 3-2-8 舌根癌的 CT、PET/CT 和 MRI 表现。箭头示右侧舌根后方不规则软组织密度影，T1WI 等信号，T2WI 稍高信号，边界欠清，增强扫描不均匀强化，^{18}F-FDG 摄取不均匀增高。双侧颈部多发肿大淋巴结，增强扫描不均匀强化，中央液化无明显强化，^{18}F-FDG 摄取不均匀增高

A. CT 平扫轴位　B. CT 增强轴位　C. ^{18}F-FDG PET/CT 轴位融合图　D. T1WI-MRI 轴位　E. T2WI-MRI 轴位

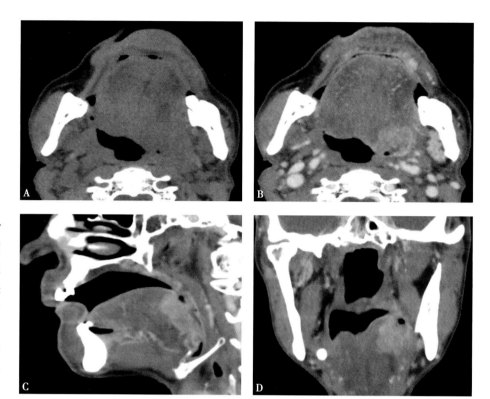

图 3-2-9 左侧舌根癌的 CT 表现。左侧舌根部见一稍高密度肿块影,边界欠清,增强扫描明显不均匀强化,肿块向上侵犯达软腭,向下达舌骨上缘水平
A. CT 平扫轴位 B. CT 增强轴位 C. CT 平扫矢状位 D. CT 平扫冠状位

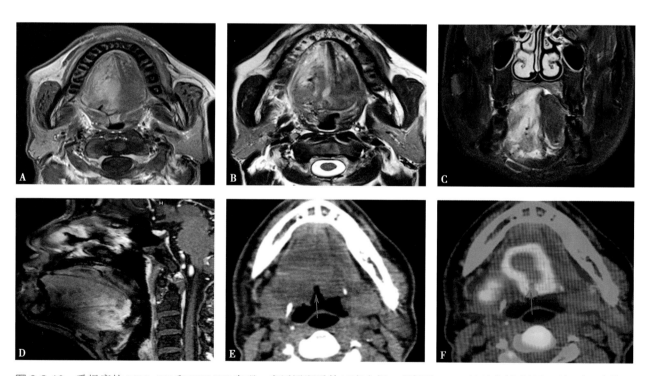

图 3-2-10 舌根癌的 MRI、CT 和 PET/CT 表现。广泛浸润舌体口底右侧口咽侧壁,MRI 显示右侧舌根部不规则异常信号影,T1WI 高信号,T2WI 不均匀稍高信号,增强扫描不均匀强化,边界不清,箭头示 PET-CT 上舌根部肿块,[18]F-FDG 摄取不均匀增高
A. T1WI-MRI 轴位 B. T2WI-MRI 轴位 C. 压脂 T2WI-MRI 冠状位 D. 增强 T1WI-MRI 矢状面图 E. CT 平扫轴位 F. ^{18}F-FDG PET/CT 融合轴位

2. 术后影像学表现　术后改变与术中切除组织的范围及重建方式有关，术后可发现一些组织结构缺损或缺如、周围组织水肿、肉芽及瘢痕组织形成等，故检查前了解手术方式对术后影像的判读至关重要。术后早期术区皮下脂肪层由于水肿而变模糊、消失，组织结构层次紊乱；而水肿消失后，皮下脂肪层内可见纤维化或瘢痕组织形成的小条状影（图 3-2-11）。

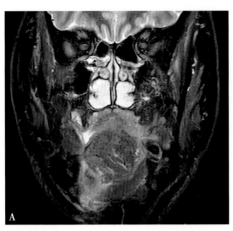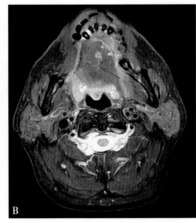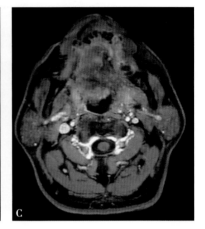

图 3-2-11　右侧舌癌术后改变的 MRI 表现。箭头示舌体右侧手术区周围软组织肿胀，右侧舌弥漫肿胀，T2WI 信号略增高，增强扫描呈片状强化
A. 压脂 T2WI 冠状位　B. T2WI 轴位　C. 增强轴位

3. 术后复发影像学表现　复查的影像上渐进性增大的软组织结节或肿块，是判断肿瘤复发的直接征象。由于肉芽、瘢痕组织及修复皮瓣在增强扫描中均会强化，有时较难与肿瘤复发鉴别。肿瘤复发较可靠的征象是在原肿瘤发生部位、手术切缘、淋巴引流区出现新的结节肿块，增强扫描有强化，代谢活跃（图 3-2-12，图 3-2-13）。肿块的强化可以不均匀，可以有坏死的低强化区。肿块较大时出现周围组织侵犯及骨质破坏，进一步提示肿瘤复发的可能。

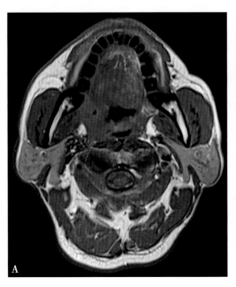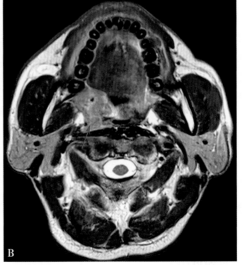

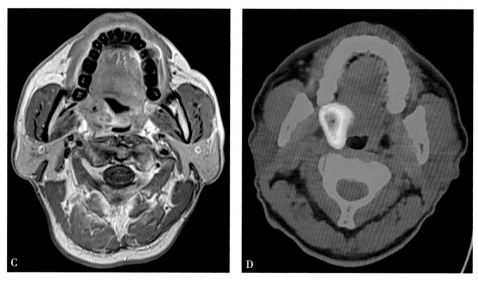

图 3-2-12　右侧舌癌术后复发的 MRI 及 PET/CT 表现。箭头示原舌体右侧异常信号及右侧下颌下腺未见显示，口咽右侧壁见不规则肿块影，呈分叶状，边界不清晰，信号不均匀，T1WI 呈低信号，T2WI 呈稍高信号，增强扫描不均匀强化，咽腔变形稍窄。^{18}F-FDG PET/CT 显像口咽右侧壁肿块代谢明显增高，提示肿瘤复发

A. T1WI 轴位　B. T2WI 轴位　C. 增强轴位　D. ^{18}F-FDG PET/CT

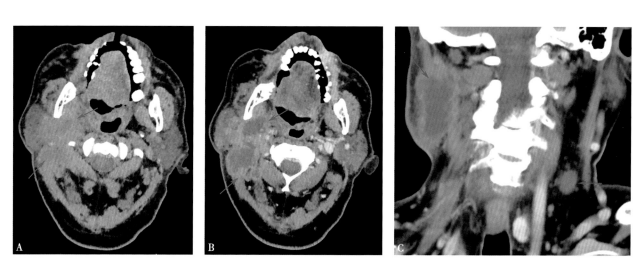

图 3-2-13　右侧舌癌术后淋巴结转移 CT 表现。右侧舌癌术后复查，舌体右侧部分术后缺如，箭头示双侧颈部见多发肿大淋巴结，其中右侧Ⅱ区肿大淋巴结边界不清，部分相互融合，大片坏死，密度均匀，增强扫描呈不均匀性强化。左侧Ⅲ区肿大淋巴结，短径达 10mm，亦为转移

A. CT 平扫轴位　B. CT 增强轴位　C. CT 增强冠状位

（二）口底癌

1. 术前影像学表现

（1）CT 表现：由于癌与舌体肌肉基本呈等密度，以及颌骨伪影的干扰，CT 平扫几乎不能区分肿瘤与舌肌。如肿瘤向邻近组织侵犯，口腔变形或闭锁，可见下颌骨质破坏，严重者可累及整个颌骨。增强扫描

可见肿瘤呈轻中度强化,其密度高于舌肌密度,从而可以与舌肌区分。颈淋巴结转移的表现为一侧或双侧单个或多个肿大淋巴结,平扫为等密度,增强扫描可出现均匀或环形强化。融合的淋巴结多为不均匀性强化(图 3-2-14)。

(2) MRI 表现:由于 MRI 对软组织的分辨率高,没有骨伪影干扰,所以对口底癌和颈部淋巴结的显示明显优于 CT。肿瘤形态多不规则,T1WI 上呈稍低信号,T2WI 上呈稍高信号,压脂 T2WI 多为高信号,信号可以不均匀,边缘常不清,增强扫描肿瘤呈轻中度强化,压脂增强多方位显示更清楚(图 3-2-15,图 3-2-16)。

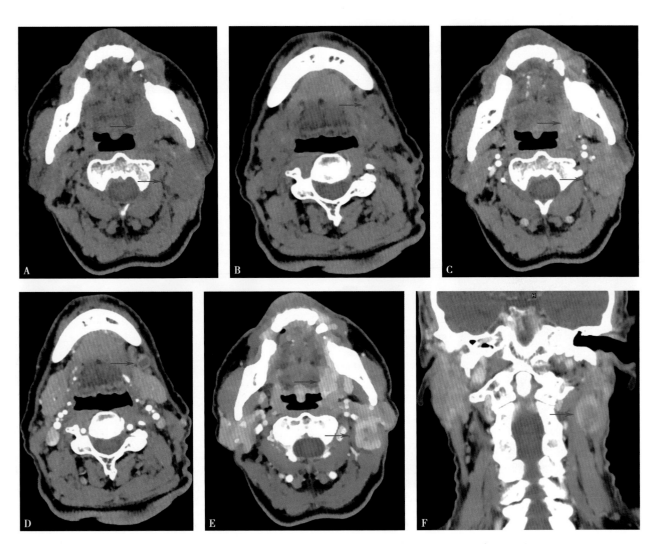

图 3-2-14　左侧口底癌的 CT 表现。图 A、C、E 上方箭头示左侧口底见一软组织肿块影,边界不清,大小约 18mm×23mm×25mm,平扫呈等密度,增强扫描明显强化,强化不均匀,向下累及口咽左前侧壁,在 45keV 能谱 CT 图像上显示更加清晰。图 A、C、E 下方箭头及图 B、D、F 的箭头显示左侧 I、II 区见多发肿大淋巴结影,较大的直径约 20mm,增强后不均匀强化,内见坏死区,邻近颈部血管受压内移,下颌骨骨质未见异常密度影

A、B. 轴位 CT 平扫图　C、D. CT 增强轴位　E. CT 增强扫描 Kev45 能谱虚拟图轴位　F. 冠状位重组图

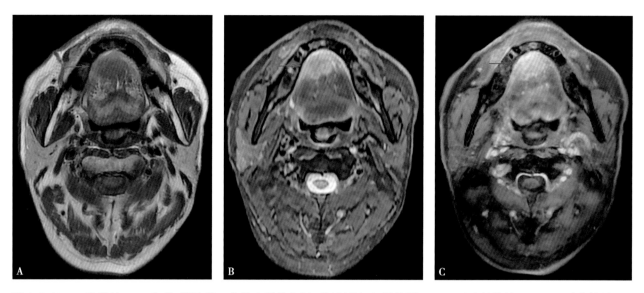

图 3-2-15　口底癌的 MRI 表现，箭头示口底前中部偏右侧不规则软组织肿块影，T1WI 呈稍低信号，T2WI 呈稍高信号；增强扫描肿块明显强化，强化欠均匀

A. T1WI 轴位　B. 压脂 T2WI 轴位　C. 增强轴位

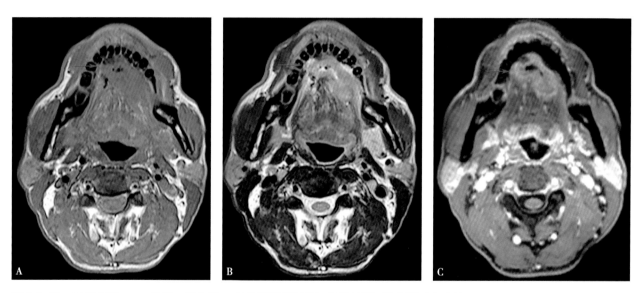

图 3-2-16　口底癌的 MRI 表现。箭头示口底前部不规则软组织肿块影，最大层面大小约 42mm×27mm×20mm，T1WI 呈稍低信号，T2WI 呈稍高信号，中心见片状低高混杂信号影，增强扫描肿块明显不均匀强化，中心未见强化，前方下颌骨牙槽部骨质未见明确破坏

A. T1WI 轴位　B. 压脂 T2WI 轴位　C. 增强轴位

2. 术后影像学表现　由于手术对局部结构造成损伤、小血管破裂及淋巴回流障碍等原因，术后局部常见水肿、反应性炎症、出血等改变，常在 4～6 周后逐渐吸收。此时，进行一次 CT 或 MRI 检查，作为后续序列复查的基准片，有助于术后检查影像判读。术后影像可以显示软组织缺损及修复、重建的结构（图 3-2-17）。

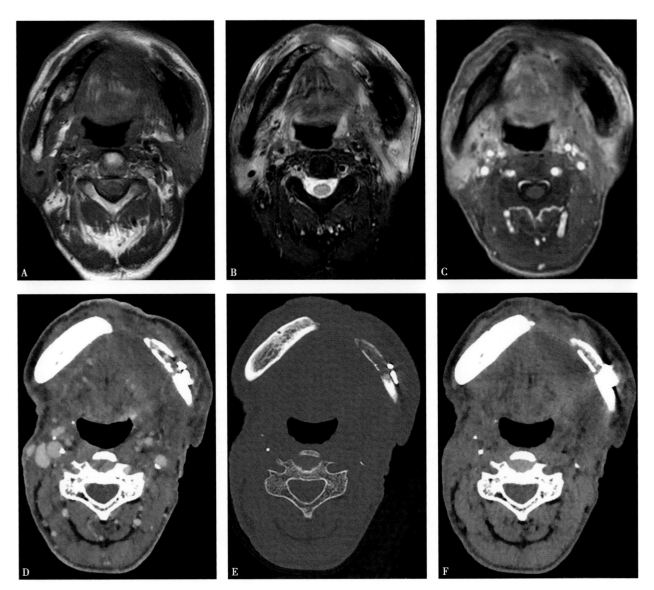

图 3-2-17 左侧口底癌切除术后 MRI 和 CT 表现。口底癌术后,口底部分软组织缺损及软组织修复体,下颌骨的部分缺损及部分重建骨等。左侧颈部部分软组织、左侧舌部及下颌骨左侧局部骨质缺损,CT 显示更清晰。左侧胸锁乳突肌缺如,颈根部软组织肿胀,结构不清,脂肪抑制 T2WI 呈高信号,增强扫描轻度强化
A. T1WI 轴位 B. 压脂 T2WI 轴位 C. 增强轴位 D. CT 平扫轴位 E. CT 增强轴位 F. CT 骨窗轴位

3. 肿瘤复发表现 肿瘤复发征象仍可表现为术区或边缘黏膜增厚,结节状、肿块状,密度及信号均匀或不均匀,增强扫描均匀或不均匀强化。转移的淋巴结表现为淋巴结增大,密度及信号欠均匀,增强扫描呈不均匀性强化(图 3-2-18)。

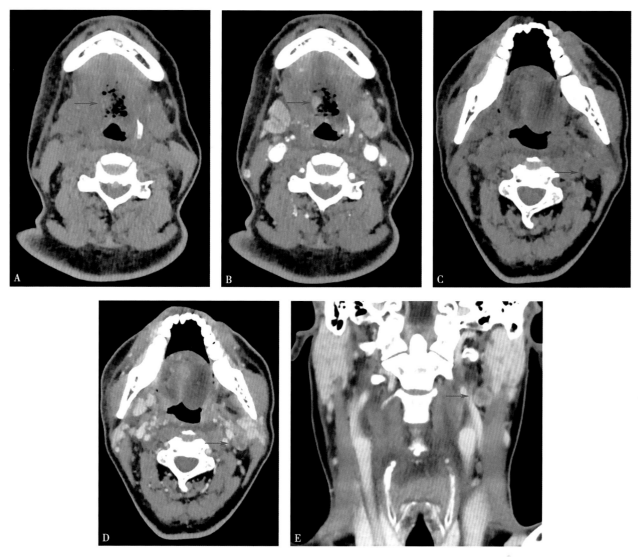

图 3-2-18　口底癌术后复发，淋巴结转移的 CT 表现。图 A、B 箭头示术区残腔右侧缘见结节影，增强扫描术区边缘呈结节状强化，提示肿瘤复发。图 C～E 箭头示左侧颈部 Ⅱ 区见肿大淋巴结，呈环形强化，大小约 16mm×13mm，为转移的淋巴结 A、C. CT 平扫轴位　B、D. CT 增强轴位　E. CT 增强冠状位重组图

（三）牙龈癌

1. 术前影像学表现（图 3-2-19～图 3-2-22）

（1）CT 表现：牙龈癌早期可仅表现为牙龈增厚或小结节，较大时形成肿块并破坏牙槽骨，局部常常牙体缺失。瘤体 CT 平扫一般等或稍低密度，增强扫描肿瘤呈轻中度强化，其密度高于周围正常组织密度。牙槽骨的骨质破坏表现为蝶形骨质缺损，边缘不规则。

（2）MRI 表现：MRI 对软组织的分辨率高，邻近颌骨及牙在 T1WI、T2WI 均为低信号，对牙龈癌肿显示优于 CT。但是，如果邻近有金属义齿，同样可以干扰局部磁场均匀性引起伪影干扰观察。瘤体病灶形态不规则，在 T1WI 上呈稍低信号，在 T2WI 上呈稍高信号，信号欠均匀，边缘欠清晰，增强扫描可见肿瘤呈轻中度强化，邻近牙槽骨骨质缺损被软组织肿块替代。颈淋巴转移影像学表现为一侧或双侧、单个或多个淋巴结肿大，增强扫描可出现均匀或环形强化，融合的淋巴结多为不均匀性强化。

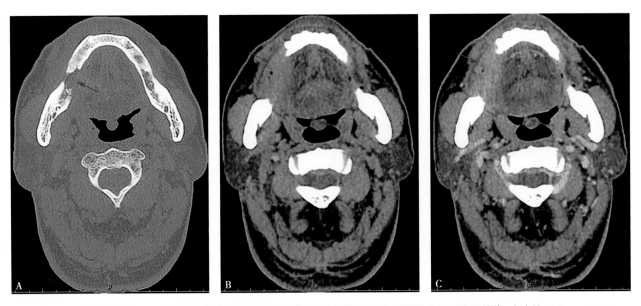

图 3-2-19　下颌牙龈癌的 CT 表现。箭头示右侧下颌骨磨牙区溶骨性骨质破坏，局部见软组织块影替代，大小约 30.9mm×11.3mm，增强扫描不均匀强化

A. 平扫骨窗轴位　B. CT 平扫轴位　C. CT 增强轴位

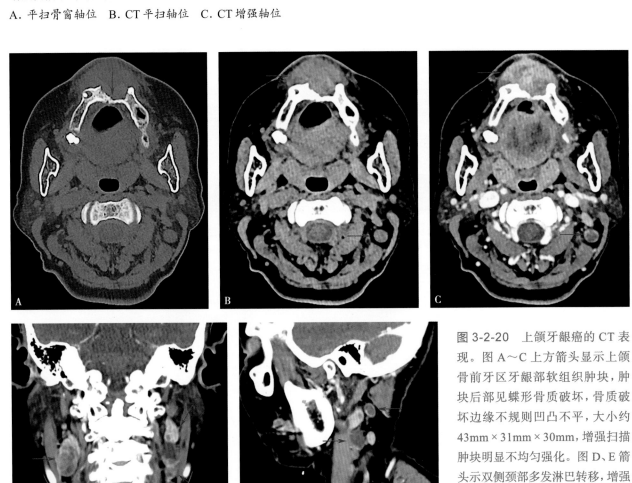

图 3-2-20　上颌牙龈癌的 CT 表现。图 A～C 上方箭头显示上颌骨前牙区牙龈部软组织肿块，肿块后部见蝶形骨质破坏，骨质破坏边缘不规则凹凸不平，大小约 43mm×31mm×30mm，增强扫描肿块明显不均匀强化。图 D、E 箭头示双侧颈部多发淋巴转移，增强扫描见肿大的淋巴结呈环形强化，内见无强化坏死区

A. 平扫骨窗轴位　B. CT 平扫轴位　C. CT 增强轴位　D. CT 增强冠状　E. CT 增强矢状位

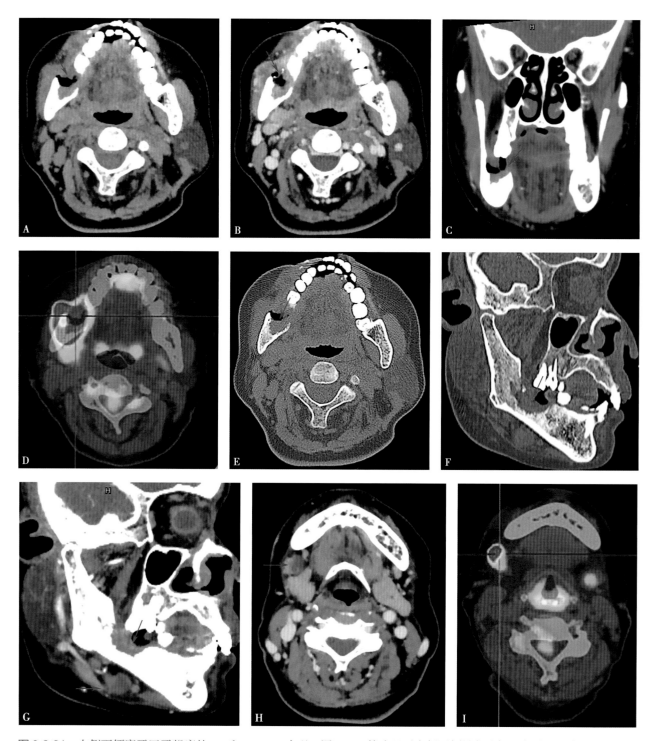

图 3-2-21 右侧下颌磨牙区牙龈癌的 CT 和 PET/CT 表现。图 A~G 箭头显示右侧下颌骨角及邻近磨牙区见溶骨性骨质破坏，被形成软组织肿块替代，大小约 23mm×19mm，^{18}F-FDG PET/CT 代谢明显增高。图 H、I 箭头显示右侧颈部 I 区见肿大淋巴结，大小约 20mm×18mm，增强后呈明显强化，强化不均匀。^{18}F-FDG PET/CT 代谢明显增高

A. CT 平扫轴位　B、C、G、H. CT 增强扫描　E、F. 骨窗重建图　D、I. ^{18}F-FDG PET/CT

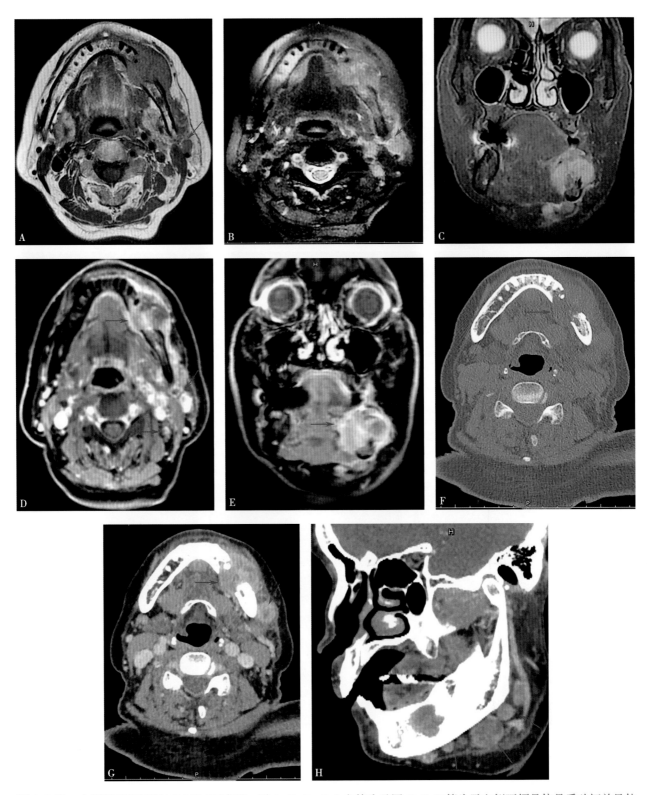

图 3-2-22 左侧下颌牙龈癌 MRI 和 CT 表现。图 A、B、D、G 上方箭头及图 C、E、F 箭头示左侧下颌骨体骨质破坏并见软组织肿块，大小约 32mm×29mm×28mm，T1WI 呈等信号影，T2WI 呈混杂稍高信号影，增强扫描病灶呈明显不均匀强化。图 A、B、D、G 下方箭头及图 H 箭头示左侧颈部第 I、II、III 区见多个肿大淋巴结，其中较大者大小约 26mm×21mm，增强扫描不均匀明显强化

A. T1WI 轴位　B. 压脂 T2WI 轴位　C. T2WI 压脂冠状位　D. 增强轴位　E. 增强冠状　F～H. CT 增强

2. 术后影像学表现 肿瘤切除术后，原软组织肿块或结节消失，可以显示牙槽骨缺损及修复体的肌皮瓣，周围组织水肿、肉芽及瘢痕组织形成等（图3-2-23，图3-2-24）。术后早期术区皮下脂肪层由于水肿而变模糊、消失，组织结构层次紊乱。水肿消失后，皮下脂肪层内可见纤维化或瘢痕组织形成的小条状影。

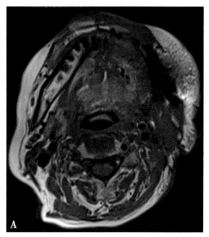
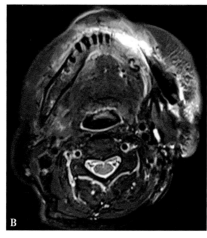
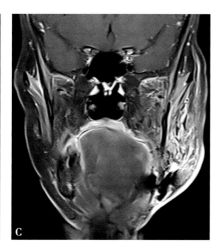

图3-2-23 牙龈癌术后MRI表现。下颌骨左侧体部大部分缺如，并见金属伪影，周围软组织肿胀，增强扫描呈片状强化，未见明确结节或肿块影
A. T1WI轴位 B. 压脂T2WI轴位 C. 增强压脂冠状位

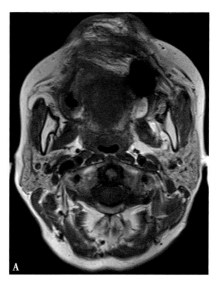
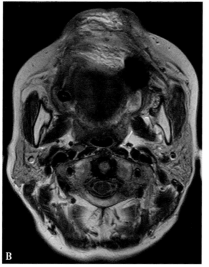
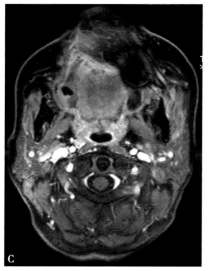

图3-2-24 上颌牙龈癌术后复查MRI表现。上颌骨大部分缺如，术区见皮瓣，T1WI呈混杂低信号，T2WI呈高信号，增强受轻度强化，局部见金属伪影。术区周围及下颌软组织肿胀，见水肿信号
A. T1WI轴位 B. 压脂T2WI轴位 C. 增强压脂轴位

3. 肿瘤复发表现 肿瘤术后复发，表现为在原肿瘤发生部位、手术切缘及淋巴结引流区的结节或肿块，增强扫描肿块或结节均匀或不均匀强化，可见坏死的低强化区（图3-2-25）。如果出现周围组织侵犯及新的骨质破坏区，进一步提示肿瘤复发的可能。

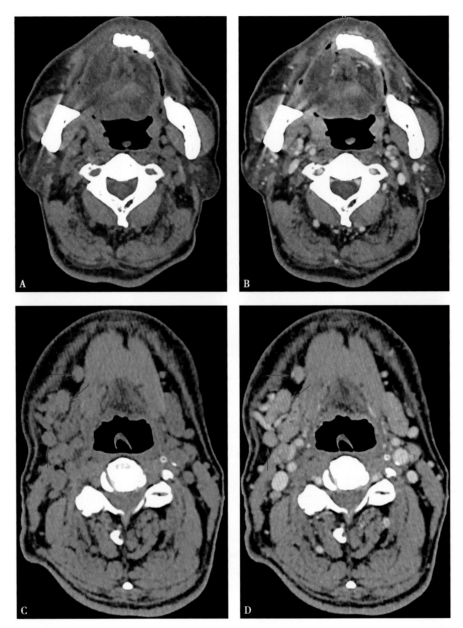

图 3-2-25 右侧牙龈癌术复查的 CT 表现。下颌骨右侧部分缺如,周围软组织增厚肿胀。箭头示右侧颈 I 区淋巴结肿大,提示转移

A、C. CT 平扫轴位　B、D. CT 增强轴位

(四) 颊癌

1. 术前影像学表现　早期颊癌不易与口轮匝肌区分,可能很难在影像图像上区分开来。大的肿瘤在 CT 和 MRI 上很容易看到,表现为相应区域结节或肿块影,与周围组织分界不清。瘤体坏死囊变区,呈不均匀性强化,侵犯上下颌骨时可见骨质破坏区。

晚期颊癌可以穿越龈颊沟,侵犯上下颌骨,并向软硬腭、口底、口角等处蔓延,甚至向外浸润穿越皮肤。颊癌的淋巴结转移以下颌下淋巴结最多见。表现为一侧或双侧、单个或多个淋巴结肿大,增强扫描可出现均匀或环形强化,融合的淋巴结多为不均匀性强化(图 3-2-26～图 3-2-28)。

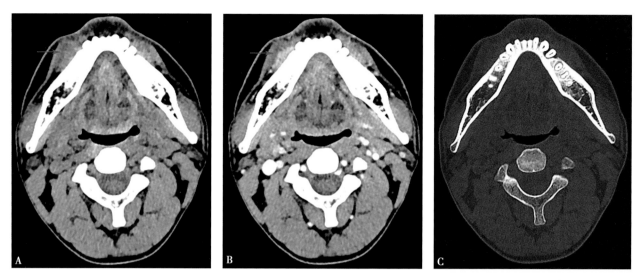

图 3-2-26　右侧颊癌的 CT 表现。箭头显示右侧下颌骨旁、口轮匝肌内侧见长梭形软组织肿块，厚度约 6mm，前后累及长径约 25mm；内见斑片状稍低密度影，增强后中度强化；皮下脂肪间隙清晰，周围骨质未见异常改变

A. CT 平扫轴位　B. CT 增强轴位　C. CT 骨窗轴位

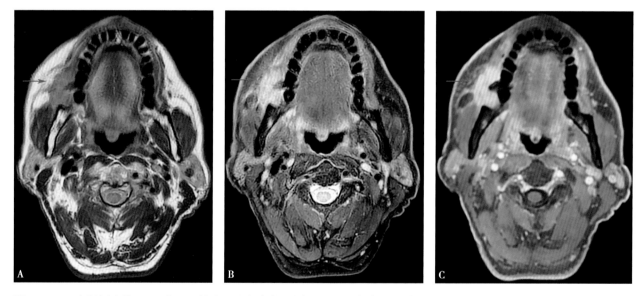

图 3-2-27　右侧颊癌的 MRI 表现。箭头示右侧颊部（右侧口裂、下颌第二与第三磨牙外侧）见不规则异常信号影，增强扫描明显均匀强化，其最大径约 28m×19mm×33mm，病变与邻近咀嚼肌分界欠清

A. T1WI 轴位　B. 压脂 T2WI 轴位　C. 增强压脂轴位

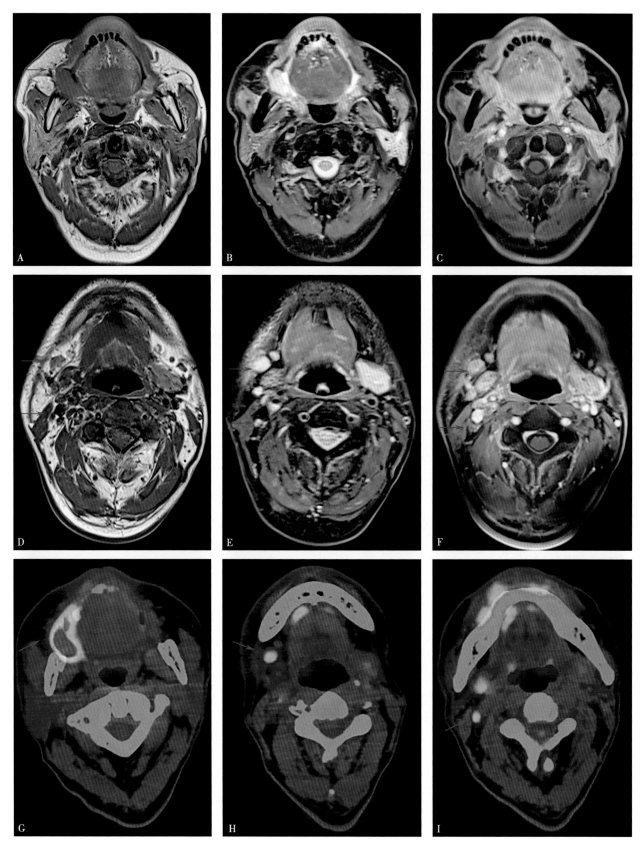

图 3-2-28 右侧颊癌的 MRI 及 PET/CT 表现。箭头示右侧颊部黏膜增厚并形成软组织肿物,边界欠清,大小约 25mm×12mm,T1WI 等信号,T2WI 稍高信号。颈右侧 Ⅰb～Ⅲ区见多发肿大淋巴结,较大者位于颈右 Ⅰb 区,大小约 12mm×8mm,边界清晰,增强扫描较均匀强化。^{18}F-FDG PET/CT 示右侧颊部肿块及右侧颈部转移的淋巴结代谢明显增高

A、D. T1WI 轴位 B、E. 压脂 T2WI 轴位 C、F. 增强压脂轴位 G～I. ^{18}F-FDG PET/CT

2. 术后影像学表现 颊癌术后 CT/MRI 可以显示局部组织结构缺损或缺如，术区及其周围组织水肿、肉芽及瘢痕组织形成等。术后早期术区皮下脂肪层由于水肿而变模糊、消失，组织结构层次紊乱。水肿消失后，皮下脂肪层内可见纤维化或瘢痕组织形成的小条状影（图 3-2-29）。

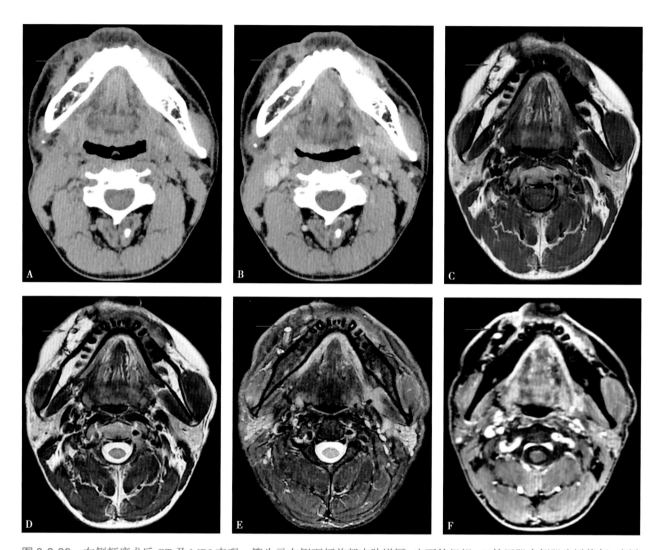

图 3-2-29 右侧颊癌术后 CT 及 MRI 表现。箭头示右侧面颊前部皮肤增厚，皮下软组织、口轮匝肌内侧肌皮瓣修复，皮瓣内侧为脂肪，在 CT 显示低密度影，MRI T1WI、T2WI 均为高信号，压脂为低信号（箭头），外侧为肌肉、皮肤。右侧下颌下腺缺如，邻近颌骨未见异常
A. CT 平扫轴位　B. CT 增强扫描轴位　C. T1WI 轴位　D. T2WI 轴位　E. 压脂 T2WI 轴位　F. 增强压脂轴位

3. 术后复发表现 术后结构紊乱，手术瘢痕修复肉芽肿都可以强化，难以与肿瘤复发鉴别。定期复查是鉴别的重要方法。术区及其边缘渐进性增大的结节或软组织肿块，是肿瘤复发直接可靠的征象。复发的肿瘤可以表现为强化均匀或不均匀，可以出现坏死的低强化区。肿块较大时出现周围组织侵犯及骨质破坏，进一步提示肿瘤复发的可能（图 3-2-30）。

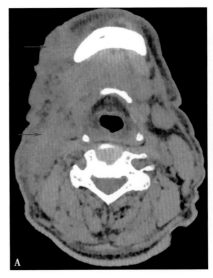
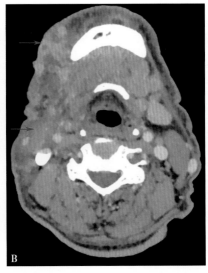
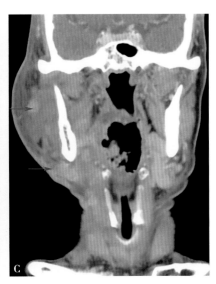

图 3-2-30 右侧颊癌术后肿瘤复发，颈部多发淋巴结转移 CT 表现。箭头示右侧面颊部、颌下、颈前区见多个大小不一结节状或肿块影，增强扫描明显强化，较大者大小约 36m×17mm，病变边界不清，累及右侧腮腺、咽旁间隙、咬肌、胸锁乳突肌、颏舌肌、胸骨舌骨肌等；病变区软组织明显肿胀、脂肪间隙模糊，局部皮肤增厚；双侧颈部见多发淋巴结，增强呈明显强化
A. CT 平扫轴位　B. CT 增强扫描轴位　C. CT 增强扫描冠状位重组图

（五）硬腭癌

1. 术前影像学表现　病变较小时，在 CT 或 MRI 轴位都难以观察，冠状位或矢状位显示较好，表现为硬腭部的结节或肿块影。瘤体较小时，CT 只表现为局部黏膜软组织稍增厚，瘤体坏死囊变区，密度及信号不均匀，增强扫描呈不均匀性强化。邻近骨质呈外压不规则变薄或虫蚀样骨质破坏。腺样囊性癌为嗜神经肿瘤，常常侵犯邻近神经，可以沿神经根逆行或顺行扩展，需沿神经行径观察，CT 可显示神经通道、孔道增宽、骨质破坏。MRI 可以直接显示神经根增粗、结节样强化，提示肿瘤沿神经浸润扩展。

由于硬腭淋巴回流较少，所以其淋巴结转移率大约只有 10%~25%，转移部位通常在Ⅰ区或Ⅱ区，硬腭癌有时会发生咽后淋巴结转移。淋巴转移表现为淋巴结肿大，常常中央坏死，密度及信号不均匀，增强扫描可出现不均匀环形强化，可以融合成团（图 3-2-31~图 3-2-35）。

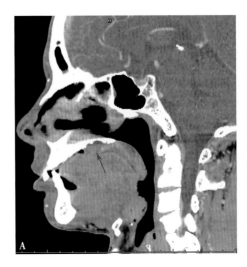
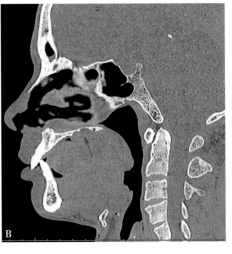

图 3-2-31 硬腭癌 CT 表现。箭头示硬腭后下部局限性软组织增厚，大小约 1.6cm × 2.0cm，密度不均，邻近硬腭骨质破坏、不规则变薄
A. CT 增强矢状位软组织窗
B. 矢状位骨窗

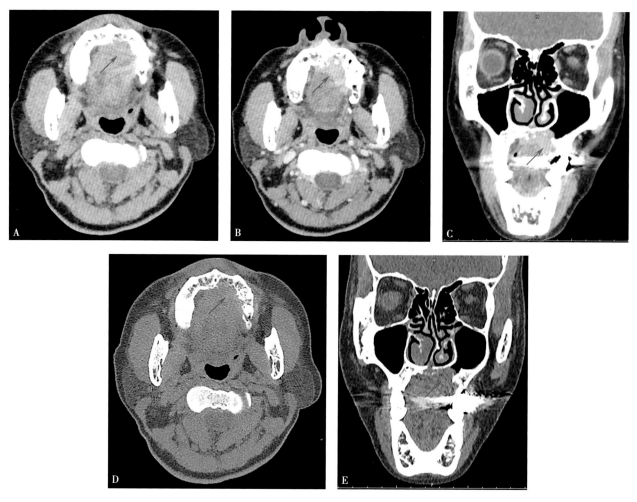

图 3-2-32　硬腭癌 CT 表现。箭头示左侧硬腭软组织密度肿块,形态不规则,大小约 23mm×20mm,增强扫描明显强化,破坏邻近骨质,局部骨质出现溶骨性骨质破坏,软组织肿块突入上颌窦内

A. CT 平扫轴位　B. CT 增强轴位软组织窗　C. 冠状位重组图　D、E. 骨窗

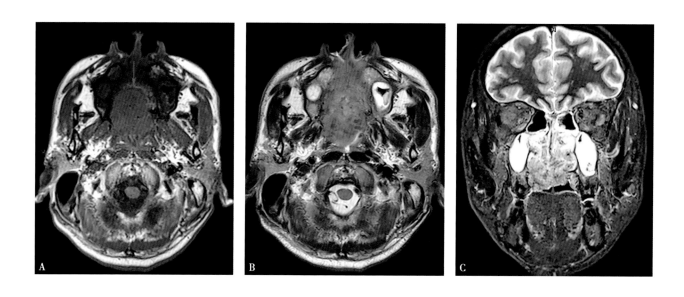

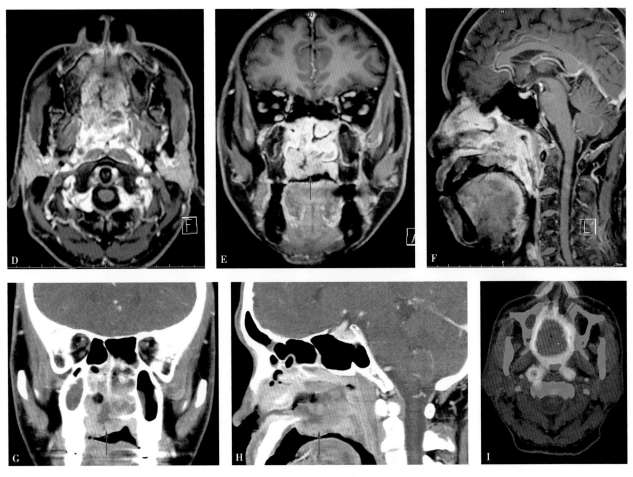

图 3-2-33 硬腭癌的 MRI、CT 及 PET/CT 表现。箭头示硬腭中央区见一不规则软组织肿块影,呈分叶状,边界尚清,大小约 38mm×46mm×38mm,增强扫描后明显不均匀强化,硬腭溶骨性骨质破坏,肿块向下突入口腔,向上突入鼻腔,向后突入鼻咽腔,双侧鼻腔、鼻咽腔、口腔缩小,气道狭窄。肿块 ^{18}F-FDG -FDG 摄取明显增高,同时双侧咽后转移的淋巴结摄取增高

A. T1WI 轴位 B. T2WI 轴位 C. 压脂 T2WI 冠状位 D. 增强 T1WI 轴位 E. 增强 T1WI 冠状位 F. 增强 T1WI 矢状位 G. CT 增强冠状位 H. CT 增强矢状位 I. ^{18}F-FDG PET/CT 轴位

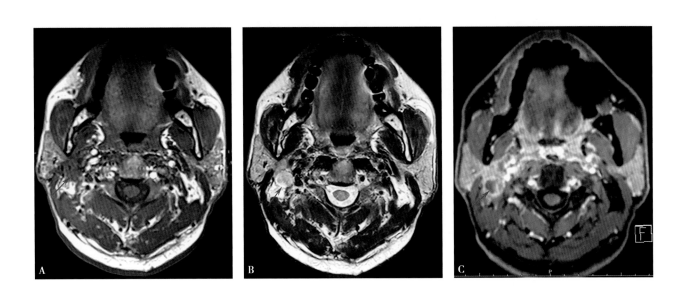

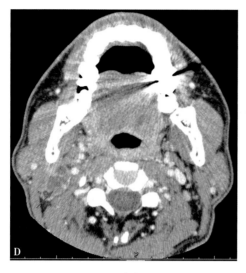
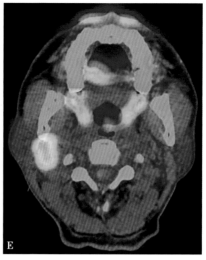

图 3-2-34　图 3-2-33 病例的 MRI、CT 及 PET/CT 表现。箭头示右侧颈Ⅱ～Ⅲ区见多个肿大淋巴结,信号及密度不均匀,增强扫描不均匀环形强化,PET/CT 代谢增高

A. T1WI 轴位　B. T2WI 轴位　C. 压脂 T1WI 增强轴位　D. CT 平扫轴位　E. CT 增强扫描轴位

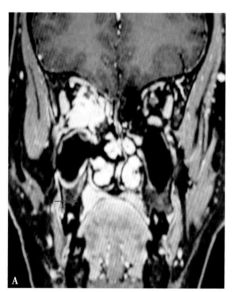
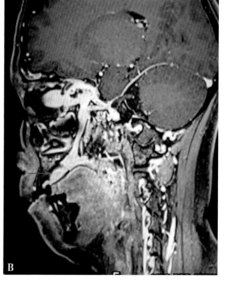

图 3-2-35　右侧硬腭腺样囊性癌 MRI。箭头示右侧硬腭黏膜下小强化结节,肿瘤沿腭大神经逆行浸润扩展,侵犯眶尖、眶内,神经根明显增粗强化,眶尖、眶内肿块不规则强化明显

A. T1WI 压脂增强冠状位重组图　B. T1WI 压脂增强矢状位重组图

2. 术后表现　术后 CT 或 MRI 检查可显示术后局部软组织及硬腭骨质缺损或缺如,手术残腔边缘可以有肉芽及瘢痕组织形成,通常呈均匀线状或条带状强化(图 3-2-36)。检查前了解手术方式对术后影像的判读至关重要。术后早期术区皮下脂肪层由于水肿而变模糊、消失,组织结构层次紊乱。而水肿消失后,皮下脂肪层内可见纤维化或瘢痕组织形成的小条状影。

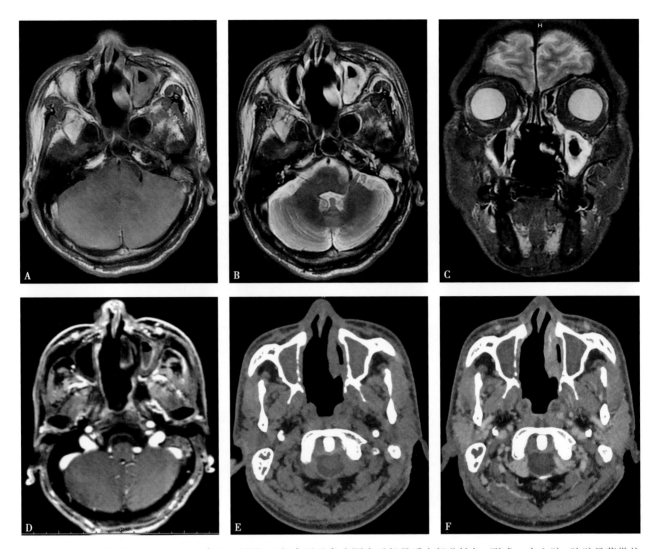

图 3-2-36 硬腭癌术后 MRI 及 CT 表现。硬腭、双侧鼻甲及鼻中隔中后部骨质大部分缺如,形成一大空腔,腔壁见薄带状软组织影,厚薄均匀,增强扫描后呈线状带状强化。双侧上颌窦内积液,密度增高

A. T1WI 轴位　B. T2WI 轴位　C. 压脂 T2WI 冠状位　D. T1WI 增强轴位　E. CT 平扫轴位　F. CT 增强扫描轴位

3. 术后复发表现　术后肿瘤复发的好发部位为手术残腔壁,表现为残腔壁厚薄不均,或形成结节或团块,破坏邻近骨质(图 3-2-37)。腺样囊性癌的复发部位常常是其邻近神经根浸润部位,需沿神经行径观察,神经根增粗、结节样强化者,提示沿神经浸润扩展复发。鉴别困难时需要活检确诊。

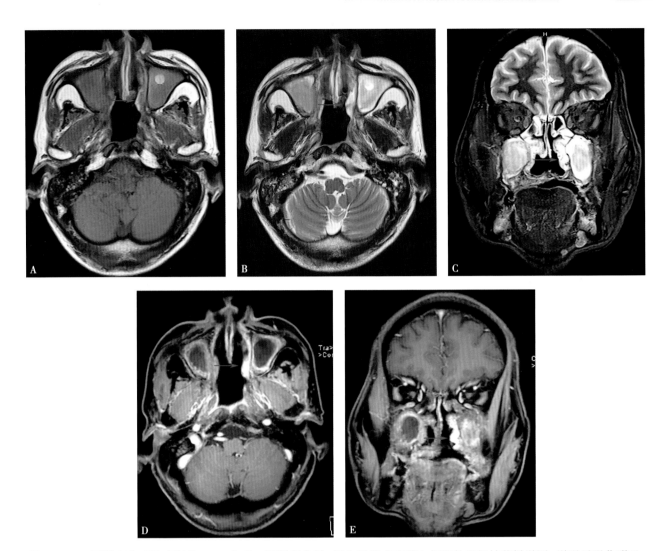

图 3-2-37 硬腭癌术后肿瘤复发 MRI 表现。硬腭癌术后，箭头示手术残腔左侧壁软组织结节样增厚，增强后强化明显。活检病理诊断为肿瘤复发

A. T1WI 轴位　B. T2WI 轴位　C. 压脂 T2WI 冠状位　D. T1WI 增强轴位　E. T1WI 增强冠状位

（六）扁桃体癌（图 3-2-38～图 3-2-42）

1. CT 表现　扁桃体区肿物，边缘多不规则，可以向内侧突入口咽腔，向外浸润扩展，边界不清。增强扫描常有明显强化，肿物大时内部有坏死，表现不均匀强化。

2. MRI 表现　肿块 T1WI 呈等或低信号，T2WI 呈高信号。早期肿块相对较局限。晚期肿瘤增大并易于向后外侧扩散到咽侧壁、咽旁间隙和翼肌，向下扩散到舌咽沟、舌根、口底，向上扩散到软腭、鼻咽及颅底，导致这些部位的隐窝消失。侵犯腭舌沟时可使其向前移位，侵犯咽旁间隙时表现为咽旁脂肪消失。颈淋巴结转移发生率高，发生时间早，范围亦较广泛。转移的淋巴结表现为体积增大，密度及信号均匀或不均匀，中央常常发生坏死，增强扫描呈不规则环形强化。如果淋巴结结外侵犯，常表现为边界不清，周围脂肪间隙模糊，并且多个淋巴结相互融合成团。[18]F-FDG PET/CT 代谢增高。

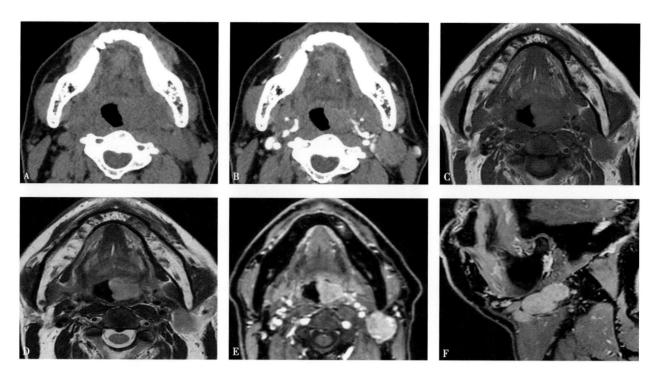

图 3-2-38　左侧扁桃体癌的 CT 及 MRI 表现。左侧扁桃体窝见软组织结节，CT 平扫密度稍低，增强扫描轻度强化，口咽腔狭窄。MRI 上肿块 T1WI 等信号，T2WI 稍高信号，增强扫描明显强化。肿块局限，边界清楚。左侧颈部Ⅱ区多发淋巴结肿大，增强扫描明显强化

A. CT 平扫轴位　B. CT 增强轴位　C. T1WI-MRI 轴位　D. T2WI-MRI 轴位　E. T1WI -MRI 增强轴位　F. T1WI -MRI 增强矢状位

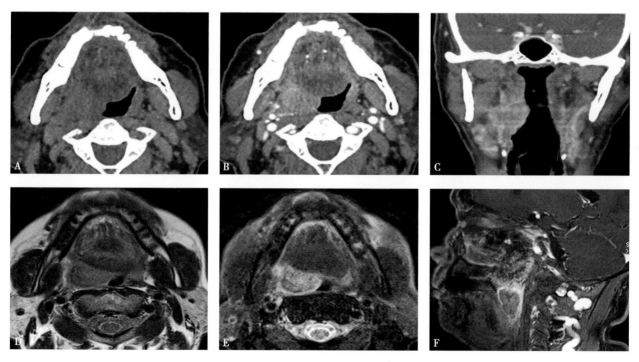

图 3-2-39　右侧扁桃体癌 CT 及 MRI 表现。右侧扁桃体区见不规则团块状软组织肿块，CT 平扫为等稍低密度，CT 增强扫描肿块轻度强化，边界不清。MRI 上 T1WI 等低信号，T2WI 稍高信号，DWI 稍高信号，ADC 低信号，增强扫描不均匀明显强化。肿块向内侧突入口咽腔，向外浸润右侧咽旁间隙，表现为右侧咽旁脂肪间隙变窄或不清，与颈动脉间隙分界欠清

A. CT 平扫轴位　B. CT 增强轴位　C. CT 增强矢状位　D. T1WI-MRI 轴位　E. 压脂 T2WI-MRI 轴位　F. T1WI-MRI 增强矢状位

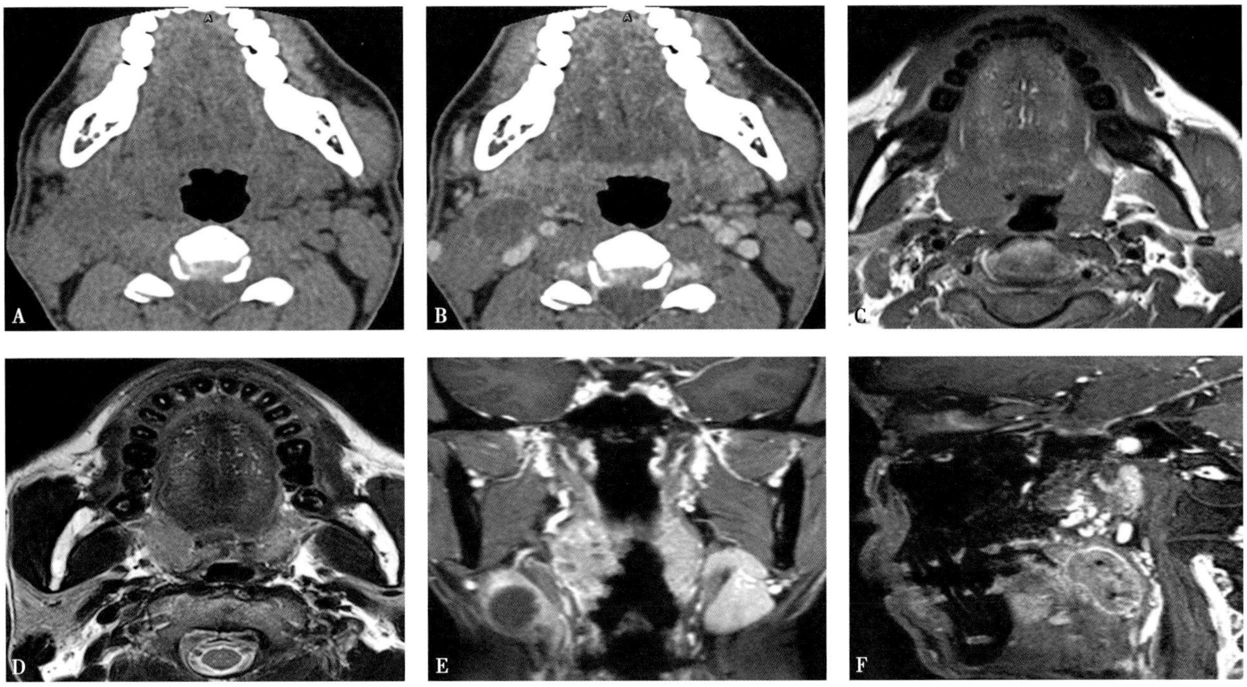

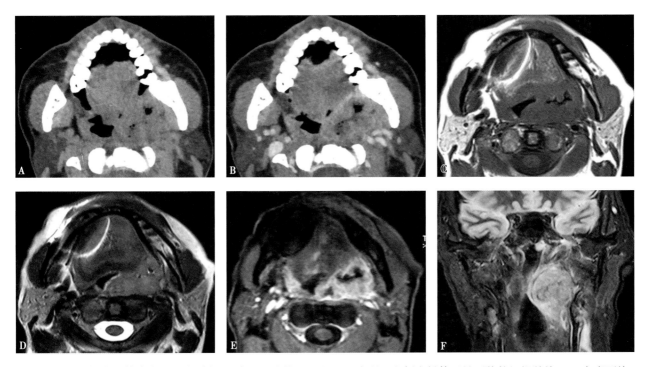

图 3-2-40　右侧扁桃体癌。右侧扁桃体区肿块 CT 平扫为等稍低密度，CT 增强扫描肿块轻度强化。MRI 表现为 T_1WI 稍低信号，T_2WI 稍高信号，增强扫描肿块不均匀强化，右侧咽旁脂肪间隙变窄。右侧颈Ⅱ区多个肿大淋巴结，增强扫描不均匀强化，内部坏死区未见强化

A. CT 平扫横断面图　B. CT 平扫横断面图　C. T1WI-MRI 横断面图　D. T2WI-MRI 横断面图　E. T1WI-MRI 增强冠状面图　F. T1WI-MRI 增强矢状面图

图 3-2-41　左侧扁桃体癌广泛浸润舌根、咽侧、后壁的 CT 及 MRI 表现。左侧扁桃体区见环状软组织肿块，CT 密度不均，不均匀强化。MRI 表现为信号欠均，边界欠清，T_1WI 等信号，T_2WI 稍高信号，增强扫描厚环状明显强化，肿瘤浸润口咽左侧壁，左侧翼内肌、左侧下颌舌骨肌受侵，浸润咽后壁

A. CT 平扫轴位　B. CT 增强轴位　C. T_1WI-MRI 轴位　D. T_2WI-MRI 轴位　E. 压脂 T_1WI-MRI 增强轴位　F. 压脂 T_1WI-MRI 冠状位

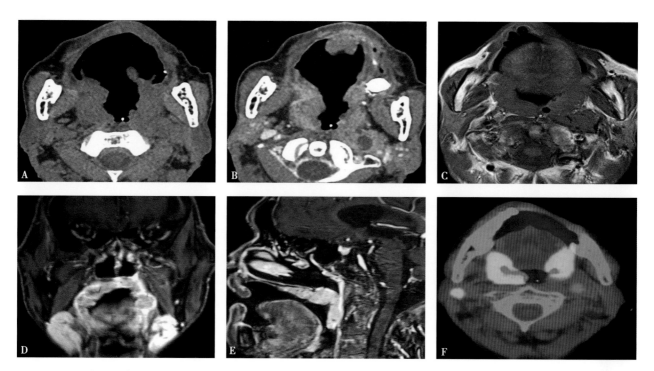

图 3-2-42 双侧扁桃体癌广泛浸润硬腭软腭的 CT、MRI 及 PET/CT 表现。双侧扁桃体区均可见团块状软组织密度影向上与软腭 - 硬腭肿块相连，肿块 CT 平扫为等密度，增强扫描均匀强化。MRI 上 T1WI 稍低信号，T2WI 稍高信号，边缘欠光滑，增强扫描明显强化，向上累及软腭及悬雍垂，累及腭舌弓及腭咽弓。左侧咽后淋巴结转移。^{18}F-FDG PET/CT 肿块及转移的淋巴结代谢均增高

A. CT 平扫轴位　B. CT 平扫轴位　C. T1WI-MRI 轴位　D. 压脂 T1WI-MRI 增强冠状位　E. T1WI-MRI 增强矢状位
F. ^{18}F-FDG PET/CT 轴位

（七）软腭癌（图 3-2-43，图 3-2-44）

软腭淋巴引流丰富，并于中线处形成交叉网，因此软腭癌容易发生双侧淋巴结转移。最容易发生淋巴结转移的部位是上颈深部和二腹肌下淋巴结，而颈后淋巴结和下颌下淋巴结较少受累。

1. CT 表现　表现为软腭肿物，边缘不规则。横断面 CT 扫描对软腭肿瘤显示较差，冠状面及矢状面能很好地显示软腭肿物的范围及与周围结构的关系。增强扫描常有明显强化，内部密度不均匀。

2. MRI 表现　由于软腭内含有丰富的小黏液腺，正常软腭 MRI 表现为 T1WI 及 T2WI 均为高信号，而肿瘤呈低信号，有良好的对比。肿瘤主要向口咽面生长，也可向上破坏翼板，侵犯翼腭窝。肿瘤向前可破坏硬腭，向外下累及腭舌肌并侵犯扁桃体区，在此形成软组织肿块。肿瘤向外可侵犯腭帆张肌和提肌，并可侵犯咽旁间隙，向外还可侵犯翼内肌。软腭肿瘤还可累及鼻咽部。软腭鳞癌主要沿腭神经浸润翼腭窝，若原发肿瘤位于腭弓，肿瘤细胞可侵犯周围的咀嚼肌及下颌神经，咽旁间隙、鼻咽及颅底结构均可受累。

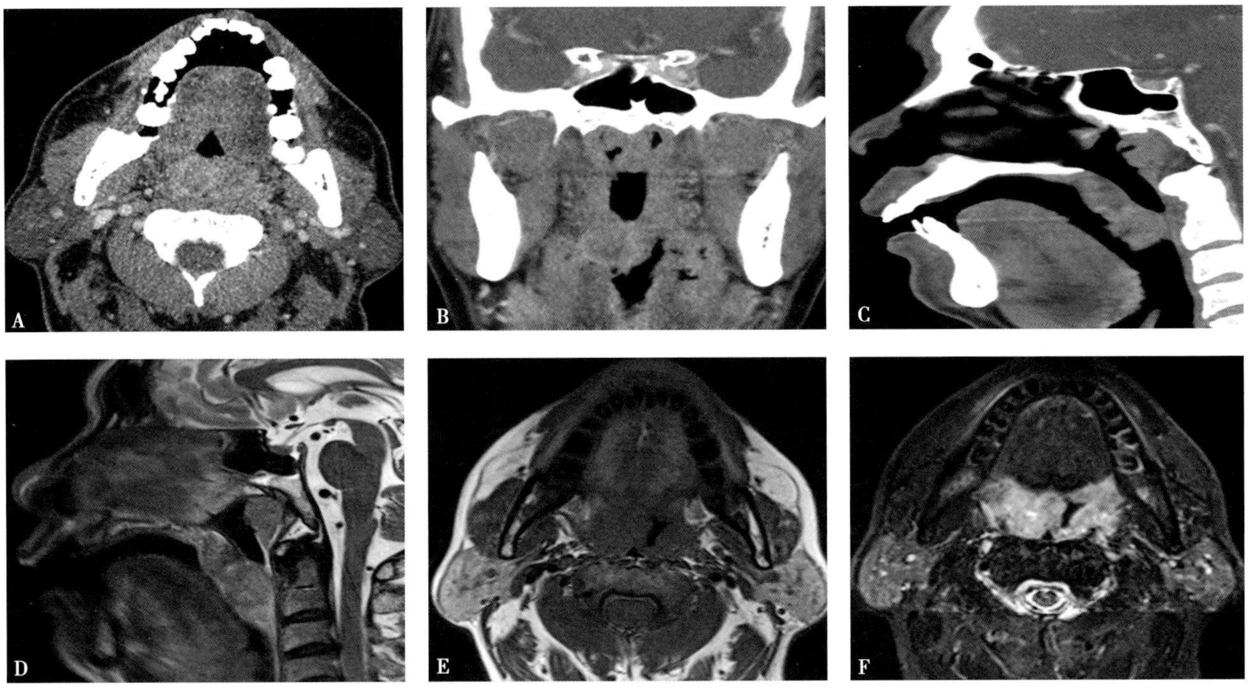

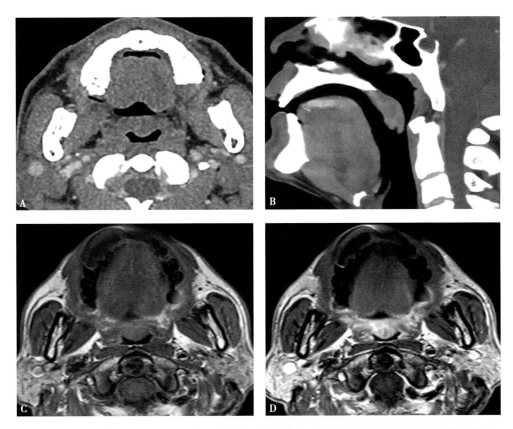

图 3-2-43　软腭癌广泛浸润双侧口咽侧壁的 CT 及 MRI 表现。软腭增厚成肿块状,增强扫描不均匀强化,局部咽腔狭窄。双侧颈部多发淋巴结肿大

A. CT 增强轴位　B. CT 增强冠状位　C. CT 增强矢状位　D. T2WI-MRI 矢状位　E. T1WI-MRI 轴位　F. 压脂 T2WI-MRI 增强轴位

图 3-2-44　软腭癌的 CT 及 MRI 表现。软腭不规则增大、增厚,可见结节状突起,边界欠清,与双侧咽外侧壁分界欠清,T1WI 高信号,增强扫描轻度不均匀强化

A. CT 增强轴位　B. CT 增强矢状　C. T1WI-MRI 轴位　D. T1WI-MRI 增强轴位

（八）口咽侧壁癌（carcinoma of the lateral oropharyngeal wall）

口咽侧壁是由腭扁桃体、扁桃体背侧、腭舌弓和腭咽弓构成的解剖区域。口咽侧壁癌病变较小时常无明显症状，容易忽略。较大时可以出现吞咽异物感。肿块常沿黏膜向周围浸润，向后浸润下咽。该处具有丰富的咽淋巴环，肿瘤早期可有淋巴结转移。晚期患者通常有双侧颈部淋巴结转移。

口咽侧壁鳞癌表现为咽侧前壁隆起，表面不规则，病变较小时 CT 平扫为等密度容易漏诊，CT 增强扫描明显强化。MRI 需要压脂及增强扫描。肿块较大时 T_1WI 为低信号，T_2WI 为高信号（图 3-2-45）。肿块与周围组织境界不清。

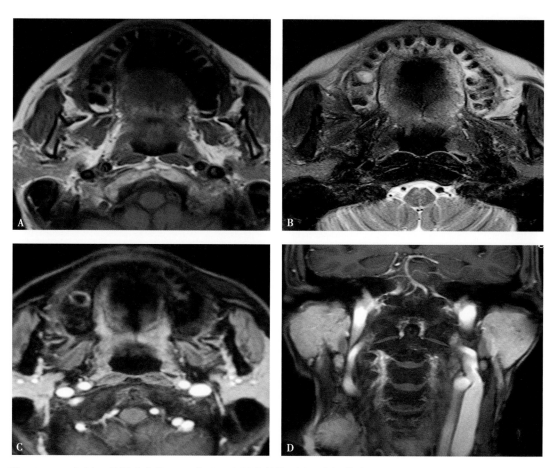

图 3-2-45　右侧口咽侧壁癌的 MRI 表现。右侧扁桃体后方（扁桃体水平）口咽右侧壁黏膜增厚，T1WI 等信号，T2WI 稍高信号，增强扫描不均匀明显强化。右侧颈部淋巴结肿大，明显强化
A. T1WI-MRI 轴位　B. T2WI-MRI 轴位　C. T1WI-MRI 增强轴位　D. T1WI-MRI 增强冠状位

（九）口咽后壁癌（carcinoma of the posterior oropharyngeal wall）

口咽后壁癌较为罕见，在口腔和口咽的所有鳞状细胞癌中，口咽后壁癌预后最差。其表现为口咽后壁肿胀、增厚，局部软组织肿物，突向咽腔，并侵犯邻近结构，可向四周进行延伸侵犯，向上下分别侵犯鼻咽和喉咽，并可向后侵犯咽后间隙，但由于椎前筋膜的阻挡，肿瘤早期不常侵犯椎前肌肉。可沿纵轴上下蔓延，容易沿神经、肌肉和筋膜播散。增强扫描见口咽后壁软组织肿块，形态不规则，边界欠清，肿物可越过中线，其内密度不均匀，呈中等强化（图 3-2-46）。通常黏膜下扩张，侵入咽后脂肪中。咽后脂肪间隙的显示对肿瘤侵犯有很高的阴性预测价值。

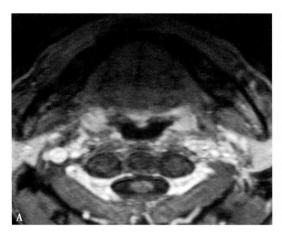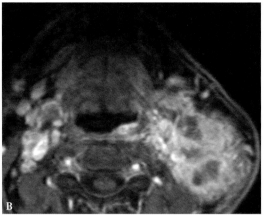

图 3-2-46 口咽左后壁癌伴淋巴结转移的 MRI 表现。口咽部左侧后壁不规则增厚，局部向腔内隆起，增强扫描不均匀明显强化，边界不清。左侧颈部转移的淋巴结相互融合成团，不均匀环形强化，边界不清，并包绕左侧颈动静脉

A. T1WI-MRI 增强轴位　　B. T1WI-MRI 增强轴位

四、头颈部区域淋巴结影像评估

口咽部淋巴组织丰富，口咽癌常早期即有淋巴结转移，其侵犯形式与淋巴结引流区域因原发部位的不同而有差异。口咽癌最常见转移部位是Ⅱ区，其次为Ⅲ和Ⅳ区，部分病例可发生对侧颈部转移，较大的口咽癌和咽后壁癌易发生咽后淋巴结转移。舌根癌因其结构及功能的原因，对于淋巴结的侵犯最为多见。扁桃体癌对淋巴结的侵犯时间相对较早，发生率也相对较高，转移范围较广是其另一个突出特点。软腭癌则是对淋巴结侵犯较少、进展较为缓慢的类型。

（一）CT

早期文献报道，颈淋巴转移的 CT 诊断以最大径 >15mm 作为颈静脉、二腹肌及下颌下淋巴结的诊断指标，最大径 >10mm 作为其他颈部淋巴结的诊断标准，诊断准确率约为 80%。近年倾向于头颈部鳞状细胞癌颈静脉区转移的淋巴结，以最短径≥8mm 为宜，可以提高诊断的灵敏度和准确性。

但是，单凭淋巴结的大小来判断是否为转移瘤，可能会出现假阳性及假阴性。淋巴结的密度和内部结构的变化可以帮助判断淋巴结的性质。肿瘤细胞尤其是鳞状细胞癌的转移细胞，首先侵犯淋巴结皮质边缘窦，然后向髓质浸润，导致淋巴回流受阻，随后髓质区开始出现坏死。在增强 CT 扫描时表现为皮质不规则强化，对比之下髓质显示为不规则的低密度影。CT 图像所见中心低密度区为肿瘤坏死、角蛋白、纤维组织、间质积液或水肿及存活的瘤细胞共同构成。这种不规则的环形强化表现，在有口腔癌或口咽癌病史的患者中，为诊断颈淋巴转移的可靠依据（图 3-2-47）。有原发肿瘤时，此征象的特异度几乎为 100%。需要鉴别的是颈部淋巴结核，颈淋巴结结核也可以表现为中心坏死、环形强化，但颈部淋巴结结核好发于年轻人，表现为环形强化的淋巴结厚薄更均匀，内壁更光滑，有肺结核的病史更支持淋巴结结核。鉴别困难时需要穿刺活检。

淋巴结的形态和数目也是诊断的重要依据。正常淋巴结和反应性增生的淋巴结表现为肾形，长径与短径之比接近 2，转移的淋巴结更趋于球形，长径与短径之比 <2。正常颈部淋巴结沿颈静脉排列，如果在

肿瘤引流区出现多个淋巴结簇集，转移的可能性大。淋巴结结外侵犯表现为淋巴结周围脂肪间隙不清，边界不清，或者多个淋巴结相互融合，是诊断淋巴结转移及评估肿瘤预后的重要征象。

（二）MRI

MRI 的淋巴结评估类似 CT，大部分经验来自 CT，同样从淋巴结的大小、形态、信号、数目及强化形式来评估。淋巴结信号不均匀，不规则环形强化是诊断淋巴结的可靠依据（图 3-2-48）。短径大于 10mm 的信号均匀、强化均匀的淋巴结判断为淋巴结转移瘤，存在假阳性及假阴性可能。

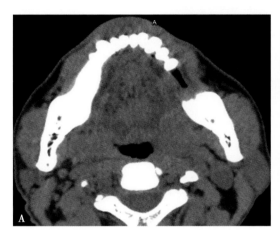
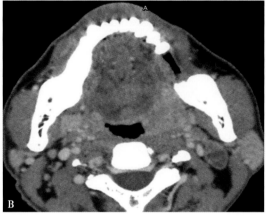

图 3-2-47　口咽鳞状细胞癌伴左侧Ⅱ区淋巴结转移的 CT 表现。左侧颈部Ⅱ区肿大淋巴结，平扫密度不均，增强扫描呈环形强化，内可见无强化坏死区
A. CT 平扫轴位　B. CT 增强轴位

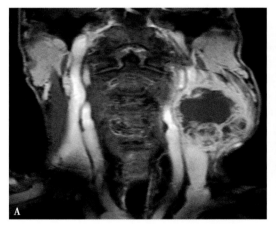
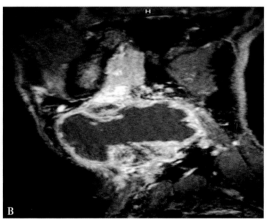

图 3-2-48　口咽鳞状细胞淋巴结转移的 MRI 表现。转移淋巴结巨大呈球形，中间坏死囊变不均匀环形强化，周围软组织及邻近血管受压推移
A. T1WI-MRI 增强冠状位　B. T1WI-MRI 增强矢状位

（三）B 超

随着 B 超分辨率的提高，颈部 B 超在诊断颈部淋巴结病变方面有一定的优势。高分辨的 B 超可以显示淋巴结门、皮髓质的分界、长径与短径之比及血供情况。颈部淋巴结门消失，皮髓质分界不清，长径与短径之比<2，血流丰富提示淋巴结转移，灵敏度、特异度高于 CT 及 MRI。

（四）PET/CT

PET/CT 可以提高区域淋巴结评估的灵敏度及特异度，但仍可能漏诊相对轻微的病变。PET/CT 的阴性预测值较高（98%～100%），阳性预测值为 55%～69%。PET/CT 假阴性结果可见于 5mm 以下的淋巴结、坏死性或囊性淋巴结，以及低代谢活性的肿瘤。临床上结合上述多种影像学检查信息综合判断可以提高淋巴结评估的准确性（图 3-2-49）。

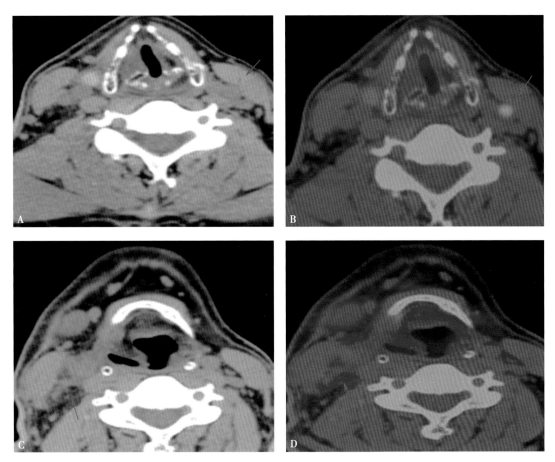

图 3-2-49　口咽鳞状细胞癌淋巴结转移的 PET/CT 表现。箭头示双侧颈 Ⅱ～Ⅳ多个转移的淋巴结
^{18}F-FDG 摄取增高
A. CT 平扫轴位　B.^{18}F-FDG PET/CT 轴位　C. CT 平扫轴位　D.^{18}F-FDG PET/CT 轴位

▌五、治疗效果评估、监测与复发征象

口腔癌及口咽癌局部治疗常导致口腔、口咽部解剖结构和 / 或组织形态发生明显改变，正常的筋膜关系和对称性丧失，加上创伤或放疗造成的局部炎症反应和水肿，导致头颈部组织发生短期或长期的变化，对影像鉴别复发和治疗相关变化提出了挑战。然而，目前还没有关于影像监测的最佳方法和影像监视计划的推荐共识。监测的确切益处、监测方法的选择以及监测的时间间隔和持续时间仍未确定。目前的美国国立综合癌症网络指南建议在口腔癌及口咽癌治疗后 4～6 个月进行基线影像学检查，但没有建议随后进行常规随访成像。一般而言，复查的影像显示渐进性增大的软组织结节或肿块，是判断肿瘤复发的直接征象。

随着治疗时间的推移，移植组织瓣的外观会发生变化（图 3-2-50）。治疗后基线检查通常是最具挑战性的，因为患者处于"新基线"外观，与治疗相关的水肿和炎症变化叠加。这些急性变化可能导致 CT、MRI 增强检查或 PET/CT 检查出现假阳性的结果，并可能掩盖残余疾病，导致出现假阴性的结果。在治疗后的患者中，不仅颈部的结构失去了对称性，而且代谢活动也失去了对称性，并且辐射造成的组织损伤降低了受影响一侧的背景生理活动。因此，治疗后 8 周内成像时，PET/CT 可以出现假阴性和假阳性结果。假阴性结果可能因为坏死或囊性淋巴结不摄取显像剂，并且小的残余病变可能低于可检测的大小阈值。假阳性结果可由皮瓣组织改建、吸入性或真菌性肺炎、组织纤维化和唾液腺组织中的正常活动引起，使得局部组织高摄取对比剂。因此，建议放射治疗完成后至少 10~12 周进行治疗后解剖和功能成像。

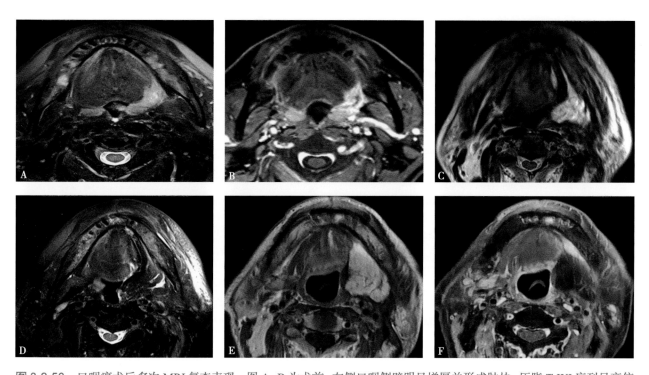

图 3-2-50 口咽癌术后多次 MRI 复查表现。图 A、B 为术前：左侧口咽侧壁明显增厚并形成肿块，压脂 T_2WI 序列呈高信号，增强扫描不均匀强化。病灶累及舌根左侧、腭咽弓、腭舌弓、左侧扁桃体。图 C、D 为术后 1 个月。图 E、F 为术后 5 个月：原左侧口咽侧壁肿块已切除，舌根部左侧及邻近口底部分肌肉软组织缺损，术区可见脂肪信号影填充，增强扫描未见强化，周围见环形强化。下颌骨中线部分可见中断。左侧下颌部软组织肿胀，T_2WI 及压脂 T_2WI 呈高信号
A. 压脂 T2WI-MRI 轴位　B. 压脂 T1WI-MRI 增强轴位　C. T2WI-MRI 轴位　D. 压脂 T2WI-MRI 轴位　E. T1WI-MRI 轴位　F. 压脂 T1WI-MRI 轴位

MRI 成像监测的总体灵敏度和特异度分别为 50% 和 83%，表明常规 MRI 成像作为无症状患者口腔癌及口咽癌监测方法的效用可能有限。研究发现，新的 MRI 检查技术如 DWI-MRI（扩散加权磁共振成像）和灌注成像（PWI-MRI 或 CTP），有助于检测肿瘤残留或复发。DWI-MRI 可反映不同生物组织中水的相对运动情况。在正常组织或血管源性水肿组织中，水的扩散不受限制；而在具有细胞毒性水肿或高细胞区域的组织中，水扩散受限制。DWI-MRI 可以定性和定量评估扩散受限程度。治疗后的组织水肿且肿瘤细胞相对较少，因此 DWI-MRI 不受限；而肿瘤复发包含细胞增多的区域，DWI-MRI 显示扩散受限，因

此 DWI-MRI 有助于治疗后评估。Zbären 等报道，DWI-MRI 检测恶性肿瘤的灵敏度、特异度和准确性分别为 94.6%、95.9% 和 95.5%。灌注成像可以通过 CT 或 MRI 进行，并评估感兴趣区域的动态微观血流变化。信号强度（MRI）或衰减程度（CT）的变化在动态输注对比剂过程中测量。据报道，与正常组织相比，口咽部肿瘤组织的血容量和血流量增加，但达峰时间缩短；但与治疗改变的组织相比，复发肿瘤组织内的血流和血流量也有所增加，达峰时间相应减少。

PET/CT 在最初的分期评估中对 CT 和 MRI 起补充作用，并且 PET/CT 似乎对头颈癌的影像监测随访具有最佳的灵敏度和特异度，在大多数口咽鳞状细胞癌患者治疗后的随访评估中，它被用作 CT 的替代物。Baxi 等于 2015 年报道，PET/CT 在头颈癌治疗后的早期监测中有显著的益处，在治疗后 3 个月和 6 个月的随访中，PET/CT 随访益处最大。另有研究认为，对于大部分接受放疗的 HPV 相关性口咽癌患者，在放疗后 3 个月 PET/CT 扫描阴性情况下，体检和喉镜检查足以发现癌症复发；放疗 3 个月后可暂停 PET/CT 扫描检查（图 3-2-51）。

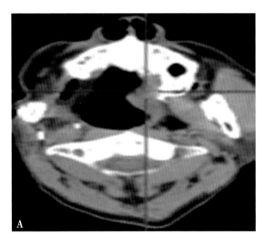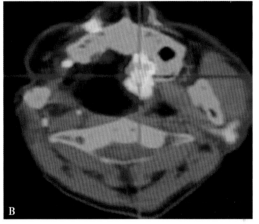

图 3-2-51　口咽癌术后复发的 PET/CT 表现。口咽呈术后改变，可见口咽左侧壁增厚并形成软组织肿块，^{18}F-FDG 摄取增加
A. CT 轴位　B. ^{18}F-FDG PET/CT 轴位

尽管目前尚无口腔癌及口咽癌患者影像学监测的最佳策略，但越来越多的证据提示 PET/CT 似乎是对治疗后口咽癌进行监测随访的最敏感和最特异的影像学方式。治疗结束后 3~6 个月和治疗后 12 个月进行的 PET/CT 对预后有显著影响。PET/CT 具有较高的特异度和阴性预测价值。如果在治疗后 3~6 个月的时间间隔内连续 2 次检查结果阴性，未来复发的可能性较小。HPV 状态可进一步提高 PET/CT 检查结果的预测可靠性。然而，需要更多的研究来量化影像监测计划的临床结局益处，并确定影像监测最合适的持续时间和频率。

（杨智云　马　慧　饶良俊）

第三节 临床浸润深度的评估

TNM 分期是口腔癌和口咽癌患者预后的重要指标,对患者治疗方案的制订具有重要指导作用。第 8 版 *AJCC Cancer Staging Manual* 改变了口腔癌及口咽癌的分期系统,肿瘤浸润深度(DOI)成为决定口腔癌 T 分期的因素之一。肿瘤浸润深度是指相邻正常黏膜的基底膜水平至肿瘤浸润最深处的垂直距离。从定义看,浸润深度本质上是一个病理学概念,需对术后肿瘤标本进行组织病理学检查后才能得出确切结果,如何在术前评估口腔癌浸润深度并进行临床分期,尚缺乏明确的共识。

一、肿瘤浸润深度的概念和意义

(一)肿瘤浸润深度的概念

随着研究的不断深入,区域淋巴结转移状况、淋巴结结外扩展、肿瘤周围神经浸润等越来越多的临床和病理学指标被认为和头颈部鳞癌患者的预后相关,其中肿瘤浸润深度得到广泛认可。1965 年,Ranker 最早对恶性黑色素瘤进行了浸润深度的测量。Breslow 等定义了测量皮肤黑色素瘤 DOI 的严格标准,需使用目微测仪(ocular micrometer)进行测量,从最深处的浸润点到表皮的颗粒细胞层顶部,不包括角蛋白和炎性渗出液。如果病灶发生溃疡,则以溃疡底部为参考点。此后,肿瘤浸润深度在皮肤癌、宫颈癌、结肠癌等肿瘤领域得到越来越多的关注。

肿瘤厚度(tumor thickness,TT)是指肿瘤表面最高点到肿瘤浸润前沿最深点间的垂直距离,包括肿瘤的外生和渗出成分,如角蛋白和炎性渗出物等。对外生型或浸润型肿瘤,肿瘤厚度从表面开始测量,而对溃疡型肿瘤,则从溃疡底部开始测量。第 7 版 *AJCC Cancer Staging Manual* 提出肿瘤厚度的意义,但并没有列为 T 分期标准。而第 8 版 *AJCC Cancer Staging Manual* 明确了浸润深度的含义,并把它列为 T 分期标准之一,明确强调浸润深度并不等于肿瘤厚度。浸润深度是从邻近正常上皮基底膜到肿瘤浸润前沿最深点的垂直距离。因此,外生型肿瘤的浸润深度一般小于肿瘤厚度,而溃疡型肿瘤则相反。

第 8 版 *AJCC Cancer Staging Manual* 出版前,人们对浸润深度和肿瘤厚度的定义缺乏足够关注,在许多研究中两者可进行互换。一项关于外科医师对浸润深度定义认知的调查显示,18% 的外科医师混淆了这两个概念。目前认为,肿瘤厚度、浸润深度与肿瘤预后均有一定的相关性,但多项研究显示,肿瘤浸润深度的相关性更强。

(二)浸润深度的临床意义

DOI 被纳入口腔癌临床分期标准,主要基于 2014 年 Ebrahimi 等的回顾性研究:通过全球 11 个中心 3 149 例口腔癌患者的 20 年随访,发现 DOI 显著影响患者总生存,并推荐用 5mm 和 10mm 作为 T 分期的阈值。此后,多项研究证明了口腔癌 DOI 与颈淋巴转移的相关性,但最佳预测阈值尚未统一。同时,由于不同亚解剖结构癌肿的颈淋巴转移率不同,其 DOI 阈值可能存在差异。

1. 舌癌 舌癌颈淋巴转移率较高。2018 年 Muhammad 等发现,DOI 是影响早期舌癌颈淋巴结转移的主要因素。舌癌侵犯黏膜层、肌层、骨膜或皮肤下层时,颈淋巴转移率分别为 14.3%、41.5% 和 71.5%。

如按 T 分期中 DOI 标准将患者分为 DOI < 5mm、6≤DOI≤10mm、DOI > 10mm 三组，其颈淋巴转移率分别为 23%、34% 和 53%。

2. 口底癌　2020 年，Brent 报道了 DOI 对于 cT1N0M0 口底癌颈淋巴清扫的指导意义，认为 3mm 是最佳的口底癌颈淋巴转移预测阈值。

3. 颊癌　1987 年，Urist 的研究发现，当颊黏膜癌 DOI≥6mm，颈淋巴转移率明显升高。

4. 下颌牙龈癌　牙龈癌存在早期侵犯牙槽骨的特殊性。2016 年，日本学者 Okura 发现，与侵犯骨髓质相比，下颌管受累显著影响患者总生存，建议以无骨侵犯、仅侵犯骨密质、侵犯骨髓质等解剖因素划分浸润深度，并把侵犯下颌管的下颌牙龈癌分类为 T4a。

5. 上颌牙龈癌和硬腭癌　目前尚缺乏关于上颌牙龈癌及硬腭癌浸润深度对颈淋巴转移的研究，可能由于硬腭黏骨膜较薄，质地坚韧，临床触诊难以分辨肿瘤浸润深度，且硬腭癌浸润早期即出现骨质破坏，其 TNM 分期亦存在争议。

二、肿瘤浸润深度的临床评估

（一）术前评估

目前浸润深度临床评估主要依靠触诊和影像学检查。

1. 触诊　触诊是最常用的肿瘤术前评估方法，目的是通过直接触摸或扪压肿瘤及周围组织，判断肿瘤的大小、质地、活动度及有无压痛等，目前也成为浸润深度评估的重要方法之一。2019 年，美国学者 Mark A. Varvares 开展了一项关于外科医师对于口腔鳞癌 DOI 了解程度及测量方法选择的调查，发现 32.5% 的外科医师首选触诊对肿瘤 DOI 进行评估，其次，25.2% 的医师选择全层活检的方法，而只有少于 10% 的医师选择 CT，少于 15% 的医师选择 MRI 进行术前 DOI 评估。

临床触诊评估方便快捷，对医疗设备要求低，容易开展，而且易于参考患者的临床表现进行综合评估，但其局限性也很明显。首先，其主观性强，受检查者的个人判断、经验、肿瘤质地等因素影响，可重复度不高。若肿瘤较小，临床触诊的准确性也会下降。其次，其受解剖因素影响，肿瘤位于口腔后份，手指难以到达，容易导致患者恶心不适。当患者出现牙关紧闭或疼痛不能耐受触诊时更进一步阻碍了临床触诊。2016 年 Alsaffar 等的研究发现，临床触诊评估和病理学检查结果在 DOI≥5mm 以上高度相关，灵敏度和特异度分别为 80% 和 84%，但是当 DOI < 5mm 时，两者相关性较弱。

另外，临床检查时需注意触诊的力度，过度反复挤压不仅会导致患者疼痛不适，更有可能导致肿瘤扩散转移。

2. 影像学检查　一般认为，影像学测量 DOI 值大于病理学测量值，尤其当 DOI < 5mm 时。原因可能是肿瘤边缘组织炎症、水肿或纤维化，也可能是病理标本在福尔马林固定后发生收缩所致。不同影像学检查的准确性可能不同。

（1）超声检查：超声检查测量所得 DOI 值与病理学 DOI 值高度相关，平均差异仅为 0.3mm，尤其在 DOI < 10mm 的口腔鳞癌中，超声检查结果非常准确。目前口内超声检查的应用受到关注，当患者无法使用 CT 或 MRI 进行术前检查时，可使用口内超声检查。研究提示，超声检查能发现 CT 或 MRI 无法检测

到的微小病变,在浸润深度≤5mm时,其测量结果与组织病理学测量值更接近。

(2)CT:增强CT测量值可能小于病理学DOI值,轴面平均差异为0.743mm,冠状面平均差异为1.106mm。也有研究认为,CT与病理学DOI值之间的差异为2~3mm。有学者提出,不同部位的肿瘤通过影像学测量DOI时,需采用不同的平面进行检查才能更接近病理学检测结果。舌缘肿瘤使用轴面检查与病理学DOI相关性最高,而硬腭、舌背及磨牙后垫的肿物则以矢状面最佳,口底、牙龈处则以冠状面最准确。

(3)MRI:大多数情况下,MRI比CT更能准确显示软组织病变范围及其对周围组织结构的影响。2021年Akira等提出,MRI测量DOI大于病理学DOI 1.2~2mm,也有研究认为差异为2~3mm。

(4)PET/CT:PET/CT在诊断口腔癌及复发转移灶时具有高度特异性,但是,头颈部组织的FDG生理性摄取变异较大,容易影响PET/CT对肿瘤侵犯范围的评估。此外,PET/CT分辨率较低,不建议应用于口腔癌T分期,包括DOI评估。

(二)术中冰冻切片评估

冰冻切片(frozen section)是一种在低温条件下使组织快速冷却到一定硬度,然后进行切片的方法。对于早期口腔癌及口咽癌,术中原发灶整体切除后,通过冰冻切片测量DOI,是帮助外科医师决定是否行同期颈淋巴清扫的方法之一。

2019年Moe开展的一项前瞻性研究中,医师根据术中冰冻测量DOI决定cT1N0口腔癌患者是否行选择性颈淋巴清扫,并与术后病理学DOI进行比较。结果显示,术中冰冻和术后病理学DOI值存在相关性($r=0.96$),平均误差为0.24mm。该研究认为,术中通过冰冻切片确定DOI是可行的,但整体而言,使用术中冰冻DOI结果决定是否行同期颈淋巴清扫,仍缺乏高级别循证医学证据。

(三)术后病理结果评估

第8版 *AJCC Cancer Staging Manual* 中详细介绍了DOI病理学评估的方法,首先需参考肿瘤周围正常上皮组织的位置,找到周围鳞状上皮基底膜的水平线或连接线,测量肿瘤浸润最深点与该水平线的垂直距离。浸润最深点需依据实际情况而定,可以是纤维组织、横纹肌组织和骨组织。测量工具可选择显微镜标尺,也可以在玻片上直接测量。

但是,实际操作中仍存在许多影响结果准确性的因素:①当肿瘤较小,经过活检后的手术标本中缺乏或残留少量的肿瘤组织,很难确定测量的点。②手术标本中浸润最深处为阳性边界,测量的DOI小于实际情况。③肿瘤组织周围不存在正常相邻黏膜,或仅一侧存在相邻黏膜,无法确定基线。④肿瘤所处器官组织的表面不是一个平面,如舌的自然轮廓是弧形,重建的基底膜理论上是弧形,磨牙后三角区、上下牙槽嵴等部位也可能存在角度,均难以确定基线。⑤若邻近正常黏膜距离较远,黏膜薄,或出现不规则增生,网状层钉突较厚,也会导致邻近黏膜水平不一致,从而影响基线的确定。

综上所述,自第8版 *AJCC Cancer Staging Manual* 明确提出浸润深度的概念,口腔癌得到了更精细的分期,对患者的综合序列治疗方案具有重要指导意义,但是对于如何准确测量DOI值以及DOI值的临床意义,仍需要进一步探讨。

(梁玉洁)

第四节 颈部评估

颈淋巴转移为口腔癌及口咽癌的主要转移方式,严重影响患者预后。第 8 版 *AJCC Cancer Staging Manual* 分期中,淋巴结结外扩展(或称包膜外浸润,ENE)被列入口腔癌及口咽癌 N 分期标准,与本章前文所述口咽癌 HPV 感染状态、口腔癌 DOI 成为分期的重要改变,是口腔癌及口咽癌精准分期的突破,也充分说明颈部状态对预后的重要性。本节主要讨论颈部评估,为"第十章 口腔癌及口咽癌的颈部处理"提供基础。

一、颈部评估方法

(一)触诊

触诊是临床上进行颈部评估的常用手段,评估内容包括淋巴结部位、大小、数目、质地、活动度、有无波动感、有无压痛、有无粘连及局部皮肤状态等。检查颈部淋巴结时,需按分区有序进行,以免遗漏。检查过程中需注意力度适中,避免挤压转移淋巴结,或造成患者不适。如患者已确诊口腔癌或口咽癌,触诊发现淋巴结固定,且与周围组织粘连,或多个融合,可判断为 ENE。

触诊作为颈部评估的主要方法,存在一定局限性。当肿瘤早期转移、转移淋巴结位于肌肉组织深面,或淋巴结较小时,判断较为困难,而且触诊准确率依赖于临床医师的个人经验。因此,临床触诊应结合影像学检查以提高诊断准确性。

(二)超声检查与超声引导下细针穿刺活检

1. 淋巴结特征表现 淋巴结的大小、形态,淋巴结门存在与否,是否提示包膜外侵犯和结内坏死是颈部淋巴结评估的重要指标。正常淋巴结呈长条状或卵圆形,长短径比(L/T)>2,类似肾脏,长径在 5～8mm 间,因与周围脂肪组织都表现为高回声,一般难以检测。淋巴结中央可见与周围软组织相连的高回声结构,称为淋巴结门(hilum of lymph gland),主要由髓质形成,包括出入淋巴结门的动静脉。75% 以上正常淋巴结可见淋巴结门,较小的淋巴结无法形成淋巴结门回声。不同部位的淋巴结形态不同,颈部 I 区、VI 区淋巴结外形饱满,趋向呈圆形,淋巴结门变窄,甚至消失。III 区、IV 区淋巴结呈条索状,较细长,淋巴结门较细小。

异常淋巴结一般呈圆形或不规则形,L/T<2,体积增大,长径可达到 10mm 以上。77% 以上异常淋巴结边界清晰。若与周围组织无明确分界,可提示 ENE。淋巴结内呈不均匀回声,可能原因是淋巴结内出现凝固性或液化性坏死,也可发生钙化。淋巴结转移癌早期可见淋巴结门回声,此时髓质淋巴窦尚未被完全破坏,淋巴结门狭窄、结构紊乱、形态不规则。后期因淋巴结髓质淋巴窦被破坏,淋巴结门消失。

2. 细针穿刺活检(fine needle aspiration biopsy,FNAB) FNAB 为通过特殊穿刺针及负压经皮抽吸组织器官的液体或细胞,对其成分进行诊断,具有操作方便、诊断迅速等优点。不同于脱落细胞学检查所取得的大量变性坏死细胞,FNAB 获得的细胞为活细胞,可用于细胞培养、DNA 检测、免疫组织化学检查等。对于位置较深、体积较小或紧邻重要大血管的淋巴结,通过超声检查进行定位引导,可选择合适的进针点及穿刺路线,避让血管及重要器官,保证操作安全性,提高诊断准确性。2021 年 Angéla Horváth 等发现,FNAB 诊断颈淋巴转移的灵敏度为 81.8%,特异度及阳性预测值均达 100%,阴性预测值为 66.6%。目前认为,FNAB 一般不会引起穿刺通道的肿瘤播散种植。但是 FNAB 的操作须经超声医师评估,如对淋巴结部位的可及性存在困难,患者存在凝血障碍等,不建议进行。

3. 鉴别诊断

(1)炎性淋巴结:急性淋巴结炎边界清晰,多数呈椭圆形,低回声,淋巴结门常消失。亚急性淋巴结炎较急性者小,结内可见细小斑点和条纹,淋巴结门可见。慢性淋巴结炎多数较小,超声检查显示稍低回声。

(2)淋巴结结核:淋巴结一般较大,超声检查影像表现多样,不同受累淋巴结可有明显差异。当结内囊性坏死时可见无回声,钙化时可见强回声斑点。因周围组织水肿,边界多模糊不清。

(三)CT

1. 淋巴结特征表现 总体而言,增强 CT 诊断颈淋巴转移的准确率约为 70%。CT 影像中,正常颈淋巴结一般呈圆形或椭圆形的软组织影,边缘光整,直径为 3~10mm,密度均匀,CT 值为 20~50HU,与周围肌肉组织相似。转移性淋巴结主要从大小、形态、ENE、强化特征进行诊断。

(1)大小:淋巴结大小是评价颈部淋巴结最基本的标准,CT 测量淋巴结大小具有优势,尤其对强化明显的淋巴结。2010 年屠规益主编《颈淋巴结转移癌临床》指出目前常以Ⅱ、Ⅲ、Ⅳ区淋巴结直径≥15mm,其他分区淋巴结直径≥10mm 作为诊断颈部淋巴结肿大的标准。1997 年国内学者罗德红的研究发现,头颈鳞癌颈内静脉淋巴结链以最小径≥8mm 为诊断淋巴结肿大标准时,诊断灵敏度和特异度可分别达到 91.67% 和 98.61%。

(2)形态:正常或反应性增生的淋巴结一般呈肾形,L/T 接近 2,而转移淋巴结多呈球形。Steinkamp 等报道,在最短径 >8mm 的淋巴结中,若 L/T>2,诊断为淋巴结炎性疾病的灵敏度和特异度均为 97%;若 L/T<2 时,诊断为颈淋巴结转移的灵敏度和特异度分别为 87% 和 89%。

(3)ENE:如发生 ENE,淋巴结的表现为边界不清,周围脂肪间隙消失,甚至侵犯邻近结构,如舌神经、舌下神经、血管等。目前对于 CT 诊断颈动脉是否受累仍无统一标准。有学者认为,可以颈淋巴结与颈动脉间隙消失或包绕颈动脉≥180°作为颈动脉受累标准。也有学者提出,淋巴结包绕颈动脉≥270°作为颈动脉受累标准。CTA、多层螺旋 CT 结合多平面重建(MPR)、最大密度投影等能为转移淋巴结是否侵犯颈动脉提供更多信息。

(4)强化特征:当肿瘤细胞转移至淋巴结,淋巴结髓质正常结构被肿瘤细胞取代或引起坏死时,增强扫描可表现为淋巴结中心不规则低密度区,伴周围薄壁组织环形强化,皮质形态、厚度不一,是颈部淋巴结转移的重要诊断指标。当增强 CT 显示坏死区最大径 >3mm 时需和结内脂肪化生、结内脓肿及淋巴结结核性坏死相鉴别。

2. 鉴别诊断

(1)淋巴结结核:CT 表现为均匀实质性软组织肿块影,边界不清。淋巴结可互相融合,形成不规则环形强化,内见多个低密度区,"花环状"改变为淋巴结结核的特征表现。若 CT 表现为结内有不规则低密度区或钙化,边缘明显强化,可能为干酪样坏死。

(2)淋巴瘤:受侵部位广泛,双侧多见,主要为咽后组、颈静脉链周围和颈后三角淋巴结,有时也可侵犯下颌下及腮腺内淋巴结。CT显示边界清楚,密度均匀,有时可见边缘薄壁环状,中央低密度影。增强扫描后无明显强化。

(四)MRI

1. 淋巴结特征影像 MRI上肿大淋巴结呈等T1、稍长T2信号。对转移淋巴结的诊断指标主要包括淋巴结的大小、形态,淋巴结内部坏死和ENE等。

(1)大小和形态:淋巴结增大是评估颈部淋巴结转移的重要诊断标准之一。以>10mm作为诊断淋巴结转移的标准时,MRI的灵敏度为81%,特异度为39%。形态与CT诊断标准一致。当L/T<2时,常提示转移淋巴结。

(2)内部结构:淋巴结内部坏死是诊断淋巴结转移的重要标准。坏死区内混合物包括肿瘤坏死组织、纤维结缔组织、血液等,成分不同可导致MRI信号强度不同。在T1WI上,中央坏死区为低信号。在T2WI上,转移淋巴结显示均匀或混杂高信号,中央出现更高信号提示液化坏死灶。压脂序列可提高诊断能力,并能更好地观察ENE。

(3)超小型超顺磁氧化铁颗粒(ultrasmall superparamagnetic iron oxide particles,USPIO):MRI在诊断淋巴结转移时多依据形态变化及非特异性组织学变化。USPIO是一种阴性对比剂,直径<50nm,具有较好的生物相容性,静脉注射后可被吞噬细胞吞噬,或被淋巴管从间质中摄取进入淋巴结。转移淋巴结中,淋巴窦被阻塞、破坏,USPIO较少进入淋巴结,T2WI信号强度无明显改变,仍呈高信号。而正常或炎性淋巴结则可在T2WI上表现为低信号。利用这一独特强化作用,USPIO可提高MRI对转移淋巴结的诊断效能。

(4)MRI扩散加权成像(DWI):DWI是唯一能够检测活体组织内水分子扩散运动的无创性方法,其宏观表现用表观扩散系数(apparent diffusion coefficient,ADC)表示,早期主要用于脑缺血的诊断。转移淋巴结多表现为水分子弥散受限,呈高信号,因此DWI可用于淋巴结的鉴别诊断。有研究表明,ADC值为$1.13 \times 10^{-3} mm^2/s$时,颈部淋巴结转移预测效能最佳,灵敏度和特异度可分别达到90.9%和90.0%。

2. 鉴别诊断

(1)淋巴结结核:急性期淋巴结表现为均匀一致的强化信号,亚急性期淋巴结中央出现低密度区,周围边缘见强化。

(2)淋巴瘤:淋巴结内表现为均匀一致的信号,多个淋巴结融合成团,边界清晰锐利,治疗前一般不发生坏死。

(五)其他成像技术

1. PET/CT 肿瘤组织的生物学行为特征包括生长迅速及代谢旺盛,若PET显示淋巴结代谢异常活跃,提示颈淋巴转移。口腔癌及口咽癌术后或放疗后患者颈部解剖结构紊乱,MRI、CT等鉴别治疗后反应和肿瘤复发转移非常困难。而PET/CT基于独特的代谢显像优势,诊断淋巴结转移、远处转移及复发的灵敏度较高。Nelissen等使用PET/CT评估头颈恶性肿瘤患者放化疗后3个月的颈部情况,发现PET/CT

的阴性预测值、灵敏度和特异度分别为 92%、73% 和 83%。对于触诊阴性的颈部隐匿性转移，PET/CT 和 CT/MRI 诊断的灵敏度分别为 71% 和 50%。PET/CT 也能较好地识别 ENE，当 SUV 设定为 3.0 时，ROC 曲线下面积为 0.913，灵敏度、特异度和准确度分别为 81.1%、94.3% 和 93.1%。然而，基于卫生经济学原理，目前 PET/CT 仍未被推荐常规用于口腔癌及口咽癌隐匿性颈淋巴转移的评估。

2. 近红外荧光成像技术（near-infrared fluorescence imaging technology，NIR） NIR 可通过荧光描绘肿瘤边界、识别残留肿瘤和映射前哨淋巴结。目前多种染料可用于 NIR，其中，应用最多的吲哚菁绿（idocyanine green，ICG）是一种非靶向近红外染料。Xia 等于 2021 年报道，术前 12 小时输注 ICG 用于术中诊断隐匿性转移淋巴结，灵敏度、特异度分别为 62.5%/ 和 98.1%，AUC 为 0.91，准确率达 97.3%。帕尼单抗 -IRDye800CW 是一种肿瘤靶向荧光抗体染料偶联物，可与人上皮生长因子受体（EGFR）的细胞外域以高亲和力结合。Naoki Nishio 于 2019 年开展的一项 I 期临床研究在术前 1～5 天静脉注射不同剂量的帕尼单抗 -IRDye800CW，术中使用 NIR 技术把荧光染色阳性的淋巴结切除活检。结果发现，转移淋巴结的平均荧光信号强度（MFI）高于正常或炎性淋巴结，当 MFI 的阈值设定为 0.044 时，可获得最佳诊断效能。但荧光染料的剂量越大，假阳性率越高。目前，不同染料的注射时间、方法、剂量仍在探索当中。

二、原发灶不明的颈淋巴转移癌

原发灶不明癌（cancer of unknown primary，CUP）是指经过组织学证实，在完成初步检查，包括临床专科检查、影像学检查等，短期内仍未发现原发灶的癌症。2002 年 A J van de Wouw 开展的一项流行病学调查显示，CUP 患者中位生存期为 3～11 个月，在寻找原发灶上花费过多时间会耽误治疗时机，因此当原发灶部位不明确时可先分亚组，尽早治疗。颈淋巴转移癌是 CUP 中预后良好的亚组之一，经过多学科治疗，5 年生存率为 50%～70%。

（一）生物学特征

颈淋巴转移癌大部分为鳞状细胞癌，约 25% 为未分化癌和腺癌。颈淋巴转移癌患者的转移灶生长速度往往比原发灶快，许多患者因发现颈部包块就诊，可能原因是机体存在针对原发灶的免疫机制，抑制原发灶的发展。值得注意的是，J Califano 于 1999 年针对 18 例原发灶未明的颈淋巴转移灶和患者良性口腔黏膜病变组织进行分析，发现其中 10 例颈淋巴结转移灶样本与黏膜样本基因型一致，提示良性黏膜病变也可能是颈淋巴转移的起源部位，良性黏膜病变中可能存在难以被诊断的恶性成分。

（二）临床评估

接诊可疑颈淋巴转移癌患者时，需先行初步评估，根据患者症状和体征进行影像学检查，颈淋巴转移癌部位对原发灶位置具有提示作用：鼻咽恶性肿瘤常转移至ⅡB 区淋巴结；口咽、下咽、喉部恶性肿瘤常转移至颈内静脉链淋巴结；口腔癌则易转移至下颌下和颈深上淋巴结；甲状腺恶性肿瘤易转移至颈内静脉链。部分颈淋巴转移也可呈跳跃性转移。

影像学检查可协助评估肿瘤转移灶、原发灶部位及肿瘤负荷，指导治疗方案的制订。常用的影像学检查包括头颈部 CT、MRI 及超声。相比于传统检查，PET/CT 更能精确评估肿瘤负荷，可作为一种预测患者生存期的影像学指标。除此之外,还可使用鼻咽镜、喉镜、胃镜等检查上呼吸道及消化道是否存在可疑病灶。如存在明显ⅡB区转移灶,EB病毒滴度检查可协助诊断是否存在鼻咽恶性肿瘤。

(三)病理检查

CUP病灶应尽可能活检,颈淋巴病灶可行超声引导下FNAB获取组织,咽部可疑病灶可在内镜下切取活检。活检组织如被诊断为恶性,应进一步进行原发灶与转移灶的界定。当组织形态学难以确诊,可使用免疫组织化学染色协助确定病灶来源。HPV基因检测能有效鉴别口咽来源肿瘤,而HPV(−)鳞状细胞癌缺乏特异性器官标记物。除形态学评估和免疫组织化学染色外,基因分析等分子病理手段显著提高识别可疑原发灶的能力,是发展的重要方向,目前国内外正处于积极研发中。

(梁玉洁)

第五节　口腔癌及口咽癌患者综合评估

口腔癌/口咽癌患者尤其是老年患者常伴有全身基础性疾病,在做好专科检查的同时,还应全面分析患者包括心肺功能、体能状况、认知功能、心理状态、营养状态及基础疾病等在内的全身情况,将患者视作整体给予综合评分。在综合评分的前提下,为患者提供专业、个性化的多学科序列治疗及围手术期管理。同时,综合评分对实现口腔癌/口咽癌患者全生命周期诊疗及康复的目标十分必要。

一、活动能力状况评分

(一)体能状况评分

ECOG体力状况评分表(eastern cooperative oncology group performance status,ECOG PS)是由美国东部肿瘤协作组(ECOG)制定的一个较简化的活动状态评分表。该评分表将患者的活动状态分为0~5级,认为体能状况为3、4级的患者不适宜进行化疗(表3-5-1)。

表3-5-1　ECOG体力状况评分表

级别	体力状况说明
0	活动能力完全正常,与起病前活动能力无任何差异
1	能自由走动及从事轻体力活动,包括一般家务或办公室工作,但不能从事较重的体力活动
2	能自由走动及生活自理,但已丧失工作能力,日间不少于一半时间可以起床活动
3	生活仅能部分自理,日间一半以上时间卧床或坐轮椅
4	卧床不起,生活不能自理
5	死亡

(二)日常生活能力评分(activities of daily living,ADL)

Barthel指数广泛用于日常生活能力评价,每个项目根据是否需要帮助和帮助程度分为0分、5分、10分、15分4个等级,总分100分,得分越高,依赖性越小,表示患者日常生活能力越强(表3-5-2)。

表 3-5-2 Barthel 指数

日常活动项目	独立	部分独立或需部分帮助	需极大帮助	完全依赖	计分
进餐	10	5	0		
洗澡	5	0	—	—	
修饰（洗脸、刷牙、刮脸、梳头）	5	0	—	—	
穿衣（包括系鞋带等）	10	5	0		
可控制大便	10	5（偶尔失控）[①]	0（失控）	—	
可控制小便	10	5（偶尔失控）[②]	0（失控）	—	
用厕（包括拭净、整理衣裤、冲水）	10	5	0		
床、椅转移	15	10	5	0	
平地行走 45 米	15	10	5	0	
上下楼梯	10	5	0	—	
合计					

注：100 分表示独立；75～95 分表示轻度依赖；50～70 分表示中度依赖；25～45 分表示重度依赖；0～20 分表示完全依赖。
① 每周少于 1 次。
② 每 24 小时少于 1 次。

（三）工具性日常生活能力评分（instrumental activities of daily living，IADL）

Lawton 工具性日常生活活动量表分别从打电话、购物、备餐、做家务、洗衣、使用交通工具、服用药物和管理个人财务 8 项条目对患者功能状况进行评分，总分 0～8 分，分值越高，提示被测试者功能性日常生活能力越高。

二、心肺功能评分

（一）心脏危险因素评分

口腔癌/口咽癌患者，特别是老年患者合并冠心病者，在手术刺激下会导致心肌耗氧量增加、心脏供血不足，从而诱发心血管风险。Goldman 术前心脏危险因素评分对预测口腔癌/口腔癌患者发生心血管事件的风险具有重要意义（表 3-5-3）。任何将要接受手术的患者在术前均需进行系统的、多次、动态心脏功能评估，从而做到积极预防、早期干预、早期诊断，最大程度减少心血管并发症，提高口腔癌/口咽癌患者的治疗质量和生存率。

（二）呼吸功能评分

口腔癌/口咽癌患者常合并呼吸系统疾病，主要包括：慢性支气管炎、慢性肺炎、肺气肿、肺大泡、慢性阻塞性肺疾病（chronic obstructive pulmonary disease，COPD）以及慢性哮喘等。COPD 的主要临床表现为慢性咳嗽、咳痰，气短伴呼吸困难，随病情进展可能导致呼吸衰竭、肺心病。我国 COPD 发病率、病死率均较高。口腔癌/口咽癌患者手术区多涉及舌、口底、口咽以及颈部等，术后因长期卧床、气管切开、舌和口底组织后坠、组织水肿及气道分泌物增多导致严重误吸和肺部感染，会加重 COPD 症状，甚至导致呼吸衰竭。2015 年修订版慢性阻塞性肺疾病全球防治倡议提出，改良英国医学研究学会呼吸困难指数（modified British medical research council，mMRC）评分和慢性阻塞性肺疾病评估测试（COPD assessment test，CAT）均可用于评估 COPD 患者病情严重程度。其中，mMRC 评分因操作简便，更适用于症状严重、配合度较差的患者（表3-5-4）。CAT 评分的内容则更丰富和广泛（表3-5-5）。

表 3-5-3　Goldman 术前心脏危险因素评分

病史	参数	计分
急性心肌梗死	<6个月	10
年龄	>70岁	5
体检	第三心音奔马律、颈静脉怒张等心衰征象	11
主动脉	明显主动脉瓣狭窄	3
心电图	手术前最后一次心电图示心律失常（不包括窦性心律及房性期前收缩）	7
室性期前收缩	频发室性期前收缩>5次/分	7
一般内科情况差	$PaO_2<8.0kPa$（60mmHg）或 $PaCO_2>6.7kPa$（50mmHg），$k^+<3mmol/L$ 或 $HCO_3<20mmol/L$，血清尿素氮（BUN）>18mmol/L（50mg/dl），Cr>265.2μmol/L（3.0mg/dl），谷草转氨酶（GOT）升高，慢性肝病征及非心脏原因卧床	3
腹腔内、胸腔内及主动脉手术	—	3
急诊手术	—	4
总计	—	

注：0～5分为Ⅰ级，6～12分为Ⅱ级，13～25分为Ⅲ级，≥26分为Ⅳ级。Ⅲ级时手术危险性较大，需要进行充分的术前准备，使心功能和全身情况获得改善方能手术。Ⅳ级麻醉风险极大。

表 3-5-4　改良英国医学研究学会呼吸困难指数（mMRC）

分级	评估呼吸困难严重程度
0级	我仅在费力运动时出现呼吸困难
1级	我平地快步行走或步行爬小坡时出现气短
2级	我由于气短，平地行走时比同龄人慢或者需要停下来休息
3级	我在平地行走100米左右需要停下来喘气
4级	我因严重呼吸困难以至于不能离家，或在穿、脱衣服时出现呼吸困难

注：mMRC 评估呼吸困难严重程度，mMRC 分级≥2表示症状较重。

表 3-5-5　慢性阻塞性肺疾病评估测试（CAT）

我从不咳嗽	0	1	2	3	4	5	我一直在咳嗽
我一点痰也没有	0	1	2	3	4	5	我有很多很多痰
我一点也没有胸闷的感觉	0	1	2	3	4	5	我有很重的胸闷的感觉
当我爬坡或爬一层楼梯时，我并不感到喘不过气来	0	1	2	3	4	5	当我爬坡或爬一层楼梯时，我感觉非常喘不过气来
在家里的任何劳动都不受慢阻肺的影响	0	1	2	3	4	5	我在家里的任何劳动都很受慢阻肺的影响
每当我想外出时我就能外出	0	1	2	3	4	5	因为我有慢阻肺，所以从来没有外出过
我睡眠非常好	0	1	2	3	4	5	因为我有慢阻肺，我的睡眠非常不好
我精力旺盛	0	1	2	3	4	5	我一点精力都没有

注：CAT 分值≥10分表明症状较重。

三、合并症评分

Charlson 合并症指数（Charlson comorbidity index，CCI）是基于患者所患疾病数目及严重程度对其合并症进行量化的合并症评分体系，临床上用来评估疾病预后、早期死亡率等。

四、认知功能评分

伴有认知障碍的口腔癌/口咽癌患者不仅会影响医师对真实病情的判断，同时也极大阻碍患者对治疗方案的接受程度，导致依从性低。因此，认知功能的评估对口腔癌/口咽癌患者，特别是老年患者的诊疗具有重要意义。蒙特利尔认知评估量表（Montreal cognitive assessment，MoCA）是对轻度认知功能异常进行快速筛查的临床常用评定工具，内容包括视空间、执行能力、物体命名、注意与集中、语言、抽象思维、延迟记忆、定向力在内的 8 项认知领域（图 3-5-1）。总分 0～30 分，≤26 分为认知功能异常，患者受教育年限≤12 年时总分加 1 分。

五、心理状况评分

口腔癌/口咽癌患者常承受面部容貌改变、疼痛以及功能受限带来的多重痛苦。根据 NCCN 报道，几乎所有的癌症患者在癌症治疗的不同阶段均呈现负性心理状态。口腔癌/口咽癌患者除了承担癌症本身带来的压力，还承受颜面部外形改变和功能障碍所带来的社会生活压力，其心理痛苦程度远大于其他种类的恶性肿瘤患者。同时，躯体痛苦程度与心理状态常伴随发展，躯体症状诱发负性心理状态，负性心理状态又促进躯体症状的发展。因此，通过焦虑评分和抑郁评分对口腔癌/口咽癌患者进行早期识别和确认非常重要。

1. 汉密尔顿焦虑量表　汉密尔顿焦虑量表（Hamilton anxiety scale，HAMA）由 Hamilton 于 1959 年编制，是临床上评定焦虑状态时用的最普遍的量表。《中国精神障碍分类与诊断标准》（第 3 版）将其列为焦虑症的重要诊断工具，临床上常将其用于焦虑症的诊断及程度划分的依据，其包括 14 个项目，采用 0～4 分的 5 级评分法（表 3-5-6，表 3-5-7）。

HAMA 应由经过训练的 2 名评定员进行联合检查，一般采用交谈和观察的方法，待检查结束后，2 名评定员独立评分。在评估心理或药物干预前后焦虑症状的改善情况时，首先在入组时评定当时或入组前 1 周的情况，然后干预 2～6 周，再次评定来比较焦虑症状的严重程度和症状谱的变化。

2. 汉密顿抑郁量表　汉密顿抑郁量表（Hamilton depression scale，HAMD）由 Hamilton 于 1960 年编制，是临床评定抑郁状态应用最为普遍的量表（表 3-5-8，表 3-5-9）。该量表由经过培训的 2 名评定者对患者进行联合检查，一般采用交谈与观察的方式，检查结束后，2 名评定者分别独立评分。在治疗前后进行评分，可以评价病情的严重程度及治疗效果。HAMD 在临床上方便实用，方法简便，标准明确，便于掌握，可用于抑郁症、躁郁症、神经症等多种疾病的抑郁症状评定，尤其适用于抑郁症。一次评定需 15～20 分钟，主要取决于患者的病情严重程度及合作情况，如患者严重阻滞时，则所需时间将更长。

姓名：_____　性别：_____　年龄：_____　教育年限：_____　评估日期：_____

视空间与执行功能	得分

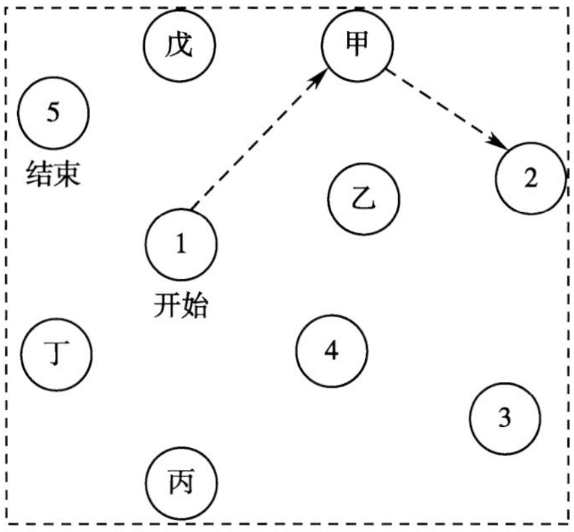

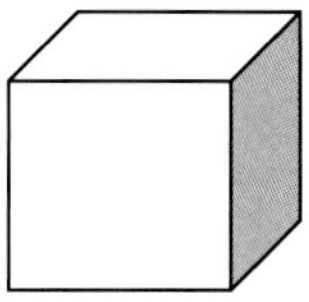

画钟表（11点10分）（3分）

复制立方体

[　]　　　　　[　]　轮廓[　]　指针[　]　数字[　]　__/5

命名	

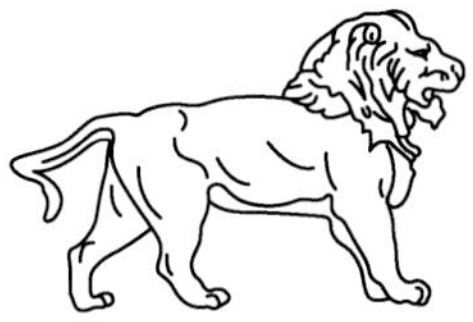

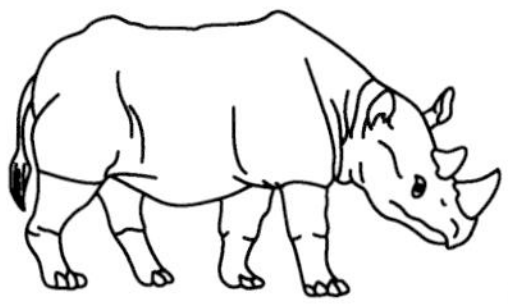

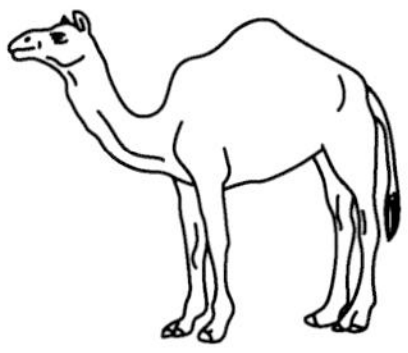

[　]　　　　　　[　]　　　　　　[　]　__/3

记忆	读出下列词语，然后由患者重复上述过程重复2次，5分钟后回忆。		面孔	天鹅绒	教堂	菊花	红色	不计分
		第一次						
		第二次						

注意	读出下列数字，请患者重复（每秒1个）。	顺背[　]	21854	
		倒背[　]	742	__/2

读出下列数字，每当数字出现1时，患者敲1下桌面，错误数大于或等于2不给分。
[　]52139411806215194511141905112　__/1

100连续减7　　[　]93　　[　]86　　[　]79　　[　]72　　[　]65
4~5个正确得3分，2~3个正确得2分，1个正确得1分，0个正确得0分　__/3

语言	重复：	"我只知道今天张亮是帮过忙的人"[　] "当狗在房间里的时候，猫总是藏在沙发下"[　]	__/2
	流畅性：	在1分钟内尽可能多地说出动物的名字。[_____]（$n \geq 11$名称）	__/1

抽象	词语相似性：香蕉—桔子=水果　　　　[　]火车—自行车　　[　]手表—尺子	__/2

延迟回忆	没有提示	面孔 [　]	天鹅绒 [　]	教堂 [　]	菊花 [　]	红色 [　]	只在没有提示的情况下给分
选项	类别提示：						
	多选提示：						__/5

定向	[　]星期　　[　]月份　　[　]年　　[　]日　　[　]地点　　[　]城市	__/6

正常≥26/30	总分__/30
	教育年限≤12年加1分

图 3-5-1　蒙特利尔认知评估量表（MoCA）

表 3-5-6 汉密尔顿焦虑量表（HAMA）

条目	症状表现	得分
1. 焦虑心境	担心、担忧，感到有最坏的事将要发生，容易激惹	
2. 紧张	紧张感、易疲劳、不能放松、情绪反应、易哭、颤抖、感到不安	
3. 害怕	害怕黑暗、陌生人、一人独处、动物、乘车或旅行及人多的场合	
4. 失眠	难以入睡、易醒、睡得不深、多梦、夜惊、醒后感疲倦	
5. 认知功能	或称记忆、注意障碍，注意力不能集中，记忆力差	
6. 抑郁心境	丧失兴趣、对以往爱好缺乏快感、抑郁、早醒、昼重夜轻	
7. 躯体性焦虑	肌肉系统：肌肉酸痛、活动不灵活、肌肉抽动、肢体抽动、牙齿打颤、声音发抖	
8. 躯体性焦虑	感觉系统：视物模糊、发冷发热、软弱无力感、浑身刺痛	
9. 心血管系统	心动过速、心悸、胸痛、心管跳动感、昏倒感、心搏脱漏	
10. 呼吸系统症状	胸闷、窒息感、叹息、呼吸困难	
11. 胃肠道症状	吞咽困难、嗳气、消化不良（进食后腹痛、腹胀、恶心、胃部饱感）、肠动感、肠鸣、腹泻、体重减轻、便秘	
12. 生殖泌尿神经系统症状	尿意频数、尿急、停经、性冷淡、早泄、阳痿	
13. 植物神经系统症状	口干、潮红、苍白、易出汗、起鸡皮疙瘩、紧张性头痛、毛发竖起	
14. 会谈时行为表现	①一般表现：紧张、不能松弛、忐忑不安、咬手指、紧紧握拳、摸弄手帕，面肌抽动、不宁顿足、手发抖、皱眉、表情僵硬、肌张力高，叹气样呼吸、面色苍白；②生理表现：吞咽、打呃、安静时心率快、呼吸快（20 次 / 分以上）、腱反射亢进、震颤、瞳孔放大、眼睑跳动、易出汗、眼球突出	
总分		

测评指导：应由经过训练的 2 名评定员对被评定者进行汉密尔顿焦虑量表联合检查。一般采用交谈与观察方式，待检查结束后，2 名评定员分别独立评分。若需比较治疗前后焦虑症状和病情的变化，则于入组时，评定当时或入组前 1 周的情况，治疗后 2～6 周，再次评定比较。

评定的 5 个等级

0 分：无症状 　　 1 分：轻度 　　 2 分：中度 　　 3 分：重度 　　 4 分：极重

表 3-5-7 汉密尔顿焦虑量表（HAMA）结果分析

编号	总分范围	结果分析
1	0～7 分	没有焦虑
2	8～14 分	可能有焦虑
3	15～21 分	肯定有焦虑
4	22～29 分	肯定有明显焦虑
5	29 分以上	严重焦虑

表 3-5-8 汉密尔顿抑郁量表（HAMD）

项目	分值	分数
（1）抑郁情绪	0 分 = 没有 1 分 = 只在问到时才诉述 2 分 = 在访谈中自发地表达 3 分 = 不用言语也可以从表情、姿势、声音或欲哭中流露出这种情绪 4 分 = 患者的自发言语和非语言表达（表情、动作）几乎完全表现为这种情绪	

续表

项目	分值	分数
(2)有罪感	0分=没有	
	1分=责备自己,感到自己已连累他人	
	2分=认为自己犯了罪,或反复思考以往的过失和错误	
	3分=认为目前的疾病是对自己错误的惩罚,或有罪恶妄想	
	4分=罪恶妄想伴有指责或威胁性幻觉	
(3)自杀	0分=没有	
	1分=觉得活着没有意义	
	2分=希望自己已经死去,或常想与死亡有关的事	
	3分=消极观念(自杀念头)	
	4分=有严重自杀行为	
(4)入睡困难(初段失眠)	0分=没有	
	1分=主诉入睡困难,上床半小时后仍不能入睡(要注意患者平时入睡的时间)	
	2分=主诉每晚均入睡困难	
(5)睡眠不深(中段失眠)	0分=没有	
	1分=睡眠浅,多噩梦	
	2分=半夜(晚12点钟以前)曾醒来(不包括上厕所)	
(6)早醒(末段失眠)	0分=没有	
	1分=有早醒,比平时早醒1小时,但能重新入睡,应排除平时习惯	
	2分=早醒后无法重新入睡	
(7)工作和兴趣	0分=没有	
	1分=提问时才诉述	
	2分=自发地直接或间接表达对活动、工作或学习失去兴趣,如感到没精打彩,犹豫不决,不能坚持或需强迫自己去工作或劳动	
	3分=活动时间减少或成效下降,住院患者每天参加病房劳动或娱乐不满3小时	
	4分=因目前的疾病而停止工作,住院者不参加任何活动或者没有他人帮助便不能完成病室日常事务(注意:不能凡是住院患者就打4分)	
(8)阻滞(指思维和言语缓慢,注意力难以集中,主动性减退)	0分=没有	
	1分=精神检查中发现轻度阻滞	
	2分=精神检查中发现明显阻滞	
	3分=精神检查进行困难	
	4分=完全不能回答问题(木僵)	
(9)激越	0分=没有	
	1分=检查时有些心神不定	
	2分=明显心神不定或小动作多	
	3分=不能静坐,检查中曾起立	
	4分=搓手、咬手指、搓头发、咬嘴唇	
(10)精神性焦虑	0分=没有	
	1分=问及时诉述	
	2分=自发地表达	
	3分=表情和言谈流露出明显忧虑	
	4分=明显惊恐	
(11)躯体性焦虑(指焦虑的生理症状,包括口干、腹胀、腹泻、打呃、腹绞痛、心悸、头痛、过度换气和叹气,以及尿频和出汗)	0分=没有	
	1分=轻度	
	2分=中度,有肯定的上述症状	
	3分=重度,上述症状严重,影响生活或需要处理	
	4分=严重影响生活和活动	

项目	分值	分数
（12）胃肠道症状	0分=没有 1分=食欲减退，但不需他人鼓励便自行进食 2分=进食需他人催促或请求以及需要应用泻药或助消化药	
（13）全身症状	0分=没有 1分=四肢、背部或颈部沉重感，背痛、头痛、肌肉疼痛、全身乏力或疲倦 2分=症状明显	
（14）性症状（指性欲减退、月经紊乱等）	0分=没有 1分=轻度 2分=重度 3分=不能肯定，或该项对被评者不适合（不计入总分）	
（15）疑病	0分=没有 1分=对身体过分关注 2分=反复考虑健康问题 3分=有疑病妄想 4分=伴幻觉的疑病妄想	
（16）体重减轻	（1）按病史评定 0分=没有 1分=患者诉说可能有体重减轻 2分=肯定体重减轻　　　（2）按体重记录评定 0分=1周内体重减轻0.5kg以内 1分=1周内体重减轻超过0.5kg 2分=1周内体重减轻超过1kg	
（17）自知力	0分=知道自己有病，表现为忧郁 1分=知道自己有病，但归咎伙食太差、环境问题、工作过忙、病毒感染或需要休息 2分=完全否认有病	
（18）日夜变化（如果症状在早晨或傍晚加重，先指出哪一种，然后按其变化程度评分）	0分=早晚情绪无区别 1分=早晨或傍晚轻度加重 2分=早晨或傍晚严重	
（19）人格解体或现实解体（指非真实感或虚无妄想）	0分=没有 1分=问及时才诉述 2分=自发诉述 3分=有虚无妄想 4分=伴幻觉的虚无妄想	
（20）偏执症状	0分=没有 1分=有猜疑 2分=有牵连观念 3分=有关系妄想或被害妄想 4分=伴有幻觉的关系妄想或被害妄想	
（21）强迫症状（指强迫思维和强迫行为）	0分=没有 1分=问及时才诉述 2分=自发诉述	
（22）能力减退感	0分=没有 1分=仅于提问时方引出主观体验 2分=患者主动表示有能力减退感 3分=需鼓励、指导和安慰才能完成病室日常事务或个人卫生 4分=穿衣、梳洗、进食、铺床或个人卫生均需要他人协助	

续表

项目	分值	分数
（23）绝望感	0分＝没有	
	1分＝有时怀疑"情况是否会好转"，但解释后能接受	
	2分＝持续感到"没有希望"，但解释后能接受	
	3分＝对未来感到灰心、悲观和绝望，解释后不能排除	
	4分＝自动反复诉述"我的病不会好了"或诸如此类的情况	
（24）自卑感	0分＝没有	
	1分＝仅在询问时诉述有自卑感、不如他人	
	2分＝自动诉述有自卑感	
	3分＝患者主动诉说自己一无是处或低人一等（与评2分者只是程度的差别）	
	4分＝自卑感达妄想的程度，例如"我是废物"或类似情况	
	总分	

注：HAMD 大部分项目采用 0~4 分的 5 级评分法（0：无；1：轻度；2：中度；3：重度；4：很重），少数项目采用 0~2 分的 3 级评分法（0：无；1：可疑或轻微；2：有明显症状）。

表 3-5-9　汉密尔顿抑郁量表（HAMD）结果判定

总分	诊断
＜8分	正常
8~20分	可能有抑郁症
21~35分	可确诊抑郁症
＞35分	严重抑郁症

HAMD 的注意事项如下。

（1）适用于具有抑郁症状的成年患者。

（2）应由经过培训的 2 名评定者对患者进行 HAMD 联合检查。

（3）一般采用交谈与观察的方式，检查结束后，2 名评定者分别独立评分。

（4）评定的时间范围：入组时，评定当时或入组前 1 周的情况，治疗后 2~6 周，以同样方式对入组患者再次评定，比较治疗前后症状和病情的变化。

（5）HAMD 中，第 8、9 及 11 项，依据对患者的观察进行评定。其余各项则根据患者自己的口头叙述评分。其中，第 1 项需两者兼顾。另外，第 7 和 22 项尚需向患者家属或病房工作人员收集资料。第 16 项最好是根据体重记录，也可依据患者主诉及其家属或病房工作人员所提供的资料评定。

HAMD 与汉密尔顿焦虑量表（HAMA）均能较好地反映患者的心理状况，有助于早期识别患者的负性心理状态。然而，二者在抑郁心境、躯体性焦虑、胃肠道症状及失眠等项目中存在重复，对于抑郁症与焦虑症并不能很好地进行鉴别。

（李　翔　廖贵清）

第六节 体外诊断的应用

体外诊断（in vitro diagnosis，IVD）是指在体外对患者组织、血液、尿液、粪便等离体样本进行实验室检测的方法，可用于评估机体功能、辅助诊断疾病以及监测治疗效果，已广泛应用于肿瘤、血液病、先天性疾病、感染性疾病等领域。体外诊断最早可追溯到公元前 400 年，希波克拉底通过感官直视法对患者尿液进行观察。近百年来，随着酶学、免疫学以及分子生物学的发展，体外诊断历经细胞形态学诊断、生化诊断、免疫诊断、分子诊断等阶段，并借助检测设备的升级换代进入标准化、自动化、智能化的时代。

因其微创、高效、智能，体外诊断在肿瘤筛查、诊断、治疗及随访中发挥越来越重要的作用。其中，伴随诊断（companion diagnostic，CD）通过相关标志物的体外检测，预测患者对特定药物的反应，从而指导临床用药，有望为晚期或难治性肿瘤的治疗打开新局面。目前，口腔癌及口咽癌的确诊仍以组织病理活检为金标准，对于晚期或难治性口腔癌及口咽癌，传统治疗手段的效果难以显著提高。因此，在体外诊断辅助下实现早期诊断、精准治疗以及治疗后动态监测可能是提高患者生存率的有效途径。

一、组织活检

组织活检是指从患者体内穿刺、切取、钳取或切除病变组织进行诊断的技术。在体外诊断中，组织活检属于创伤较大的操作，但目前仍是恶性肿瘤诊断的金标准。当形态学不足以明确诊断时，可应用免疫组织化学（immunohistochemistry，IHC）染色，聚合酶链反应（polymerase chain reaction，PCR），原位杂交（in situ hybridization，FISH）或基因测序等方法检测特定的肿瘤标志物以辅助诊断。

1. 形态学诊断 形态学诊断是口腔癌及口咽癌诊断的基础及金标准，详见本章第一节。

2. 肿瘤标志物的低通量检测 肿瘤标志物（tumor marker，TM）是指由肿瘤细胞产生，或机体对肿瘤刺激作出应答而产生，或特征性存在于肿瘤细胞的异常物质。肿瘤标志物可反映肿瘤的发生发展，因此应用于辅助诊断，或动态评估肿瘤治疗的效果。低通量检测指通过特定的检测手段，如 IHC、PCR、FISH 等，对明确的一个或数个生物学标志物进行检测。

P16 蛋白作为 HPV 感染状态检测的替代指标，已应用于口咽癌临床分型及分期。HPV（+）与 HPV（-）口咽癌在人口学、临床表现和分子特征方面均有较大差异。P16 高表达被认为是口咽癌预后的独立影响因子。此外，可通过 DNA 检测进一步确定 HPV 感染状态及亚型。然而，口腔癌与口咽癌仍缺乏更多的特异性肿瘤标志物，临床应用的广谱性标志物如下。

（1）细胞核相关抗原（nuclear-associated antigen，Ki67）：Ki67 是一种存在于增殖细胞核基质内并与 DNA 结合，参与调节细胞增殖的核蛋白。其灵敏度高，是目前临床应用最广泛的增殖活性标志物，可用于几乎所有实体瘤辅助诊断。

（2）角蛋白（cytokeratin，CK）：CK 是口腔癌及口咽癌中最常用的上皮特异性标志物，可用于明确肿瘤组织学来源、识别颈淋巴结中微小转移灶、鉴别转移灶的组织来源等。目前共有 54 种角蛋白被发现，CK5/6 联合 P63、P40 等可用于鉴别鳞状细胞癌。

（3）免疫标志物：基于肿瘤组织 PD-L1 表达状态的 TPS（tumor cell proportion score）、CPS（combine positive score）及 IPS（immune cell proportion score）评分，可用于指导口腔癌及口咽癌免疫治疗的应用。中国国家药品监督管理局批准纳武利尤单抗（PD-1 抑制剂）治疗含铂类治疗失败后的复发 / 转移头颈鳞癌患者（TPS≥1%），帕博利珠单抗（PD-1 抑制剂）单药一线治疗复发 / 转移头颈鳞癌（CPS≥20%）。NCCN 推荐"帕博利珠 + 铂类 + 5-Fu"或"帕博利珠单药（CPS≥1）"作为复发 / 转移头颈鳞癌治疗一线方案。中国临床肿瘤学会（CSCO）将"帕博利珠单抗 + 顺铂 / 卡铂 + 5-FU"或"帕博利珠单药（CPS≥1）"作为 I 级专家推荐方案。

3. 肿瘤标志物的高通量测序 高通量测序（high-throughput sequencing）又称下一代测序（next generation sequencing，NGS），是一种可在表观遗传组、基因组、转录组等不同水平，实现数百万甚至数十亿条序列测序的技术。高通量测序应用于体外诊断，具有所需样本量小、灵敏度高、检测成本低、耗时短等优点，同时可实现肿瘤易感性相关基因、肿瘤发生相关基因、化疗用药相关基因、靶向用药相关基因的检测，并可进一步发掘潜在的肿瘤标志物。

全外显子测序是目前临床应用最广泛的高通量测序手段，能为体外诊断提供泛癌种标志物与特定靶基因位点，可用于指导靶向治疗与免疫治疗方案。目前已有 3 个 FDA 批准的泛癌种免疫治疗标志物，分别为 PD-L1、MSI（microsatellite instability）和 TMB（tumor mutational burden）。其中，TMB 与 MSI 可通过全外显子测序获取。

（1）MSI：即微卫星不稳定，指肿瘤中某个微卫星位点由于重复单元的插入或缺失而出现新的微卫星等位基因的现象。在正常细胞中发生此类错误，将由不匹配修复（mismatch repair，MMR）系统及时修复。然而，肿瘤细胞的 MMR 系统可能存在缺陷。因此，MSI 被用以量化 MMR 系统的缺陷。2017 年 FDA 批准了帕博利珠单抗用于治疗 dMMR/MSI-H、没有其他治疗选择的、不可切除或转移性实体瘤患者。口腔癌及口咽癌患者 MSI-H 状态相对罕见，不作为免疫治疗的必需辅助诊断指标。

（2）TMB：即肿瘤突变负荷，是指肿瘤组织每兆碱基中基因突变的总数，包括基因编码错误、碱基替换、基因插入或缺失等各种形式的突变。对于头颈鳞癌在内的多种实体瘤患者，TMB 水平与免疫治疗的客观缓解率（ORR）、持续缓解时间（DOR）及无进展生存期（PFS）等均呈正相关。2020 年 FDA 批准帕博利珠单抗用于肿瘤突变负荷高（TMB-H），且既往治疗后疾病进展、无法切除的复发 / 转移性实体瘤患者。在所有实体瘤中，口腔癌及口咽癌 TMB 整体属于中等水平，尚未列入指南或说明书，但在临床实践中常作为药物治疗的参考。

二、液体活检

肿瘤内部具有异质性，并呈动态变化。组织活检创伤较大，难以实时监测肿瘤演变及评估治疗效果。对于原发灶不明的恶性肿瘤或超早期肿瘤病灶，常难以进行组织活检。此外，多次创伤性活检可能激惹肿瘤，加快生长及转移。

液体活检（liquid biopsy）是组织活检的重要补充。液体活检是通过非侵入式检测手段，捕获并分析患者非固体生物组织中肿瘤蛋白标志物、循环肿瘤细胞（circulating tumor cell，CTC）、游离 DNA（cell-free

DNA，cfDNA）、循环肿瘤 DNA（circulating tumor DNA，ctDNA）、循环肿瘤 RNA（circulating tumor RNA，ctRNA）、细胞外囊泡（exracellular vesicles，EV）等成分的诊断方法。用以检测的样本除血液外，还包括尿液、粪便、唾液、囊液、胆汁、胃液、前列腺液、支气管灌洗液等。液体活检取材微创，甚至无创，方便，可重复取样，不受组织取材异质性的影响，常用于肿瘤早期筛查、实时监测及治疗评价。

1. 血清肿瘤蛋白标志物检测 原发性肝癌标志物甲胎蛋白（alpha-fetoprotein，AFP）、前列腺癌标志物前列腺特异性抗原（prostate specific antigen，PSA）、甲状腺癌标志物甲状腺球蛋白（thyroglobulin，TG）是目前特异性较强的肿瘤蛋白标志物。其他肿瘤标志物特异性欠佳，例如，癌胚抗原（carcino-embryonic antigen，CEA）的血清浓度升高可出现于结肠癌、肝癌、肺癌、口腔癌等多种肿瘤患者，甚至非肿瘤的吸烟人群。口腔癌及口咽癌仍缺乏特异性的肿瘤蛋白标志物。但是，由于血清学检测非常微创，对于口腔癌及口咽癌患者，有机构于术前常规检查系列非特异性标志物，以排除同时性多原发肿瘤，可取得一定的效果。

2. 脱落细胞检测 1941 年，Papanicolaou 等使用阴道脱落细胞辅助诊断宫颈癌，是脱落细胞学首次应用于临床实践，准确率可达 88%，大大提高了宫颈癌的早诊率，降低了死亡率。鼻咽、口腔、食管和胃黏膜等部位，除自然脱落细胞外，也可通过拭子、冲刷等方法获取脱落细胞。研究认为，口腔脱落细胞核直径与细胞质直径的变化，可用于口腔癌的早期诊断。Ogden 等建立了基于核面积、细胞质面积和核/浆比值的参数评估方法，提高了脱落细胞早期诊断口腔癌的灵敏度。Raman 等通过口腔刷取涂片甲基绿吡咯红染色，发现正常黏膜、白斑、口腔癌脱落细胞直径、细胞面积和细胞周长逐渐较少，而核直径、核面积及核周长逐渐增加。由于口腔位置表浅，脱落细胞取材方便，是极具前景的体外诊断方法。

3. CTC 检测 肿瘤细胞可游离于原发灶或转移灶，以单个细胞或细胞簇的形式存在于循环系统，这些肿瘤细胞被称为循环肿瘤细胞（CTC）。丰度低是循环肿瘤细胞的特征，捕获困难。基于形态学富集的膜过滤技术（Isolating by size of epithelial tumor cells，ISET）联合激光扫描细胞计量仪（laser scanning cytometry，LSC）以及 CTC-Chip、HB-Chip（herringbone-chip）等 CTC 芯片也在不断更新。

口腔癌及口咽癌 CTC 尚未作为独立预后因素被列入分期及诊疗指南，但已有较多研究证明 CTC 与口腔癌及口咽癌不良预后相关。与单个 CTC 相比，成簇的 CTC（circulating tumor cell clusters）或循环肿瘤微栓（circulating tumor microemboli，CTM）可能具有更强的转移潜能。Strati 等发现，头颈鳞癌患者治疗结束时，外周血中过表达 PD-L1 的 CTC 与患者无进展生存及总生存负相关。

4. cfDNA/ctDNA 检测 当细胞发生凋亡或坏死时，裸露的 DNA 片段被细胞内核酸酶降解，而与蛋白结合的 DNA 片段因蛋白质的包被而免受降解，并被释放进入循环系统。这些游离的 DNA 片段即 cfDNA。源于肿瘤细胞的 cfDNA 也被称为 ctDNA。从痕量材料中检测稀有体细胞突变是通过 ctDNA/cfDNA 进行体外诊断的关键。

cfDNA/ctDNA 在癌症早期即可能发生质和量的改变，因此具备恶性肿瘤筛查及早诊的潜力。口腔癌患者 cfDNA 总体水平、短片段和长片段 cfDNA 浓度以及 DNA 完整性，均高于口腔潜在恶性疾患患者、无病变的烟草使用者和健康人群。此外，通过血浆 HPV16 和 HPV33 ctDNA 筛查早期 HPV 相关口咽癌，总体灵敏度可达 96.5%，特异度可达 100%。

除血液外，唾液中也可检出 ctDNA。Wang 等 2015 年报道，在头颈肿瘤患者中，口腔鳞癌患者唾液样本 ctDNA 检出率最高，可达 100%。可能由于口腔癌细胞凋亡或坏死后，在口腔内直接释放 ctDNA。肿瘤患者接受治疗后，体内仍存在的少量肿瘤病灶被称为微小残留灶（minimal residual disease，MRD），是肿瘤复发的重要因素。MRD 难以通过传统组织活检或影像学方法检出，因此，通过 ctDNA 监测 MRD 可能成为肿瘤患者随访的理想手段。通过唾液样本进行口腔癌及口咽癌患者随访，更加具有突出优势。

5. 细胞外囊泡检测 细胞外囊泡（EV）承载亲缘细胞的蛋白质、核酸和脂质等生物功能分子，因此具备肿瘤诊断潜能。EV 可表达近 40% 的亲缘肿瘤细胞表面标志物。Severino 等 2017 年发现，液体样本来源越接近肿瘤，EV 的诊断准确度越高。因此，除了血液中的 EV，唾液中的 EV 可能是口腔癌及口咽癌诊断及监测的理想工具。目前，唾液 EV 中 miR-512-3p、miR-412-3p、miR-24-3p 等用于口腔癌诊断，已处于临床前研究中。

三、小结

FDA 将生物标志物划分为易感性 / 风险、诊断、监测、预后、预测、药效 / 反应和安全性生物标志物七大类。随着越来越多可应用于体外诊断的分子标志物被发现与验证，以及理论与技术的进步，肿瘤的体外诊断从最初依靠形态学的准确诊断逐步发展到分子水平的精准诊疗。目前，应用于临床的口腔癌及口咽癌体外诊断方法仍非常有限，但基于口腔及口咽部位相对表浅、存在唾液等特点，体外诊断在口腔癌及口咽癌中具有突出优势，临床前研究已广泛开展。据报道，微生物也可能成为口腔癌及口咽癌的体外诊断标志物。同时，口腔癌及口咽癌的代谢产物被证明存在于患者呼吸样本中，气体活检可能成为继液体活检后的重大突破。

（梁玉洁　李　侃）

第七节　人工智能的应用

20 世纪 50 年代，人工智能（artificial intelligence，AI）作为一种技术，随着计算机的诞生进入科学家们的视野。1956 年的达特茅斯会议正式提出并明确了 AI 的概念：让机器像人一样认知、思考和学习，即用计算机模拟人的智能。

算力、算法和数据共同构成了 AI 的底层技术要素。医疗人工智能可以理解为：在足够算力的支持下，利用特定算法处理各种医疗数据，从而模拟医疗人员的思维和行为模式，实现健康管理、疾病筛查、风险评估、预防、诊断、精准治疗、预后分级、实时监测、智能随访、功能康复等多个环节的功能。

数据是制约医疗人工智能发展的关键一环，每一种数据的来源或者形式都可以称为一种模态（modality）。多模态学习（multi-modal machine learning，MML）是目前 AI 重要的发展方向，包括图像、视频、音频、语义等。口腔和口咽因其特殊的解剖位置，以及承担的独特生理功能，具有多模态融合的先天优势，如部位表浅赋予视觉模态的可及性；言语功能可产生大量语音模态数据；口腔气味则形成了独特的嗅觉模态等。本节参考《人工智能蓝皮书：中国医疗人工智能发展报告（2020）》，按照诊疗环节介绍人工智能在口腔癌和口咽癌全周期诊疗中的应用。

一、口腔黏膜潜在恶性疾患的管理与风险预警

目前 AI 用于监测和分级口腔黏膜潜在恶性疾患（OPMD）的模态包括：组织病理学、高光谱成像（hyperspectral imaging，HSI）、内镜／临床图片、红外热学成像（infrared thermal imaging）和光学成像（optical imaging）等。其中，利用特殊数字信号处理的光学成像技术最受关注。结合传统口腔检查（conventional oral examination，COE）和多种成像技术的终端应用也可见报道。

早在 1995 年，AI 就被用于识别有口腔癌风险的个体，人工神经网络（artificial neural network，ANN）检测口腔病变的灵敏度和特异度分别为 0.80 和 0.77。该方法进一步使用靶向模拟建模技术，仅筛查 25% 的总体人群就可识别 80% 的高危人群。2020 年，四川大学、中国科学技术大学等国内多家院校医院，结合人口学信息、COE、甲苯胺蓝染色图像和自体荧光成像等模态，采用机器学习算法（随机森林）建立了 OPMD 患者的个体化癌症风险预测模型，可以区分高风险和低风险病变，预测未来口腔癌的风险。Song 等于 2018 年基于双模成像（自体荧光和 LED 白光成像）平台开发了一款手机应用，利用深度学习框架 VGG-CNN-M 实现口腔上皮异常增生和恶性转化的自动分类，准确率、灵敏度和特异度分别达到 86.9%、85.0%、88.7%。

迄今，基于化学发光（ViziLite®，ViziLite® Plus，MicroLux™/DL）和自体荧光成像（VELscope™）的光学技术及设备已被开发并商业化，作为口腔癌和 OPMD 筛查的辅助手段，具有无创、实时、成本低、便携的优点。光学相干层析成像（optical coherence tomography，OCT）是一种基于激光的高分辨率成像设备，可以对人体上皮下组织的微观结构进行成像。通过衰减校正的 OCT 特征与组织病理学 HE 染色切片具有良好相关性，可用于 OPMD 定位、筛查及早诊。

二、口腔癌及口咽癌的管理

（一）诊断与分期

1. 放射组学及病理组学　随着高通量计算性能的进步，各种"组学"概念相继出现，如基因组学、放射组学、病理组学等。放射组学（radiomics）是指从各种二维或三维影像中（如 CT、MRI、PET、超声图像）提取众多数学定义的影像学特征，包括形态学、强度和纹理特征等，在口腔癌和口咽癌中应用较广，包括：①术前诊断，如肿瘤分期、病理类型、鉴别炎症和坏死；②治疗后肿瘤状态预测，如早期复发、颈部淋巴状态、病原体感染；③生存和不良事件预测；④某些特定分子表达预测，即放射基因组学（radiogenomics）。病理组学（pathomics）则代表了 AI 在数字病理学（digital pathology，DP）中的应用。2021 年，Musulin 等开发了一种口腔癌组织病理学分析系统，实现口腔癌多分类分级、上皮与间质组织分割两阶段诊断，在口腔癌诊断方面表现出很大潜能。

颈淋巴状态评估是口腔癌及口咽癌精准诊疗的关键。近年来，AI 影像组学用于诊断颈淋巴状态，准

确率普遍高于资深影像专家。2021年,日本学者 Tomita 等基于术前增强 CT 数据,利用卷积神经网络框架 Xception 开发的诊断模型,在Ⅱ区、Ⅰ～Ⅱ区的准确性分别达到96.7%和89.8%,显著高于影像专家的诊断水平。Kann 等于2020年发表了利用增强 CT 影像开发识别颈淋巴 ENE 的深度学习模型,2个独立外部验证准确性分别达到88.6%和83.1%,均超过影像专家的诊断水平。2021年,Pilar 等进一步发现,如果将影像学 ENE 状态与临床检查 ENE 状态结合,形成更精细的 N 分期,预后准确性显著高于第8版 *AJCC Cancer Staging Manual* TNM 分期。

2. 声波生物传感器 声波生物传感器是一种新型生物传感器,基于对质量、黏度、电导率和密度的检测,在医学诊断、药物筛选、环境监测、食品分析和生化分析等方面被广泛应用。其中,基于声波传感器的疾病相关生物标志物检测可用于疾病早期诊断。Wang 及其团队于2020年设计了一种用鳞状细胞癌抗原(SCC-Ag)抗体修饰的 TiO_2 叉指电极传感器(IDE),最低检测滴度可达 10fm,灵敏度较既往检测手段提高了10倍。

3. 口颌功能模态 由于口腔癌及口咽癌直接影响吞咽、语音等口颌功能,通过疾病与功能的关联及深度学习,可形成口颌功能模态,在口腔癌及口咽癌诊断中具有独特优势。中山大学附属口腔医院于2022年建立了首个汉语普通话口腔癌语音数据库,发现基于汉语普通话3个元音 /ɑ/、/i/、/u/ 的第一共振峰和第二共振峰计算得到的共振峰央化率(formant centralization ratio,FCR),具有广泛的言语运动表征能力且不受性别影响,能够区分 T_{1-2} 和 T_{3-4} 舌癌,特异度达 81.9%。

4. 呼吸 VOC 组学 已有研究发现,呼出气体中挥发性有机化合物(VOC)可作为疾病早期诊断及监测的生物标志物。据报道,多达22种挥发性有机化合物具有鉴别头颈部癌症患者与健康人群的能力。呼吸分析及气体组学作为一种非侵入性检测工具,在口腔癌及口咽癌诊断中显示出良好的前景。

(二)治疗优化与质控

1. 手术切缘判断 手术切缘阳性是口腔癌及口咽癌的严重不良预后因素,因此术中常规采用冰冻切片来监测手术切缘。然而,冰冻切片结果只能代表几个点,不能反映全部切缘状况。随着非侵入性光学成像技术的发展,结合多种 AI 算法,可在术中直接判断手术切缘状态。2016年,Cals 等基于拉曼光谱成像,开发了主成分分析-线性判别分析组织分类模型,应用于舌癌术中区分肿瘤组织和非肿瘤组织,准确率达91%,灵敏度和特异度分别为100%、78%。

2. 肿瘤生物标志物监测 通过活体光学成像监测特定生物标记物,相比液体活检,具有更加实时、无创的特点,是更先进的体外诊断方法。目前,已用于口腔癌及口咽癌活体荧光成像研究的生物标志物包括 mRNA、miRNA、外泌体、低氧相关代谢产物等。

传统影像组学也被尝试用于肿瘤标志物监测。2021年,Bos 等结合口咽癌患者 MRI T1WI 增强影像组学及临床特征,利用逻辑回归算法(logistic regression,LR)较好地预测了患者的 HPV 感染状态,AUC 值达到0.871。

3. 治疗效果监测 预测或实时监测肿瘤免疫治疗效果在晚期口腔癌及口咽癌治疗中具有重要意义。研究发现,CT 影像的体积和纹理均质性与多个固有免疫和适应性免疫通路呈负相关,PET 影像形态和纹理特征与免疫通路有关。2021年,Valero 等对16种癌症共1 714例患者的多维度数据建立 AI 模型,发现术前中性粒细胞-淋巴细胞比（neutrophil-to-lymphocyte ratio，NLR）和 TMB 可作为免疫检查点抑制剂效果预测的生物标记物，NLR 低而 TMB 高的患者获益最显著，头颈肿瘤的结果与泛癌种一致。

（三）预后及随访

国内外多项指南均将定期随访和监测作为口腔癌及口咽癌患者全生命周期诊疗的重要部分，详见第十四章第二节。口腔癌和口咽癌患者的随访主要通过现场 COE，辅以必要的影像学检查进行。这些传统途径所获取的数据存在局限性。目前，越来越多的研究利用 AI 算法的数据挖掘能力，组合多种模态数据对患者进行随访，提高复发、转移或第二原发肿瘤的诊断能力，甚至实现远程随访与居家监测。

2021 年，Kashuf Fatima 等利用定量超声（QUS）作为放射组学生物标志物，预测头颈鳞癌淋巴结阳性患者的复发风险。在放疗前、放疗后第 1 周和第 4 周收集数据，发现放疗第 4 周数据的预测准确率和 AUC 分别达到 82% 和 0.81。

基于前述呼吸 VOC 组学，已有商业化的电子鼻产品用于肿瘤随访。2020 年，van de Goor 等将该设备用于头颈癌患者术后的随访监测，在区分无病生存和疾病进展（包括局部区域复发及第二原发癌）中准确性达 83%，是口腔癌及口咽癌随访的理想手段。

（四）功能康复

吞咽和言语功能障碍是口腔癌和口咽癌术后患者面临的主要功能康复问题。目前针对这些功能状态的评估手段很多，包括传统的影像学方法、主观评估方法，以及多种客观评估指标，如声学指标、表面肌电指标等。这些评估手段所获取的数据，通过 AI 算法深度挖掘数据内在疾病指征和功能指征，可通过自适应反馈或康复团队分析，制订及调整患者的康复训练方案。在口腔癌及口咽癌患者的各种功能指标中，声学指标因为数据易获取、方便存储和传输，在居家康复的数据收集及反馈训练中最具前景。2017 年，美国新墨西哥大学 Luo 等综合利用声学数据和 MRI 获取的发音动作动态数据，开发了舌体运动可视化的声学虚拟现实（acoustic virtual reality）框架。中山大学附属口腔医院建立术前吞咽功能预测口腔癌及口咽癌患者术后吸入性肺炎风险的模型，并开发了基于裸眼 3D 的居家康复系统及线上康复训练 APP，显著提高了患者的功能康复水平。同时，联合星海音乐学院团队，通过 AI 算法为患者匹配合适的歌曲，训练口腔特定的发音部位，同时实现居家语音康复及心理康复。

三、小结

医疗人工智能在口腔癌和口咽癌中的应用已广泛渗透至疾病的全诊疗周期，提升了诊治效率和精准性，但仍处于起步阶段，存在许多不足。首先，数据的异质性限制了大数据的应用。其次，深度学习的可解释性差，存在"黑箱效应"，临床应用中无法直接监督模型安全性，存在安全隐患。此外，还有伦理、人类遗传学数据保护、数据安全等问题。医学的复杂性决定了医疗人工智能不是简单的医工结合，还需要不断吸取及整合生命科学、脑科学、材料科学、物理学等领域的新理论、新技术、新应用，最终越来越接近真正的"智能"，最终提高患者的生存率及生存质量。

（梁玉洁　肖育栋）

参 考 文 献

1. CHANDRA R A，LI R J. Multidisciplinary management of head and neck cancer. Cham：Springer Nature Switzerland AG，2022.

2. ZBÄREN P，WEIDNER S，THOENY H C. Laryngeal and hypopharyngeal carcinomas after（chemo）radiotherapy：a diagnostic dilemma. Curr Opin Otolaryngol Head Neck Surg. 2008，16（2）：147-153.

3. BAXI S S，DUNN L，PFISTER D G. Evaluating the potential role of PET/CT in the posttreatment surveillance of head and neck cancer. J Natl Compr Canc Netw. 2015，13（3）：252-254.

4. FRAKES J M，NAGHAVI A O，DEMETRIOU S K，et al. Determining optimal follow-up in the management of human papillomavirus-positive oropharyngeal cancer. Cancer. 2016，122（4）：634-641.

5. 杨智云. 头颈部疾病治疗后影像学. 北京：人民军医出版社，2013.

6. WONG E T，HUANG S H，O'SULLIVAN B，et al. Head and neck imaging surveillance strategy for HPV-positive oropharyngeal carcinoma following definitive（Chemo）radiotherapy. Radiotherapy and Oncology，2021，157：255-262.

7. LYDIATT W M，PATEL S G，O'SULLIVAN B，et al. Head and neck cancers-major changes in the American Joint Committee on cancer eighth edition cancer staging manual. CA Cancer J Clin，2017，67（2）：122-137.

8. FREIHAT O，PINTER T，KEDVES A，et al. Diffusion-weighted imaging（DWI）derived from PET/MRI for lymph node assessment in patients with head and neck squamous cell carcinoma（HNSCC）. Cancer Imaging，2020，20（1）：56.

9. 周启明，张靖. 原发灶不明癌. 北京：人民卫生出版社，2021.

10. CRAMER J D，BURTNESS B，FERRIS R L. Immunotherapy for head and neck cancer：recent advances and future directions（Review）. Oral Oncol，2019，99：104460.

11. CHAN T A，YARCHOAN M，JAFFEE E，et al. Development of tumor mutation burden as an immunotherapy biomarker：utility for the oncology clinic（Review）. Ann Oncol，2019，30（1）：44-56.

12. IGNATIADIS M，SLEDGE G W，JEFFREY S S. Liquid biopsy enters the clinic - implementation issues and future challenges（Review）. Nat Rev Clin Oncol，2021，18（5）：297-312.

13. SPEIGHT P M，ELLIOTT A E，JULLIEN J A，et al. The use of artificial intelligence to identify people at risk of oral cancer and precancer. Br Dent J，1995，179（10）：382-387.

14. WANG X，YANG J，WEI C，et al. A personalized computational model predicts cancer risk level of oral potentially malignant disorders and its web application for promotion of non-invasive screening. J Oral Pathol Med，2020，49（5）：417-426.

15. SONG B，SUNNY S，UTHOFF R D，et al. Automatic classification of dual-modalilty，smartphone-based oral dysplasia and malignancy images using deep learning. Biomed Opt Express，2018，9（11）：5318-5329.

16. MUSULIN J，ŠTIFANIĆ D，ZULIJANI A，et al. An enhanced histopathology analysis：an ai-based system for multiclass grading of oral squamous cell carcinoma and segmenting of epithelial and stromal tissue. Cancers（Basel），2021；13（8）：1748.

17. TOMITA H，YAMASHIRO T，HEIANNA J，et al. Deep learning for the preoperative diagnosis of metastatic cervical lymph nodes on contrast-enhanced computed tomography in patients with oral squamous cell carcinoma. Cancers（Basel），2021，13（4）：600.

18. KANN B H，HICKS D F，PAYABVASH S，et al. Multi-institutional validation of deep learning for pretreatment identification of extranodal extension in head and neck squamous cell carcinoma. J Clin Oncol，2020，38（12）：1304-1311.

19. PILAR A，YU E，SU J，et al. Prognostic value of clinical and radiologic extranodal extension and their role in the 8th edition TNM cN classification for HPV-negative oropharyngeal carcinoma. Oral Oncol，2021，114：105167.

20. WANG Y, GUO Y, LU J, et al. Nanodetection of head and neck cancer on Titanium Oxide sensing surface. Nanoscale Res Lett, 2020, 15（1）: 33.

21. 肖育栋, 郭凯欣, 杨乐, 等. 369 例口腔癌患者汉语普通话语音数据库的建立与初步评价. 中国口腔颌面外科杂志, 2022, 020（002）: 151-157.

22. XIAO Y, WANG T, DENG W, et al. Data mining of an acoustic biomarker in tongue cancers and its clinical validation. Cancer Med, 2021, 10（11）: 3822-3835.

23. CALS FLJ, KOLJENOVIĆ S, HARDILLO J A, et al. Development and validation of Raman spectroscopic classification models to discriminate tongue squamous cell carcinoma from non-tumorous tissue. Oral Oncol, 2016, 60: 41-47.

24. BOS P, VAN DEN BREKEL M W M, GOUW Z A R, et al. Clinical variables and magnetic resonance imaging-based radiomics predict human papillomavirus status of oropharyngeal cancer. Head Neck, 2021, 43（2）: 485-495.

25. VALERO C, LEE M, HOEN D, et al. Pretreatment neutrophil-to-lymphocyte ratio and mutational burden as biomarkers of tumor response to immune checkpoint inhibitors. Nat. Commun, 2021, 12（1）: 1-9.

26. FATIMA K, DASGUPTA A, DICENZO D, et al. Ultrasound delta-radiomics during radiotherapy to predict recurrence in patients with head and neck squamous cell carcinoma. Clin Transl Radiat Oncol, 2021, 28: 62-70.

27. VAN DE GOOR R M G E, HARDY J C A, VAN HOOREN M R A, et al. Detecting recurrent head and neck cancer using electronic nose technology: a feasibility study. Head & Neck, 2019, 41（9）: 2983-2990.

28. LI W, YANG Y, ZHANG K, et al. Dense anatomical annotation of slit-lamp images improves the performance of deep learning for the diagnosis of ophthalmic disorders. Nat. Biomed. Eng. 2020, 4（8）: 767-777.

29. WANG Y, SPRINGER S, MULVEY CL, et al. Detection of somatic mutations and HPV in the saliva and plasma of patients with head and neck squamous cell carcinomas. Sci Transl Med, 2015. 7（293）: 293ra104.

30. SEVERINO V, DUMONCEAU J M, DELHAYE M, et al. Extracellular vesicles in bile as markers of malignant biliary stenoses. Gastroenterology, 2017, 153（2）: 495-504.

31. MUNDTH E D, GURALNICK E A, RAKER J W. Malignant melanoma: a clinical study of 427 cases. Ann Surg, 1965, 162（1）: 15-28.

32. INTERNATIONAL CONSORTIUM FOR OUTCOME RESEARCH（ICOR）IN HEAD AND NECK CANCER, EBRAHIMI A, GIL Z, et al. Primary tumor staging for oral cancer and a proposed modification incorporating depth of invasion: an international multicenter retrospective study. JAMA Otolaryngol Head Neck Surg, 2014, 140（12）: 1138-1148.

33. FAISAL M, ABU BAKAR M, SARWAR A, et al. Depth of invasion（DOI）as a predictor of cervical nodal metastasis and local recurrence in early stage squamous cell carcinoma of oral tongue（ESSCOT）. PLoS One, 2018, 13（8）: e0202632.

34. FENG Z, CHENG A, ALZAHRANI S, et al. Elective neck dissection in T1N0M0 oral squamous cell carcinoma: when is it necessary? J Oral Maxillofac Surg, 2020, 78（12）: 2306-2315.

35. URIST M M, O'BRIEN C J, SOONG S J, et al. Squamous cell carcinoma of the buccal mucosa: analysis of prognostic factors. Am J Surg, 1987, 154（4）: 411-414.

36. OKURA M, YANAMOTO S, UMEDA M, et al. Prognostic and staging implications of mandibular canal invasion in lower gingival squamous cell carcinoma. Cancer Med, 2016, 5（12）: 3378-3385.

37. BULBUL M G, ZENGA J, PURAM S V, et al. Understanding approaches to measurement and impact of depth of invasion of oral cavity cancers: a survey of American head and neck society membership. Oral Oncol, 2019, 99: 104461.

38. ALSAFFAR H A, GOLDSTEIN D P, KING E V, et al. Correlation between clinical and MRI assessment of depth of invasion in oral tongue squamous cell carcinoma. J Otolaryngol Head Neck Surg, 2016, 45（1）: 61.

39. BABA A, OJIRI H, OGANE S, et al. Usefulness of contrast-enhanced CT in the evaluation of depth of invasion in oral tongue

squamous cell carcinoma: comparison with MRI. Oral Radiol, 2021, 37 (1): 86-94.

40. MOE J, MCHUGH J B, UDAGER A M, et al. Intraoperative depth of invasion is accurate in early-stage oral cavity squamous cell carcinoma. J Oral Maxillofac Surg, 2019, 77 (8): 1704-1712.

41. HORVÁTH A, PREKOPP P, POLONY G, et al. Accuracy of the preoperative diagnostic workup in patients with head and neck cancers undergoing neck dissection in terms of nodal metastases. Eur Arch Otorhinolaryngol, 2021, 278 (6): 2041-2046.

42. 屠规益. 颈淋巴结转移癌临床. 北京：人民卫生出版社, 2010.

43. 罗德红, 石木兰, 徐震纲, 等. 颈部转移淋巴结的 CT、B 超扫描与病理对照研究（转移淋巴结的诊断标准）. 中华放射学杂志, 1997 (09): 29-34.

44. XIA C, ZHOU Q, ZHANG Q, et al. Comparative study on the diagnostic value of intravenous/peritumoral injection of indocyanine green for metastatic lymph node location in patients with head and neck squamous cell carcinoma (HNSCC). Ann Transl Med, 2021, 9 (6): 507.

45. NISHIO N, VAN DEN BERG N S, VAN KEULEN S, et al. Optical molecular imaging can differentiate metastatic from benign lymph nodes in head and neck cancer. Nat Commun, 2019, 10 (1): 5044.

46. VAN DE WOUW A J, JANSSEN-HEIJNEN M L, COEBERGH J W, et al. Epidemiology of unknown primary tumours: incidence and population-based survival of 1285 patients in Southeast Netherlands, 1984-1992. Eur J Cancer, 2002, 38 (3): 409-413.

47. CALIFANO J, WESTRA W H, KOCH W, et al. Unknown primary head and neck squamous cell carcinoma: molecular identification of the site of origin. J Natl Cancer Inst, 1999, 91 (7): 599-604.

第四章 口腔癌及口咽癌的多学科综合治疗

第一节 概 论

20世纪80年代，随着生物医学模式向生物-社会-心理现代医学模式转变，人们逐渐意识到恶性肿瘤的复杂性和单一治疗方法的弊端，合理使用多种治疗手段可取得更显著的效果，由此催生了多学科综合治疗的理念。口腔癌及口咽癌的多学科综合治疗是指根据患者的身体状况、心理需求、经济状况、肿瘤部位、病理类型、侵犯范围（分期）、分子特征和发展趋向，有计划、合理地应用多学科治疗手段，以最合适的经济成本获得最佳的治疗效果，延长患者生存时间，同时最大限度地提高患者的生活质量。这个概念既包含了机体和疾病两方面，也包含了反映个体差异的分子指标和反映成本效益的卫生经济学理念，强调有计划地合理统筹应用不同学科的有效治疗手段，兼顾考虑患者生存率和生活质量，对口腔癌及口咽癌的临床治疗有重要的指导意义。

一、多学科综合治疗的发展演变

人类治疗癌症的历史可以追溯到数千年前。伴随着不同时代医学模式的演变，肿瘤的治疗方法也在不断发展。科学有效的治疗方法依赖于人类对疾病的正确认知和科学技术的进步。麻醉学和消毒灭菌方法的发展拉开了现代肿瘤手术发展的序幕，放射线的发现奠定了放射治疗的物质基础，氮芥的应用和细胞生物学的发展形成了现代肿瘤化学治疗的开端。手术、放疗和化疗鼎足而立，形成口腔癌及口咽癌治疗的三大支柱，为肿瘤的多学科综合治疗奠定了基础。同时，靶向治疗、免疫治疗等其他生物治疗方法也在不断发展，通过科学合理地使用多种治疗方法，才能获得肿瘤治疗的最佳效果。

（一）口腔癌及口咽癌手术治疗的发展

1650年，英国的Wiseman首次记录了口腔癌外科治疗的细节。1664年，Marchetti报道了第一例舌癌切除术。局部控制是早期外科医师的目标，在那个时代，他们对口腔肿瘤的了解具有非凡的意义。但由于感染、疼痛、出血和气道困难的严重阻碍，手术的发展非常缓慢。即使到了19世纪中期，淋巴结转移依旧被认为是无法治愈的标志。到了19世纪后期，两项重大进展的出现——无菌技术和全身麻醉，共同拉开了现代外科时代的序幕。而颈部淋巴控制的目标则驱动了现代头颈肿瘤外科的发展。

1885年，Henry Butlin首次提出清扫颈淋巴结，以防止颈部转移或复发。1906年George Crile在他的文章中详细描述了扩大切除和根治性颈淋巴清扫术，即整块切除的原则，可成功治愈部分晚期头颈癌。

随后在 1951 年，Hayes Martin 总结了 1 450 例颈清扫术，阐述了根治性颈淋巴清扫、部分颈清扫、预防性颈清扫等概念和手术原则。Hayes Martin 同时极大地推动了临床培训和头颈外科学会的发展。自此，头颈肿瘤外科正式成为独立的手术专科，颈淋巴转移也不再被视为不可治愈的疾病。

口腔癌及口咽癌的手术治疗离不开重建技术的发展。肿瘤的扩大切除往往会造成大面积的组织缺损，而皮瓣修复技术可以同期关闭手术创口，促进术后愈合和功能康复。从邻近皮瓣、带蒂皮瓣到游离皮瓣，显微外科技术的发展拓宽了皮瓣的选择范围。无论是软组织缺损还是硬组织缺损，都可使用相应的游离皮瓣进行同期修复。可以说，皮瓣技术的发展提高了肿瘤的可切除范围，从而提高了肿瘤的治疗率和患者术后生活质量。

随着肿瘤外科的发展成熟，口腔癌及口咽癌手术治疗越来越规范化。近年来，肿瘤手术的发展主要得益于技术的快速进展，机器人手术、手术导航技术、3D 打印技术、计算机辅助虚拟手术等，极大地促进了头颈肿瘤切除和重建的发展。在保证手术成功率的情况下，口腔癌及口咽癌手术不断朝着微创、精确、功能康复的方向发展，极大地促进了患者的功能恢复和生活质量。

（二）口腔癌及口咽癌放射治疗的发展

肿瘤的放射治疗源于 X 射线的发现。1895 年伦琴发现 X 线，不久之后便应用于皮肤癌的治疗，揭开了肿瘤放射治疗的序幕。1898 年居里夫妇发现镭，并开创了近距离治疗法。1932 年，Coutard 建立了分割照射法，成功应用于头颈癌的放射治疗，并报道了因放疗引起的皮肤、黏膜副作用。1941 年钴 -60 被发现，1948 年第一个外照射钴 -60 机投入临床应用，实现了对深部肿瘤的放射治疗。1953 年第一台医用直线加速器应用于临床，克服了钴 -60 机能量单一、半影大、半衰期短和放射泄露等缺点，是目前放射治疗的主要设备。此后，由于影像技术、放射物理、电子计算机的进展，肿瘤放射治疗取得了飞速发展。

1971 年，Hounsfield 发明的 CT 扫描技术应用于医学，肿瘤放射治疗也随之进入三维时代。通过计算机驱动多叶准直器，使放射剂量与肿瘤三维靶区相匹配的三维适形放疗应运而生，具有优化放射剂量分布从而减少正常组织损害的优点。1996 年，利用逆向方式优化放疗计划，再通过微型多叶准直器实现束流调强的适形调强放疗首次出现。相较于三维适形放疗，适形调强放疗可进一步优化剂量分布，尤其是在肿瘤与正常组织立体交错的情况下。适形调强放疗尤其适用于头颈肿瘤的放射治疗，可在保证肿瘤靶区剂量的情况下，保护唾液腺、颞下颌关节、口腔黏膜等正常组织。NCCN 指南推荐口腔癌及口咽癌患者常规使用适形调强放疗，以减少正常组织受到的辐射剂量。

进入 21 世纪，质子放疗和重离子放疗的发展为肿瘤放射治疗带来了飞跃性的突破。传统基于光子射线的放射治疗不可避免地使正常组织暴露于低剂量的辐射下，而粒子射线进入体内的剂量分布呈 Bragg 峰，可明显减少肿瘤周围正常组织受到的辐射量，尤其适合头颈癌的放射治疗。在诸多重离子中，碳离子比较适合临床应用。相较于质子放疗，碳离子射线除了具有典型的 Bragg 峰，还具有更强大的杀灭抗光子射线肿瘤细胞的作用，且对氧的依赖作用小，有望拓宽放射治疗的临床应用，尤其是针对头颈部腺癌、腺样囊性癌、鳞癌等。

（三）口腔癌及口咽癌化学治疗的发展

化学治疗简称化疗，是指使用化学药物治疗癌症。这些能够杀死肿瘤细胞的化学药物通常被称作细胞毒药物。20 世纪初动物肿瘤模型的建立促进了化疗药物的发展。但现在普遍认为现代化疗起源于 1942 年,当时首次发现氮芥可用于治疗淋巴瘤。之后随着肿瘤生物学的发展,以及对肿瘤细胞增殖动力学和分子生物学了解的不断深入,肿瘤化疗呈现出蓬勃发展的趋势。1968 年 Karnofsky 提出肿瘤内科学的概念,标志着肿瘤内科形成了涵盖药物发现、分子基础、临床试验等完整体系的独立学科。化疗作为一种全身治疗手段,对原发灶、转移灶和亚临床转移灶均有治疗作用,这使得化疗与手术和放疗互补,成为口腔癌及口咽癌临床治疗的三大手段之一。

传统用于口腔癌及口咽癌的细胞毒性单药包括甲氨蝶呤(1956)、5- 氟尿嘧啶(5-FU)(1957)、羟基脲(1967)、博来霉素(1973)等。1960 年以后,各种联合化疗方案开始出现,但普遍未能取得突出的疗效。顺铂于 1978 年获批临床使用。作为一种细胞周期非特异性药物,顺铂对肿瘤细胞具有明显的杀伤作用,成为头颈癌化疗的优先选择。1980 年,顺铂与 5-FU 联用,因其临床反应率高,逐渐成为应用最广泛的化疗方案,但其主要缺点是副作用明显。同时期,化疗联合放疗也开始引起广泛关注。因顺铂具有放疗增敏作用,不会加剧放疗引起口腔黏膜炎的副作用,至今仍是同期放化疗的优先推荐药物。紫杉醇于 1993 年应用于临床。紫杉醇是一种有丝分裂微管抑制剂,副作用比顺铂弱,可作为不能耐受顺铂或铂类耐药头颈癌患者的选择。

时至今日,口腔癌及口咽癌化疗已形成较成熟的应用模式。化疗常联合放疗,可用于口腔癌及口咽癌的根治性治疗。术后辅助放化疗可提高局部控制率,并消灭肿瘤微转移灶。单独细胞毒化疗则常作为姑息性疗法,可单药或多药联合使用,用于复发转移或不可切除的晚期口腔癌及口咽癌患者,但其效果有限,且毒副反应明显,需仔细评估患者的身体情况和肿瘤耐药情况,并根据药物性质,及时预防和处理化疗副作用。

(四)口腔癌及口咽癌生物治疗的发展

传统的细胞毒药物缺乏特异性,其“杀敌一千,自毁八百”的作用方式往往对患者产生较大的副作用,化疗的效果常受限于患者的耐受性。随着细胞生物学的发展,开发具有特异靶向作用、副作用小、临床效果好的新型生物制剂,具有十分重要的意义。肿瘤的生物治疗是指利用生物制剂干扰肿瘤细胞的发生、生长、分化、凋亡、侵袭、转移和复发等。生物治疗可以通过刺激免疫系统来攻击癌细胞,也可以针对特异的肿瘤靶点选择性地攻击癌细胞,从而抑制或杀死癌细胞。生物治疗的策略可有效避免传统细胞毒药物的副作用。

头颈癌分子靶向治疗的明星药物是西妥昔单抗。针对 70% 以上头颈癌患者肿瘤细胞表皮生长因子受体扩增的特点,西妥昔单抗可特异性靶向细胞表皮生长因子受体,阻断表皮生长因子刺激细胞生长的作用。西妥昔单抗还可以引发抗体依赖的细胞介导的细胞毒作用,使免疫细胞攻击具有表皮生长因子受体的癌细胞,协助清除肿瘤。2006 年,西妥昔单抗获批应用于复发或远处转移的头颈癌,是继顺铂于 1978 年获批近 30 年后,获得 FDA 批准用于治疗头颈癌的药物。2011 年,西妥昔单抗联合顺铂和 5-FU(EXTREME 方案)获得批准,成为治疗复发或转移性头颈部鳞状细胞癌的一线方案。

近年来,免疫治疗蓬勃发展。免疫检查点抑制剂获得 2018 年诺贝尔奖。免疫检查点抑制剂可阻断程序性死亡受体 1(PD-1)与其配体 PD-L1 和 PD-L2 之间的相互作用,在临床试验中对铂类耐药的头颈癌患者有效，能显著延长患者的生存时间且副作用较低。2016 年，免疫检查点抑制剂获批作为治疗铂类耐药头颈癌的二线方案。随后的临床试验 KEYNOTE-048 进一步将帕博利珠单抗作为复发或转移头颈癌患者的一线治疗方案，临床反应良好。2019 年，NCCN 指南更新了复发或转移头颈癌患者的一线方案，推荐帕博利珠单抗联合铂类和 5-FU，或在肿瘤高表达 PD-L1 时单独使用帕博利珠单抗，可以延长患者生存时间，并减少副作用。目前，有多项临床试验正采用免疫治疗作为手术前或放疗前的新辅助免疫治疗，研究是否能提高中晚期头颈肿瘤的治疗疗效果。总之，免疫检查点抑制剂为口腔癌及口咽癌患者的治疗开创了全新的可能，如何增强免疫检查点抑制剂的临床疗效，或选择能有效预测临床效果的指标，成为新的研究热点。

（五）口腔癌及口咽癌多学科综合治疗的发展

由于解剖位置的特殊性，口腔癌及口咽癌经常对患者的外观和功能造成不同程度的影响。随着多种治疗手段的快速发展，肿瘤的多学科综合治疗一直朝着提高治疗效果，并提高患者生活质量的目标发展。展望未来，各个学科依旧有巨大的发展潜力，如手术治疗的微创化、个性化及精准化，放射治疗的生物适形放疗及粒子放疗等。近年来，肿瘤微环境和肠道细菌微生态也加深了人类对肿瘤的认知，同时为肿瘤内科治疗提供了许多潜在的靶点。然而，肿瘤化疗和生物治疗在短期内仍不能取代手术和放疗对肿瘤局部根治性治疗的价值。肿瘤的异质性和复杂性决定了单一治疗手段不可能应对所有情况。综合应用多种治疗方法，以取得最理想的治疗效果，是多学科综合治疗的理论基础。综合各个专科的技术优势，科学客观地评价各种治疗方法，从患者、社会经济效益等角度出发，选择最佳的治疗方案，已逐渐成为口腔癌及口咽癌治疗的常规模式。通过开展规范化的临床试验，可以为临床决策提供生存率、功能保存的循证证据。当临床决策缺乏最优方案时，可推荐患者入组临床试验，目前已证实入组临床试验可为患者提供最佳的临床支持。但由于存在医疗资源分配不均匀、肿瘤专科医师缺乏、临床诊疗规范及伦理配套不足等问题，我国的口腔癌及口咽癌临床试验仍存在很大的发展空间。

二、多学科综合治疗的原则

进入 21 世纪，得益于医学理念和医疗技术的进步，以及我国医疗水平的发展，肿瘤的多学科综合治疗也得到了快速发展。强调肿瘤的多学科综合治疗，需要意识到肿瘤治疗遇到的挑战。第一，肿瘤的基础及转化研究发展迅速，医师需要通过不断学习来保持专业知识的更新。第二，肿瘤的多学科综合治疗涉及多个不同专科，医师的专科培训水平参差不齐，不同单位的医疗设备和辅助科室水平也不同，造成肿瘤治疗方案的差异。第三，我国不同地区的经济发展水平不同、医疗水平不同、患者社会经济水平不同，对肿瘤治疗效果的期望也不同。综上所述，肿瘤的多学科综合治疗存在极大的挑战，这些挑战根源于肿瘤的复杂性和个体的差异性。因此，肿瘤的多学科综合治疗必须遵循一些共同原则，才能顺应我国社会和医疗发展的趋势，符合医患双方共同目标，维护患者利益，最终促进社会主义医疗水平的发展。

（一）局部与整体并重的原则

口腔癌及口咽癌作为上皮源性实体肿瘤，早期常表现为局部疾病，可通过手术或放疗等局部治疗方法根治。强调局部与整体的原则，是因为肿瘤也是一种全身性疾病。一方面，癌症可以在早期转移，如果不注重整体干预,及时介入,肿瘤治疗往往会以复发或转移的结果导致失败。另一方面,肿瘤的发生发展与免疫逃逸有关,近年来还发现肠道微生态、肥胖、糖尿病、牙周病等可能对肿瘤的治疗效果产生影响,口腔癌区域癌化的概念同样强调了整体预防及治疗的重要性。因此,在强调局部与整体并重的原则时,不仅要做好局部根治,还要根据肿瘤的情况使用足剂量、多疗程的药物,以达到根治肿瘤的目的。同时,还应逐步意识到机体免疫系统的重要性,肿瘤的整体治疗需要在保证患者营养的同时,充分调动自身免疫系统。随着对人体多组学的深入了解,未来会有更多适合全身干预的手段,实现真正的整体治疗。

(二)分期治疗的原则

TNM 分期是目前制订肿瘤治疗方案最重要的依据,也是评价治疗效果和预测预后的重要指标。对于早期肿瘤患者,治疗的目的是根治。大部分早期口腔癌及口咽癌患者,可通过手术或放疗达到根治的目的,并充分保存功能和患者生活质量。对于中晚期患者,此时应综合采用手术、放疗、化疗等方法,避免肿瘤局部复发和转移。对于终末期患者,由于病情难以逆转,多以姑息治疗为主,目的是减轻患者痛苦,延长患者生存时间。做好分期治疗需强调循证证据的重要性,根据患者分期和临床证据,选择最佳的治疗方案。然而,基于原发肿瘤、淋巴结转移、远处转移等指标的 TNM 分期仍存在不足,难以全面反映肿瘤的复杂性和异质性。依据肿瘤基因突变和分子表达,能制订更精确预测治疗效果和生存预后的分子分期指南,目前已在乳腺癌等疾病中证实其有效可行。因此,基于肿瘤分子事件和肿瘤微环境,建立口腔癌及口咽癌的分子分期指南,是未来的发展方向之一。

(三)生存时间与生活质量并重的原则

肿瘤的治疗一直朝着生存时间和生活质量并重的目标发展。口腔癌及口咽癌的解剖位置决定了对患者容貌、吞咽、语音、咀嚼等功能的影响,而生活质量还包含了患者的生理、心理、社会功能等评价指标。不同的治疗方法也会产生相应的副作用,如手术切除对吞咽、发音、咀嚼等功能的影响;放疗可产生口腔黏膜炎、口干、组织纤维化等短期和长期并发症;化疗不仅会加重放疗的局部反应,还会引起脱发、黏膜炎、肾毒性、神经毒性等副作用。随着医学模式的发展,肿瘤治疗不应舍弃生存时间或生活质量的任何一方,而应在综合评估后尽可能兼顾双方,并避害就利。例如,口咽癌的早期治疗强调微创,而经口机器人手术则具有独特的优势。中晚期口腔癌需要大范围手术切除,而同期组织重建可以尽可能恢复患者的功能。个体化的吞咽和语音康复训练也可以大大提高患者术后的生活质量。肿瘤内科药物的发展,从细胞毒药物到靶向治疗、免疫检查点抑制剂等,也是朝着提高疗效与减少副作用的方向发展。对于晚期姑息治疗的患者,应强调支持治疗,及时解除气道压迫、减轻疼痛,并给予心理支持治疗等。强调生存时间与生活质量并重的原则,应贯穿于口腔癌及口咽癌患者的整个治疗周期。

(四)遵照循证医学理论获得最佳诊疗证据支持的原则

现代医学已经完成由经验医学向循证医学的转变。肿瘤的复杂性和治疗手段的多样化,决定了肿瘤治疗必须按照循证证据与最新指南规范化进行。循证医学的核心思想是医疗决策(包括患者的处理、治疗指南和医疗政策的制定等)必须依据现有的最高级别的临床研究证据,同时结合医师的个人专业技能和临床经验,兼顾患者的价值和愿望。任何治疗方案都不可避免地存在局限性,在制订综合治疗方案时应该清楚任何一种治疗方法对肿瘤的客观疗效、优势和局限性,根据患者的具体情况充分评估临床证据,针对性地合理组合,取长补短,形成个性化的综合治疗方案,才能达到真正的安全有效,真正提高肿瘤的治愈率和患者的生活质量。然而,当前我国口腔癌及口咽癌的循证诊疗仍存在许多问题,如诊疗指南不够全面、各地诊治水平不一、各个专科互补配合程度不够、医师缺乏专业培训、医师不遵循临床证据、硬软件设施配套落后、医疗技术发展不达标等。个别医师单纯依赖个人经验,极少部分医师利益至上,将多种治疗手段随意组合,甚至盲目使用已被临床淘汰的治疗手段,这种"综合乱疗"甚至可能耽误患者接受正规治疗,造成疾病恶化,阻碍医学的正常发展。另外,我国目前在口腔癌及口咽癌方面开展的循证医学研究相对较少,这与我国有大量可供研究的临床患者资源优势极为不符。我们相信,强调口腔癌及口咽癌的循证医学原则,必能促进临床诊疗和临床研究的发展,符合医患双方的共同追求和共同利益,符合社会主义现代医学发展的方向。

（五）个体化治疗的原则

肿瘤个体化治疗是指根据患者的肿瘤情况、分子特征、遗传信息、免疫状态、个人需求等,因人制宜地优化诊疗策略,提高分子诊断的特异性、疗效和预后预测的准确性,确定最合适的治疗时机、治疗方案、治疗强度、治疗疗程,从而提高治疗效果,延长患者的生存时间,减少不适合的治疗,降低不良反应的发生概率,减轻患者的副作用和经济负担。肿瘤的个体化治疗强调对肿瘤异质性的认识。一是从分子生物学角度出发,发现有效生物标志物,从分子水平寻找指导诊疗和预后预测的指标。近年来,人类基因组计划的开展和高通量测序的应用极大地促进了分子诊疗的发展。二是从患者的功能状态、心理状况、社会属性出发,不同患者对预期寿命、治疗耐受性、生活质量要求不同,这些因素会对肿瘤的治疗依从性及治疗效果产生影响,因此应该充分把握这些异质性,从患者的角度出发,调动患者积极性,制订符合患者利益的最佳个体化治疗方案,才有可能提高肿瘤的诊疗效果。

（六）适度治疗的原则

肿瘤的适度治疗是在对肿瘤情况和患者需求充分认识的基础上,遵照循证医学原则,制订合适的诊疗方案。适度治疗是针对相对治疗不足与治疗过度而言,包括治疗的方案、强度、剂量、疗程等多方面。治疗不足会导致肿瘤控制失败,如手术切缘不足、放疗强度不足、化疗剂量不足等。治疗过度则会造成患者生活质量下降、社会经济成本增加,如过度扩大切除、无指征加用放疗、超过患者耐受使用联合化疗等。然而,临床实践过程中做到适度治疗是很难的。肿瘤治疗不仅受主观意识、个人利益等多方因素影响,而且受限于对肿瘤本身的认识不够深入。例如,对癌前病变、肿瘤复发或转移的正确判断,对临床淋巴结阴性早期口腔癌患者的颈部处理方案,对 HPV 阳性口咽癌患者的治疗强度是否适度降低等。因此,随着临床证据的积累和医学技术的不断发展,肿瘤的适度治疗也需要并将被不断修正。

三、多学科综合治疗协作组

肿瘤多学科综合治疗的最佳实践模式是组建多学科综合治疗协作组(MDT)。多学科综合治疗协作组诊疗模式起源于 20 世纪 60 年代,是建立在循证医学基础上,由传统经验性医疗向现代协作决策医疗转化的新型诊疗模式。传统的会诊是指临床各科室在疑难病症诊治过程中,因病情复杂或涉及其他专业,需邀请临床经验丰富或相关专科医师提出诊治意见、参与诊治工作所采取的一种管理形式。在治疗病情复杂、涉及多学科的疾病时会出现以下不足：①个人片面性和观点狭窄性导致主观误差；②没有统一的临床诊疗路径与标准；③诊疗效率较低且费时，可能延误诊断；④难免进行一些重复或不必要的检查，增加了患者的费用消耗和身体痛苦，延长了住院时间。多学科综合治疗协作组诊疗模式不同于传统普通会诊，其主要针对特定患者，通过定期、定时、定员、定址的多学科讨论会形式，汇集各学科最新发展动态及患者的全面资料，综合考虑患者的疾病分期、诊疗需要、经济状况、心理特质等诸多要素，权衡利弊后制订更科学、更合理、更规范的诊疗决策，并监督治疗方案的执行，定期评估疗效并调整方案，从而保证患者获益的最大化。这种以患者为中心的多学科综合治疗协作组诊疗模式在肿瘤的多学科综合治疗过程中起到了重要的作用。

（一）口腔癌及口咽癌多学科综合治疗协作组的人员构成

口腔癌及口咽癌诊疗管理的复杂性，决定了患者需要通过多个专科的协调配合，才能获得最佳诊疗和随访支持。口腔癌及口咽癌多学科综合治疗协作组的人员构成应包括会议主席和协调员，以及来自不同专科的核心专家人员，包括口腔颌面头颈肿瘤外科、放疗科、肿瘤内科、整形与重建外科、肿瘤护理专科、病理科、影像科。根据肿瘤的侵犯范围，必要时应该包括神经外科、眼科、耳鼻咽喉科等专科。另外，患者的治疗全过程还应该获得口腔修复科、内科、康复科、营养科、心理科、精神科、社区全科、家庭护理、临终关怀、临床社会工作等专家的通力合作。需要指出的是，多学科综合治疗协作组的具体人员构成需要参考医院的规模和结构决定，并根据患者的疾病周期和全身状况有所侧重。

（二）多学科综合治疗协作组诊疗模式的实施原则

口腔癌及口咽癌多学科综合治疗协作组诊疗模式的成功实施需要遵守以下原则：①组建多学科综合治疗协作组需要包含固定的核心专家成员，建立包含不同学科专家的协作交流网络，并保证患者可以便利地参与多学科综合治疗协作组诊疗模式；②完善多学科交流模式和配套机制，通过形成固定的会议模式，可以保证所有专家均积极参与到每个病例的交流讨论中，但需要注意的是，并不是每个病例都需要经过专家讨论，可以通过建立适当的筛选机制，保证高效的会议工作模式；③建立覆盖式的多学科综合治疗协作组诊疗模式，保证偏远地区的患者也有权利享受规范化的诊疗模式，这有助于减少不同地区间医疗资源的不平衡，促进专家协作交流，提高偏远地区的肿瘤诊疗水平；④遵照规范化诊疗流程，充分检阅患者所有检验结果和临床信息，评估患者经济条件和治疗预期，制订最合适的治疗和随访方案；⑤鼓励患者参与，通过参与多学科协作诊疗会议，可以让患者了解到各种诊疗手段的相对利弊，有助于建立和谐的医患沟通，充分调动患者的积极性，并增强患者在诊疗全过程的积极配合。

（三）多学科综合治疗协作组的领导、协调、会议召开及质量保障

建立口腔癌及口咽癌的多学科综合治疗协作组时，最重要的是让团队所有专家成员取得协作的共识，让每个参与者都清晰地意识到团队和个人的职责，了解会议的共同目标和召开流程，并制订一系列关于临床决策、文档记录、会议反馈、知情同意等的协议与方案，以促进多学科综合治疗协作组会议的高效进行。多学科综合治疗协作组通常需要会议主席和会议协调员。会议主席的任务主要是倡导并推动会议的召开，并在讨论的过程中引导会议进程和专家发言。会议协调员则可以由医院行政人员或专科护士等

担任,主要负责组织会议,准备患者临床资料,记录并整理会议信息,并将会议笔记告知医师。通常情况下,多学科综合治疗协作组会议需要设置固定的会议时间和场地,以保证多学科协作诊疗的持续性和固定性。会议场地应提供多媒体设备,并通过桌椅的合理布置,便于会场专家发言讨论。当部分专家不能出席现场会议时,应提供远程会议的方式,使会议可以高效有序地进行。会议结束后,协调员应及时整理会议笔记,并传递给相关专家签名确认。患者的治疗和复诊过程资料也应当及时整理归档,并回馈给多学科协作组成员。

(四)多学科综合治疗协作组诊疗模式的临床获益

多学科综合治疗协作组诊疗模式具有以下特点:①专业性,通过相似亚专业不同专家共同合作诊疗同一疾病,在诊疗过程中显示出明显的专业特性;②互动性,在诊疗过程中各专家对病例进行充分讨论,针对具体问题的决策融合了各个学科的临床证据和医师的临床经验,全面地凸显出互动性;③高效性,多学科综合治疗协作组诊疗模式能避免对患者反复检查,更有效地运用各个学科的资源,更快速地解决临床诊疗中遇到的关键问题。因此,口腔癌及口咽癌多学科综合治疗协作组诊疗模式同时具有以下临床获益:①简化临床路径并避免重复检查;②协调各专科临床资源的高效利用;③缩短患者开始治疗的等候时间;④治疗方案更加规范化;⑤改善患者治疗结局;⑥增加患者获得医疗信息的途径;⑦提高患者对诊疗过程的满意度;⑧增加年轻医师的学习机会;⑨缓解医疗人员的精神压力。

四、存在的问题和展望

口腔癌及口咽癌多学科综合治疗的发展,提高了肿瘤的治愈率,改善了患者的生存率和生活质量。但据统计,美国口腔癌及口咽癌患者的 5 年生存率约为 66%,中国口腔癌及口咽癌患者的 5 年生存率约为 50%,离多学科共同攻克肿瘤仍有较遥远的距离,仍需进一步努力。

(一)综合治疗手段不足

随着社会经济的发展和医疗水平的提高,肿瘤的治疗手段也在不断进步,手术、放疗、化疗、生物治疗等仍处于飞速发展的阶段。但口腔癌及口咽癌综合治疗手段主要存在以下不足:①由于目前尚缺乏能充分反映临床治疗效果的肿瘤生物模型;②肿瘤多学科综合治疗手段仍显欠缺,一大批有望改善或补充现有治疗的手段,如纳米载药技术、肿瘤原位给药治疗、细胞改造技术、肿瘤光热治疗、光动力治疗、声动力治疗、基因改造技术、肿瘤疫苗、溶瘤病毒、微生态调控治疗等,多数处于基础实验的阶段,临床转化严重不足,大大限制了肿瘤综合治疗手段的发展。综上所述,人类现有的肿瘤综合治疗手段已处于发展的平台期,但科学技术的飞速发展,以及人类肿瘤治疗经验的积累,有望在不久的将来取得肿瘤治疗的理论性突破,为口腔癌及口咽癌患者提供全新的、高效的综合治疗模式。

(二)缺乏指导治疗方案的特异性指标

肿瘤综合治疗方案需要根据肿瘤的异质性,调整治疗的模式和强度。理想的肿瘤指标可以预测癌症的复发与转移,指导放疗的强度、化疗药物的选择,明确生物治疗的疗效,并预测患者的预后。但受限于肿瘤标志物的有限性,肿瘤的综合治疗仍有非常大的发展空间。近 10 余年来,随着分子生物学的发展,对癌症生物学的认识不断深入,有关肿瘤治疗特异性指标的研究和文献呈指数级增长,但真正能应用于临床的分子指标却寥寥可数。人类对口腔癌及口咽癌的特异性治疗,仍严重受限于对肿瘤分子网络结构的认知不足。近年来,对肿瘤微环境多种细胞和细胞间质形成的动态网络的了解深入,以及免疫检查点抑制剂的发现与发展,为肿瘤的综合治疗带来了新的曙光。单细胞测序技术、免疫组库测序技术、宏基因组测序技术、新型血液肿瘤检测技术等的发展,有望突破传统肿瘤分子生物学,为肿瘤的综合治疗带来新的特异性指标。另外,肿瘤的特异性指标不单局限于分子指标,影像学技术、肿瘤代谢检测技术的进步,以及数据科学、人工智能的发展,成为新的研究热点,有望在不久的将来取得突破。

(三)多学科综合治疗的规范化与发展

肿瘤多学科综合治疗的规范化不是照本宣科、生搬硬套、机械操作,而是建立在对肿瘤生物学行为的深刻认识上,根据最新临床研究及权威指南,结合医师临床经验、医疗资源、患者条件、社会状况等综合要素,有章可循、有理可依地实施治疗。肿瘤多学科综合治疗的规范化不仅涉及多学科协作组不同医学专科之间的合作,还涉及卫生行政部门、医疗保险机构、医疗器械企业、非政府组织等。实现口腔癌及口咽癌多学科综合治疗的规范化,需要结合我国具体社会形势和经济发展水平,从多个方面着力,包括优化肿瘤专科医师培训体系、建立合理健全的制度框架、提高各级单位的医疗设施配套、追求先进有效的治疗理念,并规范化临床研究和科研伦理,扎实推进循证医学的发展与应用,最终提高社会整体医疗水平,改善患者预后,提高患者生活质量。

总之,对于开展口腔癌和口咽癌诊疗的医院,定期定时的多学科综合治疗协作组会议是目前提高治疗效果、延长生存率切实可行的方案。只有这样,才能推动我国口腔癌和口咽癌诊疗的规范化和持续进步。

(苏宇雄)

第二节　放射治疗

一、口腔癌放射治疗的适应证

口腔癌的根治性治疗手段包括手术和放疗。对于早期(Ⅰ~Ⅱ期)口腔癌,尽管手术和放疗均有效,但是手术通常能取得更好的功能保留效果,且能提供病理信息,因此单纯放疗仅选择性地用于预计手术效果不佳、患者拒绝或不能耐受手术的情况。局部晚期(Ⅲ~Ⅳ期)口腔癌采用以手术和放疗为主的综合治疗,通常推荐术后放疗。术后需根据病理特征及患者的耐受度决定是否行辅助放疗或放化疗。肿瘤的分化程度也是影响治疗决策的因素之一,分化较差者对放疗的敏感性较好,建议将放疗作为治疗的一部分。

1. 单纯放疗

(1)较小的表浅病变通过放疗可以得到根治。

(2)对于不适合手术或拒绝手术的晚期病变、初诊时存在远处转移(M1)或复发者,首选加入临床试验,或考虑放疗和/或化疗。

2. 术后放疗

（1）局部晚期肿瘤。

（2）pT3-4 或 pN2-3。

（3）淋巴结包膜外侵、切缘阳性/不足（切缘＜5mm）为高危因素，一般推荐放疗联合同步化疗。对于切缘阳性/不足而无其他危险因素者，若仍可切除，应考虑再次切除，尤其是对于早期患者（Ⅰ～Ⅱ期），或考虑同步放化疗或放疗。再切除后即使切缘阴性，仍需术后放疗。

（4）脉管瘤栓、神经周围受侵、Ⅳ或Ⅴ区淋巴结转移、≥2 个转移淋巴结。

（5）对于 pN0 或者 pN1 即使无以上危险因素，若未进行高质量的颈淋巴清扫的患者，仍可选择接受术后辅助放疗。对于 cN0 的患者，高质量的颈淋巴清扫应包括同侧 ⅠA、ⅠB、Ⅱ和Ⅲ，充分的颈清扫应至少包括 18 个淋巴结。对于 cN+ 的患者，高质量的颈淋巴清扫应包括同侧 ⅠA、ⅠB、Ⅱ、Ⅲ和Ⅳ，充分的颈清扫应至少包括 18 个淋巴结，若为多站淋巴结转移，则还需要清扫Ⅴ区淋巴结。

3. 计划性术前放疗

（1）肿瘤较大，手术切除困难或手术切缘不能保证者。

（2）进展较快的局部区域晚期病变。

二、口咽癌放射治疗的适应证

放疗和手术均是口咽癌重要的根治性治疗手段。早期口咽癌包括 p16⁻，T1-2N0-1 和 p16⁺，T1-2N0-1（单个淋巴结且最大径≤3cm），采用单纯放疗和手术的疗效相似，但是放疗导致的功能损害通常比手术少。

局部或区域晚期口咽癌包括 p16⁻，T3-4a 或 N2-3 和 p16⁺，T3-4 或 N2-3 或 N1（其中单个淋巴结最大径＞3cm 或≥2 个转移淋巴结的部分），推荐采用根治性同步放化疗，或手术联合术后放疗，或诱导化疗联合放疗或同步放化疗。术后需根据病理特征、p16 状态及患者的耐受性决定是否行辅助放疗或放化疗。对于分化较差的肿瘤，建议将放疗作为治疗的一部分。

1. 单纯放疗

（1）早期口咽癌倾向于选择根治性放疗。对于有淋巴结转移者，考虑放疗同时联合化疗。对于软腭癌，除了很小的病变，一般对发音、吞咽等功能损害严重，建议首选放疗。

（2）局部或区域晚期口咽癌推荐采用根治性同步放化疗。研究显示，在放疗或同步放化疗基础上加诱导化疗并无生存获益。

（3）对于不适合手术或拒绝手术的晚期病变、初诊时存在远处转移（M1）或复发者，首选加入临床试验，或考虑放疗和/或化疗。

2. 术后放疗

（1）p16⁻ 口咽癌术后放疗指征与口腔癌等其他头颈部癌基本相同：pT3-4、pN2-3、淋巴结包膜外侵、切缘阳性/不足、脉管瘤栓、神经周围受侵、Ⅳ或Ⅴ区淋巴结转移。淋巴结包膜外侵者建议放疗联合同步化疗。切缘阳性/不足而无其他危险因素者，如有可能应再次切除，或考虑同步放化疗或放疗。若无危险因素，局部或区域晚期患者仍需术后放疗。

（2）p16⁺口咽癌术后放疗指征：pT3-4、单个淋巴结最大径＞3cm或≥2个转移淋巴结、淋巴结包膜外侵、切缘阳性/不足、脉管瘤栓、神经周围受侵、Ⅳ或Ⅴ区淋巴结转移。淋巴结包膜外侵者，因p16⁺早期口咽癌通常预后较好，术后放疗时可考虑不加化疗，以避免同步放化疗的严重毒性。切缘阳性/不足而无其他危险因素者，如有可能应再次切除，或考虑同步放化疗或放疗。若无危险因素则常规随访。

3. 计划性术前放疗

（1）肿瘤较大，手术切除困难或手术切缘不能保证者。

（2）进展较快的局部区域晚期病变。

三、放射治疗前的准备

（一）明确分期和排除禁忌证

在放疗前必须明确病理诊断和临床（或病理）分期，对于治疗方案的制订有重要意义。结合临床表现、实验室和影像学检查，排除以下放疗禁忌证：①全身情况差或严重器官功能障碍，经处理后无明显好转；②肿瘤或周围组织严重水肿、感染、坏死或出血，未处理者；③肿瘤终末期，随时可能死亡；④肿瘤区域曾接受高剂量放疗，再次放疗可能发生严重并发症者。

（二）健康指导

应向患者及家属介绍放疗的目的、预期疗效、实施流程、分次方案、可能出现的并发症及配合要求（如完善口腔准备、注意口腔卫生、维持体重、保护皮肤黏膜、功能锻炼、戒烟酒）等，并提供相关教育资料，帮助患者更好地了解口腔癌/口咽癌的放疗，这样可以减轻患者的焦虑和恐惧，提高治疗的依从性，从而改善疗效和生存质量。

（三）营养管理

口腔癌/口咽癌患者常有进食疼痛，如有进食困难及由此而导致的营养不良，应该给予纠正。严重不能进食的患者可行鼻饲胃管或胃造瘘，以保证治疗期间的营养。

1. 反应性鼻饲管置入的适应证（满足以下至少2个条件）

（1）食物摄入量不足（即＞60%估计的能源消耗）超过10天。

（2）1个月内体重下降＞5%。

（3）严重的黏膜炎、吞咽疼痛，吞咽困难（＞3级）或误吸。

（4）年龄＞60岁。

2. 预防性置管的适应证

（1）治疗前体重严重减轻（1个月内体重下降＞5%或6个月内＞10%）。

（2）持续脱水或吞咽困难。

（3）严重合并症，严重误吸。

（4）预期存在吞咽问题的患者。

不建议在低风险患者（即治疗前无明显体重减轻、明显误吸或严重吞咽困难的患者）置入鼻饲管，尽管这些患者需要仔细监测其体重。

（四）口腔准备

口腔癌/口咽癌的放射治疗使唾液腺不可避免地接受较大剂量的照射而损伤，从而导致唾液分泌的流量下降、pH下降、免疫因子减少，这种口腔环境使患者易患龋病、牙槽感染甚至放射性骨坏死。为了预防放射性骨坏死的发生，放疗前应实施牙科/口腔治疗计划，应包括以下内容：①进行全面的口腔和牙齿检查，包括所有牙齿的影像学检查。评估牙齿和牙周状态，如有口腔感染或牙周病，及时临床干预；如有活动性龋齿，或者有容易引发炎症的阻生齿，予以拔除。拔牙后待创面愈合后才可开始放疗，一般需10~14天。将治疗靶区内需要拔除的牙齿推迟到放疗后拔除，会增加伤口不愈合和放射性骨坏死的风险。②对患者进行宣教。维持良好的口腔卫生，坚持餐后刷牙和牙线的应用，每日氟化物治疗，减少吃糖是口腔放疗患者教育和照射后护理的重要组成部分。

四、放射治疗的设备与流程

在大多数头颈部肿瘤中，放疗技术已由调强放疗（intensity-modulated radiotherapy，IMRT）取代了传统的二维和三维放疗。IMRT能够按需形成高度适形的剂量分布，尤其适用于形状不规则的头颈部肿瘤。与传统放疗相比，IMRT在提高头颈部肿瘤局部控制率的同时，减少了口干、吞咽困难等不良反应的发生。螺旋断层放射治疗系统（tomo theraphy system，TOMO）是调强放射治疗技术领域的一种新的实现方式，它集IMRT、影像引导调强适形放疗（IGRT）、剂量引导调强适形放疗（DGRT）于一体，使用了一种类似于螺旋CT扫描的360°螺旋放射治疗系统。与传统的固定野调强放射治疗相比，TOMO具有更多独立射线方向的优势，因此，可以更精确地形成复杂形状肿瘤区域的适形剂量，并减少辐射暴露危及周围器官的剂量。然而，值得注意的是，越是精确的放疗技术，对固定装置的要求越高，以保证放疗剂量分布的准确性。

相对于开展百年之久的传统放疗（光子线、伽马射线、电子线等），质子重离子治疗代表了放疗的最先进技术和未来趋势。质子重离子具有独特的物理学优势，当它们射入人体后，在到达肿瘤病灶前，射线能量释放不多，但是到达病灶后，射线会瞬间释放大量能量，形成名为"布拉格峰"的能量释放轨迹，照射肿瘤组织的同时又可避开照射正常组织。重离子更是具有生物学优势，对于普通光子射线不敏感的乏氧癌细胞，重离子射线同样可以破坏其DNA双链，实现最大治疗增益比。由于技术和价格因素，质子重离子治疗仅在德国、日本、中国和美国等少数国家的少数地区开展，它们在头颈部肿瘤的最佳剂量-生物学效应、最佳给量方式以及成本-效益等方面，尚有待进一步的研究和探索。

2021年NCCN和2020年欧洲头颈学会-欧洲肿瘤内科学会-欧洲放射肿瘤学学会（EHNS-ESMO-ESTRO）临床指南均推荐IMRT作为头颈部癌的放疗技术。其他放疗技术包括近距离放疗和口腔癌的口腔筒照射，国内相关经验甚少，本章不讨论，以下所指放疗均为IMRT。

（一）放疗设备及放射源

医用直线加速器是目前广泛使用的放疗设备，放射源以4~6MV的高能X线（即光子）为主。

（二）体位确定与固定

通常取仰卧位，采用发泡胶（或真空袋）联合头颈肩热塑面罩进行个体化体位固定。另外，口腔癌/口咽癌的体位固定需要配合使用口腔支架，一方面可以为头部提供固定的支点，控制下颌的仰度，减小摆位误差；另一方面能将正常组织推离高剂量区，使病变获得要求的照射剂量的同时，能更好地保护正常组织。

（三）模拟定位与扫描

采用 CT 模拟机进行定位和扫描。在定位床上为患者固定体位后，在激光系统的辅助下调整床的位置，使扫描中心落在靶区中心附近，以扫描中心在热塑面罩上的投影作为参考标记点，并放置可在 CT 成像的金属球，进行标记。然后，行 CT 平扫加增强扫描，从颅底扫描至锁骨下至少 2cm，层厚和层距≤3mm。采集的图像经系统自动重建后传输至放疗网络服务器。如条件允许，还可采用 MRI 模拟机进行 MRI 扫描。CT 的组织分辨率较高，而 MRI 的优势在于较高的软组织对比度，能更好地显示肿瘤侵犯范围，可与 CT 互为补充，提供详细的解剖学信息。

（四）靶区设计

根据患者肿瘤的范围、生物学特点、手术情况等在医师工作站勾画需照射的靶区和需保护的正常器官，并设定相应的处方剂量和限制剂量。根据国际辐射单位与测量委员会（international commission on radiation units and measurements，ICRU）50 号、62 号、71 号及 83 号文件规定，将靶区划分为以下几个区域。

1. 肿瘤靶区（gross target volume，GTV） 肿瘤靶区包括临床诊断方法及影像学检查能够诊断出的病变范围，结合多种影像学资料（CT、MRI、PET/CT 等）以及通过配准得到的融合图像，在 CT 平扫横断面图像上进行勾画，CT 图像显示不清晰的区域可在融合图像上勾画。

对于根治性放疗，GTV 分为原发肿瘤（GTVp）和转移淋巴结（GTVnd）。若诱导化疗后，GTVp 是基于诱导化疗前的疾病侵犯范围，应根据治疗前临床评估和诊断影像学的信息勾画出肿瘤出现时涉及的所有区域，若肿瘤消退导致患者解剖结构和肿瘤相对位置的显著改变，应根据治疗后的影像学信息对 GTV 进行修改，既要考虑疾病的初始模式，又要反映诱导化疗后患者的肿瘤消退所致的解剖信息改变。咽后淋巴结的 GTV（GTVrpn）和颈部淋巴结的 GTV（GTVnd）无包膜受侵者，按化疗后实际退缩情况的影像勾画；有包膜受侵者，按化疗后的影像勾画，同时还应包括化疗前影像显示的外侵区域。

对于术后放疗者，应根据术前检查、术中所见、术后病理检查的结果综合考虑，将原发肿瘤和转移淋巴结所在的部位定义为肿瘤瘤床，并命名为 GTVtb。

2. 临床靶区（clinical target volume，CTV） 临床靶区包括两部分，其一为原发肿瘤周围可能浸润或转移的区域，即高危区；其二为根据肿瘤的生物学行为推断出的可能出现浸润或转移的区域，即低危区或预防照射区。通常 CTV 需要综合考虑肿瘤的解剖结构和生物学特点。

（1）对于根治性放疗，根据镜下微浸润灶主要发生在大体肿瘤的 0～10mm 范围内的原理，国际指南提出原发肿瘤 CTV 原理"5＋5mm"的概念，CTV 分为 3 个不同的级别：①高危 CTV（CTV70），定义为 GTVp 外扩 5mm，给予根治量（70gy，2.12Gy/ 次，共 33 次）；②中危 CTV（CTV60～63），定义为 CTV70 外扩 5mm 及阳性半颈部，如外扩范围遇到骨骼或空气腔则加以修正，给予高预防量（60～63gy，1.82～1.91Gy/ 次，共 33 次）；③低危 CTV（CTV54～56），定义为较低风险的显微镜下病灶（比如未受累的下颈或对侧颈部），给予低预防量（54～56Gy，1.64～1.70Gy/ 次，共 33 次）。

（2）对于术后辅助放疗，CTV 同样也分为 3 个不同的级别：①高危 CTV（CTV66），定义为包膜外侵犯的区域或者阳性切缘,建议采用同步推量或者序贯推量技术给予 66Gy(2.2Gy/次,共 30 次)。②中危 CTV(CTV60),定义是指包括原发肿瘤床(基于术前影像、体格检查和手术发现)和淋巴结肿大区域的体积,应包括整个初始手术床和病理阳性的半颈。在大多数情况下,这往往需要颈部 I 区、IIA~B 区,III区和/或 IV区。建议 CTV60 采用 2Gy/次,共 30 次。③低危 CTV(CTV54),通常包括需要预防性治疗的颈部区域,这些区域具有较低风险的显微镜下病症(比如未受累的下颈或对侧颈部),建议 CTV54 采用 1.8Gy/次,共 30 次。

(3)颈部预防性治疗区域的定义:根据不同原发部位肿瘤及侵犯范围的不同,淋巴引流路径存在差异。不同原发部位肿瘤的颈部淋巴结预防照射范围如表 4-2-1 所示。

表 4-2-1　颈部淋巴结预防照射范围

肿瘤部位	亚区	TNM 分期	靶区范围
口腔癌	颊黏膜、磨牙后区、牙龈	T1-2N0	同侧 I ~ III区;如毗邻中线则双侧 I ~ III区(允许不照射对侧III区)
		T3-4N0	双侧 I ~ IV区(允许对侧IV区不照射)
		任何 TN+	根据原发肿瘤侵犯部位及淋巴结转移部位选择性包括同侧或双侧咽后淋巴结(VIIa)、V区
	硬腭	T1-2N0 且分化好	无需进行颈部淋巴结预防
		T3-4N0 或者 T1-2N0 分化差	双侧 I ~ IV区(允许对侧IV区不照射)
		任何 TN+	根据原发肿瘤侵犯部位及淋巴结转移部位选择性包括同侧或双侧咽后淋巴结(VIIa)、V区
	舌、口底	任何 TN0	双侧 I ~ IV区(允许对侧IV区不照射)
		任何 TN+	根据原发肿瘤侵犯部位及淋巴结转移部位选择性包括同侧或双侧咽后淋巴结(VIIa)、V区
口咽癌	扁桃体	T1-2N0	同侧 I b-V区;如毗邻中线则双侧 I b-V 区
		T3-4N0	双侧 I b~V区 + 咽后淋巴结(VIIa)
		任何 TN+	双侧 I b~V区 + 咽后淋巴结(VIIa)
	舌根、软腭、咽后壁	任何 T 任何 N	双侧 I b~V区 + 咽后淋巴结(VIIa)

注:毗邻中线为颊黏膜癌、磨牙后三角癌、下颌牙龈癌、上颌牙龈癌或扁桃体癌侵犯软腭或舌根 >1cm 且距离中线 <1cm。

上表总结的照射范围适用于指导根治性放疗的靶区勾画。对于术后辅助放疗,术后病理检查提示 pT1-2N0-1 且无危险因素,并已进行高质量颈部淋巴结清扫,则无需术后辅助放疗,而其他需要辅助放疗的情况亦可参考上表进行靶区勾画。

3. 计划靶区(planning target volume,PTV)　各靶区是按照 PTV 给予相应的剂量,由 GTV 对应 PGTV,CTV 对应 PTV,根据各单位质控情况有所差异,对头颈部鳞癌一般是外放 3~5mm 生成的 PTV,但对于口腔癌尤其是舌癌,因为动度较大,所以对应的 PGTV 可相应外放 5~10mm。

4. 可能危及器官的剂量限制(表 4-2-2)

表 4-2-2　头颈部放疗可能危及器官的剂量限制

危及器官	1016 （口咽）	1008 （唾液腺）	0920 （局部晚期头颈癌）	放射治疗器官限量 （QUANTEC）
脊髓	任何 >0.03cc 体积受照剂量 <48Gy	任何 >0.03cc 体积受照剂量 <45Gy	任何 >0.03cc 体积受照剂量 <48Gy	受照剂量 <50Gy（2Gy/ 次）脊髓病发生率 0.2%
	—	计划危及器官任何 >0.01cc 体积受照剂量 <48Gy	计划危及器官任何 >0.01cc 体积受照剂量 <50Gy	受照剂量 60Gy 脊髓病发生率 6%
脑干	任何 >0.03cc 体积受照剂量 <52Gy	任何 >0.03cc 体积受照剂量 <48Gy，颅底 <52Gy	任何 >0.03cc 体积受照剂量 <52Gy	—
唇	平均剂量 <20Gy	平均剂量 <20Gy 腮腺肿瘤：最大剂量 <30Gy 下颌下腺肿瘤：最大剂量 <45Gy	平均剂量 <20Gy 非口腔肿瘤：最大剂量 <30Gy 口腔肿瘤：<50Gy	—
口腔	口腔未受侵：平均剂量 <30Gy 口腔未受侵：没有 >60Gy 的热点	腮腺肿瘤：平均剂量 <30Gy 下颌下腺肿瘤：平均剂量 <50Gy	非口腔肿瘤：平均剂量 <30Gy 口腔肿瘤：平均剂量 <50Gy	—
腮腺	保留一侧腺体：平均剂量 <26Gy	对侧平均剂量 <26Gy 一侧腺体最少 50% 的体积受照剂量 <30Gy 两侧腺体最少 20cc 的体积受照剂量 <20Gy	保留一侧腺体：平均剂量 <26Gy 一侧腺体最少 50% 的体积受照剂量 <30Gy 两侧腺体最少 20cc 的体积受照剂量 <20Gy	一侧腺体平均剂量 ≤20Gy 两侧腺体平均剂量 ≤25Gy
下颌下腺	对侧 I 区不在靶区内，对侧腺体平均剂量 <39Gy	—	—	—
咽	平均剂量 <45Gy，不超过 33% 的体积受照剂量 >50Gy，不超过 15% 的体积受照剂量 >60Gy	平均剂量 <40Gy，不超过 33% 的体积受照剂量 >50Gy，不超过 10% 的体积受照剂量 >60Gy	平均剂量 <45Gy，不超过 33% 的体积受照剂量 >50Gy，不超过 15% 的体积受照剂量 >60Gy	—
颈段食管	平均剂量 <30Gy	平均剂量 <35Gy，不超过 30% 的体积受照剂量 >45Gy，不超过 10% 的体积受照剂量 >54Gy	口腔或口咽肿瘤：平均剂量 <35Gy 且不超过 33% 的体积受照剂量 >45Gy，不超过 15% 的体积受照剂量 >54Gy 喉部肿瘤：平均剂量 <45Gy，且不超过 33% 的体积受照剂量 >50Cy，不超过 15% 的体积受照剂量 >60Gy	一般情况下，<40～50Gy；体积依赖性
喉声门区和声门上区	喉声门区平均剂量 ≤20Gy IMRT 邻近喉声门区的 PTV2/3 剂量不足时要求：受照剂量 <95%，处方剂量的体积 <10%	喉平均剂量 <35Gy	<45Gy	无喉受侵：最大剂量 <40～45Gy；所有的最大剂量 <63～66Gy

续表

危及器官	1016（口咽）	1008（唾液腺）	0920（局部晚期头颈癌）	放射治疗器官限量（QUANTEC）
下颌骨	最大剂量<66Gy，避免热点	处方剂量60Gy，最大剂量<64Gy；处方剂量66Gy，最大剂量<70Gy	任何点最大剂量<66Gy	—
臂丛	—	无下颌淋巴结受侵：最大剂量<60Gy 其他情况：最大剂量≤66Gy	—	—
耳蜗	—	同侧最大剂量<50Gy	—	平均剂量≤45y，更保守的平均剂量≤35y
脑	—	任何>0.03cc体积受照剂量<60Gy 所有病例：最大剂量<66Gy	—	生物等效剂量>120Gy时，5%发生坏死的概率为5%；等价于72y（每次2y）；不是每天2次
眼	—	最大剂量<30Gy 晶体<2.5Gy	—	—
视神经和视交叉	—	最大剂量<30Gy	—	在>60Gy（每次2Gy）时发生视神经病变的概率为7%~20%
未指明的其他组织	任何>1cc体积受照剂量≤74Gy	不超过5%的体积受照剂量>58Gy；不超过1%或1cc的体积受照剂量>64Gy；如果CTV3是66Gy，可以加量	不超过5%的体积受照剂量>58Gy；不超过1%或1cc的体积受照剂量>64Gy	—

（五）计划设计与评价

计划设计有正向和逆向两种方式。正向方式为三维放疗的设计方式，指物理师根据经验手工设定射野参数，然后计算产生的剂量分布并评价，如不满意则调整射野参数后再评价，直至计划满意。逆向方式为IMRT的设计方式，首先定义治疗要求的剂量分布，然后由计划系统求解得到最优化的射野参数，物理师对其评价，如不满意则调整优化问题的参数，直至计划满意。逆向设计方式得到的计划质量通常高于正向方式。调整参数的原则是：重要危及器官如脊髓、脑干的权重＞肿瘤＞一般危及器官。计划评价需满足：接受大于110%处方剂量的PTV体积小于20%；接受大于115%处方剂量的PTV体积小于5%；接受小于93%处方剂量的PTV体积小于1%。另外，还需评估危及器官的耐受剂量。目前主要的评价方法是剂量体积直方图（dose volume histogram，DVH），表示多大体积的肿瘤或正常组织所接受的特定剂量值。DVH对危及器官（OAR）的评价是最有效的，在评估时，不仅要比较DVH曲线下的面积大小，还要考虑不同器官组织类型（是串型组织还是并型组织）所产生的不同生物效应。由于DVH无法提供高（低）剂量区的空间分布，因此在用DVH进行评价时需要与该计划的等剂量分布图结合起来综合考虑。

（六）治疗计划验证、剂量和位置

1. 在CT模拟机上的验证 固定患者体位后，在激光系统辅助下按定位时的参考标记点摆位。按复位参数调整床的位置，在激光灯新的体表投影上标记，作为治疗中心的标记点。然后，行CT扫描获得复位CT图像，与定位时的CT图像比对。若误差超过允许的范围，应查找原因并及时修正，直至符合临床要求。

2. 在加速器上的验证 由于头颈部肿瘤放疗固定效果较好，模拟复位时不符合要求的病例很少，因此可以直接在加速器上验证。常用的验证方式有电子射野影像系统（EPID）验证和锥形束CT（CBCT）验证。验证方法与在CT模拟机上的验证基本一致。由于CBCT验证使用三维图像，误差明显小于其他两种。第一次放疗时应常规拍摄加速器治疗验证片，只有重复良好方可开始放疗。

（七）实施照射

按照治疗体位摆位后，移床使激光灯"+"字线与患者治疗中心标记点重合，根据计划数据进行出束治疗。首次治疗需要拍验证片，以后只有在医师认为有需要时才再拍。

五、放射治疗并发症及处理

（一）放疗并发症

1. 急性反应 口腔癌/口咽癌放射治疗的急性并发症主要为放射治疗期间口腔黏膜的急性炎症。受累黏膜可出现弥漫性充血、水肿，严重时可出现广泛不规则糜烂、溃疡，并伴有假膜形成。患者可出现黏膜疼痛、吞咽困难、口干、口臭等症状，严重影响患者进食甚至干扰治疗进程。一般放疗结束后2～4周，受损黏膜可逐渐自行愈合。

2. 远期反应 放射治疗结束2年后出现的黏膜损害称为慢性口腔黏膜炎，为唾液腺广泛萎缩引起的继发性损害，主要表现为口腔黏膜尤其是舌乳头广泛萎缩、充血，伴有持续的口干及味觉异常。此外，放射治疗后还可继发出现局部软组织水肿、毛细血管扩张、皮肤纤维化、张口受限、放射性龋病、放射性骨髓炎或骨坏死等。

（二）防治措施

1. 口腔卫生宣教 口腔卫生宣教应贯穿治疗前、治疗中及治疗后，指导患者掌握正确的口腔卫生护理方法：①建议选购含氟非刺激性牙膏，选用软毛牙刷并1～2个月更换；②建议餐后和睡前使用改良Bass刷牙法刷牙，并配合使用舌苔刷、牙线及牙间隙刷等；③建议餐后使用生理盐水、2%～4%碳酸氢钠等温和漱口水清除食物碎屑；④建议戒除吸烟、饮酒、咀嚼槟榔等不良习惯。

2. 饮食与营养 治疗期间维持营养健康是减轻放疗并发症的关键之一：①建议患者多吃清淡、营养丰富的食物，选择热量、蛋白含量、维生素含量高的软食或流食等，确保治疗过程中的营养支持，必要时可对患者进行营养支持治疗；②避免过冷过热、过硬松脆、酸性辛辣等刺激性食物，以防止对口腔黏膜的损伤。

3. 放疗前的口腔处理 ①应进行全面系统的口腔检查，并对口腔内存在的可能危险因素及时进行治疗。检查全口牙体及牙周状况，对牙体牙髓病、牙周病进行相应处理，调磨锐利边缘嵴及牙尖，拔除松动牙和预后不佳、无保留价值的患牙，拔牙后应口服抗生素，放疗应至少在拔牙术后 1～2 周开始；检查口内固定和活动义齿，拆除口内不良修复体及金属全冠，调改或更换不合适的活动义齿，放疗中应摘除金属活动义齿；检查患者唾液分泌功能，对于唾液分泌较少的患者，建议患者多喝水，也可使用口腔保湿剂或人工唾液等润滑口腔。②进行预防性治疗。在放疗前可使用低强度激光疗法、局部使用非甾体抗炎药如卞达明漱口水、局部涂抹蜂蜜等预防口腔黏膜炎的发生。

4. 放疗期间的口腔处理 ①放疗期间的口腔保护：放疗计划设计时，应尽可能保护邻近器官避免不必要的照射，减少并发症的发生。②放疗期间的症状处理：缓解疼痛症状可推荐使用吗啡漱口水、利多卡因漱口水、阿片类药物、口腔黏膜保护剂、激素类药物和中医中药制剂等；促进黏膜愈合可通过静脉注射人角质形成细胞生长因子（KGF-1），局部应用重组牛碱性成纤维细胞成长因子（rb-bFGF）等；若放射黏膜炎患者继发感染应给予局部或全身抗感染治疗，局部用药包括 0.12%～0.2% 氯己定含漱液、0.1% 西吡氯铵含漱液、0.5% 聚维酮碘含漱液等；对于念珠菌感染，局部应用 2%～4% 碳酸氢钠含漱液，必要时全身应用氟康唑等抗真菌药物；对于单纯疱疹病毒感染，局部可应用利多卡因含漱液，全身可应用阿昔洛韦或泛昔洛韦等抗病毒药物；对于细菌感染，根据药敏结果合理选用抗生素，可联合应用广谱抗生素和替硝唑。

5. 放疗后随诊 ①制订合适的口腔保健方案，如进行定期涂氟、牙周维护治疗等，并定期复查口腔健康状况，及时治疗牙体及牙髓疾病等；②加强张口训练以防止张口困难；③放疗后拔牙需慎重处理，拔牙前后均应预防性使用抗生素，以防止放射性骨髓炎或骨坏死。

六、放射与免疫联合治疗

近年来，免疫检测点抑制剂（ICI）为头颈部肿瘤治疗带来了新的曙光。临床前证据支持放射治疗和 ICI 之间的高度协同作用。在局部区域晚期头颈鳞癌中 ICI 与放射治疗联合可能增强放射治疗的局部疗效并根除微转移病灶。然而，在一项针对顺铂不耐受的局部晚期头颈鳞癌患者的 II 期随机试验 GORTEC 2015-01"Pembro-Rad"中，与标准治疗方案西妥昔单抗联合放射治疗相比，Pembrolizumab 联合放射治疗并未提高疗效。Javelin Head and Neck 100 是第一个评估在局部晚期头颈鳞癌标准放化疗基础上加用 ICI（Avelumab）的 III 期随机试验。出乎意料的是，该试验没有达到无进展生存期（PFS）的主要终点，Avelumab 组（95% 置信区间 16.9 个月至不可评估）和对照组（23 个月至不可评估）未达到中位 PFS（HR＝1.21；p＝0.92）。最近，一项 GORTEC-REACH 的 III 期随机对照试验评估了西妥昔单抗和放疗联合 Avelumab 作为同步和维持治疗的疗效，共 707 例 III～IV 期头颈鳞癌患者入组。中期分析显示，在顺铂耐受患者中，顺铂放化疗组的 1 年 PFS 为 73%，而 Avelumab- 西妥昔单抗 - 放疗组为 64%（HR＝1.27，95% 置信区间 0.83～1.93）；在顺铂不耐受患者中，Avelumab- 西妥昔单抗 - 放疗组的 2 年 PFS 较西妥昔单抗 - 放疗组有优势，但无统计学意义（44% vs. 31%，HR＝0.84，p＝0.14）。

总而言之，尽管临床前数据表明放射治疗和免疫治疗之间有协同作用，但尚缺乏临床试验结果支持。免疫治疗和放射治疗的时间和顺序是未来试验中要解决的一个关键问题。事实上，未来的转化研究和基于生物标记物的临床试验是有必要的，最终目标是提高患者总生存。

七、典型病例

（一）典型病例一

1. 病情介绍　患者，女，52 岁，右舌缘见溃疡性肿物，活检结果示鳞状细胞癌，行"右侧舌癌扩大切除术＋右侧颈部淋巴清扫术＋左侧股前外侧皮瓣血管化游离移植修复术"，术后病理检查提示舌高分化鳞状细胞癌，切缘阴性，术后分期为 pT3N0M0。

2. 靶区勾画要点　术后放疗采用 IMRT 技术，GTVtb 以术前检查、术中所见、术后病理检查结果综合考虑，主要针对近舌根难以保证切缘处及皮瓣吻合面，Dt 66Gy/2.2Gy/30 次。CTV1 包括瘤床，双侧Ⅰ、Ⅱ、Ⅲ区，Dt 60Gy/2.0Gy/30 次。CTV2 为颈部预防性照射区域，包括双侧Ⅳ区淋巴结，Dt 54Gy/1.8Gy/30 次（图 4-2-1）。

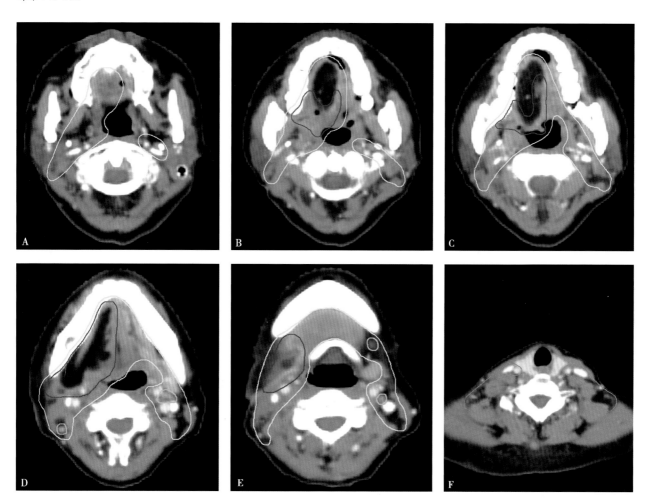

图 4-2-1　右侧舌高分化鳞状细胞癌术后靶区勾画

A. CTV1（黄色）包括瘤床，双侧Ⅱ区颅底层面　B～E. CTV1（黄色）包括瘤床，双侧Ⅰ、Ⅱ、Ⅲ区；GTVtb（红色）包括舌根难以保证切缘处及皮瓣吻合面　F. CTV2（橙色）包括双侧Ⅳ区

（二）典型病例二

1. 病情介绍　患者，女，67 岁，右侧扁桃体肿物，活检病理检查结果提示扁桃体中分化鳞状细胞癌，p16（－），临床分期为 cT2N1M0。接受根治性同期放化疗，同期采用顺铂 100mg/m²，每 3 周一程，共 2 程。

2. 靶区勾画要点 放疗采用 IMRT 技术，GTVp 根据治疗前临床评估和诊断影像学的信息勾画出肿瘤所在区域，GTVnd-R 为治疗前影像学显示的阳性淋巴结，Dt 70Gy/2.12Gy/33 次。CTV1 包括 GTVp 外扩 5mm 的高危区，Dt 70Gy/2.12Gy/33 次。CTV2 为 CTV1 外扩 5mm 的中危区、双侧Ⅰb～Ⅴ区、咽后淋巴结（Ⅶa）Dt 60Gy/1.82Gy/33 次（图 4-2-2）。

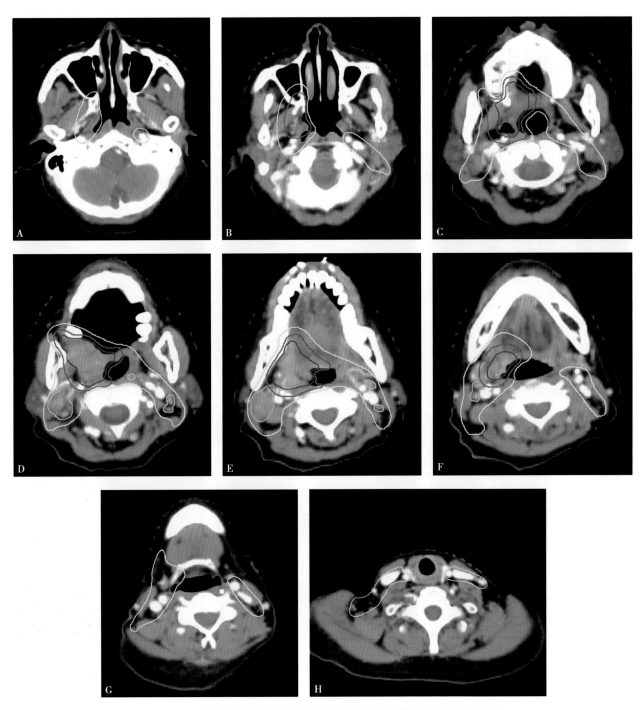

图 4-2-2　右侧扁桃体中分化鳞状细胞癌根治性同期放化疗靶区勾画

A. CTV2（黄色）为 CTV1 外扩 5mm 的中危区、咽后淋巴结（ⅦA）　B～G. GTVp（红色）根据治疗前临床评估和诊断影像学的信息勾画出肿瘤所在区域，GTVnd-R（绿色）为治疗前影像学显示的阳性淋巴结，CTV1（紫色）包括 GTVp 外扩 5mm 的高危区，CTV2（黄色）为 CTV1 外扩 5mm 的中危区、右侧ⅠB～Ⅲ区、左侧Ⅱ～Ⅲ区、双侧外侧组咽后淋巴结（ⅦA）　H. CTV2（黄色）包括右侧Ⅳ、ⅤB区，左侧Ⅳ区

（三）典型病例三

1. 病情介绍　患者，女，22岁，确诊为口咽鳞状细胞癌 P16（−），cT4aN0M0（图 4-2-3A、B）。

2. 治疗方案　①卡瑞利珠单抗＋紫杉醇＋顺铂方案诱导化疗1程。②卡瑞利珠单抗＋顺铂方案诱导化疗，共2程。③根治性 VMAT 放疗，GTV 69.96Gy/33F/45天，高危预防区 CTV1 60.06Gy/33F/45天，低危高危预防区 CTV2 54.12Gy/33F/45天。④卡瑞利珠单抗方案2程。疗效评估为 CR（图 4-2-3C、D）。

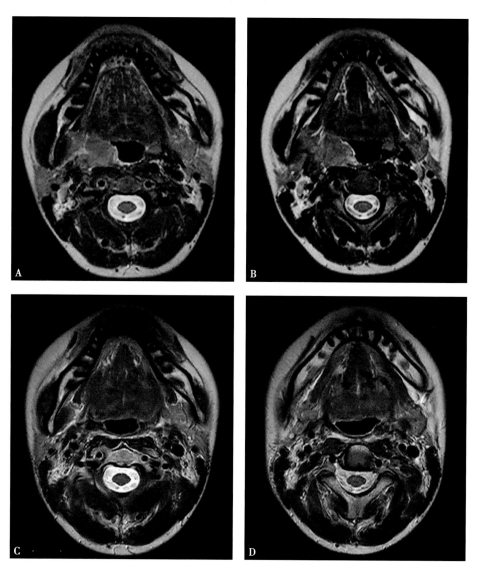

图 4-2-3　口咽鳞状细胞癌治疗前后 MR 影像

A、B. 治疗前　　C、D. 放疗后3个月

（四）典型病例四

1. 病情介绍　患者，女，67岁。无明显诱因出现右侧咽痛，吞咽时加重，颈部 MRI 平扫＋增强：①双侧扁桃体增大，右侧显著，考虑扁桃体癌，伴右侧颈动脉鞘（Ⅱ区）淋巴结转移，建议穿刺病理活检排除淋巴瘤；②双侧下颌下、双侧颈动脉鞘内多发淋巴结，建议随诊复查，排除转移；③双侧下鼻甲肥大（图 4-2-4A、B）。予右侧扁桃体活检术，术后病理示（右侧扁桃体肿物）鳞状细胞癌，中分化。免疫组织化

学结果示 P40（+），P16（−），Ki67（+ 约 50%）。原位杂交结果示 EBER（−）。完善检查后明确诊断：右侧扁桃体鳞状细胞癌 p16（−），cT2N1M0，拟 3 程诱导化疗后行根治性放疗。

2. 治疗方案　因患者合并丙型肝炎（HCV DNA：1.49×10^7/L），暂推后抗肿瘤治疗，于当地医院予以 2Velasof（维拉斯夫，印度版）1 片，每日一次抗病毒治疗。患者抗病毒治疗 2 周后自觉口咽肿瘤增大，返院要求抗肿瘤治疗。予以复查 HCV-DNA 降低为 0，排除化疗禁忌证，3 程 TP 方案诱导化疗具体为：白蛋白紫杉醇 260mg/m^2，d1 + 顺铂 80mg/m^2，总剂量分 3 天，过程顺利。C1 化疗后患者纳差、腹胀、便秘不适，持续约 1 周，C2 后进食较前增多，偶有恶心不适，无呕吐、腹泻症状。化疗后右侧颈肿大淋巴结明显缩小，吞咽疼痛缓解。C3 化疗后结合定位 MRI，疗效评价为部分缓解（partial response，PR）。化疗后予预防性升白，患者未出现骨髓抑制。后行根治性 IMRT 放疗，处方剂量：右侧扁桃体肿瘤 GTV70Gy/33Fr，右侧颈淋巴结 GTVnd-R 70Gy/33Fr，左侧颈淋巴结 GTVnd-L 68Gy/33Fr，高危预防照射区 CTV1 62.7Gy/33Fr，低危预防照射区 CTV2 56Gy/33Fr。疗效评估为完全缓解（complete response，CR）（图 4-2-4C、D）。

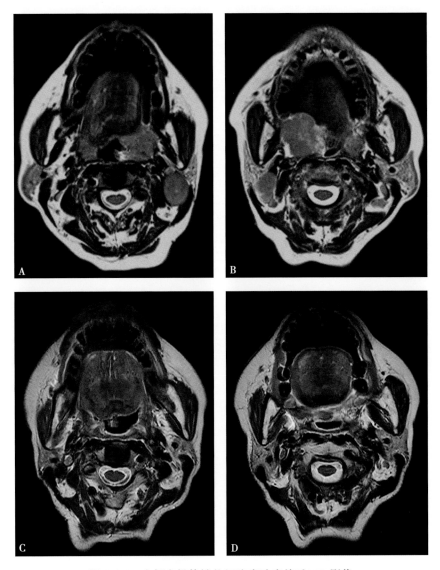

图 4-2-4　右侧扁桃体鳞状细胞癌治疗前后 MR 影像

A、B. 治疗前　C、D. 放疗后 1 个月

（五）典型病例五

1. 病情介绍 患者，男，59 岁。无明显诱因出现咽异物感，无吞咽困难，无疼痛，无咳嗽、咯血，无声嘶、呼吸困难。遂到我院检查，活检病理示左侧扁桃体肿物，镜下：形态符合癌，考虑低分化鳞状细胞癌。完善相关检查，诊断为左侧扁桃体鳞状细胞癌 P16（+），cT3N0M0（图 4-2-5A）。

2. 治疗方案 行 TP+卡瑞利珠单抗化疗 3 程，过程顺利。3 程化疗后疗效评价 PR。后行辅助 VMAT 放疗 GTV 69.96Gy/33F/45 天，GTVnd-R 66Gy/33F/45 天，GTVnd-L 66Gy/33F/45 天，高危预防区 CTV1 60.06Gy/33F/45 天，低危预防区 CTV2 54.12Gy/33F/45 天。疗效评价 CR（图 4-2-5B）。

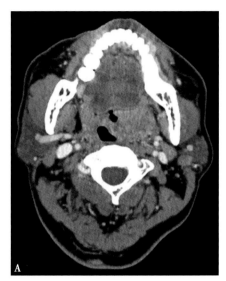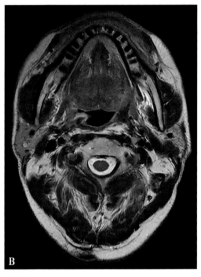

图 4-2-5 左侧扁桃体低分化鳞状细胞癌治疗前后影像
A. 治疗前 CT B. 放疗后 6 个月 MR

（六）典型病例六

1. 病情介绍 患者，男，51 岁。发现左侧下颌下肿物。颌面、颈部、胸部 CT 平扫＋增强示左侧下颌下腺体积增大，内见片状稍低密度影，边界不清，范围难测量，考虑恶性可能。左侧腮腺区、左侧颈Ⅰ、Ⅱ、Ⅲ区、左侧咬肌表面见多发淋巴结，部分融合，边界不清，大者短径约 19mm，增强扫描不均匀强化，部分内见坏死，病灶包绕左侧颌下腺，与之分界不清，考虑转移（图 4-2-6A、B）。查体发现患者左侧口颊黏膜粗糙隆起，活检病理示左侧口颊肿物，镜下形态符合中分化鳞状细胞癌。原单位免疫组织化学结果示 CK（-），CD68（-），SMA（-），CD34（-），S-100（-），Desmin（-），Ki67（1%+）。患者的诊断为左侧颊中分化鳞状细胞癌，cT2N3M0。

2. 治疗方案 行 TPX 方案化疗（白蛋白紫杉醇＋顺铂＋卡培他滨）联合抗 PD-1 抗体免疫治疗 3 程，过程顺利。3 程诱导化疗后左侧下颌下及颈部肿物明显缩小，结合放疗定位 MRI，疗效 PR。后行根治性 IMRT 放疗，处方剂量：左侧口颊肿瘤及左侧颈淋巴结 GTV 70Gy/33Fr，右侧颈淋巴结 GTVnd-R 68Gy/33Fr，高危区及左侧颈引流区 CTV1 60Gy/33Fr，低危区 CTV2 56Gy/33Fr。再行顺铂同期 2 程化疗（100mg/m^2，总剂量分 3 天）。疗效评价 CR（图 4-2-6C、D）。

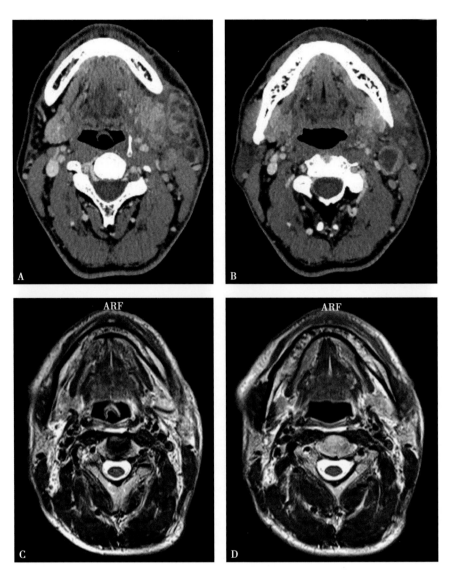

图4-2-6　左侧颊中分化鳞癌治疗前后影像
A、B. 治疗前CT　C、D. 放疗后4个月MR

（毛燕萍　罗维洁）

第三节　化学治疗

一、口腔癌及口咽癌的常用化疗药物

1. 铂类药物　顺铂和卡铂是大多数联合方案中的基础用药，也可以单药使用。一般情况下应首选顺铂，但是对于存在神经毒性、肾毒性、耳毒性及恶心与呕吐等顺铂不良反应且无法耐受的患者，可考虑使用卡铂。虽然通常认为卡铂的疗效不及顺铂，但目前仍缺少两者直接比较的证据支持。在3项发表于20世纪80—90年代的比较了5-氟尿嘧啶联合顺铂或卡铂用于局部晚期头颈部鳞癌诱导化疗的研究中，只

有一项 De Andres L 等人 1995 年发表的随机研究显示，顺铂方案组的缓解率和生存率高于卡铂方案组，且差异有统计学意义，顺铂 +5- 氟尿嘧啶与卡铂 +5- 氟尿嘧啶的总有效率（ORR）分别为 92% 和 76%，完全缓解（CR）率分别为 27% 和 20%，5 年无病生存率（DFS）分别为 47% 和 27%。另外，Vermorken JB 等于 2008 年发表的 EXTREME 研究评估了西妥昔单抗联合铂类（顺铂或卡铂）联合 5- 氟尿嘧啶方案化疗对比单独化疗的Ⅲ期随机对照研究的亚组分析发现，顺铂联合 5- 氟尿嘧啶化疗联合西妥昔单抗对比单独化疗的无疾病进展时间（PFS）及总生存（OS）均有获益（HR 分别为 0.54、0.69），而卡铂联合 5- 氟尿嘧啶联合西妥昔单抗对比单独化疗仅有 PFS 的获益（HR 分别为 0.50、0.98）。此外，美国西南肿瘤协作组（southwest oncology group，SWOG）的一项 1987 年的临床研究显示，治疗晚期头颈部鳞癌时，顺铂 +5- 氟尿嘧啶方案与卡铂 +5- 氟尿嘧啶方案的生存情况相近，虽然顺铂方案组获得了更好的 ORR（32%、21%）和 OS（7 个月、5 个月），但两组之间未见统计学意义。

2. 紫杉类 除了铂类药物，紫杉类是最有效的单药化疗药物。常用的药物包括多西他赛、紫杉醇及白蛋白结合型紫杉醇（nab-paclitaxel）。

3. 氟尿嘧啶类 氟尿嘧啶类是常用的药物之一。受限于 5-FU 需要持续静脉滴注，同类口服化疗药物如卡培他滨、替吉奥在临床实践中也常被用于晚期头颈部鳞癌的化疗。

4. 其他化疗药物 其他有效化疗药物还包括吉西他滨、甲氨蝶呤、依托泊苷、培美曲塞和博来霉素等。

二、口腔癌及口咽癌的常用化疗方案

（一）辅助化疗

口腔癌为侵袭性癌症，局部区域复发率高。阳性切缘或近切缘口腔癌患者需要行术后辅助放疗，联合或不联合同期化疗。此外，术后病理或组织学检测提示有高危因素时，也需要术后放疗或放化疗，具体内容参见第四章第二节。但没有证据支持对早期口腔癌可进行不联合辅助放疗的单纯辅助化疗。

早期口咽癌的主要治疗手段是根治性放疗或手术。如放疗后残留，则建议行挽救性手术。如手术治疗后切缘阳性或邻近病变、淋巴结包膜外侵犯、存在其他高危因素（如脉管侵犯或周围神经浸润），则建议行术后放疗，联合或不联合铂类为基础的同期化疗。目前无证据支持早期口咽癌患者接受不联合辅助放疗的单纯辅助化疗。

（二）局部晚期患者的化疗

局部晚期口腔癌及口咽癌患者有较高的局部复发和远处转移风险，通常需要接受包括手术、放疗和 / 或化疗等药物治疗在内的综合治疗方案，以提高长期疾病控制率。在决定治疗方案前，需要根据多学科意见，参考患者个体情况及相关因素综合考量。需要参考的相关因素包括原发肿瘤的部位及范围、患者年龄、基础疾病、治疗目标及治疗并发症、医疗机构的经验及条件等。化疗在局部晚期口腔癌及口咽癌的应用包括辅助化放疗（术后）、新辅助化疗（手术前）、化疗联合放疗（同期或序贯，非手术）。

1. 术前新辅助化疗（诱导化疗） 两项针对口腔鳞癌患者的随机对照研究未能证实术前新辅助化疗可改善总生存率。L Licitra 等 2003 年发表的一项研究纳入了 195 例可切除性口腔癌患者，随机接受 3 个周期顺铂 +5-FU（PF）方案术前化疗后手术或直接手术，高危患者均接受术后放疗，两组患者的 5 年生存率为 55%，但在术前化疗的患者下颌骨切除术（31%、52%）和术后放疗（33%、46%）的比例下降。基于中位时间 11.5 年的长期随访证实两组在疾病局部控制率、远处转移率或总生存方面均未见统计学差异。我国上海交通大学医学院附属第九人民医院的钟来平等 2003 年发表的一项纳入 256 例患者的研究中，实验组患者接受 2 个周期的多西他赛、顺铂 + 5-FU（DPF）方案化疗，之后进行手术及放疗，对照组直接进行手术及术后放疗。中位随访 30 个月，两组的总生存或无病生存均未见差异。此外，观察性研究数据也发现口腔癌术前新辅助化疗不会增加围手术期并发症的发生率。但是，目前尚不清楚增加 DPF 方案化疗的疗程是否会改善患者生存。

2. 术后辅助化疗　局部晚期口腔及口咽癌患者手术切除后的局部复发风险较高，推荐进行术后放疗，但部分具有高危因素的患者还应考虑联合同步化疗。这些高危因素包括：淋巴结结外侵犯、手术切缘阳性、淋巴结分期 N2-3、Ⅳ区或Ⅴ区淋巴结转移、脉管侵犯、周围神经浸润。研究显示，淋巴结包膜外侵犯和 / 或镜下手术切缘距病灶 <1mm 的患者术后同期放化疗较单纯放疗具有生存获益。肿瘤分期 T3 或 T4 而无其他高危因素的患者，考虑行单纯辅助放疗。

3. 化疗用于不适合手术的局部晚期口腔癌　拒绝手术、手术无法切除肿瘤（包绕颈动脉、脊椎或脑部侵犯等，不同手术团队评估结果可能不同）、手术严重影响患者器官功能及生活质量，以及身体状况不允许手术的局部晚期口腔癌患者，可选择放疗联合或不联合化疗作为替代方案。不适合接受手术但可耐受毒性反应的患者，宜采取化疗和放疗的联合方案，包括：诱导化疗后行根治性同期放化疗或放疗，直接行同期放化疗。对于不适合接受手术且身体条件不能耐受化疗或同步放化疗的患者，可考虑行单独放疗。放疗联合的化疗方案首选顺铂（$100mg/m^2$，Q3W，连续 3 次）。不适宜顺铂化疗的患者包括：患者年龄 > 70 岁、ECOG PS > 2 分、听力障碍、肾功能不全（肌酐清除率 < 50mL/min）、1 级以上的周围神经病变。

4. 化疗用于不适合手术的局部晚期口咽癌　不适合接受根治性手术的局部晚期口咽癌患者，可考虑化疗联合放疗，但最佳药物和给药方案尚存争议。

（1）化疗联合放疗对比单纯放疗：在 Lacas B 及 Pignon JP 等分别于 2021 年和 2009 年更新的头颈部肿瘤化疗的 Meta 分析（Meta-analysis of chemotherapy on head and neck cancer，MACH-NC）中，纳入新辅助化疗、放疗同期化疗、根治性局部治疗后辅助治疗的临床研究。与单独放疗相比，化疗联合放疗方案显著降低了口咽癌患者的死亡风险（HR = 0.83），5 年生存率提高了 5%，同期化疗 5 年生存率提高了 8%。以铂类为基础的化疗优于非铂类为基础的方案，单药铂剂化疗与多药同步化疗之间的差异无统计学意义。但这些结论是否适用于 HPV 相关口咽癌患者尚不清楚。

（2）诱导化疗后放疗联合或不联合手术（局部区域治疗）对比单纯根治性局部区域治疗：虽然 MACH-NC 研究提示，对比单纯局部区域治疗，诱导化疗对生存的影响很小，但使用 PF 方案联合治疗时有益处。一项 Domenge C 等 2000 年发表的研究探讨了新辅助化疗（3 个疗程 PF 方案）对口咽癌患者生存情况的影响，新辅助化疗组的总体生存明显优于单用根治性局部区域治疗组（中位生存期分别为 5.1 年、3.3 年）。此外，DPF 方案［多西他赛（$75mg/m^2$ d1）+ 顺铂（$75mg/m^2$ d1）+ 5-FU（$750mg/m^2$ d1～d5）Q3w，3 疗程］也是局部晚期口咽癌的诱导化疗选择。因此，对于初始治疗不适合放化疗但能耐受诱导化疗的极少部分患者,可以选择诱导化疗后放疗。然而,目前尚无随机试验头对头比较这两种治疗策略,诱导化疗对口咽癌的疗效并不优于放化疗。

(3) 序贯诱导化疗后放疗联合或不联合手术(局部区域治疗)对比单纯根治性局部区域治疗:尚不清楚序贯治疗(诱导化疗后同步放化疗)相比单用同步放化疗有无生存优势。但是,晚期颈部病变患者和一些 T4 期(N2c 或 N3)患者可以考虑在放化疗前进行诱导化疗,以延迟远处转移。

(4) 老年和一般情况差患者的处理:老年晚期口咽癌患者以及体能状态差的患者往往要避免放化疗,因为同步化疗可能影响根治性放疗的进行。MACH-NC 研究表明,同步化疗对 70 岁以上的患者无获益,对 80 岁以上的患者甚至可能有害,因此对于老年及一般情况较差的患者可选择单纯根治性放疗。

(5) 同步化疗方案:顺铂 3 周方案($100mg/m^2$,3 个疗程)是同期放疗的标准方案。对于不适合使用顺铂的患者,可考虑放疗联合西妥昔单抗。其他常用化疗药物包括顺铂周疗、卡铂 + 紫杉醇周疗,以及卡铂 + 5- 氟尿嘧啶。对于先前诱导化疗使用顺铂的患者,可以选择卡铂周疗(AUC 1.5～2)联合同步放疗。对于某些符合放化疗条件但又不适合同步顺铂治疗的老年患者,可考虑使用单药卡铂、卡铂 + 紫杉醇或者多西他赛作为放射增敏剂。

(三) 局部复发和转移患者的姑息化疗

大多数疾病复发患者的预后差,但仅存在局部区域复发病变的患者可能从根治性治疗中获益。所有局部复发患者治疗前应评估有无转移。一般情况良好且病变局限的患者,可考虑挽救性手术或二次放疗。对于局部复发和转移病变且不适合根治性局部治疗的患者,以及广泛转移的患者,建议行姑息性药物治疗,包括化疗、靶向治疗、免疫治疗和 / 或支持治疗。虽然不能获得根治,但部分患者确实能从中获益。治疗方案的选择需要考虑既往治疗(手术、放疗、化疗)、患者体能状态、基础疾病以及肿瘤 PD-L1 的表达状态。

1. 一线化疗方案的选择

(1) 化疗联合方案:大部分单纯化疗药物联合方案都是以铂类药物为基础的。对比单药化疗,这些化疗联合方案能够显著提高缓解率,但尚未证实对总生存有所改善。

1) PF 方案 - 铂类和氟尿嘧啶:顺铂($100mg/m^2$,d1)+5-FU[$1\,000mg/(m^2 \cdot d)$,持续输注,d1～d4]组成的 PF 方案,是标准的姑息性联合化疗方案。该方案的缓解率约为 30%,显著优于单药顺铂或甲氨蝶呤。SWOG 开展的一项 1992 年发表于 *JCO* 的临床研究,共纳入 261 例晚期头颈部癌患者,随机分配到 3 个治疗组:顺铂 +5- 氟尿嘧啶、卡铂 + 氟尿嘧啶、单药甲氨蝶呤。2 种联合用药方案的总体缓解率高于甲氨蝶呤(分别为 32%、21% 和 10%)。3 种治疗方案的中位生存期相似(分别为 6.6 个月、5.0 个月和 5.6 个月)。采用顺铂方案治疗的患者与卡铂方案或单药甲氨蝶呤相比,出现 3 级或 4 级毒性反应的比例较高(分别为 33%、26% 和 16%)。

2) TP 方案 - 铂类和紫杉类:顺铂 / 卡铂与紫杉醇或多西他赛联合组成 TP 方案,也可作为姑息性治疗的一线选择。TP 方案的疗效与 PF 方案相当。①紫杉醇 + 顺铂:ECOG 开展的一项于 2005 年发表的顺铂联合紫杉醇对比顺铂联合 5- 氟尿嘧啶的Ⅲ期随机研究,共纳入 204 例晚期头颈癌患者。中位随访 8 个月,总体生存情况(中位 OS 分别为 8.7 个月、8.1 个月,1 年生存率分别为 41%、32%)及 ORR(27%、26%)均无统计学差异。但顺铂联合氟尿嘧啶方案组胃肠道和血液毒性更多见。②多西他赛+顺铂：目前尚无多西他赛联合顺铂方案对比顺铂联合 5-FU 方案的随机Ⅲ期研究。Schöffski P、Specht L、Glisson BS、Baur M 等分别于 1999 年、2000 年、2002 年及 2002 年发表的使用多西他赛（75～100mg/m²）联合顺铂（70～75mg/m²）3 周/次方案治疗晚期头颈部鳞癌的Ⅱ期研究发现，ORR 为 32%～55%，中位缓解时间约 5 个月，但高达 70% 的患者出现严重不良反应。此外，Guntinas-Lichius O 等在 2006 年发表的Ⅱ期研究发现，多西他赛（35mg/m²）联合顺铂（25mg/m²）每周方案治疗晚期头颈鳞癌的 ORR 达到 42%，中位 PFS 3.5 个月，疗效类似，但是毒性更低（3 级以上不良反应发生率 10%）。③卡铂+紫杉醇或多西他赛：以卡铂替代顺铂用药更为便利，无需水化，且肾毒性、神经毒性、耳毒性和消化道毒性更少。Stathopoulos GP、Clark JI、Samlowski WE 等分别发表于 1997 年、2001 年及 2007 年的Ⅱ期研究提示卡铂与紫杉醇或多西他赛联合方案的 ORR 为 25%～43%，但无Ⅲ期随机对照研究证实。

3）顺铂+培美曲塞：虽然顺铂+培美曲塞方案在口咽癌患者中可能有效，但不推荐用于复发和转移性头颈部癌的一线治疗。在一项 Urba S 等 2012 年公布的Ⅲ期临床研究中，795 例晚期头颈部肿瘤患者随机接受顺铂+培美曲塞组或单用顺铂组，联合用药组未见显著改善（中位 OS 分别为 7.3 个月、6.3 个月）。在预先计划的亚组分析中，PS 评分 0～1 分的口咽癌患者顺铂+培美曲塞联合有生存改善，但该结果需要与标准联合化疗（铂类为基础的联合用药）进一步明确。

4）多药联合方案：三药或四药联合方案的缓解率较高，但毒性反应也增加，尤其是中性粒细胞减少性发热。Ⅱ期试验已研究的方案包括：紫杉醇、顺铂和 5-FU；多西他赛、顺铂和 5-FU；甲氨蝶呤、长春新碱、多柔比星和顺铂；紫杉醇、异环磷酰胺和顺铂或卡铂。目前尚无证据支持这些方案优于标准双药化疗或西妥昔单抗联合双药化疗方案。

5）非铂类方案：对于不适合铂类化疗的患者，可使用其他化疗药物联合方案。①吉西他滨+紫杉醇：吉西他滨联合紫杉醇第 1、第 15 天用药 1 次，每 4 周 1 次。Malhotra B 等 2014 年公布的 S0329 研究，纳入 57 例复发转移性头颈部癌患者的 ORR 为 28%，中位 PFS 和 OS 分别为 4 个月和 8 个月，但尚不明确这种方案是否优于单药紫杉类治疗。②紫杉醇+西妥昔单抗：Hitt R 等 2012 年公布一项开放性Ⅱ期临床研究提示，紫杉醇周疗联合西妥昔单抗治疗的 ORR 为 54%，中位 PFS 约为 4 个月，中位 OS 约为 8 个月，疗效与双药化疗类似。

（2）靶向药物联合化疗：相比单纯双药化疗，在含铂类双药方案中加入西妥昔单抗可改善总体生存。具体内容参见第四章第四节。本节内容侧重于靶向药物联合化疗中化疗方案的选择。

1）PF 方案联合西妥昔单抗：Vermorken JB 等 2008 年公布的 EXTREME 研究纳入 442 例复发转移性头颈部鳞状细胞癌患者，随机接受铂类（顺铂 100mg/m² d1 或卡铂 AUC＝5 d1）+5-FU（1 000mg/m²·d，d1～4），联用或不联用西妥昔单抗。PF 方案联合西妥昔单抗组的 OS 与单纯化疗组相比显著延长（中位 OS：10.1 个月、7.4 个月），PFS 和 ORR 也显著改善（中位 PFS：5.6 个月、3.3 个月；ORR：36%、20%）。PF 方案联合西妥昔单抗治疗方案的 3、4 级不良事件总体发生率与单纯化疗相比并无显著增加（82%、76%）。另外，从解剖部位来看，口腔癌患者接受西妥昔单抗联合化疗对比单纯化疗的 PFS 及 OS 均有获益，而口咽癌患者未观察到 OS 获益。2021 年，复旦大学郭晔教授等发表的 CHANGE-2 研究使用 PF 方案联合或不联合西妥昔单抗治疗中国复发转移的头颈部鳞癌患者，该研究中95%的患者都使用了顺铂，PF方案化疗联合西妥昔单抗可显著改善抗肿瘤活性，ORR达到50%（对照组为26.6%），同时PFS（5.5个月、4.2个月）以及OS（11.1个月、8.9个月，HR=0.69）显著延长。

2）TP方案联合西妥昔单抗：Guigay J等2021年发表的PTExtreme研究将539例复发性或转移性头颈部鳞癌患者随机分组，一组接受6个周期的顺铂联合氟尿嘧啶以及西妥昔单抗，一组接受4个周期的顺铂（75mg/m² d1）联合多西他赛（75mg/m² d1）以及西妥昔单抗。中位随访34.4个月，TP方案组与PF方案组相比，总生存相近（中位OS：14.5个月、13.4个月；2年OS率：29%、21%），但前者毒性反应更少（3级及以上不良事件：45%、54%）。故该研究认为，采用TP方案联合西妥昔单抗，对比PF方案联合西妥昔单抗，生存益处相近但是毒性更低。

（3）免疫治疗联合化疗：对于先前未接受过全身性治疗的转移复发性头颈部癌患者，帕博利珠单抗（抗PD-1单抗）联合化疗对总体生存的改善程度高于西妥昔单抗联合化疗。具体内容参见第四章第四节。本部分内容侧重于免疫治疗联合化疗的运用。Burtness B等人于2019年及2022年公布的KEYNOTE-048研究纳入了882例无法手术的复发转移性头颈部鳞状细胞癌患者，试验按1∶1∶1的比例将其随机分为三组：一组接受帕博利珠单抗单药治疗，一组接受帕博利珠单抗联合PF方案治疗，一组接受西妥昔单抗联合PF方案治疗。PD-L1状态通过CPS评估。试验分别评估了肿瘤CPS≥20的患者、肿瘤CPS≥1的患者以及整个研究人群（无论CPS如何）的结果。中位随访约13个月后，相比西妥昔单抗联合PF方案，帕博利珠单抗联合PF方案的结果如下：在PD-L1 CPS≥20的患者中改善了总体生存（中位OS：14.7个月、11.0个月，2年OS率：35%、19%），在CPS≥1的患者中也是如此（中位OS：13.6个月、10.4个月，2年OS率：31%、17%）；在整个研究人群中改善了总体生存（中位OS：13.0个月、10.7个月，2年OS率：29%、19%）。3级及以上不良事件发生率相近（85%、83%）。NCCN指南推荐帕博利珠联合PF方案作为晚期头颈部鳞癌的一线治疗选择。

2. 后线化疗方案的选择　初始治疗失败后，后续的单药细胞毒化疗很少带来客观缓解，没有证据表明二线治疗能延长生存期。对于适合后续细胞毒化疗的患者，药物选择依据是既往治疗史和患者总体状况。可选择的后线化疗药物包括甲氨蝶呤、吉西他滨、多西他赛等。但优先推荐患者考虑靶向药物（如EGFR单抗西妥昔单抗、小分子酪氨酸激酶抑制剂）、PD-1单抗（如帕博利珠单抗）以及新药临床研究。

在一项Stewart JS等人2009年发表的静脉使用甲氨蝶呤周疗治疗既往治疗后，头颈部鳞癌的Ⅲ期临床研究中，152例接受甲氨蝶呤治疗的患者中，ORR为4%，中位PFS为7个月。有研究表明，口服甲氨蝶呤的节拍式化疗对铂类耐药型疾病患者有效且耐受良好，但这些方法未在既往接受过免疫治疗的患者中进行评估。一项Patil VM等2019年公布的单臂开发Ⅰ/Ⅱ期临床研究中，76例铂类耐药型口腔鳞状细胞癌患者接受节拍式给药的甲氨蝶呤（9mg/m²，1周1次）联用厄洛替尼和塞来昔布治疗，6个月PFS率和总OS率分别为35%和61%，治疗耐受性良好，且治疗1周后生存质量和功能状态持续改善。但将节拍式化疗纳入常规临床应用前，还需进一步的随机试验。随机对照试验显示，与甲氨蝶呤相比，其他单药治疗（如顺铂或多西他赛）的缓解率更高，但往往毒性更多，而且未显示这些药物可影响生存。一些观察性研究显示，吉西他滨也有效。这些化疗药物可能是一些既往接受过治疗患者的单药治疗选择。

三、典型病例

（一）典型病例一

1. 病情简介　患者，男，49岁，ECOG PS 1分。口腔肿痛1年余。MRI检查示双侧舌、口底大范围软组织病变，范围包括舌体、舌根及口底，边界欠清，向下侵犯下颌骨并向颏下隆起，两侧侵犯下颌牙槽骨，病变下缘包绕舌骨，向后推压会厌谷。双颈Ⅰ、Ⅱ区见数个肿大淋巴结，大者约12mm×7mm，考虑转移可能（图4-3-1A）。胸腹未见转移。活检示高至中分化鳞状细胞癌，p16（个别+）。诊断：双侧口底鳞状细胞癌，T4aN2cM0。予诱导化疗。

2. 化疗方案　白蛋白结合型紫杉醇（140mg/m² d1+d8）+顺铂（75mg/m² d1）+卡培他滨（1 000mg/m² bid d1～14），q3w。

3. 治疗转归

（1）治疗疗效：2程及4程化疗疗效评价PR（图4-3-1B、C）。

（2）不良反应：2级中性粒细胞减低，2级消化道反应（恶心、纳差），1级外周神经毒性。

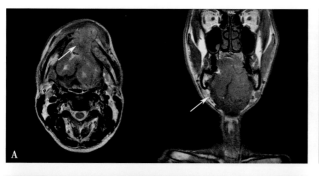
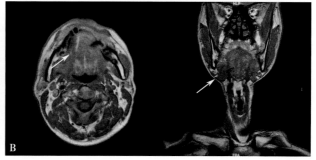
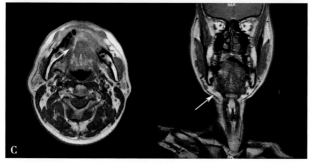

图4-3-1　局部晚期口腔癌治疗前后影像表现

A. 治疗前MRI表现　B. 2程化疗后MRI提示舌、口底肿物及颈部淋巴结较前明显缩小　C. 4程化疗后MRI提示舌、口底肿物及颈部淋巴结较前明显缩小

4. 病例总结　局部晚期口腔癌；白蛋白紫杉醇+顺铂+卡培他滨三药联合化疗方案，诱导化疗疗效PR；后续根治性同期放化疗。

（二）典型病例二

1. 病情简介　患者，男，64岁，ECOG PS 1分。吞咽疼痛伴不畅2个月。查体示右侧腭扁桃体肿大，大小约30mm×25mm，右侧颈ⅠB、Ⅱ区多发肿大淋巴结，大者约20mm×40mm。MRI示右侧扁桃体肿物，范围48mm×21mm，病变累及口咽右侧壁，右侧磨牙后三角脂肪间隙模糊边界，舌根右侧份受压，悬雍垂稍向左偏,邻近牙槽骨似可见受侵,右侧翼内肌局部模糊(图4-3-2A)。胸腹未见转移。活检示中分化鳞状细胞癌。诊断:右侧扁桃体癌,T4aN2bM0。予诱导化疗。

2. 化疗方案 白蛋白结合型紫杉醇(260mg/m² d1)+顺铂(60mg/m² d1)+卡培他滨(1 000mg/m² bid d1~14),q3w。

3. 治疗转归

(1)治疗疗效:2程及4程化疗疗效评价PR(图4-3-2B、C)。

(2)不良反应:未见血液学毒性,2级周围神经毒性。

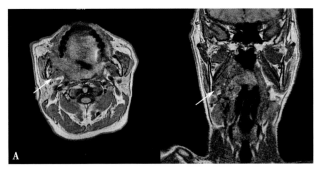
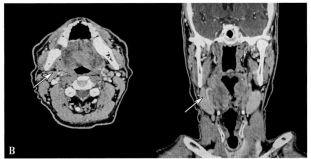
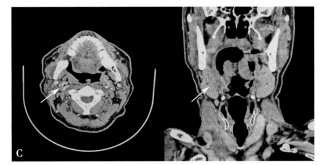

图4-3-2 局部晚期口咽癌治疗前后影像表现
A. 治疗前MRI表现 B. 2程化疗后CT提示右侧扁桃体不规则片状软组织灶,边界模糊欠清,范围难以测量,较前缩小 C. 4程化疗后CT提示右侧扁桃体肿物范围较前稍缩小

4. 病例总结 局部晚期口咽癌;白蛋白紫杉醇+顺铂+卡培他滨三药联合化疗方案,诱导化疗疗效PR;后续机器人辅助右侧口咽癌根治术及右侧颈根治性淋巴清扫,术后病理右侧舌根肿物未见癌,右侧颈Ⅱ区淋巴结鳞状细胞癌转移1枚。

(三)典型病例三

1. 病情简介 患者,男,46岁,ECOG PS 1分。左侧舌溃疡8个月。CT提示左侧舌后分软组织肿块,大小约29mm×19mm,边界不清,侵犯左侧咽旁间隙;双肺多发结节影,较大者约31mm×30mm,考虑转移(图4-3-3A)。活检提示中分化鳞癌。诊断:左侧舌中分化鳞癌,T4aN0M1。予免疫治疗联合化疗。

2. 化疗方案 PD-1单抗(200mg d1)+白蛋白结合型紫杉醇(260mg/m² d1)+顺铂(75mg/m² d1),q3w。

3. 治疗转归

(1)治疗疗效:2程及4程化疗疗效评价PR(图4-3-3B、C)。

(2)不良反应:2度贫血,1度周围神经毒性。

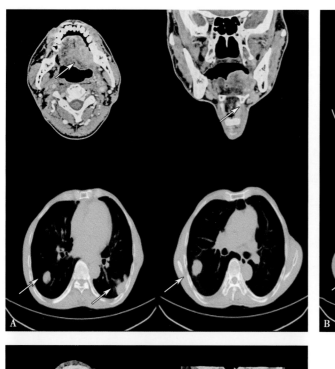

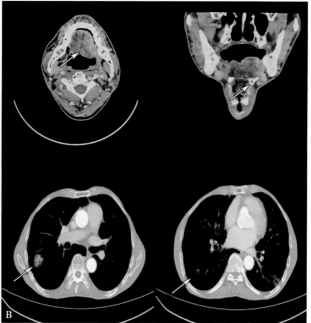

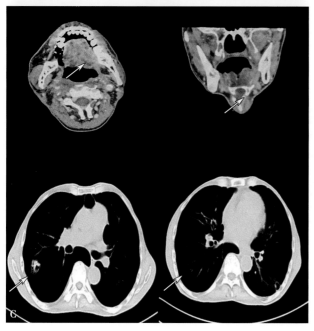

图4-3-3 晚期口咽癌治疗前后影像表现

A. 治疗前颌面部及CT提示左侧舌癌伴肺转移 B. 2程免疫加化疗后CT提示左侧舌癌及双肺结节较前缩小 C. 4程免疫加化疗后CT提示左侧舌癌及双肺结节较前缩小

4. 病例总结 晚期口咽癌肺转移；紫杉类联合顺铂化疗方案，联合PD-1单抗，姑息化疗疗效PR；继续全身治疗。

（四）典型病例四

1. 病情简介 患者，男，64岁，ECOG PS 1分。口底鳞癌手术及放疗后7年余，右侧腭部鳞癌术后溃烂不愈4个月。术后病理检查提示高至中分化鳞癌；PD-L1 CPS 8；Non TMB-H；Non MSI-H；TP 53p. Q331突变。MRI检查提示右侧上颌牙槽骨及硬腭异常信号，大小约46mm×21mm，局部轻度强化，上界至上颌窦下壁、右侧下鼻甲至翼突周围见多发结节状信号灶，边界欠清，病灶侵及翼内外肌、翼突基底部及内外板、蝶骨大翼，考虑右侧腭癌术后局部残留（图4-3-4A）。诊断：右侧腭部鳞状细胞癌。予免疫治疗联合化疗，2 程后 MRI 提示硬腭肿物范围约 59mm×63mm×55mm，较前增大，侵犯右侧咽旁脂肪间隙、翼腭窝、后鼻孔、翼内肌、翼外肌、腭帆提肌、腭帆张肌、鼻咽后侧壁，右侧颞肌及咬肌增强扫描见斑片状强化（图 4-3-4B），评估结果为无效。改行西妥昔单抗联合化疗，2 程后 MRI 提示肿物范围较前缩小，约 28mm×48mm×41mm，评估结果为 PR（图 4-3-4C）。继续该方案治疗，4 程、6 程、8 程后 MRI 评估，肿物范围不断缩小（图 4-3-4D～F）。

2. 化疗方案

（1）一线方案：PD-1 单抗（200mg d1）＋白蛋白结合型紫杉醇（260mg/m² d1）＋顺铂（75mg/m² d1），q3w，2 程。

（2）二线方案：西妥昔单抗（400mg/m² 首次，250mg/m² qw）＋吉西他滨（1.0g/m² d1 d8）＋替吉奥（60mg bid d1～d14），q3w，6 程。

3. 治疗转归

（1）治疗疗效：一线治疗 2 程无效（图 4-3-4B），二线治疗 2 程后 PR（图 4-3-4C）。

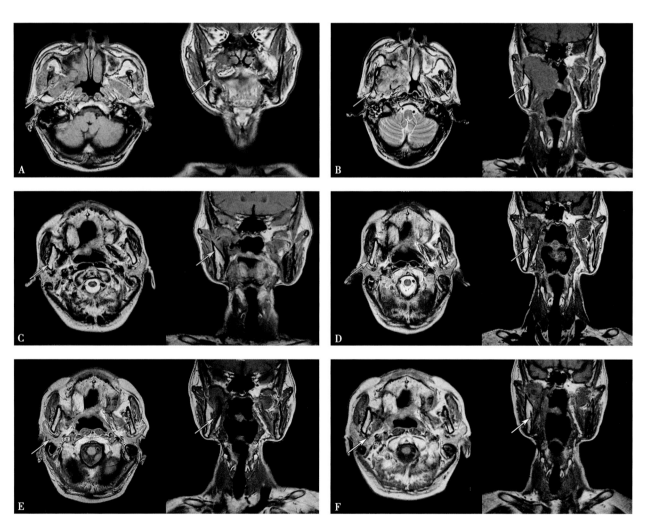

图 4-3-4 口咽癌综合治疗后局部复发治疗前后影像表现

A. 化疗前 MRI 表现 B. 一线治疗 2 程后 MRI 提示肿物较前增大 C～F. 二线治疗 2、4、6、8 程 MRI 评估，肿物范围不断缩小

（2）不良反应：一线治疗 1 级消化不良反应（纳差）、1 级甲状腺功能减低；二线治疗 3 级粒细胞减退，2 级皮疹。

4. 病例总结 第二原发口腔癌术后残留；PD-L1 CPS 8，紫杉类联合顺铂化疗方案，联合 PD-1 单抗治疗无效；改行 EGFR 单抗及吉西他滨、5- 氟尿嘧啶类化疗疗效 PR。

（蔡清清 苏 宁）

第四节 生物治疗

一、分子靶向治疗

随着对肿瘤发病分子机制的深入研究，针对分子靶标的治疗可能成为有效的治疗策略。分子靶向治疗的可行性已经在使用几种不同类型药物的临床前模型中得到证明，并且临床试验已经显示分子靶向药物在不扩大治疗相关毒性的情况下，显著增加常规治疗益处。

如何合理应用分子靶向治疗，靶点的选择是关键。理想的靶点应该是在癌细胞中特异性发现，并涉及多种致癌途径的分子。因此，常选择参与细胞增殖、凋亡、侵袭和血管生成的分子进行研究。对于口腔癌及口咽癌，潜在的靶点包括与生长调节、血管生成、凋亡和炎症相关的分子，这些分子已被广泛研究，有的还可作为临床结局的预后预测标志物。

（一）靶向表皮生长因子受体

表皮生长因子受体（EGFR）是口腔癌及口咽癌分子靶向治疗的理想靶点。EGFR 激活后，细胞内信号级联介导包括增殖、存活、侵袭转移和血管生成在内的多种细胞功能。在口腔癌中，EGFR 及其配体 EGF 的 mRNA 表达分别升高 87% 和 92%。Pidugu 等 2019 年报道，EGFR 的过度表达与肿瘤侵袭性有关，且与不良预后相关，而 EGFR 抑制剂则在口腔癌及口咽癌的临床前模型中具有明确的抗增殖和抗血管生成作用。因此，EGFR 靶向治疗是针对口腔癌及口咽癌的一种行之有效的治疗策略，现已开发了多种药物来阻断 EGFR 信号转导途径。其中，抗 EGFR 单克隆抗体和 EGFR 酪氨酸激酶抑制剂（TKI）研究最多，在临床开发中进展迅速。

1. 单克隆抗体 西妥昔单抗是第一批在体内外研究的 EGFR 单克隆抗体之一。在临床研究中，西妥昔单抗作为单一药物治疗口腔鳞癌，与放疗或化疗联合使用时均显示出令人鼓舞的效果。在一项Ⅲ期多中心临床试验中，将单纯放疗与放疗联合西妥昔单抗这两种疗法进行了比较，结果显示，在局部晚期头颈鳞癌患者中，联合用药更有利于肿瘤的局部控制。并且，在头颈鳞癌 NCCN 指南中，西妥昔单抗单药使用，或联合顺铂或卡铂、多西他赛可应用于无法手术或不适合放疗的患者。

鉴于西妥昔单抗卓越的抗肿瘤效果，陆续又开发和评估了几种新的抗 EGFR 单克隆抗体。帕尼单抗（Panitumimab）是一种针对 EGFR 的完全人源化抗体（与西妥昔单抗不同）。西妥昔单抗的鼠源序列可能导致对该药物的严重超敏反应。另一种人源化的抗 EGFR 单克隆抗体马妥珠单抗（Matuzumab）已在头颈鳞癌中进行了一期临床试验。

2. 小分子酪氨酸激酶抑制剂 吉非替尼和厄洛替尼是小分子 EGFR 酪氨酸激酶抑制剂（TKI），针对受体的胞内部分。在头颈鳞癌细胞系中，吉非替尼抑制 EGFR 磷酸化，导致 AKT、STATs 和 MAPK 磷酸化减少，p27Kip 1 和 p21 表达增加，G0/G1 停滞。临床前研究表明，当这些 EGFR TKI 与放疗或化疗联合使用时具有协同效应。在第二阶段的研究中，厄洛替尼在治疗复发或转移性头颈鳞癌方面具有一定效果。在此基础上，这些药物被用于口腔癌及口咽癌治疗的多种探索：①化学预防；②新辅助治疗；③在未经治疗的患者中联合细胞毒性治疗；④术后辅助治疗；⑤复发性和转移性疾病的治疗等。研究表明，EGFR 靶向治疗将在不同背景下的口腔癌及口咽癌治疗中发挥重要作用。

（二）靶向血管内皮生长因子或其受体

肿瘤的生长和转移在一定程度上是由肿瘤中新生血管的形成调节的，而血管生成由促血管生成因子和抗血管生成因子共同调节。在血管生成因子中，血管内皮生长因子（VEGF）由于其在生理和病理性血管生成中的作用，成为肿瘤分子靶向治疗特别有吸引力的靶点。VEGF 参与肿瘤的生长、侵袭和存活，并在与肿瘤生长和转移过程相关的血管生成中发挥重要作用。在口腔鳞癌患者中，VEGF 水平升高可能与预后不良相关，且 VEGF 和血管内皮生长因子受体 2（VEGFR-2）的表达与口腔鳞癌患者较高的增殖指数和较差的生存率相关。此外，传统的细胞毒性药物，包括顺铂和卡铂，在口腔鳞癌患者中增加了 VEGF 的表达。因此，靶向 VEGF 或 VEGFR 是一个有吸引力的治疗策略。

抑制 VEGF 的治疗策略中最常见的是贝伐珠单抗，这是一种靶向 VEGF 的重组人源化单克隆抗体，已在结直肠癌、非小细胞肺癌、恶性胶质瘤、肾细胞癌和宫颈癌等多个癌种中有所应用，在头颈鳞癌中也开展了多项研究。VEGF 还可以与重要信号通路药物联合运用，并且联合靶向 VEGF 和 EGFR 途径比单独靶向一种途径更有效。此外，对临床前数据的分析表明，EGFR 抑制剂耐药性的产生与 VEGF 水平的增加有关。在一项贝伐珠单抗联合厄洛替尼对复发或转移性头颈鳞癌患者治疗效果的 I/II 期临床试验中，VEGF 和 EGFR 的联合靶向治疗显示出积极的疗效。

区域淋巴结转移与肿瘤的淋巴管生成密不可分。在肿瘤淋巴管生成中，VEGF-C/VEGFR-3 信号通路是关键性调节因子，且关于该通路的临床前研究正在开展。目前正在评估几种抑制 VEGF-C/VEGFR-3 通路的策略，包括可溶性 VEGFR-3 蛋白构建体、针对 VEGFR-3 和 VEGF-D 的中和性单克隆抗体，以及 VEGFR-3 激酶的小分子抑制剂。虽然 VEGFR-3 抑制剂的作用已在异种移植模型中进行测试，但在口腔癌及口咽癌中，关于靶向 VEGFR-3 的治疗仍需要更多研究，进而确定靶向 VEGF-C/VEGFR-3 信号是否是预防口腔癌及口咽癌颈淋巴结转移的有效策略。

（三）开发中的其他靶点及策略

1. p53 状态和新的治疗策略 p53 蛋白具有多种功能，包括 DNA 修复、诱导细胞凋亡和细胞周期停滞。Lindemann 等 2018 年报道，45%～70% 的头颈鳞癌患者出现 p53 突变，并且酒精和烟草的使用与这些突变相关。在具有正常 p53 基因序列的肿瘤中，p53 功能的丧失可通过 p53 蛋白的抑制或降解而导致。研究表明，p53 与口腔鳞癌的发生和总体预后有关。

p53 的靶向治疗常通过基因疗法实现。在 p53 基因发生突变或丢失的口腔鳞癌中，用基因疗法取代野生型 p53 是一种很有吸引力的治疗策略。基因治疗包括直接使用腺病毒或逆转录病毒来传递功能正常的基因,从而取代肿瘤中突变的基因,恢复这些基因的生物学功能。在一项 I/II 期临床试验中,使用腺病毒载体将野生型基因携带到复发性肿瘤患者的肿瘤细胞中并发挥功能,被证明耐受性良好且可行,在一些患者中显示出适度的抗肿瘤活性。另一种靶向 p53 的治疗方法使用基因工程 ONYX-015 病毒(一种 55K *EIB* 基因缺失的腺病毒),在 p53 缺陷细胞中选择性复制,而含有正常 *p53* 基因的细胞不受影响,瘤内注射 ONYX-015 联合顺铂和 5-FU 的组合产生了显著和持久的抗肿瘤反应。

2. 环氧化酶 -2 环氧化酶 -2(COX-2)是合成前列腺素 E2 的限速酶,在肿瘤发生发展中起着重要作用,包括抑制细胞凋亡、调节血管生成和肿瘤侵袭。COX-2 抑制已被证实在多种恶性肿瘤中能够降低肿瘤生长、存活、转移和抑制肿瘤血管生成。

据统计,COX-2 在 86% 的口腔鳞癌和 DNA 非整倍体口腔发育不良病变中过度表达。Chan G 等 1999 年报道,头颈鳞癌中 *COX-2* 基因表达增加了 150 倍,而邻近正常黏膜中表达增加了 50 倍。鉴于 COX-2 在恶性转化过程中上调,抑制 COX-2 活性的非甾体抗炎药(NSAIDS)是管理高危口腔发育不良患者的一种有前途的方法。塞来昔布是一种 COX-2 选择性非甾体抗炎药,在临床上被测试为家族性腺瘤性息肉病的一种预防方法。但是,这些 COX-2 选择性抗炎药存在心血管方面的毒性,而非选择性 COX-2 抑制剂从心血管的角度来看可能没有毒性,或许是肿瘤化学预防的优选药物。

在临床前模型中,COX-2 抑制剂可防止舌癌进展,而且 COX-2 抑制剂与其他靶向药或细胞毒性药物联合使用时,也显示出良好的效果。在一项头颈鳞癌细胞系的研究中,EGFR 抑制剂和塞来昔布的组合能够抑制头颈鳞癌细胞的生长。而在另一项研究中,吉非替尼联合塞来昔布的治疗策略显著延缓肿瘤进展。这些结果提示了进一步研究抑制 COX-2 途径治疗头颈鳞癌的可能性。

3. mTOR 信号通路 胞内分子 Ras、Raf 和哺乳动物雷帕霉素靶蛋白(mTOR)是 EGFR 和 c-Met 受体酪氨酸激酶下游信号级联的一部分。

Ras 是原癌基因,在致癌过程中具有多种功能,包括细胞存活、增殖和凋亡。Ras 依赖于被称为法尼基化的翻译后修饰来实现其全部功能活性。Ras 的法尼基化对其激活至关重要的这一事实,以及 Ras 作为原癌基因的作用,促进了法尼基转移酶抑制剂(FTI)的发展。FTI 最初旨在通过阻断法尼基化来抑制 Ras 的翻译后激活,但实际上其可能通过靶向非 Ras 蛋白 Rho-B 来起作用。从临床前数据来看,FTI 被发现是放射增敏剂,并显示出抗头颈鳞癌细胞的巨大潜力。在头颈鳞癌患者中进行的一项 FTI L-778,123 联合放疗的一期临床试验显示,3 名患者中有 2 名临床反应完全,且耐受性良好。在第一阶段试验中,新诊断为晚期头颈鳞癌并计划进行手术的患者接受了 FTI SCH66336。尽管手术前 FTI 给药时间只有 8～14 天,但在 2 例患者中显示出对蛋白质法尼基化的有效抑制,4 例患者出现肿瘤缩小。

Raf 在头颈鳞癌中常过度表达。索拉非尼是一种口服的 Raf-1 和 BRAF 激酶的小分子抑制剂,目前第二阶段临床研究正对其抗头颈鳞癌活性进行评估。

mTOR 是一种丝氨酸 - 苏氨酸激酶,能调节细胞生长、增殖、凋亡和核糖体功能。mTOR 调节 PI3K 和 AKT 下游的蛋白质翻译,在 57%～82% 的头颈鳞癌中上调。在临床前研究中,雷帕霉素被证明能够显著抑制肿瘤生长。目前,至少有 3 种 mTOR 抑制剂在头颈鳞癌患者中进行了早期临床试验。

总而言之,在过去几十年里,对口腔癌及口咽癌分子发病机制的理解取得了很大的进展,加速了一些有希望的新治疗策略的出现及发展。这些药物用于口腔癌及口咽癌患者的临床研究取得了令人鼓舞的结果,尤其是 EGFR 靶向治疗。未来几年,分子靶向治疗可能会在口腔癌及口咽癌的管理中继续发挥重要作用。

二、免疫治疗

肿瘤的免疫治疗大致可分为主动和被动两类。主动免疫疗法通过引导免疫系统攻击肿瘤细胞实现抗肿瘤作用,被动免疫疗法则通过靶向细胞表面抑制性受体来解除患者的免疫抑制状态,形成抗体依赖的细胞介导的(免疫)细胞毒性(ADCC)。目前,口腔癌及口咽癌临床应用的免疫治疗主要是免疫检查点抑制剂疗法(immune checkpoint blockade,ICB)。

ICB 在肿瘤治疗中应用广泛,抗 CTLA-4 抗体和抗 PD-1 抗体是目前研究最多、产品转化最多的两种药物。与抗 PD-1 抗体相比,抗 CTLA-4 抗体涉及更广泛的 T 细胞功能,表明抗 CTLA-4 抗体可能比抗 PD-1 抗体具有更多的副作用。除此之外,抗 PD-L1 抗体的治疗策略也是研究的热点。

(一)抗 PD-1 抗体

PD-1 是一种在活化的 T 细胞和 B 细胞表面的受体。PD-L1 和 PD-L2 是在正常的细胞和癌细胞上均表达的跨膜蛋白。在生理条件下,PD-1 与 PD-L1 和 PD-L2 相互作用,下调 T 淋巴细胞的活化。头颈鳞癌的 PD-L1/PD-L2 表达增加,与 T 细胞结合后抑制 T 细胞功能,损伤免疫识别功能,进而促进肿瘤的发生发展。目前,在口腔癌及口咽癌的治疗中,获 FDA 批准的 PD-1 抗体有帕博利珠单抗(Pembrolizumab)和纳武利尤单抗,可以用于包括口腔癌及口咽癌在内的复发或转移性头颈鳞癌的治疗。

在一项Ⅲ期临床试验中,纳入 361 名复发性头颈鳞癌患者,纳武利尤单抗组的中位总生存期为 7.5 个月,而接受标准治疗的组为 5.1 个月。纳武利尤单抗的总生存期显著长于标准疗法。虽然纳武利尤单抗的中位无进展生存期低于标准治疗的 2.3 个月,但纳武利尤单抗的 6 个月无进展生存率高于标准治疗。并且,纳武利尤单抗组患者发生 3 级或 4 级治疗相关不良事件的概率远低于标准治疗组。

3 项临床试验研究了帕博利珠单抗对头颈鳞癌患者的作用,其中一项结果显著。该试验为一项Ⅰb 期多中心非随机开放标记单药研究,192 例患者采用帕博利珠单抗治疗。总体缓解率为 17.7%,其中 7 例患者获得完全缓解(CR),27 例患者达到部分缓解(PR)。中位生存期为 8.5 个月。并且,在 HPV 阳性的患者中,使用帕博利珠单抗的客观缓解率要更高。也正因为在此试验中帕博利珠单抗显现出的显著疗效,FDA 加速批准运用于铂类治疗进展的头颈鳞癌患者。

近来,一项帕博利珠单抗单药一线以及联合化疗一线治疗复发或转移性头颈鳞癌的Ⅲ期临床研究,更是取得了振奋人心的结果。该项研究的 4 年随访总生存数据在 2020 年欧洲肿瘤内科学大会上公布。结果显示,对于 PD-L1 表达阳性的头颈鳞癌患者,帕博利珠单抗单药或联合铂类化疗的 4 年生存期均高于西妥昔单抗联合化疗方案(15.4% 与 6.6%,19.4% 与 4.5%)。这说明 PD-1 抗体将给 PD-L1 阳性头颈鳞癌患者带来更大的生存获益。

（二）抗 PD-L1 抗体

抗 PD-L1 抗体是一种针对 PD-L1 的 IgG1 单克隆抗体，已广泛地运用于各种实体瘤治疗。目前获批准上市的有静脉使用的阿特朱单抗、度伐利尤单抗，以及皮下注射的国产 PD-L1 抗体恩沃利单抗。虽然目前还没有获得 FDA 批准用于治疗口腔癌及口咽癌患者，但已有临床试验正在探索联合运用的治疗方案。

（三）抗 CTLA-4 抗体

与 PD-1/PD-L1 抑制剂不同的是，抗 PD-1/PD-L1 治疗是通过阻断 PD-1 信号恢复 T 细胞的活性，是实现免疫正常化，而 CTLA-4 抑制剂往往带来的是免疫增强作用，是通过增强机体免疫细胞的杀伤功能来实现抗肿瘤免疫，因此毒副作用往往更大。尽管如此，抗 CTLA-4 抗体——伊匹单抗和替西木单抗在包括口腔癌和口咽癌在内的头颈癌中的应用正处于积极的临床开发中。

在一项纳武单抗或纳武单抗联合伊匹单抗新辅助治疗口腔鳞癌的 II 期开放随机临床试验中，14 名患者接受纳武单抗单药治疗（N 组），15 名患者接受联合治疗（N+I 组）。结果显示两组均有响应，50% 的 N 组及 53% 的 N+I 组患者出现肿瘤缩小。根据 RECIST 标准，13% 的 N 组患者及 38% 的 N+I 组患者在病理上有响应，而临床病理分期下降的两组分别有 53% 和 69%。有 4 例患者出现完全病理缓解（单药组 1 例，联用组 3 例）。该研究并不能证明纳武单抗联合伊匹单抗在治疗效果上优于纳武单抗单药治疗，而联用组发生 3～4 级不良事件的概率却要明显高于单药组。因此，在 PD-1 抗体和 CTLA-4 抗体的联用策略上，安全性监测是必要的，需要综合考虑风险和获益。

关于 PD-L1 和 CTLA-4 的联合阻断策略，临床上也进行了探索。一项随机开放的 III 期临床研究评估了度伐利尤单抗单药或联合替西木单抗与标准治疗在复发/转移型头颈癌患者中的疗效。患者随机分配为 3 组，分别接受度伐利尤单抗、度伐利尤单抗联合替西木单抗及标准治疗。结果显示，在总生存率上，三组疗效无统计学差异。单药组、联用组和标准治疗组的 12 个月生存率分别为 37%、30.4% 和 30.5%，而三组 3 级及以上不良事件的发生率分别为 10.1%、16.3% 和 24.2%。尽管三组的总生存率无统计学差异，甚至标准治疗组的中位生存期还要更高，但单药组的 12～24 个月的生存率要高于标准治疗组，联用组在 18 和 24 个月的生存率则更高，这一定程度上反映了免疫检查点抑制剂的临床活性。

值得注意的是，免疫相关不良反应在免疫检查点抑制剂治疗中很常见，尤其是抗 CTLA-4 抗体，表现为肝炎、皮疹、甲状腺功能减退、肾上腺功能不全、结肠炎等自身免疫反应。因此，免疫抑制剂在肿瘤中的应用仍需进一步探索。

三、基因治疗

在肿瘤发生发展过程中，正常细胞的原癌基因（proto-oncogenes）如 *Ras*、*Myc*、*PRAD-1* 和抑癌基因（tumor suppressor genes）如 *p16*、*p53* 发生突变，导致其功能紊乱、细胞异常增殖及肿瘤形成。基因治疗可靶向基因异常突变的细胞，但对其他正常细胞不产生毒副作用。基因治疗主要有两种方式：①将新的遗传物质转染靶细胞；②加工现有的遗传物质。目前，口腔癌及口咽癌的基因疗法主要针对 *p53* 基因，已在靶向治疗部分介绍，以下仅介绍几种常用的基因治疗技术，为口腔癌及口咽癌基因治疗的进一步研发提供线索。

（一）靶向基因治疗的载体

载体分为病毒载体和非病毒载体两大类，载体的选择决定了基因治疗能否成功。常用病毒载体有 3 种：腺病毒、逆转录病毒和疱疹病毒。腺病毒目前广泛应用于细胞基因转染，以腺病毒 5（Ad5，共 6 个亚型）应用较多。作为一种 DNA 病毒，腺病毒感染细胞后脱去蛋白质外壳，将 DNA 传送到细胞核中，不过它对口腔癌及口咽癌的转染效率并不高。通过对 Ad5 进行改造，用 Ad11 和 Ad35 纤维代替 Ad5 的纤维，制成嵌合体 Ad5/11 和 Ad5/35，使其对口腔癌的转染效率明显提高。非病毒载体常用的有 5 种，如化学方法转染 DNA、脂质体（liposome）、电穿孔（electroporation）、微注射（microinjection）和弹道粒子（ballistic particles）等。

（二）溶瘤病毒

溶瘤病毒通过靶向感染肿瘤细胞，在特异的肿瘤细胞或组织细胞内复制，进而特异性杀伤肿瘤细胞。溶瘤病毒疗法在头颈部鳞癌治疗中有独特的优势：能靶定多个分子途径，调整肿瘤血运与血管生成的关系，具有多种临床有效的给药途径，且能够与放化疗及其他多种治疗手段联合使用。

（三）RNA 干扰技术

RNA 干扰（RNA interference，RNAi）通过将与 mRNA 对应的正义 RNA 和反义 RNA 组成的双链 RNA（double stranded RNA，dsRNA）导入细胞，再使用 RNA 聚合酶 Dicer，形成小片段干涉 RNA（siRNA）。siRNA 与多种蛋白因子结合，进而靶向降解 mRNA。在头颈鳞癌中，有研究使用特异性 siRNA 对 *Cksl* 基因进行干扰，成功抑制 *Cksl* 基因的表达，从而抑制了头颈鳞癌的生长。有研究者通过 RNAi 技术靶向 *uPAR*（urokinase-type plasminogen activator receptor）基因，能显著减少内源性 uPAR mRNA 和蛋白的表达，大大降低肿瘤细胞增殖、黏附、迁移及侵袭的能力。然而，迄今为止，RNAi 的调控机制尚不清楚，转染效率也有待提高。

四、典型病例

（一）典型病例一

1. 病情简介 患者，男，43 岁，发现左侧颈部肿物 1 年余，发现右侧颈部肿物 2 月余。于当地行右侧颈部切开排脓，后 MRI 检查发现左侧舌根巨大肿物，约 37mm×40mm×61mm，鼻咽喉镜下行活检结果示左侧舌根鳞状细胞癌，p16 弥漫连续强阳性，PD-L1 CPS 5。左侧颈Ⅱ区淋巴结超声引导下穿刺活检结果为淋巴结转移癌。PET/CT 检查未提示远处转移。查体：舌形态动度正常，无麻木，舌根肿物难以经口触及。右侧颈部ⅡB 区皮肤见一长约 1cm 瘢痕，可及一肿大淋巴结，约 1cm×2cm。左侧颈ⅡB 区多个肿大淋巴结，融合为 4cm×5cm 大小的包块，Ⅲ至Ⅳ区多个肿大淋巴结，最大约 2.5cm×2cm，质硬，活动度差，边界不清，无压痛或波动感。诊断：左侧舌根 HPV 相关性低 - 中分化鳞状细胞癌，cT4N2M0，Ⅲ期。

2. 浸润范围 根据患者症状、体征及影像资料，判断肿瘤侵犯范围为：①后上累及左侧腭弓、左侧扁桃腺及左侧咽上缩肌；②向下累及舌内肌、左侧舌下血管神经束、双侧颏舌骨肌，邻近或累及会厌软骨；③过舌中线；④右侧颈Ⅱ区、左侧颈Ⅱ～Ⅳ区多发淋巴结转移，靠近或压迫颈内动静脉，双侧颈内动脉未受侵犯（图 4-4-1A、C、E）。

3. 治疗方案　HPV 阳性局部晚期口咽癌，经肿瘤内科、生物治疗科、放疗科、口腔颌面外科 MDT 制订治疗方案：新辅助免疫化疗 2 程（顺铂 - 白蛋白结合型紫杉醇 - 帕博利珠单抗方案）后评估疗效，拟定进一步治疗方案。新辅助免疫化疗具体方案：白蛋白结合型紫杉醇（260mg/m² d1）+ 顺铂（75mg/m² d1～3）+ 帕博利珠单抗（200mg d1）。

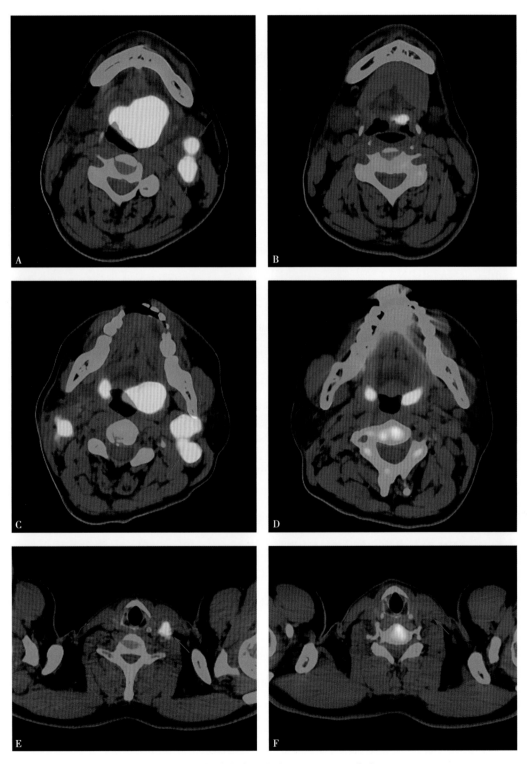

图4-4-1　新辅助免疫化疗前后 PET/CT 影像表现

A、C、E. 新辅助免疫化疗前 PET/CT 表现　　B、D、F. 新辅助免疫化疗后 PET/CT 影像

4. 效果评估 2 程新辅助免疫化疗后病灶范围明显缩小，PET/CT 示代谢较前明显减低，SUVmax 6.2（原 SUVmax 17.7）；双侧颈部转移淋巴结较前明显缩小，较大者位于左侧颈部Ⅱ区，大小约 0.7cm×1.2cm（原大小约 2.3cm×2.0cm），代谢较前明显减低，SUVmax 约 2.5（原 SUVmax 约 12.0）（图 4-4-1B、D、F）。疗效评价 PR。

5. 病例总结

（1）青年男性患者，不伴其他系统性疾病，ECOG PS＝0，以颈淋巴结肿大为首发症状。

（2）原发灶巨大，伴双侧颈淋巴结多发转移，邻近颈部重要神经血管，手术损伤大，直接手术治疗可能导致严重吞咽及语音障碍。

（3）HPV 阳性、CPS 5、无烟酒槟榔史，行诱导免疫治疗联合化疗，根据治疗敏感性决定进一步治疗方案。

（4）2 程诱导免疫化疗后疗效评价 PR，进一步治疗可选择手术治疗（原发灶局部切除加双侧颈淋巴清扫）或根治性放化疗。患者选择根治性放化疗。

（二）典型病例二

1. 病情简介 患者，男，68 岁，因吞咽困难 2 月余就诊。查体：双侧颜面基本对称，开口度正常，开口型"↓"。左侧软腭、扁桃体窝见外生性肿物，大小约 3cm×3cm×2cm，质硬，边界欠清，基底浸润约 3～4mm（图 4-4-2A）。双侧颈部ⅡA 区各扪及一肿大淋巴结，直径约 1cm，质地中等，有压痛，活动度可。PET/CT 示左侧扁桃体区肿物，大小约 1.9cm×3.2cm×3.8cm，有异常 FDG 浓聚，SUVmax 14.1。双侧颈部Ⅰ区，左侧颈部Ⅲ区及Ⅴ区有代谢活跃的肿大淋巴结，考虑转移的可能性大，未见远处转移。MR 示左侧软腭及左侧扁桃体区形状不规则软组织肿块影，大小约 2.7cm×2.6cm×4.4cm，增强扫描肿块不均匀明显强化，病灶与左侧扁桃腺边界不清，病灶跨越中线生长（图 4-4-2B）。双侧颈Ⅰ、Ⅱ区可见数个轻度增大的淋巴结影，增强扫描呈均匀强化，最大短径约为 0.6cm。活检结果示中至低分化鳞状细胞癌，p16（+++），PD-L1 CPS 5。诊断：左侧扁桃体 HPV 相关性中 - 低分化鳞状细胞癌，cT3N2M0，Ⅲ期。

2. 浸润范围 根据患者症状、体征及影像资料，判断癌肿的侵犯范围为：①向内跨越中线，侵犯部分悬雍垂；②向前侵犯软腭；③向外侵犯腭咽弓；④未侵犯舌内肌、会厌及翼内肌。

3. 治疗方案 p16 强阳性口咽癌，经肿瘤化疗科、生物治疗科、放疗科、口腔颌面外科 MDT 制订治疗方案：新辅助免疫化疗 2 程（顺铂 - 白蛋白结合型紫杉醇 - 帕博利珠单抗方案）后评估疗效，拟定进一步治疗方案。新辅助免疫化疗具体方案：白蛋白结合型紫杉醇（260mg/m² d1）+ 顺铂（75mg/m² d1～3）+ 帕博利珠单抗（200mg d1）。

4. 效果评估 2 程新辅助免疫化疗后，左侧扁桃体区未见明显肿物，黏膜表明光滑，无压痛（图 4-4-2C、D）。复查 MR 示左侧软腭及扁桃体区软组织肿块范围 1.8cm×1.0cm×1.3cm，增强扫描少许强化，双侧颈部数个轻度增大淋巴结，均匀强化。PET-MRI 示左侧扁桃体未见异常代谢活跃灶，考虑治疗后改变，双侧颈部多发小淋巴结代谢稍活跃，考虑炎症改变（图 4-4-2E）。疗效评价 CR。

5. 病例特点

（1）中老年男性患者，ECOG PS＝0。

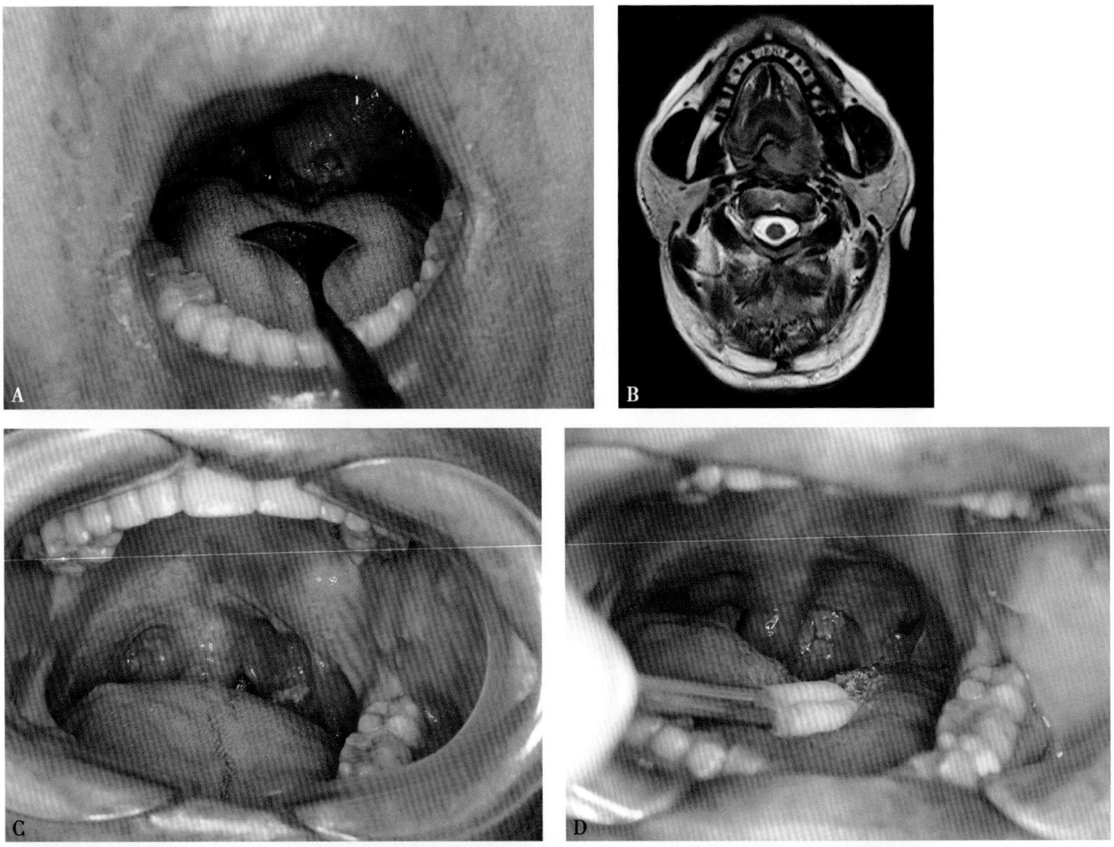

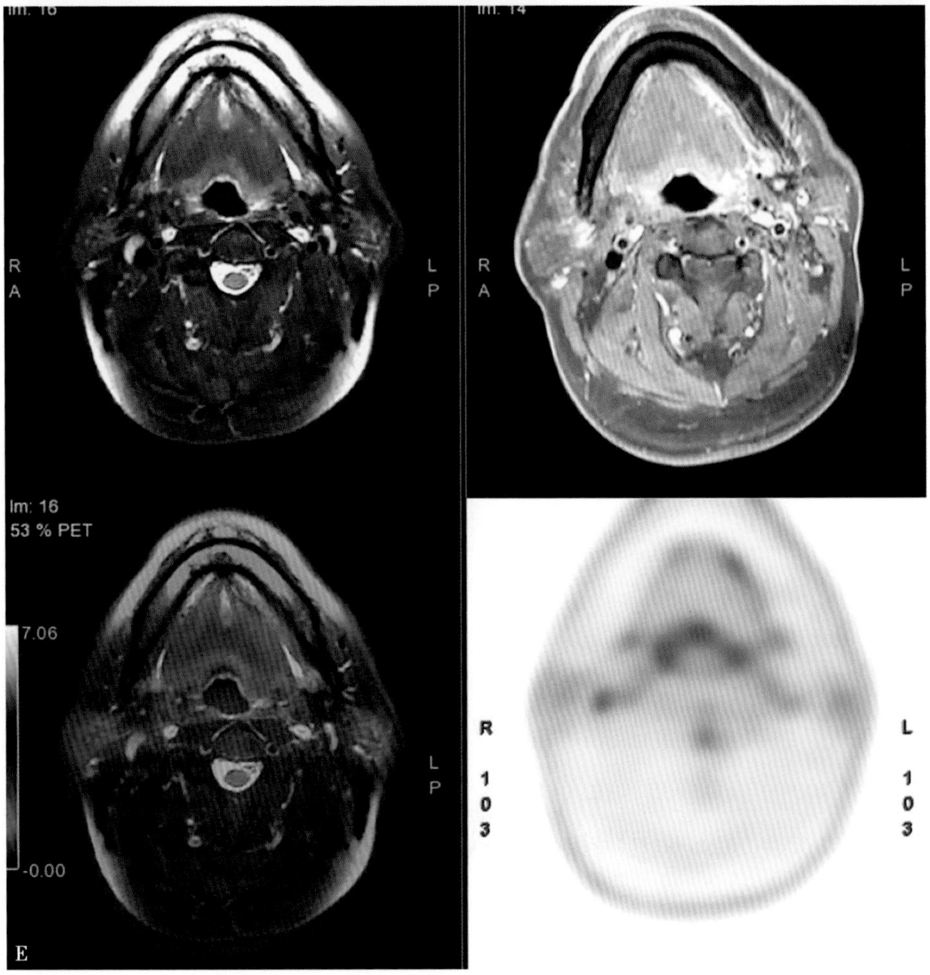

图 4-4-2　左侧扁桃体癌免疫化疗前后影像学表现

A、B. 左侧扁桃体癌治疗前表现　C. 第一程新辅助免疫化疗后肿物明显缩小　D. 第二程免疫化疗后左侧扁桃体肿物消失　E. 2 程免疫化疗后 PET-MRI 影像

（2）p16 强阳性，PD-L1 CPS 5，行诱导免疫治疗联合化疗，根据治疗敏感性决定进一步治疗方案。

（3）2 程新辅助免疫化疗，左侧扁桃体肿物消失，MR 示左侧扁桃体区小范围片状肿物，少许增强。PET-MRI 示未见异常代谢活跃灶。临床效果评价 CR。进一步治疗可选择手术治疗（原发灶局部切除加双侧颈淋巴清扫，根据病理检查结果决定是否行术后辅助放疗）或根治性放化疗。患者选择根治性放化疗。

（翁德胜）

第五节　口咽癌经口机器人手术

一、概述

口腔颌面部深部手术的传统开放式入路，如下颌骨旁正中切开等，提供了充分的手术视野，为肿瘤根治提供保障，但是常导致额外严重创伤。手术机器人由光源、摄像头、多个机械臂和可直观显示手术过程的视频塔组成，外科医师通过操纵主控制台上模拟机械臂运动的手柄进行外科手术，可以为口腔、口咽和喉咽深部手术提供更好的视野，避免从颈部入路手术造成的较大创伤，称为经口机器人手术（transoral robotic surgery，TORS）。

TORS 一般指使用达芬奇机器人手术系统的经口手术。2005 年，McLeod 和 Melder 使用达芬奇机器人成功为一名会厌囊肿患者施行经口切除术。随后，Weinstein 和 O'Malley 等证实了 TORS 切除口咽和声门上肿瘤的安全性和可行性，并研发了一种专门用于 TORS 的 FK-WO 喉咽牵开器。Hockstein 等先后在人体模型和尸体模型中证明了 TORS 的安全性与传统经口手术无显著差异。随后，Weinstein 和 O'Malley 利用 TORS 对 27 例既往未经治疗的扁桃体鳞癌患者进行根治性扁桃体切除术，93% 的患者获得最终阴性切缘，96% 患者吞咽功能恢复正常。2009 年，FDA 批准使用经口达芬奇机器人治疗 T1 和 T2 期口腔癌、口咽癌、喉癌和良性肿瘤。

口咽癌是目前 TORS 应用最多的病种之一。研究集中于口咽癌适应证探讨、阴性切缘率、手术并发症发生率和术后功能恢复等方面，临床应用逐步由早期口咽鳞癌向局部晚期口咽鳞癌扩展。Iseli 等报道了 54 例 TORS 术后的功能恢复情况，所有患者在术后 14 天内拔除气管插管或气管切开套管；83% 的患者在 2 周内开始经口进食；并发症较少，经治疗后无严重后遗症。Moore 等报道 45 例既往未经治疗的口咽鳞癌（T1～T4a 期）患者接受 TORS 后，切缘阴性，无严重并发症，所有患者均成功拔除气管插管或气管切开套管和鼻饲管。Weinstein 等报道了 TORS 在晚期口咽癌（Ⅲ、Ⅳ 期）治疗中的应用，2 年疾病特异生存率为 90%，38% 的患者避免了化疗，11% 的患者不需要辅助放疗和化疗。Almeida 等报道了 410 例 TORS 口咽癌和喉癌手术，2 年局部控制率为 91.8%，疾病特异性生存率为 94.5%，总生存率为 91%。这些结果提示 TORS 疾病控制、生存和安全性与传统手术无明显差异，而且具有较好的功能保全效果。2014 年 NCCN 指南将 TORS 列为口咽癌、喉癌的重要治疗手段选择之一。

二、应用范围

口咽是 TORS 应用最适宜的人体部位之一，口腔为天然通道，无需建腔和注气，最大限度地保证人体内环境的稳定和安全。利用 TORS 技术可以进行以下肿瘤切除手术：口咽（扁桃体、舌根、软腭和咽后壁）良恶性肿瘤、咽旁肿瘤（位于茎突后间隙）、孤立的咽后转移性淋巴结、喉咽及喉部肿瘤，但需注意一些影响 TORS 应用的情况。

（一）与口腔解剖相关的手术禁忌证

1. 张口困难　开口度 <1.5cm，可能原因包括肿瘤累及翼内外肌、既往口腔颌面部手术史或放疗史。

2. 下颌骨横向宽度不足。

3. 巨舌症。

4. 前牙前突明显。

5. 小颌畸形。

患者口腔存在以上任何一种情况，都会严重影响口咽肿瘤的暴露和机器人的机械臂在口腔内操作，从而导致手术无法顺利进行。

（二）与口咽肿瘤局部情况相关的手术禁忌证

根据口咽肿瘤局部情况选择合适的 TORS 患者，可以保证 TORS 有效、安全地实施。一般来说，T1、T2、T3 和部分 T4 口咽癌患者都可以接受 TORS，但是如果影像学（CT/MRI）检查出现下列情况者不建议行 TORS。

1. 肿瘤侵犯咽侧壁、咽后壁和咽旁间隙。

2. 肿瘤累及颈内动脉。

3. 肿瘤侵犯下颌骨。

4. 肿瘤侵犯颅底。

5. 舌根、口底广泛受累。

6. 肿瘤侵犯舌骨。

三、相关口咽解剖及手术步骤

（一）口咽解剖

口咽向前连接口腔，向上连接鼻咽，向下连接下咽和喉。口咽在前部开始于舌根，并向后延伸至咽壁，上界为软腭顶部水平，下达舌骨水平，后方包括咽后壁。口咽包含的 4 个亚部位为舌根、扁桃体、软腭和咽壁。

舌根是指舌后 1/3，始于轮廓乳头，延伸至下缘会厌谷，包含舌外肌和舌内肌，覆盖非角化的鳞状上皮，黏膜下层有小唾液腺和舌扁桃体。舌根运动由舌下神经支配，感觉由舌咽神经和迷走神经支配。扁桃体位于口咽侧壁，由位于扁桃体前后弓之间的纤维囊包裹淋巴组织构成。腭弓前方由腭舌肌组成，后方由腭咽肌组成，通常被称为腭舌弓和腭咽弓。腭舌弓构成磨牙后三角区域的后界。腭扁桃体的血管供应来自颈外动脉系统,通过咽升动脉、面动脉和上颌动脉的分支提供。软腭从硬腭的后下方延伸而来,由腭舌肌、腭咽肌、腭帆提肌、腭帆张肌和悬雍肌组成。软腭内包含少量唾液腺。吞咽和说话时软腭上抬从而使腭咽闭合。交感神经的一些细小分支形成咽丛,支配除腭帆张肌以外的所有软腭肌肉,腭帆张肌受三叉神经支配。咽壁由咽缩肌组成。口咽后方与咽后间隙,侧方与咽旁间隙相邻。咽后间隙从颅底延伸至上纵隔,位于颊咽筋膜后,翼状筋膜前方,两侧是颈动脉鞘。咽后间隙含有咽后淋巴结,口咽癌可累及该区淋巴结。

舌根和扁桃体的淋巴引流通常达到Ⅱ至Ⅳ区和咽后侧淋巴结。淋巴结转移最常见的部位是颈内静脉二腹肌旁。少数情况下,淋巴转移也会出现在ⅠB和Ⅴ区。当口咽癌累及舌组织时,ⅠB淋巴转移的风险明显升高。位于中线的肿瘤,如舌根肿瘤,出现双侧淋巴转移的风险较高。扁桃体癌体积较小,没有扩展至中线,出现对侧淋巴转移的风险较小。

咽旁间隙是一个潜在的间隙,上以颅底为界,向下延伸至舌骨。前方至翼下颌韧带,后方至椎前筋膜,内侧(上方)至咽基底筋膜和咽上缩肌,与腮腺深叶、下颌骨、翼内肌相邻。咽旁间隙分为茎突前间隙和茎突后间隙。

(二)TORS 相关解剖思维

TORS 处理口咽部肿瘤时的应用解剖思路与传统经颈部入路有很大差异,传统手术依据由外向内的手术解剖关系,TORS 需要由内至外的解剖思维,其中,扁桃体手术及舌根手术最具代表性。

1. 扁桃体手术 扁桃体窝的深面界限是咽基底筋膜及其下方的咽上缩肌。因此,在大多数病例中,咽上缩肌标志着经口机器人根治性扁桃体切除的深部(或者可称为最外侧)界限。扁桃体床下方的边界是茎突舌骨韧带、咽中缩肌和茎突舌骨肌。茎突舌骨肌和茎突舌骨韧带在咽上缩肌和咽中缩肌之间由后外侧向前内侧走行。茎突舌骨肌走行在内纵舌肌的肌纤维内,其下方是茎突舌骨韧带及其附着的舌骨这个区域,相当于外侧舌扁桃体沟和舌根的位置,通常是经口机器人扁桃体癌切除术的下界限。

2. 舌根手术 舌扁桃体组织嵌生在舌根的上皮中,其内淋巴组织与腭扁桃体是连续的。TORS 需要注意的解剖要点包括:①颏舌肌是肿瘤向深部侵犯舌根的标志,一旦肿瘤侵袭了舌根深部,经口机器人手术会变得很困难,必要时可通过口外入路行下颌骨裂开,直视下尽可能地进行切除,以保证合适的切缘;②舌动脉走行于舌根部的解剖情况,舌动脉由颈外动脉分出,沿颈外动脉前内向走行于舌根侧方,并向后走行到舌骨大角处,在茎突舌骨肌和舌骨之间形成一个环形结构。因此,舌动脉通过的舌骨上表面处被认为是经口机器人手术过程中最易损伤的脆弱区域,需要重点关注。舌动脉向深处走行到咽中缩肌,随后在茎突舌骨韧带后下段之间走行,发出三个分支,分别为走行到舌背的舌背动脉、舌下动脉和走行于舌内肌与颏舌肌之间的舌深动脉。因此,在茎突舌骨肌和茎突舌骨韧带内侧进行手术操作时要仔细解剖,以免造成动脉损伤。在 TORS 手术过程中,舌动脉出血是非常迅猛的,若处理不及时会严重影响手术的操作,通常应用止血夹或者带吸引的双极电凝止血,必要时可以让手术台上的助手协助止血。

3. 颈内动脉 颈动脉由内向外的解剖思路尤为重要。成年人颈内动脉距离扁桃体窝的平均距离为2.5cm。在大多数病例中,在咽缩肌外侧钝性分离是安全的。TORS 术中要仔细分辨颈内动脉旁的重要标志茎突舌骨肌和茎突咽肌。茎突舌骨肌起始于颈内动脉的外侧,向内侧移行,在口咽部位于颈内动脉的内侧。茎突咽肌在口咽部也位于颈内动脉的内侧。在保护颈内动脉的咽脂肪垫的条件下,可以切断茎突舌骨肌和茎突咽肌。

(三)手术步骤

1. 扁桃体癌根治术 扁桃体癌根治手术范围一般包括扁桃体窝结构、磨牙后三角区域的后界、部分软腭、部分与扁桃体相连的舌根组织和部分咽后壁组织。切除前应对切除范围进行标记,可以从较远离肿瘤处(0.5~1cm)切开,如从上界软腭组织(腭舌肌、腭咽肌),走向外侧磨牙后三角黏膜组织,逐渐向下切除扁桃体整个外侧壁(腭舌弓黏膜和肌肉组织),然后转向内侧在扁桃体下极连同部分舌根组织一并切除,最后切除扁桃体内侧壁(腭咽弓黏膜和肌肉组织以及咽后壁黏膜)。切除深度以咽缩肌作为平面,手术全程必须注意深度,如肿瘤累及咽缩肌,切至颊咽筋膜(咽基底膜)处即停止再往外侧深面切除,因为外侧壁的深面是颈内动静脉,以避免暴露和误伤。扁桃体切除后,创面需充分止血,可以旷置,若舌根部切除的范围较大,可以缝合数针预防术后出血,若外侧壁切除较深,有暴露颈内动静脉的风险,应该适当修复(例如以颊脂垫覆盖),避免术后血管外露破裂出血。值得注意的是,TORS 切除扁桃体癌联合同侧颈淋巴清扫可能会导致口底或咽侧壁与颈部伤口相通,术后出现咽瘘并发症。若发现此类情况应及时修补,或术中保留少许内侧的下颌下腺组织,即可避免术后咽瘘发生。

2. 舌根癌根治术 舌根癌暴露比扁桃体癌困难,在切除过程中需要经常调整开口器位置。若肿瘤较大且较深(向会厌侧发展),不适合 TORS 手术切除,可改成经颈部咽侧入路的开放性手术,可以更好地保证手术彻底性。为了准确地判断肿瘤的大小、位置,术者应在机械臂就位前仔细触摸舌根肿瘤的轮廓,可在肿瘤外 0.5~1cm 的前界、左右界各缝一针,作为安全切缘的定位,同时建议舌尖缝一针以牵拉舌体。一般建议从肿瘤的前界开始切舌黏膜和舌内肌,然后逐渐向左右两侧扩展,切除深度以影像为参照。为了方便切除,可以让助手牵拉舌头,术者用马里兰分离钳轻抓切除组织,产生一定的张力对抗,一边切除一边上提,逐渐切至后界,调整好开口器角度,以便在最佳视角下观察肿瘤。部分舌根肿瘤切除前难以观察到后界,只能边切除边暴露。舌根组织血供丰富,手术过程应仔细止血。其主要供血血管为舌深动脉与其分支,若手术过程中发现,应积极处理,采用止血夹夹闭或请台上助手协助离断结扎。舌根创面术后易出血,切除肿瘤后应该对创面进行缝合,较大创面可以用组织瓣进行修复,部分患者建议做预防性气管切开。

舌下神经和舌咽神经有术中暴露及误伤的风险。舌下神经通常于迷走神经浅面走行于颈内动脉和颈内静脉之间,经过舌骨舌肌的表面达到舌骨的上方,并深入二腹肌和下颌舌骨肌中,此处最易损伤。舌咽神经走行于颈内静脉和颈内动脉之间,向下走行到颈内动脉的表面,呈弧形绕茎突咽肌,并与该肌肉伴行在咽上缩肌和咽中缩肌之间穿行。

四、常见并发症

1. 出血 术后口咽创面出血是 TORS 手术最常见也是最危险的并发症。主要原因有:舌根创面处理不佳,缝合不严密;口咽部创面较大时直接缝合难以完全封闭伤口;术后数天后组织水肿致缝线脱落;激烈咳嗽或者是患者提前经口进食等原因导致创面裂开出血。少量渗血可以通过使用止血药物,创面喷洒麻黄碱液等方法止血。若是小动脉出血,可能导致窒息,甚至危及生命,应紧急开放气管,放置带气囊气管套管,然后送手术室清创止血。

2. 咽瘘 主要发生在 TORS 切除扁桃体癌并联合颈淋巴清扫时,处理下颌下区(Ⅰb区)如将下颌下腺完全取出,而口咽创面深达咽缩肌,可能会导致口底或咽侧壁与颈部伤口相通,术中未予察觉,没有进行相关处理,术后可能会出现咽瘘。若发现此类情况应及时修补,或术中保留少许最内侧下颌下腺组织,保证颈部不与咽腔相通,以减少术后咽瘘的发生。

3. 呼吸困难 位置较低接近会厌根部的舌根部肿瘤术后容易出现咽喉部水肿,也容易大出血导致呼吸困难。建议行预防性气管切开,保证围手术期的安全。对于一些咽腔较狭窄的患者,TORS 手术后也可能出现轻中度呼吸困难,可通过放置鼻咽通气管解决呼吸困难问题。

4. 构音障碍 T2 以上的扁桃体癌手术将会切除部分软腭、腭舌肌、腭咽肌和部分舌根组织,容易导致术后构音障碍。有学者建议软腭缺损以游离组织瓣修复,由于缺少神经和肌肉动力,修复效果并不理想。更为高效的方法是在语音训练师的指导下采用术后发音训练,改善语音功能。

5. 吞咽障碍 大部分患者在 TORS 术后 2~3 周出现不同程度的吞咽障碍。随着口咽创面的愈合,舌根肌肉动力的逐渐恢复,吞咽障碍会明显改善。通过有针对性的训练,部分患者可以基本恢复。

五、典型病例

(一)典型病例一

患者,男,47 岁,因咽异物感 1 个月就诊。查体:右侧扁桃体肿大,表面充血明显。右侧颈Ⅱ区淋巴结肿大,大小为 2cm×1.5cm,质硬,界清,活动度好。MRI 示右侧扁桃体增大,局部见团块状异常信号灶,边界欠清楚,大小约 25mm×29mm,增强后明显强化;右侧颈Ⅱ区见肿大淋巴结,大小约 19mm×25mm,增强后明显强化(图 4-5-1A~C)。右侧颈Ⅱ区淋巴结穿刺活检病理诊断示低分化鳞状细胞癌转移,建议临床进一步检查寻找原发灶。术前诊断:右侧颈淋巴结转移性低分化鳞癌,扁桃体癌可能大。入院行机器人辅助下口咽癌根治术 + 右侧颈淋巴清扫术(图 4-5-1D~F)。术后病理诊断:右侧扁桃体低分化鳞状细胞癌,pT2N1M0;右侧颈ⅡA 区淋巴结 3 枚,1/3 见鳞状细胞癌转移。p16(弥漫强 +)。荧光定量 PCR 法示 HPV16(+)。

(二)典型病例二

患者,男,62 岁,因发现右侧扁桃体肿大 1 周就诊。MRI 检查示右侧口咽侧壁软组织增厚,未排除恶性病变;右侧颈部淋巴结肿大,不排除转移淋巴结。PET/CT 示右侧扁桃体区条块状高代谢病灶,符合扁桃体癌的改变;右侧颈Ⅱ区高代谢肿大淋巴结影,考虑为转移(图 4-5-2A~C)。行机器人辅助下右侧口咽癌根治术 + 右侧颈淋巴结清扫术 + 气管切开术(图 4-5-2D~F)。病理诊断示右侧扁桃体中至低分化鳞状细胞癌,pT2N1M0,右侧颈ⅡA 区淋巴结 1/5 见鳞状细胞癌转移。免疫组织化学结果示 p16(-)。荧光定量 PCR 法示 HPV16/18(-)。

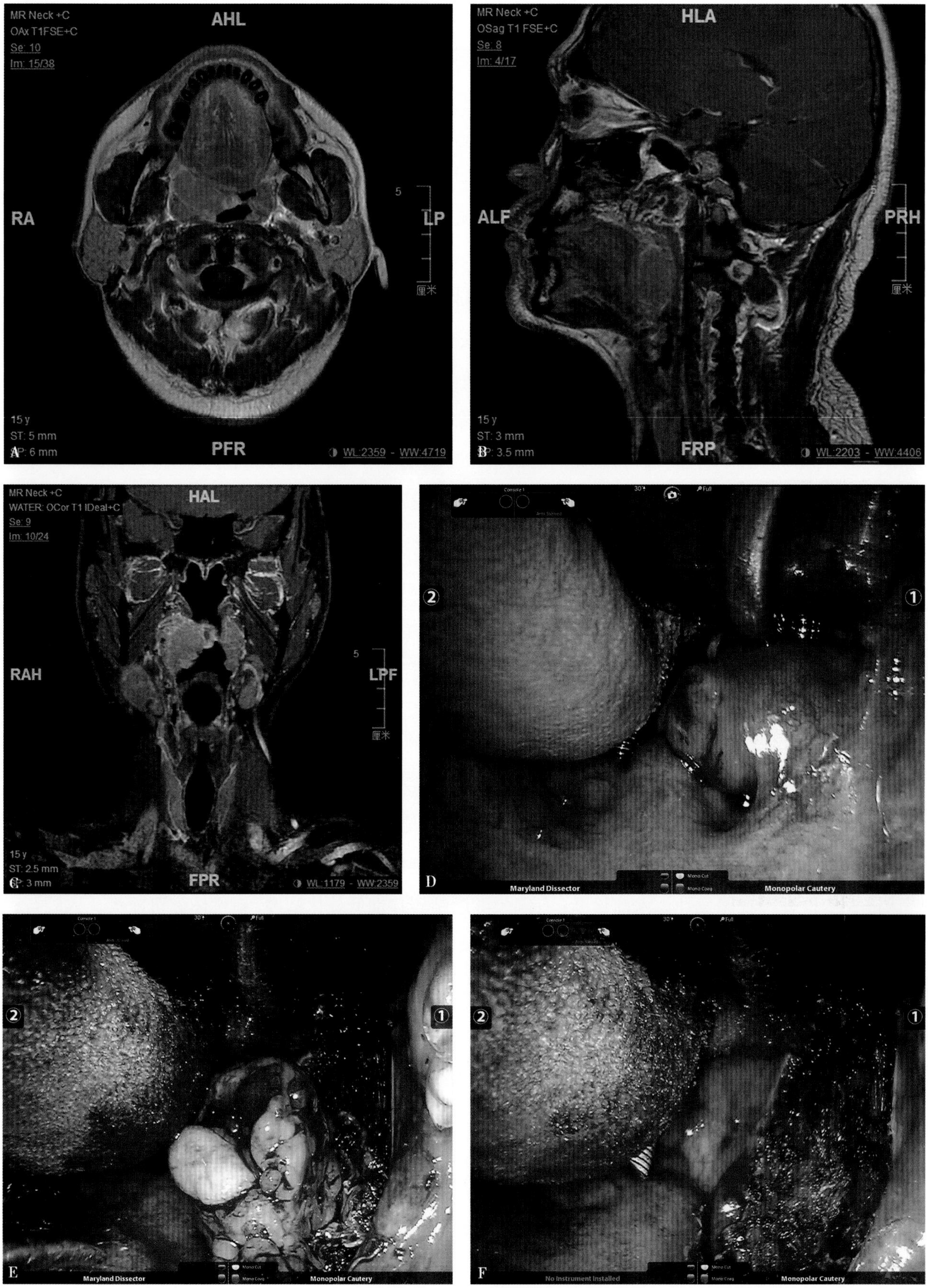

图 4-5-1 右侧扁桃体癌影像学表现及 TORS 手术

A～C. 术前 MRI 检查提示右侧扁桃体肿瘤 D～F. 经口机器人手术切除右侧扁桃体肿瘤

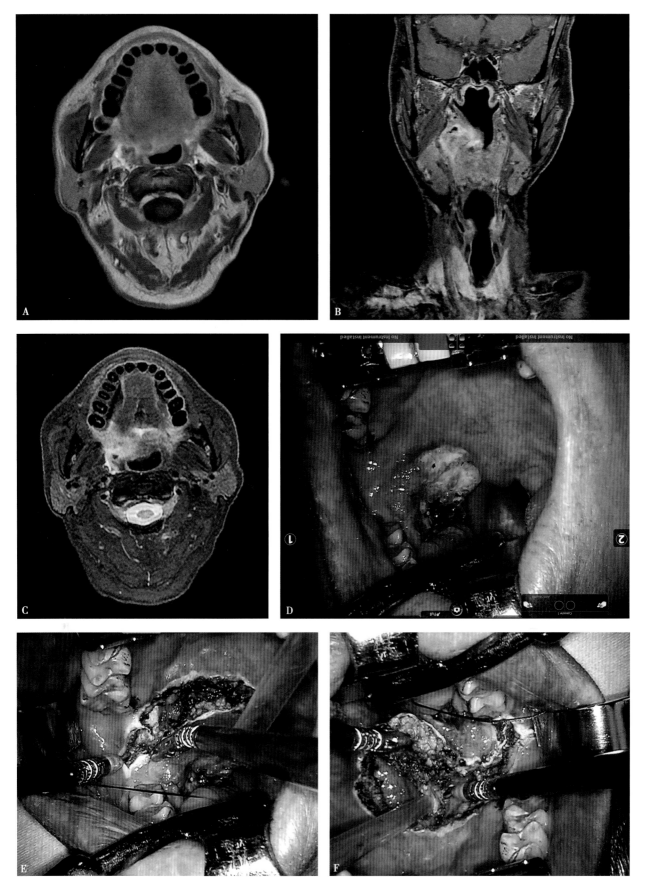

图 4-5-2 右侧扁桃体癌影像学表现及 TORS 手术

A～C. 术前 MRI 检查提示右侧扁桃体肿瘤 D～F. 经口机器人手术切除右侧扁桃体肿瘤

（三）典型病例三

患者，女，48岁，因吞咽不适半年，发现舌根肿物2周就诊。查体：张口正常，伸舌偏右，舌活动稍受限；舌根右侧浸润型肿物（图4-5-3A），大小约5cm×4.5cm，质硬，界欠清，距舌尖约4cm，跨过中线约1cm，向前侵犯V形沟；颈部各区未扪及异常肿大淋巴结。MRI检查示舌根右侧份及口底见团块状异常信号影，边界欠清，大小约46mm×45mm×47mm，平扫T1WI呈稍低信号，T2WI呈稍高信号，信号欠均匀，增强扫描明显不均匀强化，病灶部分跨中线侵犯对侧舌根，向前侵犯部分舌体右侧，侵犯部分右侧口底肌群，向后突入口咽与口咽右侧壁，紧贴软腭（图4-5-3B～D）。影像学诊断：舌根右侧份及口底团块状异常信号影，考虑舌癌的可能性大。手术方式：机器人辅助下口咽癌根治术（图4-5-3E～H）。术后病理为舌根腺样囊性癌。

达芬奇机器人手术辅助系统的应用是当前外科技术革命性的进步。TORS是机器人手术最佳的应用场景之一，以狭小的口腔作为天然通道，避免下颌骨切开等额外创伤，相比传统直视手术或内镜辅助下手术，TORS具有视野更清晰、操作更灵活、切除更精准等优势。口咽癌采用TORS进行治疗，需要术者在熟练掌握传统开放性口咽手术的基础上，具备较好的TORS相关口咽解剖思维，遵循TORS适应证及禁忌证，谨慎有序地开展。

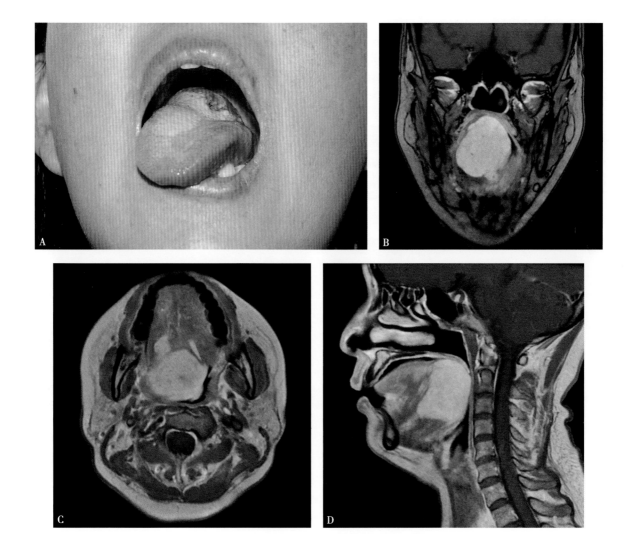

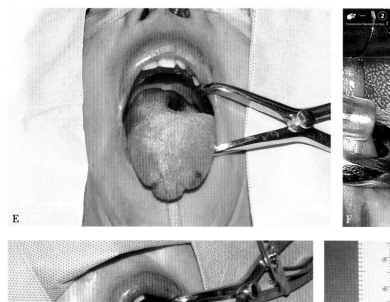
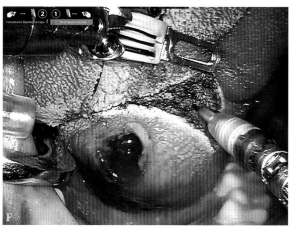
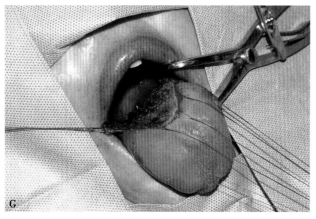
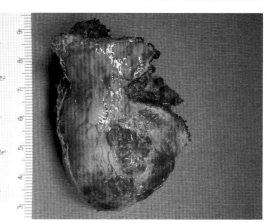

图 4-5-3 舌根腺样囊性癌病灶及 TORS 手术

A～C. 术前 MRI 检查提示舌根右侧肿瘤 D. 术前体格检查发现舌根右侧肿瘤 E. 术中暴露舌根右侧肿瘤 F、G. 经口机器人手术切除舌根右侧肿瘤 H. 舌根右侧肿瘤标本

（宋 明 陈树伟）

第六节 治疗失败后再处理

尽管口腔癌及口咽癌局部控制取得了较大进展，但由于肿瘤异质性、患者个体差异、医疗机构水平差异、患者依从性等多种原因，仍有部分患者治疗失败。这里的治疗失败不包括多原发肿瘤的发生、cN0 患者使用"wait and see"颈部处理策略随访过程中出现颈淋巴转移，以及任何阶段发生的远处转移。由于手术治疗仍然是口腔癌及口咽癌获得根治的最主要方法，本节主要探讨如何通过评估及处理，实现口腔癌及口咽癌的再次手术治疗。

一、评估要点

（一）治疗失败原因的考虑

手术切缘安全距离不足或切缘阳性，是肿瘤局部复发的最主要原因。口腔颌面部解剖结构复杂，肌肉及间隙众多，邻近诸多重要组织器官，因而容易在某些区域遗留安全距离不足的边界，尤其是当需要保护颈内动脉等重要结构时。术中冰冻活检是明确切缘状况并及时扩大切除最重要的方法，但是冰冻活检只代表了某几个点，未能代表全部切缘。同时，术中冰冻活检难以明确骨性结构的边界。此外，冰冻检查只是组织病理学检查，难以识别仅发生分子水平变化的肿瘤细胞。

非典型淋巴结遗留也是局部或区域复发的重要原因之一。舌下淋巴结、面淋巴结、腮腺淋巴结等非典型淋巴结并不在常规的颈清范围内，其位置隐秘，术前影像学检查也难以发现，术中容易遗留。其中，最常见的是舌癌或口底癌遗留的舌下淋巴结，尤其在非连续性清扫时，以及颊癌遗留的耳前及腮腺淋巴结。

肿瘤本身的异质性也仍然是肿瘤治疗的难题。目前，口腔癌及口咽癌扩大切除的边界以及阴性切缘的定义，都是基于循证医学证据，符合大部分患者的利益。但是，对于小部分肿瘤侵袭方式及生物学行为较特殊的患者，在循证医学指导下的阴性切缘以外，仍可能有异常分布的肿瘤细胞。近年成为研究热点的循环肿瘤细胞、休眠肿瘤细胞、衰老肿瘤细胞等，都有可能成为肿瘤复发的根源。

（二）肿瘤侵犯范围的评估

肿瘤局部或区域复发时，常常位置深在。例如，舌癌于舌根或口底间隙复发，颊癌随翼内肌收缩于颅底复发等。复发肿瘤通常边界不清，与周围组织粘连严重。如果判断肿瘤已侵犯颈内动脉等重要结构，需要在新辅助治疗再手术与直接根治性手术之间进行权衡。因此，治疗失败后肿瘤侵犯范围的评估尤其重要且困难，需要多学科紧密合作。

1. 颈内动脉　当怀疑肿瘤侵犯颈内动脉，需要 CTA 或 MRA 检查。若结果显示两者邻近或包绕小于180°，尚未侵犯血管壁，提示术中应谨慎分离。若结果显示肿瘤包绕血管壁超过180°或侵犯血管壁，术前需完善颈内动脉结扎或置换的系列准备，包括球囊闭塞试验、脑灌注及脑代谢评估等。具体评估方法及手术方式选择详见第九章第十节。

2. 颈内静脉　当肿瘤侵犯单侧颈内静脉时，可连颈内静脉一同切除。但双侧颈内静脉结扎或切除，尤其高位切除，可导致静脉回流障碍，颅内压升高，严重时危及生命。因此，应通过影像学对双侧颈内静脉进行精细评估，术中进行谨慎的权衡及决策。如术前影像学检查已经提示双侧颈内静脉侵犯的可能，应联合神经科进行术中、术后颅内压监测，防止神经系统并发症的发生。

3. 神经侵犯　脑神经出颅后较细小，难以通过影像学检查进行评估，可通过解剖位置及神经损伤症状进行判断，近年来也有部分机构可通过先进的 MRI 设备及序列重建颌面部脑神经，评估肿瘤侵犯情况。后组脑神经包括舌咽神经、迷走神经、副神经、舌下神经，发自延髓，前三对通过颈静脉孔出颅，后一对通过舌下神经管出颅。后组脑神经损伤可致患侧声带、软腭功能障碍（Ⅹ），斜方肌、胸锁乳突肌功能障碍（Ⅺ），舌肌瘫痪（Ⅻ），软腭、咽喉感觉消失（Ⅸ、Ⅹ），舌后 1/3 味觉丧失（Ⅸ）等。术前出现相应症状高度提示相关脑神经受累。当肿瘤侵犯颈静脉孔区时，可同时出现舌咽神经、迷走神经、副神经损伤症状。后组脑神经损伤可导致吞咽功能障碍，通过系列吞咽检查及喉镜、吞咽造影等功能评估，可以间接反映脑神经受损严重程度。当肿瘤沿腮腺深叶侵犯乳突、面神经管时，面神经主干损伤可出现患侧全面瘫。如果侵犯面颊部、下颌下等位置，也可出现相应面神经分支麻痹。神经切除可导致或相关功能障碍加重，术前需要与患者及家属充分沟通。特别注意的是，迷走神经具有对循环系统、呼吸系统及消化系统的广泛支配作用，如双侧损伤或切除可能危及生命，需要仔细辨认保护。

4. 眶底及眶内结构 上颌牙龈癌、腭癌等可向上侵犯眶底,甚至眶内。如患者已经出现突眼、复视或者视力改变,需要通过 MRI 评估肿瘤与眼外肌、视神经的关系,同时联合眼科评估眼球运动、视力等功能。此外,肿瘤可沿眶上裂和视神经管向颅内扩散,此时需联合神经外科进行评估。

5. 颅底侵犯 颅底按解剖位置可分为前颅窝、中颅窝及后颅窝,或者分为前颅底、中颅底(含侧颅底)及后颅底。口腔癌及口咽癌较多侵犯侧颅底。侧颅底包含颈内动脉、颈内静脉、后组脑神经、面神经等重要解剖结构,需要和神经外科一同精准评估。具体评估及处理详见第八章第十一节。

6. 喉侵犯 口腔癌及口咽癌向后下可侵犯喉咽。喉功能受损可导致呛咳、吸入性肺炎,甚至窒息等状况。对喉的评估,除了影像学所示肿物范围,还需要通过喉镜进行声带功能检查,以及通过吞咽喉镜、吞咽造影等进行吞咽功能评估。如考虑可能存在呼吸道梗阻等风险,需要及时行气管切开等处理。

7. 多解剖结构侵犯 肿瘤复发可能存在多个病灶,也可能侵犯多个解剖结构。口腔癌及口咽癌以鳞状细胞癌为主,en bloc 整体切除可提高根治机会,因此需结合影像学检查充分考虑手术入径及切除范围。近年来,3D 重建及打印技术日益成熟,术前通过 3D 重建或打印模型进行医医、医护、医患沟通,有助于三方达成共识,提高手术效率,提升治疗效果。

(三)全身情况及既往肿瘤治疗情况的评估

1. 全身情况 患者全身情况评估包括机体状态评估及肿瘤评估两方面。机体状态评估详见第三章第五节以及第五章第一节。对于复发转移患者,推荐通过 PET/CT 评估全身肿瘤状况,如已发生全身广泛转移,不宜再行手术治疗。如远处转移灶为寡转移且一定时间内可控,仍可考虑是否需采取手术治疗。

2. 手术史 既往手术造成的组织水肿、瘢痕、功能障碍等增加了局部评估的难度。尤其已行复合组织瓣修复重建者,常常难以通过触诊评估组织瓣深部的情况。慢性炎症与肿瘤复发的鉴别也一直是影像学的难点。定期随访中的动态变化可提供重要的鉴别诊断信息。例如,对于患者术后已有的慢性疼痛、张口受限等症状,如近期加重,需考虑肿瘤复发的可能。如术后感染一直迁延不愈,也需要考虑肿瘤复发,建议于瘘口取肉芽组织送病理检查。如修复重建后肿物深在,可于 B 超或 CT 引导下行穿刺活检。

3. 放疗史 既往放疗史是颈动脉爆裂综合征的高危因素,需重点评估患者出血风险。放疗可导致软组织严重纤维化,出现"冰冻颈"、困难气道等,需评估吞咽障碍程度、术后误吸风险以及修复重建难度。与麻醉师一同评估麻醉插管方式。放疗结束时间也是评估的重点,离放疗结束时间越短,手术难度越大,风险越高。

4. 化疗史 对于化疗、靶向治疗、免疫治疗等药物治疗方法,需要评估治疗敏感性及不良反应两方面。如果敏感,可以为手术前治疗及手术后辅助治疗提供参考。不良反应类型及程度可影响患者的手术耐受性。

细胞毒化疗药物可对患者全身各系统造成损害。常见化疗不良反应包括骨髓抑制、肝肾毒性、神经毒性、消化道不良反应、心脏毒性等。头颈鳞癌常用的铂类方案,如顺铂,肾毒性明显,需注意评估患者的肾功能,动态计算内生肌酐清除率。近年来,化疗药物心脏毒性备受重视,推荐于常规心电图及心脏彩超之外,增加 24 小时动态心电图检查,并进行系统的心脏功能评估,如 Goldman 评分等。如患者仍处于化疗阶段,手术时间需避开骨髓抑制期。

5. 靶向治疗史 口腔癌及口咽癌一线靶向药物西妥昔单抗，最常见的不良反应为皮肤反应，70% 的患者出现皮疹，其中 3 级皮疹占 5%，有可能增加创口愈合的困难。对于拟进行修复重建、有颈动脉破裂风险的患者，建议停药 2 周以上再进行手术，术后创口愈合后再开始用药。抗血管生成类药物，如阿帕替尼、安罗替尼等，为口腔癌及口咽癌后线靶向药物，可能增加患者局部及内出血风险，需根据说明书停药足够时间后才可进行手术，创口未愈合前禁止用药。目前，靶向治疗药物不断更新换代，所有经过靶向治疗的患者，都应该结合药物说明书对患者进行有针对性的评估。

6. 免疫治疗史 免疫治疗相关不良反应（irAE）可发生于全身所有组织、器官，其中皮肤、胃肠道、内分泌系统、肺、肌肉、骨骼较为常见。不同瘤种的 irAE 发生率相似，但不同瘤种的 irAE 常见类型有差异，头颈鳞癌多为疲劳及甲状腺功能减退。目前，国内外已有多部 irAE 管理指南 / 共识发布，包括 NCCN 免疫治疗相关毒性的管理指南、CSCO 免疫检查点抑制剂相关的毒性管理指南等。指南中对 irAE 不良反应分级及处理均进行了详细阐述，可指导患者手术前评估。

二、失败后再处理方案的考虑

（一）是否可手术

上述评估的结果为治疗失败后患者是否具备手术适应证提供了依据。但是，相同的评估结果对于不同的手术团队以及患者，可能会产生不同的治疗决策。本质上，口腔癌及口咽癌治疗失败后再处理，是一个非常个体化的策略。总体而言，如无全身广泛转移，患者全身情况可以耐受，手术治疗仍然是口腔癌及口咽癌挽救性治疗最理想的方法。如果肿瘤侵犯颈内动脉，需要根据手术团队经验决定是否行颈内动脉切除及血流重建。如果肿瘤侵犯眼球、喉等重要功能器官，患者及家属意愿尤为重要。在这些情况下，如果多学科讨论认为有值得推荐的药物治疗方案，也可选择通过药物治疗缩小肿瘤后再行手术，以保存重要的组织器官。

（二）是否可转化为"可手术"

通过诱导治疗将患者转变为"可手术"，称为转化。准确来说，转化治疗是指通过对合适的患者进行术前系统或局部治疗，使肿瘤缩小，将不可手术切除的病灶转化为可手术根治的状态，即外科学意义上的转化；也指将手术疗效较差的患者转化为手术切除后疗效更好的患者，即肿瘤学意义上的转化。转化治疗不单使患者获得手术的机会，还可能提高患者的总生存率。目前，口腔癌及口咽癌领域对转化治疗的研究较少，仍处于起步阶段，对不可切除、可切除、转化率也缺乏统一标准及大样本数据。

鳞状细胞癌对传统放化疗敏感性一般，免疫治疗的出现为口腔癌及口咽癌转化治疗带来新的希望。AJCC 将放化疗及生物治疗敏感程度更高的 HPV（+）口咽癌独立分类，也为转化治疗的研究提供了可先行的试点。目前，国内外多个研究显示诱导免疫化疗可使不同比例的口腔癌及口咽癌患者达到部分缓解、完全缓解、主要病理缓解，甚至完全病理缓解。因此，口腔癌及口咽癌必定具有一定比例的转化成功率、更规范的转化方案及更准确的转化率，但仍有待进一步研究。

此外，药物治疗带来的肿瘤缓解，在影像学上可表现为肿瘤范围并无缩小，但边界更加清晰、肿瘤内坏死范围增加等，口腔癌及口咽癌药物治疗效果的影像学评估也需要进行更深入的研究。

（三）免疫治疗效果预测

免疫治疗对于部分患者疗效显著，但总体响应率仍然不高，也缺乏长期的生存数据。因此，通过分子标记物等预测指标对免疫治疗效果进行预测，筛选可能敏感的患者，是提高治疗效果及转化率，甚至提高总生存的重要途径，也是研究的焦点。目前，常用的免疫治疗疗效预测指标包括 TPS、CPS、MSI、TMB 等。NCCN、CSCO 指南以及帕博利珠单抗说明书中，都推荐将 CPS 作为患者使用免疫治疗的预测指标。此外，ctDNA、外泌体、微生物组等对免疫治疗的预测作用也被广泛研究。具体详见第三章第六节。

（四）手术中探查的作用

再精准的术前评估也难以完全反映术中情况，尤其在患者重度张口受限、伴发感染、组织粘连严重、累及多个解剖结构等情况下。术者经验以及术中冰冻病检结果是术中探查并对方案进行精细调整的关键。

术中探查的内容一般包括：①通过肉眼观、组织质地及冰冻病检结果不断确认肿瘤边界、深部浸润情况、邻近组织器官受累情况。②骨质破坏情况，如骨质硬度、血供情况、骨膜或骨髓腔内组织冰冻病检结果等。③神经侵犯情况，如神经色泽、质地、鞘膜或表面组织冰冻病检结果等。④颈内动静脉情况，分离难度、血管壁颜色、表面组织冰冻病检结果等。⑤淋巴结，怀疑双侧/对侧转移时，注意探查对侧颈部淋巴结。因既往放疗史及手术史可能引起淋巴引流通道改变，术中应特别关注非常规区域的淋巴结状态，如舌淋巴结、颊淋巴结、颌上淋巴结、腮腺下极淋巴结、舌骨旁淋巴结等。因此，相比初次治疗，失败后再处理的手术范围有更大可能与术前设计存在差异。

（五）多病灶的手术策略

口腔癌及口咽癌手术治疗追求"无瘤原则"下的 en bloc 切除。对于失败后再处理，情况更为复杂。如存在多个病灶，需综合考虑手术路径及策略。例如，当肿物侵犯硬脑膜或存在颅内外沟通，如整体联合切除颅内外病灶存在较高难度和风险，一般先整体切除硬膜外病灶，再由神经外科医师对硬脑膜及颅内病灶进行显微切除。如颈清术后或放疗后颈部存在多个边界较清晰的病灶，可分别切除。如上下颌骨都存在病灶，并考虑因颊癌手术咀嚼肌间隙处理失败导致，需要将上颌骨、下颌骨、颊部手术瘢痕、口咽、翼内肌和翼外肌等咀嚼肌群一并整体切除。当部分病灶需在冰冻病检结果引导下进行眼球、颈内动静脉的处理，也可权衡利弊，在切除其他病灶后，对个别高危病灶进行精准处理。

（六）修复重建的考虑

良好的修复重建不单可以修复组织缺损、重建部分功能，还可以缩短患者创口愈合时间，为进一步综合治疗创造最佳时机。如前所述，失败后再处理的手术范围有可能与术前设计存在较大差异，而且再处理后肿瘤复发转移的概率远高于成功的初次治疗。因此，失败后再处理不宜考虑 PEEK 材料 3D 打印等精准、昂贵的修复方法，宜选用组织量及血供可靠的复合组织瓣进行修复重建。

失败后再处理常涉及大范围复合缺损。组织量大、灵活度高的股前外侧皮瓣是最常使用的组织瓣类型。股前外侧皮瓣可设计为一蒂多岛，携带充足的皮肤、肌肉、阔筋膜等组织，适合修复面颊部贯穿性缺损、颅底合并硬脑膜在内的复合缺损、颌面颈部皮肤大范围缺损等。血管蒂较长，放疗后患者可以选用颈横动静脉甚至更低位的受区血管。胸大肌皮瓣也可提供较充足的组织量，但存在转移距离有限、塑形欠灵活、胸部供区创伤影响术后有效排痰等缺点，在显微外科技术普及的医疗机构，一般不作为第一选择。如初次手术已使用一侧股前外侧皮瓣，也可优先选择另一侧股前外侧皮瓣、脐旁皮瓣等游离皮瓣修复。

既往手术或放疗史使颈内动脉等血管术中、术后破裂风险增高，如动脉表面由移植组织瓣覆盖，组织瓣的质量对保护血管至关重要，术后需要严密观察。如发生血管危象、组织坏死、感染等，需尽快处理，必要时清创后改为胸大肌皮瓣等带蒂组织瓣修复。

骨重建的手术时间及术后愈合时间普遍大于软组织重建。对于肿瘤情况复杂或全身情况较差的患者，如涉及上颌骨大范围缺损或下颌骨节段性缺损，不宜同期行骨重建，建议以可靠的软组织瓣充填修复，也可使用重建板与软组织瓣联合修复，维持健侧咬合功能。如肿瘤控制良好，可行二期骨修复。

少数情况下可以使用两个以上组织瓣同期重建。例如，患者年轻、全身情况良好、肿瘤边界可控，可使用腓骨瓣加股前外侧皮瓣同期修复下颌骨及大范围软组织缺损。当患者缺损范围难以通过一个大型软组织瓣修复，可使用股前外侧皮瓣加胸大肌皮瓣，或股前外侧皮瓣加脐旁皮瓣等联合修复。如使用两个游离组织瓣，根据受区血管情况决定分别吻合两套动静脉，还是将两个组织瓣串联。当受区血管允许，两个组织瓣分别吻合是更为可靠的方法。

三、典型病例

（一）典型病例一

1. 病情简介　患者，女，47岁，左侧口角、颊部、下唇鳞癌多次复发术后2个月，发现左侧下颌牙龈及皮肤肿物1月余。患者2年前因"左侧口角黏膜鳞状细胞癌（高分化）"于外院行"扩大切除"，1年前肿瘤复发行"左侧颊部、下唇肿物扩大切除术+左侧鼻唇沟瓣转移修复术+右侧Bernard滑行皮瓣转移修复术"，创口愈合后行一程化疗（具体不详），3个月前肿物复发行"左侧下唇、牙龈肿物扩大切除术+左侧下颌骨部分切除术"，1个月前再次出现左侧下颌、牙龈溃疡型肿物，逐渐增大，受累牙松动，伴放射性疼痛，影响进食。病理活检结果示鳞状细胞癌。

查体见双侧鼻唇沟皮肤手术瘢痕。左侧下颌巨大肿物，约9cm×6cm，范围从右侧颏部至左侧下颌角区，口内外穿通，表面破溃，呈"火山口"样，边缘隆起，周缘红肿，质硬，边界不清，向周围浸润性生长，动度差。开口度约2.0cm，口内累及双侧下颌骨及口底前份，范围从右侧前牙区至左侧磨牙后区，肿物内侧与舌体界限尚清。PET/CT示双侧颈部Ⅰ区及Ⅱ区、左侧颈部Ⅲ区及Ⅳ区多发异常FDG浓聚肿大淋巴结，直径多在0.6～1.0cm（图4-6-1A～D）。

2. 侵犯范围　①左侧下颌区肿物，大小约9cm×6cm×7cm；向上达左侧上颌前庭沟；向下穿破皮肤达舌骨水平；向内侵犯口底，舌体向后推移；向右至43远中；向左骨质破坏至38。②双侧颈部Ⅰ、Ⅱ区，左侧颈部Ⅲ、Ⅳ区淋巴结转移可能。③未见全身转移。

3. 切除范围　①双侧下唇、颊部、口底、下颌牙龈、下颌骨肿物扩大切除，切除双侧部分下颌骨、双侧口底肌群、左侧部分咬肌及翼内肌，左侧至乙状切迹，保留髁突及下颌升支后份，右侧至45、46之间；②左侧颈部功能性颈淋巴清扫，右侧颈部探查Ⅰ、Ⅱ区淋巴结，术中冰冻病理检查结果示阴性，右侧不行同期颈清（图4-6-1E～G）。

4. 修复重建（图 4-6-1H、I） ①大型软硬组织复合缺损，软组织为左侧颊及下颌洞穿性缺损，硬组织缺损包括双侧下颌骨，患者为中年女性，全身状况好，采用股前外侧皮瓣＋腓骨瓣同时修复软硬组织缺损。②因患者无颈部手术史、无放疗史，颈部受区血管条件好，双组织瓣使用并联吻合方式。腓动静脉与左侧甲状腺上动脉、左侧面总静脉吻合，旋股外侧动脉降支及伴行静脉与右侧面动脉、伴行静脉吻合。③腓骨瓣修复下颌骨缺损，拇长屈肌瓣及小腿外侧皮岛修复下颌牙槽突及牙龈缺损。④股前外侧皮瓣修复左侧颊部及颏部皮肤缺损。⑤双侧下唇缺损以双侧上唇瓣转移修复，维持闭合功能，拟二期行口裂开大术。

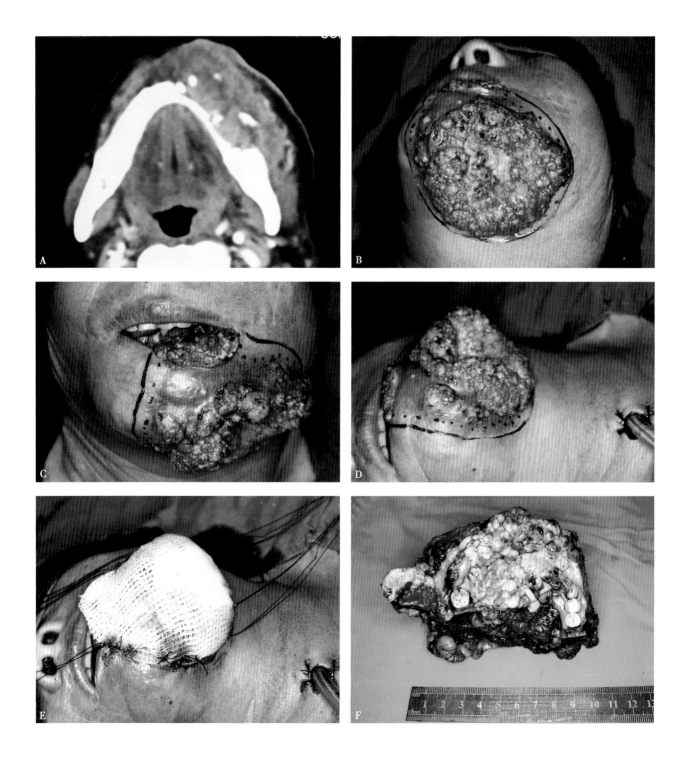

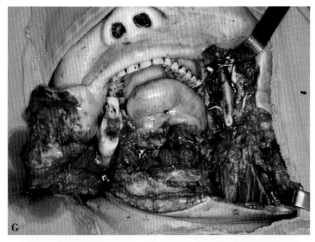

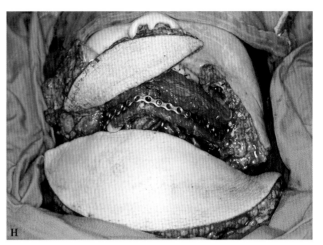

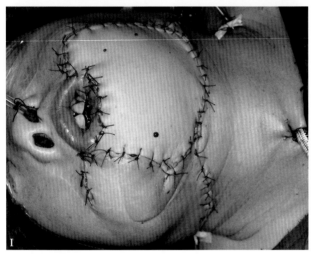

图4-6-1 左侧口角鳞状细胞癌术后化疗后复发

A. CT提示肿物侵犯左侧下颌骨、皮肤,与左侧翼内肌、咬肌边界不清 B. 皮肤侵犯颏下至舌骨水平 C、D. 肿物口内外相通,皮肤侵犯至右侧颏部皮肤 E. 术中首先使用油纱覆盖肿物表面,防止肿瘤细胞脱落种植 F. 肿瘤切除标本 G. 保留左侧髁突及升支后缘,保留舌体 H. 腓骨瓣修复下颌骨缺损,皮岛修复牙龈及口底缺损,股前外侧皮瓣修复皮肤缺损 I. 唇红黏膜对缝,维持闭口功能

5. 病例总结

(1)患者为中年女性,全身状况较好,无合并系统性疾病。

(2)双侧颊部、下唇、颏部、下颌骨、口底巨大鳞状细胞癌。按已有手术瘢痕及患者陈述推测,肿瘤原发于左侧颊前份,邻近左侧下唇及口角,属于左侧口角癌。

(3)治疗史:多次手术史,各次手术边界情况不详。有化疗史,无放疗史。病理结果提示高分化,放化疗不敏感。

(4)治疗方案:首选手术治疗,结合术后放化疗。

(5)下颌大型软硬组织复合缺损,使用股前外侧皮瓣联合腓骨瓣并联修复。

(6)唇部缺损较大,口轮匝肌及唇红黏膜对位缝合,维持口裂闭合功能,但致小口畸形,拟二期修复。

(7)术中冰冻病检结果示边界阴性。术后病理检查结果:高分化鳞状细胞癌,左侧ⅡA区1枚淋巴结转移。术后需进一步完善放疗等肿瘤综合序列治疗。

(二)典型病例二

1. 病情简介 患者,男,53岁,左侧舌癌术后化疗后4个月,出现左侧颈部肿物1个月。4个月前因"左侧舌癌"于当地医院行"左侧舌癌扩大切除+左侧颈淋巴清扫术+颏下岛状瓣转移修复术",术后病理检查示"高分化鳞状细胞癌,边界阴性,ⅡB区一个淋巴结转移"。术后予"洛铂+氟尿嘧啶"化疗2程,未予放疗,其间出现左侧颈部肿胀不适,无疼痛、无皮温升高、无流脓。1个月前出现左侧颌下区肿物逐渐增大,表面皮肤红肿,挤压可见淡黄色液体流出,无剧烈疼痛。查体见左侧下颌下大小约5cm×4cm肿物(图4-6-2A),质硬,部分区域有波动感,表面皮肤发红,见一破溃口,挤压可见淡黄色清亮液体流出,肿物基底与左侧下颌骨粘连不可活动。左侧舌皮瓣修复,质软,未扪及新生肿物,舌动度可。PET/CT:①左侧下颌下肿物约6.5cm×4.5cm×7.6cm大小,内见多发低密度坏死区,与颏舌肌左侧分界不清,部分浸润左侧翼内肌;②双侧颈部多发颈淋巴转移;③纵隔1L组淋巴结转移(1个);④左侧舌原发灶未见复发。

2. 侵犯范围 ①左侧颈部约Ⅰ、Ⅱ、Ⅲ区巨大淋巴结转移灶,上至左侧翼内肌、下至左侧Ⅳ区,内至颏舌肌、外至左侧下颌骨体及颈部皮肤;②左侧咽旁间隙、双侧颈部、纵隔1L组(1个)淋巴结转移。

3. 切除范围(图4-6-2B～E) ①扩大切除左侧颈部、口底、咽旁肿物,切除粘连的左侧部分下颌骨(下缘边缘性切除)、部分舌骨、双侧下颌舌骨肌、颏舌骨肌、部分颏舌肌、舌骨舌肌,妥善结扎左侧颈外动脉;②左侧膈神经远心端与肿物粘连,予以切除;③左侧根治性颈淋巴清扫;右侧改良根治性颈淋巴清扫,保留颈内静脉。

4. 修复重建(图4-6-2F) ①软组织大范围缺损,包括双侧颈部、左侧口底肌肉缺损及左侧颈部大范围皮肤缺损,按修复组织需要设计左侧股前外侧皮瓣,分为左侧股直肌瓣和左侧股前外侧肌皮瓣,并联血管化移植修复;②左侧股直肌瓣血管与右侧颈横动脉、右侧颈外静脉吻合,覆盖保护右侧颈内动脉;③左侧股前外侧肌皮瓣血管与右侧甲状腺上动脉、右侧颈内静脉吻合,一蒂三岛,股外侧肌瓣覆盖保护左侧颈内动脉,两个皮岛形成更贴合的形状,修复左侧颈部皮肤缺损。

5. 病例总结

(1)患者为中年男性,身体状态好,无合并系统性疾病。

(2)左侧舌癌术后化疗后,左侧颈部巨大转移灶合并双侧颈淋巴结转移,侵犯大范围颈部皮肤,治疗史提示化疗不敏感。治疗方案:根治性切除,术后辅助放化疗。

(3)双侧颈淋巴清扫,保留右侧颈内静脉。

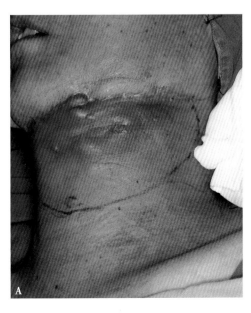
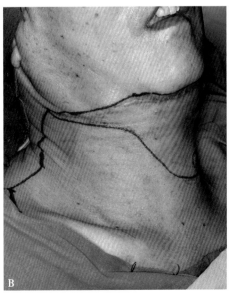

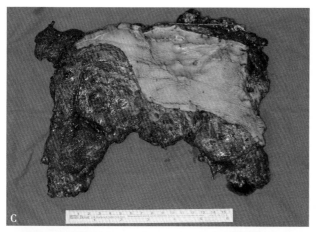
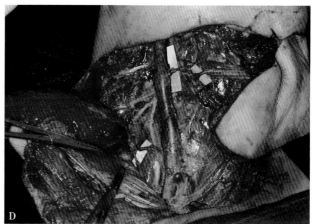
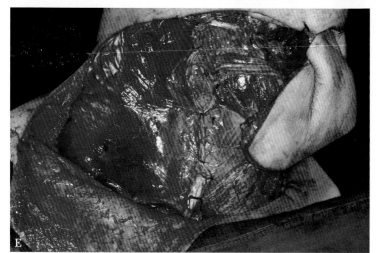
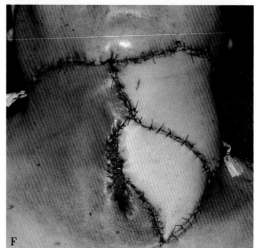

图 4-6-2 左侧舌癌术后化疗后颈部广泛复发转移

A、B. 颈部皮肤侵犯及切除范围 C. 双侧颈淋巴清扫标本,包括皮肤及部分左侧下颌骨下缘 D. 保留右侧颈内静脉,两个皮瓣并联,分别与右侧颈横动脉及右侧颈外静脉、右侧甲状腺上动脉及右侧颈内静脉吻合 E. 左侧股直肌瓣覆盖保护右侧颈内动脉 F. 左侧股前外侧肌皮瓣一蒂三岛,股外侧肌覆盖保护左侧颈内动脉,两个皮岛形成更贴合的形状,修复左侧颈部皮肤缺损

（4）PET/CT 提示纵隔淋巴结转移,胸外科会诊后建议先处理颈部转移灶,纵隔转移灶可在术后综合治疗时密切观察,如有进展,可行手术治疗。

（5）大型软组织缺损,股前外侧皮瓣移植修复,同时起到充填死腔、保护双侧颈内动脉和修复颈部皮肤缺损等作用。由于距离较远,股直肌瓣与股前外侧肌皮瓣并联,吻合两套血管。

（6）术中冰冻病检结果示边界阴性。术后病理检查结果示中分化鳞状细胞癌。左侧Ⅲ区、双侧Ⅵ区淋巴结,共 9 枚,均可见鳞癌转移灶;左侧Ⅳ区淋巴结,可见鳞癌转移灶（6/8）;左侧Ⅴ区淋巴结,可见鳞癌转移灶（2/7）;右侧ⅠB 区淋巴结,可见鳞癌转移灶（1/2）;右侧ⅡA 区淋巴结,可见鳞癌转移灶（1/2）;右侧Ⅲ区淋巴结,可见鳞癌转移灶（2/11）;右侧Ⅳ区淋巴结,可见鳞癌转移灶（2/5）。

（7）术后积极综合治疗。

（三）典型病例三

1. 病情简介 患者,男,66 岁,右侧颈部包块半年,右侧颊部肿胀 2 个月。患者于半年前发现右侧颈部肿物，PET/CT 提示右侧口咽旁、颈部多发淋巴结肿大，右侧鼻咽部后下壁略增厚。鼻咽镜检查示慢性炎症。胃镜排除食道癌、胃癌。行颈部肿物活检，结果示鳞状细胞癌。外院行颈部放疗、化疗（紫杉醇）及生物治疗（腺病毒局部注射）。肿瘤未见缓解，近 2 个月逐渐出现右侧颊部肿胀，右侧颊黏膜破溃流脓，右侧下睑闭合不全、右侧口角歪斜、右眼视物模糊、疼痛等不适。颈部包块增大，表面皮肤变薄、破溃，近 20 天来出现右侧下唇麻木。CT 示右侧下颌骨破坏。MDT 讨论考虑口腔癌合并颈淋巴转移。

查体示右侧颜面部明显肿胀，边界不清，右侧鼻唇沟明显变浅，右侧下睑闭合不全，右侧口角运动减弱，右侧上颌窦前壁压痛，颜面皮肤无麻木，右侧下颌下区见一包块，表面皮肤暗红色，破溃，质硬，多结节融合，粘连固定（图 4-6-3A、B）。张口度约 3.0cm，口内见右侧颊部巨大肿物，质硬、基底浸润、中央溃疡，覆盖黄白色假膜，周围隆起，前至 43 对应口角黏膜处，后至翼下颌韧带，上至前庭沟，下至右侧下颌牙龈，右侧下颌骨舌侧骨质破坏，触及软组织肿物，至颌舌沟，口底黏膜及舌未见明显受累。

2. 侵犯范围　通过 PET/CT、MRI、MRA、MRV 细致评估：①右侧面颊部及右侧下颌骨可见大小约 8.3cm×8.0cm×5.7cm 肿块，与咬肌融为一体，与翼内肌、翼外肌分界不清，右侧腮腺受累，双侧咽旁间隙变窄，鼻咽、口咽右侧壁受压变形，但鼻咽、口咽黏膜完整；②右侧下颌骨大部分包埋于肿块内、骨质破坏；③向后累及右侧颈动脉鞘区，紧贴颈内动脉，右侧颈外动脉、颈内静脉受累；④颅底、双侧海绵窦未见异常信号；⑤右侧颈部Ⅱ区串珠状肿大淋巴结；⑥PET/CT 未见远处转移。

3. 切除范围（图 4-6-3C、D）　①右侧面颊、下颌、颈部肿物扩大切除，包括右侧颧弓、咬肌、翼内肌、翼外肌、颞肌；②右侧下颌骨切除，左侧下颌骨方块切除，右侧上颌骨部分切除；③右侧腮腺全切除，右侧面神经总干及分支一并切除；④切除右侧部分颅底组织，包括上颌神经、下颌神经；⑤右侧颈Ⅰ至Ⅴ区淋巴清扫，保留胸锁乳突肌及副神经，术中探查见肿物未侵犯颈鞘，保留颈内动静脉及颈外动脉主干。

4. 修复重建（图 4-6-3E、F）　①颈部放疗后 2 月余，颈内外动脉暴露，予胸大肌带蒂皮瓣修复；②右侧颊面部洞穿性缺损，胸大肌皮瓣折叠修复口内外缺损；③颅底肌群大范围缺损，胸大肌皮瓣需获得最大长度，到达颅底；④局部晚期口腔癌，放化疗后肿瘤未控，暂不予右侧下颌骨修复。

5. 病例总结

（1）患者为中老年男性，高血压病史，MRI 示双侧额顶叶多发散在缺血灶，脑干、左侧基底节多发腔隙性脑梗死。ECOG 评为 PS0。放化疗不敏感。MDT 讨论考虑患者可耐受手术，首选挽救性手术治疗，术后辅助综合治疗。

（2）颈部多发淋巴结转移为首发症状，PET/CT 及内镜检查排除鼻咽癌、食管癌、胃癌，以"原发灶不明癌"行放化疗。

（3）放化疗过程中出现右侧颊部及下颌肿物，进展迅速，侵犯右侧颊面部、腮腺、面神经、下颌骨、颅底咀嚼肌群，MDT 讨论考虑右侧颊癌伴颈淋巴转移，不排除右侧下颌骨中央性癌的可能。

（4）MRI、MRA 提示肿物侵犯颈内动脉的可能，术中存在结扎或置换颈内动脉的风险，术前联合神经外科完善颅脑系列评估。充分告知患者及家属相关风险，患者及家属手术意愿强烈，表示知情同意。术中见肿瘤未侵犯颈内动静脉，予保留。

（5）放疗后短时间内手术，予胸大肌带蒂皮瓣修复右侧颅底、下颌、口内外洞穿性缺损，提供充足组织量及可靠血供。

（6）术中冰冻病检结果示边界阴性。术后病理检查结果示右侧颊部、下颌、颈部鳞状细胞癌，右侧Ⅳ区淋巴结转移（2/3）。术后进一步完善肿瘤综合序列治疗。

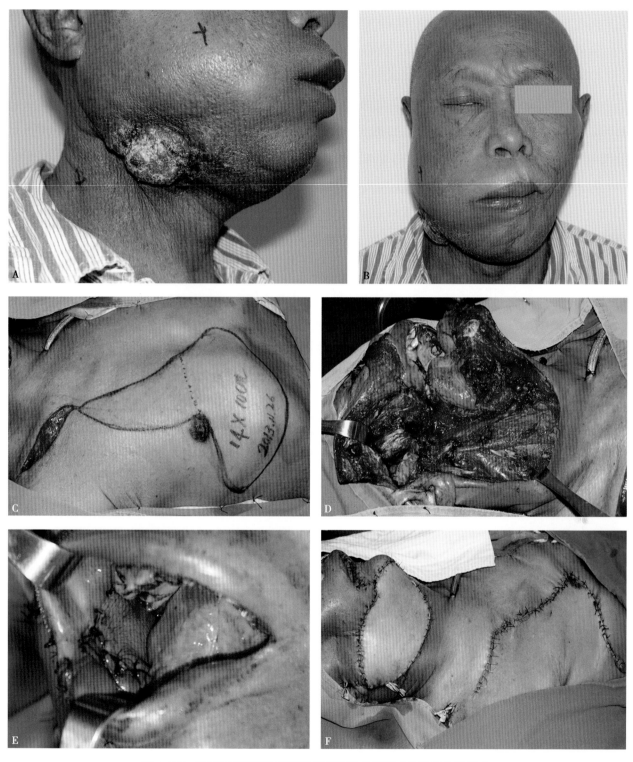

图 4-6-3　原发灶不明癌右侧颈淋巴转移放化疗后未控及挽救性手术

A. 右侧颊部至下颌下肿物，侵犯皮肤　B. 患者右侧面瘫表现　C. 手术切口线　D. 肿瘤扩大切除及右侧颈淋巴清扫后创面　E. 胸大肌皮瓣修复口内颊部黏膜缺损　F. 胸大肌皮瓣修复右侧面颊部及下颌皮肤缺损

（四）典型病例四

1. 病情简介 患者，女，60岁，右侧腭部腺样囊性癌术后9年余，发现上颌骨肿物1年2个月。患者9年前因右侧腭部腺样囊性癌于外院行"右侧上颌骨部分切除术"，术后未行放化疗。于1年2个月前出现面中份膨隆，偶有鼻出血，伴上颌前牙松动（图4-6-4A）。查体见左侧眶下区、上唇麻木，双侧上颌骨颊、腭侧骨质膨隆，质硬，边界不清，右侧上腭洞穿性缺损（图4-6-4B）。双侧颈部Ⅰb区均可扪及1个约1.5cm×1.0cm肿大淋巴结，表面光滑，质硬，无压痛，可活动。我院病理活检结果示腺样囊性癌，瘤细胞S-100部分（+），EMA部分（+），CK（+），P63部分（+），CD99（−），Ki67约80%。

2. 侵犯范围 结合PET/CT、MRI、CT、CTA等检查细致评估：①双侧上颌肿物，大小约6.6cm×4.7cm×5.5cm；②上界：右侧眶底、双侧翼腭窝、斜坡；③前界：上颌前牙牙槽突，双侧上颌窦前壁；④后界：翼突后，鼻咽顶前缘；⑤下界：双侧上颌骨口腔侧；⑥颈部：双侧颈部淋巴结肿大，不除外转移；⑦肺部：PET/CT提示"右肺上叶前段结节，代谢稍活跃，见毛刺征，考虑原发性肺癌或腺样囊性癌转移灶，余双肺多发结节，代谢不高，ACC转移可能性大"（图4-6-4C～G）。

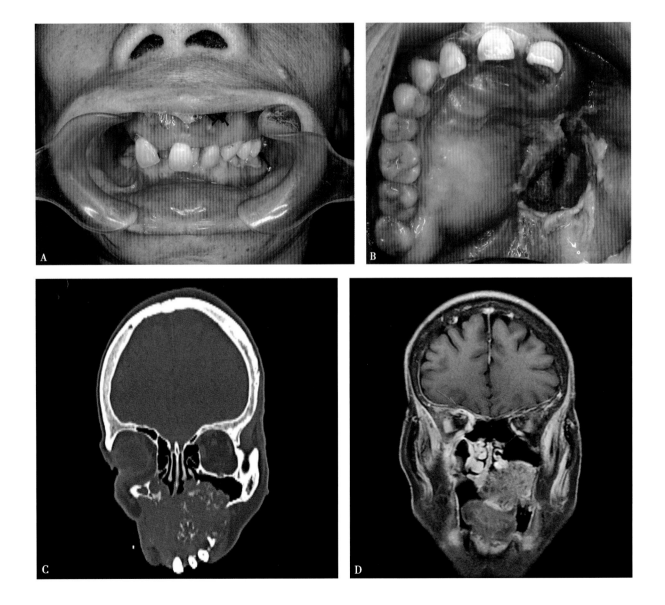

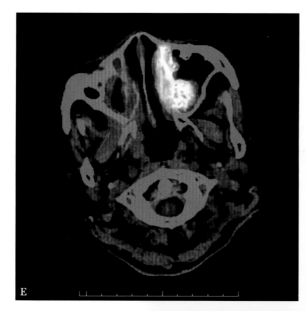
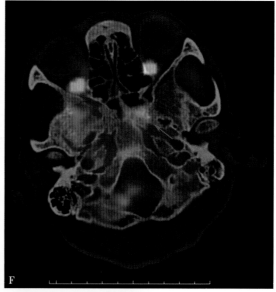
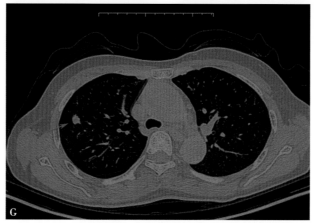

图4-6-4   右侧腭部腺样囊性癌术后双侧上颌骨复发

A. 面中份膨隆、上颌前牙松动   B. 右侧腭部术后缺损   C. CT示双侧上颌肿物,侵犯右侧眶底   D. MRI示右侧颅底疑似侵犯硬脑膜(箭头示)   E. PET/CT提示右侧翼腭窝软组织肿物影,SUV值较低(箭头示)   F. 斜坡骨质代谢较高(箭头)   G. 右肺部结节(箭头示),代谢稍活跃,见毛刺征,考虑原发性肺癌或腺样囊性癌转移灶

3. 治疗策略   口腔颌面外科、神经外科、胸外科、肿瘤内科、放疗科MDT讨论制订治疗方案。患者为中老年女性,全身情况良好,腺样囊性癌发展较缓慢,肺部病灶较小,拟行颌面部手术为主导的综合治疗。

(1)手术治疗(图4-6-5):①双侧上颌、颅底肿物扩大切除,切除双侧上颌骨、部分颧骨颧弓、翼突、翼内肌、翼外肌、鼻骨、右侧眶底,行双侧筛窦、蝶窦根治,追踪切除双侧上颌神经、下颌神经。肉眼未见残留肿瘤,术中冰冻病理结果示右侧筛窦黏膜、右侧蝶窦黏膜、右侧上颌神经出颅端、右侧下颌神经出颅端见肿瘤细胞。考虑难以通过局限性颅底骨质或硬脑膜切除实现全部阴性边界,停止手术切除,予术后放疗。②颈部:术中探查双侧颈部淋巴结,送冰冻病理活检,提示未见转移,故不行同期颈淋巴清扫。③修复重建:钛网修复右侧眶底;股前外侧肌皮瓣分层修复,肌肉岛填塞颅底死腔,修薄的皮岛覆盖前中颅底骨质及钛网、修复上颌前部黏膜缺损;上颌后份及颧骨颧弓缺损行碘仿纱打包填塞,术后完善赝复体制作。

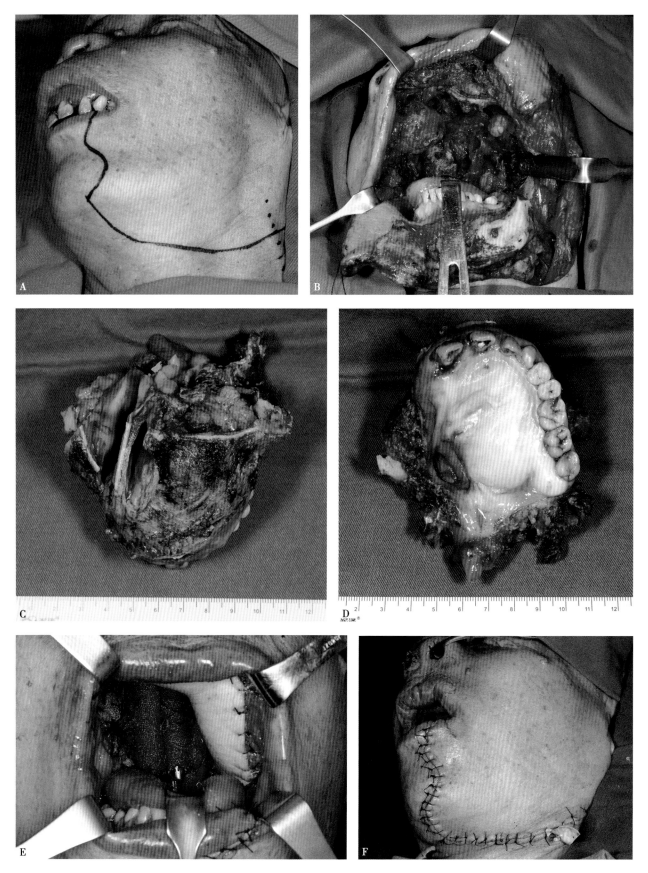

图 4-6-5 双侧上颌、颅底腺样囊性癌手术

A.选择下颌下切口,同时探查颈部淋巴结 B.肿瘤切除后创面 C、D.肿物大体标本 E.股前外侧皮瓣修复软组织缺损,中颅底及上颌缺损予碘仿纱填塞,术后赝复体进一步恢复牙列及吞咽等功能 F.缝合皮肤切口

（2）术后辅助治疗：①颅底存在阳性边界，术后根据边界情况设计放疗方案；②肿瘤标本行基因检测及 CPS 评分，制订药物治疗方案；③可考虑推荐进入靶向药物临床试验。

（3）肺部病灶处理：肺部结节可见毛刺征，考虑原发性肺癌的可能性大，不排除腺样囊性癌寡转移灶。①方案一：放疗及药物治疗过程中定期评估肺部病灶，如稳定或缓解，考虑为腺样囊性癌转移，继续药物治疗方案；如发现进展，可予活检，调整治疗方案。②方案二：予肺部病灶活检，进一步确定治疗方案。患者及家属选择方案一。

4. 病例总结

（1）中老年女性患者，全身情况较好，既往腺样囊性癌手术史，无放化疗史。

（2）PET/CT 显示肺部小结节，胸外科考虑原发性肺癌的可能性大，不排除腺样囊性癌寡转移灶，但上颌及颅底病灶影响较大，优先治疗。肺部病灶可予活检明确诊断，或观察药物治疗效果再进一步调整治疗方案。

（3）腺样囊性癌沿神经浸润扩散，术中综合考虑后，颅底为 R1 切除，术后需根据手术状况设计放疗靶区。

（4）股前外侧皮瓣联合术后赝复体修复。术后完成放疗及赝复体修复前，可予胃造瘘，保证营养支持及吞咽康复。

（5）术后在基因检测引导下完善药物治疗方案，或推荐进入临床试验。

（梁玉洁）

第七节　放射性颌骨坏死的诊疗

一、定义、临床表现及诊断

放射性颌骨坏死（osteoradionecrosis of the jaw，ORNJ）是口腔颌面 - 头颈肿瘤放疗后常见的并发症，发生率约为 8%。临床表现、影像学检查、放疗病史对于诊断 ORNJ 具有重要价值。ORNJ 的诊断依据包括：①有放射治疗史；②具有以下典型临床症状和体征，包括患者常主诉局部流脓、疼痛、伤口长期不愈及开口受限等，临床检查可见照射区域皮肤色泽、质地改变，颌骨外露以及死骨形成，颌面部软组织炎性肿胀、流脓、瘘管形成、口内外贯通、创口长期不愈，并常伴有不同程度的开口受限（图 4-7-1）；③排除肿瘤复发；④影像学具有下颌骨 ORNJ 的典型表现，X 线片表现为骨质稀疏、骨质破坏、缺损及死骨形成或病理性骨折（图 4-7-2），CT 扫描示病灶内可见斑片状、虫蚀样骨质破坏吸收区，CT 特征性表现为死骨形成，死骨可呈斑点状、斑片状，或显示病理性骨折；⑤组织病理学表现为在死骨中心区域可见骨细胞空虚陷窝，骨髓腔内的骨髓组织有不同程度的纤维化和炎症细胞浸润。

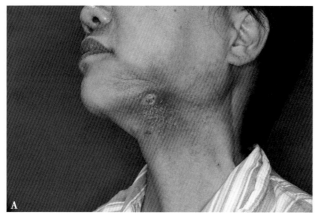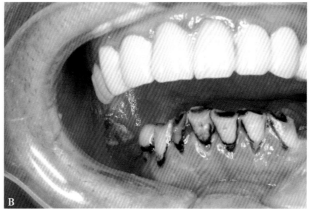

图 4-7-1 ORNJ 患者口外皮肤红肿伴瘘管形成

A. 左侧下颌皮肤瘘管 B. 张口受限,口内右侧下颌瘘口

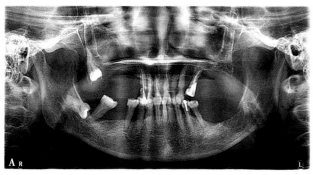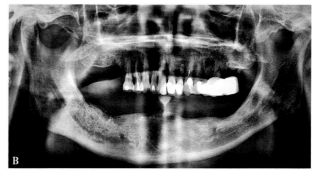

图 4-7-2 ORNJ 全景片

A. 左侧下颌骨骨髓炎 B. 右侧下颌骨骨髓炎

二、分类与分期

ORNJ 的本质是辐照后不同程度的骨质破坏伴随软组织的缺损,但 ORNJ 的发病机制尚不明确。Marx 等 1983 年提出 ORNJ 的病因学说理论,即低细胞、低氧、低血运三低学说。随着认识的进展,Delanian 等 1993 年提出放射诱导纤维萎缩机制,认为放射线能够诱导组织氧自由基形成,微血管栓塞,触发组织纤维化反应,最终诱发颌骨坏死的发生。Epstein 等则根据病损的进展情况将 ORNJ 分为 3 个分期,这是一个比较独特的方法且能够指导临床医师何时进行疾病的干预治疗。但以往的分类、分期存在一定的局限性,不能够恰当地体现出 ORNJ 的严重程度,也限制了其普适性。

近期笔者将影像学和临床检查相结合,总结出一套新的 BS 分类、分期方式。B 代表骨质破坏(bone destruction),主要通过对 CT 上骨坏死病灶测量所得(B0:影像学上仅有轻微骨质密度改变;B1:骨质破坏≤2cm;B2:骨质破坏 >2cm;B3:病理性骨折)。S 代表软组织损伤(soft tissue injury),主要通过对患者临床检查所得(S0:黏膜和皮肤完整;S1:黏膜或皮肤破损;S2:黏膜和皮肤破损)。

下颌骨 ORNJ 临床 BS 分类

BS 分类
骨质破坏（bone destruction）
B0：影像学上仅有轻微骨密度改变
B1：影像学上骨坏死病变区 ≤2.0cm
B2：影像学上骨坏死病变区 >2.0cm
B3：病理性骨折
软组织损伤（soft tissue injury）
S0：皮肤黏膜放疗后改变，但无破损
S1：黏膜或皮肤破损
S2：黏膜和皮肤破损

各 BS 分类、分期对应的治疗方法如表 4-7-1 所示。

表 4-7-1　BS 分类、分期及治疗方法

分期	BS 分类	治疗策略
Stage 0	B0S0	保守治疗 + 随访
Stage Ⅰ	B1S0	死骨刮治或摘除 + 随访
	B1S1	死骨刮治或摘除 + 随访
	B1S2	1. 死骨刮治或摘除 + 随访 2. 截骨 + 血管化软组织瓣修复（软组织缺损较大）
Stage Ⅱ	B2S0	1. 方块切（骨坏死集中在牙槽突，下缘未累及） 2. 截骨 + 血管化骨组织瓣（首选腓骨瓣） 3. 截骨后不修复
	B2S1	1. 方块切（骨坏死集中在牙槽突，下缘未累及） 2. 截骨 + 血管化骨组织瓣（首选腓骨瓣） 3. 截骨 + 软组织瓣（首选胸大肌皮瓣 / 股前外侧皮瓣） 4. 截骨后不修复
	B2S2	1. 截骨 + 软组织瓣（首选胸大肌皮瓣 / 股前外侧皮瓣） 2. 截骨 + 血管化骨组织瓣（腓骨瓣或复合瓣） 3. 截骨后不修复
Stage Ⅲ	B3S0	1. 截骨 + 血管化骨组织瓣（首选腓骨瓣） 2. 截骨后不修复
	B3S1	1. 截骨 + 血管化骨组织瓣（首选腓骨瓣） 2. 截骨 + 软组织瓣（首选胸大肌皮瓣 / 股前外侧皮瓣） 3. 截骨后不修复
	B3S2	1. 截骨 + 软组织瓣（首选胸大肌皮瓣 / 股前外侧皮瓣） 2. 截骨 + 血管化骨组织瓣（腓骨瓣或复合瓣） 3. 截骨后不修复

注：①只要截骨的患者都要保持咬合关系稳定（斜面导板或牵引钉）；②骨组织瓣修复（局部和全身条件好）；③软组织瓣修复（软组织破损程度大于骨组织，骨坏死位于下颌骨后部，全身条件差）。

三、非手术治疗

ORNJ 在临床上常以颌骨慢性坏死和感染为主要特征，主要表现为局部红肿、疼痛、开口受限、面部软组织瘘管、死骨外露，严重时可出现病理性骨折，继发感染后瘘管口长期溢脓，经久不愈。一般认为，保守治疗如高压氧治疗、抗生素治疗仅对部分早期 ORNJ 病例有效。对于严重的 ORNJ，主要还是采用手术治疗。在手术治疗前，应对局部创口进行适当处理，尽量减轻局部炎症程度，防止感染进一步发展。对于继发多间隙感染的患者，术前应尽量排脓，避免手术后感染局部或全身扩散。由于 ORNJ 患者口腔及颌面部软组织也受到不同程度的放射线损害，局部血运有不同程度的障碍，抗感染能力差，手术后创口易出现愈合缓慢、局部坏死、创口裂开、渗液流脓等，此时应针对术后创口愈合情况进行适当处理，促进创口愈合和患者康复。根据颌骨 ORNJ 的 BS 分类、分期标准，不同临床分期的 ORNJ 和局部创口，可采用不同的处理方法。

（一）创口处理

ORNJ 患者常伴局部黏膜或皮肤破损、颌骨外露，有时创口无明显急性感染，手术治疗前可每天用生理盐水或 3% 过氧化氢溶液局部冲洗 2～3 次，保持口腔卫生，避免继发感染。对于已继发感染的创口，表现为局部软组织肿胀、流脓、瘘管形成、死骨外露等，术前应尽量控制局部感染，以避免或减少术后局部创口感染或全身感染的可能性。因此，该类患者手术前的局部创口处理非常重要。对于有脓性分泌物的创口，应及时清洁伤口、更换敷料，不可让污染的敷料长时间覆盖创口，造成细菌大量繁殖。创口可用生理盐水或 3% 过氧化氢溶液每天局部清洗或冲洗 2～3 次。对于伴发多间隙感染的 ORNJ 患者，应局部切开排脓，放置引流管，保证引流通畅，充分引流。可局部每日用生理盐水冲洗，同时全身应用抗生素，待急性感染控制后再考虑手术治疗。对于口内外相通的情况，可在口内瘘口处填塞碘仿纱条，减少唾液流出，减轻局部刺激和炎症。对于术后创口裂开或局部愈合不佳、伤口渗出明显的患者，可每天给予生理盐水冲洗 2～3 次，局部碘仿纱覆盖或在死腔填塞碘仿纱条，保持创口干洁。根据伤口渗液情况，酌情调整更换碘仿纱的周期。对于 ORNJ 术后局部创口愈合不佳的患者，处理原则是保持局部创口干洁，隔绝外界刺激，消灭死腔，促进局部新鲜肉芽组织生长，以达到二期愈合的目的。

（二）高压氧治疗

高压氧治疗（hyperbaric oxygen therapy，HBOT）是在超过一个大气压的高压环境下，通过吸入氧气对疾病进行治疗的方法。该方法可有效增加氧气在血液中的溶解量及其在组织中的扩散和储备。高压氧可以单独作为某些疾病的保守治疗方法，也可以作为疾病的辅助治疗手段，其在 ORNJ 保守治疗中的作用尚存在一定的争议。

（三）抗感染治疗

ORNJ 是慢性进行性病变。对于病变部位可检出感染菌群的 ORNJ 患者，其抗感染治疗应考虑局部及全身两个方面。对于未出现全身感染症状的患者，抗感染治疗侧重局部处理，主要是通过创口清洁和外科方法，预防感染加重或控制局部症状。对已伴发全身感染、局部软硬组织存在明显感染、有多间隙感染的患者，为避免感染进一步扩散影响生命安全，在加强局部处理的同时，应考虑全身用药。在进行抗感染治疗时，建议对 ORNJ 患者常规行创面分泌物培养及体外药敏试验，明确引起感染的病原体，并选择最为敏感的药物进行治疗。但在药敏结果出来之前，患者感染症状较重时，可经验性使用抗菌药物如苯唑西林、头孢哌酮 / 舒巴坦、哌拉西林 / 他唑巴坦和万古霉素等进行抗感染治疗，并酌情考虑联合应用抗厌氧菌药物。在完成药敏试验后，需按照药敏结果调整用药。

（四）抗纤维化治疗

2004 年，Delanian 等首先提出放射诱导组织纤维化理论。该学说认为，放射治疗后组织内自由基的形成、内皮功能障碍、炎症反应和微血栓形成均可导致骨组织坏死，放射性骨坏死的病理特征是骨组织放射性纤维化。

目前，应用于 ORNJ 的抗纤维化治疗药物主要是己酮可可碱和维生素 E，其他药物还包括氯磷酸盐。在一项针对严重 ORNJ 的Ⅱ期临床试验中，联合应用己酮可可碱、维生素和氯磷酸盐治疗 6 个月后，所有患者的临床症状均得到显著改善，按照 SOMA 评分标准，67% 的患者 SOMA 评分下降，89% 的患者完全康复。相关后续研究也表明，联合用药的临床效果明显优于单一用药的临床效果。抗纤维化治疗主要用于早期 ORNJ 的治疗，特别是 0 期和部分Ⅰ期患者。推荐药物包括己酮可可碱、维生素 A 和维生素 E，并可根据病情决定是否加用氯磷酸盐。一般认为，晚期 ORNJ 治疗周期相对较长，但超过 2～3 年的治疗并不必要。放射性颌骨坏死的抗纤维化治疗尚无统一标准，仍需大量临床研究予以支持。

（五）疼痛治疗

ORNJ 发病初期，患者可呈现出持续性、针刺样疼痛，程度不一，主要表现为颌骨深部疼痛或麻木感。同时由于放射治疗可导致辐射区域内黏膜或皮肤破溃、牙槽突及颌骨外露，容易继发局部软硬组织感染和坏死，最后形成瘘管，创口长期流脓、经久不愈。随着炎症刺激的加重，局部疼痛症状也会逐渐加剧，严重影响患者夜间睡眠和日常生活，甚至诱发患者心理功能障碍。因此，对 ORNJ 患者的疼痛治疗，临床医师应该给予足够重视。针对不同原因引起的 ORNJ 局部疼痛，可以采用的镇痛方法包括抗感染和抗炎治疗、药物治疗、物理治疗以及中医中药治疗。

（六）超声波治疗

近年来，物理治疗的应用范围逐步拓展，一些新技术、新疗法陆续被应用于临床，并取得了较好的治疗效果。超声波是一种频率高于 20 000Hz 的声波，它具有方向性好、穿透力强的特点，可以促进血管生成，改善局部血液循环，因此作为常规物理治疗手段应用于多种疾病的治疗。应用低强度超声波作用于生物组织，可改变组织理化特性而不对组织造成热效应损伤，对治疗 ORNJ 具有安全、无创的特点。

四、手术治疗

预防是治疗 ORNJ 的最佳方法，目前尚缺乏有效的治疗手段。上述保守治疗方法能在一定程度上改善 ORNJ 患者的症状，然而对于已形成死骨及瘘管的患者，外科手术干预仍然是目前最有效的治疗方式。

（一）上颌骨 ORNJ 的手术治疗

上颌骨血供及骨松质量丰富，抗感染及修复损伤能力强，放射性骨坏死发生率明显低于下颌骨。放射性上颌骨坏死的手术治疗方案包括：上颌骨死骨摘除术、上颌骨部分切除术、上颌骨次全切除术、上颌骨全切术、上颌骨扩大切除术伴或不伴血管化游离骨或软组织移植重建术。

上颌骨死骨摘除术的适应证包括：①经抗感染治疗，无明显疗效；②口内及面部遗留久治不愈的瘘管，长期流脓，或从瘘管探得死骨；③虽无瘘管，但炎症反复发作者；④病变骨质局限，仅位于牙槽突；⑤术前 X 线片、CT 检查上颌骨骨质破坏且颌面部感染为慢性期；⑥各项常规术前检查，可耐受手术。上颌骨部分切除术则适用于颌骨坏死，病变骨质局限于牙槽突和腭突，未累及上颌窦骨质的患者，术后应及早制作上颌赝复体，以恢复外形及咀嚼功能。上颌骨次全切除术则适用于上颌窦骨质同时发生病变但未累及眶底及眶下缘的病例，术中保留了眶底及眶下缘，可行赝复体修复或同期游离血管化骨或软组织瓣移植修复。上颌骨全切除适用于死骨广泛累及上颌骨及一侧眶底的患者。上颌骨扩大切除术则应用于广泛的上颌骨坏死与感染累及颅底骨质、蝶骨、眶内容物及颧骨、颧弓等，此大范围的上颌骨坏死较为少见。

对于上颌骨 ORNJ 术区缺损是否进行修复重建目前尚缺乏统一意见。结合 Brown 上颌骨缺损分类和放射性颌骨坏死的临床特点，修复重建的建议：①对仅有牙槽突的上颌骨缺损 Class1，缺损较小可以不采用任何修复手段，较大缺损可以用临近瓣、带蒂皮瓣、游离皮瓣修复（前臂皮瓣或股前外侧皮瓣）。②对低位的未累及眶下缘的上颌骨缺损 Class2，造成口上颌窦瘘或口鼻瘘，较大体积的上颌骨缺损和牙列缺损，修复的目的是关闭瘘口，为牙列修复提供支持体，恢复患者面形。赝复体、带蒂皮瓣和游离软组织皮瓣等都可以修复，较大面积的缺损可以使用骨组织复合皮瓣（图 4-7-4～图 4-7-6），对此类缺损都可起到较好的效果。③对高位的上颌骨缺损 Class3，累及眶底、眶周骨质，此类缺损用赝复体修复常常比较困难，重建是最好的选择。可使用复合皮瓣修复，修复眶及面部皮肤，提供足够骨量并关闭口鼻腔缺损。眶底缺损重建时要恢复眶下缘，移植骨组织恢复患者面形，解决面部塌陷的问题，如腓骨肌皮瓣串联前臂皮瓣的修复方式。

（二）下颌骨 ORNJ 的手术治疗

对于下颌骨放射性骨坏死，我们建议根据 BS 分类、分期选择对应的治疗方法（表 4-7-1）。

1. 病灶刮除术 病灶刮除术一般适用于下颌骨 ORNJ 早期阶段，病灶较局限，手术时拔除松动Ⅱ度以上的病灶牙，咬除病变骨质，彻底清除病变颌骨直到颌骨创面新鲜出血，严密拉拢缝合，2 周后拆线。对于不能拉拢缝合的患者，可以局部覆盖碘仿纱条打包，8～10 天后拆除纱条，术后给予加强抗感染治疗，局部换药、口腔护理等促进伤口愈合。如患者周围软组织纤维化不严重，也可以采用局部软组织瓣覆盖颌骨创面，如颊脂垫及颊黏膜瓣、鼻唇沟瓣、颏下岛状瓣等。此方法适用于 BS 分类、分期的 StageⅠ和部分 StageⅡ的患者。

2. 下颌骨边缘性切除术 对病变范围较局限，尚未达到下颌管平面，且有足够健康软组织支撑的病例，可行下颌骨边缘性切除。术中需彻底去除死骨，否则容易复发。术中难点同样在于如何明确死骨范围。有学者建议切除肉眼可见死骨范围外 1cm 的颌骨，同时根据骨质颜色进行判断，此方式有复发病例报道。边缘性切除因保留了下颌骨的连续性，颜面外形及颌骨功能得到了较好的保存。但余留骨质因局部血供较差，特别是在下颌管内下牙槽动脉损伤、颌骨表面骨膜广泛剥离的情况下，存在颌骨再次坏死的风险，严重者可并发下颌骨骨折。此方法适用于 BS 分类、分期的 StageⅠ和部分 StageⅡ的患者。

3. 下颌骨节段性切除术 对于病变范围超过 2cm，破坏深度超过下颌管平面，或已发生病理性骨折的病例,应考虑行下颌骨节段切除,骨切除范围应达到截骨面有新鲜血渗出为止。节段性切除后患者下颌骨连续性中断,临床上可出现下颌偏斜、咬合错乱、面容外形改变等系列问题。若全身和局部条件允许,应考虑同期颌骨及软组织缺损修复重建。对于全身和局部条件差,不能耐受长时间手术,或局部条件不适合即刻修复的患者,可先行单纯颌骨节段切除,待条件允许时再考虑二期重建。此方法适用于 BS 分类、分期的 Stage Ⅱ 和 Stage Ⅲ 的患者。

4. 下颌骨 ORNJ 的修复重建

(1)自体骨非血管化游离移植:自体骨非血管化游离移植作为颌骨缺损修复方式之一,具有手术创伤小,操作简单的优点。然而,ORNJ 患者局部往往存在明显炎症反应,在软组织条件不佳的情况下,游离骨因抗感染能力差,移植多难以存活,一般不建议作为 ORNJ 术后骨缺损的修复方式。

(2)重建钛板植入:重建钛板也常用于下颌骨缺损的修复,但 ORNJ 患者软组织条件差可出现创口缝合时张力过大、愈合困难和术后感染等问题。有研究将重建钛板和带蒂组织瓣联合应用于 ORNJ 术后修复,钛板表面覆盖足够的软组织,增强局部抗感染和抗摩擦能力,可减少钛板的暴露。此法对于受区无合适供区血管、高龄以及血管吻合风险较高的患者尤为适合,但其远期疗效仍有待观察。重建钛板的一个重要问题是,咬合力负担重的重建钛板,长期可疲劳折断,多需二期取出。

(3)血管化软组织瓣修复:下颌骨 ORNJ 患者常伴有口内、外软组织缺失。对于软组织缺失为主的患者,或不适宜应用骨组织瓣修复的患者,可行血管化软组织瓣修复。

(4)血管化骨重建:目前修复下颌骨缺损最主要的骨组织瓣是腓骨肌皮瓣和髂骨肌皮瓣。相对于游离植骨,血管化骨肌皮瓣优势明显,其有良好的血供,抗感染能力强,可同时重建颌骨缺损和软组织缺损,因此特别适用于存在局部软组织炎症的 ORNJ 患者。

(三)ORNJ 的手术难点

1. 放射线损伤和局部炎症造成的困难 ORNJ 患者常伴有局部软组织明显炎症或坏死,术中必须彻底切除坏死的炎性组织。因此,ORNJ 手术不仅可以造成颌骨缺损,往往还伴有不同程度的局部软组织缺损。由于缺损周边纤维化软组织弹性较差,采用拉拢缝合或邻近瓣转移关闭创面均较困难,此时可考虑采用远位带蒂组织瓣或血管化组织瓣进行修复。另外,由于局部炎症可对下颌下及颈部浅表静脉造成明显破坏,建议选择深部静脉作为回流静脉,以减少吻合后静脉血管危象风险。此外,辐射引起的软组织纤维化对解剖层次造成明显破坏,不利于精细解剖,容易造成术区血管和神经,特别是面神经下颌缘支的损伤。

2. 颌骨重建时机的权衡 即刻重建最大的好处是避免了二次手术。由于截骨后颌骨遗留的自然间隙还在,下颌未发生偏斜,移植骨植入就位和上下颌牙列咬合关系的确立都较为简单。但是,许多 ORNJ 患者因长期进食困难而呈严重消耗性体质,或因系统性疾病全身情况较差,同期重建因手术时间长、创伤大,患者可能不能耐受手术风险。对此,若行二期重建,对患者而言直接的弊端是增加了手术次数。对医师而言,因术后瘢痕形成、解剖层次不清,要分离出容纳移植骨的组织间隙非常困难,血管损伤的风险更高。而且,由于瘢痕牵拉,要将发生偏斜的下颌骨恢复到正常位置也存在难度。二期重建的最大好处是术区炎症轻或无明显炎症,发生创口感染的风险较低。因此,对于即刻重建或二期重建的选择,要根据患者身体条件和术者技术水平综合考虑。

3. 髁突的去与留 髁突作为颞下颌关节的重要组成部分，在咀嚼、言语及开闭口运动中发挥重要作用，术中保留髁突可最大程度保存咬合功能。但ORNJ患者实际骨坏死范围往往比影像学检查显示的范围更大，影像学检查显示髁突正常的患者，术中可能发现髁突已经坏死。此外，对于似乎正常的残余髁突，由于术中不同程度地剥离周围软组织，影响局部血供，残余髁突很有可能在术后继发坏死，需再次手术去除。因此，对于较小的残余髁突是否保留，目前尚缺乏有说服力的证据。但是，现在通过CAD/CAM技术结合游离腓骨移植进行髁突重建，同时采用导航技术辅助精确就位，一般可以较好地恢复颞下颌关节功能。

4. 受区血管的选择 良好的受区血管是血管化组织瓣修复成功的关键因素。ORNJ缺损修复常用的受区动脉包括甲状腺上动脉、舌动脉、面动脉、颈横动脉，常用的静脉包括甲状腺上静脉、面总静脉、舌静脉、面前静脉、颈内静脉（端侧吻合）。一般而言，放疗后颌面及颈部血管损伤具有以下特点：①动脉损伤比静脉损伤严重；②辐射中心区比辐射边缘区血管损伤严重；③浅表血管比深部血管损伤严重；④局部软组织炎症明显时，静脉多不可用。因此，对ORNJ患者应尽量少用颈外静脉、颈前静脉等浅表静脉。若受区血管受损严重，无合适颈外动脉分支和回流静脉可用时，可将组织瓣动脉与颈外动脉主干直接吻合，而将静脉端侧吻合到颈内静脉。极端情况下可能会有颈外动脉主干及分支全部闭锁，此时可考虑远离辐射中心的颈横动脉。目前认为，放疗引起的血管内膜增厚和管壁纤维化是血管闭锁的重要原因。为避免术中无血管可用的情况，术前应常规行MRA及CTA检查，充分了解颈部血管状态。

5. 受植床的处理 由于ORNJ患者受植床软组织纤维化明显，弹性差，若预留的骨组织植入间隙不够，固定骨组织瓣后易压迫血管蒂转折处，导致动脉供血不畅或静脉回流受阻，进而发生血管危象。解决的方法是充分松解或切除部分失去弹性的纤维化组织，预留出足够空间，以避免受植床"软"组织压迫血管转折。但若过度余留空间，则组织瓣与受植床间可能会形成死腔，容易造成感染。

（四）ORNJ术后严重并发症的预防和处理

1. 血管危象和组织瓣坏死 血管危象为血管吻合口出现痉挛或栓塞，造成血流不通、组织缺血或坏死。临床病例统计显示，ORNJ患者出现血管危象的概率较常规显微外科手术明显增大。手术前应通过CTA或MRA对受区血管进行充分判断，选择最为合适的血管进行吻合。对于颈外动脉各个分支均不好的病例，应考虑远位带蒂组织瓣修复或采用颈横动脉作为供血动脉。若已出现血管危象，应及时探查，并合理使用血管解痉药和抗凝药。

2. 会厌关闭不全导致的肺部感染 对头颈部恶性肿瘤实施放疗，辐射损伤不仅导致颌面和颈部软组织纤维化，严重者还会影响会厌，导致会厌关闭不全。术后容易因唾液及口腔细菌误吸、胃液反流导致肺部感染。对此，应加强术后口腔护理，及时吸出唾液、痰液和渗出液，也可采用鼻饲管进食，防止因呕吐或呛咳出现误吸。若已行气管切开，可采用带气囊的气管套管，减少各种液体进入肺部的机会。若已发生肺部感染，应及时抗感染治疗，避免危及患者生命健康。

3. 血栓形成与脑、肺栓塞 临床病例血液学统计结果显示，相对于非放疗人群，ORNJ患者的血液可能处于高凝状态。加上ORNJ术后创口愈合缓慢，静卧时间长，深静脉穿刺等操作后静脉血栓形成的风险明显增加。若血栓脱落严重,可能危及患者生命。因此,应重视 ORNJ 患者术后血栓形成的风险,合理进行抗凝、溶栓治疗,积极预防脑、肺栓塞发生。

4. 术区动脉破裂 放疗引起的软组织纤维化不仅可导致组织解剖层次不清、解剖困难而造成血管损伤,还可导致辐射区血管弹性变差。若术后局部牵拉明显,或出现剧烈咳嗽,有可能发生吻合动脉或非吻合动脉,甚至颈内外动脉主干破裂,给患者生命安全带来严重危害。为避免该现象的发生,术中解剖血管时应仔细操作,避免损伤被纤维化组织包绕的知名动脉,术中应在无张力情况下吻合血管,术后应适度制动,并对咳嗽症状进行适当预防和治疗。

5. 严重心理创伤与抑郁厌世 Tseng 等的研究发现,疾病迁延不愈和反复手术容易造成患者出现抑郁等多种负面情绪。由于 ORNJ 患者局部创口长期不愈、组织坏死溢脓,对患者的生活质量和社会活动均会造成严重影响。若家庭成员或社会对患者的痛苦关心不够,甚至冷漠对待,部分患者可能出现悲观厌世情绪。因此,医务人员在治疗和护理 ORNJ 患者时,不仅要关注患者的局部症状,还应重点评估和重视患者的心理健康,及时了解其负面心理情绪并进行充分沟通,使患者更加了解疾病,更有耐心地接受较长的治疗过程。对患者心理健康的关注,不仅可增加患者对医务人员的信任,使医患关系和谐,也有利于 ORNJ 患者的术后康复。

总体而言,由于放射损伤的特殊性,在 ORNJ 治疗过程中临床医师不仅要在术前对患者局部情况、全身情况及心理健康进行充分评估,以选择最为合适的治疗方案和心理干预措施,还应对术中及术后可能遇到的各种困难、常见及严重的并发症有充分认识,从而最大限度地避免和减少严重并发症的发生,保障患者生命安全,提高 ORNJ 的临床治疗效果。

五、典型病例

(一)典型病例一

患者,男,53 岁,鼻咽癌放疗后左侧耳屏前反复流脓 4 月余,全景片示左侧下颌升支及髁突区域 ORNJ(图 4-7-3)。患者 ORNJ 范围广泛,集中于左侧下颌骨升支与髁突,且周围软组织炎症反应重,暂考虑软组织瓣修复(图 4-7-4)。

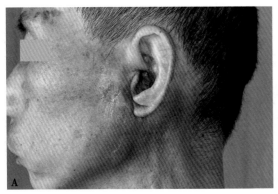 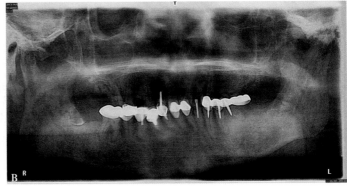

图 4-7-3 鼻咽癌放疗左侧下颌骨 ORNJ

A. 患者术前左侧外耳道反复流脓,皮肤周围软组织炎症 B. 全景片示左侧下颌骨升支及髁突坏死

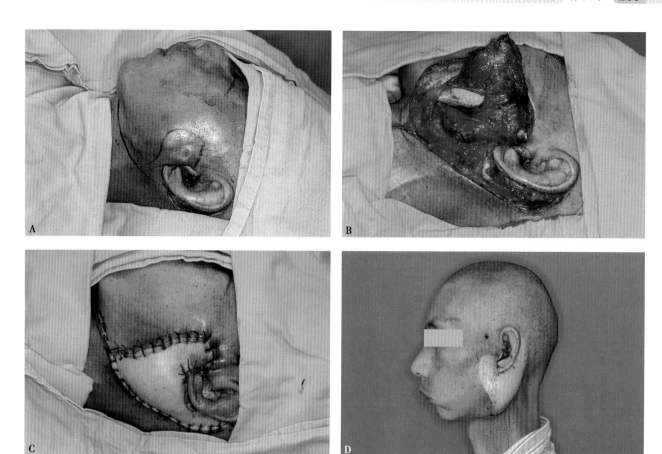

图4-7-4　左侧坏死下颌骨切除及股前外侧皮瓣修复

A. 手术切口设计　B. 坏死颌骨及周围软组织切除后缺损　C. 股前外侧皮瓣修复术后　D. 股前外侧皮瓣修复术后1个月

（二）典型病例二

患者，男，59岁，鼻咽癌放疗后16年，反复左侧下颌瘘口流脓3年。全景片示左侧下颌骨升支及下颌角区骨质呈虫蚀状，死骨形成，为左侧下颌骨ORNJ。患者ORNJ范围广泛，集中于左侧下颌骨升支与下颌角，周围软组织炎症反应重，炎症明显，予一期切除，保存数字化导板定位钉，待3周炎症控制后，行数字化引导下腓骨重建（图4-7-5）。

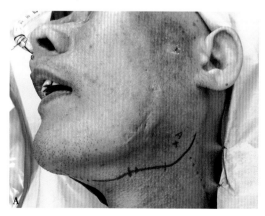

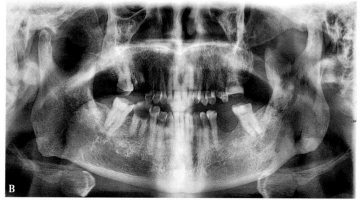

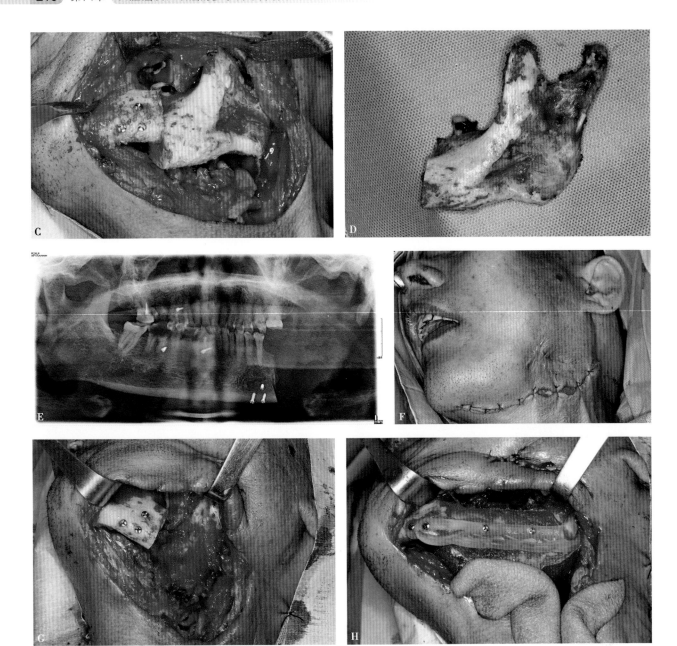

图 4-7-5 左侧下颌骨 ORNJ 一期切除及二期腓骨瓣重建

A. 患者左侧下颌瘘口反复破溃流脓,周围软组织红肿 B. 全景片示左侧下颌升支、下颌角区骨质破坏 C. 切除坏死颌骨及周围软组织并清创,保存数字化导板钉道 D. 切除的左侧下颌骨病灶 E. 左侧下颌骨病灶切除后,可见颌骨断端的数字化导板固定钉 F. 一期关闭创口,填塞碘仿纱 G. 3 周后打开创腔,感染控制佳,重建空间保存良好 H. 左侧腓骨瓣重建缺损颌骨

(三)典型病例三

患者,男,55 岁,鼻咽癌放疗后 10 年,右侧下颌反复肿痛,伴渐进性张口受限 9 月余。患者 9 个月以来右侧下颌反复肿痛,口内外创口流脓。全景片示右侧下颌骨坏死,集中于右侧下颌骨体部及升支。患者局部软组织条件尚可,予同期腓骨瓣重建右侧下颌骨(图 4-7-6)。

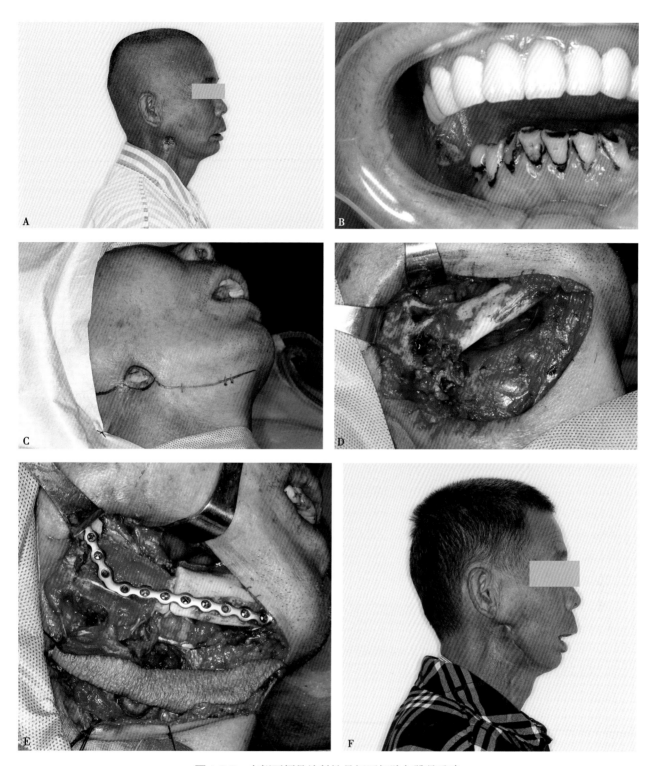

图 4-7-6　右侧下颌骨放射性骨坏死切除与腓骨重建

A. 右侧下颌体部口外瘘口　B. 右侧下颌口内瘘口　C. 手术切口设计　D. 暴露右侧下颌骨骨质破坏区，手术完整切除
E. 腓骨瓣重建右侧下颌骨缺损　F. 腓骨瓣重建 6 个月后侧面观

（何　悦）

| 参 考 文 献 |

1. EDWARD C H，CARLOS A P，LUTHER W B，et al. Perez and Brady's principles and practice of radiation oncology. 7th ed. Philadelphia：Wolters Kluwer，2018.

2. 罗京伟，徐国镇，高黎. 头颈部肿瘤放射治疗图谱. 3 版. 北京：人民卫生出版社，2020.

3. AL-SARRAF M，METCH B，KISH J，et al. Platinum analogs in recurrent and advanced head and neck cancer：a southwest oncology group and Wayne State university study. Cancer Treat Rep，1987，71（7-8）：723-726.

4. EISENBERGER M，HORNEDO J，SILVA H，et al. Carboplatin（NSC-241-240）：an active platinum analog for the treatment of squamous-cell carcinoma of the head and neck. J Clin Oncol，1986，4（10）：1506-1509.

5. DE ANDRES L，BRUNET J，LOPEZ-POUSA A，et al. Randomized trial of neoadjuvant cisplatin and fluorouracil versus carboplatin and fluorouracil in patients with stage IV-M0 head and neck cancer. J Clin Oncol，1995，13（6）：1493-1500.

6. VERMORKEN J B，MESIA R，RIVERA F，et al. Platinum-based chemotherapy plus cetuximab in head and neck cancer. N Engl J Med，2008，359（11）：1116-1127.

7. LICITRA L，GRANDI C，GUZZO M，et al. Primary chemotherapy in resectable oral cavity squamous cell cancer：a randomized controlled trial. J Clin Oncol，2003，21（2）：327-333.

8. ZHONG L P，ZHANG C P，REN G X，et al. Randomized phase III trial of induction chemotherapy with docetaxel，cisplatin，and fluorouracil followed by surgery versus up-front surgery in locally advanced resectable oral squamous cell carcinoma. J Clin Oncol，2013，31（6）：744-751.

9. PIGNON J P，LE MAITRE A，MAILLARD E，et al. Meta-analysis of chemotherapy in head and neck cancer（MACH-NC）：an update on 93 randomised trials and 17 346 patients. Radiother Oncol，2009，92（1）：4-14.

10. LACAS B，CARMEL A，LANDAIS C，et al. Meta-analysis of chemotherapy in head and neck cancer（MACH-NC）：an update on 107 randomized trials and 19 805 patients，on behalf of MACH-NC Group. Radiother Oncol，2021，156：281-293.

11. DOMENGE C，HILL C，LEFEBVRE J L，et al. Randomized trial of neoadjuvant chemotherapy in oropharyngeal carcinoma. French Groupe d'Etude des Tumeurs de la Tete et du Cou（GETTEC）. British journal of cancer，2000，83（12）：1594-1598.

12. FORASTIERE A A，METCH B，SCHULLER D E，et al. Randomized comparison of cisplatin plus fluorouracil and carboplatin plus fluorouracil versus methotrexate in advanced squamous-cell carcinoma of the head and neck：a southwest oncology group study. J Clin Oncol，1992，10（8）：1245-1251.

13. GIBSON M K，LI Y，MURPHY B，et al. Randomized phase III evaluation of cisplatin plus fluorouracil versus cisplatin plus paclitaxel in advanced head and neck cancer（E1395）：an intergroup trial of the eastern cooperative oncology group. J Clin Oncol，2005，23（15）：3562-3567.

14. SCHOFFSKI P，CATIMEL G，PLANTING A S，et al. Docetaxel and cisplatin：an active regimen in patients with locally advanced，recurrent or metastatic squamous cell carcinoma of the head and neck. Results of a phase II study of the EORTC early clinical studies group. Ann Oncol，1999，10（1）：119-122.

15. SPECHT L，LARSEN S K，HANSEN H S. Phase II study of docetaxel and cisplatin in patients with recurrent or disseminated squamous-cell carcinoma of the head and neck. Ann Oncol，2000，11（7）：845-849.

16. BAUR M，KIENZER H R，SCHWEIGER J，et al. Docetaxel/cisplatin as first-line chemotherapy in patients with head and neck carcinoma：a phase II trial. Cancer，2002，94（11）：2953-2958.

17. GLISSON B S，MURPHY B A，FRENETTE G，et al. Phase II Trial of docetaxel and cisplatin combination chemotherapy in patients with squamous cell carcinoma of the head and neck. J Clin Oncol，2002，20（6）：1593-1599.

18. GUNTINAS-LICHIUS O，APPENRODT S，VEELKEN F，et al. Phase II study of weekly docetaxel and cisplatin in patients

with advanced recurrent and metastatic head and neck cancer. Laryngoscope，2006，116（4）：613-618.

19. STATHOPOULOS G P，RIGATOS S，PAPAKOSTAS P，et al. Effectiveness of paclitaxel and carboplatin combination in heavily pretreated patients with head and neck cancers. Eur J Cancer，1997，33（11）：1780-1783.

20. CLARK J I，HOFMEISTER C，CHOUDHURY A，et al. Phase Ⅱ evaluation of paclitaxel in combination with carboplatin in advanced head and neck carcinoma. Cancer，2001，92（9）：2334-2340.

21. SAMLOWSKI W E，MOON J，KUEBLER J P，et al. Evaluation of the combination of docetaxel/carboplatin in patients with metastatic or recurrent squamous cell carcinoma of the head and neck（SCCHN）：a southwest oncology group phase Ⅱ study. Cancer Invest，2007，25（3）：182-188.

22. URBA S，VAN HERPEN C M，SAHOO T P，et al. Pemetrexed in combination with cisplatin versus cisplatin monotherapy in patients with recurrent or metastatic head and neck cancer：final results of a randomized，double-blind，placebo-controlled，phase 3 study. Cancer，2012，118（19）：4694-4705.

23. MALHOTRA B，MOON J，KUCUK O，et al. Phase Ⅱ trial of biweekly gemcitabine and paclitaxel with recurrent or metastatic squamous cell carcinoma of the head and neck：southwest oncology group study S0329. Head & neck，2014，36（12）：1712-1717.

24. HITT R，IRIGOYEN A，CORTES-FUNES H，et al. Phase Ⅱ study of the combination of cetuximab and weekly paclitaxel in the first-line treatment of patients with recurrent and/or metastatic squamous cell carcinoma of head and neck. Ann Oncol，2012，23（4）：1016-1022.

25. GUO Y，LUO Y，ZHANG Q，et al. First-line treatment with chemotherapy plus cetuximab in Chinese patients with recurrent and/or metastatic squamous cell carcinoma of the head and neck：efficacy and safety results of the randomised，phase Ⅲ CHANGE-2 trial. Eur J Cancer，2021，156：35-45.

26. GUIGAY J，AUPERIN A，FAYETTE J，et al. Cetuximab，docetaxel，and cisplatin versus platinum，fluorouracil，and cetuximab as first-line treatment in patients with recurrent or metastatic head and neck squamous-cell carcinoma（GORTEC 2014-01 TPExtreme）：a multicentre，open-label，randomised，phase 2 trial. Lancet Oncol，2021，22（4）：463-475.

27. BURTNESS B，HARRINGTON K J，GREIL R，et al. Pembrolizumab alone or with chemotherapy versus cetuximab with chemotherapy for recurrent or metastatic squamous cell carcinoma of the head and neck（KEYNOTE-048）：a randomised，open-label，phase 3 study. Lancet，2019，394（10212）：1915-1928.

28. BURTNESS B，RISCHIN D，GREIL R，et al. Pembrolizumab alone or with chemotherapy for recurrent/metastatic head and neck squamous cell carcinoma in KEYNOTE-048：subgroup analysis by programmed death ligand-1 combined positive score. J Clin Oncol，2022，40（21）：2321-2332.

29. STEWART J S，COHEN E E，LICITRA L，et al. Phase Ⅲ study of gefitinib compared with intravenous methotrexate for recurrent squamous cell carcinoma of the head and neck [corrected]. J Clin Oncol，2009，27（11）：1864-1871.

30. PATIL V M，NORONHA V，JOSHI A，et al. Phase Ⅰ/Ⅱ study of palliative triple metronomic chemotherapy in platinum-refractory/early-failure oral cancer. J Clin Oncol，2019，37（32）：3032-3041.

31. PIDUGU V K，WU M M，YEN A H，et al. IFIT1 and IFIT3 promote oral squamous cell carcinoma metastasis and contribute to the anti-tumor effect of gefitinib via enhancing p-EGFR recycling. Oncogene，2019，38（17）：3232-3247.

32. MEHANNA H，ROBINSON M，HARTLEY A，et al. Radiotherapy plus cisplatin or cetuximab in low-risk human papillomavirus-positive oropharyngeal cancer（De-ESCALaTE HPV）：an open-label randomised controlled phase 3 trial. Lancet，2019，393（10166）：51-60.

33. COHEN E E，DAVIS D W，KARRISON T G，et al. Erlotinib and bevacizumab in patients with recurrent or metastatic squamous-cell carcinoma of the head and neck：a phase Ⅰ/Ⅱ study. LancetOncol. 2009，10（3）：247-257.

34. LINDEMANN A，TAKAHASHI H，PATEL A A，et al. Targeting the DNA damage response in OSCC with TP53 mutations. J Dent Res，2018，97（6）：635-644.

35. NEMUNAITIS J，SWISHER S G，TIMMONS T，et al. Adenovirus-mediated p53 gene transfer in sequence with cisplatin to tumors of patients with non-small-cell lung cancer. J Clin Oncol，2000，18（3）：609-622.

36. CHAN G，BOYLE J O，YANG E K，et al. Cyclooxygenase-2 expression is up-regulated in squamous cell carcinoma of the head and neck. Cancer Res，1999，59（5）：991-994.

37. SHIN D M，ZHANG H，SABA N F，et al. Chemoprevention of head and neck cancer by simultaneous blocking of epidermal growth factor receptor and cyclooxygenase-2 signaling pathways：preclinical and clinical studies. Clin Cancer Res，2013，19（5）：1244-1256.

38. WIRTH L J，HADDAD R I，LINDEMAN N I，et al. Phase I study of gefitinib plus celecoxib in recurrent or metastatic squamous cell carcinoma of the head and neck. J Clin Oncol，2005，23（28）：6976-6981.

39. HAHN S M，BERNHARD E J，REGINE W，et al. A phase I trial of the farnesyltransferase inhibitor L-778，123 and radiotherapy for locally advanced lung and head and neck cancer. Clin Cancer Res，2002，8（5）：1065-1072.

40. FERRIS R L，BLUMENSCHEIN G J R，FAYETTE J，et al. Nivolumab for recurrent squamous-cell carcinoma of the head and neck. N Engl J Med，2016，375（19）：1856-1867.

41. SHETH S，WEISS J. Pembrolizumab and its use in the treatment of recurrent or metastatic head and neck cancer. Future Oncol，2018，14（16）：1547-1558.

42. BURTNESS B，HARRINGTON K J，GREIL R，et al. Pembrolizumab alone or with chemotherapy versus cetuximab with chemotherapy for recurrent or metastatic squamous cell carcinoma of the head and neck（KEYNOTE-048）：a randomised，open-label，phase 3 study. Lancet，2019，394（10212）：1915-1928.

43. SCHOENFELD J D，HANNA G J，JO V Y，et al. Neoadjuvant nivolumab or nivolumab plus ipilimumab in untreated oral cavity squamous cell carcinoma：a phase 2 open-label randomized clinical trial. JAMA Oncol，2020，6（10）：1563-1570.

44. FERRIS R L，HADDAD R，EVEN C，et al. Durvalumab with or without tremelimumab in patients with recurrent or metastatic head and neck squamous cell carcinoma：EAGLE，a randomized，open-label phase III study. Ann Oncol，2020，31（7）：942-950.

45. HOLSINGER F C，FERRIS R L. Transoral endoscopic head and neck surgery and it's role within the multidisciplinary treatment paradigm of oropharynx cancer：robotics，lasers，and clinical trials. J Clin Oncol，2015，33（29）：3285-3292.

46. NICHOLS A C，THEURER J，PRISMAN E，et al. Radiotherapy versus transoral robotic surgery and neck dissection for oropharyngeal squamous cell carcinoma（ORATOR）：an open-label，phase 2，randomized trial. Lancet Oncol，2019，20（10）：1349-1359.

47. 何悦，侯劲松，李晓光，等. 下颌骨放射性骨坏死临床诊疗专家共识. 中国口腔颌面外科杂志，2017，15（05）：445-456.

第五章　口腔癌及口咽癌的围手术期管理

第一节　合并常见系统性疾病的围手术期处理

口腔癌及口咽癌患者合并系统性疾病，是影响综合序列治疗方案的重要因素。从门诊首诊医师到住院期间的三级医师都需要关注患者的全身系统情况，将系统性疾病的评估及处理，作为 MDT 的重要组成部分。

一、高血压

1. 诊断标准　符合以下 2 条中的 1 条即可诊断：①既往经由心内科诊疗并明确病史者；②既往病史未明或血压偶有超标升高，住院后测量血压连续 2 次以上升高幅度大于基础血压的 30%，或收缩压≥140mmHg（和 / 或）舒张压≥90mmHg 者。

2. 围手术期处理　术前出现血压升高，可能与疾病或情绪刺激程度相关，应进行血压动态监控。年龄 <60 岁的患者，血压应 <140/90mmHg；年龄≥60 岁者，如不伴糖尿病、慢性肾病等，收缩压应 <150mmHg；高龄（>80 岁）患者，收缩压应维持在 140～150mmHg；如伴糖尿病、慢性肾病等，血压控制目标为 <140/90mmHg。

手术日，患者进入手术室后血压 >180/110mmHg 的择期手术，建议推迟进行；如有明确手术指征（如伴出血的肿瘤），必须征得患者充分知情同意后才可进行手术。对无高血压病史的患者，术前轻、中度血压升高（收缩压 140～160mmHg，舒张压 90～110mmHg），原则上不影响手术进行，可严密观察，不急于处理，情绪安抚、消除紧张状态后血压多可恢复正常。若患者高血压病史明确，且治疗规律、控制稳定者，可继续沿用目前的治疗方案。对控制不良者，则可组织 MDT，对患者进行针对性血压调控。术前常以药物治疗，包括 β 受体阻滞剂（如比索洛尔等）、钙拮抗剂（如硝苯地平等）、血管紧张素 II 受体拮抗剂（如缬沙坦等）和血管紧张素转换酶抑制剂（如卡托普利等）等。根据 MDT 方案，选用其中的 1 种或几种药物联合治疗，并全程依据血压及心率变化情况及时对药物种类或剂量进行调整。手术当天可晨服降压药，防止麻醉诱导插管等刺激引起血压突然升高。

术中常通过静脉药物降压，即刻目标是使舒张压在 30～60 分钟降至 110mmHg 或较之前取得 10%～15% 降幅，但不应达到 25%。如患者耐受情况良好，则可将其血压在 2～6 小时逐步降低至 160/100mmHg。术后第 1 天可恢复术前降压方案，因头颈部手术患者术后多由鼻饲进食，降压药物也应从胃管给入。其间注意控制补液量与速度，防止因过量或过速补液影响血容量进而导致血压上升。注意镇痛，减少疼痛引起的血压一过性升高。头颈部患者手术位置特殊，易出现呼吸道梗阻，要密切关注呼吸道，积极给氧，防止低氧血症性升压。

二、冠状动脉粥样硬化性心脏病

1. 诊断标准 符合以下 2 条中的 1 条即可诊断：①既往经由心内科诊疗并明确病史者；②既往病史未明，住院后行心电图、心脏彩超、冠状动脉 CT 及动态心电图等相关检查，提示冠脉病变由心内科会诊诊断为冠心病者。

2. 围手术期处理 冠心病临床上主要分为慢性心肌缺血综合征和急性冠状动脉综合征。围手术期刺激会导致患者心肌耗氧量增加、供血不足，进而诱发心血管风险。欧洲心脏病学会将不同手术围手术期发生心脏并发症的风险分为：低风险、中等风险、高风险。多数患者在病情稳定时不必额外评估即可接受中低风险型手术。情况复杂者则需要 MDT 综合评估，优化围手术期药物的使用，以降低并发症的风险。

术前，患者若已经使用 β 受体阻滞剂或他汀类药物进行治疗，围手术期可继续服用，未使用者可加用。应从手术前 2 天（最好 1 周）由小剂量开始使用 β 受体阻滞剂治疗，依血压、心率变化调整药量最终达到目标心率为 60～80 次 /min，且维持收缩压 >100mmHg。术后继续应用。应用他汀类药物治疗的目标与普通冠心病患者相同，低密度脂蛋白胆固醇（LDL-C）应控制在 <1.8mmol/L，且非高密度脂蛋白胆固醇（nonHDL-C）<12.6mmol/L 或低于 LDL-C 基线水平 50%。左心室功能不全患者应尽可能推迟手术，明确原因并针对性治疗。必要时，应用血管紧张素转化酶抑制剂或血管紧张素 II 受体拮抗剂，密切监控血压及心率变化。缺血性心绞痛者可在避免血压过低的同时用硝酸酯类药物进行治疗。抗血小板药（如阿司匹林）及抗凝药物（如华法林），则需均衡评估出血或血栓风险后针对性选择应用。桥接抗凝是目前普遍应用的用药方式，即短期内将口服抗凝药停用改为使用短效抗凝药（如低分子肝素）注射，避免围手术期血栓形成的同时减少术中出血。推荐术前 5 天停药，选择皮下注射低分子肝素过渡性治疗，术前 24 小时进行最后一次注射，术后第 1 天评估创口出血风险后决定是否重启原抗凝治疗。术中采用动态心电监护、静脉用药，将血压及心率维持在相对稳定的状态。术后仍采用动态监护，根据心律、血压和血氧饱和度及时调整用药，同时加强镇痛治疗，可通过患者自控的静脉持续镇痛，降低术后应激反应，从而更好地维持机体内环境稳定。

三、糖尿病

1. 诊断标准

（1）既往糖尿病诊断明确者。

（2）既往病史未明，住院后空腹血糖异常，满足以下 3 个条件中的 1 项者即可诊断：①空腹静脉血糖值（fasting plasma glucose，FPG）≥7.0mmol/L；②口服葡萄糖耐量试验（oral glucose tolerance test，OGTT）2 小时静脉血糖值≥11.1mmol/L；③随机静脉血糖值≥11.1mmol/L。

2. 围手术期处理 糖尿病患者围手术期若不能得到合理处理，存在发生低血糖、酮症酸中毒等风险。同时，血糖控制不佳可能影响创口愈合及手术预后。因此，血糖调控尤为重要。口腔癌 / 口咽癌患者进食多受限，使围手术期血糖调控更加复杂。患者术前需进行多时间点血糖检测，对多数住院患者推荐血糖控制目标为 7.8～10.0mmol/L；少数患者如发生低血糖风险较低，且拟行手术较精细，则建议应用更为严格的血糖控制目标 6.1～7.8mmol/L。对难控制性高血糖或发生低血糖风险较高的患者应组织 MDT，制订有针对性的血糖控制及治疗方案。如口服降糖药效果欠佳，或大、中型手术前 3～7 天，患者应停服降糖药物，行胰岛素强化治疗，即三餐前皮下注射短效胰岛素，必要时睡前 22 点皮下注射长效胰岛素，通过基础胰岛素联合餐时胰岛素的治疗方式，改善血糖控制。

术中，除单纯饮食治疗或口服小剂量降糖药物即可控制血糖于合理范围内，且除拟行小型手术的患者外，其余患者均应严密监测血糖，定时复查血气，控制血糖在 7.8～10.0mmol/L。对术后不能进食的患者，可仅给予基础胰岛素。正常进餐者，则给予基础胰岛素联合餐时胰岛素的强化治疗方案。需重症监护或机械通气的患者通过静脉输注胰岛素维持血糖为 7.8～10.0mmol/L。若患者既往血糖控制情况良好则考虑对其施行相对严格的管控标准。关注电解质水平，避免患者低血糖。

四、呼吸系统疾病

1. 诊断标准 符合以下 2 条中的 1 条即可诊断：①既往明确患有慢性阻塞性肺疾病（chronic obstructive pulmonary disease，COPD）、哮喘、慢性支气管炎等呼吸系统疾病者；②住院行胸片、肺部 CT、肺功能等相关检查见异常结果，并由呼吸内科明确诊断为呼吸系统疾病者。

2. 围手术期处理 围手术期呼吸系统常见的疾病包括肺部感染、气道痉挛、肺水肿、肺不张、呼吸衰竭、原有的呼吸系统疾病急性加重、各种形式的气道阻塞等。口腔癌 / 口咽癌患者手术区多涉及舌、口底、口咽、颈部等位置，常因舌体后坠或呼吸道周围组织水肿等原因，造成气道不同程度阻塞。同时，头颈部皮瓣移植术后患者长期制动卧床，为保障气道通畅行气管切开，使术后出现呼吸系统感染的概率增加。围手术期 MDT 有助于加强气道管理，通过适当的处理措施，降低呼吸道并发症的发生率，促进患者术后安全康复，提高生活质量。

术前应完善呼吸系统检查，如肺功能测试、动脉血气分析、心肺功能运动试验、支气管舒张试验、呼气峰流速检测等，结合患者病史，评估围手术期发生呼吸道并发症的风险。组织 MDT，由口腔颌面外科、呼吸科、麻醉科、康复科、心理科及专业护理等共同参与，制订个性化呼吸道管理方案。术前，康复科医师针对加速康复外科相关知识向患者进行宣传教育，并对合并高危因素的患者进行术前肺康复（物理康复、药物康复和心理康复）训练指导，制订训练时间及方案。患者术前需戒烟并学习有效的咳痰方式及呼吸功能锻炼方法。医师告知患者术后可能出现的临床症状，患者缓解焦虑、紧张情绪，增加依从性，实现加速康复。术前对 COPD 患者或其他有明显咳痰症状者行药物治疗，以祛痰药、平喘药及抗菌药物为主。存在明显焦虑或抑郁的患者，请心理科医师协助处理。

术中应尽可能减少气管插管造成的损伤，加强血氧饱和度监测，维持气道压力不超过 20cmH$_2$O，对有 COPD 者不超过 30cmH$_2$O，保持血氧饱和度 >90% 的同时使用低浓度氧通气。制订规范化、个体化的药物应用方案，慎重联合用药，在监测肌松与麻醉深度的条件下尽量减少药量和用药时长，首选短效药物。采用目标导向式补液，对麻醉药物引发的血管扩张，可通过缩血管药物小剂量泵注来拮抗，以达到减少液体量的目的。补液过程中监测患者的心率、血压,降低幅度应在术前基础值 20% 以内,控制中心静脉压范围在 0.80～1.07kPa 之间,混合静脉血氧饱和度 75% 以上,血乳酸含量不超过 2mmol/L,每搏量变异度维持在 13% 以内,尿量不少于 0.5mL/(kg•h)。术中规范操作,减少手术创伤。

术后应掌握好拔除气管导管的时机,情况允许时尽早拔管。对于手术可能引起术后呼吸道阻塞的患者,预防性气管切开的指征可适当放宽。保持气道通畅,防止误吸,若出现黏膜水肿、气道痉挛等情况应及时针对性处理。通过早期有效咳痰与深呼吸恢复患者肺功能,依据咳痰情况适当给药,并通过拍背辅助吸痰治疗以防止细小支气管堵塞。同时,加强患者呼吸训练,积极镇痛,控制胃食管反流,尽早下床活动等,及时排出呼吸道分泌物,促进肺通气量恢复,减少术后发生呼吸系统相关并发症。若发生肺部感染,要留取痰液,进行培养和药敏试验,针对性抗感染治疗。

五、血液系统疾病

1. 诊断标准 符合以下 2 条中的 1 条即可诊断:①既往经血液科确诊有明确血液病病史者;②入院后多次检查出现血常规异常或凝血功能异常,结合患者出血史、输血史,经血液科会诊诊断为血液病者。

2. 围手术期处理 血液病是指所有发生于血液和造血组织,以血液学异常为主要表现的疾病。血液病患者围手术期的处理需要包括血液科在内的众多科室互相协作进行,从规范诊断、药物使用、血液制品应用、麻醉和手术处理等多方面,尽可能避免并发症,保证患者的手术安全。

患者围手术期需要按血液病的严重程度进行监测,术前完善相关检查对于评估患者围手术期的风险具有重要意义。检查以外周血血常规观察为主,结合多项生理功能监测,包括凝血检查、血小板功能检测、纤维蛋白溶解系统功能检测、综合凝血功能检测等,评估病情严重程度,有助于鉴别诊断,指导治疗及判断预后。贫血、全血细胞减少或出凝血异常等血液病的常见临床表现在术中会影响循环系统及呼吸系统,为确保手术麻醉的安全性,必须做好各项呼吸与循环系统相关生理指标的监测。通过 MDT,加强基于循证医学和多学科联合的患者血液管理(patient blood management,PBM),使患者获得更好的临床转归。术中出血量大可能会导致血压降低、心率加快,除对症措施外,应及时根据情况进行血液制剂输注。优化手术操作技术,术者操作应仔细、轻柔、敏捷,避免意外出血和精细止血是有效减少术中出血和异体输血的关键。术后应继续关注出凝血问题及基本实验室指标,如血小板数量及功能、综合凝血功能等。对于血液病患者尤其是有贫血情况者应重视康复支持治疗,持续进行营养支持。根据情况必要时进行术后 MDT,与血液科、重症医学科、康复科等相关科室密切交流,从而保障患者安全度过围手术期。

非恶性血液系统疾病以血友病多见。术前必须明确血友病分型,首选通过活化部分凝血活酶时间(activated partial thromboplastin time,APTT)以及血浆凝血酶原时间(prothrombin time,PT)进行诊断。若 APTT 延长而 PT 未见异常则考虑内源性凝血途径存在异常,但此结果不能区分血友病 A、B 型,同时患者的血小板计数、纤维蛋白原、出血时间、凝血酶原时间等相关检测结果均可显示正常。通过对血浆凝血因子 FⅧ:C 及 FⅧ抗原(FⅧ:Ag)的检测可确诊血友病 A,FⅨ:C 与 FⅨ抗原(FⅨ:Ag)的检测可确诊血友病 B。前者表现为低 FⅧ:C 水平而 FⅨ抗原正常;后者表现为 FⅧ:C 正常,但 FⅨ抗原含量及其活性下降。同时,要注意血管性血友病(von Willebrand disease,vWD)和获得性血友病(acquired hemophilia,

AH)等其他出血性疾病与血友病 A 的鉴别诊断。进行抑制物筛选实验检测患者体内是否存在抑制物,结果阳性者应暂缓行择期手术。此外,针对其他出血情况严重者,也应考虑以重组人活化 FⅦa(recombinant human FⅦa,rhFⅦa)制品进行治疗。现在临床上多以替代疗法作为血友病的主流治疗方法,通过输注高纯度的浓缩凝血因子Ⅷ或Ⅸ来提高患者血浆中的凝血因子活性,达到止血目的。至少于手术开始前 1 小时实施替代治疗,根据手术部位、手术类型等决定治疗所需的凝血因子及其维持时间。术前应将 FⅧ提高至正常水平(60%~100%),Ⅷ:C 维持在 25%~50%,待病情逐步稳定后可减量并继续使用 7~10 天或直至痊愈。根据 FⅧ和 FⅨ的代谢半衰期时长,血友病 A 患者应每 8~12 小时进行 1 次输注,而血友病 B 患者应每 12 小时进行 1 次输注,间隔时间可依情况延长,直至患者创区愈合不再出血,且 FⅧ:C/FⅨ:C 水平与术前持平。术前需准备足够的凝血因子,以确保替代治疗的顺利进行。若患者未经替代治疗便发生不同程度的出血,则需要根据出血程度补充凝血因子。此外,术中应注意止血,减少手术时间与创伤,避免不必要的有创操作,禁用各种类型的抗血小板药及含抗血小板成分的复方制剂。术后检测 FⅧ或 FⅨ水平,最好每天 2 次。

六、慢性肾病

1. 诊断标准

(1)既往于肾内科就诊,明确有慢性肾病或肾移植病史者。

(2)既往病史未明,入院检查见:①白蛋白尿[尿白蛋白排泄率≥30mg/24h;尿白蛋白肌酐比值≥30mg/g 或≥3mg/(mmol·L^{-1})];②尿沉渣异常;③肾小管相关病变;④组织学异常;⑤影像学所见结构异常;⑥肾小球滤过率(glomerular filtration rate,GFR)下降,肾小球滤过率估算值(estimated GFR,eGFR)<60mL/(min·1.73m^2)。有以上情况任何一项且持续时间超过 3 个月,经肾内科会诊确诊为慢性肾脏病者。

2. 围手术期处理 慢性肾病(chronic kidney disease,CKD)往往起病隐匿,不易早期发现,病情后期常伴多种并发症,晚期表现为终末期肾病(end stage renal disease,ESRD)。除肾小球肾炎外,糖尿病、高血压和高脂血症等也是 CKD 的传统危险因素。因此,当口腔癌/口咽癌患者伴有以上系统性疾病时也应重视患者的肾功能相关检查,及时发现与治疗 CKD,以减少围手术期不良事件的发生。围手术期 CKD 患者内环境不稳定,除心血管事件外,还可能出现贫血、低蛋白血症、水电解质与酸碱平衡紊乱及凝血功能障碍、感染和内分泌功能异常等多种问题。并发症复杂且多样化导致 CKD 患者,尤其是 ESRD 患者围手术期风险及死亡率明显高于一般人群,因而需要更加谨慎地制订 MDT 方案。围手术期对 CKD 患者进行 MDT,由包括肾内科等相关内科科室医师评估心、肺、肝脏、凝血等生理功能,制订围手术期肾功能保护方案。麻醉医师对患者容量水平进行评估,制订相应容量的管理方案。康复科及营养科等相关专业医师评估术前营养状态,通过合理的加速康复方案来保证患者得到充分的热量和蛋白质摄入,促进术后恢复。MDT 方案的制订不仅可以延缓 CKD 的进展,更有助于减少术后并发症的发生,提高患者的生存质量。

围手术期有效的血压控制是 CKD 治疗的首要目标,无白蛋白尿者为<140/90mmHg;有白蛋白尿且<1g/24h 者,降压目标血压为<130/80mmHg,以防止蛋白尿增多;有白蛋白尿且>1g/24h 者,应维持血压在 125/75mmHg 左右。对于 CKD 患者的降压治疗,起始阶段应以血管紧张素转化酶抑制剂(ACEI)或血管紧张素Ⅱ受体阻滞剂（ARB）其中一种单独应用或与其他降压药物联合，以达到降压目的同时减少蛋白尿的发生，减缓肾功能衰退。根据血肌酐情况调整用药，高于基础值 30% 以内时使用应慎重，超过 30% 则需减量或停用。密切监测糖尿病合并 CKD 患者的血糖，糖化血红蛋白（glycosylated hemoglobin，HbA1c）控制目标为 7.0%，对病史较短、预后较好的患者可应用更加严格的控制标准 HbA1c < 6.5%，中重度慢性肾脏病患者的 HbA1c 可适当放宽控制在 7.0%～9.0%。肾功能不全者应尽量选用非经肾代谢的降糖药物，而对已有严重肾功能不全者应选用胰岛素治疗。依据患者的肾功能分期与 GFR 水平调整胰岛素及口服降糖药剂量。对 eGFR < 30mL/（min·1.73m^2）的糖尿病肾病患者，应积极准备肾脏替代治疗。血液透析常在术前 24 小时内进行，以充分降低容量负荷，减少高钾血症发生。术中加强血流动力学监测，保持血流动力学稳定，根据各项检测指标进行输液和处理。术中、术后对少尿和无尿患者应限制输液量。考虑术后出血的可能，需依据患者的状况对透析方案进行调整，手术 24 小时之后可对透析依赖者实施透析治疗。对需要血液净化以维持生命的危重患者可采取持续肾替代治疗。由于 CKD 患者病情复杂，发生并发症的风险增加，围手术期必须加强多学科团队合作，随时交流沟通，灵活调整方案，从而及时对患者病情作出针对性处理，帮助患者安全度过围手术期。

（张东升）

第二节　营养评估及营养治疗

一、概述

口腔癌及口咽癌因其病情及治疗特点，常需要营养支持治疗为患者提供充足的能量和各类营养素，从而提高其治疗耐受性，促进患者伤口愈合和康复，改善预后。

（一）口腔癌/口咽癌患者发生营养不良的高危因素

口腔癌、口咽癌患者常会发生营养风险，而且营养不良的发生率较高，原因如下。

1. 解剖因素　口腔癌及口咽癌局部疼痛、占位和术后解剖结构缺损等均可直接影响患者的咀嚼和吞咽功能。

2. 肿瘤因素　肿瘤细胞即使在有氧条件下仍以葡萄糖酵解为主要的能量获取方式，大量摄取葡萄糖产生乳酸，与正常细胞相比耗能更多，且产热效率低。因此，口腔癌及口咽癌患者机体处于能量消耗高但能量利用效率低的状态。

3. 治疗因素

（1）手术治疗：术后解剖结构改变或缺失，创口疼痛、渗血，移植皮瓣形态及功能不佳等均可影响患者进食。手术创伤应激使机体蛋白质分解代谢、氮丢失增加。

（2）放化疗：放射性损伤和放射性口腔黏膜炎影响患者进食。化疗药物引起的消化系统不良反应，严重的会导致厌食。

（二）营养不良对口腔癌/口咽癌患者的不良影响

患者在患癌全周期均有发生营养不良的风险，而营养不良会降低患者对治疗的耐受程度，对治疗效果及疾病预后均产生不利影响。营养不良患者机体抵抗力下降，术后并发症风险增加，甚至难以完成治疗。营养不良患者肌肉量减少、肌力下降、易疲劳，容易发生其他健康问题。营养不良导致患者住院时间延长、再住院率增加，加重患者经济负担和精神压力，导致其生活质量下降，甚至危及患者生命。

二、围手术期营养评估的常用方法

营养评估是采取体格检查、营养调查和生化检测等多种方法了解人体营养指标状况，综合分析判断患者是否患有营养不良及其严重程度。

临床常采用体重变化、体重指数（body mass index，BMI）、三头肌皮褶厚度、血清白蛋白和膳食调查等指标和方法。由于单一指标受到多种因素影响，在围手术期营养评估期间，常使用综合营养评定法对患者进行评价，其中营养风险筛查 2002（nutrition risk screening 2002，NRS2002）和全球（营养）领导人倡议的营养不良评定法（global leadership initiative on malnutrition，GLIM）可用于口腔癌及口咽癌患者围手术期营养风险评估和营养状况评价。

（一）术前营养评估

1. 营养风险评估　择期口腔手术前，采取 NRS2002 对患者进行营养风险评估。总评分包括三个部分的总和：疾病严重程度评分、营养状态受损评分和年龄评分（表 5-2-1）。总分≥3 分可判断患者存在营养风险；总分＜3 分，无营养风险，但应每周进行营养风险评估。

表 5-2-1　NRS2002 评分内容和分值

项目	内容	分值
疾病严重程度	无下列疾病	0 分
	髋关节骨折，慢性疾病合并急性并发症，包括肝硬化、COPD、血液透析、糖尿病、一般肿瘤患者	1 分
	腹部大手术、脑卒中、重度肺炎、血液系统恶性肿瘤	2 分
	颅脑损伤；骨髓移植；ICU 患者，且 APACHE＞10 分	3 分
营养状态受损评分	正常营养状态，或食物摄入（均指 1 周内）与正常需要量基本一致	0 分
	3 个月内体重丢失＞5%，或食物摄入比正常需要量低 25%～50%	1 分
	2 个月内体重丢失＞5%，或食物摄入比正常需要量低 50%～75%	2 分
	1 个月内体重丢失＞5%，或食物摄入比正常需要量低 75%～100%；或 3 个月内体重丢失＞15%；或 BMI＜18.5kg/m^2，且一般情况差	3 分
年龄评分	≥70 岁者，总分加 1 分	1 分

2. 营养不良诊断　GLIM 是在有营养风险的基础上，分别利用表现型指标和病因型指标对患者营养不良进行评定和严重程度分级。

（1）营养不良评定：营养不良评定标准内容有 5 项，分别包括 3 个表现型指标（phenotypic criteria）和

2 个病因型指标(etiologic criteria)。同时具备至少 1 个表现型指标和至少 1 个病因型指标即可诊断为营养不良(表 5-2-2)。

表 5-2-2 GLIM 营养不良诊断标准

表现型指标	病因型指标
①非自主体重丢失:6 个月内体重丢失 >5%,或 6 个月以上丢失 >10%	①摄食减少或消化吸收障碍:摄入量≤50% 的能量需求超过 1 周,或任何摄入量减少超过 2 周,或存在任何影响消化吸收的慢性胃肠状况
②低 BMI:欧美人,70 岁以下,BMI<20.0kg/m²,或 70 岁以上,BMI<22.0kg/m²;亚洲人,70 岁以下,BMI<18.5kg/m²,或 70 岁以上,BMI<20.0kg/m²	②炎症或疾病负担:急性疾病 / 创伤,或慢性疾病如恶性肿瘤、COPD、充血性心力衰竭、慢性肾衰竭或任何伴随慢性或复发性炎症的慢性疾病
③肌肉减少:人体成分分析提示肌肉减少,目前缺乏统一的切点值	

(2)营养不良分级:在诊断营养不良后,则需要进一步利用 3 个表现型指标对营养不良的严重程度进行等级划分(表 5-2-3)。

表 5-2-3 GLIM 营养不良分期(级)

项目	1 期,中度营养不良(至少符合 1 个标准)	2 期,重度营养不良(至少符合 1 个标准)
体重丢失	6 个月内丢失 5%~10%,或 6 个月以上丢失 10%~20%	6 个月内丢失 >10%,或 6 个月以上丢失 >20%
低 BMI	欧美人:70 岁以下 <20kg/m² 或 70 岁及以上 <22kg/m²	欧美人:70 岁以下 <18.5kg/m² 或 70 岁及以上 <20kg/m²
肌肉减少	轻至中度减少	重度减少

对于 GLIM 标准切点,国内不少学者讨论并提出适合我国的参考值。BMI:70 岁以下 <18.5kg/m²,70 岁或以上 <20kg/m² 为 1 期;70 岁以下 <17.0kg/m²,70 岁或以上 <18.5kg/m² 为 2 期。肌肉减少:CC(小腿围)男 <30cm、女 <29cm 为 1 期,男 <27.5cm、女 <27cm 为 2 期;MAMC(上臂肌围)男 <18.66cm、女 <17.06cm 为 1 期,男 <16.49cm、女 <15.08cm 为 2 期。

(二)术后营养评估

术后 24 小时内进行一次营养评估,评估方法同术前。血清白蛋白水平也常作为营养状况评定或营养改善指标。但是,手术后血清白蛋白一般有不同程度的下降,甚至降幅较大,而且易受其他临床生理病理因素影响,故血清白蛋白不建议作为营养评估的单一指标。

三、营养支持治疗途径

营养支持治疗是当患者由于各种原因导致无法或不愿正常进食,或进食的营养素不足时采取各种途径给予营养物质的治疗措施,包括肠内营养(enteral nutrition,EN)支持治疗和肠外营养(parenteral nutrition,PN)支持治疗。EN 是指经消化道给予营养的方式,包括口服营养补充(oral nutritional supplement,ONS)和管饲营养支持途径。PN 是指通过静脉给予营养的方式,包括周围静脉和中心静脉输注。

(一)营养支持治疗途径的选择

一般认为,当胃肠道条件许可时,首选 EN。若因局部病变或治疗限制不能利用胃肠道时,可考虑

PN。EN 和 PN 互为补充,可根据临床需要选择全部或部分的 EN 或 / 和 PN 支持治疗。

口腔癌及口咽癌患者的肠胃功能多数正常或基本正常,一般可以采取 EN 支持治疗。相比于 PN,EN 有以下优点:①营养物质经肠道吸收,能更好地被机体利用,而且营养物质经门静脉输送到肝内,有利于合成内脏蛋白与代谢调节;②改善和维持肠黏膜细胞结构和功能的完整性,维护肠道黏膜屏障,减少肠道细菌移位及肠源性感染的发生;③应用简便易行,费用相对低廉。因此,只要患者存在部分胃肠道消化吸收功能,应尽可能首先考虑 EN。

术前有营养风险的患者首选 EN 支持治疗,如情况允许,EN 中首选 ONS。推荐每天保证 3 次 ONS,且 1 天 ONS 总能量达到 400～600kcal,但应根据进食量动态调整 ONS 的补给量。当经口进食及 ONS 合计不能满足能量需求的 60% 并持续 3～5 天时,应放置肠内营养管。管饲 EN 一般要求≥7 天。如果 EN 仍达不到能量或 / 和蛋白质要求(＜推荐摄入量的 60%),并持续 3～5 天时,建议增加补充性肠外营养(supplementary parenteral nutrition,SPN)支持治疗。如果存在围手术期 EN 禁忌证,包括肠梗阻、血流动力学不稳定、肠缺血等,则需要采取全肠外营养(total parenteral nutrition,TPN)支持治疗。为避免严重营养不良患者发生再喂养综合征等并发症,PN 能量应逐渐增加。

(二)肠内营养支持治疗

对于不能经口进食的患者,鼻胃管或鼻肠管喂养应作为围手术期 EN 的首选方式。预计喂养时间＞4 周,建议使用胃或空肠造瘘置管。

1. EN 制剂的选择　既往使用的 EN 制剂有自制匀浆膳,即混合食物的流质,也有药用的肠内营养制剂或营养素混合的固体饮料。如今,国内越来越多的医师、临床营养师重视在临床 EN 中使用特殊医学用途配方食品(food for special medical purpose,FSMP)。

FSMP 是指为满足进食受限、消化吸收障碍、代谢紊乱或者特定疾病状态人群对营养素或者膳食的特殊需要,专门加工配制而成的配方食品。根据不同临床需求和适用人群,FSMP 分为三类,即全营养、特定全营养和非全营养。全营养 FSMP 可作为单一营养来源满足患者营养需求,按标准冲调一般可配制成 1kcal/mL 肠内营养液。每日 1 500～1 800kcal 即可满足大部分患者的能量、蛋白质和各类营养物质需求。有的全营养 FSMP 标准溶液是 1.2kcal/mL 或 1.5kcal/mL 等浓度,以满足需要限液或高能量需求的患者。

在实际临床工作中,还应当按照肠内营养液所含的蛋白质、膳食纤维和特殊营养物质等种类和含量,在进行 EN 时结合患者的身体特点和具体情况选用不同种类的肠内营养液。胃肠道功能基本正常的患者,建议使用整蛋白型标准肠内营养制剂,即全营养 FSMP。胃肠道功能受损或吸收障碍的患者,可使用水解蛋白配方(氨基酸型或短肽型)的 EN 制剂。

在肠内营养使用期间,患者出现肠胃不适或喂养不耐受症状时,如果无法排除肠内营养液所致,则需要适当调整营养方案,必要时可加上部分肠外营养。待患者胃肠道功能逐渐恢复后,再过渡到全肠内营养。根据患者病情需要,围手术期可考虑应用免疫营养制剂,即在标准营养配方中加入免疫营养物,如谷氨酰胺、精氨酸、核苷酸和 ω-3 多不饱和脂肪酸等进行营养支持。已有的循证医学研究结果表明,免疫营养可以改善营养状况,有利于提高机体免疫力、控制急性炎症反应、保护肠黏膜屏障功能和降低并发症发生率。

2. EN 管饲注意事项 恒速管饲输注肠内营养液时应注意以下 3 点：①合适的速度。对于重症患者或胃肠功能差、不耐受的患者推荐采用微量输液泵控制输入速度，匀速输入，慢速开始（20～50mL/h），待适应后可逐步加快至 100mL/h，最高可达 150mL/h。②合适的浓度。成瓶营养液的标准浓度（24%）能量为 1kcal/mL。部分标准配方的溶液所含能量可达 1.2kcal/mL 或 1.5kcal/mL，建议开始实施肠内营养时应从低浓度开始，可先将其稀释 1 倍，待患者肠胃耐受适应后再改为高浓度标准配方溶液输入。③合适的温度。营养液输入时温度以 40～45℃为宜，可用电加热棒控制温度，方便、安全。具体的输注方法可根据临床需要和患者的具体情况决定。

3. EN 并发症 临床上所见的 EN 并发症一般可分为 5 方面：①胃肠道并发症，恶心、呕吐、腹泻；②代谢并发症，包括水中毒、脱水、高血糖、电解质紊乱、肝功能异常；③感染并发症，最严重的是吸入性肺炎，营养液、输液器械或管道污染也可致胃肠道感染；④精神心理并发症，主要有焦虑、消极态度；⑤机械并发症，例如营养管、输液管或泵引起的局部损伤。

（三）肠外营养治疗

PN 是从静脉供给营养的营养支持治疗方式。肠外营养治疗分为全肠外营养（TPN）和补充性肠外营养（SPN）。

1. PN 适应证 PN 的基本适应证是胃肠道功能障碍或衰竭者。多数口腔癌及口咽癌患者胃肠道功能较好，但有些患者不便置胃肠管或者不必长期给予管道肠内营养时，可以采取短期 TPN，或 PN 和 EN 结合。

2. PN 制剂 PN 制剂包括能源制剂、氨基酸制剂和维生素、矿物质等。

（1）能源制剂：①碳水化合物制剂，主要有葡萄糖（5%、10%、50% 等不同浓度）；②脂肪乳剂，包括长链脂肪乳剂和中长链脂肪乳剂（10%、20% 等不同浓度）。

（2）氨基酸制剂：包括平衡氨基酸（8.5% 和 10% 等不同浓度）、肝病型氨基酸、肾病型氨基酸、创伤型氨基酸及谷氨酰胺。

（3）维生素和矿物质：①电解质，包括注射用生理盐水、10% 氯化钠、10% 氯化钾、碳酸氢钠溶液、葡萄糖酸钙、氯化钙、硫酸镁等；②维生素类，水溶性维生素、脂溶性维生素等；③微量元素；④磷制剂。

3. TPN 标准配方 由葡萄糖和脂肪提供的能量，称为非蛋白质热卡（nonprotein calorie，NPC），推荐为 20～25kcal/(kg·d)（kg 为标准体重），其中 30%～50% 由脂肪供能，余下由葡萄糖提供。一般按照 1～1.5g/(kg·d) 氨基酸或 0.16～0.24g/(kg·d) 氮的摄入可满足机体蛋白质需要。NPC 和氮的比例（又称热氮比）常规为 120～150kcal∶1g，应激高代谢状态患者为 90～120kcal∶1g，肾病患者 200～400kcal∶1g。添加常规剂量的维生素和矿物质。

肠外营养液输注或配制方法可分串联输注法、并联输注法、混合营养液配制法和全合一（all-in-one，AIO）营养液配制法。目前国内外多推荐采用 AIO 营养液配制法，并且常用现成的 AIO 混合制剂。

4. PN 并发症 目前 PN 已成为临床上肠功能衰竭患者及危重患者治疗中必不可少的营养支持治疗措施之一。但是，PN 尤其是长期 PN 或 TPN 可导致一系列并发症，如代谢并发症和导管相关并发症，严重者可危及患者生命。因此，在实施 PN 期间需严密监测，预防并发症的发生。

四、围手术期营养支持治疗

（一）营养需要量计算及主要营养来源

围手术期患者能量目标需要量首选间接测热法实际测量。无法使用间接测热法时可采用体重公式计算法，能量计算公式为每 kg 标准体重乘以 25～30kcal/d。能量分配推荐碳水化合物供能比为 50%～65%，蛋白质为 12%～15%，脂肪为 20%～30%。维生素、矿物质等微量营养素的需要量可参照中国居民膳食营养素参考摄入量（DRI）的推荐量。

碳水化合物的主要来源为谷薯类、豆类和水果等。蛋白质主要来源于富含优质蛋白质的食物，例如鸡蛋、鱼、瘦肉、奶或奶制品、大豆或大豆制品等。如有蛋白质营养不良，蛋白质供能比可增加至 15%～20%，饮食量无法满足需要时，可在医师指导下服用蛋白质补充品。营养不良患者或进食受限患者，可在医师的指导下服用 FSMP 等全营养标准型肠内营养制剂，严重营养不良并伴有消化吸收功能障碍者，可选用氨基酸型制剂、短肽型制剂等要素型肠内营养剂。

（二）术前营养支持治疗

口腔癌及口咽癌患者经口进食长期受限，导致患者术前常存在营养风险或发生营养不良。

1. 术前营养治疗时机　入院 24 小时内对患者采用 NRS2002 进行营养风险筛查，对有营养风险的患者考虑采取营养支持治疗。术前的营养支持治疗应持续 7～10 天，更短时间的营养支持治疗则难以达到预期效果。当经口进食食物和 ONS 总能量不足 60% 的能量需求超过 3～5 天时，营养支持治疗途径依次选择为管饲全肠内营养（TEN）、SPN 联合 EN 和 TPN。营养不良的改善有利于减少手术风险，但需要权衡营养支持治疗带来的益处和手术延迟带来的潜在风险。

2. 术前营养支持治疗方案　围手术期患者的能量目标需要量首选间接测热法实际测量。无法使用间接测热时可采用体重公式计算法估算每日能量：25～30kcal/kg。术前营养支持治疗强调蛋白质摄入充足，有利于术后恢复。口腔癌及口咽癌患者在术前宜每餐摄入≥25g 的蛋白质以达到每日蛋白质需要量。为达到蛋白质摄入量，在标准型肠内营养制剂基础上可额外添加蛋白质补充剂。蛋白质补充剂的摄入推荐为 2～3 次 /d，全日蛋白质补充剂所含蛋白质总量宜≥18g。

一般情况下，口腔癌及口咽癌患者胃肠道功能未受到手术影响，故多数患者可以采取 EN 支持治疗。如果预计患者需要 4 周以上管饲 EN，或者预计术后需要较长时间 EN 治疗，可于术前尽早采取胃或空肠造瘘管给予 EN。

营养不良或者缺乏维生素和矿物质的患者，在术前建议补充达到参考摄入推荐量的维生素和矿物质。如果患有贫血，则需要先明确贫血病因。对于营养相关性贫血者，在术前建议补充相关营养素。建议在手术前 5 天停止使用维生素 K。不推荐术前常规补充益生菌制剂。此外，定期监测电解质浓度并及时补充，推荐以口服补充电解质配方制剂等方法进行补充。

（三）临近术前的进食

传统的术前 10～12 小时禁食可使患者过早进入分解代谢状态，不利于患者术后康复。有证据表明，术前 2～3 小时进食流食并未增加反流与误吸的风险，因此，许多国家的麻醉学会已将择期手术患者术前禁食时间改为 6 小时,术前禁水只需 2 小时。手术前夜与术前 2 小时给予大手术患者一定量的碳水化合物。

缩短术前禁食时间和术前口服碳水化合物饮品并不能够显著改善患者的营养状况,其更重要的意义在于术前的代谢准备。缩短术前禁食时间可减轻手术应激反应,缓解胰岛素抵抗,减少蛋白质损失和禁食对胃肠功能的损害,还有助于缓解患者术前的不适感受,减轻应激反应,也对预防术后恶心、呕吐有一定帮助。

(四) 术后营养支持治疗

1. 术后营养支持治疗方式　无法自主经口进食的高营养风险患者,推荐在术后 24 小时内开始置管 EN 支持治疗。术前已经实施营养支持治疗的患者,或严重营养不良而术前未进行营养支持治疗的患者,术后应接受营养支持治疗。存在以下情况之一者,包括预计术后不能经口进食时间超过 7 天,经口进食食物和 ONS 总量无法达到能量及蛋白质目标需要量 60%～75% 并超过 10 天,术后需要尽快改善营养状况者。存在严重代谢障碍风险者,或者术后出现严重并发症如肺部感染、创口感染、乳糜漏等,均可考虑采取 PN 支持治疗。

对于营养不良的患者,术后营养支持治疗应当持续实施 4 周或更长时间,具体持续时间应根据手术情况和患者营养不良的程度决定。

2. 术后营养支持治疗方案　术后早期恢复经口进食或经管饲给予胃肠道营养,可促进肠道蠕动功能恢复,有助于维护肠黏膜功能,防止菌群失调和异位,降低术后感染发生率及缩短术后住院时间。相比于 PN,EN 能降低术后并发症发生率,缩短住院时间。术后早期进食食物品种和各类营养素的供给量均应遵循循序渐进调整或加减的原则。

(1) 经口 EN 和 ONS:如果能经口进食,则先给予普通流质,根据患者的手术和肠胃及身体耐受情况,及早转为半流质、半固态和普通固体食物,循序渐进转变并增加进食量。推荐 1 周内达到营养目标量,其中能量为 25～30kcal/(kg·d),蛋白质为 1.5～2.0g/(kg·d)。采取日常食物来源的“流质”,如果搭配不合理,则可能无法提供充足的营养和蛋白质,可在此基础上增加 ONS。当经口能量摄入少于正常需要量的 60% 时,应鼓励增加 ONS 且出院后继续 ONS。当患者进食加上 ONS 合计能够达到营养目标量一半以上时,则应鼓励继续坚持 ONS。ONS 制剂应尽量选择 FSMP 等全营养标准型肠内营养制剂,必要时增加蛋白质组件辅助,以此满足蛋白质的目标需要量。

(2) 管饲 EN:口腔癌及口咽癌患者术前营养不良较常见,其术后感染的风险较高,术后由于口腔创口、吞咽困难等常导致延迟经口进食,故可尽早考虑采取管饲 EN。

原则上,不能早期经口进食或经口摄入不足(＜60% 且持续时间 ＞7 天的患者),或者术前采取管饲 EN 支持者,在术后(24 小时内)应尽早开始管饲 EN。预估长期(大于 4 周)管饲肠内营养的患者,如无需腹部手术,可考虑经皮内镜下胃或空肠造瘘置管。胃肠道功能正常患者推荐使用整蛋白标准型 EN 配方制剂,例如选用 FSMP 全营养标准型 EN 制剂。对于伴有消化吸收功能障碍的患者,可选用“要素型”制剂,如氨基酸或短肽型肠内营养制剂。

(3) PN:具有营养支持治疗指征但不宜或不能耐受 EN 的患者,需尽早给予 PN,必要时需采取 TPN。该原则对于营养状况良好的患者同样适用。但应根据情况尽快启用或增加 EN 供给,逐渐减少 PN,过渡到全 EN 治疗，及部分 EN 和部分食物，直至正常经口进食。

胃肠道功能受限，特别是出现胃肠道喂养不耐受，包括恶心呕吐、腹胀腹痛、肛门排气排便明显减少、管饲引流量明显增多、胃残余量 >500mL 或腹部影像学异常等表现，则需要考虑减少或终止管饲 EN。存在肠道功能障碍、肠缺血或肠梗阻的患者则宜尽早采取 TPN。

（五）乳糜漏的营养管理

乳糜漏流出的乳糜液为肠道的淋巴液，是由肠道吸收营养物质后产生的大分子脂肪、蛋白质（包括白蛋白、球蛋白、纤维蛋白原）、糖类、电解质和淋巴细胞等构成，外观呈乳糜样。乳糜液由肠淋巴管吸收后经集合淋巴管汇合成肠干，经乳糜池、胸导管，汇入左侧的颈静脉角，进入静脉回流。口腔癌及口咽癌手术颈淋巴清扫术中胸导管被损伤可导致乳糜漏，其发生率为 2.4%～4.7%，可导致电解质紊乱、低蛋白血症和伤口长期不愈合等，严重者可危及患者生命。

1. 轻度乳糜漏的营养治疗 轻度乳糜漏的营养治疗原则是低脂/无脂、中链脂肪酸、高蛋白、高碳水化合物和低钠饮食。轻度乳糜漏患者可先尝试进行饮食疗法。因肠道吸收的脂肪中 80%～90% 是通过小肠绒毛的淋巴管吸收，故摄入长链脂肪酸会显著增加乳糜液的产生量，而中链脂肪酸可通过小肠细胞直接被摄取，并且在体内以游离脂肪酸和甘油三酯的形式由门静脉系统运送至肝脏。故在低脂饮食原则的基础上，推荐饮食或 EN 营养制剂中补充中链脂肪酸以补充能量，并给予高碳水化合物、高蛋白饮食，饮食摄入不足时可考虑辅以 SPN。若饮食和/或肠内营养疗法控制不佳，则改为 TPN。

2. 严重乳糜漏的营养支持治疗 对于引流量较大的重度乳糜漏患者，考虑及早禁食 2 天或以上，同时采取 TPN。也有专家建议，一旦发现乳糜漏则应禁食，以免引起并发症。PN 可使用脂肪乳，但优选中长链脂肪乳剂。患者尽量卧床休息以进一步减少乳糜液流动。每天查电解质，每周查血清前白蛋白，每天记录乳糜流出液的量、性质及颜色，以判断营养方案对改善乳糜漏的效果。

口腔癌及口咽癌患者围手术期营养治疗的实施应遵循肠道优先、足量供给的原则。提倡建立有外科医师、麻醉医师、营养师、护士和心理学专家共同组成的营养管理团队，制订个性化的围手术期营养治疗方案。随着代谢研究的深入与临床经验的积累，现代营养学认为，围手术期营养治疗的作用不仅可维持手术患者的氮平衡，有利于保持患者的瘦体组织（lean body mass），还有助于维护及改善组织和免疫功能，促进脏器组织的修复，加速患者的康复。

（黄秋雨　陈超刚）

第三节　吞咽功能评估及气道管理

吞咽与呼吸息息相关，互相影响。良好的吞咽功能可以有效避免或减少口腔癌及口咽癌患者术后误吸。同时，中山大学附属口腔医院康复团队的研究结果提示，舌癌患者术前吞咽功能可预测术后吸入性肺炎的发生风险。此外，当患者气道状况，特别是压力状态改变时，吞咽协调性下降，也会导致误吸概率的增加。本节主要侧重于口腔癌及口咽癌患者围手术期吞咽及气道功能的一体化全程管理。

一、吞咽功能评估

（一）概念

1. 吞咽　吞咽（swallowing）是人体最基本的运动功能，婴儿一出生即会吸吮和吞咽以保持营养摄入。吞咽是人体在相关神经和肌肉的协调下，食物或液体经口进入食道并被传送到胃的过程。吞咽过程很短，却是人类最复杂的行为之一。

2. 吞咽障碍　一般认为，吞咽障碍（dysphagia，deglutition disorders，swallowing disorders）是由于吞咽相关神经、组织结构和 / 或功能受损，人体无法安全、有效地将食物 / 液体经口输送到胃内的一种临床表现。

（二）口腔缺损部位对吞咽的影响

正常、完整的口腔颌面部吞咽解剖结构是保证安全有效吞咽的生理基础，对整个吞咽过程的顺利完成至关重要。口腔颌面部外科手术常导致口腔组织器官缺损，不同的缺损部位对吞咽功能的影响也存在差异。

1. 软组织缺损

（1）舌、口底：舌在吞咽过程中起辅助咀嚼、形成食团，并与腭咽部形成吞咽正压力起到推送及运输食团的作用。口底与舌紧密毗邻，涵盖舌外肌、舌骨上肌群、舌神经、舌下神经等重要解剖结构，在吞咽过程中起辅助舌体运动完成食团运送、牵引下颌骨控制开闭口、牵引舌骨启动吞咽、联动喉部协助吞咽的作用。舌体缺损是最常见的口腔颌面部软组织缺损类型，一般肿瘤 T 分期越高，相应舌体需切除的范围越大，舌体组织缺损越多，术后吞咽功能受损越明显。Huang（2016）、Son（2015）、Borggreven（2007）等学者在吞咽造影检查（videofluoroscopic swallowing study，VFSS）研究中证实了舌癌患者术后存在舌体运动控制不足、口腔食团运送延迟、口腔食物残留增多、会厌谷梨状隐窝食物残留增多等异常表现，且舌体积切除范围超过 50% 的患者有较高的误吸和术后下呼吸道感染的风险。当舌根的切除范围超过 25%，患者的吞咽启动也会明显延迟。全舌切除术后吞咽障碍程度更严重，该群体除了全舌缺损，常常伴有口底舌骨上肌群的缺损，影响舌骨 - 喉复合体上抬，进而导致气道关闭不全，误吸风险增大。

（2）唇、颊部：唇、颊部在吞咽过程中起封闭口唇防止食物溢出口腔外、辅助咀嚼、形成食团的作用。术中缺损修复困难、术后瘢痕挛缩、术后缺乏口面肌功能训练等因素使得唇、颊部缺损后常伴颜面部畸形和功能不全，如小口畸形、面部不对称、上下唇闭合不全、张口困难等。这些表现会严重影响口腔准备期功能，导致口唇漏水漏食、食团形成效率低、食团口腔准备时间延长等吞咽异常表现。

（3）软腭、口咽：软腭和口咽在吞咽过程中的作用包括软腭 - 舌根接触防止食团提前进入咽部、腭咽闭合防止食团鼻咽反流、咽部收缩形成吞咽正压力等。咽腔收缩率（pharyngeal constriction ratio，PCR）是二维分析层面中咽腔最小面积和最大面积的比值，反映了咽部食团的残留情况和清除能力。PCR 增大在一定程度上反映了咽部食物残留增多。当吞咽动作完成后，会厌恢复原位，声门再次打开，咽部残留物落入气道被误吸的风险增加。软腭、口咽部缺损破坏了口腔颌面垂直肌链的完整性，减弱咽腔收缩能力，使口咽腔与鼻腔直接相通，影响口腔期与咽期吞咽过程的协调性，易出现食物残留明显、吞咽次数增加、吞咽动作时序异常等吞咽有效性差的表现，同时也易出现鼻咽反流、渗漏、误吸等吞咽安全性差的现象。

2. 骨组织缺损

（1）下颌骨：下颌骨表面有部分舌外肌、部分舌骨上肌群及咀嚼肌附着，因此下颌骨缺损（节段性切除）常同时合并软组织缺损。下颌骨连续性中断，一方面导致其骨段上的牙缺失，降低了咀嚼效率，延长食团准备时间；另一方面，使双侧下颌肌群肌力失衡，出现咬合关系紊乱、咬合无力、下颌骨和舌异常运动。

（2）上颌骨：上颌骨将口腔与鼻腔、上颌窦分隔，协调呼吸与吞咽活动之间的平衡。上颌骨缺损常继发口鼻瘘、口腔上颌窦瘘，食团在运送过程中可经缺损处流向鼻腔或上颌窦，轻者出现鼻部不适、食物从鼻腔流出、口腔卫生清洁困难；重者可因吞咽呼吸协调性破坏引起反复误吸，导致吸入性肺炎。

（3）舌骨：舌骨是吞咽肌群功能活动的重要纽带，舌骨缺损使舌骨上、下肌群系统肌链中断，肌力失衡，导致相关吞咽结构功能异常，如会厌翻转无力、喉前庭关闭不全、喉上抬不足等。喉部失去舌骨，其向上的牵引力会明显下降，文献报道在全舌及舌骨切除术中悬吊喉部可明显改善患者术后吞咽功能。口腔颌面部涉及的舌骨缺损多由口腔恶性肿瘤累及所致，广泛的创面愈合后形成的大量瘢痕组织会进一步影响舌骨运动。舌骨位移是评估吞咽功能的重要指标之一，舌骨位移幅度减少，患者发生吞咽渗漏和误吸的风险显著增加。但是，笔者在临床工作中也体会到，当发生舌根、会厌等部位缺损，而舌体大部分组织保留时，切除舌骨可消除对舌骨上肌群的限制，使肌群充分后移代偿舌根及会厌的功能，减少误吸的发生，尚需前瞻性研究进一步证明。

（三）吞咽障碍与吸入性肺炎

吸入性肺炎（aspiration pneumonia，AP）是与胃肠道疾病相关的呼吸系统疾病，指意外吸入食物、咽部分泌物、胃内容物、刺激性液体和挥发性碳氢化合物等酸性物质导致肺实质出现化学性炎症反应，如发热、呼吸不畅、血氧饱和度下降，严重者可出现呼吸窘迫、呼吸衰竭等症状。口腔癌患者术后由于留置胃管、气管切开及口腔组织缺失等原因引起吞咽障碍，极易导致口腔内血液、痰液、分泌物、胃内容物等误吸入肺内发生吸入性肺炎。中山大学附属口腔医院的前期研究发现，术前吞咽功能可预测舌癌患者术后住院期间下呼吸道感染的发生风险，其中，舌切除范围和术前吞咽功能是预测术后肺部感染的独立影响因素，全舌切除和术前吞咽异常的患者是发生术后下呼吸道感染的高风险人群。

（四）吞咽功能的评估

1. 临床评估　听取患者与吞咽相关的主诉，了解患者的基本资料及病史、入院诊断、手术部位及手术范围、缺失部位、累及的神经、有无气管切开，初步判断患者可能存在的吞咽障碍及程度。

2. 改良洼田饮水试验　洼田饮水试验（water swallow test，WST）于 1982 年由日本学者洼田俊夫等提出。作为吞咽障碍筛查方法，因其操作简单，分级明确被广泛应用。由于口腔癌患者意识清醒，操作配合，使用该方法可快速筛查是否存在吞咽障碍，适合口腔颌面外科临床使用。但口腔癌患者术后抵抗力弱，不同组织损伤会有不同程度的吞咽障碍，为降低误吸风险，对该方法进行了改良，步骤如下。

告知患者做试验的目的及注意事项，让患者取半坐位或坐位。

第一阶段评估：观察患者口内情况，用电筒和压舌板查看患者口腔分泌物及清洁情况（表 5-3-1）。

第二阶段评估与计划：吞唾试验，嘱患者吞口水，若口干难以吞咽，可给予少量水湿润口唇，嘱患者吞咽，观察其能否完成吞咽过程。不能完成吞唾试验者，评估结果为 V 级（表 5-3-2）。

表 5-3-1 第一阶段评估与计划

编号	项目	正常	异常	异常处理与计划
1	流涎	无	有	下一步吞唾及吞咽试验
2	口腔分泌物	适中	较多	先清理口咽部分泌物
3	口腔卫生	清洁好	清洁差	先进行口腔清洁,再行下一阶段试验

表 5-3-2 第二阶段评估及计划

编号	观察项目	测试次数	正常	可疑	异常	异常处理与计划
1	吞咽唾液有无呛咳	3	无	1 次有呛咳	2 次及以上有呛咳	停止第三阶段评估,进行吞咽功能训练
2	吞咽唾液后气管切开口有无唾液流出		无	1 次有唾液流出	2 次及以上有唾液流出	

第三阶段:改良洼田饮水试验评估,在第二阶段的评估基础上进行,给患者上血氧监测仪,持续监测患者血氧饱和度,给予患者一定量的温水,嘱患者吞咽,观察患者有无呛咳,每次结束后嘱患者发"一"声并坚持 5 秒听湿啰音。临床初步评估判断患者吞咽功能较好者,可从 3mL 或 5mL 开始评估(表 5-3-3,表 5-3-4)。

表 5-3-3 改良洼田饮水试验

编号	饮水量	饮水方法	完成次数	异常	异常处理	结果判断
1	1mL	一次吞咽	3	①有呛咳和/或湿啰音,血氧饱和度下降3%及以上 ②水从气管切开口流出	嘱患者咳嗽,帮助清理口腔及气道分泌物。	①2 次及以上呛咳,结束试验,结果判 V 级 ②2 次及以上有水从气管切开口流出,结果判 V 级
2	3mL	一次吞咽	3			
3	5mL	一次吞咽	3			
4	30mL	让患者按自己能力完成	3			①按洼田饮水试验结果判断依据评定,以相对集中的级别为最后结果 ②2 次及以上有水从气管切开口流出,结果判 V 级

表 5-3-4 第三阶段判断与建议

序号	判断依据	级别判断	判断结果	建议
1	可一次喝完 30mL 水,无呛咳,时间 <30 秒	I 级	正常	可经口进食
2	可一次喝完 30mL 水,无呛咳,时间 >30 秒		可疑	可经口进食,但需行防误吸宣教
3	可分次喝完 30mL 水,且无呛咳	II 级		
4	可一次喝完 30mL 水,有呛咳	III 级	异常	不可经口饮水或流食,进行吞咽功能训练
5	分两次以上喝完 30mL 水,有呛咳	IV 级		
6	①喝 30ml 水常常呛咳,难以喝完 ②2 次及以上有水从气管切开口流出	V 级		

3. 纤维喉镜吞咽功能评估(fiberoptic endoscopic evaluation of swallowing,FEES) 纤维喉镜具有弯曲性能好、成像质量高、轻巧易携带等优点,可直观下评估鼻腔、咽部、喉部的吞咽解剖结构和功能状

态。多项研究表明，FEES 在检测误吸、渗漏和残留方面具有很高的灵敏度和特异度。FEES 在口腔颌面-头颈肿瘤的临床诊疗过程中的不同阶段具有特定的作用。在围手术期，FEES 可评估患者吞咽各期的解剖结构和功能情况。在气管切开卧床期，FEES 具有床旁操作的独特优势，可及时评估患者误吸和下呼吸道感染情况。在术后康复期及随访期，FEES 可进行吞咽功能康复分析。

4. 吞咽造影 吞咽造影检查（VFSS）是被国内外广泛公认的诊断吞咽障碍的金标准。VFSS 借助造影剂使食团在胃肠机 X 线透视下显影，根据具体吞咽方案，可观察患者在不同阶段的食团运送过程、解剖结构和吞咽功能变化。

目前主流的 VFSS 视频图像采集帧速为 30 帧／秒，能有效捕捉吞咽细节动作和精确吞咽时序。在不违背医学伦理的大前提下，学者们可根据不同的研究目的制订不同的吞咽方案，但在进行 VFSS 过程中需尽可能降低误吸风险。

5. 舌压 舌压（tongue pressure，TP）反映了舌体的力量，是充分搅拌和顺利推送食团的内在驱动力。Lazarus 等通过测量舌癌患者术后舌压，发现舌压值为 30kPa 是一个临界点，舌压大于 30kPa 的患者术后表现出更高的吞咽相关生活质量。较相对舌压低的患者，高舌压表现出良好的吞咽功能，舌压较高的患者具有可进食的食物种类更多、咽部食物残留更少及渗漏误吸发生风险更低的优势。稳定的舌压需要必要的舌体运动来维持。研究显示，系统的训练方案可显著提高最大舌压值和增强舌骨上肌群功能。

6. 磁共振电影成像 磁共振电影成像（cinematic magnetic resonance imaging，cine-MRI）是一项利用磁共振快速连续成像，并以电影形式显示的影像学检查技术。吞咽活动是一个动态过程，cine-MRI 可以较清晰地显示吞咽过程中舌、咽、软腭等软组织的内部解剖结构，能直观地评估食团在口腔期、口咽期和食管期的吞咽情况。与吞咽造影相比，能更好地反映吞咽过程中表面及深部软组织变化过程，且全程无辐射。与 FEES 相比，cine-MRI 具有无侵入性和无创性的优点，避免了患者行 FEES 检查时出现的鼻咽部不适感及鼻黏膜出血等风险。目前国外已有部分机构开展，应用前景广阔。但由于费用昂贵，对磁共振仪器要求较高，且帧数较少，无法连续完整地观察整个吞咽过程，故目前国内应用较少。

（五）进食能力评估

1. 容积-黏度吞咽试验（the volume-viscosity swallow test，V-VST） 20 世纪 90 年代由西班牙 Pere Clave 教授设计用来评估患者的吞咽功能，对吞咽障碍及隐性误吸筛查有一定的作用。该评估方法要求测试者生命体征平稳，有足够的体力完成，且无呼吸道问题。该方法简便易行，安全可靠，在床旁或者门诊即可进行。测试时分 3 个容积和 3 种稠度，容积分别为 5mL、10mL、20mL，稠度分为低稠度（水样）、中稠度（浓糊状）和高稠度（布丁状）。根据不同难度进行组合，可以测试 9 组试验以观察患者的吞咽情况，一般 5～10 分钟即可完成。使用该方法对口腔癌术后患者进行 V-VST，可以检测患者吞咽的安全性和有效性，同时帮助患者选择摄入液体最适合的一口量和稠度，以指导患者饮食。

操作步骤：①从中稠度（浓糊状）液体开始测试，容积从 5mL、10mL、20mL 逐渐增加难度，如果患者在某个容积测试中存在吞咽安全问题，中稠度液体测试停止，同时不需做低稠度部分测试，直接进入高稠度部分测试；②若中稠度部分测试都通过，则进入低稠度（水样）部分测试，容积从 5mL、10mL、20mL 逐渐增加。如果患者在某个容积测试中存在吞咽安全问题，低稠度液体测试停止，直接进入高稠度部分测试。

③若中、低稠度部分测试都通过,进入高稠度(布丁状)部分测试,容积从 5mL、10mL、20mL 逐渐增加,如果患者在某个容积测试中存在吞咽安全问题,则停止整个测试。

在测试过程中,患者出现呛咳、指尖血氧饱和度下降超 3% 和音色改变,可认为患者存在吞咽安全问题,若患者存在零碎吞咽和口咽部有残留说明患者吞咽效率下降。测试在某个稠度部分的某个容积中通过,则反映患者的吞咽功能所达程度及适合该稠度食物的一口量。

2. 功能性经口摄食分级 功能性经口摄食分级(functional oral intake scale,FOIS)量表是通过观察、询问来进行评估,对患者意识状态及配合程度没有要求,误吸风险低,简便易行。该量表涉及患者对管饲、食品类型的依赖程度,可监测患者经口进食能力的变化趋势,同样适用于口腔癌术后患者进食能力的评估。该量表分为 7 级。

1 级:完全依赖管饲,不能经口进食。

2 级:依赖管饲,经口进食量很少。

3 级:仍需管饲补充,可经口进食单一类型食品。

4 级:不需管饲,经口进食,但只可进食单一类型食品。

5 级:不需管饲,经口进食,食品种类多样,但需特殊准备。

6 级:不需管饲,经口进食,食品不需特殊准备,但不能进食一些特殊食品。

7 级:不需管饲,经口进食,食品种类不受任何限制。

吞咽功能的改变涉及因素较多,既有中枢神经的因素,也有外周神经和吞咽肌群改变的因素,口腔癌术后患者引起吞咽功能障碍的原因多为后者。中山大学附属口腔医院吞咽康复团队通过对舌癌术后患者舌运动范围(上抬、前伸、左偏、右偏)进行评估,发现舌运动范围与吞咽功能呈正相关,提示舌动度可作为吞咽功能的预测因素。此外,咽腔测压(manometry)、表面肌电图等仪器评估方式可从不同角度对吞咽障碍患者的吞咽功能进行有效评估。

综上所述,各种评估方式可从不同角度对吞咽障碍患者的吞咽功能进行评估,临床上多种方法联合使用可对吞咽障碍的病因、部位、程度和代偿情况进行全面了解。对于可疑吞咽障碍患者,首先可采用洼田饮水试验、舌压测量、V-VST 以及 FOIS 量表对患者进行初步评估,了解患者是否存在吞咽障碍,以及吞咽障碍的病因及程度,必要时,可进一步采用 VFSS、FEES、cine-MRI 等方法对吞咽障碍的部位、程度、代偿方式进行精准诊断。以上全面评估,不仅是患者康复训练的基础,也是制订综合序列治疗方案的考虑因素。

二、气道管理

气管切开术(tracheotomy)又称为气管造口术,是将患者颈段第 3~5 气管环前壁切开,插入合适的气管套管,以开放气道,改善呼吸的手术,是抢救危重患者的常用方法。气管切开的目的主要有治疗上呼吸道梗阻、辅助呼吸机机械通气、预防气道误吸、方便清除气管支气管分泌物、减少通气死腔及治疗阻塞性睡眠呼吸暂停综合征等。由于口腔颌面头颈肿瘤手术,尤其是重大手术,常需要行气管切开,因此气道管理成为保证患者安全、减少术后呼吸系统并发症的重要工作。

（一）气管切开套管的分类及选择

气管套管是气管切开术后在气道瘘口放置的一种通气管。气管套管为弧形弯管，弯度与气道的弧度相仿，105°弯曲，符合人体生理解剖结构。套管为双层结构，由外套管、内套管和管芯组成。不同型号的气管套管管径不同，供不同身型的患者选择。根据材质的不同，气管套管可分为金属气管套管和聚氯乙烯塑料（PVC）气管套管。

1. 金属气管套管 金属气管套管是最传统的气管套管，使用前需消毒灭菌，主要材质为钛合金，种类较少，主要分为全喉短款和半喉长款。普通气管切开患者选择半喉套管，全喉切除术后患者选择全喉套管。金属管道表面光滑，耐腐蚀，不易滋生细菌，没有气囊不会压迫气道黏膜，可长时间放置，护理相对简单。但金属气管套管的弊端很明显，材质僵硬，无生物兼容性，气道损伤风险大，放疗或做 MRI 时不能佩戴，无法连接呼吸机、急救呼吸球囊、人工鼻等。此外，因无气囊阻挡误吸物，容易引起吸入性肺炎。

2. PVC 气管套管 无菌包装拆开即可使用，只可一次性使用，主要材质为聚氯乙烯，生物兼容性较好，套管远端边缘圆滑，对气道损伤少。放疗或做 MRI 时无需更换气管套管，可连接呼吸机、急救呼吸球囊、人工鼻等。PVC 气管套管种类繁多，依据外套管是否有气囊分为带气囊气管套管和无气囊气管套管；依据声门以下球囊以上是否有吸痰孔分为吸痰式气管套管与非吸痰式气管套管；依据有无内套管分为有内套管气管套管与无内套管气管套管。此外，根据不同临床需求还有其他种类的气管套管，如可辅助发音的气管套管、可调节固定翼的气管套管等。

一次性带气囊气管套管是目前使用最广泛的气管套管，气囊可阻挡上呼吸道的分泌物和误吸物，起到减少肺部感染的作用，然而气囊上方堆积物增多无法清除容易导致微渗漏，且随着堆积时间延长，细菌繁殖活跃。若上方堆积物与细菌进入下呼吸道会增加肺部感染风险，因此临床上建议气管切开时间长、有吞咽障碍、胃食管反流等误吸高风险患者，采用一次性可吸痰式带气囊气管套管，定时进行声门下吸痰以减少气囊上方堆积物。临床上使用无内套管气管套管存在一定风险，气道分泌物若清除不到位会聚积在气管套管内腔，严重缩小套管内腔直径，阻碍患者呼吸甚至导致窒息，因此只能短期使用。使用有内套管气管套管，定时更换或清洗内套管可以降低分泌物阻塞气管套管的风险，减少肺部感染率，延长气管套管的使用时间。

（二）气管切开与吞咽的关系

吞咽障碍是气管切开的一个重要并发症。吞咽机制较为复杂，吞咽时，在咽期会呼吸暂停，声门关闭产生正性声门下压力，保护气道。气管切开术破坏上呼吸道结构，改变吞咽的生理和 / 或生物力学，气道持续开放与大气相通，吞咽时无法形成声门下气压，呼吸道保护屏障作用减弱或消失。中山大学附属口腔医院康复团队的研究显示，下颌骨缺损重建术后患者气管切开后运用说话瓣膜重塑气道压力，不仅能够改善吞咽功能、减少误吸风险，还可以改善嗅觉功能，并有助于恢复患者言语交流能力，缓解患者围手术期焦虑，有利于患者顺利度过围手术期。

（三）气管切开的管理

1. 术前呼吸功能评估 为了降低麻醉意外、保证气管切开顺利进行、减少术后并发症，需对口腔癌患者术前进行严格的健康评估，呼吸功能评估是重要一环，特别是对于年老体弱及患有肺部疾病者，除了常规的胸部检查,还需要一些特殊的检查进行呼吸功能评估。

(1)胸部X线片:可以初步检查有无胸廓畸形、肋骨骨折以及肺部病变。

(2)胸部CT:胸部CT较X线片更为精准,可进一步了解肺部病变情况类型及严重程度。

(3)肺功能评估:①肺通气功能,一秒量与用力肺活量比值(FEV1/FVC%)、一秒率(FEV1%)、每分钟最大通气量(MVV);②肺弥散功能,一氧化碳弥散量(DLco)、DLco/VA等;③心肺联合功能(储备功能)的评估,简易运动试验如登楼试验和6分钟步行试验,更为准确的运动实验包括平板运动实验和蹬车运动实验。

(4)血气分析:可了解患者氧合和酸碱平衡情况,还可评估肺功能和氧疗效果,反映患者肺部换气功能。呼吸功能差的患者,其O_2在组织的释放能力较差,PaO_2下降,CO_2潴留,是反映肺呼吸功能的客观指标。

2. 术后呼吸功能评估　患者气管切开后气道屏障被破坏,术后需加强生命体征监测,每天对患者气道进行评估,及时发现气管切开术后并发症和不良事件。局部检查包括套管类型是否适合,内外套管有无松脱、异位,内外管道是否通畅,有无痰痂黏附、堵塞,气管切开口有无出血、皮下气肿、切口感染、气道狭窄等情况。此外,加强患者术后呼吸功能评估,保证患者安全。

(1)呼吸频率的评估:正常成人的呼吸频率为16~18次/min,儿童年龄越小,呼吸频率越快。若患者呼吸频率变慢,出现深大呼吸伴或不伴痰鸣音,需警惕患者气管套管堵塞。若患者呼吸频率加快,可考虑是否存在紧张、发热、肺部感染、心力衰竭等情况。

(2)血氧饱和度的评估:若血氧饱和度值低于95%,检查指套是否松脱、血氧饱和度波形是否规律,排除各种干扰因素后考虑低氧血症的原因,包括呼吸道堵塞、肺部感染、呼吸衰竭等。

(3)肺部并发症的评估:肺部感染、胸腔积液、气胸等是气管切开患者常见的肺部并发症。当患者术后出现发热、咳嗽咳痰增多、血氧饱和度下降等,可进行胸部X线片或胸部CT进行鉴别诊断。

(4)咳嗽咳痰的评估:评估患者能否自主咳嗽,咳嗽次数,痰液量、颜色及黏稠度,以便及时调整湿化液的量或吸痰频率。痰液黏稠度可分为三度:①Ⅰ度,痰液稀薄,似米汤样,吸痰管内无黏附现象;②Ⅱ度:痰液黏稠度相对增加,会有少量痰液黏附于吸痰管内,但易被水冲掉;③Ⅲ度:痰液很黏稠,成团状较难吸出,大量痰液黏附于吸痰管内,较难被水冲掉。

(5)血气分析:通过动脉血乳酸水平、二氧化碳分压、氧分压、血氧饱和度和pH等了解患者术后缺氧和酸碱平衡情况。

3. 气道廓清技术　口腔颌面外科修复重建患者术后多进行预防性气管切开,气道开放与空气接触,肺部感染概率增大,痰液增多。行胸大肌瓣、肋骨、髂骨移植患者躯干有伤口,疼痛会影响其咳嗽咳痰。若术中迷走神经切除也会加重患者的排痰困难,痰液黏稠难以清除,需要对患者采取一些特定的气道廓清技术。气道廓清技术是指采用药物或非药物的方法将气道分泌物排出,减少相关呼吸并发症的技术。药物治疗主要通过雾化以促进痰液稀释排出,主要作用有:①稀释或液化痰液,使得痰液易于咳出;②裂解痰中的黏液蛋白以降低痰液黏性,刺激呼吸道分泌黏性低的小分子黏蛋白,利于痰液咳出;③抑制呼吸道炎症反应,减轻呼吸道高反应性,减少痰液;④促进纤毛运动,加快黏液排出,提高痰液清除率。

非药物廓清技术包括胸部物理治疗技术、主动呼吸循环技术、用力呼气技术、肺内叩击通气、高频胸壁振荡、呼吸末正压、机械性吸呼气技术等。其中,胸部物理治疗技术由于方便易操作在临床中使用最广泛。胸部物理治疗技术分为以下几种:①气道抽吸,即吸痰技术,是气管切开患者清除气道痰液常见的技术之一,但该技术属侵入性操作,有损伤气道的风险,且导致患者呛咳、憋气、血氧饱和度降低等反应,需严格把握吸痰指征。当听诊有痰鸣音无法自主咳出、血氧饱和度下降、呼吸频率变快、主诉呼吸不畅胸闷时需进行吸痰。②翻身拍背,由于行气管切开的口腔癌/口咽癌患者多为局部晚期肿瘤切除同期修复重建,为保证皮瓣血运,翻身拍背时需避免吻合血管扭曲,使头部与躯干成一直线。操作者使用空掌或专用排痰杯,利用腕关节的力量快速反复叩击患者背部,由下而上,由外到脊柱两旁有节奏叩击,使肺部和气道内分泌物松动容易排出。③有效咳嗽,患者深吸气后暂停3秒,然后用力咳出,当看到痰液出现在气管切开口时,立即清除,以免痰液随着吸气时被吸回气管内。④体位引流,根据气管、支气管树的解剖特点,利用重力作用将气道、肺叶的分泌物清除,以改善患者的肺通气和灌注,但是由于修复重建患者术后早期卧床制动,使用该方法时需综合考虑修复重建方式、血管蒂位置、术后时间等因素。⑤纤维支气管镜吸痰及灌洗,常规的吸痰技术只能清理上呼吸道分泌物,无法到达深部清理下呼吸道分泌物。纤维支气管镜早期主要应用于吸入性肺炎的治疗,可直达肺部叶段、支气管亚段的病变部位,直接观察病灶组织,对病变部位分泌物进行取样检查;应用纤维支气管镜进行吸痰和灌洗,及时清除阻塞气道的黏液痰栓,减少细菌附着数目,改善肺部换气功能和通气功能,降低再次发生肺部感染的概率,促进患者早期康复。

4. 口腔护理 口腔癌术后患者由于吞咽功能障碍或口内伤口疼痛不敢吞咽,导致血液、痰液、唾液等堆积于口腔,使口腔自洁能力下降,口腔内容易滋生细菌。除导致伤口感染外,细菌还会下移到气管导致肺部感染,因此口腔护理在预防伤口及肺部感染中起着重要作用。

目前口腔护理有两种方式:棉球擦拭和口腔冲洗。棉球擦拭法即使用含有口腔护理液的棉球对牙齿及黏膜进行擦拭以达到口腔清洁的目的,但是由于口腔癌术后患者口内血液、分泌物较多,单纯使用棉球擦拭难以清洁到位。口腔冲洗是将口腔护理液利用输液管、注射器对患者口腔进行冲洗,同时利用负压将口内分泌物和冲洗液吸出的技术。然而,对于术后有吞咽障碍的患者容易导致其误吸,而且黏附于牙齿和黏膜的痰痂较难冲洗干净。使用具有冲洗和吸引双重功能的口腔护理专用牙刷结合棉球擦拭可达到深度清洁。口腔护理专用牙刷可控制水流速度,使口腔清洗液刚接触牙齿表面后就被吸走,不会在口腔内残留,既可去除牙齿上的痰痂和口腔分泌物,又可以避免患者发生误吸。对于皮瓣位置的清洁,使用棉球擦拭,既可有效清除皮瓣上方的痰液、血液等,又不会影响皮瓣血运。

5. 湿化 鼻腔对吸入的空气有加温、加湿和净化的作用,当气管切开后这些作用将消失,干冷的气体直接经过气管切开口进入气道,造成患者呼吸道干燥,管腔内分泌物粘结,分泌物清理能力下降,阻塞气道影响呼吸,同时容易导致细菌侵入引起肺部感染。

目前,湿化的方式有多种:①气管滴入,使用注射器装好湿化液,间断或持续往气管内滴入湿化液。该方法简单易行,然而只起到湿化作用,无加温效果,此外湿化液滴进入气管时患者容易呛咳,若湿化不到位,痰液浓稠难以咳出,可堵塞呼吸道。②雾化吸入,利用氧气或超声波将湿化液冲击成细微颗粒进入呼吸道,以稀释痰液,促进排痰。为避免影响患者血氧饱和度,可小剂量、短时间间断雾化以达到湿化效果。该湿化方法容易造成湿化不到位或者湿化过度,同样无加温作用,患者吸入冷的湿化液会感觉难受。③一次性使用呼吸过滤器,俗称人工鼻,是利用高密度湿化湿纸洁净、湿化和温暖空气,以减少患者的排痰量和吸痰次数。由于患者吸入的空气或氧气是被动地加温加湿,效果难以得到保证,痰多患者容易堵塞过滤器。④呼吸湿化治疗,是应用呼吸湿化治疗仪对进入气道的气体进行加温加湿,使气体达到最佳湿度 37℃、44mg/L,患者感觉呼吸温和舒适、通畅,咳痰容易,提高湿化效果。此外,还可以与氧疗同时进行,使得氧气以更舒适的方式进入气道,患者耐受性强,是目前较为推荐的气道湿化方式之一。

6. 管道护理 气管切开后的管道护理对预防下呼吸道感染至关重要。金属气管内套管可通过高压蒸汽灭菌法进行消毒灭菌。一次性内套管建议一次性更换使用,若需消毒重复使用,只能单个患者重复使用,不能用于其他患者,可使用浸泡消毒法进行消毒。

7. 气囊压力管理 目前使用的气管套管多为高容低压气囊,充气后的气囊压力应保持在 $25\sim30cmH_2O$。充盈的气囊可阻挡气囊上方的分泌物及误吸物进入肺内,而适宜的气囊压力可防止由压力造成的气道组织坏死或黏膜萎缩。

目前使用的气囊压力监测方法包括:①指触法,利用示指与拇指触摸气囊,感受气囊的膨胀程度,像指端触到鼻尖的感觉即可。该方法为经验法,较为主观,压力不准确,一般不建议采用。②最小闭合容量技术,将听诊器放于气管处,用注射器向气囊内慢慢注气,直到听不到漏气声为止,然后抽出 0.5mL 气体,可闻及少量漏气声,然后注气,直到在吸气时听不到漏气声为止。该技术不易发生误吸,也不影响患者潮气量,但容易导致压力过大损伤气道。③最小漏气技术,将听诊器放于气管处,用注射器向气囊内慢慢注气,直到听不到漏气声为止,然后从 0.1mL 开始慢慢抽出气体,直到吸气时听到少量漏气为止。该技术损伤气道的可能性相对减小,但容易发生误吸,气囊周围滞留物容易渗入肺内。④气囊内压力监测技术,使用气囊测压表定期监测压力,可分为手动监测及电动持续监测。手动检测是指使用手持式测压表间隔 $6\sim8$ 小时监测一次,若声门下吸引分泌物较多,则增加监测次数。电动持续监测是使用自动充气泵持续维持气囊压力,使其压力始终保持在设定的压力范围内。该方法压力监测精准度高,患者不易发生误吸或微渗漏,不损伤气道黏膜,是目前临床较好的气囊压力监测方法之一。

8. 声门下吸引 气管套管留置时间长,气囊上方容易堆积分泌物导致滞留物从气管套管周围溢出或者渗漏到气囊下方进入肺内引起肺部感染。可吸痰式带气囊气管套管侧面有一个声门下吸引导管,使用注射器或负压吸引器通过该导管对声门下、气囊上滞留物进行吸引,可有效减少肺部感染。

目前,清除滞留物的方法有间断声门下吸引、持续声门下吸引和声门下冲洗。①间断声门下吸引:使用注射器与声门下吸引导管连接,拉动注射器抽吸声门下液体。间断声门下吸引较安全,气道黏膜不会持续紧张,并发症较少,但使用注射器难以精确控制负压,会引发患者一过性气道痉挛或呛咳。②持续声门下吸引:声门下吸引导管一端连接废液收集器,另一端连接负压吸引器,在恒定压力下持续吸引。该方法可及时清除气囊上方滞留物,减少滞留时间,降低微渗漏导致肺部感染的危险。③声门下冲洗:注射器与声门下吸引导管连接,向导管内定时定量注入生理盐水对气囊上方进行冲洗,然后抽出废液。当气囊上方滞留物较浓稠,难以吸出时可用该方法,而且可以稀释病原菌菌落的浓度,但有渗漏的风险。因此,冲洗前要做好气囊压力管理,冲洗时不可压力过大、速度过快,冲洗后及时吸出废液。

三、吞咽功能全流程管理

吞咽功能全流程管理是指在患者住院期间，从入院、手术到康复各个环节对患者吞咽功能的全程关注及统筹，包括患者治疗前、治疗中、治疗后和随访的全治疗周期，根据其不同阶段的吞咽功能制订针对性的康复干预方案。较多研究证实，头颈癌患者治疗前已存在吞咽功能异常，手术或放化疗等治疗方法可进一步加重吞咽障碍程度。NCCN 指南建议对有吞咽障碍的患者或肿瘤治疗可能影响吞咽功能的患者，进行治疗前基线的吞咽评估。术前对患者吞咽功能进行评估，以了解患者目前存在的问题及术后可能出现的并发症，预见性地采取预防措施。在手术设计过程中充分考虑患者吞咽功能，在确保肿物边界清除干净的情况下尽量保留患者的吞咽功能相关组织，以功能为导向进行组织缺损修复重建。术中、术后预防误吸。比如，术中加强气管插管气囊压力管理，减少口内分泌物及血液流入气管；术后加强气管切开护理、营养护理、体位护理等；康复期进行吞咽功能评估及训练等。出院后的随访应至少持续到患者达到稳定的吞咽功能状态时。对于一些有慢性吞咽困难的患者，这种随访可能需要全生命周期持续追踪。

（一）吞咽功能全流程管理的实施

1. 吞咽功能全流程管理的组织者　在欧美等发达地区，较多口腔颌面 - 头颈肿瘤科内设吞咽言语治疗的分支科室，或与吞咽言语病理学家组成多学科协作关系，所以吞咽言语病理学家担任着吞咽功能全流程管理的主要角色。尽管目前国内口腔颌面 - 头颈肿瘤科医师越来越重视患者治疗后吞咽功能的康复，但多数与康复科医师及吞咽言语病理学家依然缺乏紧密的学科协作，在吞咽功能全流程评估治疗上存在较多疏漏。基于我国目前多数口腔颌面 - 头颈肿瘤科设置于口腔专科医院，口腔颌面 - 头颈肿瘤专科医师需要加强学习交流，更好地承担口腔癌及口咽癌患者吞咽功能全流程管理组织者的角色。

2. 吞咽功能全流程管理的要求和内容　研究表明，治疗前吞咽功能干预可有效预防或减轻治疗后的吞咽障碍。放疗期间保持经口进食和进行吞咽训练的患者在饮食摄入、吞咽功能和生活质量上均显著优于对照组，并减少对饲管的依赖。

治疗前吞咽功能管理的内容主要包括三方面：①获得患者基线吞咽状态；②告知患者癌症及癌症治疗对吞咽的影响；③制订及实施预防性吞咽训练计划。基线吞咽功能评估可作为治疗后各阶段吞咽功能状态的参照，同时可初步获取分析吞咽功能异常的可能原因。患者对治疗后吞咽功能障碍的充分理解可增加其对吞咽康复训练的接受和配合程度。治疗前干预需要在不刺激肿瘤的前提下进行，增强正常吞咽解剖结构的运动代偿能力。治疗中和治疗后方案可在治疗前制订，让患者预先习得、领悟训练方法的正确步骤要点，因为治疗后患者特别是手术后患者的精神状态和体力状态处于低水平，对吞咽训练方法可能缺乏即刻或快速学习的能力。

治疗后吞咽功能管理根据不同治疗方法有不同要求，手术后出院前需要定期评估记录患者的吞咽功能，尤其是重大术后患者，建议每日评估记录和训练。手术初期干预内容不建议采用姿势体位代偿训练（如低头、抬头、转头训练）、shaker 训练等，以免增加皮瓣血管危象风险。气管切开患者如不戴吸气单向呼吸阀则无法屏气，所以难以完成声门上吞咽法。该时期患者多经鼻饲管进食，为了防止口腔卫生清洁不佳或创口裂开,不宜行经口摄食评估。目前,针对口腔颌面 - 头颈癌术后吞咽干预时机和干预训练方法方面尚无共识指南,因此需要医师开展高质量的前瞻性研究提供证据支持。

随访阶段吞咽功能管理重点在于评估不同时间节点吞咽状态的变化,及时采取针对性的吞咽康复干预方法,同时验证干预方法的有效性,不断动态调整,尽量使患者在正反馈中不断提高康复积极性,同时完成功能康复及心理康复。

(二)中山大学附属口腔医院康复团队实践方案

中山大学附属口腔医院康复团队已形成对口腔颌面 - 头颈肿瘤患者术前、术后和出院后全治疗周期吞咽功能评估的管理体系。依据口腔颌面 - 头颈肿瘤专科病患特点,同时与康复医学、呼吸内科等多学科合作,编制了《围手术期功能康复管理册》,在临床推广使用。

《围手术期功能康复管理册》(附录一)包含术前、术后及出院后全治疗周期的功能评估模块,融入了吞咽功能、呼吸功能、口腔卫生保健功能等多维度的内容,并可针对不同维度评估结果制订个性化的干预措施,将每一位患者的功能评估结果均集成一册,便于住院期间和术后随访阶段查阅和记录,同时搭配《围手术期功能康复管理册说明书》,利于在本专业的推广应用。

(何杏芳 梁玉洁)

第四节 血液高凝状态及其并发症的防治

凝血与抗凝是机体的重要生理过程。血液高凝状态是血管内皮细胞、凝血、抗凝血及纤溶系统等相互作用引起的病理性血液凝固性增高,易于形成血栓的一种状态。越来越多的证据表明,凝血系统与慢性炎症、恶性肿瘤间存在相关性。恶性肿瘤患者发生静脉血栓的风险是正常人群的 4 倍,接受化疗之后这种风险增加至 6~7 倍。因此,认识恶性肿瘤相关血液高凝状态,并积极预防与处理相关并发症,是口腔癌 / 口咽癌防治的重要部分。

一、病理生理基础

正常状态下,凝血是机体的保护机制。出血时,局部表现为血管收缩、血液凝固、血栓形成等生理性止血过程。一般情况下,抗凝与纤溶系统会被相继激活,在有效止血的同时,又能防止凝血的扩大。一旦这个动态平衡被打破,出现凝血与抗凝的紊乱,则出现病理性出血、血液高凝或血栓形成。慢性炎症与恶性肿瘤所致的机体纤溶系统抑制、血小板异常、微循环障碍常可打破凝血平衡,使机体处于高凝状态,易于血栓形成。

血栓形成是指在血管腔中血小板、纤维蛋白和一些细胞等成分形成的血凝块,造成血管部分或完全堵塞。血管内皮损伤、血液成分改变、血流动力学异常是血栓形成的三个重要因素。血栓根据所在血管类型的不同,分为静脉血栓、动脉血栓和微血管血栓。

二、口腔癌及口咽癌与血液高凝状态

高凝状态是恶性肿瘤患者常见的血液流变学改变,越来越多的证据表明凝血系统与恶性肿瘤存在密切的相互作用。凝血系统可作为肿瘤微环境中的一部分,通过各凝血因子的作用,促进肿瘤的生长、侵袭和转移。恶性肿瘤产生凝血酶原/凝血酶,它们作为凝血的关键蛋白水解酶,可在血管生成和肿瘤增殖过程中发挥多元的生物学作用。组织因子和血管内皮生长因子的表达与肿瘤的血管生成相关,且影响肿瘤的生长。肿瘤细胞血小板或微小血栓的黏附,可促进肿瘤的转移。

与其他恶性肿瘤相似,口腔癌及口咽癌与机体的高凝状态间存在相关性。研究表明,口腔癌患者与健康志愿者、口腔良性肿瘤患者相比,循环血小板衍生微粒的血浆水平明显升高,且与纤维蛋白原水平的升高呈正相关。晚期口腔癌患者的磷脂酰丝氨酸阳性血细胞介导了大量凝血酶和纤维蛋白的产生,是高凝和血栓前状态发展的重要介质。

同时,口腔癌及口咽癌患者的手术创伤、气管切开、皮瓣供区创伤等使其术后早期运动困难,发生下肢静脉血栓的风险增加。对于深静脉血栓的高风险人群应做好预见性护理,对高龄患者、手术创伤大、预期术后卧床时间长的患者,应从术前就开始改善高凝状态,预防静脉血栓,如指导患者多饮水、购买弹力袜,必要时使用抗凝药物等。术后则早期开始预防,指导患者进行床上肢体活动,使用充气泵物理性预防,抗凝药物治疗等,降低血栓性疾病的发生率。

三、临床评估与处理

(一)血液高凝状态的术前评估

恶性肿瘤患者存在血液高凝状态的主要表现为纤维蛋白原、凝血因子、纤维蛋白降解产物及血小板检测值的升高,其发生静脉血栓栓塞症的风险较非肿瘤患者升高4~7倍。高凝状态一般无明显的临床症状,多依赖于实验室的相关检查,可以参考的实验室指标包括血管内皮受损标志物、血小板活化指标、凝血功能指标、抗凝活性、纤溶活性等。由于高凝状态涉及的因素众多,动态变化性大,检测指标复杂,建议从以下3个方面进行项目的选择和应用。

1. 初筛试验 活化部分凝血活酶时间(APTT)和/或血浆凝血酶原时间(PT)、纤维蛋白原、血小板聚集试验(PAgT)、血液黏度测定等。

2. 常用试验 血栓弹力图(TEG),血管性血友病因子抗原(vWF: Ag),β-血小板球蛋白(β-TG),可溶性纤维蛋白单体复合物(SFMC),抗凝血酶活性(AT: A),纤维蛋白(原)降解产物(FDP)和D-二聚体(D-dimer)。

3. 特殊试验 凝血酶调节蛋白(TM)或/和内皮素-1(ET-1)、P-选择素(P-selectin)和/或11-去氢血栓素B2(11-DH-TXB2)、凝血酶原片段1+2(F1+2)或/和纤维蛋白肽A(FPA)、凝血酶抗凝血酶复合物(TAT)、组织因子(TF)活性、纤溶酶抗纤溶酶复合物(PAP)。

彩色多普勒超声检查是确定深静脉血栓的重要检查手段。彩色多普勒超声检查可通过观察血管内膜形态、血液流动状态等早期发现循环系统的血液状态或血栓形成。通过调整探头位置,可清晰显示静脉管壁及彩色血流情况,观察静脉内膜、彩色血流充盈、静脉频谱及静脉瓣功能。检查中二维声像图表现为：管腔内径可增宽或不增宽，内膜略增厚、欠光滑；管腔内可见滞缓流动样血流显示或云雾状稍强回声悬浮，有流动感，管腔压闭等。彩色多普勒超声检查既能早期发现血液高凝状态即血栓前期，又能明确血栓期及血栓的位置、范围，是常用的循环系统栓塞检查手段。

（二）围手术期血液高凝状态的并发症与处理

在血液高凝状态下，凝血、抗凝和纤溶系统之间的平衡被打破，血液易在血管中发生异常凝结，形成血栓，造成完全或不完全阻塞，即静脉血栓栓塞症（venous thromboembolism，VTE）。VTE 包括深静脉血栓（deep vein thrombosis，DVT）和肺栓塞（pulmonary embolism）。肿瘤、手术、创伤、卧床、肥胖、下肢静脉曲张均为 VTE 的高危因素。

1. 静脉血栓栓塞症　静脉血栓最常形成于下肢深静脉（如腘静脉、股静脉、髂静脉等），多数患者无症状，或仅感觉到轻微的腿部胀痛、紧迫感，呈凹陷性水肿，伴局部皮温升高，髂股静脉血栓可有明显的触痛。血浆 D- 二聚体对诊断急性 DVT 有重要参考价值，结合彩色多普勒超声、螺旋 CT 静脉成像、MRI 静脉成像等检查不难诊断此病。深静脉血栓的最大危险在于血栓随时可能脱落发生栓塞，若栓塞于重要脏器大血管，严重者可危及患者生命。深静脉血栓应做到早诊断，早期抗凝和溶栓治疗，预防肺栓塞的发生。

浅表静脉的血栓形成则常常伴随较严重的炎症反应，表现为局部的疼痛红肿、皮肤温度升高或皮肤破溃，又称为血栓性静脉炎。但因炎症反应显著，浅小静脉血栓常与血管壁紧密附着，较少发生重要脏器栓塞。

深静脉血栓即使得到早期治疗，仍有较大的概率发生深静脉血栓后综合征（post thrombotic syndrome，PTS）。其主要机制是深静脉瓣膜受损、静脉压升高和静脉回流受阻，表现为肢体肿胀疼痛、静脉曲张和皮肤色素沉着等。深静脉血栓后综合征的治疗要点是预防深静脉血栓复发，因此需要维持一段时间的抗凝治疗，还可以配合弹力袜和加强运动等方法预防血栓再次发生。

2. 肺栓塞　下肢深静脉的血栓若未及时处理，脱落进入循环易引起肺栓塞。肺栓塞的症状缺乏特异性，取决于栓子的大小、数量、栓塞部位及患者是否存在心肺基础疾病。小面积肺栓塞可无明显症状，或仅出现发热、气急、咳嗽、胸背痛、咯血、心悸、血压下降等不典型症状。大面积或多发性肺栓塞可表现出典型的呼吸困难、胸痛、咯血症状，需与急性冠脉综合征和主动脉夹层相鉴别。大面积的肺栓塞导致气体交换障碍和肺循环阻力增大，形成肺动脉高压，右心负荷增加，严重者会伴有右心衰竭的症状，甚至猝死。

肺动脉造影是诊断肺栓塞的"金标准"，但由于其侵入性，CT 肺动脉造影（CTPA）和磁共振血管成像（MRA）的临床应用价值更高，D- 二聚体可作为诊断的排除标准，但对围手术期的肺栓塞参考价值有限。《急性肺栓塞诊断与治疗中国专家共识（2015）》推荐对怀疑急性肺栓塞的患者先进行临床可能性评估（Wells 及 Geneva 评分）和初始危险分层，然后逐级选择检查手段以明确诊断。

急性肺栓塞的初始危险分层主要依据患者的血流动力学情况、心肌损伤标志物水平和右心室功能进行评估。血流动力学不稳定，如出现休克或持续性低血压为高危患者。非高危患者中存在右心室功能障碍，同时伴有心肌损伤标志物升高者为中高危。右心室功能和 / 或心肌损伤标志物正常者为中低危。

3. 血栓栓塞的临床处理

（1）急救措施：急性肺栓塞需依据病情严重程度和危险分层制订不同的治疗方案，除了吸氧、止痛、镇静等常规急救措施，对于出现休克或低血压的血流动力学不稳定患者，一旦确诊，应迅速启动再灌注治疗。对非高危患者，应严密监测，以早期发现血流动力学失代偿，并立即启动补救性再灌注治疗。

（2）抗凝治疗：抗凝治疗在静脉血栓栓塞症急性期开始应用，包括肠外抗凝剂和口服抗凝药物治疗。常用的肠外抗凝剂有普通肝素、低分子肝素、磺达肝癸钠等。应用肠外抗凝治疗时应注意监测 APTT 和血小板计数，以灵活调节药物用量，防范出血风险。口服抗凝治疗的"金标准"是维生素 K 拮抗剂，包括华法林、苯丙香豆素等，我国最常用的为华法林，近年来一些大规模临床试验为非维生素 K 依赖的新型口服抗凝药（如达比加群酯、利伐沙班等）提供了证据。

（3）溶栓治疗：是通过将纤维蛋白溶酶原转变为纤维蛋白溶酶，迅速降解纤维蛋白，溶解血栓，以恢复组织灌注的治疗方法，并可通过清除和灭活纤维蛋白酶原和凝血因子等干扰凝血功能，防止血栓再次形成。我国常用的溶栓药物有尿激酶（UK）和重组组织型纤溶酶原激活剂阿替普酶（rt-PA）。溶栓治疗方法：①经皮导管介入治疗，介入治疗通过对血管内血栓的碎裂、流变溶解、抽吸、旋切或经导管药物溶栓来去除血栓，恢复血管的通畅性；②外科血栓清除术，由心外科或血管外科医师完成，多用于溶栓禁忌或失败的患者，对于后者，术前溶栓治疗增加了出血风险，但不是外科血栓清除术的绝对禁忌证。

注意溶栓治疗的绝对禁忌证：①出血性脑卒中；② 6 个月内缺血性脑卒中；③中枢神经系统损伤或肿瘤；④近 3 周内重大外伤、手术或头部损伤；⑤ 1 个月内消化道出血；⑥已知的高出血风险患者。但在危及生命的肺栓塞面前，以上溶栓禁忌证也并非绝对，需要临床医师综合考量。

（三）血液高凝状态患者术后并发症的预防

口腔癌及口咽癌作为恶性肿瘤，是 VTE 的独立危险因素，积极预防肿瘤相关性血栓栓塞症可改善患者的预后，降低肺栓塞所致的死亡率。目前，临床可用的预防方法包括基本预防、机械性预防和药物预防。

1. 基本预防 ①对患者进行教育，医疗、护理及康复团队均对患者进行 VTE 相关知识的普及教育，建议患者改善生活方式，包括戒烟戒酒、合理饮食、规律作息、体重管理等。②定期监测，术后对 VTE 风险重新评估，指导预防方案的调整。③避免长时间制动，对行动不受限制的患者，应鼓励其适当运动（尤其是下肢活动）；对行动受限或长期卧床的患者，应指导并鼓励其进行主动抬腿等腿部运动，无法主动活动下肢者可由他人辅助活动或使用机械性辅助装置。④避免脱水，鼓励患者多饮水，对围手术期、伴发发热性或感染性疾病、病情危重或无法经口进食者，应严密监测水电解质平衡，视情况适当给予液体支持。

2. 机械性预防 对因疾病或治疗所致的下肢活动受限患者，推荐使用机械性预防措施改善下肢血液循环，包括应用节段性加压弹力袜、间歇充气加压装置或下肢静脉泵。

3. 药物预防 临床上用于预防静脉血栓的药物主要有抗凝药物和抗血小板药物。根据患者的血栓危险程度和拟手术的类型选择药物种类及用药时间，2021 年《口腔颌面外科围手术期静脉血栓栓塞症评估与预防专家共识》建议进行了显微血管吻合游离组织瓣手术的患者可进行药物预防，但要注意平衡出血风险，对于因血肿或血管危象引起的皮瓣探查患者，应适当延长药物预防时间。

（苏　凯　张思恩）

第五节　术后谵妄的预防及处理

谵妄（delirium）是严重的急性或亚急性神经精神综合征。2018 年 WHO 发布《国际疾病分类第十一次修订本（ICD-11）》对谵妄进行定义：谵妄是急性或亚急性起病的注意力障碍和意识障碍，在 1 天内症状常出现波动，并伴其他认知障碍，可影响睡眠觉醒周期。中国《综合医院谵妄诊治中国专家共识（2021）》中也对谵妄的定义、预防及诊治措施等进行了阐述。

住院患者谵妄患病率显著高于社区人群，其中急诊、重症监护室、术后、老年、临终前患者发生率更高。术后谵妄（postoperative delirium，POD）常发生在手术麻醉后 7 天内，其症状可持续数小时至数周，可显著增加住院并发症、延长住院时间、增加医疗支出、降低机体功能、增加病死率。据报道，社区人群谵妄患病率为 1%～2%，综合医院 17～95 岁住院患者谵妄发生率为 17.7%，脑卒中后谵妄发生率为 32%～52%。不同部位及不同类型手术的 POD 发生率不同，普通外科手术 POD 的发生率为 14.3%～23.3%，血管外科为 5%～39%，髋骨骨折为 17%～23%，整形外科为 3.6%～28.3%，心脏手术为 8%～65%，口腔颌面外科手术为 7.5%～36.1%。

一、病因及危险因素

谵妄可由多种因素导致，一般分为易患因素和触发因素两类。

1. 易患因素　高龄、认知障碍、衰弱、药物/酒精依赖、听力或视力障碍、罹患多种躯体疾病等是常见的易患因素。易患因素是患者的整体状态，多数难以在短期内大幅度改善。多学科团队主要通过易患因素评估患者是否为谵妄高危人群。

2. 触发因素　包括脑部疾病、其他系统性疾病、环境因素及药物因素。①脑部疾病：包括脑外伤、脑炎、癫痫等；②其他系统性疾病：包括呼吸系统疾病、营养及代谢疾病、心血管疾病、感染、便秘或泌尿系统疾患，操作、外伤、手术和麻醉、中毒或毒品戒断、疼痛等；③环境因素：噪声、活动受限、居住环境改变、情感打击等；④药物因素：阿片类药物、苯二氮䓬类药物、非苯二氮䓬类安眠药物、抗组胺药、二氢吡啶类药物、H2 受体拮抗剂、抗帕金森病药物等。多学科团队可通过积极查找并处理触发因素对住院患者进行谵妄的防治。

二、病理生理机制

谵妄是在多种因素共同作用下发生的脑功能障碍，其病理生理机制尚未明确，可能存在多种病理生理机制的协同作用，如神经炎症机制、神经老化、氧化应激、神经递质失衡、神经内分泌紊乱、褪黑素调节障碍等，最终产生神经递质调节障碍和神经网络连接障碍。

三、临床表现

谵妄为急性或亚急性起病，呈现波动性病程，一般持续数小时至数天，主要表现包括：①注意力障碍，表现为定向、聚焦、持续和变更注意力的能力下降,注意力分散,容易被无关刺激干扰,不能根据询问内容恰当回答或转换话题;②意识内容障碍,表现为对环境的定向力减弱,有时对自身状态(如姓名、年龄、职业等)的定向力减弱,同时伴有觉醒程度下降、淡漠、嗜睡等意识活动降低的表现,也可表现为警醒、易激惹、烦躁、攻击性和拒绝配合诊疗活动等意识状态;③在很短的时间内发生发展,通常为数小时至数天,倾向于在 1 天内波动,傍晚和夜晚加重;④可伴认知功能障碍,主要包括感知觉障碍(如错觉或幻觉)、记忆和学习障碍、抽象思维及理解能力障碍、执行功能障碍、言语障碍;⑤生物节律、情绪调节障碍,其特征是睡眠觉醒周期紊乱、睡眠倒错。

谵妄表现复杂多样,不容易进行分类。《综合医院谵妄诊治中国专家共识(2021)》中将谵妄分为 5 个临床亚型。①活动亢进型:表现为高度警觉、烦躁不安、易激惹、出现幻觉、妄想及攻击性行为,是最容易被发现的一种类型;②活动抑制型:表现为睡眠增多、表情淡漠、语速及动作缓慢,因症状不易被察觉,常漏诊;③混合型:上述两种谵妄类型交替出现,反复波动;④亚综合征型:表现为部分谵妄症状,只符合部分谵妄诊断标准,常被忽视;⑤迁延型或持续型:相对较少,多见于既往存在认知功能障碍的患者,或谵妄继发于颅内新发病变者。

四、诊断及筛查

大部分谵妄经详细的病史询问及床旁认知检查可初步明确诊断。2013 年美国精神病学协会颁布的《精神疾病诊断与统计手册》(第 5 版)(*diagnostic and statistical manual of mental disorders*, DSM-V)是谵妄诊断的金标准,符合下列 5 项即可诊断:①注意力紊乱(引导、集中、维持和转移注意力的能力下降)和意识紊乱(环境导向的意识减弱);②注意力紊乱和意识紊乱持续时间较短,严重者可达一天;③认知上的额外干扰(导致记忆缺陷,迷失方向,影响言语、视觉空间或感知能力);④存在或者排除在严重缩减唤醒水平的情况下演变发展而成的神经认知障碍,如昏迷;⑤既往检查表明注意力紊乱和意识紊乱是由于物质中毒、药物戒断或接触毒素,或者是因为多种原因导致的直接生理反应。但 DSM-V 诊断标准适合精神专业人员应用,未经专门训练的非精神专业人员不容易掌握。意识模糊评估量表(CAM)是目前使用最广泛的谵妄筛查工具,其改良版适合非精神科医师使用(附录二),推荐用于口腔癌及口腔癌患者术后筛查。

五、治疗

谵妄治疗以触发因素治疗为主。大部分谵妄症状,尤其是活动抑制型的谵妄症状可以通过非药物治疗得到改善,不推荐对谵妄患者常规使用抗精神病药物。对谵妄伴行为及情感障碍导致患者极度痛苦、危及患者或他人安全、干扰基本的检查及治疗,且非药物治疗无效时,可使用抗精神病药物进行治疗。治疗药物推荐氟哌啶醇、喹硫平、奥氮平及利培酮等,建议在精神科或神经内科会诊指导下使用。

1. 触发因素治疗 谵妄的触发因素较多,其中感染、疼痛是最常见的诱发因素:①积极治疗围手术期感染,避免不必要的置管;②常规检查是否存在皮肤压伤、背痛及尿潴留,定期评估及处理疼痛;③积极处理谵妄的其他诱因如心脑血管病、营养代谢病、水电解质紊乱等。

2. 对症治疗

（1）非药物治疗是谵妄尤其是活动抑制型谵妄的首选治疗（表5-5-1）。

（2）药物治疗：①苯二氮䓬类药物，由于其本身可能会诱发谵妄，故除苯二氮䓬类药物戒断或酒精戒断引起的谵妄外，不推荐苯二氮䓬类药物用于治疗谵妄；②抗精神病药物，氟哌啶醇是治疗谵妄的常用药物。

表 5-5-1 谵妄的非药物治疗

临床因素	目标	方法举例
认知功能和定向	适应的环境	环境明亮，标识清晰，容易识别的时钟和挂历
	定向提醒	介绍环境和工作人员，床旁放置家人照片
	认知刺激	鼓励患者进行益智活动，如音乐游戏
	家人参与	鼓励患者的亲属和朋友探访
脱水和便秘	关注体液平衡	鼓励适量饮水，保持出入量平衡，必要时考虑静脉输液
	定期排便	鼓励进食高纤维食物，定期排便，必要时结肠指诊排除结肠嵌塞
低氧	优化氧合	及时发现低氧血症，吸氧、雾化治疗，必要时滴定式氧疗
活动受限	尽早活动	鼓励尽早下床活动
	使用行走辅助设施	不能行走的患者鼓励进行被动运动，尽早进行躯体康复及职业康复
侵入性及固定装置	尽早移除	若病情允许，尽早移除静脉置管、尿管、肢体束缚及其他固定装置
药物回顾	规范合用药物	评估所有治疗药物，减少用药种类，避免引起谵妄加重的药物
营养	保证足够的营养摄入	配戴合适的义齿；饮食均衡，保证摄入足够的维生素 D，减少或避免误吸
听力和视觉障碍	改善视听觉障碍	解决可逆的听觉和视觉障碍
		鼓励患者使用助听器或眼镜
生物节律	恢复生物节律	昼夜分明的光控制；声控制（保持环境安静，尤其夜晚避免噪音干扰）；避免午后饮用咖啡类饮料；尽量不使用影响睡眠的药物；改善睡眠觉醒周期

六、预防

1. 谵妄高危个体的识别 2019 年英国国家临床医学研究所（NICE）建议，对新入院患者需进行谵妄风险评估，存在以下危险因素之一，为谵妄高危个体：①65 岁以上；②轻度认知功能障碍或痴呆；③新发髋部骨折；④重症疾病。

2. 非药物预防 根据前述谵妄危险因素进行全面评估及处理，是围手术期预防谵妄的主要措施，包括制订睡眠计划、处理容量不足、改善视听觉、康复锻炼、减停不必要的药物、评估并处理疼痛等。

3. 药物预防 药物预防作用目前仍未明确，一般认为：①抗精神病药物的预防性使用不能降低谵妄的发生率、缩短谵妄的病程及严重程度；②胆碱酯酶抑制剂、褪黑素或褪黑素受体激动剂未能降低谵妄的发生率；③食欲素受体拮抗剂苏沃雷生对谵妄的预防作用尚有争议；④脑电双频谱指数指导下的麻醉用药，可避免麻醉过深、降低术后谵妄的发生率；⑤右美托咪啶可降低谵妄的发生率，可用于全身麻醉和机械通气时的镇静治疗。

（侯劲松）

第六节　围手术期静脉通路的选择与管理

口腔癌/口咽癌综合治疗方案、手术治疗复杂程度及手术时长差异均较大,因此静脉治疗有不同需求。单纯行肿瘤原发灶切除者,手术创伤小,静脉治疗常为24～48小时。肿瘤原发灶切除加颈部淋巴清扫术者,静脉治疗总时长约1周以内。同期血管化游离皮瓣修复重建术者,手术时间长、创伤大,术中已建立中心静脉置管,术后早期需维持快速静脉通路,为出血、皮瓣危象、乳糜漏等术后并发症的处理提供基础,既要满足快速、大量补液的需求,又要避免药物对外周血管的损害。

一、静脉导管分类

根据导管的尖端位置不同,可将静脉导管分为中心静脉导管和外周静脉导管。

1. 中心静脉导管　中心静脉导管是指经不同静脉入路穿刺入静脉血管,导管尖端位于上、下腔静脉的血管通路。由于血流速度快,高浓度营养物质、强刺激性药物(包括化疗药物、渗透压酸碱浓度较高的药物)等可得到迅速稀释,从而避免患者外周静脉及其外周组织的损害。常见的中心静脉置管有输液港(implantable venous access port,PORT)、经外周静脉置入中心静脉导管(peripherally inserted central catheter,PICC)和经锁骨下静脉、颈内静脉、股静脉等深静脉置入中心静脉导管(central venous catheter,CVC)。

2. 外周静脉导管　外周静脉导管(peripheral venous catheter,PVC)包括头皮针、外周静脉留置针以及中等长度导管,又称中线导管(midline catheter,MC)。临床上由于头皮钢针输液易导致液体渗出到皮下组织,且增加针刺伤危害,仅适用于药液刺激性小且输液时长小于4小时的单次给药,外周静脉留置针作为头皮钢针的替代产品已成为短期输液患者的首选。

二、静脉通路的选择

1. 外周静脉留置针　单纯行肿瘤原发灶切除术的患者,术后留置外周静脉留置针即可满足静脉治疗需求。行淋巴清扫术的患者,术后输液治疗可由中心静脉通道换为外周静脉留置针。行同期修复重建术患者,术后病情趋于稳定且外周血管条件好、输液时间在1周内的患者可选择外周静脉留置针进行术后静脉治疗。

一般不推荐使用外周静脉留置针输注高浓度、高渗、刺激性药物药液(pH小于5或大于9、渗透压大于600mOsm/L)。根据美国静脉输液护理学会(INS)2021版的静脉炎分级标准,静脉炎共分为5级。0级:无症状;Ⅰ级:穿刺部位发红,伴或不伴有疼痛;Ⅱ级:穿刺部位疼痛伴有发红和/或水肿;Ⅲ级:穿刺部位疼痛伴有发红,条索状物形成,可触摸到条索状的静脉;Ⅳ级:穿刺部位疼痛伴有红肿,可触摸到条索状静脉,其长度大于1英寸(约2.5cm),脓液流出。发生Ⅰ级及以上静脉炎时,应考虑拔除外周静脉留置针,并视情况指导患者外涂多磺酸黏多糖乳膏。

2. 股静脉置管　由于口腔癌/口咽癌手术常涉及颈部,中心静脉置管常选择股静脉,以避免对手术操作的影响。股静脉置管一般在手术室由麻醉师完成。然而,据报道,股静脉置管感染发生率高达

35.1%～50.0%，是其他中心静脉导管的 2.5～13.5 倍，血栓发生率为 25.0%～27.3%。留置时间越长，导管相关性深静脉血栓和导管相关性感染风险越大。因此，当术后患者病情趋于稳定时，应对患者进行全面评估，尽早拔除股静脉置管，为患者选择其他静脉通道。若患者术后出现高热等状况，需将导管相关性血流感染考虑在鉴别诊断范围内，尽早取血培养，尽可能拔除导管。若出现持续发热症状或者血培养持续阳性，以及在停用抗生素后感染复发，则明确提示应该拔除导管。

3. 经外周静脉置入中心静脉导管　如患者需要使用化疗，或预计治疗时间超过 1 个月时，为避免化疗药物对血管的强刺激，减少静脉反复穿刺相关并发症和患者痛苦，宜选择 PICC 作为患者的中长期输液治疗工具。PICC 置入需要在 B 超引导下进行。导管置入后需通过 X 线片确定导管尖端位于上腔静脉与右心房交界处。记录置管侧臂围、穿刺静脉、穿刺日期、导管长度、导管尖端位置等情况。指导患者进行置管侧肢体功能锻炼及日常活动，避免敷料浸湿或导管移位、脱出。如经专业的护理团队维护，严格遵循标准化规范性操作，PICC 常规可留置 1 年。

4. 中等长度导管　中等长度导管是一种经外周静脉（贵要静脉、肘正中静脉等）置入、尖端位于腋静脉胸段或锁骨下静脉的外周静脉输液工具。中等长度导管置入可由具备资质的护理人员在床旁完成，需要在 B 超引导下进行（图 5-6-1），无需拍摄 X 线片进行导管尖端定位。由于股静脉置管留置时间越长，相关并发症风险越高，术后可尽早拔除股静脉置管，改用中等长度导管进行输液，既有利于减少股静脉置管并发症的发生，又能保证输液治疗的需要，促进患者早期下床活动、快速康复。另外，部分患者由于身材过度肥胖或消瘦、术前已行放化疗等原因，外周静脉充盈程度不足、留置针穿刺难度高，如预期输液时长大于 1 周时，建议留置中等长度导管。

中等长度导管留置时间一般可达 4 周，与 PVC、PICC、CVC、PORT 相比，具有穿刺速度快、导管尖端定位方法简便、留置时间合适、安全性高、维护成本较低等优势，可满足并发症抢救时快速输液、短期肠外营养支持及免疫治疗等需求，是口腔癌 / 口咽癌患者较适用的静脉置管类型。

5. 其他类型中心静脉导管　由于口腔癌 / 口咽癌患者伤口创面主要位于颌面头颈部，靠近头颈部的中心静脉置管，如颈静脉置管、锁骨下静脉置管会对手术操作及术后伤口护理造成干扰，增加导管相关并发症的发生，故临床上较少选择。输液港置管费用相对较高，程序复杂，一般适合放化疗等综合治疗阶段选用。

口腔癌 / 口咽癌的不同治疗方案，对静脉治疗的需求差异较大。静脉输液工具的选择，应该充分权衡患者的风险与获益，减少不必要的中心静脉置管。

医疗、麻醉及护理团队共同致力于规范化置管、正确维护导管、降低导管并发症及非计划拔管率。建议成立静脉治疗质控小组进行全程质量控制。管床护士应每班对患者进行全面评估，掌握患者的静脉治疗需求，预防并早期识别静脉导管相关的并发症。导管相关血流性感染容易发展为脓毒血症甚至感染性休克，当患者出现感染相关表现，医护人员需警惕导管相关性感染的可能。

常规出院前拔除所有不必要的静脉通道。患者若需带管继续治疗，应告知患者带管出院的风险并签署《静脉置管后带管出院告知书》。出院前为患者进行居家带管的相应健康教育，包括日常生活指导、观察与识别并发症、导管维护以及出现相关并发症时及时处理的必要性与重要性，并由质控小组进行定期随访。

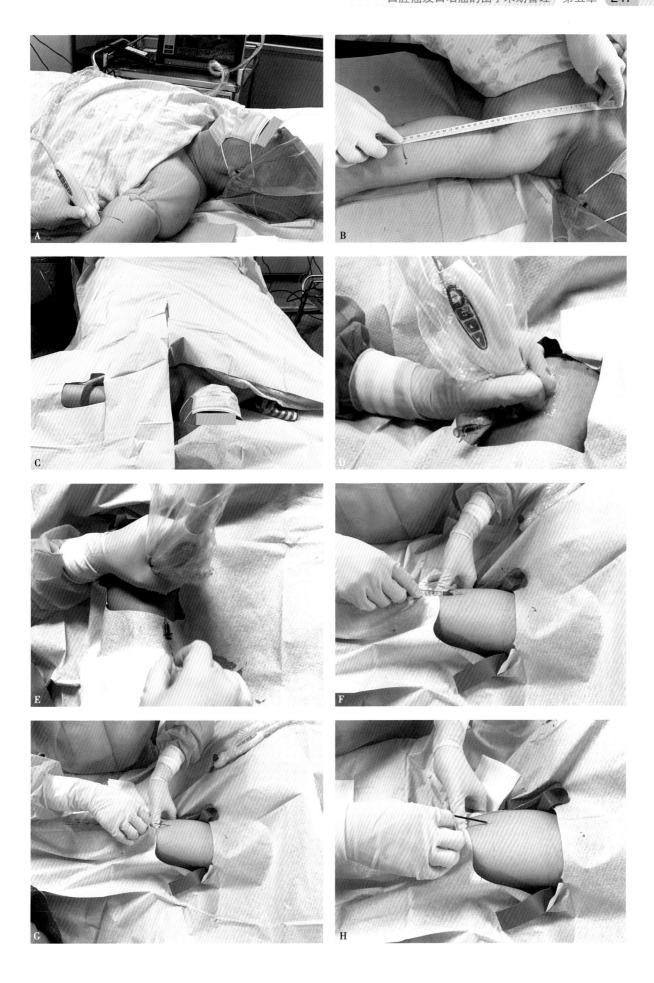

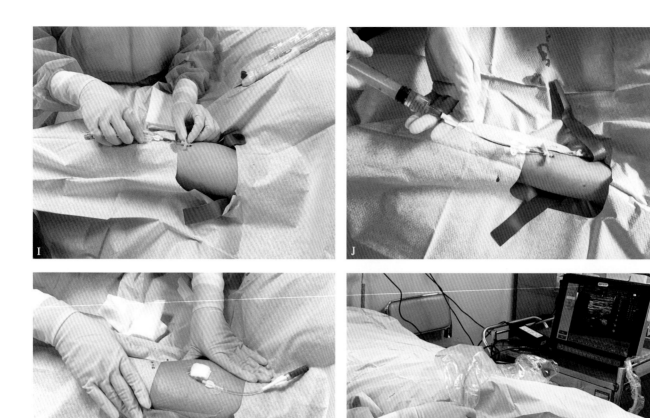

图5-6-1 在超声引导下中等长度导管置入流程

A.超声引导下血管定位 B.测量预置长度 C.消毒并建立最大化无菌屏障 D.超声引导下穿刺 E.送引导导丝 F.撤出穿刺针,局麻 G.扩皮 H.沿导丝送导管鞘 I.移除引导导丝送导管 J.抽回血确认,冲管 K.撤出导管鞘退导丝,固定 L.使用超声探头定位导管尖端

（黄秋雨）

第七节　难治性创口的处理

难治性创口是指在期望的时间内不能正常愈合的创口,其定义目前尚未得到统一界定,临床上多指经过1个月正规治疗后仍未能愈合,且无明显愈合倾向的创面。通过积极处理加快创口愈合,可以为口腔癌/口咽癌术后及时综合治疗创造条件。

一、病因

（一）全身因素

患者整体状况是创面愈合最重要的决定性因素。增加创口愈合难度的全身因素包括水肿、营养不良、糖尿病、放疗史、激素使用、高龄、局部血供障碍以及免疫排斥等。

（二）局部因素

局部因素包括创面大小和深度、异物和坏死组织负荷、损伤类型、创面污染以及局部血流灌注等因素。血管形成良好的创面能够提供足够的营养和含氧量以支持新形成的肉芽组织，抵御感染。低温、应力或疼痛等外部因素，可增加交感神经紧张程度并降低组织血流灌注，吸烟可降低微循环血流量。

感染是导致术后难治性创口发生的最常见原因。生物被膜是使创面愈合延迟的重要因素，可使被包埋其中的细菌躲避全身和局部抗菌制剂的杀灭作用。口腔癌及口咽癌手术为有菌创口，且术前常存在不同程度的细菌感染，包括多重耐药菌等。血管化游离组织瓣移植修复手术时间较长，术中体液重分布可使术后组织水肿时间延长，抗凝药物的使用可使渗血渗液增加。此外，术后涎漏、乳糜漏等也是影响创口愈合的重要因素。

二、临床表现

口腔癌/口咽癌术后创口感染的准确判断有利于创口的及时处理。术后创口出现以下情况应予以警惕：①不正常的渗液，大量渗出可能提示无法控制的水肿，或者感染的早期指征；②创口愈合比预期慢；③急性疼痛或长期慢性疼痛加重，排除神经性疼痛后应考虑缺血或急性炎症；④肉芽组织潮湿、色暗、容易出血；⑤创口难闻气味；⑥局部红斑、发热、蜂窝织炎等。

三、处理

根据创口床准备"TIME"原则（tissue，infection，moisture，edge，TIME），口腔癌术后难治性创口的局部处理包括持续清创，维持合适的创口湿度，预防和治疗感染。

（一）清创

有效的清创是急性和慢性创面处理的必要步骤。慢性创面可能需要持续的而不是一次性的清创。慢性创面潜在的致病性会导致坏死组织不断出现，需要定期清创以减少坏死组织累积，促进健康肉芽组织形成。清创有助于消除死腔、减少细菌负荷。清创的方法包括自溶性清创、外科清创、锐性清创、机械清创、酶清创、生物清创、化学清创及超声清创等。

1. 自溶性清创　自溶性清创是通过自身内源性酶的作用来进行，包括弹性蛋白酶、胶原酶和溶酶体酶等。自溶性清创的特点是清除失活组织，因此被认为是目前最安全的清创技术。所有创面几乎都存在不同程度的自溶性清创。可以使用湿性创面敷料积极辅助自溶清创，如使用含或不含水凝胶的水胶体或半透性的敷料。

2. 锐性清创或外科清创　锐性清创是指使用尖锐器械分次去除无活性组织或坏死组织，使不愈性创面转变为急性创面。急性出血创面的基质可以增加创口的愈合能力。但该方法由于清创不彻底，容易在创面内残留薄层坏死组织。当患者创面较大，必须去除骨组织和其他广泛感染组织，如发生脓毒血症，需要进行彻底的外科清创手术。外科清创通过一次性清除坏死组织，暴露新鲜组织，将慢性创面转变为急性创面，是去除坏死组织最快和最有效的方法。但是，对于免疫功能低下的患者，外科清创应谨慎使用，以免造成更大的开放性创面或可能发生机会性感染。创面存在假体、瘘管、自体组织移植物等会增加清创的难度。

3. 机械清创 机械清创是传统的创面净化方法,采用机械力来清除创面上的坏死组织、碎屑、细菌和异物,是减轻局部细菌负荷最基本而重要的措施,包括高压或低压冲洗、脉冲冲洗、纱布擦拭、局部浸泡等。冲洗可以清除创面上的细菌,但也可能会把细菌带到更深的软组织内,需要特别注意。

4. 酶清创 在创面应用外源性酶,与内源性酶一起对局部坏死组织等进行清除。酶清创可以在某些特定的情况中作为基础清创技术,特别是在外科清创或锐性清创等方法无法使用时的一种选择。目前,临床应用的酶制剂主要有胶原酶、番木瓜蛋白酶和胰蛋白酶等。

5. 生物清创 生物清创方法是利用苍蝇的幼虫除去坏死组织、清洁创面的方法,又称为蛆虫疗法或幼虫疗法。其原理是利用蛆虫嗜好吞噬坏死组织和细菌的习性。

6. 化学清创 包括应用银、蜂蜜和含碘产品。多用于存在细菌感染的创面,但是应避免滥用,以减少细菌耐药性和药物毒性。

7. 超声清创 利用超声波对坏死组织进行清除。该方法对正常组织和新生组织没有影响,具有简单、无痛、无创的特点。适用于多种创口,包括外伤、手术、感染及烧伤创面。不仅可用于软组织,也可以用于开放性骨折创面的清理等。

根据创面不同的愈合时期,可将上述清创方法联合使用。创面存在较多坏死组织或脓液聚集时,外科清创是最有效的方法。当创口急性期过后,创面肉芽组织形成,肉芽组织和坏死组织共存时,可以使用溶解坏死组织的药剂及有坏死组织去除效果的创伤敷料。在肉芽组织充分形成,周围开始上皮化的创面,要去除残留的坏死组织,适合使用具有缓慢坏死组织去除作用的创面敷料。

(二)保湿

湿性伤口愈合理论认为,创面的渗出物中含有组织蛋白溶解酶,可促进坏死组织溶解、吸收,促进生长因子释放,加速表皮细胞迁移,刺激细胞增殖,提升白细胞功能,从而增强创面自溶清创的能力。如果使用闭合性敷料保持创面湿润环境,可创造低氧环境并促进毛细血管生成,阻隔外界微生物。同时,闭合性敷料可保持创面恒温,促进组织生长,保护新生肉芽组织免遭再次机械性损伤,保护创面的神经末梢,减轻疼痛。

但是,难治性创口与水肿往往共同发生,过量的渗液累积是阻碍伤口愈合的重要因素。一方面,水肿压迫微血管导致组织灌注不足,造成伤口缺血,并导致微血栓形成,增加伤口微血管的后负荷,阻碍营养物质的输送和代谢产物的消除。另一方面,水肿会对伤口组织和细胞产生压力效应,进而阻碍细胞骨架与细胞外基质的相互作用,减弱内在张力,最终减弱细胞诱导自身增殖的能力。

因此,根据伤口渗液情况选择合适的敷料尤为重要。对于高渗出性创面,可用吸水性敷料减少渗液累积并维持湿度,如亲水纤维、藻酸盐类、粉状水胶体等;使用高水蒸气传输速率敷料作为外固定,允许水蒸发并最低限度维持渗出性创面的湿度,如纱布、不含透明膜的泡沫敷料等。适当增加换药频率,每次均需要换药清洗创面。大而深的创面需要使用吸水性或浸渍纱布或填充类敷料,确保充填材料与创缘接触,并确保材料可被完整、安全地取回。换药时注意保护创周皮肤,避免渗液和胶黏剂破坏皮肤屏障,避免创周皮肤浸渍或遭到自黏性创面敷料损伤。对于干性创面,则可以使用闭合性敷料适当保湿,如薄膜类、水凝胶类、片状水胶体类、含透明薄膜的泡沫等。有感染的创口在抗感染治疗的基础上,可以配合使用抗感染敷料,如碘纺纱、含银敷料、高渗盐敷料等。此外,负压创面治疗技术可有效清除伤口渗液、维持适宜的伤口湿度,还可减轻伤口细菌负荷。

(三)预防感染

创口感染程度与清创后组织存留的细菌数量呈正比。全身应用抗菌药物并非减轻创面细菌负荷的最佳方法,特别是在细菌耐药性增加时。一般而言,难治性创口的抗感染措施包括:①增强宿主防御能力;②应用具有充分依据的局部抗菌药物;③合理使用药敏指导下的抗菌药物;④防止更复杂的细菌污染,换药过程中遵守相对无菌原则,选用最合适的敷料覆盖创面以防止外围细菌的污染。

(四)治疗感染

在处理感染伤口的过程中,必须清楚感染的控制情况。有效的清洗可降低创口细菌负荷,减少创口感染的风险。生理盐水是清除伤口表面炎症物质的常规冲洗液,其他冲洗液包括聚维酮碘、氯己定、酒精、过氧化氢等。抗菌药物局部冲洗仅用于深部的脓腔。

(五)负压创面治疗

负压创面治疗(negative pressure wound therapy,NPWT)又称真空封闭引流(vacuum sealing drainage,VSD)、真空辅助闭合疗法(vacuum assisted closure,VAC)、吸引创面闭合疗法(suction wound closure therapy,SWCT),是近20年来兴起的一种创面促愈技术。该技术是将负压吸引装置与伤口敷料相连,使伤口保持在负压状态,从而减少细菌的定植和繁殖、有效管理渗液、改善创面微循环、促进创面肉芽生长,从而达到创面治疗的目的。目前,NPWT广泛应用于多种急、慢性创面的治疗,取得了良好的效果。

NPWT系统由填充敷料、引流管、密闭薄膜和负压源组成。NPWT系统的填充敷料分为伤口填充物和伤口接触材料。创口填充物通常由非功能性海绵或纱布构成。伤口接触材料是用于直接接触伤口表面并处于创口填充物与创口表面之间的无黏性材料。非功能性海绵是指不含任何药物及可吸收性材料的泡沫敷料,目前市面上以聚氨酯泡沫敷料或聚乙烯醇泡沫敷料为主。引流管、密闭薄膜可根据需要取材和裁剪。负压源可以选择改良的中心负压或独立的负压源。

合适的负压吸引力、保持创面密闭和引流通畅是决定NPWT成败的关键。NPWT负压吸引力一般调节在-125mmHg左右,有利于促进肉芽组织生长。Wackenfors等于2004年的研究显示,如果伤口中有肌肉、肌腱暴露,负压值应减小,以-100mmHg较为适宜。但Malmsjo等于2009年的研究显示,负压值-50mmHg即可达到安全有效的伤口管理。Stoffan等于2012年的研究认为,对于儿童患者或有器官暴露的部位,以-50~-75mmHg较为适宜。此外,创面填充材料对负压压力的作用效果也有较大影响。总体而言,临床应用时具体负压大小应根据具体情况,包括伤口部位、组织类型、患者自身基础条件、对治疗的耐受程度以及伤口填充敷料类型等综合确定,以避免出血、疼痛、感染等并发症。

四、典型病例

1. 病情简介　患者,女,71岁,因"发现左侧颊、左侧下颌牙龈部肿物伴疼痛1月余"入院。入院诊断:

左侧颊部、左侧下颌牙龈鳞状细胞癌，cT3N1M0。在全麻下行"左颊、左侧下颌牙龈癌扩大切除术＋左侧下颌骨截断性切除术＋左侧颈淋巴清扫术＋左侧腓骨瓣制备术＋左侧下颌骨缺损左折叠腓骨瓣血管化游离移植修复术＋气管切开术"。术后第 8 天，左侧颈部、颏下肿胀，挤压见灰白色液体伴白色絮状物流出，浸湿 10 层敷料。左侧颊唇沟区域见瘘口，探查瘘口见左侧下面部组织腔内部分软组织坏死物（图 5-7-1A、B），用生理盐水冲洗出部分血凝块样物质。口内皮瓣血运良好，肿胀较前减轻，皮缘未见明显裂开。

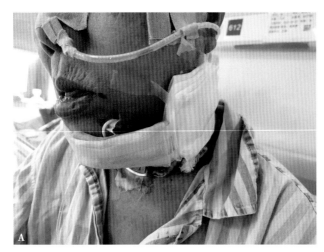
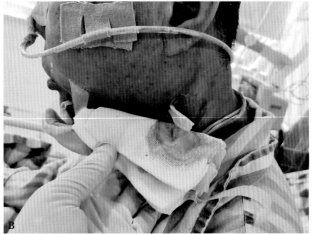

图 5-7-1　左侧下颌牙龈癌切除同期下颌骨缺损腓骨移植术后创面感染
A. 颏部瘘口　B. 左侧下颌瘘口

2. 创口评估　颏部瘘口直径约 1.5cm，左侧颈部至右侧颈部手术切口长约 25cm，左侧颈部、右侧颈部、颏下、颏部瘘口均有较多渗液。颏部瘘口探查，以瘘口为中心，4 点钟方向潜行最深约 7cm，指向左侧下颌角方向（图 5-7-2A、B）；10 点钟方向往下唇潜行约 5cm（图 5-7-2C、D），7 点钟方向最浅约 2.5cm（图 5-7-2E、F）伴有移植腓骨和钛板暴露（图 5-7-2G）。用生理盐水冲洗 4 点钟方向瘘口，有冲洗液从左侧颈部漏出。右侧颈部、左侧颈部、颏下伤口为术后正常愈合进度（图 5-7-2H）。皮瓣血管吻合口在左侧颈部靠近左侧下颌角，口内皮瓣血运良好。初步判断可能为左侧下颌创口感染。

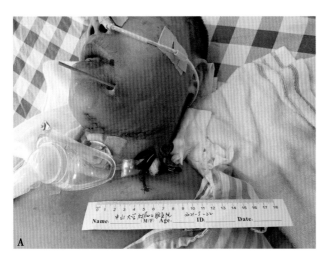
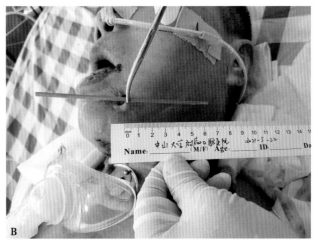

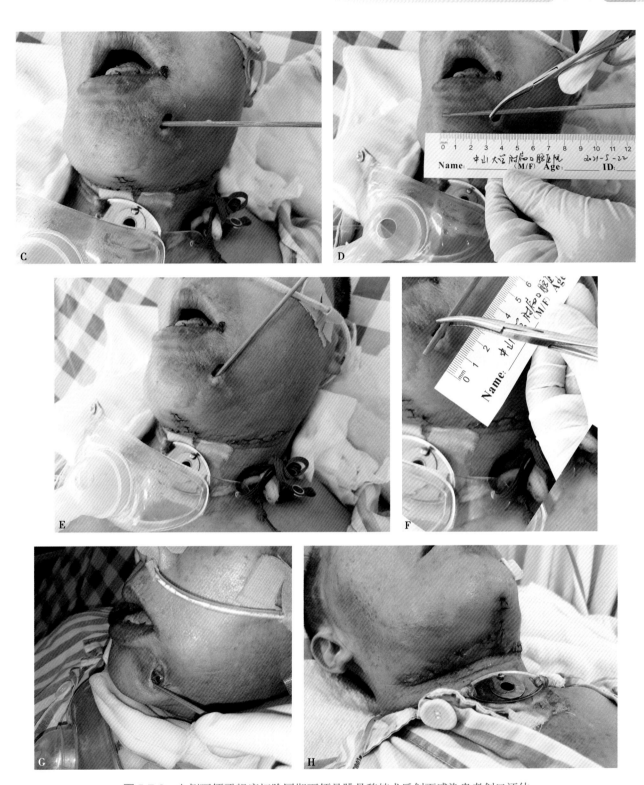

图 5-7-2　左侧下颌牙龈癌切除同期下颌骨腓骨移植术后创面感染患者创口评估

A、B. 额部瘘口探查,以瘘口为中心,4 点钟方向潜行最深约 7cm,指向左侧下颌角方向　C、D. 10 点钟方向往下唇潜行约 5cm　E、F. 7 点钟方向潜行约 2.5cm　G. 移植腓骨和钛板暴露　H. 右侧颈部、左侧颈部、额下伤口为术后正常愈合进度

3. 处理　碘伏消毒创周皮肤和生理盐水先后冲洗伤口后,瘘口周围贴水胶体敷料平整皮肤。使用脂质水胶体敷料作为伤口接触材料,取 12 号吸痰管作为引流管,分别裁剪侧孔 7cm(1 号)和 4cm(2 号),并使用脂质水胶体敷料包裹和缝线固定(图 5-7-3A、B)。将 1 号引流管往额部瘘口 4 点钟方向放入 6cm,

2 号引流管往 10 钟方向放 3cm，分别伴行放 2 条冲洗管；露出的颏部瘘口部分含有 1～2 个侧孔，予包裹纱布，用透明敷料密封（图 5-7-3C、D）。1 号管连接负压装置，负压调节为 -40～-150mmHg，冲洗管连接 0.9% 氯化钠注射液持续冲洗，冲洗液的速度调整为 6～10 滴 /min。左侧颈部、右侧颈部、颏下放胶片引流。根据伤口情况 1～3 天换药一次。根据患者体重计算每日摄入能量，制订营养计划，鼻饲营养餐。

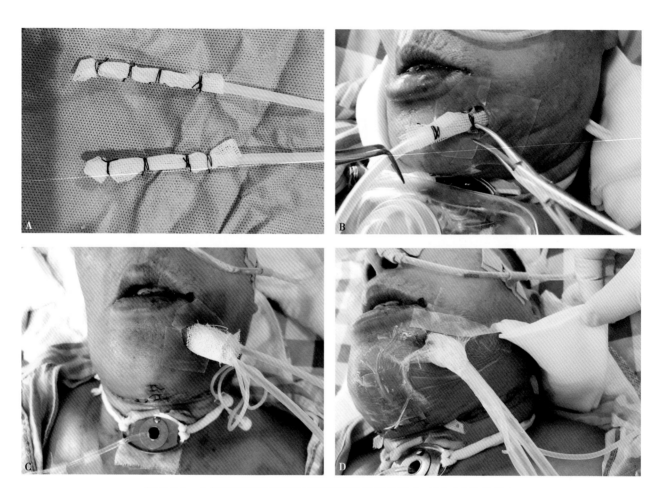

图 5-7-3　左侧下颌牙龈癌切除同期下颌骨腓骨移植术后创面感染的处理

A、B. 取 12 号吸痰管作为引流管，分别裁剪侧孔 7cm（1 号）和 4cm（2 号），并使用脂质水胶体敷料包裹和缝线固定　C、D. 1 号引流管往颏部瘘口 4 点钟方向放入 6cm，2 号引流管往 10 钟方向放 3cm，分别伴行放 2 条冲洗管，透明敷料密封

4. 结果　负压第 5 天，颏部瘘口 7 点钟方向钛板、钛钉周围开始有肉芽组织生长，予 7 点钟和 10 点钟方向放置脂质水胶体敷料引流，4 点钟方向仍置引流管引流和冲洗管冲洗，持续负压引流。负压第 7 天，颏部瘘口 4 点钟方向变浅，最深约 4cm，且不与左侧颈部相通，7 点钟和 10 点钟方向潜行变浅，基底肉芽生长良好，钛板、钛钉周围肉芽生长良好。负压第 9 天，冲洗液澄清，肉芽生长良好，拆除负压装置，局部加压包扎。3 天后，颈部、颏下、颏部伤口基本愈合，颏部瘘口剩余约直径为 1cm 的圆形皮肤缺损，伴钛钉暴露，钛钉周围肉芽组织生长良好（图 5-7-4）。

5. 病例总结

（1）该病例中左侧颈部瘘口虽然渗液较多，但靠近皮瓣血管蒂处的感染症状不明显，由此可以判断渗液主要来源于左侧下颌创口感染，处理的重点应放在左侧下颌创口。

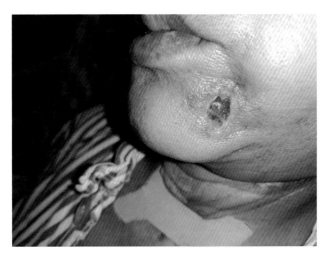

图 5-7-4 左侧下颌牙龈癌切除同期下颌骨腓骨移植术后创面感染处理结果

（2）创口评估，除了需要确定瘘道的内外口的位置和大小，还需要明确是否有颌骨、钛板、颈部血管及游离皮瓣吻合血管的暴露，并在处理时予以适当保护。

（3）7点钟方向的潜行虽然最浅，但由于钛板、钛钉暴露，愈合时间会比较长。

（4）当创口感染仍存在，但潜行或瘘管口因为太小或深度太浅不方便放置引流管时（如7点钟和10点钟方向潜行），可放置引流条引流，脂质水胶体是一个很好的引流材料。

（5）伤口床准备充分后，予局部加压包扎可促进伤口愈合。

（邓益君）

参 考 文 献

1. 张东升，郑家伟，张陈平，等. 口腔癌合并全身系统性疾病患者的多学科协作诊疗模式专家共识. 华西口腔医学杂志，2020，38（6）：603-615.

2. CEDERHOLM T，JENSEN G L. To create a consensus on malnutrition diagnostic criteria：a report from the Global Leadership Initiative on Malnutrition（GLIM）meeting at the ESPEN Congress 2016. Clin Nutr，2017，36（1）：7-10.

3. 于恺英，杨韵，石汉平. 全球领导人营养不良倡议（GLIM）标准及其推广应用. 营养学报，2020，42（1）：209-214.

4. 中华医学会肠外肠内营养学分会，中国医药教育协会加速康复外科专业委员会. 加速康复外科围手术期营养支持中国专家共识（2019版）. 中华消化外科杂志，2019，18（10）：897-902.

5. ARENDS J，BACHMANN P，BARACOS V，et al. ESPEN guidelines on nutrition in cancer patients. Clin Nutr，2017，36（1）：11-48

6. FINOCCHIARO C，SEGRE O，FADDA M，et al. Effect of N-3 fatty acids on patients with advanced lung cancer：a double-blind，placebo-controlled study. Br J Nutr，2012，108（2）：327-333.

7. DE AGUIAR PASTORE SILVA J，EMILIA DE SOUZA FABRE M，WAITZBERG DvL. Omega-3 supplements for patients in chemotherapy and/or radiotherapy：a systematic review. Clin Nutr（Edinb），2015，34（3）：359-366.

8. 杨桦，陈国庆. 免疫营养素在营养支持治疗中的作用. 中华消化外科杂志，2019，18（10）：912-915.

9. TROESCH B，EGGERSDORFER M，LAVIANO A，et al. Expert opinion on benefits of long-chain omega-3 fatty acids（DHA and EPA）in aging and clinical nutrition. Nutrients，2020，12（9）：2555.

10. LAMBERT E，CAREY S. Practice guideline recommendations on perioperative fasting：a systematic review. JPEN J Parenter Enteral Nutr，2016，40（8）：1158-1165.

11. AHN D，SOHN J H，JEONG J Y. Chyle fistula after neck dissection：an 8-year，single-center，prospective study of incidence，clinical features，and treatment. Ann Surg Oncol，2015，Suppl 3：S1000-1006.

12. LEE D H，KIM H K，LEE J K，et al. Early diagnosis of chyle fistula with SD lipid care after neck dissection. J Laryngol Otol，2021，135（4）：355-358.

13. WU G，CHANG X，XIA Y，et al. Prospective randomized trial of high versus low negative pressure suction in management of chyle fistula after neck dissection for metastatic thyroid carcinoma. Head Neck，2012，34（12）：1711-1715.

14. 中华医学会肠外肠内营养学分会. 成人围手术期营养支持指南. 中华外科杂志，2016，54（9）：651-657.

15. HUANG Z S，CHEN W L，HUANG Z Q，et al. Dysphagia in tongue cancer patients before and after Surgery. J Oral Maxil Surg，2016，74（10）：2067-2072.

16. SON Y R，CHOI K H，KIM T G. Dysphagia in tongue cancer patients. Ann Rehabil Med-Arm，2015，39（2）：210-217.

17. BORGGREVEN P A，VERDONCK-DE L I，RINKEL R N，et al. Swallowing after major surgery of the oral cavity or oropharynx：a prospective and longitudinal assessment of patients treated by microvascular soft tissue reconstruction. Head Neck，2007，29（7）：638-647.

18. 窦祖林. 吞咽障碍评估与治疗. 2 版. 北京：人民卫生出版社，2017.

19. DENG W，YANG L，XIE C，et al. Prediction of postoperative lower respiratory tract infections in tongue cancer patients based on pretreatment swallowing function. Oral diseases，2020，26（3）：537-546.

20. 卢涣滋，梁玉洁，杨乐，等. 口腔癌及口咽癌术后伴舌缺损患者吞咽功能的相关因素分析. 中国实用口腔科杂志，2018，11（09）：534-537.

21. 廖贵清，卢涣滋. 口腔癌相关吞咽障碍评估方法. 口腔疾病防治，2018，26（06）：341-346.

22. 郑燕娜，梁玉洁，杨乐，等. 流体力学分析说话瓣膜对下颌骨缺损重建患者气管切开后功能恢复的影响. 中华口腔医学研究杂志（电子版），2018，12（04）：227-233.

23. 何杏芳，林艳彤，王帅，等. 40 例舌鳞癌根治同期修复重建术患者吞咽功能变化的纵向研究. 中国口腔颌面外科杂志，2021，19（1）：12-17.

24. ALDECOA C，BETTELLI G，BILOTTA F，et al. European society of anaesthesiology evidence-based and consensus-based guideline on postoperative delirium. Eur J Anaesthesiol，2017，34（4）：192-214.

25. 综合医院谵妄诊治中国专家共识（2021）. 中华老年医学杂志，2021，40（10）：1266-1233.

26. 国家卫生健康委员会. 静脉治疗护理技术操作标准 [EB/OL]. （2023-09-05）[2024-10-09]. http://www.nhc.gov.cn/wjw/pjl/202309/596da87e29c24708b531ca226485cdf2.shtml.

27. GORSKI L A，HADAWAY L，HAGLE M E，et al. Infusion therapy standards of practice. J Infus Nurs，2021，44（suppl 1）：1-224.

28. 陈鹃. 深静脉置管不同部位细菌污染与导管相关感染的分析. 中华医院感染学杂志，2013，23（13）：3083-3084.

29. 余威英，魏凌云，徐小娟，等. 不同途径中心静脉置管的感染率比较及预防对策. 中华医院感染学杂志，2014，24（07）：1669-1670.

30. MENEGUETI M G，BETONI N C，BELLISSIMO-RODRIGUES F，et al. Central venous catheter-related infections in patients receiving short-term hemodialysis therapy：incidence，associated factors，and microbiological aspects. Rev Soc Bras Med Trop，2017，50（6）：783-787.

31. 梁性昂，吴黄辉，肖锦容，等. 抗生素涂层中心静脉置管对导管相关深静脉血栓的影响. 临床麻醉学杂志，2018，34（4）：336-340.

32. 国家卫生健康委办公厅. 血管导管相关感染预防与控制指南（2021 年版）.（2021-03-17）[2024-0923]. http://www.nhc. gov.cn/yzygj/s7659/202103/dad04cf7992e472d9de1fe6847797e49.shtml.

33. 傅麒宁，吴洲鹏，孙文彦，等.《输液导管相关静脉血栓形成中国专家共识》临床实践推荐. 中国普外基础与临床杂志，2020，27（04）：412-418.

34. KROPP A T，MEISS A L，GUTHOFF A E，et al. The efficacy of forceful ankle and toe exercises to increase venous return: a comprehensive Doppler ultrasound study. Phlebology，2018，33（5）：330-337.

35. ADAMS D Z，LITTLE A，VINSANT C，et al. The midline catheter: a clinical review. J Emerg Med, 2016, 51（3）：252-258.

36. GORSKI L A，HADAWAY L，HAGLE M E，et al. Infusion therapy standards of practice. J Infus Nurs, 2021, 44（suppl 1）：1-224.

37. 付小兵. 慢性难愈合创面防治理论与实践. 北京：人民卫生出版社，2011.

38. 蒋琪霞. 负压封闭伤口治疗理论与实践. 北京：人民卫生出版社，2018.

39. WACKENFORS A，SJOGREN J，GUSTAFSSON R，et al. Effects of vacuum-assisted closure therapy on inguinal wound edge microvascular blood flow. Wound Repair Regen. 2004，12（6）：600-606.

40. MALMSJO M，INGEMANSSON R，MARTIN R，et al. Wound edge microvascular blood flow: effects of negative pressure wound therapy using gauze or polyurethane foam. Ann Plast Surg，2009，63（6）：678-681.

41. STOFFAN AP，RICCA R，LIEN C，et al. Use of negative pressure wound therapy for abdominal wounds in neonates and infants. J Pediatr Surg，2012，47（8）：1555-1559.

第六章 口腔癌及口咽癌手术的麻醉

麻醉(anesthesia)是指通过应用麻醉药物或其他方式,使中枢或周围神经系统发生可逆性功能抑制,从而消除手术疼痛的一种方法。麻醉学(anesthesiology)是一门囊括了麻醉技术以及患者相关管理,以保证患者安全,并创造良好手术条件为目标的学科,不仅包括麻醉与镇痛,还涉及围手术期对患者的评估、准备与治疗等方面,是研究麻醉、镇痛、急救复苏及重症医学的综合学科。口腔癌及口咽癌手术主要在全身麻醉下进行,其麻醉实施具有自身的特点和难点。

一、口腔癌及口咽癌手术麻醉的特点及难点

1. 麻醉与手术相互干扰 麻醉插管位置与手术几乎在同一区域,容易相互干扰,具体表现在:①相比其他专科麻醉,需要结合患者局部情况及手术需要,更多地采取经鼻插管、气管切开等插管方式;②插管成功后应予缝扎固定,以防术中气管导管意外脱出,并需防止颌面部压疮;③麻醉机管道、监护仪等装置应尽可能合理放置,以方便手术操作;④术中患者若出现异常情况,手术应该服从麻醉的急救处理;⑤术者需熟悉麻醉相关基础知识,在手术中主动观察患者,与麻醉医生紧密配合。

2. 困难气道比例高 根据中华医学会麻醉学分会《困难气道管理指南》(2017),困难气道是指经过专业训练的有五年以上临床麻醉经验的麻醉医师发生面罩通气困难或插管困难,或二者兼具的临床情况。但目前业界对困难气道的定义尚未完全形成共识,根据不同的定义,与困难气道相关的口腔癌及口咽癌患者的比例为30%~90%不等。主要是由于口腔癌及口咽癌发生于呼吸道起始端,对麻醉诱导期通气和插管造成多方面的影响,表现为:①肿瘤可阻塞气道,喉镜等器械放置可能摩擦及压迫肿瘤,造成肿瘤播散;②部分患者有头颈部手术或放疗史,可造成组织质地或结构改变;③肿瘤侵犯咀嚼肌群可致张口困难;④插管方式需要尽量避免对手术的影响。因此,困难气道评估及处理是口腔癌及口咽癌手术麻醉的重要内容。

3. 术中麻醉管理困难 口腔癌及口咽癌手术方案从单纯肿瘤扩大切除、颈淋巴清扫、游离皮瓣血管化游离移植修复到颅颌面联合根治术等,手术类型多样,复杂程度较高。例如,当颅颌面联合根治同期血管化皮瓣移植重建时,需要同时兼顾控制性降压、颅脑及皮瓣穿支的血供灌注,以及颅内压的控制等。

4. 高龄患者比例高 口腔癌及口咽癌高发于中老年人群,高龄或超高龄患者全身合并症较多,麻醉耐受力显著降低。与医疗、护理、康复团队共同进行高龄、超高龄患者的评估及处理,也是麻醉的重要内容。

二、麻醉前的评估及处理

麻醉前评估的目的在于对患者气道情况及全身情况进行全面了解,指导麻醉管理方案的制订,以提

高麻醉及手术的安全性。

1. 麻醉前评估

（1）全身系统评估：全面进行病史采集、体检、实验室检查与特殊检查等。详细了解现病史和全身生理功能状况，明确重要脏器功能状态。全面了解既往史，特别是既往手术麻醉史，如对药物的反应、困难气道、镇痛需求、恶性高热史、围手术期并发症等。全面体格检查，除常规实验室检查外，还需要进行一些涉及重要器官功能的检查。全面评估患者对手术麻醉的耐受能力，制订更安全的麻醉管理方案。

美国麻醉医师协会（ASA）根据患者体质状况对手术危险性进行分级（共六级），一、二级提示麻醉耐受能力良好，三级及以上提示存在不同程度麻醉风险，是全麻前的必需评估内容。此外，需要医疗团队对特殊患者进行专项评分，例如体能评分、认知功能评分、脑卒中风险评分、合并肝肾疾病患者评分等，详见第三章第五节。

（2）气道评估：困难气道可分为已预料的困难气道和未预料的困难气道。口腔癌及口咽癌患者麻醉前的气道准确评估，有助于降低困难气道的风险。评估指标包括张口度、舌体大小、甲颏间距、反咬合试验、颈部活动度、Mallampati 分级、Cormack-Lehane 喉头分级、颈前区触诊情况、影像学检查和 Wilson 危险评分等（表 6-0-1）。以上指标对困难气道的预测准确度可达 95.8%～100%。然而，仍有部分困难气道，无法被目前的评估方法预测，即未预料的困难气道。因此，对所有口腔癌及口咽癌患者，都需要有困难气道的预案。

表 6-0-1　口腔癌及口咽癌患者困难气道的预测因素

评估项目	主要指标
病史	困难气道处理病史
	颈椎关节炎症椎间盘疾病史
	口腔颌面 - 头颈部手术、放疗史
	阻塞性睡眠呼吸暂停综合征病史
体格检查	张口受限（<3cm）
	舌体大
	牙齿缺失
	上颌前牙突出
	下颌前伸受限：咬上唇试验 / 反咬合试验Ⅲ级
	甲颏间距（<6cm）
	颈部活动度受限：下颌不能接触胸壁，或不能伸颈
	Mallampati 分级：Ⅲ级或Ⅳ级
	颈前区触诊：存在气管偏移、颈部包块等
	肥胖、颈长较短、颈围较粗
辅助检查	喉镜显露分级：Cormack-Lehane 喉头分级Ⅲ～Ⅳ级
	颈胸部 X 线影像学显示气管、颈椎异常
	动脉血气分析提示低氧或高碳酸血症

2. 麻醉前准备 麻醉前准备是根据各类患者的不同病情特点和手术麻醉要求,将患者身心状态调整至最佳。根据病史和各辅助检查对存在的系统性疾病,包括呼吸道感染、高血压、糖尿病、呼吸功能受损、严重贫血、心律失常、水电解质酸碱平衡紊乱和营养不良、低蛋白血症等,进行针对性的治疗,以提高这类患者的手术麻醉耐受力,防止围手术期并发症。麻醉前准备强调麻醉、医疗及护理团队的合作,常见系统性疾病的围手术期处理详见第五章第一节。

麻醉前除生理状态方面的准备外,心理问题也不容忽视。口颌面部是生存的重要器官和生活的基本结构,也是人类情感表达和交流的主要基础,有特定的情感和心理学意义。术后头面部外观畸形和功能障碍这一可能结果,常常使初次接受口腔癌及口咽癌手术的患者在术前就存在恐惧绝望或自暴自弃心理。对曾接受同类手术治疗的患者而言,手术的痛苦体验与不良记忆,会使其在再次手术前存在极度恐惧甚至拒绝心理。老年患者多伴有失落、孤独、衰弱、焦虑和忧郁感,特别是由于对病情发展和健康状况的过分关注,常产生消极情绪。对于手术患者可能出现的这些心理问题,麻醉前应做好耐心细致的解释工作,尽可能取得患者和家属的合作。不良心理活动的抑制与阻断,对减少麻醉用药、维持生理状态稳定和减少术后并发症都有着重要意义。

3. 麻醉前用药 麻醉前用药主要包括麻醉性镇痛药、镇静药、抗胆碱药等,目的在于消除患者的紧张、焦虑和恐惧情绪,便于麻醉操作,提高麻醉安全性。用药时,需结合患者年龄、身体和心理状况、药物反应以及手术麻醉史等综合考虑。预测有困难气道或已有明显气道梗阻的患者,应用镇痛或镇静药物可造成或加剧气道梗阻,应慎用。对于高龄、有气道受损、伴严重肺病、休克或颅内压增高的患者,麻醉前用药或可加重原有病情,为安全起见,建议不用。

三、麻醉方式的选择

部位浅表、范围小的手术可以采用局部麻醉,此类麻醉易于管理。对于紧张焦虑的患者,可在局部麻醉的基础上,辅助应用镇静、镇痛药物从而获得满意的麻醉效果。由于口腔癌及口咽癌手术存在解剖部位特殊、术中出血容易进入呼吸道、手术创伤大、组织缺损移植皮瓣修复等特点,为确保患者术中安全,同时为术者提供便于在口腔内及头面部手术操作的条件,气管内插管全身麻醉常是最理想的麻醉选择。

四、全身麻醉的实施

1. 麻醉诱导前的准备 麻醉诱导是指应用药物使患者快速由清醒进入无意识的状态,便于麻醉医师进行喉罩置入、气管内插管等麻醉操作,是全麻过程的第一阶段。诱导方法主要包括静脉诱导和吸入诱导,方法的选择取决于患者的病情、是否存在困难气道,以及现有的麻醉设备、药物、技术等。

麻醉诱导前应准备好相关麻醉药品、急救药品,建立静脉通路;常规检测麻醉机的运行;在插管用具方面,常规准备喉镜、插管钳、面罩、管芯、口咽或鼻咽通气道、牙垫、连接管等;建立基本生命体征监测,对患者的各重要系统特别是心肺功能进行持续评估,至少应配备包括脉搏血氧饱和度仪、心电监护仪、呼气末二氧化碳检测仪、无创血压测量仪及体温计等。根据病情及手术需要可进行其他监测,包括:实时有创动脉压及中心静脉压、心功能、神经肌肉阻滞及中枢神经系统功能。为提高患者舒适度,其中的有创监测可在麻醉诱导后建立。

2. 麻醉诱导方法　静脉推注镇静麻醉剂、阿片类药物和神经肌肉阻滞剂（快速顺序诱导），在患者肌松状态下用直接喉镜进行气管插管，此方法在临床麻醉中已被普遍应用。主要在患者全身情况尚可，估计面罩通气和插管无困难的情况下采用。对于怀疑困难气道的患者，原则上均应考虑采用清醒气管插管。对该类患者给予适量的镇静、镇痛药物使其处于中度或深度镇静状态，同时保留自主呼吸，呼之能应。充分的咽喉部和气管内黏膜表面麻醉可显著减轻甚至消除插管操作引起的各种刺激反应。

3. 置管方式　根据操作者的习惯和熟练程度采用不同的装置进行置管，如各式喉镜片、喉罩、可视喉镜、纤维支气管镜、盲探气管插管装置等。根据不同手术需要选择不同类型的气管导管。预铸直角弯度型气管导管（RAE）在口颌面手术中最为常用，经口插管外露的近端向下弯曲，经鼻插管外露的近端向上弯曲，既利于固定，又方便手术操作。钢丝螺纹加强型气管导管弯曲后不变形，可防止手术期间因头位经常变动而发生的导管扭折。同时，备好环甲膜切开包或气管切开包、喷射通气装置等，在插管失败后进行气道控制补救。

口腔癌/口咽癌手术常经鼻腔气管插管。插管前可经鼻孔应用黏膜血管收缩剂（如赛洛唑啉滴鼻液等），同时使用涂有润滑剂、加温变软的气管导管，减少鼻腔黏膜的损伤和出血。由于口腔癌/口咽癌手术时间长，临床上经鼻气管插管所致的鼻部压疮发生率较高，应予以重视。对于预计时间较长的手术，可在鼻孔处用医用敷料薄膜给予保护。

特殊情况下，需要考虑全麻诱导前局麻行气管切开置管。此类情况包括：癌肿发生于舌体、舌根、咽侧壁等部位，用喉镜进行插管操作时可能会损伤瘤体或碰触肿瘤的溃疡面而引起出血；口咽癌靠近会厌或声门，气管导管可能干扰手术操作；手术切除范围较大，同期行皮瓣修复等大型手术后可能发生急性气道阻塞，同时也存在拔管后呼吸困难等问题。

4. 困难气道的处理　麻醉诱导期困难气道管理不当可导致缺氧性脑损伤甚至死亡，50%以上的严重麻醉相关并发症由此引起。对于口腔癌及口咽癌引起的困难气道，没有单一的麻醉管理技术能安全地适用于所有患者。

（1）器械及设备的准备：包括各种型号和规格的直接喉镜、可视喉镜，各种型号气管导管、导管管芯、光棒、可视管芯、插管钳、各种型号的喉罩、纤维支气管镜或电子软镜、逆行插管装置、紧急气道处理工具（如环甲膜穿刺置管和经气管喷射通气、经环甲膜穿刺通气装置等），以及紧急气管切开的设备。具体应用可结合科室情况与操作者的技术和偏好等具体情况选择。由于存在未预料困难气道的可能，所有麻醉及护理人员应熟悉困难气道处理所需器械及设备的位置，需要时可迅速获取。

（2）已预料困难气道的处理：对已预料存在困难气道的患者，应告知患者及其家属在麻醉过程中困难气道发生的可能性，并告知具体处理方案，使患者及家属有良好的心理准备并积极配合。可疑困难气道可通过在手术室内麻醉诱导前行可视喉镜或可视插管软镜等工具检查，进一步明确是否为困难气道。对已预料的困难气道患者，最重要的是维持患者的自主呼吸（氧合），预防发生紧急气道。

对于已预料的明确困难气道，处理方法包括：①麻醉前确定气管插管的首选方案和备选方案，当首选方案失败时，迅速采用备选方案；②首选在清醒、镇静和充分的表面麻醉下，实施保留自主呼吸的气管插管,推荐使用纤维支气管镜等可视工具;③反复 3 次以上未能插管成功时,推迟或放弃麻醉和手术也是必要的处理方法,待总结经验并充分准备后再次处理;④改变麻醉方式,可采取神经阻滞和局部浸润等局部麻醉方法完成手术;⑤建立有创外科气道,如常规气管切开或经环甲膜、经皮气管切开;⑥在困难气道处理的整个过程中要确保通气和氧合,密切监测患者的脉搏血氧饱和度变化,当其降至 90% 时要及时面罩辅助给氧,以保证患者生命安全。

(3)未预料困难气道的处理:任何预测和评估方法都不能确保全麻诱导后不发生困难气道。因此,实施每次麻醉前都应该做好充分的准备,应对可能发生的未预料困难气道。

具体准备处理方法包括:①任何患者常规预充氧,麻醉诱导后注重优化面罩通气的条件,包括体位优化、面罩通气手法调整、口鼻咽通气道的运用,以及肌松药的使用等,保证充分氧合;②对于麻醉诱导后遇到的通气困难,应立即寻求帮助;③努力在最短的时间内解决通气问题,例如面罩正压通气(使用口咽或鼻咽通气道),置入喉罩等声门上通气设备等;④如果通气良好,选择最熟悉、最容易成功的方法,如可视喉镜、插管喉罩等协助插管;⑤如果插管失败,切勿反复尝试,可考虑唤醒患者后选择清醒气管插管;⑥如果通气氧合情况恶化,立即采取有创气道,以保证患者生命安全。

总之,气道管理不仅要求熟练掌握各种困难气道的处理方法,更重要的是要有冷静处理困难气道的正确思路(图 6-0-1)。只有对患者进行充分的气道评估,准备好必备的气道管理工具,对困难气道有计划、有准备、有步骤地判断和处理,方可在处理困难气道时最大程度保证患者生命安全。

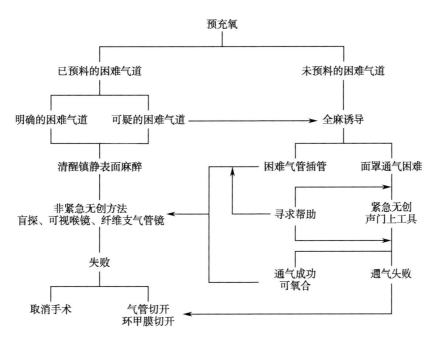

图 6-0-1 困难气管管理流程

5. 术中麻醉维持 当患者意识消失并对手术刺激无反应,表明已达到所需麻醉深度,进入麻醉维持期。根据不同的麻醉方法持续给药,包括吸入麻醉、静脉麻醉以及静吸复合麻醉等,同时应用肌松药和麻醉性镇痛药。在此阶段全程要求进行各种麻醉和生命体征的监测,判断麻醉深度并及时调控,维持患者内环境稳态。此阶段应确保患者意识消失和遗忘,这也是全身麻醉的基本目标,避免患者在全麻手术中出现意识即术中知晓。在麻醉维持期，麻醉医师应持续地评估麻醉深度，可以根据患者的躯体反应或是自主神经反应来判断麻醉深度，也可以采用监测大脑皮质功能状态及变化的方法，例如：脑电双频指数（bispectral index，BIS）和听觉诱发电位指数等来进行麻醉深度监测。

（1）呼吸管理：气管内插管后，开始施行机械通气。通过麻醉机和监测仪确定通气是否适当，术中也可以依据动脉血气分析结果对患者通气进行调整。术中应注意气道压力的变化，过高提示气管导管堵塞、扭曲、折叠或手术操作引起压迫等，过低提示通气回路漏气。此外，胸大肌皮瓣移植时，胸大肌从锁骨下穿出，手术操作有可能造成气胸引起气道压升高，应及时发现及处理。

（2）循环管理：术中维持血流动力学稳定是保证重要脏器灌注供氧的基础，包括容量和压力的管理。心率、血压和尿量的变化趋势可以反映血管内容量状态从而指导液体治疗。对于历时较长、术中失血量大、复杂手术或伴有心肺疾病需严格控制中心静脉压力的患者，术中应监测中心静脉压、肺动脉楔压、右心室或左心室舒张末期容积（如经食管超声心动图）、每搏输出量和心输出量，根据监测数据，综合评估患者的容量状态，指导输液，即目标导向液体治疗（goal-directed fluid therapy，GDFT）。适时应用血管活性药物，维持血流动力学稳定。

（3）输血管理：对于术中急性大量失血的患者，应注意及时补足血容量，综合评估输血的风险及益处，科学合理地进行输血治疗。一般情况下，采用成分输血，患者血红蛋白<70g/L，建议输注红细胞；血红蛋白在70～100g/L时，根据患者心肺代偿功能、有无代谢率增高及有无活动性出血等因素决定是否输注红细胞；对于有冠状动脉病变的患者，为防止因贫血导致心肌缺血的发生，主张维持其血红蛋白水平在90～100g/L。

血液稀释和大量失血后输注单纯红细胞悬液可同时造成血小板及凝血因子减少，应重点关注患者的凝血状态，以及血小板及凝血因子的合理补充。然而，大量研究发现，血小板及凝血因子的输注，可能带来其他的不良反应，甚至对肿瘤患者的预后产生不良影响，应结合实验室检查结果及术野渗血情况等综合判断，慎重决定。

（4）控制性降压：是指在全身麻醉期间，在保证重要器官不发生缺血缺氧性损害的前提下，采用降压药物与技术降低血压，协助手术控制出血及减少输血需求的技术。控制性降压能有效减少手术失血，避免大出血对患者造成的生命威胁和输注库存血带来的不良反应。例如，口腔癌/口咽癌侵犯上下颌骨行联合切除手术的患者，同样适用于血源紧张、大量输血有困难或需限制输血的患者。控制性降压禁忌证包括：合并严重系统性疾病者，如心脏病、高血压、脑供血不足、肝肾功能不全等；酸碱平衡失调；低血容量；休克；严重贫血者。

控制性降压措施可根据手术特点、患者情况、降压要求等综合决定。多数全身麻醉药物本身具有一定的心肌抑制、血管扩张效应，因而可通过调节麻醉深度的方法进行降压，同时辅以降压药物。控制性降压的范围需进行限制，一般认为，术前健康者，控制收缩血压不低于80mmHg，或平均动脉压（MAP）为50～65mmHg；老年患者MAP不低于80mmHg，或以降低基础血压的30%为标准，并根据手术野渗血情况进行适当调节。以手术野的渗血量明显减少，但仍有微量渗血为好。如手术野呈现苍白干燥，表明血压过低。应在手术渗血最多或手术最主要的步骤时施行降压，尽量缩短降压时间。平均动脉压降至

50mmHg 时，每次降压时间不宜超过 30 分钟。应根据手术进程对控制性降压进行调整。由于口腔癌/口咽癌手术时间往往较长，故只需在截骨等出血多的步骤时，实行控制性降压，而在血管吻合等显微操作时，可控制血压略低于基础，待血管吻合结束后要立即复压，一方面有助于移植组织瓣的血液供应，另一方面有助于外科医师判断组织瓣血运情况。此外，也有利于及时发现创面出血点，便于有效止血。

降压期间应严密观察血压，最好应用有创动脉血压监测即时连续动态测定动脉压力变化。应用心电监测可及时发现心肌缺血状况。尿量监测是简单而重要的监测指标，降压期间至少应保持 1mL/(kg•h)。同时，监测中心静脉压、血细胞比容、体温及动脉血气等。

（5）体温管理：平稳的体温是机体进行新陈代谢和保持各项生理功能正常的必要条件。正常体温调节系统通过产热和散热的方式维持核心温度在 37℃±0.2℃。围手术期由于麻醉药物对机体体温调节功能的抑制，术中伴有大面积创口、长时间暴露、大量补液等因素，可造成体温变化。如变化较大，可导致患者代谢紊乱甚至死亡。连续观察患者体温变化，可及时发现热量的额外丢失和恶性高热。机体不同部位温度并不一致，相比外周和皮肤温度，核心体温更均匀一致，可反映机体的热量状态。因此，围手术期应重点关注患者的核心体温，并将其列为术中常规监测指标。监测部位包括远端食管、鼻咽及鼓膜、膀胱和直肠等。

低体温通常定义为体温低于 36℃。绝大多数低体温发生在麻醉和手术过程中。在局部晚期口腔癌/口咽癌行颅颌面联合根治术时，涉及颅底甚至颅内血管和神经，手术中轻度低温（低于正常 1~3℃）能有效保护脑组织。同时，可减少组织代谢，具有心肌保护作用。但是，围手术期低体温可导致诸多并发症，如心肌缺血、心律失常、术后心肌梗死、术后感染、凝血功能障碍、麻醉药物效能和代谢改变、苏醒延迟及寒战不适。

术中体温保护原则包括：围手术期全程测量和记录患者体温，术中做好被动隔离以保存热量，非紧急手术患者核心体温≥36℃方可进行麻醉，建议手术时间≥30 分钟的患者在麻醉诱导前使用加温设备进行体温保护，输注超过 500mL 的液体以及冷藏血制品需使用输液加温仪加温至 37℃再输注。其他保温措施还包括：手术创口冲洗液加温至 37℃，提高手术室温度不低于 21℃等。

6. 术后麻醉恢复 麻醉恢复期又称麻醉清醒期，在这一阶段，患者从麻醉状态转向清醒状态并恢复重要生理功能。麻醉恢复期不良事件发生率高，应当高度重视。当手术接近完成时，随着手术刺激减轻应逐步降低麻醉深度，利于患者苏醒。

（1）拔管：手术完成，对于呼吸功能恢复差又无禁忌者，可以对残存的肌松药进行拮抗。当患者吞咽、咳嗽反射恢复，清醒程度和肌张力恢复满意，可以拔管。如果患者口底或咽旁软组织明显肿胀、苏醒延迟、肌张力及反射恢复较差，则需延长拔管时间。当患者有呼吸衰竭、低体温、意识障碍、明显的血流动力学不稳定或气道明显受损时，应当保留气管导管，直至情况改善后再拔管。

拔管前应调整好体位和头位，清除口腔内的各种异物、唾液、血凝块等，防止拔管后误吸。确认患者已完全清醒并且没有残留肌松作用，通气量正常，脱氧状态下血氧饱和度维持在 95% 以上时，考虑拔管。充分吸氧后，将气管导管缓慢拔除。若出现舌后坠可尝试置入口咽通气管、鼻咽通气管。在不能确定患者气道通畅或再次气管插管有困难的情况下，可以通过引导管如气道交换导管、可喷射通气管芯或纤维支气管镜进行拔管。通过气管导管给予 0.3~0.5mg/kg 利多卡因进行气管黏膜表面麻醉。润滑后的引导管通过气管导管送入气管,拔出气管导管,将引导管留在气管内,直至患者气道已完全稳定。如发生气道梗阻,可通过中空引导管给氧或通过引导管再次插入气管导管。对于拔管后出现喉头水肿或喉痉挛等气道梗阻状况,积极处理后未缓解甚至加重者,应考虑气管切开。口腔癌/口咽癌手术中,如涉及口底、舌根部、超过半侧的下颌骨联合切除、较大皮瓣修复等造成气道解剖明显改变,短期内无法保证气道通畅患者,应进行预防性气管切开术。在气管切开时避免直接电烧灼,防止气道烧伤。一旦切开气管环,可以看到气管导管,逐步向外拉出导管,使导管的远端位于气管切开口上方,从气管切口置入新的气管导管后,拔出先前置入的气管导管。此外,除有明确的预防性气管切开指征,通过留置导管1~2天也能有效维持气道通畅,降低术后气管切开的比例。临床发现,术后留置气管导管24~48小时,不增加插管相关并发症的发生,可以显著缩短住院时间。

(2)术后监测:麻醉后监测治疗室(post-anesthesia care unit,PACU)又称麻醉恢复室(recovery room,RR),是现代医院麻醉科的独立医疗单元。麻醉苏醒过程出现的即刻并发症,可能会极其迅速甚至危及患者生命。因此,PACU为手术患者在转入普通病房或重症监护病房(ICU)前提供监测,及时处理各种并发症,最大程度减少术后即刻并发症。

全身麻醉患者逐步恢复自主呼吸能力,呼吸道通畅和循环稳定后,具备拔管条件的患者,可拔管后由经治的麻醉医师和护士护送至PACU。若循环尚未稳定,呼吸功能恢复不全,肌张力不够或估计拔管后有可能发生呼吸道梗阻者,应暂缓拔管,将患者带管送PACU,择机拔管。当患者到达PACU时,麻醉医师应立即向PACU工作人员提供完整的麻醉记录,床边交接患者的特殊情况及注意事项等。手术室的麻醉医师应负责患者的监护,直至PACU工作人员妥善接管。

患者由PACU麻醉医师和护士持续监护,应记录患者麻醉恢复期的生命体征。严密监测患者的意识状态、呼吸模式、血氧饱和度和血流动力学具有重要意义。口腔颌面部手术因其部位的特殊性,呼吸监护和治疗尤其重要。呼吸系统最常见的并发症包括气道阻塞、通气量不足、低氧血症、高碳酸血症、吸入性肺炎、支气管痉挛、呼吸窘迫综合征等,口腔癌/口咽癌术后及时发现及治疗这些威胁生命的并发症是复苏监护的关键。此外,麻醉恢复期还应积极治疗并预防其他并发症,包括神经系统并发症(苏醒延迟、谵妄等)、血流动力学不稳定、术后恶心呕吐、低体温、疼痛等。

(3)术后转运:要求所有全麻术后患者都必须在PACU中停留适当的时间,一般为1~2小时。大多数患者可以在指定的标准时间内转出。经PACU的恢复治疗后,患者更加清醒,生命体征平稳,达到离室的标准:①神志状态,患者已清醒,定向力完全恢复,如有必要,有能力呼救,可转回普通病房;若患者虽清醒仍感眩晕,尚需观察。②呼吸功能,脉搏、血氧饱和度正常,自主呼吸、咳嗽反射正常,患者能自行保持呼吸道通畅,可考虑转回病房。③循环系统,心率、血压、脉搏等血流动力学指标稳定者可转回病房。有些患者经PACU处理后病情仍不稳定甚至恶化,或出现较严重并发症的,应转ICU进行进一步监测和治疗。

患者转至普通病房或ICU应注意:①明确患者从PACU转至各不同医疗区域的接送人员;②1位患者需要2名或以上人员陪同,其中应有1名医护人员;③交接麻醉记录、PACU记录等;④对需要重点关注的问题进行详细交接班;⑤对留置导管、引流管、输液及注射泵等进行交接;⑥推荐使用正式的交接清单。

(4)术后访视:麻醉医师应在术后48小时内对患者进行访视,并将结果记录在麻醉记录单的相应位置或病程记录中。发现麻醉相关并发症时要及时处理,并将处理结果记入病历。对于实施术后镇痛的患者,要认真客观观察并记录呼吸、循环、中枢神经系统等情况,对恶心、呕吐、瘙痒、尿潴留等术后镇痛常见并发症进行仔细分析,进行相应处理并记入病历。对于需要进一步治疗或会诊的并发症要积极安排,并关注治疗的进展直至问题得到解决。

五、口腔癌及口咽癌常见手术的麻醉要点

1. 颈淋巴清扫及颌颈联合根治术 对于颈淋巴清扫及颌颈联合根治手术,注意事项包括:①如预测可能发生颈部大血管损伤,出血量大,术前要留置大孔径静脉通道,以便及时补充血容量;②尽量保持麻醉平稳,谨防空气栓塞,空气栓塞的最初症状是呼气末二氧化碳分压($PetCO_2$)突然下降;③术中分离、牵拉或压迫颈动脉窦或星状神经节时(右侧多见),可出现血压大幅度波动、心动过缓、心律失常、窦性停搏及 QT 间期延长等情况,可给予局麻药浸润加以预防,或在出现窦性心动过缓后马上停止操作,给予阿托品对症处理,等心率恢复后继续手术;④部分晚期或复发患者需行颈内静脉切除时,头面部静脉回流障碍,造成头颈部明显水肿,尤其是同期行双侧颈内静脉切除后,椎静脉侧支循环短时间内又无法迅速建立,头颈部水肿很明显,甚至出现脑水肿、颅内高压、通气受阻等症状。术中保持头高位,避免过量的静脉补液,给予激素、甘露醇等方法可缓解水肿症状,也可应用低温技术或适当的颅脑保护措施。术后采取保持头高位、激素治疗等措施。

2. 颅颌面联合根治手术 此类手术常由口腔颌面外科与神经外科联合完成,注意事项包括:①上颌骨及颅底处理时,适当控制性降压,减少失血,并使手术野更清晰,但大多数时间要维持较高动脉血压,保证脑灌注;②对于出血较大的患者,术中严密观察血流动力学变化,准确估计失血量,及时输液输血;③可采取浅低温(34～30℃)麻醉,降低脑的代谢;④常规进行颅内压监测。

根据颅内压动态监测结果,可及时调整,将颅内压控制在一个安全范围内。常采用的降颅内压措施有:①过度通气($PetCO_2$: 25～35mmHg);②使用脱水药物如甘露醇等;③应用肾上腺皮质激素;④实施低温;⑤行脑脊液外引流。但这些措施所取得的效果常常是暂时的,数小时后颅内压可自动回升甚至高于原来的水平。故术中和术后应持续监测并有效控制颅内压,以预防脑疝和脑水肿的发生。其他的脑保护措施包括:避免高血糖,维持正常水平的 $PetCO_2$,适度的血液稀释,降低血黏度,改善脑血流。

如因颅底大静脉切开出现气体栓塞,可表现为 $PetCO_2$ 骤然下降、肺动脉压明显升高。静脉空气栓塞晚期临床表现为低血压,超声提示空气进入,有特征性心脏杂音("磨轮样"杂音)。若置入中心静脉导管,可从导管回抽进入的空气。加强补液,提高中心静脉压,应用血管活性药纠正低血压。

3. 组织瓣血管化游离移植手术 研究表明,增加灌注压、扩张血管同时降低血液黏滞度可增加血流量,提高皮瓣存活率。因此,这也成为游离皮瓣移植手术麻醉的要点:①平稳的麻醉、良好的镇痛、正常的体温有助于血管扩张;而轻度的高容血液稀释有助于增加灌注压并降低黏滞度,通常稀释至血细胞比容在 30% 左右,若进一步稀释则减少了组织瓣的氧供。②良好的灌注压是通过恰当的麻醉深度和液体的管理来实现的,要求整个麻醉过程平稳,避免过深或过浅的麻醉。术中应及时补充血容量,避免发生低血容量。③尽量少用血管收缩药,可以尝试应用小剂量多巴胺,适当补液,维持中心静脉压比基础压高出

$2cmH_2O$ 的水平，维持尿量 $1\sim2mL/(kg\cdot h)$ 是微循环灌注良好的指标。为保证移植的游离组织瓣在术后有足够的灌注压，手术期间应避免过度利尿。④血管痉挛时可给予罂粟碱、利多卡因等局部用药，解除痉挛。⑤体温下降是导致血管收缩的重要因素，故须维持正常体温，在体温监测时，可同时监测核心和外周体温，二者的差值小于2℃，说明组织灌注满意。

六、口腔癌及口咽癌麻醉管理与加速康复外科

加速康复外科（enhanced recovery after surgery，ERAS）是指以降低患者机体应激反应，加快患者康复为目的的系列围手术期优化措施。ERAS 的核心是减少应激和创伤。ERAS 的麻醉管理强调麻醉医师在围手术期所起的作用，不仅是提供最佳手术条件、消除疼痛和保障患者生命安全，还注重如何促进患者术后加速康复。

（1）避免术前过长时间禁食禁饮：术前 2 小时可口服不超过 400mL 的碳水化合物清饮料，以防止出现胰岛素抵抗，使机体过早进入应激状态和分解代谢阶段。

（2）注重体温保护：采取综合措施防治围手术期患者低体温，包括围手术期体温监测，保持室温不低于23℃，使用输血输液加温设备，覆盖保温毯等。

（3）减轻术后疼痛：术后疼痛管理的主要目标是尽量减少药物剂量，以减少副作用，采取低阿片/去阿片多模式镇痛方案可提供足够的镇痛。基于局麻药物的外周神经阻滞镇痛联合非甾体抗炎药（NSAID）是实现去阿片多模式镇痛的核心，选择性环氧合酶-2（COX-2）抑制剂是多模式镇痛的首选药物，可达到降低阿片类药物总用量的目的。静脉输注右美托咪定或利多卡因被证实可以减少阿片类药物和全麻药物剂量，可提供良好镇痛，并促进肠道功能恢复。目前，口腔癌/口咽癌术后镇痛的最佳模式仍存在争议。

（4）目标导向的围手术期液体管理：围手术期液体管理直接影响患者术后并发症的发生率及预后。基于目标导向液体治疗理论，实施个体化补液方案将改善患者尤其是危重患者的术后恢复情况。

（5）抗炎管理：手术创伤和麻醉可以触发机体固有免疫系统，从而引起全身炎症反应。实施抗炎管理是防范过度炎症反应的有效措施。在创伤较大的手术中，预防性给予乌司他丁、糖皮质激素、NSAID，对于抑制过强的炎症反应，加速术后康复进程具有重要价值。

（6）拔管及转运时机：手术结束后，首选在手术间拔除气管导管，经 PACU 清醒稳定后将患者送回病房。对手术及麻醉后，机体内环境严重恶化及并发症严重的患者，可考虑送至 ICU 给予进一步治疗。

目前，ERAS 方案在胃肠外科中最为成熟，其他众多专科都在积极探索。对于口腔癌/口咽癌患者，因为存在困难气道、手术时间长、术后吞咽障碍、高龄等特点，ERAS 尤其重要，既是全生命周期康复的重要部分，也是麻醉综合提高的方向。

七、典型病例

1. 病例资料　患者，男性，28 岁，体重 51kg，BMI 19.9kg/m²。双侧颏下肿痛 2 周余，舌运动及吞咽障碍 1 周入院。临床诊断为双侧舌根肿瘤，拟在全麻下行双侧舌根肿物探查术＋切取活检术。既往体健，无手术史。

2. 体格检查 T 36.8℃，P 88 次 /min，R 19 次 /min，BP 152/109mmHg；张口度 3.0cm，头颈活动可，甲颏间距 6cm，咬上唇试验：Ⅱ级，Mallampati 分级：无法暴露口咽结构（图 6-0-2A、B）。发病后期出现打鼾。口内检查见舌背膨隆，未及咽后壁，双侧舌根至舌中 1/3 可扪及一肿物，质硬，边界清，活动度差，基底浸润，压痛（-），表面黏膜未见破溃出血，舌无麻木，味觉存在，发音清晰，舌体有运动受限，前伸稍及下颌前牙。双侧软腭可见黏膜破溃，范围约 1.5cm×1cm，触痛（-），软腭反射存在。

3. 辅助检查 头颈 MRI 示口底、舌根处见一不规则软组织肿物，边界局部欠清晰，大小约 3.9cm×5.1cm×3.5cm，增强扫描明显强化，病变中央可见一直径约 1.1cm 无强化区，累及部分舌腹及舌血管神经束，向后下推挤会厌，会厌谷受压变窄，肿物邻近双侧舌下腺（图 6-0-2C）。诊断为口底、舌根处软组织肿物，可疑口咽癌。

4. 初步印象 可预料的困难气道。

5. 拟行置管方式 表面麻醉、镇静镇痛，保留自主呼吸，在纤维支气管镜引导下行清醒状态下气管插管。

患者高度紧张，拒绝清醒状态下气管置管。可采取快速诱导下经鼻盲探气管插管。术前谈话告知患者及家属存在置管失败需再次清醒置管或气管切开的可能（图 6-0-2D），患者和家属表示理解并同意方案 1。

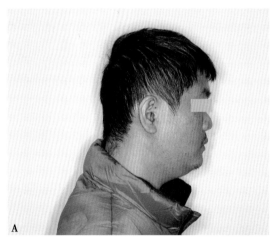
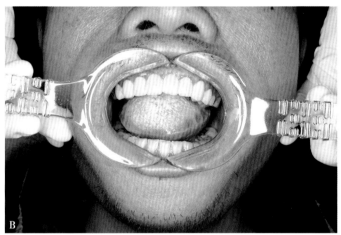
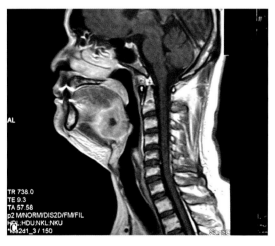
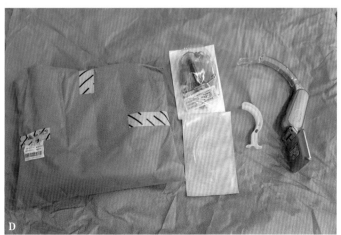

图 6-0-2 口咽肿物患者及麻醉器械准备

A. 侧面观 B. 口内照 C. MRI 矢状位显示会厌谷受压变窄 D. 气管切开包，视频喉镜等备用器械方案 1：快速诱导下经鼻盲探气管插管。方案 2：可视喉镜气管插管。方案 3：可视软镜引导下行清醒状态气管插管。方案 4：紧急气道处理。

6. 麻醉过程 充分准备后行快速诱导（瑞芬太尼＋丙泊酚＋氯化琥珀胆碱）经鼻盲探气管插管，置管顺利。

7. 讨论 本例患者术前诊断为双侧舌根肿瘤，肿物位于口底、舌根部，舌体固定。患者发病后期出现打鼾（轻度），提示舌根后移气道狭窄。MRI 显示会厌谷受压变窄，舌根与咽后壁未见明显狭窄。气管插管喉镜显露声门可能困难，喉镜片显露声门时可能会损伤瘤体而引起出血，喉镜直接操作受限。面罩正压通气可提供氧合。初步印象为：可预料的困难气道。本例患者采用表面麻醉、镇静镇痛，保留自主呼吸，在纤维支气管镜下引导行清醒状态下气管插管最安全，为首选方案。但是该患者高度紧张，拒绝在清醒状态下置管。对于此例可预料的困难气道且不合作的患者，在全身麻醉诱导后，尝试经鼻盲探插管，对于患者、术者和麻醉医师利大于弊，可以采用此方法气管置管，进行气道管理。

采用速效短效的去极化肌松药氯化琥珀胆碱静脉注射，注射后约 1 分钟起效，它在体内的半衰期为 1～2 分钟，临床肌肉松弛的时间 6～9 分钟，应用时易于控制。插管前充分给氧去氮，提高氧储备，增加了无通气安全时限（约 7 分钟），为备选方案的实施争取了充足的时间。经鼻的 RAE 提供了经咽后壁向声门的自然曲度，使盲探易于置入。笔者所在科室经验丰富的医师采用经鼻盲探置管 1 分钟内可完成，成功率 96% 以上。对于合作的可预料困难气道，经鼻盲探置管也可以在保留自主呼吸下使用。由于在置管时需要根据咽部曲度调节导管头端的方向，因此，口咽部手术后咽喉部畸形，颈部活动受限的患者应慎用。

全身麻醉诱导后经鼻盲探插管可以给患者更舒适的体验，成功的关键在于操作者的经验。在实际工作中，在非困难气道的经鼻插管中反复应用盲探的方法，可以使盲探技术得到熟练掌握，操作要点也会了然于胸，这样在困难气道的处理中就会得心应手。在安全性保障方面，麻醉前充分告知患者及家属，积极做好备用方案以及准备紧急气管切开的相应设备，同时应要求外科医师在场提供后备支持。

（吴 志 范文国）

参 考 文 献

1. 邓小明，姚尚龙，于布为，等. 现代麻醉学. 5 版. 北京：人民卫生出版社，2020.

2. 朱也森，姜虹. 口腔麻醉学. 2 版. 北京：科学出版社，2014.

3. PINO R M. 麻省总医院临床麻醉手册. 王俊科，马虹，张铁铮，译. 9 版. 北京：科学出版社，2018.

4. GROPPER M A. 米勒麻醉学. 邓小明，黄宇光，李文志，译. 9 版. 北京：北京大学医学出版社，2021.

5. 中华医学会麻醉学分会. 中国麻醉学指南与专家共识. 北京：人民卫生出版社，2017.

第七章　口腔潜在恶性疾患

口腔潜在恶性疾患（OPMD）是一组具有更高癌变风险的口腔疾病的总称，以口腔白斑病、口腔扁平苔藓、口腔红斑病、口腔黏膜下纤维性变、慢性盘状红斑狼疮、光化性唇炎等疾病常见。OPMD癌变风险增高，以常见的口腔白斑病为例，癌变率从0.13%～17.5%不等，危及患者生存，对患者的生活质量及身心健康造成严重影响。基于OPMD癌变风险评估的疾病管、诊、防、治新策略的探索、研发与应用，是当前口腔医学领域迫切需要解决的临床问题之一。

第一节　口腔白斑病

口腔白斑病（OLK）是发生于口腔黏膜上以白色为主的损害，不能擦去，也不能用临床和组织病理学的方法诊断为其他可定义的损害，不包括吸烟、局部摩擦等局部因素去除后可以消退的单纯性过角化症。口腔白斑病具有一定的恶变率，全球OLK的患病率为2%～3%，癌变率为0.1%～17.5%，因此被WHO归为癌前病变或潜在恶性疾患范畴（2022年第5版 *World Health Organization Classification of Head and Neck Tumors*）。

一、病因与发病机制

OLK病因尚不明确，与多种因素相关。

1. 理化刺激因素　烟草摄取（吸烟或口嚼烟草）、饮酒、咀嚼槟榔等局部理化刺激因素与OLK的发生有关。咬颊习惯、牙齿错位、牙齿锐尖利缘、残根残冠、牙石等局部刺激因素与OLK的发生也具有一定的相关性。

2. 感染因素　微生物感染，如慢性念珠菌感染与OLK的发生相关，尤其是非均质型白斑。这一作用可能与某型白色念珠菌菌株的高亚硝基催化潜能有关，表明具有致癌化合物如亚硝胺的产生。此外，人乳头瘤病毒感染可能参与OLK的发生发展。Radzki等人在2022年进行的一项系统回顾及荟萃分析结果显示，OLK患者中HPV阳性的总体发生率为6.66%，其中HPV16是HPV阳性病例中最主要的感染类型。

3. 全身因素　与OLK发生相关的全身因素包括微量元素和维生素缺乏、微循环障碍、放射线辐照、遗传易感性等。

二、临床表现

OLK 病损可见于口腔黏膜的任何部位，好发于口角、牙龈、颊黏膜咬颊线区域和舌部，部分发生于唇、前庭沟、腭、口底，发病部位的差异可能受地区、种族及吸烟等因素影响。多数患者无明显的自觉症状，部分患者可有粗糙、木涩感或感觉病损区域较周围黏膜稍硬。病损伴有糜烂、溃疡或癌变时可出现刺激痛或自发痛。根据口腔白斑病的临床表现可分为均质型和非均质型两大类。均质型表面较为平整，边界清楚，主要包括斑块型和皱纹纸型。非均质型依据病损外形及颜色主要分为颗粒型、疣状型及溃疡型等。其中，均质型患病率最高，溃疡型可由均质型、疣状型或颗粒型演变而来，非均质型白斑与上皮异常增生及癌变发生更为相关。

1. 斑块型　呈白色或灰白色均质型斑块，斑块表面可有皲裂，平或稍高出黏膜表面，边界较清，触诊柔软，周围黏膜表现正常。患者一般无自觉症状，或略有粗糙感（图 7-1-1A）。

2. 皱纹纸型　多见于口底及舌腹区域。病变呈灰白色或白垩色，边界清楚，表面粗糙，触诊柔软，周围黏膜表现正常。患者可感粗糙不适，亦可有刺激痛等症状（图 7-1-1B）。

3. 颗粒型　亦称颗粒 - 结节型白斑，多发生于颊黏膜口角区。病变呈颗粒状白色突起，表面不平整，病损间杂黏膜充血区，似有小片状或点状糜烂，患者多伴有刺激痛等症状（图 7-1-1C）。部分病损组织中可见白色念珠菌感染。

4. 疣状型　病损呈灰白色，表面粗糙呈刺状或绒毛状突起，明显高出黏膜，触诊质地稍硬，有粗糙感（图 7-1-1D）。疣状损害多位于牙槽嵴、口底、唇、腭等区域。增殖性疣状白斑（proliferative verrucous leukoplakia，PVL）是疣状白斑的一个亚型，病损呈白色疣状突起，较为罕见，以慢性增殖性、多病灶、顽固、易复发为其主要特点，多发生于中老年女性（年龄大于 60 岁，男女发生比例约 1:4），具有高癌变风险，患者通常缺乏传统的口腔癌相关致病风险因素（烟草、饮酒、病毒感染等）。病损好发于牙龈、牙槽及腭部黏膜，也可见于舌腹、舌缘，病损进展逐渐侵犯至大部分口腔黏膜，边界清楚。PVL 的发生发展进程表现为单纯性过角化→白斑病→浸润性鳞状细胞癌，其早期阶段无或仅伴有轻度上皮异常增生。需要注意的是，如果病损为疣状型白斑伴重度异常增生，则建议诊断为原位癌而不是 PVL。手术切除 PVL 病损组织后仍易复发。

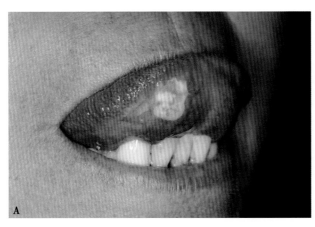

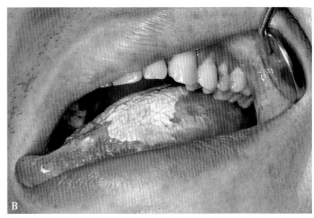

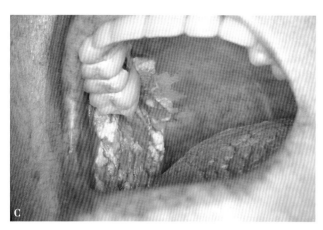
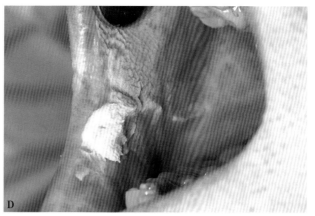
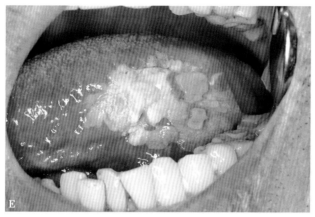

图 7-1-1　口腔白斑病

A. 斑块型，右侧舌腹前缘白色斑块，边界清晰，触诊柔软，周围黏膜正常　B. 皱纹纸型，左侧舌腹灰白色皱纸样白色斑块，边界清楚，表面粗糙，触诊柔软　C. 颗粒型，右侧颊黏膜后份颗粒状白色斑块，表面不平整，病损间杂黏膜充血　D. 疣状型，右侧口角内份黏膜灰白色绒毛状突起，明显高出黏膜，触诊质地稍硬　E. 溃疡型，左侧舌缘增厚的白色斑块上伴有溃疡病损

5. 溃疡型　病损表现为增厚的白色斑块上有糜烂或溃疡形成，可伴或不伴局部刺激因素（图 7-1-1E）。患者常有明显的疼痛。

三、诊断与评估

（一）诊断

需根据病损的临床特征及组织病理学表现对 OLK 综合判断。

1. 临床诊断　口腔黏膜的白色斑块，且排除其他定义明确的疾病，如白色水肿、白色海绵状斑痣、咬颊症、疣状癌、念珠菌病、口腔黏膜下纤维性变、颊白线、盘状红斑狼疮、口腔扁平苔藓等，即可作出暂时性临床诊断。若去除可能的局部刺激因素后，观察 2～4 周，病损仍无消退，则可作出肯定性临床诊断。

2. 组织病理学诊断

（1）活检时机及部位：去除可疑致病因素，2～4 周后病损无改善，则进行活检以明确组织病理学诊断。可根据临床检查结果及无创检测技术进行综合判定，以选取最适宜的活检部位。

（2）组织病理学表现：OLK 的病理变化为表面上皮过度角化，因而临床表现为白色病损。可分为过度正角化或过度不全角化,正角化时可见明显的颗粒层。除过度角化外,根据上皮增殖及紊乱程度,将白斑组织病理变化分为上皮单纯性增生和上皮异常增生。上皮单纯性增生主要为棘层增生,上皮钉突伸长变粗,从基底层到角化层的上皮细胞排列整齐,细胞形态未见明显改变。上皮异常增生(oral epithelial dysplasia,OED)是指上皮细胞增殖和分化成熟异常,表现为上皮细胞形态非典型性及复层鳞状上皮结构整体紊乱,固有层和黏膜下层可见不同程度的慢性炎症细胞浸润。

表 7-1-1 列出了上皮异常增生的组织病理学要点,但所有特点不一定同时出现于同一病损中。上皮异常增生程度的分级标准具有一定的主观性。上皮结构紊乱局限于上皮层下 1/3 内,即基底层及副基底层,伴轻微的细胞非典型性则诊断为轻度异常增生(mild dysplasia)。中度异常增生(moderate dysplasia)是指上皮结构紊乱延伸至上皮中 1/3。若细胞非典型性较明显时可诊断为重度异常增生(severe dysplasia),表现为结构紊乱超过上皮 2/3,伴细胞非典型性。若上皮全层结构紊乱,伴细胞非典型性改变,但异常的上皮细胞尚未穿破基底膜侵犯结缔组织,即未发生浸润,则可诊断为原位癌(carcinoma in situ)。如果细胞的非典型性非常严重,即使未达全层也可认为是原位癌。此外,上皮结构紊乱及细胞异型性改变同时存在,以及结缔组织界面的结构紊乱应该增加上述分级。口腔原位癌被认为是重度异常增生的同义词。异常增生的分级在观察者之间的可重复性差,因此经多名病理学家评估后进行最终的一致分级评判可以提高诊断的可靠性。为了提高诊断的可重复性,一些学者提出了一种二元评价体系,即将上皮异常增生分为低级别异常增生和高级别异常增生,2006 年 Kujan 等建议以存在表 7-1-1 所示上皮组织结构及成熟过程异常要点中的四项,以及上皮细胞形态的非典型性表现中的五项作为分级界点,但二元评分体系在常规应用于口腔之前尚需验证。此外,疣状白斑的病理特征为上皮增厚,表面高度过角化,有角质栓塞使表面呈乳头状或指状突起,钉突宽而钝圆。

表 7-1-1　上皮异常增生的组织病理学特点

上皮组织结构及成熟过程异常	上皮细胞形态的非典型性
上皮层次紊乱	细胞核大小不一
基底细胞极性丧失	细胞核形态异常
滴状钉突	细胞大小不一
核分裂象增加	细胞形态异常
浅层核分裂象	核质比例增加
单个细胞成熟前角化(错角化)	异常核分裂象
钉突内出现角化珠	核仁增大、数量增加
细胞间黏附下降	核深染

3. 无(微)创辅助诊断技术

(1)脱落细胞学(exfoliative cytology)检查:脱落细胞学检查是指使用特定的工具(如细胞刷等)刮拭可疑病损组织表面以获得细胞,制成涂片,染色后在显微镜下观察并进行细胞学诊断,具有快速简便、微创的优点。脱落细胞学检查可发现早期癌变的细胞,其特点表现为细胞核增大 1~5 倍,核浆比例增加,核浓染,细胞异型性,细胞质空泡形成,核膜模糊等。微核是存在于细胞质中的 DNA 碎片,可在口腔黏膜脱落细胞中检测到。研究表明,口腔白斑患者病损组织脱落细胞的微核细胞率明显高于正常黏膜上皮细胞,且与病变程度呈正相关。因此,脱落细胞微核计数可用于评估口腔白斑等 OPMD 的 DNA 损伤情况、癌变风险及药物疗效等。传统的脱落细胞学检查难以取到上皮全层的细胞,易造成假阴性结果。随着细胞刷技术的不断改进与发展,薄层液基细胞学检查(thinprep cytologic test, TCT)替代传统涂片方法使制片质量得以改善,细胞刷检查技术可提取上皮层表浅、中间及基底 3 个不同深度层次的细胞,TCT 技术细胞涂片分布均匀、背景清晰、染色层次分明,便于在镜下观察,明显提高了阳性细胞的检出率,且具有快速简便、微创的优点。2004 年 Navone 等人的研究显示,使用细胞刷技术及 TCT 技术时,脱落细胞学检查对口腔鳞状细胞癌的诊断灵敏度及特异度分别为 86.5%、94.3%。

(2)DNA 倍体分析(DNA ploidy analysis):正常人体细胞为二倍体,当细胞出现癌变时,染色体的结构和数目发生异常,因此恶性肿瘤中常可见异倍体细胞。DNA 非整倍体的出现早于细胞形态的改变,因此脱落细胞 DNA 定量分析能够显著提高 OPMD 癌变的早期检出率。2020 年 Li 等人的研究显示,DNA 倍体分析技术以 DNA 指数 2.3 为阈值时,诊断 OPMD 中异常增生的灵敏度为 61.5%,特异度为 77.5%,在以 DNA 指数 3.5 为阈值时,诊断 OPMD 中异常增生的灵敏度为 84.5%,特异度为 80.2%。目前临床采用计算机全自动 DNA 定量分析系统对样本进行自动化阅片,有明确的诊断标准,结果相对客观,可减轻对临床病理医师专业度的依赖性,在癌前诊断领域具有较好的应用前景。然而,其应用仍具有局限性:①DNA 定量分析无法检测染色体结构异常;②分析结果受取材部位的影响,可能造成误差;③具有异质性,同一病损的各个样本间的倍体性可能不一致;④检测分析需要使用特定仪器,难以适用大规模筛查。

(3)甲苯胺蓝活体组织染色检查:甲苯胺蓝是一种噻嗪类染色剂,对核酸具有高亲和力,有丝分裂活跃的细胞易于被其着色。黏膜上皮发生异常增生或癌变时,因上皮结构紊乱,甲苯胺蓝具有较好的渗透性。同时,肿瘤细胞及异常增生细胞因核酸含量增加从而更易被着色。2012 年 Awan 等人的研究显示,甲苯胺蓝染色诊断 OPMD 中上皮异常增生的灵敏度为 56.1%,特异度为 56.9%。随着上皮异常增生程度的增加,甲苯胺蓝的诊断灵敏度相应增加,因此,其对于中、重度上皮异常增生及 OSCC 的早期诊断具有较强的应用意义。将 1% 甲苯胺蓝涂于擦干的病损表面,20 秒后用 1% 醋酸擦拭,深蓝色着色部位为可疑癌变部位或具有异常增生的部位。

(4)自体荧光检测技术:健康口腔黏膜组织中含有丰富的自体荧光基团,如烟酰胺腺嘌呤二核苷酸和黄素腺嘌呤二核苷酸(flavine adenine dinucleotide, FAD)等。这些荧光基团在经过适当波长的光源激发后,能够产生与其吸收光谱相对应的自体荧光。VELscope(visually enhanced lesion scope)是一种无痛的荧光检测工具,通过发出蓝光(400~460nm)照射上皮组织,同时通过数码相机拍摄和记录组织情况。健康的口腔上皮组织在荧光下呈现波长为 515nm 的淡绿色。而在异常增生的上皮组织和 OSCC 中,由于荧光基团 FAD 在病变组织中的浓度降低,导致出现局部荧光缺失的现象。2019 年 Shi 等人的研究表明,VELscope 检测 OPMD 中异常增生及癌的灵敏度及特异度分别为 72.2%、39.2%,区分高风险病损(中度/重度异常增生及口腔癌)与低风险病损(无/轻度异常增生)的灵敏度及特异度分别为 95.9%、36.5%,区分口腔癌及非癌变 OPMD 的灵敏度及特异度分别为 100%、35.1%。但是,对于高度角化或覆盖假膜较厚的病损,并未显示出荧光缺失现象。VELscope已经被世界卫生组织(WHO)认可为口腔癌的有效早期筛查手段,但仅推荐作为口腔癌变的辅助检测手段。

(5)窄带成像(narrow band imaging,NBI)检查:窄带成像是一种光学成像增强技术,可增强黏膜和黏膜下血管的可视化。NBI通过白光被过滤后余留蓝光(415nm)和绿光(540nm)的两个30nm窄带,再利用光的特性来增强组织血管的显示。上皮乳头内毛细血管袢为黏膜下血管向垂直于上皮层方向发出的毛细血管终末分支,其形态上的异常改变如扩张、延长或扭曲等,被认为是口腔黏膜恶性转化的标志,因此NBI显示的血管模式可以识别OPMD或恶性病变。2013年Yang等人的研究显示,NBI对于口腔白斑中重度上皮异常增生及口腔癌诊断的灵敏度为87.07%,特异度为93.54%。NBI的应用可以发现常规口腔检查或普通白光内镜检查漏诊的浅表黏膜病变,提高口腔癌的早期诊断率。此外,NBI还可用于指导组织学活检,选择适宜的黏膜病损切取区域,以及避免癌变阴性病例不必要的活检。

(6)相干光断层扫描(optical coherence tomography,OCT):相干光断层扫描口腔检测仪是一种新型的医用光学影像设备,基于微米分辨率光学成像的无创技术,可以对被测组织进行安全无损的在体成像。对于口腔黏膜白斑病变,OCT可以弥补传统视诊检查无法看到组织内部的局限性,通过对口腔组织进行快速扫描,可获得表皮下1~2mm的微米级分辨率高清图像。因其具有较大的穿透深度,可以用于观察上皮的完整厚度、基底膜的连续性、浅表结缔组织的状况等,从而辅助医师进行更精准的病变判别。研究发现,白斑组织OCT检测具有特异性的征象:组织分层紊乱,固有层不清晰。2009年Wilder-Smith等人的研究报道,与病理活检相比,OCT诊断口腔白色及红色斑块病损组织中原位癌及鳞状细胞癌的灵敏度及特异度均为93.1%,区分鳞状细胞癌与其他病损的检测灵敏度及特异度分别为93.1%及97.3%。2022年Yang等人的一项研究表明,OCT对正常黏膜、伴有上皮异常增生的白斑及口腔鳞癌诊断的灵敏度及特异度分别为98.17%/98.38%、93.81%/98.54%,以及98.11%/99.04%,因此,OCT检测可用于OPMD及癌变组织的识别,具有帮助临床医师进行有效筛查和诊断疾病的潜力。

无(微)创检测技术具有创伤小或无、操作简便、易于临床医师掌握、易于患者接受等诸多优点,但其灵敏度和特异度受取材部位、操作手法、观察者经验等因素的影响,可能出现假阳性或假阴性。在口腔白斑病等OPMD的诊断过程中,无(微)创检测技术可与临床检查相结合,辅助选择最适活检部位,诊断明确后,在随访过程中,可使用上述方法对可疑癌变部位进行筛查,有利于患者病情的监测,必要时应再次活检,以免误诊或漏诊。

4. 诊断流程　以OLK诊断的确定性(certainty,C)将其分为C1、C2、C3、C4四个级别,记录OLK诊断时书写为:病损部位+诊断(C因子等级)。OLK的诊断流程如图7-1-2所示。

C1:暂时性临床诊断,根据临床初诊检查证据,排除其他可定义的疾病或损害。

C2:肯定性临床诊断,去除可能的致病因子2~4周后损害无改善。

C3:切取组织行组织病理学检查证实诊断,在C2基础上,结合切取组织行组织病理学检查未发现其他可定义的病损,表现为口腔白斑病的损害特征。

C4:切除组织行组织病理学检查证实诊断,外科切除所有临床可见损害,并通过组织组织病理学检查作出的诊断。

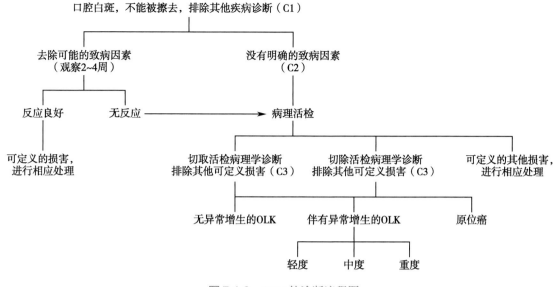

图 7-1-2　OLK 的诊断流程图

（二）评估

1. OLK 病例记录要点　在记录 OLK 病例时，性别、确诊时的年龄、任何致病相关因素及部位也应包括在内，以及既往治疗的方案，如手术治疗、非手术治疗、化学预防、仅定期观察等。同时，还应该记录患者对治疗方案的反应，如无反应（病情稳定）、部分反应（病损面积缩小＞50%，但不是完全消退）、完全反应、病情进展（大小增加＞25%，或者出现新的病损）等。记录患者复诊时有无复发病损（发生于原来同一位置），以及与之前位置明显不同的新发白斑病损。记录病损有无恶性转化，还需记录口腔外部、头颈区域或头颈区域外的恶变情况。医嘱部分注明定期随访的时间间隔。

2. 恶变风险评估　OLK 属于 OPMD，其恶变潜能已被充分认识。2011 年 Amagasa 等人对既往研究进行回顾，在 1～30 年的随访期中，OLK 癌变率从 0.13%～17.5% 不等。中国学者 Lyu 等人 2017 年对国内 OLK 癌变率的相关研究进行系统评价，结果显示我国 OLK 癌变率约为 9%。OLK 恶性转化与患者的性别、年龄、病程长短、病损部位和大小、临床分型及组织病理学表现等因素相关。年长者癌变率较高，尤见于 60～70 岁患者。非均质型白斑被认为是癌变高危型，尤其增殖性疣状白斑，其癌变率高达 50% 以上，部分研究发现其癌变率甚至可达 100%。Aguirre-Urizar 等人在 2021 年对关于 OLK 恶性转化近 5 年发表的研究进行系统回顾和荟萃分析，结果显示，伴有异常增生的患者发生恶性转化的风险增加了 23.8 倍。此外，与轻度及中度异常增生相比，重度异常增生的癌变风险增加了 4.90 倍。因此，组织病理学检查 OLK 是否伴有异常增生及异常增生程度是预测其癌变风险最重要的指标。评估 OLK 患者的恶变风险因素对于疾病的临床管理具有重要的指导意义。对于伴随癌变高风险因素的患者，应注意密切观察患者的病情变化，必要时进行多次活检确诊（表 7-1-2）。

在 OPMD 疾病的诊断与随访过程中，可使用脱落细胞学检查等无（微）创检测技术对可疑癌变部位进行筛查，辅助选择最适活检部位，有利于患者病情的监测，在随访过程中，必要时可再次活检，以免误诊或漏诊。

人工智能（artificial intelligence，AI）技术在近年来的飞速发展使得医学专家系统、人工神经网络等在医学领域的开发与应用成为现实，并且取得了很大的突破，包括 AI 辅助疾病诊断、个体化治疗、药物研发等。目前，OPMD 的人工智能研究主要聚焦于临床图像、光学图像、病理图像的深度学习结合分子特征等的智能辅助诊断系统，辅助判断 OPMD 的上皮异常增生程度及癌变风险。未来，人工智能或为实现OPMD 的精准诊疗，保障大众健康带来突破性进展。

表 7-1-2　口腔白斑病患者癌变高风险因素

影响因素	癌变高风险特征
性别	女性，特别是不吸烟的年轻女性患者
时间	病程较长者
吸烟	不吸烟者
部位	病损位于口腔黏膜的三大危险区域，包括舌缘 - 舌腹 - 口底的 U 形区域、口角内侧三角形区域、软腭复合体区域
面积	病损非局限性分布，面积大于 200mm^2 的患者
类型	非均质型（疣状型、颗粒型、溃疡型等）及伴有念珠菌感染、HPV 感染者
病理	伴有上皮异常增生者，程度越重者越易癌变

四、治疗

OLK 目前尚无根治方法，根据患者的病情可采用个性化治疗方案。主要考虑因素包括病损的类型、部位、面积、伴有异常增生的程度、对药物的反应等。OLK 的治疗原则包括卫生宣教、消除局部刺激因素、缓解症状、监测和预防恶变。

（一）卫生宣教

加强口腔卫生宣教是口腔白斑病早期预防的重点。通过开展流行病学调查、进行卫生宣教及必要的健康保健，以早期发现 OLK 患者，使患者认识到 OLK 的风险，并嘱患者尽早去口腔专科医院诊治。

（二）消除局部刺激因素

提倡健康生活方式，如戒烟酒，停止咀嚼槟榔，少食酸、辣、烫、麻等食物；保持良好口腔卫生；调磨过于锐利的牙齿边缘；去除残根、残冠及不良修复体等。

（三）药物治疗

对于均质型白斑，病损面积较小，且位于非危险区域，病理学检查不伴或伴轻度上皮异常增生者，可仅采用局部药物治疗。若病损面积大、累及多部位，或伴有中度上皮异常增生者，可配合全身药物治疗。

1. 维生素 A　维生素 A 能够促进生长发育，维持上皮组织的正常功能，机体缺乏维生素 A 时可表现为上皮干燥、增生和角化。维生素 A 是正常上皮细胞分化所必需的，维生素 A 的代谢产物可通过其对基因表达的影响调控正常及恶性细胞的增殖与分化能力。同时，维生素 A 代谢的中间体维 A 酸可诱导细胞凋亡，诱导分裂细胞的正常成熟并抑制其癌变。上皮细胞接受维 A 酸处理后其生长速率也有所降低。维生素 A 还可作为抗氧化剂，减少自由基的生成，从而抑制自由基反应引起的酶功能变化及 DNA 突变，进而降低其促进细胞发生恶性转化的风险。

维生素 A 口服易于吸收，而且食物中脂质、蛋白质与体内的胆盐和维生素 E 均能促进维生素 A 的吸收。成人常用口服剂量每日 3 万～5 万单位，分 2～3 次口服，1 个月为一个疗程，症状改善后减量。一般不良反应轻微，但注意成人每次剂量超过 100 万单位，小儿每次超过 30 万单位即可致急性中毒。每日 10 万单位持续服用 6 个月以上可致慢性中毒。过量可致畸胎，孕妇禁用。婴幼儿以及严重肝、肾功能损害者慎用。

2. 维 A 酸类　维 A 酸又名维甲酸，是维生素 A 的代谢中间体，可调节表皮细胞的有丝分裂及更新，对上皮细胞的生长和角质层的脱落有辅助作用，促进正常角化，可抑制黏膜上皮过度角化，常用于治疗角化程度较高的 OLK。口服初期剂量宜小，一次 5mg，一日 2～3 次，耐受者则可逐渐增大剂量至一日 20～30mg，分 2～3 次服用，1 个月为 1 个疗程。不良反应可致唇炎、口干、结膜炎、甲沟炎、脱发、对光过敏、皮肤色素变化等，患者还可出现头痛、头晕、轻度腹泻、鼻出血、肝功能损害、高血脂，严重者可诱发期前收缩，可致畸胎。对于严重肝肾功能损害者、冠心病、高脂血症者禁用，孕妇禁用，育龄期妇女及儿童慎用。若出现不良反应，则控制剂量或与谷维素、维生素 B_1、维生素 B_6 等同服，可使头痛等症状减轻。由于全身应用毒副作用较大，常使用该品的局部制剂。对于非充血、非糜烂型的病损可用维 A 酸糊剂、0.1%～0.3% 维 A 酸软膏或 1% 维 A 酸衍生物维胺酸局部涂搽，先拭干白色损害，用棉签涂敷患处，每日 1～3 次，病损减轻时需减量，注意勿在唇红部损害处涂敷。治疗一至数周后白斑可逐渐消退，部分患者停药后可复发。

3. β- 胡萝卜素　β- 胡萝卜素是一种脂溶性色素，在体内可转化为维生素 A，具有抗氧化作用。临床研究显示，口服 β- 胡萝卜素（20～60mg/d）对治疗 OLK 有效。需要注意的是，有研究发现长期大剂量口服（20～30mg/d，用药时间 4～8 年）可能增加吸烟者、曾吸烟者和长期接触石棉者的肺癌发生风险。

4. 其他药物　除上述药物外，有研究显示口服抗氧化剂番茄红素（4～8mg/d，分 2 次服用，疗程 3 个月）、口服免疫增强剂如胸腺肽肠溶片（每次 20mg，1～2 次 / 日）、口服抗氧化剂维生素 E（可单独或与维生素 A 联合使用，每次 100mg，1 次 / 日，疗程 3 个月）等可用于治疗 OLK，但其疗效尚需设计更为完善的临床随机对照研究加以验证。如怀疑有真菌感染，可联合抗真菌药物治疗。中医药可以作为 OLK 的治疗措施之一，如活血化瘀中成药复方丹参滴丸，10 丸 / 次，3 次 / 日，疗程 1 个月，但是目前其余中医药尚处于探索阶段。

（四）手术治疗

由于组织病理学检查可明确诊断及有无上皮异常增生，并初步评估 OLK 癌变风险，因此，建议切取或切除活检。具体应根据 OLK 病损各项条件权衡利弊、综合考虑是否需行手术治疗。对于位于高危区域的均质型 OLK，以及非均质型 OLK，当去除可能致病因素及保守治疗 3～6 周后仍未见好转者，可考虑手术治疗。对于组织病理学检查为重度异常增生者，应及时手术。轻、中度异常增生者，可严密观察，但临床有恶变倾向或位于危险区时，也可手术。对于界限清晰的局限性小范围病损，手术条件较好。病损区域过大或周界不清者，手术难度大，且术后可致严重的组织缺损和功能障碍。

需要注意的是，有研究报道手术治疗并不能降低 OLK 的癌变率。白色病损周围看似正常黏膜组织中的细胞可能已在分子生物学水平上发生改变,因此即使手术完全切除所见白色斑块,仍不能彻底消除复发及癌变风险。

(五)物理治疗

除手术及药物治疗外,OLK 可使用光动力、激光和冷冻治疗等物理疗法。与药物治疗相比,物理治疗可以更有效地去除病损;与手术治疗相比,其操作简便、创伤小、出血量少、疼痛较轻,引起的组织缺损和功能障碍较轻微。但需要注意的是,即使物理治疗已经去除了肉眼可见的全部病损,OLK 的复发率仍可达 30% 以上。因此,物理治疗的效果、复发率和恶变率还有待进一步评估。

1. 光动力治疗　光动力治疗是一种以特定波长的光照射经光敏剂处理的病损部位,使其发生一系列光化学和光生物学反应,导致异常增生活跃的细胞发生不可逆的损伤并最终死亡,选择性破坏病变组织,从而治疗疾病的技术。研究发现,光敏剂 5- 氨基酮戊酸(ALA)- 光动力治疗口腔白斑的总体效率高,不良反应轻微,对于非均质型,且伴有中 - 重度异常增生以及组织中 Ki67 高表达的 OLK 患者疗效更佳。

2. 激光治疗　激光治疗为利用激光的切割和气化效应去除 OLK 的病损组织的治疗方法,治疗后创面可见碳化颗粒。用于 OLK 治疗的激光种类有 CO_2 激光、Nd∶YAG 激光、KTP 激光、半导体激光、Er∶YAG 激光、水激光等。其中,CO_2 激光疗法是临床治疗 OLK 最常用的激光技术。激光疗法能够显著改善患者的临床症状,具有操作简便、出血量少、疼痛等不良反应轻微、术后瘢痕小等优点。但对患者的长期随访显示,单独使用激光治疗具有很高的复发率。影响激光治疗后患者复发的因素较多,可能部分归因于激光治疗无法完全清除病损,尤其是肉眼难以发现的病损组织。

3. 冷冻治疗　冷冻治疗是使用液氮等对局部组织进行冷冻,引起脱水、变性、组织缺血性坏死,是一种可控性破坏或切除病损的治疗方法。需要注意的是,冷冻治疗及激光治疗的深度不易掌握,过浅不易完全去除病损部位,过深则易损伤黏膜下层、肌肉甚至骨组织,从而造成瘢痕挛缩。此外,有研究报道,冷冻治疗可能会增加 OLK 的癌变率。

(六)随访

定期随访 OLK 患者,及时评价和处理,是防治 OLK 恶变的重要步骤。组织病理学检查明确已有上皮异常增生或者伴有使癌变风险升高的不良因素的 OLK 患者,建议终身随访,1～3 个月复查一次。组织病理学检查明确无上皮异常增生的 OLK 患者,建议终身随访,3 个月复查一次。复查时,需注意除了观察原有病损的变化,还应注意观察口腔其他部位有无新发病损,以免漏诊。同时,可结合甲苯胺蓝染色、自体荧光诊断仪等无创检测技术监测患者病情。

五、典型病例

(一)典型病例一

1. 病情简介　患者,男,63 岁,发现左侧颊部变白 1 月余。患者于 1 个月前发现左侧颊部黏膜发白,略感粗糙,未伴有疼痛不适。吸烟史 40 余年,平均 4～5 支 / 天。否认系统性疾病史,否认过敏史。临床检查:左颊前份、口角内侧黏膜约 1cm×1cm 白色斑片,呈皱纹纸样,边界清晰,表面平坦,不能拭去,触诊质软(图 7-1-3)。诊断:左颊口腔白斑病(皱纸型)C1。

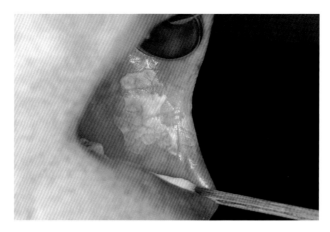

图 7-1-3 口腔白斑病（皱纹纸型）
左侧口角内侧黏膜见白色斑块

2. 疾病管理

（1）卫生宣教：告知患者病情，对于该类型白斑病损切不可掉以轻心，也无需过度紧张。注意保持良好的口腔卫生，建议定期于专科医院复诊治疗。

（2）消除局部刺激因素：提倡健康的生活方式，戒除吸烟习惯，勿咀嚼槟榔及饮酒，少食辛辣、过酸、烫、麻等刺激性食物。

（3）药物治疗：

维生素 E　100mg×60 片，sig. 100mg　q. d.　p. o.

维 A 酸糊剂　15g×1 支，sig. 涂敷患处　t. i. d.

（4）随访：密切观察病情，1 个月后回院复诊，不适随诊。

3. 病例总结

（1）临床表现为均质型：病损呈皱纸状白色斑块，边界清楚，范围较为局限，表面略粗糙，触诊柔软，周围黏膜表现正常。

（2）具有明确的刺激因素：该患者具有吸烟史，治疗时应首先去除口腔不良刺激因素，嘱患者戒烟。

（3）治疗特点：该患者病程短，根据前述临床表现及病史，癌变风险较低，可先采用局部治疗措施，密切观察病情，定期复诊，终身随访。复诊时可结合甲苯胺蓝染色、自体荧光诊断仪等观察病损变化，必要时可活检。

（二）典型病例二

1. 病情简介　患者，男，47 岁，发现左侧舌部白色斑块 3 月余。3 个月前，患者发现左侧舌部白色斑块，未伴有疼痛不适。于当地医院行药物治疗，具体不详，症状无改善。既往有咀嚼槟榔史，1～2 包 / 天。否认系统性疾病史，否认过敏史。临床检查示左侧舌缘、舌腹、舌下（舌腹）各见 2mm×12mm、5mm×15mm、12mm×12mm 白色斑块，稍高出黏膜表面，边界清，未见明显糜烂、充血，触诊质软，白色斑块不能拭去。舌背、双颊黏膜苍白，组织弹性差，双颊可触及黏膜下纤维条索样改变。甲苯胺蓝染色确定出最适活检部位，切取左侧舌底白色斑块组织组织病理学检查，结果显示送检组织符合白斑伴上皮轻度异常增生

（图7-1-4）。诊断：①左舌口腔白斑病伴轻度异常增生（斑块型）C3；②口腔黏膜下纤维性变。

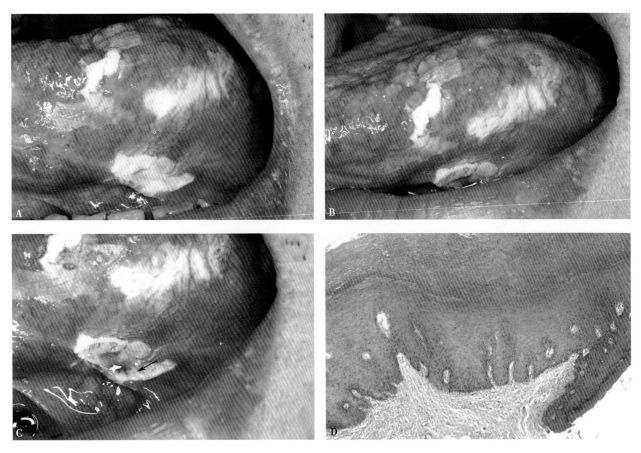

图7-1-4　口腔白斑病（斑块型）

A．左侧舌腹乳白色斑块　B．左侧舌腹病损区甲苯胺蓝染色　C．切取活检部位　D．病损组织病理学结果示上皮轻度异常增生（100×）

2. 疾病管理

（1）卫生宣教：告知患者病情，需定期于专科医院治疗并监测病情变化。

（2）消除局部刺激因素：建议患者停止咀嚼槟榔，戒烟酒，少食辛辣、酸、麻、涩、烫等刺激性食物。

（3）药物治疗：

维生素E　100mg×60片，sig. 100mg　q. d.　p. o.

维A酸糊剂　15g×1支，sig.涂敷患处　t. i. d.

西吡氯铵含漱液　200mL×1瓶，sig. 10mL　t. i. d.　含漱

复方丹参滴丸　360片，sig. 10片　t. i. d.　p. o.

（4）随访：2周后复诊，密切观察病情，其间若病情加重应及时回院就诊。

3. 病例总结

（1）辅助检查手段的运用：病损表现为多位点的大面积白色斑块，如何选取最适病理活检部位是辅助该病例诊断的关键问题之一。甲苯胺蓝对有丝分裂活跃的细胞，如异常增生上皮细胞及肿瘤细胞具有较强的亲和力，可使其着色。甲苯胺蓝染色在异常增生及口腔鳞癌的早期诊断中具有一定的临床应用价

值。因此，本病例辅助使用甲苯胺蓝染色法确定着色最深部位，并以此为位点行病理切取活检，有助于降低对上皮异常增生或上皮癌变组织的漏诊率。

（2）明显的可疑致病因素：患者有咀嚼槟榔史，治疗时应首先嘱患者戒除槟榔，去除可疑的致病因素。

（三）典型病例三

1. 病情简介　患者，男，48岁，1年余前发现左侧舌腹出现白色斑块，无明显疼痛不适。5个月前自觉白色斑块处疼痛，于当地医院就诊3次，行药物治疗后症状无好转。否认吸烟史，否认系统性疾病史及过敏史。临床检查见左侧舌腹1.5cm×3.5cm的白色斑块面，略突出于黏膜表面，边界较清，表面粗糙。白色斑块前份见3mm×8mm大小的溃疡面，表面覆黄色假膜，质地中等。切取左侧舌腹溃疡面及部分白色斑块组织活检，组织病理学检查结果显示左侧舌腹送检病损组织符合白斑，上皮重度异常增生，局部溃疡形成（图7-1-5）。诊断：左侧舌腹白斑病伴重度异常增生（溃疡型）C3。

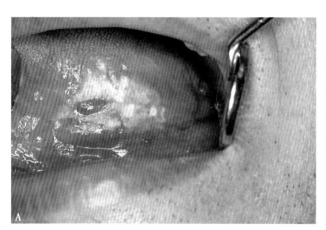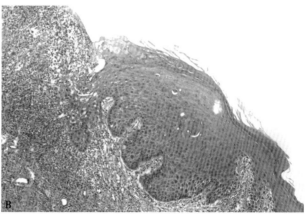

图7-1-5　口腔白斑病（溃疡型）

A. 左侧舌腹白色斑块，溃疡形成　B. 组织病理学检查结果示上皮重度异常增生（100×）

2. 疾病管理

（1）卫生宣教：告知患者病情，该患者病理结果显示上皮重度异常增生，病情较重，需提高警惕，尽快治疗。

（2）去除局部刺激因素：建议患者保持良好的口腔卫生习惯，戒烟酒，少食辛辣、酸、麻、涩、烫等刺激性食物。调磨过于锐利的牙体边缘。

（3）手术治疗：该病损活检结果示重度异常增生，建议于口腔外科手术切除治疗。

（4）随访：术后密切观察，定期复查。

3. 病例总结

（1）病损特点：病损表现为界限清楚，略突出于黏膜的白色斑块。白色斑块表面出现溃疡性损害，触诊质地中等。组织病理学检查证实为口腔白斑病伴上皮重度异常增生。

（2）癌变风险高：该患者病程长，无吸烟史，病损面积大于$2cm^2$，位于舌腹部，且表现为非均质型，组织病理学呈重度异常增生，因此该患者具有多项癌变高危险因素，建议考虑手术治疗。

（3）术后管理特点：需要注意的是，即使手术切除可见白色斑块病损面，也不能彻底消除复发的可能及癌变风险，因此术后需严密观察，确认是否有复发或新发病损。患者需定期复查，终身随访。

（四）典型病例四

1. 病情简介　患者，男，68岁，1年前发现上腭、双颊出现白色斑块，面积逐渐增大。无疼痛不适。已行上颌半口义齿修复6年余，否认系统性疾病史，否认过敏史。临床检查见硬腭、软腭、上颌牙槽嵴、双颊黏膜广泛分布的白色斑块状病损，部分呈皱纸状及乳头状突起，高出黏膜表面，触诊质地较韧。切取左侧上颌牙槽黏膜白色斑块病损行组织病理学检查，结果显示上皮增生，表层过度不全角化，细胞未见不典型改变，符合白斑上皮单纯性增生（图7-1-6）。诊断：增殖性疣状白斑伴上皮单纯性增生 C3。

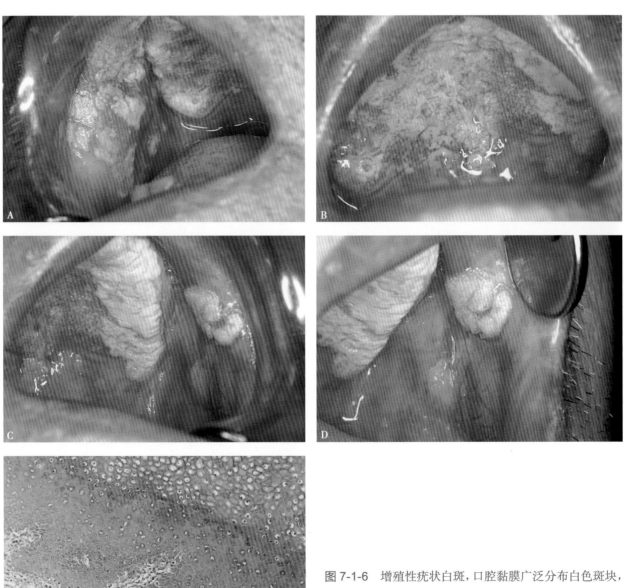

图 7-1-6　增殖性疣状白斑，口腔黏膜广泛分布白色斑块，明显突出于黏膜表面，表面粗糙，部分呈疣状突起

A. 右侧颊黏膜及右侧上颌牙槽嵴区　B. 硬腭区　C. 左侧颊黏膜及左侧上颌牙槽嵴区　D. 左侧颊黏膜区　E. 组织病理学结果显示上皮单纯性增生（400×）

2. 疾病管理

（1）卫生宣教：告知患者病情，该类型白斑癌变风险较高，需提高警惕，定期于专科医院就诊治疗并监测病情变化。

（2）消除局部刺激因素：建议患者暂停戴上颌义齿，勿吸烟，勿饮酒及咀嚼槟榔等，少食辛辣、烫、麻、酸、涩等刺激性食物，注意保持口腔卫生。

（3）药物治疗：

维生素 E　100mg×60 片，sig. 100mg　q. d.　p. o.

维 A 酸糊剂　15g×1 支，sig. 涂敷患处　t. i. d.

2% 碳酸氢钠溶液　500mL×1 瓶，sig. 10mL 含漱　t. i. d.

（4）随访：密切观察病情变化，1 个月后回院复诊，不适随诊。

3. 病例总结

（1）诊断要点：根据临床表现和组织病理学检查诊断为 PVL。该患者具有多个不同口腔部位的白色病损，部分病损呈疣状或乳突状，显著高于黏膜表面，在疾病发展过程中白色病损扩散或侵袭范围逐渐增大，且组织病理学检查结果示白斑伴上皮单纯性增生，因此，该患者诊断为 PVL。

（2）PVL 诊断易延迟：PVL 早期病变临床表现为均质型或非均质型白斑，病理结果可显示为过角化，因此早期病变与常见的单灶性白斑无法区分。此外，PVL 病损初期可表现为基底细胞层下可见界限清晰的以淋巴细胞为主的炎症细胞浸润带，因此在疾病发展初期可能被误诊为扁平苔藓，根据病损存在上皮增生变化可将其与扁平苔藓进行区别。

（3）PVL 患者预后差：70% 的 PVL 可进展至口腔癌，虽然与其他常规口腔癌相比其预后及无病生存期相对较好，但 PVL 患者死亡率仍高达 30%～40%。因此，应注意严密观察患者的病情变化，根据患者疾病进展情况，可选用激光、放射、光动力、药物及外科手术等治疗措施，但患者治疗后易复发。

（五）典型病例五

1. 病情简介　患者，男，55 岁，3 年前发现口腔白色斑块，无明显疼痛等特殊不适感。近 1 个月来出现左舌溃烂，略感疼痛。既往有咀嚼槟榔史 5 年余，否认系统性疾病史及过敏史。临床检查见左侧舌腹白色斑块，病损表面见 5mm×5mm 大小的充血溃疡面，触诊质地较硬（图 7-1-7A）。双颊黏膜苍白，组织弹性差。张口度正常。临床初步诊断为"口腔黏膜下纤维性变，口腔白斑病癌变？"。进一步切取左侧舌腹溃疡质硬处送病理活检，结果示送检组织镜下：鳞状细胞癌浸润舌肌浅层。诊断：①左侧舌腹鳞状细胞癌（图 7-1-7B）；②左侧舌腹口腔白斑病；③口腔黏膜下纤维性变。

2. 疾病管理

（1）卫生宣教：告知患者病情，病理结果显示鳞状细胞癌，需提高警惕，尽快进行规范化治疗。

（2）去除刺激因素：建议患者戒除咀嚼槟榔习惯，勿吸烟及饮酒，少食辛辣、烫、麻、酸、涩等刺激性食物，注意保持口腔卫生。

（3）手术治疗：建议于口腔颌面外科行手术治疗。

（4）随访：术后 1～3 个月随访，密切观察病损变化，不适随诊。

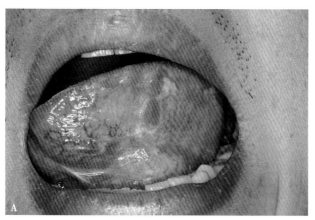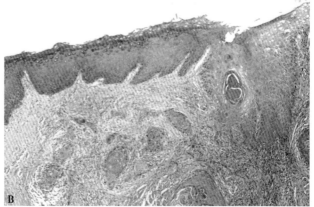

图 7-1-7 口腔白斑病癌变

A. 左侧舌腹白色斑块病损,表面见充血溃疡面 B. 左侧舌腹溃疡组织病理活检示鳞状细胞癌（50×）

3. 病例总结

（1）癌变预警：OLK 属于 OPMD,具有癌变风险,目前无可预测其癌变风险的可靠指标及方法。该患者发现白斑病损三年余,病程较长,病损位于左侧舌腹高风险区,近来出现溃疡病损,且 1 个月未愈。该患者病损癌变危险性高,因此切取左侧舌腹溃疡病损行组织病理学检查,明确是否发生癌变。

（2）定期随访：注意在 OLK 患者的随访过程中关注病损临床表现的变化,如出现经久不愈的糜烂及溃疡病损等情况时,应高度警惕其癌变可能,临床应及时行组织病理学活检或相应的诊疗措施,以期早期发现 OLK 恶变并尽早干预。

（夏 娟）

第二节 口腔红斑病

口腔红斑病（oral erythroplakia）也称为增殖性红斑（erythroplasia of queyrat）、红色增殖性病变（erythroplastic lesion）。该病由奎来特（Queyrat）于 1911 年提出,故又称奎来特红斑。1978 年,世界卫生组织将口腔红斑病定义为：口腔黏膜上鲜红色天鹅绒样的斑块,在临床或病理上不能诊断为其他疾病者。目前国际上仍沿用该定义。口腔红斑病是一种相对少见的口腔黏膜疾病,患病率为 0.01%～0.83%,远低于 OLK。该病好发于中老年,尤其是 60～70 岁的人群。尽管口腔红斑病在人群中的患病率较低,但其癌变率远高于 OLK。2020 年 Iocca 等进行的 Meta 分析指出,口腔红斑病的癌变率为 13.6%～56.2%,平均为 33.1%。口腔红斑病属于 OPMD。

一、病因与发病机制

口腔红斑病的病因尚不明确,可能与多种因素相关。

1. 理化刺激因素 目前的研究显示,咀嚼烟草是口腔红斑病最主要的致病因素,饮酒、吸烟及咀嚼槟榔也是口腔红斑病的高危因素。2003 年 Thomas 等人进行的一项病例对照研究显示，咀嚼烟草人群口腔红斑病的患病率是无咀嚼烟草习惯者的 19.8 倍，饮酒者患该病的概率为非饮酒者的 3 倍，吸烟者患该病的概率为非吸烟者的 1.6 倍。

2. 感染因素　口腔红斑病的发生可能与白色念珠菌感染、HPV 感染等相关。2015 年 Dalla 等进行的病例对照研究显示，口腔红斑病的发生与高危型 HPV 感染存在显著关联。

3. 营养因素　2000 年 Hashibe 等进行的流行病学研究显示，蔬菜和水果的摄入不足可能是口腔红斑病的危险因素，且可能与咀嚼烟草和饮酒存在一定的相互促进关系。

4. 其他因素　2019 年 Bhat 等人通过对印度成人牙周炎与 OPMD 的关联研究发现，牙周炎是一项独立于咀嚼烟草和社会经济因素之外的 OPMD（包括口腔红斑病）的危险指标。但由于口腔红斑病纳入研究的例数较少，难以就此得出牙周炎与口腔红斑病的发生相关的结论。

二、临床表现

口腔红斑病常发生在软腭、颊、舌腹及口底等黏膜，也可见于扁桃体、咽喉处。患者一般无明显症状，部分患者可伴有烧灼感和 / 或疼痛感。临床常表现为孤立的鲜红色天鹅绒样病损，直径一般小于 2cm，边界清晰，表面光滑或呈颗粒 / 结节状。质地柔软，但癌变时质地变韧或硬。临床上可分为以下三种类型。

1. 均质型红斑（homogenous erythroplakia）　鲜红色天鹅绒样表面，光滑柔软，边缘清楚。红斑病损区内可见散在外观正常的黏膜（图 7-2-1）。

2. 间杂型红斑（interspersed erythroplakia）　红斑病损区内可见散在白色斑点，红白间杂，需要与扁平苔藓鉴别（图 7-2-2）。

3. 颗粒型红斑（granular erythroplakia）　临床多见，在红斑病损区可见红色或白色颗粒样的微小结节，状似肉芽（图 7-2-3）。此型恶变率较高，多为原位癌或早期浸润癌。

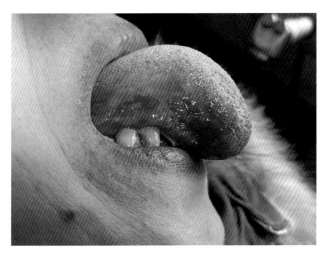

图 7-2-1　均质型红斑（原位癌）

右侧舌腹中后份见边界清晰的鲜红色红斑病损，病损区内散在
正常外观的黏膜

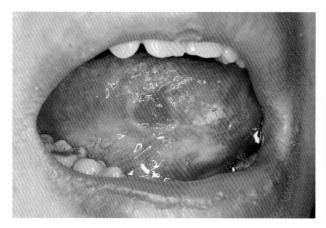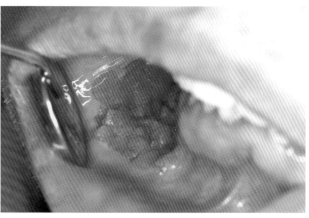

图 7-2-2　间杂型红斑（原位癌）

右侧舌缘舌腹见边界清晰的鲜红色斑块，表面见散在白色斑点

图 7-2-3　颗粒型红斑（原位癌）

右侧下颌后牙区前庭沟及颊黏膜见边界清晰的红色斑块，表面呈微细颗粒样改变，状似肉芽

三、诊断与评估

（一）诊断

口腔红斑病的诊断与 OLK 相似，是一种排他性诊断。

1. 临床诊断　临床上口腔红斑病的诊断需与红斑型念珠菌病、局部口腔黏膜炎症、多形红斑、糜烂性扁平苔藓、盘状红斑狼疮、颗粒型白斑、类天疱疮以及其他炎症性/感染性疾病等疾病相鉴别。其规范的诊断程序与口腔白斑病相似，应首先去除可疑的致病因素，如尖锐的牙尖、修复体等，并观察 2~4 周以排除其他可定义的损害。若病损无明显改善则应进一步行组织病理活检术以明确病变的诊断，并排除恶变。

2. 组织病理学诊断　目前，组织病理活检术仍然是确定红斑病变性质的金标准。口腔红斑病的组织病理学常表现为上皮不全角化或混合角化，上皮萎缩，角化层变薄或缺如，而上皮钉突增长，可伴上皮异常增生，或原位癌、浸润癌表现。病损呈鲜红色，可能是由于增长钉突间的乳头区棘细胞层变薄，深部结缔组织内毛细血管明显扩张导致，也可能是局部免疫反应所致。

3. 无（微）创早期癌变筛查技术　临床常见的无（微）创早期癌变筛查技术有活体染色检查技术（如甲苯胺蓝染色）、自体荧光成像技术、脱落细胞学检查术、DNA 倍体分析技术、窄带成像技术及相干光断层扫描技术等。这些技术在口腔红斑病等 OPMD 诊断过程中，常用于辅助判断高危病损的性质及范围，辅助选择最佳可疑癌变活检部位等。

（二）癌变风险评估

口腔红斑病被认为是口腔黏膜疾病中最危险的癌前病变。在口腔红斑病的诊断中，对其潜在恶性程度的评估十分重要。

1. 临床评估　红斑癌变风险与病变的临床类型、部位、患者烟酒摄入情况等密切相关。颗粒型红斑癌变率较高，发生于口腔黏膜危险区域时应高度警惕，如口底、舌腹、口角内侧三角区、软腭、磨牙后区和扁桃体前柱等区域。咀嚼烟草或槟榔、吸烟及饮酒等不良生活习惯，同样是红斑癌变的重要促进因素。

2. 组织病理学　临床上除通过临床表现等进行红斑潜在恶性程度的预估，更应该对初步诊断为口腔红斑病的病损进行活检，评估其在组织病理学上的恶变潜能。2020 年 Iocca 等的研究表明，口腔黏膜上皮异常增生程度越高，红斑癌变风险越高。

3. 无（微）创筛查技术　甲苯胺蓝染色法、自体荧光成像法、脱落细胞学检查术、DNA 倍体分析技术、窄带成像技术等无（微）创早期癌变筛查技术，也可用于红斑癌变监测。如甲苯胺蓝深染、自体荧光缺失、脱落细胞异型性明显、DNA 异倍体细胞增加、黏膜下血管扩张、延长或扭曲的红斑病损，均应高度怀疑发生恶性转化的可能。

4. 癌变分子标志物　染色体分析和分子标志物在一定程度上可以反映口腔红斑病的恶变风险。2016 年 William 等的研究指出，特定染色体部位杂合性缺失是目前评估口腔癌前病变癌变风险最可靠的分子标志物。2002 年 Sudbø 等报道，DNA 非整倍体含量增多与口腔红斑病癌变风险显著相关，DNA 含量可作为口腔红斑病癌变风险的预测因子。1999 年 Qin 等的研究表明，*TP53* 基因突变可能与口腔红斑病的较高癌变潜能相关。2013 年 Feng 等的研究显示，肿瘤干细胞标志物乙醛脱氢酶 -1（ALDH1）和 B 细胞特异性 Moloney 小鼠白血病病毒插入位点 1 在口腔红斑病中的表达模式与发生癌变相关，可作为评估癌变风险的预测指标。2012 年 Feng 等的研究发现，平足蛋白（podoplanin）和三磷酸腺苷结合盒 G2 亚族的表达与口腔红斑病的癌变相关。分子标志物的研究将有助于开发防止口腔红斑病恶性转化的分子靶向药。

四、治疗

目前尚无根治口腔红斑病的方法，提倡早期发现与早期诊治。其治疗以去除致病因素、防治癌变为主要原则。常见的治疗手段有外科手术切除、物理疗法及药物治疗等。

（一）去除局部致病因素

口腔红斑病的治疗，首先应去除可疑致病因素。戒除咀嚼烟草或槟榔、吸烟及饮酒等不良习惯。去除尖锐牙体、不良修复体等局部刺激。疑似伴真菌感染者，可局部涂抹制霉菌素涂剂，并使用 2%～4% 碳酸氢钠溶液进行含漱。加强口腔卫生宣教，促进患者保持良好的口腔卫生习惯，及时治疗牙周炎。

（二）手术治疗

口腔红斑病治疗通常首选手术切除。有学者建议组织病理学为中重度上皮异常增生、原位癌或早期鳞状细胞癌的口腔红斑病患者行手术切除治疗。也有学者认为，由于口腔红斑病恶变率较高，一旦确诊，任何程度的上皮异常增生的红斑病变都应尽早进行手术切除。目前尚无红斑手术切除范围的明确指导意见。2018 年 Awadallah 等提出，发生在舌以外部位的口腔红斑病，可将病变切除至黏膜下水平。如舌受累，则应切除至浅表肌层，这可能与舌的活动频繁易导致癌细胞转移有关。

（三）物理治疗

1. 激光疗法　有学者采用 Nd∶YAG 激光、CO_2 激光进行红斑切除，均能获得良好的疗效。激光切除较传统手术切除有减少术中失血、缩短手术时长、减少术后瘢痕形成及利于术后器官功能恢复等优点。2014 年 Yang 等的研究发现使用 CO_2 激光切除局限于任何程度上皮异常增生的红斑病损，推荐的切除深度为 2mm，这足以完全切除异常增生的红斑病变。同时，该研究发现术后复发率与红斑面积大小呈正相关，大于 80mm² 的红斑激光切除术后局部复发风险增加 5.1 倍。

2. 光动力疗法 光动力疗法是 OLK 等 OPMD 的一种新兴治疗手段，同样可应用于口腔红斑病的治疗。2017 年 Chau 等报道，光动力治疗对部分口腔红斑病患者具有一定疗效，完全缓解率为 66.7%～97.5%，但术后复发率较高。因此，光动力疗法对口腔红斑病的疗效尚需进一步研究。

（四）药物治疗

目前尚未发现治疗口腔红斑病的特效药物。有研究报道，口服维生素 A、β- 胡萝卜素、维生素 A 棕榈酸酯等对口腔红斑病有一定疗效，局部使用维 A 酸制剂、含姜黄素的天然复合物制剂能够有效缓解口腔红斑病。然而，这些药物能否有效防治口腔红斑病癌变仍需更多的临床研究证据。

（五）术后随访

任何程度的上皮异常增生的口腔红斑病损，均应长期随访。建议术后 1 年内每 2～3 个月复查一次，如 1 年后无复发，也未出现其他改变，则复查频率可降为半年一次。复诊时，可通过甲苯胺蓝染色法、自体荧光成像法、脱落细胞学检查术、DNA 倍体分析技术、窄带成像技术、相干光断层扫描技术等无（微）创癌变筛查技术，辅助进行术后监测。一旦出现新病损，应立即行活检术以明确病变性质。随访过程中应督促患者纠正不良生活习惯，去除可能的致病因素。

五、典型病例

1. 病情简介 患者，女，48 岁，因"左侧舌刺痛 2 个月"就诊。患者既往有扁平苔藓病史 2 年，长期于我院就诊治疗，自觉控制良好。近 2 个月来感觉复发，左侧舌缘刺痛不适，进食加重，遂来复诊。否认系统性疾病史及过敏史。临床检查：左侧舌缘充血，中后份各见一棱形糜烂面伴上皮萎缩，可扪及硬结，触痛明显。初步诊断为：①口腔扁平苔藓，②口腔红斑病？组织活检病理结果显示黏膜溃疡形成，周边上皮异常增生，上皮角栓形成，固有层浅层见个别异型鳞状上皮团，细胞核大、深染，可见角化珠，结合病史，考虑红斑癌变（图 7-2-4）。临床诊断：口腔红斑病癌变。

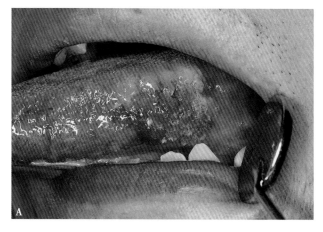 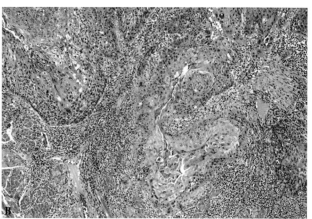

图 7-2-4 口腔红斑病癌变

A. 左侧舌缘舌腹红色斑块，隆起，表面颗粒样改变 B. 左侧舌缘舌腹病损组织病理活检示红斑癌变（100×）

2. 疾病管理

（1）口腔卫生宣教。

（2）手术治疗：转诊至口腔颌面外科行手术治疗。

（3）随访：术后终身定期随访，不适及时随诊。

3. 病例总结　口腔红斑病是一种癌变率较高的 OPMD。该患者为年轻男性患者，出现左侧舌根疼痛不适有 1 年余，病程较长，且未及时进行规范诊治。于我院就诊时已出现左侧舌缘舌腹较大面积高于黏膜表面的红色斑块，并可扪及局部病损质硬，考虑病损位于舌缘舌腹高风险区，高度提示口腔红斑病癌变的可能。因此，及时给予左侧舌病损活检术及组织病理学检查，明确病变性质。组织病理结果显示，病损呈灶性浸润性癌变。建议转诊至口腔颌面外科进行手术治疗并终身随访。由于口腔红斑病等 OPMD 目前尚无预测癌变风险的特异性客观指标或方法，因此定期随访是该类疾病癌变防治的重要监测手段。提倡对该类患者通过慢性疾病管理平台进行疾病管理，以便及时掌握疾病的发展动态。

（程　斌）

第三节　口腔扁平苔藓

口腔扁平苔藓（OLP）是一种常见的口腔黏膜慢性炎性疾病。OLP 的患病率为 0.5%～2%，首次病例报道见于 1869 年，是目前发病率仅次于复发性阿弗他溃疡的口腔黏膜常见病。OLP 好发于中年，年龄一般在 30～60 岁之间，女性多于男性。皮肤及黏膜可单独或同时发病。OLP 具有增高的癌变倾向，癌变率为 0.4%～12.5%。2005 年 WHO 将其列入 OPMD 的范畴。

一、病因与发病机制

OLP 的病因复杂，发病机制不明。目前公认 OLP 是一种 T 细胞介导的自身免疫病。此外，OLP 发病与口腔局部刺激、真菌及病毒感染、微循环障碍、内分泌因素、精神心理状态、遗传因素及系统性疾病等密切相关。

1. 免疫因素　上皮固有层 T 淋巴细胞浸润及其介导的免疫应答紊乱是 OLP 发生发展的重要影响因素。多种免疫细胞如髓样树突状细胞、浆细胞样树突状细胞、巨噬细胞等及其分泌的多种趋化因子及细胞因子如白细胞介素（IL）、肿瘤坏死因子（TNF）等均参与了口腔黏膜局部免疫调控，其中 $CD4^+/CD8^+$ T 细胞比例的失衡可能是 OLP 发生的重要因素。局部免疫环境可能通过抗原特异性机制和非特异性机制诱发 OLP，其作用的关键是 T 淋巴细胞介导的细胞毒性导致黏膜角质形成细胞凋亡。

2. 精神因素　口腔黏膜对于情绪的改变非常敏感。研究表明焦虑、抑郁等情绪障碍，内向、情绪不稳定的人格特征及负性生活事件等心理因素对于 OLP 的反复发作、病情加重和迁延不愈等均具有促进作用。应激状态下，机体会出现显著的神经内分泌系统的变化。其中，下丘脑 - 垂体 - 肾上腺皮质轴（hypothalamic-pituitary-adrenal axis，HPA）是机体应激状态与疾病发生发展的核心环节，主要通过调控糖皮质激素的分泌影响患者自身免疫系统的稳定性。此外，交感 - 肾上腺髓质轴（sympathesis-adrenal-medulla, SAM）亦能够通过分泌儿茶酚胺类物质与免疫细胞的膜受体结合，进而影响免疫系统。

3. 内分泌因素 OLP 多发于中老年女性，与患者体内雌激素分泌降低相关。月经期及绝经期患者体内血浆雌二醇及睾酮等含量低，同时月经周期相关的 OLP 患者血清孕酮含量显著低于正常女性。此外，近年来 DE PORRAS 等研究者发现，OLP 常与甲状腺相关自身免疫病如桥本氏甲状腺炎等伴发，推测 OLP 发生可能与血清甲状腺激素（T3、T4、FT3、FT4 和 TSH）、甲状腺球蛋白抗体（TGAb）及甲状腺过氧化物酶抗体（TPOAb）等相关。

4. 感染因素 研究表明，OLP 的发生发展可能与细菌、真菌及病毒感染均相关。OLP 患者口腔内牙周致病菌检出增加，推测部分细菌能够通过破坏黏膜上皮固有屏障，诱导免疫细胞趋化因子的释放进而诱发 OLP。而对于幽门螺杆菌感染对 OLP 的影响尚存有争议。Shutong Li 等研究者分析发现，幽门螺杆菌感染能够促进 OLP 的发生，但国外部分研究则并不支持此观点。

OLP 病损局部真菌感染种类复杂，分离得到的白色念珠菌具有更强的黏附力及毒力，同时 Jianwei Liu 等研究者发现真菌感染可能促进 OLP 相关炎症的发生。但目前研究证据尚无法确定是否由于 OLP 的发生，改变了口腔微环境致使部分真菌具有更高的生存优势，进而与 OLP 的发生形成了反馈调节。

OLP 的发生可能与多种病毒的感染相关。口腔常见的疱疹病毒（如单纯疱疹病毒、EB 病毒）、人乳头状瘤病毒（HPV）等均与 OLP 的发生相关。针对乙型肝炎病毒（HBV）和丙型肝炎病毒（HCV）感染与 OLP 发生的关系的研究，不同地区的流行病学研究结果相差甚远，因此尚存有争议。

5. 微循环屏障因素 OLP 病损局部微血管生成量及血管内皮生长因子（VEGF）含量均高于正常值，局部血小板集聚，血流变学指标异常，表明微循环障碍及高血黏性与 OLP 发生密切相关。病损局部炎症反应及淋巴细胞增殖导致的缺氧环境及对营养物质需求量的升高，可能参与调控了局部微血管的新生，后者又为炎症因子的转移提供了条件，正向调控 OLP 的存续及进展。

6. 遗传因素 临床研究偶有对 OLP 家系病例的报道，提示 OLP 的发生可能与遗传相关。目前的研究发现，OLP 易感性与人类白细胞抗原（HLA）、人类 DNA 错配修复（MMR）系统、Th 细胞因子、p53、白介素（IL）及肿瘤坏死因子（TNF）等基因的多态性相关。

7. 其他 全身性疾病如糖尿病、肝病、高血压等心脑血管疾病、消化道功能紊乱、维生素 D 等微量元素异常及银屑病等全身免疫相关疾病均与 OLP 的发生发展相关，但部分结论尚缺乏大规模临床观察数据的支持，亟须进一步研究予以完善。

二、临床表现

OLP 患者可无明显不适，或自觉黏膜粗糙感、烧灼感、口干等，遇辛辣、酸、热、咸味等食物刺激时症状加重。口腔损害一般呈现为白色或灰白色病损，对称性分布，且类型多变，常伴有糜烂、充血及疱性损害等，亦可伴发皮肤、指（趾）甲、生殖器黏膜的病损。

（一）口腔病损

OLP 的典型病损为小丘疹连接成的线状白色、灰白色花纹，病损区域黏膜亦可表现为充血、糜烂、萎缩等损害，以颊部多见，多为左右对称。

1. 网纹型（reticular type） 病损区花纹交织呈网状，灰白色，隆起于黏膜表面，多见于双颊、前庭沟、咽部等（图7-3-1A）。

2. 斑块型（plaque-like type） 病损表现为大小不一的斑块，形状不规则，多见于舌背部，多因局部舌乳头萎缩导致病损表面光滑（图7-3-1B）。

3. 萎缩型（atrophic type） 病损区域上皮萎缩变薄，常伴充血及糜烂，多见于白色网纹状病损周围（图7-3-1C）。

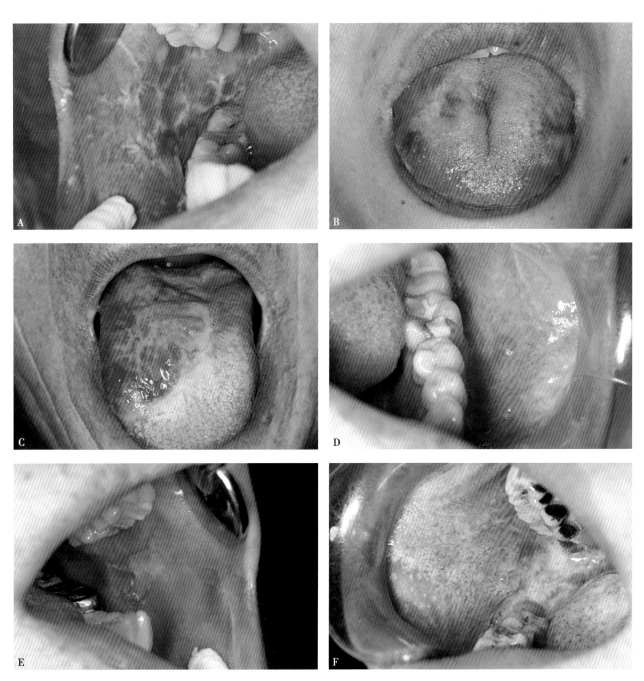

图7-3-1　各类型OLP口腔临床表现
A. 网纹型　B. 斑块型　C. 萎缩型（伴糜烂）　D. 水疱型　E. 糜烂型　F. 丘疹型

4. 水疱型(bullous type) 上皮与皮下结缔组织分离形成上皮下疱,疱壁较厚呈透明或半透明状,破溃后形成溃疡面,周围常伴白色网纹或斑块(图7-3-1D)。

5. 糜烂型(erosive type) 病损呈不规则糜烂面,上覆假膜,边缘充血,常与白色网纹或斑片样病损伴发(图7-3-1E)。

6. 丘疹型(papular form) 病损呈灰白色丘疹样,微隆起于黏膜表面,周围可见白色斑片,常见于颊部、舌背等(图7-3-1F)。

(二)皮肤病损

约15%的OLP患者伴发皮肤病损,表现为扁平的多角形丘疹,具有蜡样光泽。部分皮肤丘疹可见点状或浅色的网状白色条纹,即Wickham纹,为OLP特异性皮肤病损表现(图7-3-2)。

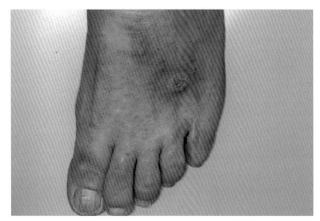
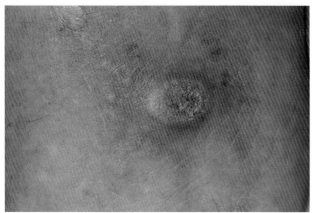

图7-3-2 皮肤病损(足背)

(三)指(趾)甲病损

OLP患者还可能同时或分别在指(趾)甲等部位出现损害,其损害多见于拇指,呈对称性,甲体变薄无光泽,甚至形成纵裂(图7-3-3)。

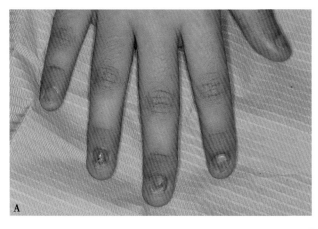
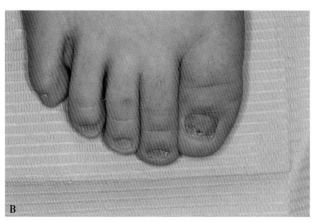

图7-3-3 指(趾)甲病损

A. 指甲病损 B. 趾甲病损

三、诊断与评估

（一）诊断

多发或对称分布的典型白色损害为特征性临床表现，同时结合详尽病史，是 OLP 临床性诊断的重要依据。结合组织病理学、免疫病理学等临床检查，即可确定性诊断为 OLP，其诊断流程如图 7-3-4 所示。

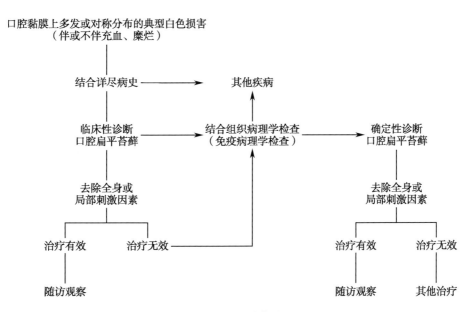

图 7-3-4　OLP 诊断流程

1. 临床性诊断　根据病史及典型的口腔黏膜损害，OLP 的临床性诊断并不困难。同时，典型的皮肤及指（趾）甲部位的病损也可为疾病的临床诊断提供支持。医师需要注意将 OLP 与口腔苔藓样损害（oral lickenoid lesion，OLL）、移植物抗宿主病（graft versus host disease，GVHD）、盘状红斑狼疮（DLE）、OLK、口腔黏膜下纤维性变（OSF）等相鉴别。

2. 确定性诊断　活体组织检查是确定性诊断 OLP 的金标准。OLP 的典型病理表现为黏膜上皮基底细胞液化变性，固有层淋巴细胞呈带状浸润，伴上皮过度正角化或不全角化，棘层增生或萎缩，不伴上皮异常增生。免疫病理结果显示，OLP 上皮基底膜区域主要沉积的免疫球蛋白为 IgM，也可见 IgG 和 C3 的胶样小体沉积。直接免疫荧光可见细小的颗粒状荧光沿基底膜区域形成蓬松的荧光带。

3. 组织病理学检查的时机　临床进行组织病理学检查的主要目的是明确诊断。此外，下述情况也需要考虑行组织病理学检查：①病损临床表现不典型，难以进行鉴别诊断；②发生在口腔黏膜危险区的病损（即口底 - 舌腹的 U 形区、口角内侧三角区域、软腭复合体）；③病损久治不愈或病情突然加重；④怀疑有恶变倾向的患者。

（二）风险评估

1. 临床评估

（1）酒精、烟草：有研究表明，有吸烟和酗酒史的 OLP 患者后期进展为 OSCC 的风险更高，虽然部分研究尚难以区分此类患者最终的恶性结局是由于烟草、酒精引起的上皮恶性转化，还是 OLP 的继发转化，但临床仍需对此提高警惕。

（2）饮食习惯：饮食对于 OSCC 发生的影响已经得到研究人员的认可。由于局部病损导致进食刺激痛，OLP 患者普遍存在水果等食物摄入减少的情况，进一步提高了病损的恶性转化风险。此外，维生素 D 摄入量不足会影响机体的免疫功能，亦被认为与 OLP 的不良结局相关。

（3）年龄：临床首次诊断 OLP 到 OSCC 确诊的间隔为 20.8 个月～10.1 年，平均约为 5 年，因此对于高龄、长病程的 OLP 患者，需密切关注其病情变化，预防癌变。

（4）病损类型：萎缩性、糜烂型 OLP 的恶变风险明显增大。

（5）感染：研究发现，病损局部真菌感染能够促进 OLP 的恶性进程。患者本身存在 HCV 感染，其口腔 OLP 病损癌变风险升高。然而有学者认为，HCV 本身亦是口腔癌的独立危险因素，因此难以区分此类患者 OSCC 的发生是否与 OLP 相关，需更大规模的临床相关研究予以论证。

（6）病损部位：虽然口内 OLP 病损均有发生癌变的风险，但临床发现舌部的 OLP 糜烂病损往往具有更高的恶变发生率。

（7）病损变化：OLP 病程长且易复发，因此对于短期内明显增大的病变需要引起足够的重视。有学者亦认为相对比于病损面积突然增大的病变，表面均质性发生改变的病损提示可能有更大的癌变风险。

2. 组织病理学检查　对 OLP 癌变的确切诊断同样依赖于组织病理学检查。上皮细胞的异质型增生是判定 OLP 癌变风险的金标准，但是这一判断标准的主观因素较强，病理医师之间的诊断误差会影响对上皮增生严重程度的判断。同时，红斑狼疮、增殖性疣状白斑等病变同样可能既存在类似 OLP 的病理学特征，又存在上皮异常增生的情况。鉴于目前缺少预测 OLP 癌变的客观统一的标准，因此需要临床医师结合临床表现与病理学表现谨慎判断。

3. 无（微）创辅助诊断技术　作为口腔潜在恶性疾患之一，临床应用于 OLP 早期癌变筛查技术与白斑等疾病类似，如脱落细胞学检查术、DNA 倍体分析、甲苯胺蓝活体组织染色检查术、自体荧光技术、相干光断层扫描以及窄带成像等。此类技术无创或微创，患者接受度高，同时操作简便易于临床广泛开展。但需要注意不同技术间灵敏度和特异度的差异，警惕假阳性或假阴性的出现。目前在 OLP 的临床诊治过程中，无（微）创检测技术多与临床检查相结合，辅助筛选早期癌变患者，选择最佳活检时机及最适活检部位。在后续治疗及随访过程中，亦可用于对可疑癌变患者的病情监测，协助临床医师判断再次活检及手术时机，以免贻误诊治。

四、治疗

目前临床缺少根治 OLP 的手段，因此临床医师需明确 OLP 的疾病管理目标为：控制病情，减少复发，阻断或减缓 OLP 的恶性转化进程。鉴于此，临床建议的疾病管理措施包括：①维护口腔卫生和牙齿健康，消除任何可能引起黏膜损伤的局部刺激和感染因素；②保持健康的生活作息；③OLP 患者尤其是萎缩型和糜烂型 OLP 病变的患者，避免进食热、咸、酸性或辛辣刺激的食物，戒除烟酒；④缓解紧张情绪，控制自我压力，增加放松训练；⑤定期进行复查，坚持随访，密切关注病情变化。

（一）药物治疗

1. 临床常用药物

（1）糖皮质激素（adrenocortical hormone）：糖皮质激素具有强大的抗炎和免疫抑制作用，虽然部分OLP患者对糖皮质激素治疗的反应欠佳，但其仍作为OLP治疗的首选用药。小剂量、短疗程口服糖皮质激素多用于急性大面积糜烂的OLP患者。局部给药方式以凝胶、漱口水和局部封闭治疗为主。目前，临床常用的糖皮质激素局部制剂有0.025%～0.05%丙酸氯倍他素，0.025～0.05%氟轻松，以及0.05%～0.5%曲安奈德软膏。长期使用糖皮质激素可能出现口腔念珠菌感染、黏膜萎缩以及全身骨质疏松、胃肠道刺激等副作用，用药期间可适当应用碳酸氢钠漱口水及口服钙片、铝碳酸镁等加以预防。对于糖皮质激素应用导致OLP发生恶性转化的情况尚未见报道。

（2）维A酸（retinoic acid）：是维生素A体内代谢的中间产物，经维A酸受体介导，促进细胞生长分化、角质溶解，进而发挥抗炎、抗癌和免疫调节的作用，因而广泛应用于多种类型的皮肤病及OLP的治疗。由于维A酸类药物入血可能导致骨质疏松、肝脏功能损害及致畸性等多种副作用，因此临床医师在糜烂型OLP诊疗中局部应用维A酸类药物较保守。然而研究发现，与局部应用糖皮质激素相比，维A酸类药物对于角化型OLP具有更显著的治疗作用，因此有学者提出，对于糖皮质激素抵抗的OLP患者，可替代选择维A酸类药物。

（3）免疫抑制剂

1）他克莫司（tacrolimus，TAC，FK506）：他克莫司作为特异性钙调磷酸酶（CaN）抑制剂，通过降低CaN活性，抑制转录因子NFAT介导的T细胞活化，进而下调白介素等细胞因子的分泌，发挥抗炎及免疫抑制的作用，临床广泛应用于器官移植术后的排斥反应治疗及特异性皮炎、系统性红斑狼疮等自身免疫病。研究发现，对于肾上腺皮质激素抵抗或存在应用禁忌证的OLP患者，局部应用他克莫司能够有效缓解症状。除商品化的他克莫司软膏外，低浓度的他克莫司漱口水对于糜烂型OLP的治疗有效率也可达到95%以上。同时，由于他克莫司的局部免疫抑制作用，导致其对OLP恶性转化的影响一直存有争议。短期临床观察及体外实验均表明，他克莫司对于OSCC的发生并无促进作用，但是目前缺乏长期的临床观察数据，因此需进一步深入探讨。

2）沙利度胺（thalidomide，THD）：20世纪50年代作为镇静药物上市，用于治疗妊娠期呕吐，但因其具有较强的致畸作用于20世纪60年代被停用。后续研究发现，沙利度胺具有抗血管生成、诱导细胞凋亡、抗炎和免疫调节的作用，因此被用于治疗胃肠道系统疾病、呼吸系统疾病、皮肤疾病以及肺癌等实体瘤。同时，沙利度胺亦被用于治疗糜烂型OLP。临床研究发现，1%的沙利度胺糊剂与0.043%的地塞米松均能够有效控制糜烂型OLP的病损，缓解临床症状。对于合并有皮肤、阴道等病损的OLP患者，全身应用沙利度胺取得了良好的治疗效果。

3）羟氯喹（hydroxychloroquine，HCQ）：氯喹/羟氯喹是经典的抗疟疾药物，两者化学结构相似，均具有免疫抑制、抗炎、抗肿瘤等作用，因羟氯喹的副作用较氯喹少，安全性高，目前临床应用以羟氯喹为主。羟氯喹对OLP、盘状红斑狼疮、慢性唇炎、天疱疮等口腔黏膜疾病具有显著的治疗作用，同时常与全身或局部的肾上腺皮质激素、中成药（如白芍总苷）等药物联合应用。除常见的恶心、呕吐、头晕等不良反应外,应用羟氯喹最需关注的不良反应是视野缩小、视网膜病变等眼部损害,研究表明羟氯喹临床应用不良反应的发生与药物的累积计量有关。

4)其他免疫抑制剂:除上述提及的他克莫司、沙利度胺外,环孢素(ciclosporin)、霉酚酸酯(mycophenolate mofetil,MMF)、甲氨蝶呤(methotrexate)等免疫抑制药物均对 T 细胞具有抑制作用,对于 OLP 的治疗亦有效,可作为部分具有糖皮质激素抵抗性 OLP 患者的替代选择。由于部分免疫调节药物对 OLP 治疗效果的报道较少,缺乏大样本量临床研究及理论研究的证据支持,因此在临床选择治疗方案时需要更加慎重。

(4)其他药物:中医中药在 OLP 的治疗过程中亦发挥了重要的作用。根据中药的作用原理,可将其分为止痛类药物(如芦荟、马齿苋等),炎症调节类药物(如姜黄子、生姜等),免疫调节类药物(如雷公藤、昆明山海棠、白芍总苷等),镇静类药物(如甘草等)以及促进创面愈合的收敛剂(如龙牙草等)。研究发现,应用中西医结合的方法治疗 OLP 的效果优于单纯的西药疗法或中药疗法,且疗效与安全性均较好,表明中西医结合治疗 OLP 具有一定的临床优势,但目前尚需大规模的临床实验数据予以支持验证。

2. 药物治疗方案

(1)非糜烂型 OLP

1)治疗目的:缓解患者精神压力,改善不适,控制病情发展。

2)治疗方案如图 7-3-5 所示。

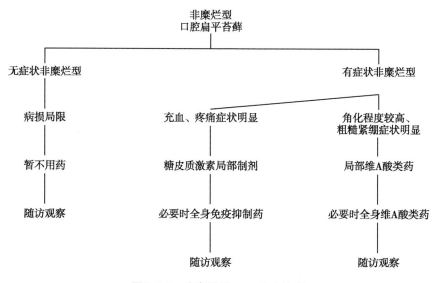

图 7-3-5 非糜烂型 OLP 诊疗流程

对于无明显症状的非糜烂型 OLP 患者,以长期观察、定期复诊为主。对于出现临床症状的患者,则以对症治疗为主。若患者仅有局部粗糙、紧绷感,则以局部去角化治疗为主。对于非糜烂型伴疼痛症状的患者,可予以糖皮质激素局部治疗,若效果不明显,则建议配合全身应用免疫抑制类药物。同时,需要关注患者的全身情况,若其全身免疫功能低下,可在局部用药的同时,配合选用免疫增强剂。复诊过程中,医师需密切关注患者的心理状态,缓解其焦虑、"恐癌"情绪,并提醒患者清淡饮食、规律作息。

（2）糜烂型 OLP

1）治疗目的：缓解临床症状，促进糜烂愈合，定期复诊，预防癌变。

2）治疗方案如图 7-3-6 所示。

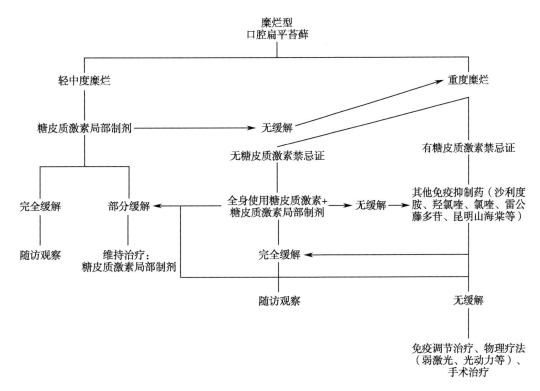

图 7-3-6　糜烂型 OLP 诊疗流程

糜烂型 OLP 患者需要予以药物及非药物手段治疗。对于轻度糜烂的 OLP 患者，以局部用糖皮质激素为主，此时症状若无明显缓解，则增加全身用药。重度糜烂 OLP 患者在无糖皮质激素应用禁忌证的情况下，优先选择全身及局部应用糖皮质激素。对于存在糖皮质激素抵抗或存在应用禁忌证的患者，则考虑全身应用他克莫司、羟氯喹等免疫抑制类药物。光动力、激光、手术切除等物理治疗手段可作为顽固性 OLP 的辅助治疗手段。对于病程长、短期内病情变化明显的患者，要注意密切观察，必要时进行多次活检，警惕病损恶性转变。

（二）非药物治疗手段

1. PUVA 治疗　PUVA 治疗是一种使用光敏药物补骨脂素（psoralen）联合长波紫外线（UVA）的光化学疗法。治疗流程为患者先行口服补骨脂素，而后运用紫外线在患处进行照射，对皮肤银屑病具有较好的治疗效果。近年来的研究发现，PUVA 方案在严重 OLP 病例的治疗中也显示出令人鼓舞的效果。

2. 光动力疗法　光动力疗法主要利用光敏化合物（如亚甲基蓝）选择性聚集于目标细胞的特性。在生物体分子氧存在的情况下，被特定波长激光激活的光敏化合物吸收光能，产生有毒物质，引起目标细胞膜裂解和蛋白失活，从而导致细胞损伤。研究发现，由于光动力损伤细胞导致局部肿胀和疼痛，使其在缓解 OLP 局部疼痛方面的短期效果不够显著，但其促进病损消退，减少 OLP 复发的长期作用效果明显，目前已成功用于缓解成年患者的OLP症状。

3. 激光疗法 激光疗法分为弱激光疗法和强激光疗法。弱激光疗法是一种非手术疗法，不会对组织造成不可逆的损伤，可被认为是一种理疗手段。弱激光疗法的治疗作用包括镇痛、促进愈合、消炎抑菌和免疫调节，多用于糜烂型OLP的治疗。强激光疗法属于手术治疗，即通过强激光作用使病变组织凝固、气化，从而达到去除病损的目的。与传统手术相比，激光手术能够瞬间气化组织，封闭手术区域的神经、血管，术中疼痛、出血均不明显。同时，激光对创口表面有消毒作用，有利于减少术后感染。

4. 心理辅助疗法 精神心理因素是OLP发生发展的重要原因之一。通过人格特征的分析发现，OLP患者表现出更明显的焦虑和抑郁倾向，其对身体疼痛的感知更为敏感，心理应激状态也更加明显。因此，临床医师在接诊过程中，应注意对患者进行心理疏导，必要时建议患者寻求专业心理医师的帮助。

除上述所描述的药物、非药物治疗方法外，冷冻治疗、透明质酸（hyaluronic acid）及利妥昔单抗（rituximab）靶向治疗等新型方式在OLP的治疗过程中亦有所应用。但是现有临床及研究证据表明，糖皮质激素仍作为OLP治疗的一线用药，局部应用他克莫司等免疫抑制或维A酸等药物可作为对糖皮质激素药物抵抗性患者的一线替代疗法。全身应用糖皮质激素、免疫抑制剂等限于难治性OLP或病损累及口腔外其他部位的病例，同时需要与皮肤科等专科医师协同诊治。非手术疗法如光动力治疗、激光治疗等可作为局限性OLP的辅助治疗手段，但不推荐作为常规治疗方案。

（三）疗效评价

根据中华口腔医学会口腔黏膜病专业委员会制定的《口腔扁平苔藓（萎缩型、糜烂型）疗效评价标准（试行）》，将OLP治疗效果分为显效、有效、无效三个标准。治疗后充血、糜烂完全消失，白色条纹消失或减轻，疼痛完全消失为治疗显效。治疗有效的标准为治疗后充血、糜烂的面积缩小，白色条纹减少，主观疼痛减轻。若治疗后充血、糜烂及白色条纹的面积无变化或增加，疼痛无减轻或有所加重，则为治疗无效。

五、典型病例

（一）典型病例一

1. 病情简介 患者，女，64岁，因"双颊溃烂疼痛2月余"就诊。患者自诉曾于外院就诊（具体不详），效果不佳。

口内检查：上下颌牙列缺失，全口活动义齿修复。双颊大面积白色网纹伴充血，少许点状糜烂（图7-3-7）。

诊断：OLP（糜烂型）。

2. 疾病管理

（1）口腔卫生宣教。

（2）药物治疗

羟氯喹　100mg×14片，sig. 100mg. q. d.　p. o.

他克莫司漱口水　100mL×1支，sig. 10mL. b. i. d.　含漱

西吡氯铵含片　2mg×24片，sig. 2mg. t. i. d.　含服

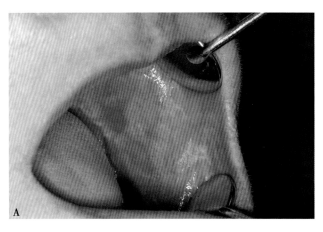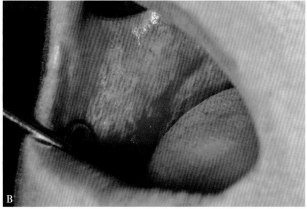

图 7-3-7 OLP 口腔病损图（初诊）

A. 左颊病损 B. 右颊病损，双颊黏膜均可见明显的珠光样白纹，伴点状充血

（3）医嘱：放松心情，勿过度紧张焦虑；勿进食辛辣刺激食物；勿日光暴晒；勿自行减药停药；密切观察病情，2 周后回院复诊，不适随诊。

（4）随访：用药 2 周后患者复诊，自诉疼痛症状好转。口内检查发现，双颊糜烂完全愈合，白纹及充血面积减少（图 7-3-8）。

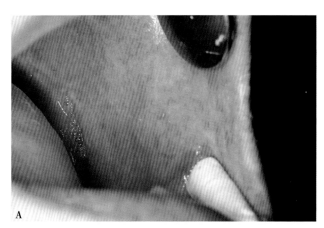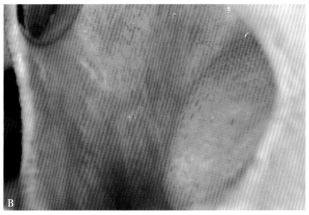

图 7-3-8 OLP 口腔病损图（复诊）

A. 左颊病损 B. 右颊病损，双颊白纹明显消退，黏膜恢复正常，无明显充血点

3. 病例总结

（1）患者为慢性病程（2 月余），临床症状表现为疼痛，口内病损为扁平苔藓的典型表现，白色网纹，充血，少许点状糜烂。

（2）诊疗特点：根据患者病史、临床表现及口内病损情况，可以诊断为口腔扁平苔藓（糜烂型）。同时，考虑到患者年龄偏大（64 岁），女性，长期配戴全口义齿，故在整个诊疗过程中，需随时警惕患者可能并发念珠菌感染。

（二）典型病例二

1. 病情简介 患者，男，60 岁，因"舌部反复疼痛 1 年余"就诊。患者 5 年前因鼻咽癌行放疗，1 年前出现舌部不适，初始为左侧舌背出现"白纹"，后右侧舌部疼痛明显，既往有甲状腺功能降低和高血压病史。

口内检查：口腔卫生状况差，双侧腮腺分泌量较少，口内多数牙齿龋坏。双颊黏膜见较多白色斑纹，右侧舌背、舌后份舌腹处见苔藓样白色过角化，局部呈颗粒状增生，质韧。舌中前份见部分萎缩充血，触诊疼痛（图7-3-9）。

组织病理学检查：上皮异常增生伴异型细胞浅层浸润，考虑为扁平苔藓恶变（图7-3-10）。

诊断：OLP恶变。

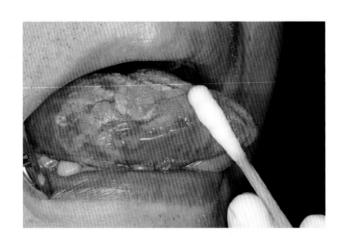

图7-3-9　舌部病损

右侧舌缘可见明显糜烂，周围黏膜充血，右侧舌背及舌腹中份见珠光样白色斑块，突起于黏膜表面

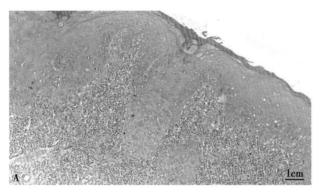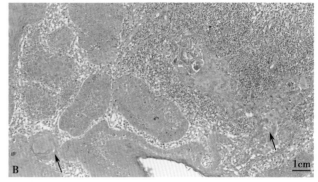

图7-3-10　OLP病理图

A. OLP：上皮下固有层见明显的淋巴细胞带状浸润，符合OLP病理学特征（放大倍数：200×，比例尺：1cm）　B. OLP癌变：黑色箭头示病损内可见明显的由异型性细胞组成的癌巢，符合浸润癌的特点（放大倍数：200×，比例尺：1cm）

2. 疾病管理　建议于口腔颌面外科就诊及治疗，予以手术切除。

3. 病例总结

（1）患者临床表现为糜烂型OLP，舌背、舌腹见苔藓样白色过角化，伴局部增生及萎缩充血，触诊疼痛。

（2）患者病损集中在舌部，加之病程较长（1年余），口内检查扪及部分增生质韧区域，提示可能存在疾病进展，需通过病损组织病理学检查明确诊断，指导后续治疗方案。在怀疑可能存在癌变的病例中，可运用无（微）创辅助检查手段，如组织自体荧光等评估癌变情况并协助确定活检部位。

（3）患者全身基础疾病较多，而甲状腺功能降低、高血压及鼻咽癌放疗病史，均是OLP恶性转化的风险因素,在诊疗过程中需高度关注患者的病情变化。同时,放疗导致唾液腺分泌下降,患者自觉口干甚至舌部疼痛不适,加之口内多颗牙齿龋坏导致的锐利牙尖,可能会对舌部病损造成刺激,因此在诊疗过程中先行去除局部刺激因素,同时需要仔细甄别癌性疼痛与局部刺激导致的疼痛,以免贻误治疗。

(陶小安)

第四节　口腔黏膜下纤维性变

口腔黏膜下纤维性变(OSF)是一种可以累及口腔任何部位的慢性口腔疾病,黏膜上皮组织萎缩,黏膜固有层、黏膜下层胶原纤维增生,血管闭塞导致黏膜苍白、进行性张口受限及进食困难。OSF 的发病率因地区而异。据报道,全世界 OSF 患者超过 2 500 万人。OSF 的发生与咀嚼槟榔密切相关,在咀嚼槟榔的地区如印度、巴基斯坦等国家及地区,OSF 的发病率升高,为 0.1%～3.4%。在我国 OSF 主要发生于湖南、海南和台湾。该病可发生于任何年龄,最常见于青少年和 35 岁以下成人。Peng 等于 2020 年报道,在咀嚼槟榔的人群中,OSF 的癌变率为 7%～30%。OSF 属于 OPMD。

一、病因与发病机制

OSF 可被视为一种胶原代谢失调相关的疾病。胶原的过量形成和降解减少导致口腔黏膜组织中胶原纤维堆积。目前普遍认为,OSF 的发生是多因素共同作用的结果。

1. 咀嚼槟榔　咀嚼槟榔是导致 OSF 的关键因素。嚼槟榔者患 OSF 的相对危险值为不嚼者的 109～287 倍。每日咀嚼槟榔的频率越高、咀嚼的年限越长,患 OSF 的概率越大。虽然食用辛辣食物、缺乏维生素 B 和缺铁等都曾被认为可能与 OSF 的形成有关,但它们和该病发生相关的证据不充分。

咀嚼槟榔导致 OSF 的原因主要有:①放在龈颊沟的槟榔块不断与口腔黏膜接触,槟榔块中的生物碱被黏膜吸收,影响细胞代谢。②槟榔块中的化学成分对黏膜造成了刺激。③槟榔子的粗纤维对口腔黏膜造成机械刺激,使口腔黏膜出现微创伤。微创伤加速了槟榔中的化学成分弥散进入黏膜下组织,导致黏膜下组织出现炎症细胞浸润。④早期的刺激导致口腔黏膜逐步萎缩和溃疡,持续的组织炎症导致了组织纤维化或 / 和口腔癌(图 7-4-1)。

嚼槟榔致 OSF 的机制包括:槟榔块中的有效成分诱导口腔黏膜炎症及口腔黏膜下纤维性变的形成,细胞因子如白细胞介素 -6(IL-6)、肿瘤坏死因子(TNF)、干扰素 -α(interferon-α)和转化生长因子(如 TGF-β)在炎症部位合成增加。TGF-β1 是细胞基质集聚和重塑的关键调节因子,调节胶原合成和降解通路。胶原的过量形成和降解减少导致口腔黏膜下组织中胶原纤维堆积,导致纤维性变。

2. 免疫因素　Qin X 等 2023 年的研究认为,OSF 可能与槟榔碱等外源性抗原刺激所致的变态反应有关。部分 OSF 患者血清免疫球蛋白、抗核抗体、抗平滑肌及抗壁细胞等自身抗体明显高于正常人。OSF 上皮下结缔组织中的 T 淋巴细胞、巨噬细胞、肥大细胞明显增加。OSF 血清中促纤维化细胞因子 IL1-α、IL1-β、IL1-6、TGF-β1、TNF 等水平明显升高,抗纤维化的细胞因子 γ 干扰素等明显减少。

3. 遗传易感性 嚼槟榔易 OSF，但不是每个嚼槟榔的人都会患 OSF。嚼槟榔后患 OSF 具有家族性。在某些家庭中，姊妹患病。在另一些家庭中，母亲和子女同患该病。这提示可能存在易感人群及易感基因。还有一些患者，嚼槟榔的次数和频率不高，但仍可患病。

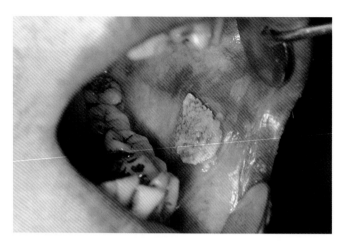

图 7-4-1 咀嚼槟榔致口腔颊黏膜癌前病变及口腔癌
患者口腔同时存在白斑癌变（中部颊黏膜）和口腔黏膜下纤维性变

二、临床表现

OSF 患者最常见的临床症状是口腔黏膜的烧灼感，尤其在进食刺激性食物时疼痛感更为明显。此外，患者还可有黏膜僵硬、张口受限、吞咽困难、口干、味觉减退、唇舌麻木、黏膜水疱和溃疡等症状（图 7-4-2）。最常见的体征主要为口腔黏膜发白并伴有皮革样的质地改变及张口度减小。口腔黏膜渐进性出现苍白或灰白色病损，并逐渐出现无光泽的纤维条索样病损。颊、翼下颌韧带、软腭、唇、牙龈和舌等处黏膜均可受累。颊部病变常呈对称性，常可扪及纤维条索样改变。腭部的病变主要表现在软腭，表现为不规则的苍白病损，严重者软腭缩短，悬雍垂变小，组织弹性变低。舌腭弓、咽腭弓可出现瘢痕样条索，常伴有吞咽困难。舌背、舌腹和口底黏膜苍白，舌乳头消失，严重时舌系带变短，舌活动度减低。上下唇受累黏膜也表现为苍白，沿口裂可以扪及环形的纤维条索。咽鼓管受累时可出现耳鸣、耳聋。咽部声带受累时可导致音调改变。

长期咀嚼槟榔对口腔黏膜有严重的刺激性，可导致黏膜过度角化，甚至出现白斑或疣状白斑。长期咀嚼槟榔人群的口腔中，可见牙齿磨耗，尤以上下颌前磨牙和磨牙的磨耗最为明显，且牙冠颊侧的磨耗较舌腭侧为重。如有牙冠的髓腔暴露，可导致急性牙髓炎或慢性牙髓炎的症状。如果不积极治疗，可能使牙体成为残根。如果残根不及时拔除，可能会导致根尖周围炎，甚至导致颌骨囊肿或颌骨骨髓炎。长期咀嚼槟榔者，双侧面部会出现咀嚼肌群的肌肉肥大，呈现方形脸的表现，且肥大的咀嚼肌群反复牵拉下颌骨，使咀嚼者的双侧下颌角向下增生，出现下颌角前切迹。由于肌肉及下颌骨不断活动，上下颌磨牙磨耗，当上下颌闭合时，使下颌的髁突向后移位，久而久之，就会出现颞下颌关节疼痛，尤以耳前区疼痛明显。CBCT 检查可显示患者的关节后间隙变小，前间隙变大。

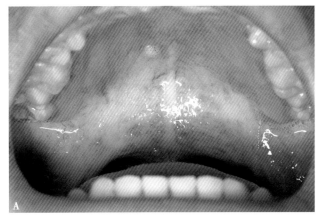
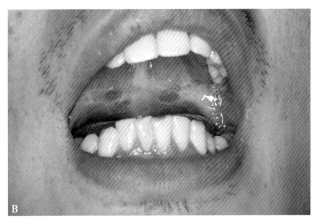
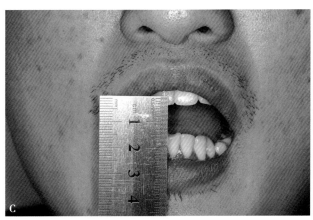

图 7-4-2　口腔黏膜下纤维性变
A、B. 腭部病损　C. 张口受限

三、诊断与评估

（一）诊断

根据口腔黏膜灼痛感，尤以吃刺激性食物时明显，随时间推移出现张口度逐渐变小等症状和体征，再结合口腔检查发现全口口腔黏膜呈苍白或灰白色，扪及颊黏膜变硬，不难作出诊断，但确诊仍需要进行组织病理活检。

1. 临床诊断

（1）病史：患者一般有咀嚼槟榔史。

（2）临床症状：口腔黏膜灼痛，吃刺激性食物疼痛，软腭黏膜出现水疱，水疱破溃形成小溃疡，味觉减退，严重时出现舌运动障碍、吞咽困难及张口受限。

（3）体征：局灶性或全口腔黏膜呈灰白色或苍白色，黏膜粗糙如皮革状，颊部、软腭、唇部、翼下颌韧带区、舌背、舌腹、口底等处出现纤维条索，舌乳头萎缩，病损区黏膜可伴有水疱、溃疡，张口度变小。

（4）合并症：部分 OSF 患者口腔黏膜可合并有扁平苔藓、口腔白斑病和癌性溃疡。

2. 临床分期标准　根据患者的临床症状和体征，主要是根据口腔黏膜病变的颜色、质地、纤维条索的范围及张口度，制定临床分期标准。

Ⅰ期：张口度≥30mm，口腔黏膜出现局灶性或散在性口腔黏膜灰白色改变；质地无改变或粗糙，弹性无明显改变；有烧灼感，进食刺激性食物时口腔黏膜疼痛。

Ⅱ期：张口度20～30mm，口腔黏膜颜色呈片状白色改变或条索形成；质地变硬，弹性下降；进食刺激性食物时口腔黏膜疼痛。

Ⅲ期：张口度10～20mm，口腔黏膜广泛白色改变，条索形成；质地变硬，扪诊呈板状或皮革样，弹性差；进食刺激性食物时口腔黏膜疼痛。

Ⅳ期：张口度≤10mm，伴发白斑或口腔鳞状细胞癌。

3. 组织病理学诊断 OSF的主要病理变化包括上皮萎缩，黏膜固有层和黏膜下层胶原纤维堆积、变性及血管闭塞、减少等。OSF的病理改变分为上皮的改变和结缔组织的改变两部分。大多数病例为上皮萎缩，部分病例可有上皮增厚。后期少数病例上皮可伴有不同程度的异常增生。上皮萎缩表现为上皮表层过度正角化，上皮钉突变钝或消失，上皮与结缔组织几乎为平直连接。上皮增厚表现为上皮表层过度不全角化；上皮层次增多，尤以棘层增厚明显；上皮钉突肥大。结缔组织的改变分为4期。最早期出现一些细小的胶原纤维，并有明显水肿；血管扩张、充血；有中性粒细胞浸润。早期，紧接上皮下有一条胶原纤维玻璃样变带，再下方胶原纤维间水肿，有淋巴细胞浸润。中期，胶原纤维中度玻璃样变，轻度水肿，有淋巴细胞、浆细胞浸润。后期，胶原纤维全部玻璃样变，血管狭窄或闭塞。

（二）鉴别诊断

1. 白色角化症 白色角化症病损位于咬合线上，呈横长条形。磨牙呈深覆盖状态。病损往往单侧存在，双侧同时存在的少见。

2. 苔藓样病变 苔藓样病变病损呈细白色条纹状改变，细条纹线不互相交叉，病损不高于黏膜面，当停用可疑致病药物或更换充填修复材料后苔藓样损害可明显减轻或消失。

3. 口腔白斑病 口腔白斑病的病损表现为白色或灰白色斑块，触之黏膜弹性降低，但无斑块或纤维条索感。一般无明显症状，不伴有张口受限、吞咽困难等症状。

（三）风险评估

OSF于2004年被WHO定为OPMD，与口腔鳞状细胞癌的发生密切相关。笔者在流行病学调查研究中发现，咀嚼槟榔地区的人口腔癌的发病率高于不咀嚼槟榔地区的人。在巴布亚新几内亚，约57.7%居民有咀嚼槟榔的习惯，每10万人中有男性41.2人、女性26.9人患口腔癌。因此，该国口腔癌的发病率占世界的第二位。印度是世界上槟榔消耗最多的国家，在印度孟买的一个大规模调查中，有33.0%的人嚼不同品牌的槟榔，印度口腔癌的发病率居世界的第一位。在中国台湾省，口腔癌发病率亦较高，其中每10万男性居民中就有27.4人患口腔癌。

OSF风险评估的辅助检查包括自体荧光检查、甲苯胺蓝染色、脱落细胞学检查等，具体评估方法可参考本书相应章节。

四、治疗

咀嚼槟榔是导致OSF的致病因素，因此戒除咀嚼槟榔的习惯是首要的防治措施。轻度的OSF患者，戒除咀嚼槟榔等不良习惯可使症状减轻或消除。而其他阶段的 OSF 患者，张口受限已经形成，仅停止咀嚼槟榔无法逆转，必须采用药物治疗、高压氧治疗、外科手术治疗等多种方式来减轻临床症状和防治癌变。多种方法联合应用比单一方法治疗更为有效。局部给药因作用直接、给药集中、用量相对较小而优于全身用药。

（一）卫生宣教，局部去除致病因素

OSF 的发生与咀嚼槟榔密切相关，应加大卫生宣教，使民众认识到咀嚼槟榔的潜在危害，对出现临床症状者，应尽早去专科医院诊治。戒除咀嚼槟榔的习惯，戒烟、酒，避免辛辣食物刺激。

（二）药物治疗

OSF 的治疗关键在于使已纤维化的结缔组织恢复为正常的组织结构，从而使黏膜颜色、张口度得到改善。因此，OSF 药物治疗的原则主要包括抗炎、抗纤维化、改善缺血状态及抗氧化等。目前常用的治疗药物包括：糖皮质激素、血管扩张剂、抗氧化剂和胶原酶等。

1. 免疫制剂

（1）糖皮质激素：早期的 OSF 可使用激素治疗，有一定疗效。病变黏膜下注射地塞米松加透明质酸酶，每周 1 次，连续 8～16 周；口服泼尼松，每次 10mg，每天 2 次，连续 2～3 周。

（2）干扰素：干扰素口腔黏膜下注射，每次 50μg（150 万单位），每周 2 次，15 次为 1 个疗程。干扰素具有较强的抗成纤维细胞增殖的作用，同时也通过上调上皮细胞和黏膜固有层结缔组织细胞胶原酶的活性而减少胶原合成，促进胶原降解。在黏膜下注射干扰素后，有少数患者会出现发热、头痛不适的并发症，可在注射前口服阿司匹林以预防这些并发症的发生。

2. 血管扩张剂

（1）己酮可可碱：己酮可可碱胶囊，每次 400mg，每天 3 次，每 30 天为 1 个疗程，连续服用 3 个疗程。

（2）盐酸布酚宁：可增加周围血管血流量，常用于治疗外周血管性疾病。Sharma 等将盐酸布酚宁与糖皮质激素和复合维生素联合应用，有效率达到 62.06%，对年轻患者和早期患者的疗效更为显著。但该药无法恢复病损区黏膜的弹性。

3. 抗氧化剂及营养元素 抗氧化剂及营养元素可以减少活性氧对大分子造成的损伤，从而缓解 OSF 的病程进展。目前常用的抗氧化剂是番茄红素，每日口服 16mg。维生素 A、B、C、D、E 是常用的 OSF 辅助治疗药物。

4. 中药 中医认为 OSF 主要是由于嗜食辛辣燥之品，温邪郁积局部，引起局部气血不畅，日久气滞血瘀而成，故临床上多用活血化瘀法治疗。

（1）丹参注射液：口腔黏膜下局部注射，每次 4mL，分别注射于双侧颊黏膜下，每周 1 次，10 次为 1 个疗程。丹参能扩张血管，改善局部缺血状态，诱导病变区毛细血管增生，抑制成纤维细胞增殖和胶原纤维合成，促进成纤维细胞凋亡和胶原纤维降解。

（2）丹玄口康：方剂由丹参、当归、红花、生黄芪、生地、玄参、白花蛇舌草及薄荷组成。该方剂通过改善微循环、降低血液黏滞度、调节机体免疫功能、抑制细胞增殖而达到改善 OSF 病损及症状的目的。

5. 中西医药联合治疗 由于单独使用糖皮质激素仅能缓解 OSF 患者的早期症状，并不能消除病损

区的胶原堆积和恢复黏膜的弹性。并且,长期大剂量使用糖皮质激素容易引起胃肠道刺激、骨质疏松和肾上腺皮质功能减退等不良反应。因此,建议将小剂量糖皮质激素与其他药物联合使用,既发挥抗炎、缓解症状的作用,又减少不良反应的发生。推荐的方案是病损局部注射曲安奈德联合丹参酮液。OSF病损黏膜下曲安奈德联合丹参酮液注射方法:将抽有4mL曲安奈德的注射器从一侧口角区向后1cm进针至黏膜下,然后水平向后边进边推药至翼下颌韧带前方,再将针尖退回至进针点的黏膜下,然后斜行向上向后边进边推药至翼下颌韧带处,同样将针退回至口角处的黏膜下,取下含有曲安奈德的注射器针管,将针头留置在黏膜下,换上吸有丹参酮液的注射器针管,用同样的方法注射丹参酮液2mL。拔出注射器及注射针头。用同样的方法行另一侧黏膜下注射。每周注射1次,每10次为1个疗程,每1个疗程后间隔30天,然后进行第2个疗程,10次,同样间隔30天,再进行第3个疗程的治疗,共注射30次。在治疗前和治疗结束后,进行实验室检查,以对治疗前及治疗后的全身健康状况进行评估。如果患者对治疗有任何不良反应,注射治疗应立即停止,并对产生的并发症进行及时治疗。

(三)高压氧治疗

高压氧治疗,每天1次,10次为1个疗程,治疗半年后患者症状明显改善,张口度增大。高压氧治疗能提高血氧含量,改善局部缺血缺氧,促进病损区新生血管形成和侧支循环的建立。

(四)手术治疗

OSF患者的重要体征之一就是纤维条索瘢痕导致的张口度变小,当张口度小于20mm时,常常需要通过治疗来改善患者的张口度。外科手术治疗是改善张口度的方法之一。手术切除纤维条索,创面可通过移植带蒂或游离组织瓣进行修复。常用的组织瓣有:颊脂垫、带蒂颞浅筋膜瓣、鼻唇沟瓣、舌组织瓣、腭岛状瓣、游离前臂皮瓣和股外侧皮瓣等。这些皮瓣仅能在短期内改善张口度,术后容易复发。在此处值得注意的是,在行麻醉时,必须在纤维支气管镜辅助下经鼻腔气管插管,全麻后以开口器被动打开咬合,此时可见双侧翼下颌前方黏膜张力集中处横行撕裂,遂以此处为中心切除硬化的后颊部黏膜及垂直方向的纤维条索,切除深度应达颊肌表面。之后逐渐增大开口度,同时逐步扩大病变切除范围,切除时需注意避免损伤腮腺导管及其开口。对于阻生或倾斜的上、下颌第三磨牙应予以一并拔除。

▌ 五、典型病例

1. 病情简介 患者,男,29岁,因"张口受限进食疼痛1年余"就诊。患者近1年来张口逐渐受限,伴进食刺激痛。1个月前曾于当地医院就诊,诊断为"口腔纤维化"(具体不详),转诊至我科。曾有5年槟榔咀嚼史,已戒1个月。吸烟史4年,平均5支/天。否认系统性疾病史及药物过敏史。临床检查:张口度<20mm。双颊、翼下颌韧带及上腭等口腔黏膜广泛发白成大理石样改变、弹性下降。双颊可扪及明显纤维条索,翼下颌韧带质僵硬(图7-4-3)。口内黏膜未见明显充血糜烂。临床诊断:口腔黏膜下纤维性变。

2. 疾病管理

(1)口腔卫生宣教。

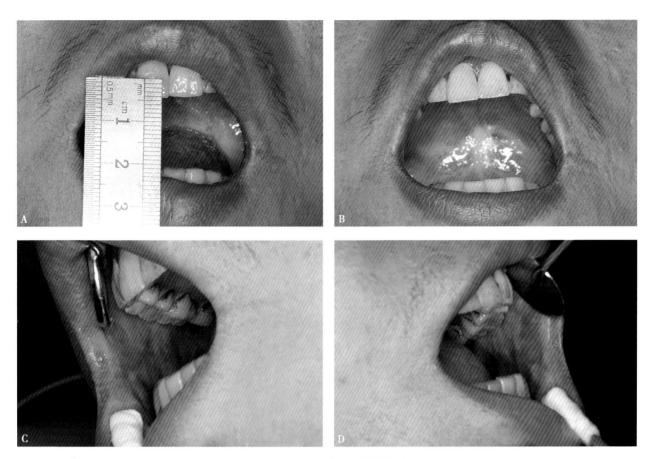

图 7-4-3　口腔黏膜下纤维性变

口腔黏膜广泛发白，双颊可扪及少许纤维条索，翼下颌韧带质硬，张口受限

A. 张口度<20mm　B. 上腭病损　C. 右颊病损　D. 左颊病损

（2）药物治疗：曲安奈德注射液与等量 2% 利多卡因混合，于双颊、翼下颌韧带纤维条索明显处的基底部行多点小剂量注射。

复方丹参片　140 片 sig. 1 片 . t. i. d.　p. o.

维生素 E　50mg×60 粒 sig. 50mg. t. i. d.　p. o.

白芍总苷　0.3g×84 片 sig. 0.6g. t. i. d.　p. o.

（3）医嘱：自行张口训练，勿进食辛辣刺激食物，逐渐戒除吸烟等不良习惯，用药 2 周后复诊。

（4）随访：2 周后患者复诊，张口受限及进食刺激痛等症状均得到改善。嘱患者坚持张口训练，继续局部及全身用药，定期复诊。

3. 病例总结　患者为慢性病程，既往有槟榔咀嚼史。主观症状以张口受限、进食刺激痛为主，临床体征可见口腔黏膜广泛发白，可扪及纤维条索样改变，伴张口受限，为 OSF 典型表现。根据患者病史、临床体征和症状等情况，诊断为 OSF。给予患者局部与全身药物治疗，并配合张口练习，以逐渐改善患者症状。同时，纠正患者不良生活习惯，并嘱患者定期随访。

（翦新春　夏　娟）

参 考 文 献

1. 高岩. 口腔组织病理学. 8 版. 北京：人民卫生出版社，2020.

2. 陈谦明，曾昕. 案析口腔黏膜病学. 2 版. 北京：人民卫生出版社，2019.

3. WHO Classification of Tumours Editorial Board. Head and neck tumours（WHO classification of tumours series）. 5th ed. Lyon（France）: International Agency for Research on Cancer，2022.

4. RADZKI D，KUSIAK A，ORDYNIEC-KWAŚNICA I，et al. Human papillomavirus and leukoplakia of the oral cavity: a systematic review. Postepy Dermatol Alergol，2022，39（3）: 594-600.

5. ODELL E，KUJAN O，WARNAKULASURIYA S，et al. Oral epithelial dysplasia: recognition, grading and clinical significance. Oral Dis，2021，27（8）: 1947-1976.

6. KUJAN O，OLIVER R J，KHATTAB A，et al. Evaluation of a new binary system of grading oral epithelial dysplasia for prediction of malignant transformation. Oral Oncol，2006，42（10）: 987-993.

7. NANKIVELL P，WILLIAMS H，Matthews P，et al. The binary oral dysplasia grading system: validity testing and suggested improvement. Oral Surg Oral Med Oral Pathol Oral Radiol，2013，115（1）: 87-94.

8. NAVONE R，MARSICO A，REALE I，et al. Utilità della citologia esfoliativa orale per la diagnosi di displasia e carcinoma squamoso orale [Usefulness of oral exfoliative cytology for the diagnosis of oral squamous dysplasia and carcinoma]. Minerva Stomatol，2004，53（3）: 77-86.

9. LI C，WU L，DENG Y，et al. DNA aneuploidy with image cytometry for detecting dysplasia and carcinoma in oral potentially malignant disorders: a prospective diagnostic study. Cancer Med，2020，9（17）: 6411-6420.

10. AWAN K H，YANG Y，MORGAN P，et al. Utility of toluidine blue as a diagnostic adjunct in the detection of potentially malignant disorders of the oral cavity: a clinical and histological assessment. Oral Dis，2012，18（8）: 728-733.

11. SHI L，LI C，SHEN X，et al. Potential role of autofluorescence imaging in determining biopsy of oral potentially malignant disorders: a large prospective diagnostic study. Oral Oncol，2019，98: 176-179.

12. YANG S W，LEE Y S，CHANG L C，et al. Light sources used in evaluating oral leukoplakia: broadband white light versus narrowband imaging. Int J Oral Maxillofac Surg，2013，42（6）: 693-701.

13. WILDER-SMITH P，LEE K，GUO S，et al. In vivo diagnosis of oral dysplasia and malignancy using optical coherence tomography: preliminary studies in 50 patients. Lasers Surg Med，2009，41（5）: 353-357.

14. YANG Z，SHANG J，LIU C，et al. Identification of oral precancerous and cancerous tissue by swept source optical coherence tomography. Lasers Surg Med. 2022；54（2）: 320-328.

15. AMAGASA T，YAMASHIRO M，UZAWA N. Oral premalignant lesions: from a clinical perspective. Int J Clin Oncol，2011，16（1）: 5-14.

16. LYU M Y，GUO Y S，LI S，et al. Hospital-based epidemiological and clinical characterisation of the malignant transformation of oral leukoplakia in a Chinese population. Int Dent J，2017，67（4）: 252-259.

17. AGUIRRE-URIZAR J M，LAFUENTE-IBÁÑEZ DE MENDOZA I，WARNAKULASURIYA S. Malignant transformation of oral leukoplakia: systematic review and meta-analysis of the last 5 years. Oral Dis，2021，27（8）: 1881-1895.

18. IOCCA O，SOLLECITO TP，ALAWI F，et al. Potentially malignant disorders of the oral cavity and oral dysplasia: a systematic review and meta-analysis of malignant transformation rate by subtype. Head Neck，2020，42（3）: 539-555.

19. THOMAS G，HASHIBE M，JACOB B J，et al. Risk factors for multiple oral premalignant lesions. Int J Cancer，2003，107（2）: 285-291.

20. DALLA TORRE D，BURTSCHER D，EDLINGER M，et al. Comparison of the prevalence of human papilloma virus

infection in histopathologically confirmed premalignant oral lesions and healthy oral mucosa by brush smear detection. Oral Surg Oral Med Oral Pathol Oral Radiol, 2015, 119（3）: 333-339.

21. HASHIBE M, MATHEW B, KURUVILLA B, et al. Chewing tobacco, alcohol, and the risk of erythroplakia. Cancer Epidemiol Biomarkers Prev, 2000, 9（7）: 639-645.

22. BHAT M, BHAT S, ROBERTS-THOMSON K, et al. Is periodontitis independently associated with potentially malignant disorders of the oral cavity? Asian Pac J Cancer Prev, 2019, 20（10）: 283-287.

23. WILLIAM WN J R, PAPADIMITRAKOPOULOU V, LEE J J, et al. Erlotinib and the risk of oral cancer: the erlotinib prevention of oral cancer（EPOC）randomized clinical trial. JAMA Oncol, 2016, 2（2）: 209-216.

24. SUDBØ J, KILDAL W, JOHANNESSEN A C, et al. Gross genomic aberrations in precancers: clinical implications of a long-term follow-up study in oral erythroplakias. J Clin Oncol, 2002, 20（2）: 456-462.

25. QIN G Z, PARK J Y, CHEN S Y, et al. A high prevalence of p53 mutations in pre-malignant oral erythroplakia. Int J Cancer, 1999, 80（3）: 345-348.

26. FENG J Q, XU Z Y, SHI L J, et al. Expression of cancer stem cell markers ALDH1 and Bmi1 in oral erythroplakia and the risk of oral cancer. J Oral Pathol Med, 2013, 42（2）: 148-153.

27. FENG J Q, MI J G, WU L, et al. Expression of podoplanin and ABCG2 in oral erythroplakia correlate with oral cancer development. Oral Oncol, 2012, 48（9）: 848-852.

28. AWADALLAH M, IDLE M, PATEL K, et al. Management update of potentially premalignant oral epithelial lesions. Oral Surg Oral Med Oral Pathol Oral Radiol, 2018, 125（6）: 628-636.

29. YANG S W, LEE Y S, CHANG L C, et al. Outcome of excision of oral erythroplakia. Br J Oral Maxillofac Surg, 2015, 53（2）: 142-147.

30. CHAU L, JABARA J T, LAI W, et al. Topical agents for oral cancer chemoprevention: a systematic review of the literature. Oral Oncol, 2017, 67: 153-159.

31. BOMBECCARI G P, GUZZI G, TETTAMANTI M, et al. Oral lichen planus and malignant transformation: a longitudinal cohort study. Oral Surg Oral Med Oral Pathol Oral Radiol Endod, 2011, 112（3）: 328-334.

32. MUNOZ A A, HADDAD R I, WOO S-B, et al. Behavior of oral squamous cell carcinoma in subjects with prior lichen planus. Otolaryngology-Head and Neck Surgery, 2007, 136（3）: 401-404.

33. DENG S, XU Y, WANG X, et al. Study on the role of salivary flora and NF-kappaB inflammatory signal pathway in oral lichen planus. Inflammation, 2020, 43（3）: 994-1008.

34. DE PORRAS-CARRIQUE T, RAMOS-GARCÍA P, AGUILAR-DIOSDADO M, et al. Autoimmune disorders in oral lichen planus: a systematic review and meta-analysis. Oral Dis, 2023, 29（4）: 1382-1394.

35. LI S, ZHANG Y, YANG Z, et al. Helicobacter pylori infection is correlated with the incidence of erosive oral lichen planus and the alteration of the oral microbiome composition. BMC Microbiol, 2021, 21（1）: 122.

36. LIU J, GENG F, SUN H, et al. Candida albicans induces TLR2/MyD88/NF-κB signaling and inflammation in oral lichen planus-derived keratinocytes. J Infect Dev Ctries, 2018, 12（9）: 780-786.

37. VILLA T G, SÁNCHEZ-PÉREZ Á, SIEIRO C. Oral lichen planus: a microbiologist point of view. Int Microbiol, 2021, 24（3）: 275-289.

38. GIANNETTI L, DELLO DIAGO A M, SPINAS E. Oral lichen planus. J Biol Regul Homeost Agents, 2018, 32（2）: 391-395.

39. PAN Y X, GUO D W, LI X, et al. Gene polymorphism in oral lichen planus. Hua Xi Kou Qiang Yi Xue Za Zhi, 2020, 38（6）: 681-686.

40. IDREES M, KUJAN O, SHEARSTON K, et al. Oral lichen planus has a very low malignant transformation rate: a systematic

review and meta-analysis using strict diagnostic and inclusion criteria. Journal of Oral Pathology & Medicine，2021，50（3）：287-298.

41. SECCHI D G，ABALLAY L R，SHIVAPPA N，et al. The inflammatory potential of Argentinian diet and oral squamous cell carcinoma. Nutr Hosp，2019，36（6）：1361-1367.

42. AGHA-HOSSEINI F，MOBEBBIAN M，SAROOKANI M-R，et al. Comparative evaluation of EGF in oral lichen planus and oral squamous cell carcinoma. Acta medica Iranica，2015，53（8）：471-475.

43. AGHBARI S M H，ABUSHOUK A I，ATTIA A，et al. Malignant transformation of oral lichen planus and oral lichenoid lesions：a meta-analysis of 20 095 patient data. Oral Oncol，2017，68：92-102.

44. ZAALBERG A，TUCHAYI S M，AMERI A H，et al. Chronic inflammation promotes skin carcinogenesis in cancer-prone discoid lupus erythematosus. J Invest Dermatol，2019，139（1）：62-70.

45. CHENG J Y，LI F Y，KO C J，et al. Cutaneous squamous cell carcinomas in solid organ transplant recipients compared with immunocompetent patients. JAMA Dermatol，2018，154（1）：60-66.

46. GONZALEZ-MOLES M A，SCULLY C，GIL-MONTOYA J A. Oral lichen planus：controversies surrounding malignant transformation. Oral Dis，2008，14（3）：229-243.

47. LANDO M，FJELDBO C S，WILTING S M，et al. Interplay between promoter methylation and chromosomal loss in gene silencing at 3p11-p14 in cervical cancer. Epigenetics，2015，10（10）：970-980.

48. 张晓童，陈文倩，贾相齐，等. 关于宫颈癌及癌前病变筛查与诊断方法的研究进展. 西北民族大学学报（自然科学版），2018，39（112）：24-29.

49. NAGI R，REDDY-KANTHARAJ Y B，RAKESH N，et al. Efficacy of light based detection systems for early detection of oral cancer and oral potentially malignant disorders：systematic review. Med Oral Patol Oral Cir Bucal，2016，21（4）：e447- e455.

50. CICCIU M，CERVINO G，FIORILLO L，et al. Early diagnosis on oral and potentially oral malignant lesions：a systematic review on the VELscope（R）fluorescence method. Dent J（Basel），2019，7（3）：93.

51. 杭慧，李留炀，钱棱，等. 自体荧光技术在口腔潜在恶性病变筛查中的应用. 南京医科大学学报（自然科学版），2019，39（12）：1853-1856.

52. GONZALEZ-MOLES M A. The use of topical corticoids in oral pathology. Medicina Oral Patología Oral y Cirugia Bucal，2010，e827-e831.

53. MUTAFCHIEVA M Z，DRAGANOVA-FILIPOVA M N，ZAGORCHEV P I，et al. Oral lichen planus - known and unknown：a review. Folia medica，2018，60（4）：528-535.

54. PETRUZZI M，LUCCHESE A，LAJOLO C，et al. Topical retinoids in oral lichen planus treatment：an overview. Dermatology，2013，226（1）：61-67.

55. 陶小安，程斌. 口腔扁平苔藓治疗现状分析口腔疾病防治，2018，26（3）：143-150.

56. 刘丽凤. 维A酸类药的临床应用及不良反应分析. 航空航天医学杂志，2019，30（2）：199-201.

57. SUN S L，LIU J J，ZHONG B，et al. Topical calcineurin inhibitors in the treatment of oral lichen planus：a systematic review and meta-analysis. Br J Dermatol，2019，181（6）：1166-1176.

58. LI Y，WANG Y，LI J，et al. Tacrolimus inhibits oral carcinogenesis through cell cycle control. Biomed Pharmacother，2021，139：111545.

59. 莫遗盛，周伯庭，毛艳，等. 沙利度胺治疗实体瘤的研究进展. 微创医学，2018，13（3）：344-347.

60. THONGPRASOM K，PRAPINJUMRUNE C，CARROZZO M. Novel therapies for oral lichen planus. J Oral Pathol Med，2013，42（10）：721-727.

61. LUCCHESE A，DOLCI A，MINERVINI G，et al. Vulvovaginal gingival lichen planus：report of two cases and review of

literature. Oral Implantology，2016，9（2）：54-60.

62. SAMIEE N，ZENUZ A T，MEHDIPOUR M，et al. Treatment of oral lichen planus with mucoadhesive mycophenolate mofetil patch：a randomized clinical trial. Clin Exp Dent Res，2020，6（5）：506-511.

63. CHAUHAN P，DE D，HANDA S，et al. A prospective observational study to compare efficacy of topical triamcinolone acetonide 0.1% oral paste，oral methotrexate，and a combination of topical triamcinolone acetonide 0.1% and oral methotrexate in moderate to severe oral lichen planus. Dermatol Ther，2018，31（1）：6.

64. BAGAN J，COMPILATO D，PADERNI C，et al. Topical therapies for oral lichen planus management and their efficacy：a narrative review. Curr Pharm Design，2012，18（34）：5470-5480.

65. 杨礼安，葛姝云. 中医药在口腔扁平苔藓治疗中的应用进展. 临床口腔医学杂志，2013，29（11）：695-696.

66. 周永梅，戚清权，刘伟，等. 糜烂型口腔扁平苔藓三种治疗方法的随机对照研究. 临床口腔医学杂志，2018，34（6）：358-362.

67. 中华口腔医学会口腔黏膜病专业委员会，中华口腔医学会中西医结合专业委员会. 口腔扁平苔藓诊疗指南（修订版）. 中华口腔医学杂志，2022，57（2）：115-121.

68. CASALE M，MOFFA A，VELLA P，et al. Systematic review：the efficacy of topical hyaluronic acid on oral ulcers. Journal of Biological Regulators and Homeostatic Agents，2017，31（4 Suppl 2）：63-69.

69. 李蔚，王文静，章宏毅. 光动力疗法与地塞米松治疗糜烂型口腔扁平苔藓的短中期疗效对比. 安徽医药，2021，25（3）：553-556.

70. AKRAM Z，JAVED F，HOSEIN M，et al. Photodynamic therapy in the treatment of symptomatic oral lichen planus：a systematic review. Photodermatol Photoimmunol Photomed，2018，34（3）：167-174.

71. 李晓静，刘宝珍，扬蔡. 激光在口腔扁平苔藓中的治疗进展. 临床口腔医学杂志，2017，33（10）：635-637.

72. VILAR-VILLANUEVA M，GANDARA-VILA P，BLANCO-AGUILERA E，et al. Psychological disorders and quality of life in oral lichen planus patients and a control group. Oral Dis，2019，25（6）：1645-1651.

73. YANG C，LIU L，SHI H，et al. Psychological problems and quality of life of patients with oral mucosal diseases：a preliminary study in Chinese population. BMC Oral Health，2018，18（1）：226.

74. 周刚，刘宏伟，林梅，等. 口腔扁平苔藓（萎缩型、糜烂型）疗效评价标准（试行）. 中华口腔医学杂志，2005，40（002）：92-93.

75. PENG Q，LI H，CHEN J，et al. Oral submucous fibrosis in Asian countries. J Oral Pathol Med，2020，49（4）：294-304.

76. QIN X，NING Y，ZHOU L，et al. Oral submucous fibrosis：etiological mechanism，malignant transformation，therapeutic approaches and targets. Int J Mol Sci，2023，24（5）：4992.

77. 翦新春，张彦. 咀嚼槟榔与口腔黏膜下纤维性变及口腔癌的研究进展. 中华口腔医学研究杂志（电子版），2011，5（03）：229-234.

第八章　口腔癌及口咽癌的临床表现、诊断、评估及治疗

第一节　舌　癌

一、临床表现

舌分为舌前 2/3（口腔舌、活动舌）和舌后 1/3（舌根）两部分（图 8-1-1），舌癌（carcinoma of the tongue）通常是指口腔舌黏膜来源的癌肿。舌根黏膜来源的癌肿，与软腭癌、扁桃体癌一起归入口咽癌的范畴。

舌癌（图 8-1-2）是口腔内最多见的口腔癌，大部分发生于舌中 1/3 侧缘，其次多见于舌腹面，舌背少见。通常表现为无痛性溃疡，如果伴发感染会发生疼痛，甚至是剧烈疼痛。也可以表现为白色或红白色斑块，表面可伴有菜花状、乳突状增生。也有在外生包块基础上伴发溃烂，表现为"火山口"样肿物。少数情况下，出现表面黏膜较为完整的肿物，触诊可见肿瘤向深层肌肉浸润生长。发病早期，舌的运动功能影响不大，随病情发展逐渐出现发音、吞咽等功能障碍。如果侵犯周围结构如口底、下颌骨、扁桃体、舌骨等，可出现舌体固定，完全不能运动。当鼓励患者做舌运动时，可见下颌骨连同舌一起前后左右运动。由于吞咽功能严重受损，患者出现流涎、进食困难、消瘦等伴发症状。

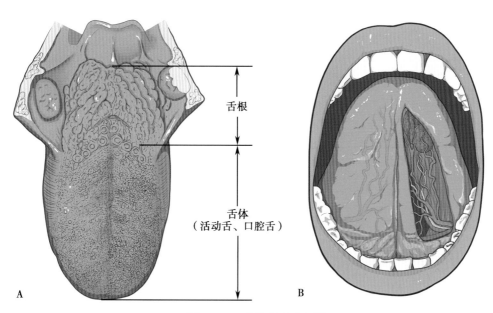

图 8-1-1　舌的分区示意图

A. 舌背　B. 舌腹

315

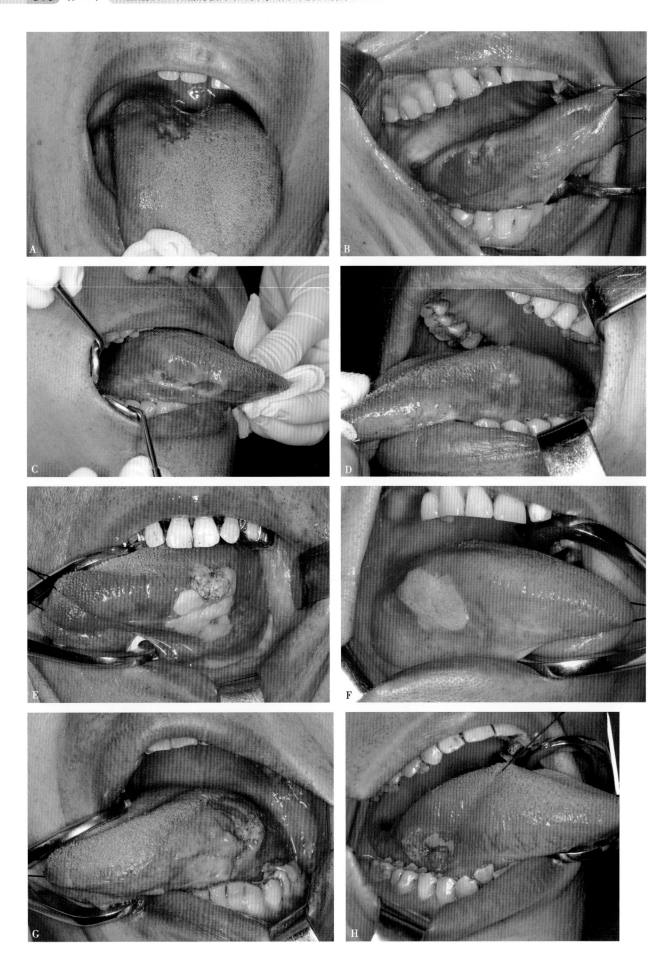

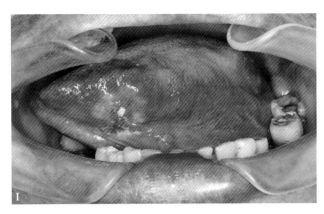
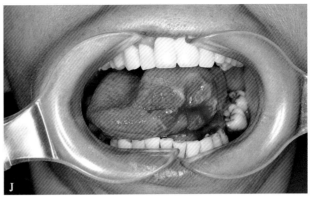

图 8-1-2　舌癌原发灶的各种表现

A. 右舌癌（右侧舌背后份，红斑癌变）　B. 右舌癌（右侧舌腹后份，红斑癌变）　C. 右舌癌（舌缘中份，扁平苔藓癌变，表面少许糜烂）　D. 左舌癌（舌缘中后份，浸润型，表面少许糜烂）　E. 左舌癌（舌腹中份，白斑癌变）　F. 右舌癌（舌腹后份，疣状癌）　G. 左舌癌（舌缘后份，溃疡浸润型）　H. 右舌癌（舌腹后份、溃疡浸润型）　I. 左舌癌（舌腹前份，内生浸润型）　J. 左舌癌（舌缘中份，兼具外生、浸润、溃疡特点）

由于舌的淋巴循环非常丰富，同时因为舌的不断运动特点，导致舌癌原发灶在很小的时候出现颈部淋巴结转移。舌癌是口腔癌颈部淋巴结转移率最高的癌肿，约 40%，T1～T2 的舌癌颈部淋巴结转移率可达 20%～30%。有时可见"跳跃性"转移。例如发生在舌尖或者癌肿侵犯舌尖时，可出现对侧颈部淋巴转移。

二、诊断与评估

（一）诊断

舌癌的发生、发展与口腔其他部位黏膜癌变过程相似，舌黏膜的癌前病变或癌前状态，可以发展为舌癌，舌黏膜白斑、扁平苔藓等往往首先就诊于口腔黏膜病专科，如何鉴别这些黏膜病变已经发生癌变或者正在发展过程中，是口腔黏膜病专家需要慎重考虑的问题，继续保守治疗还是推荐手术切除往往难以选择。组织病理活检是目前的金标准，但是不适合长期临床监控随访，反复多次活检可促进疾病进展。舌侧缘的慢性溃疡是由于残冠、残根及不良修复义齿等慢性刺激引起的褥疮型溃疡，当拔除残冠、残根或者消除修复义齿的不良刺激后，疼痛很快减轻，溃疡也随之缩小，最后完全愈合，而舌癌虽然也可以有部分症状的减轻，但不会完全愈合。

（二）评估

在病理学上舌癌主要是鳞状细胞癌，也有少量腺癌、腺样囊性癌等，病理确诊后需要对患者的病情进行全面评估。

1. TNM 分类分期　具体内容参见第三章（第三、四节）。但需要指出的是：①浸润深度的判断是确定原发灶 T 分期的重要指标，与颈部淋巴转移和患者预后密切相关，肉眼表面标记测量及触诊评估的准确性不足，而且与临床医师的经验相关，需要配合影像学测量；②如果是浸润型生长的舌癌，有些情况下肿瘤细胞可以沿舌内肌、舌外肌的肌束方向侵袭至较远处，离开肿块可达 10～15mm，这种情况下的临床测量或者触诊往往会低估肿瘤范围，导致原发灶 T 分期降级，需要仔细触诊分辨；③有些患者过度紧张或疼痛刺激,伸舌时不能很好配合检查,由于舌肌松弛不够,触诊时不容易准确判断肿瘤边界,需要配合影像学测量才能评估。

2. 影像学评估 对于早期舌癌(特别是 T1),根据患者症状和体征,通过仔细的临床检查,基本上可以判断癌肿的侵犯范围。但是,对于中、晚期患者,由于常伴发舌运动功能障碍及剧烈疼痛,患者很难配合局部触诊检查,特别是癌肿侵犯了舌外肌及口底等邻近结构,临床检查更加困难,需要借助影像学才能作出准确判断。舌癌的影像学检查在原发灶 T 分期和颈部淋巴转移评估中占有重要地位。舌癌的影像描述要点:①肿瘤大小及浸润深度;②是否过中线;③邻近结构侵犯;④神经血管侵犯;⑤下颌骨侵犯;⑥颈部淋巴结侵犯,重点判断是否存在包膜外扩散(ENE)。CT、MRI、PET/CT、超声均对舌癌具有良好的显示,当肿瘤局限于软组织内,MRI 能够清楚显示肿瘤的侵犯范围,如果肿瘤侵犯颌骨,CT 显示更为清楚。MRI 对于舌及其周围软组织的结构显示具有明显优势,临床医师掌握这些结构的 MRI 表现,对于准确分析肿瘤侵犯范围和程度具有重要意义(图 8-1-3)。

3. 舌功能评估 舌是口腔内非常灵活的运动器官,也是敏感的感觉器官。完整的舌部结构,在口腔生理功能中发挥重要作用。通过检查舌的运动(吞咽、发音功能)和感觉功能,可以初步评估舌癌的发展程度。研究发现,超过一半的舌癌患者感觉吞咽困难,其程度与肿瘤分期相关,T3~T4 患者吞咽困难更为严重。检查可见吞咽口腔期、咽期时间延长,吞咽效率较低,较多的食物残留于口腔、咽腔,由于自洁

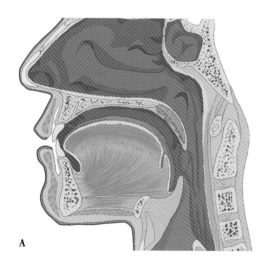

A

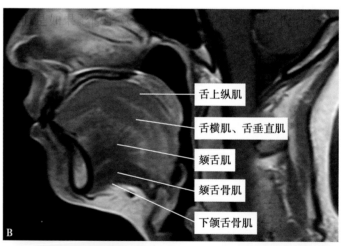

B

- 舌上纵肌
- 舌横肌、舌垂直肌
- 颏舌肌
- 颏舌骨肌
- 下颌舌骨肌

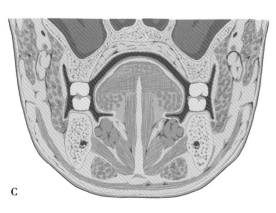

C

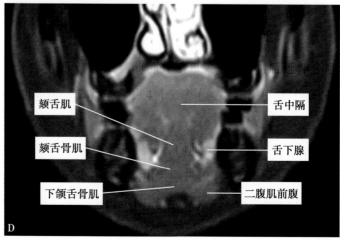

D

- 颏舌肌
- 颏舌骨肌
- 下颌舌骨肌
- 舌中隔
- 舌下腺
- 二腹肌前腹

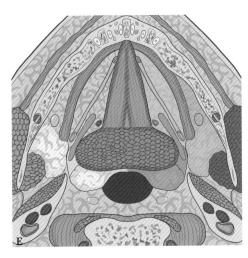
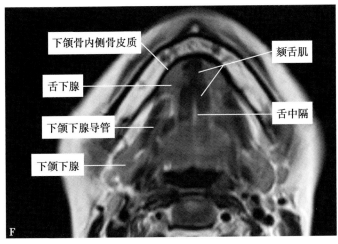

下颌骨内侧骨皮质

颏舌肌

舌下腺

舌中隔

下颌下腺导管

下颌下腺

图 8-1-3 舌及周围结构示意图、MRI 影像

A、B. 矢状示意图及 MRI 影像　C、D. 冠状面示意图及 MRI 影像　E、F. 水平面示意图及 MRI 影像

和吞咽障碍,在颌舌沟、前庭沟及牙缝可见较多残留食物,部分患者可见口腔唾液残留甚至流涎。在发音方面,其影响与肿瘤部位及 T 分期相关,舌前份肿瘤的影响更为明显,T 分期越高语音越差。检查患者伸舌运动、左右运动、上抬运动及后卷运动,可以初步判断肿瘤侵犯舌内肌和舌外肌的程度。如果侵犯大多数舌外肌并与下颌骨粘连,则出现舌固定完全不能运动,诱导患者做舌运动时可见舌连同下颌骨左右摆动。通过吞咽功能、发音功能及舌运动功能的评估和随访,在一定程度上可以评估肿瘤 T 分期、舌功能康复趋势与肿瘤复发情况。

三、治疗

手术治疗是舌癌的主要手段。根据手术中的具体情况及手术后的病理结果,术后辅助放疗或放化疗。

(一)肿瘤根治要点

1. 切除的范围和深度　原发灶的完整切除及其安全边界是舌癌手术的首要条件,而且必须是一次切除达到阴性边界。如果手术中发现阳性边界再进行补充切除,虽然最终达到阴性边界,但也会增加局部复发率并降低生存率。需要指出的是:①病理学的 5mm 安全边界是组织收缩后的测量值,考虑组织收缩的情况,术中切缘需要达到 10mm 以上;②边界表现为轻、中度异常增生也会增加复发率;③边界组织突变型 P53 表达阳性者,复发率增加。

由于舌背黏膜与肌层紧密联系,舌癌发展早期就容易侵入肌层,癌肿在肌层沿肌纤维方向浸润可以扩散至深部。舌腹黏膜与舌肌联系较松,与口底黏膜在转折处相连,口底黏膜下方的舌下腺与舌外肌之间也有一个潜在间隙。舌腹面的这些结构特点在一定程度上构成癌肿侵袭的屏障。双侧颏舌肌之间存在一个潜在间隙,含少量脂肪组织,构成癌肿侵犯对侧的屏障。常规情况下,癌肿切除的范围是肿瘤边界外约 1.0cm,可以根据癌肿特征和部位进行调整。舌癌前、后方向的切除一般要达到肿瘤边界外 1.5cm 甚至更大的距离,特别是舌根方向,需要仔细辨别其浸润特点,有些情况可以沿肌纤维侵袭 2.0~2.5cm。当癌肿侵犯接近舌中线,由于中隔的屏障作用可以沿中线切除,而不必同时切除对侧舌组织。癌肿侵犯舌腹及口底黏膜时，一般 1.0cm 的边界较为安全，由于舌下腺及其周围潜在间隙的屏障作用，深层联合舌下腺一并切除也比较安全。

当癌肿侵犯深层舌内肌，需要切除部分舌外肌。如果癌肿侵犯舌外肌，需要首先在肌肉起点（下颌骨、舌骨）切断肌附着，让肌肉往舌内肌方向收缩，最后连同原发灶一并切除。由于口底蜂窝组织是舌癌淋巴转移的通路，特别要注意观察和清除舌下淋巴结。

2. 入径选择　对于中、小范围舌癌，原发灶尚未侵犯舌根、下颌骨内侧黏膜及软腭等结构时，原发灶一般可以经口切除。

如果舌癌广泛侵犯口底组织、舌根及舌骨上肌群，或者肿瘤接近下颌舌侧附着龈，特别是侵犯扁桃体、软腭及咽侧壁的情况下，需要切开下颌骨才能实现原发灶的完整切除。关于下颌骨切开的部位曾经存在一些争议，有专家建议在中线处切开（图 8-1-4A）。但是，目前大部分专家主张在尖牙和侧切牙之间切开（下颌骨旁正中切开）（图 8-1-4B），主要原因是：①避免切断颏舌肌和颏舌骨肌；②尖牙和侧切牙牙根之间的距离较大，方便保护牙根。同时，切骨线以阶梯状为好，有利于提高内固定后的稳定性，防止两侧骨断端的旋转，影响骨创口愈合。如果肿瘤侵犯下颌舌侧附着龈，则需要行下颌骨边缘性切除术。如果肿瘤侵犯下颌骨体部内侧骨膜或内侧骨密质（临床检查发现肿瘤与下颌骨粘连固定，或者影像学检查发现下颌骨内侧骨密质破坏），则需要行下颌骨截断性切除，骨切除范围则根据肿瘤侵犯程度决定（图 8-1-5）。

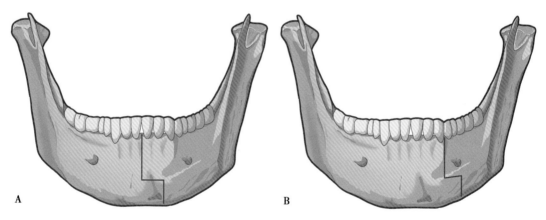

图 8-1-4　下颌骨切开入径完成舌癌原发灶切除
A. 正中切开　B. 旁正中切口

一般情况下，如果设计切开或者部分切除下颌骨，需要采用下唇翻瓣以充分暴露下颌骨。下唇翻瓣的方式有四种：①下唇中线切口，可以避免切断面神经下颌缘支；②下唇弧形切口，可以保护软组织颏垫的完整性；③下唇旁正中切口，可以避免正中线瘢痕收缩导致的畸形；④ Visor 翻瓣，对于需要切开下颌骨或部分下颌骨切除的年轻患者，可以不考虑下唇切开而采用下颌外侧软组织剥脱的方法（图 8-1-6）。首先，在下颌下缘处结扎、切断面动脉及面前静脉，骨膜下翻起下颌骨体部外侧软组织，结扎切断一侧或双侧颏神经，在前庭沟处切开黏膜（注意预留足够牙槽骨外侧黏膜，方便关闭创口），裸露下颌骨。这种术式的优点是避免下唇切开带来的并发症，但是需要切断颏神经，会导致下唇麻木，同时由于过多的骨膜剥离会影响下颌骨的血供。

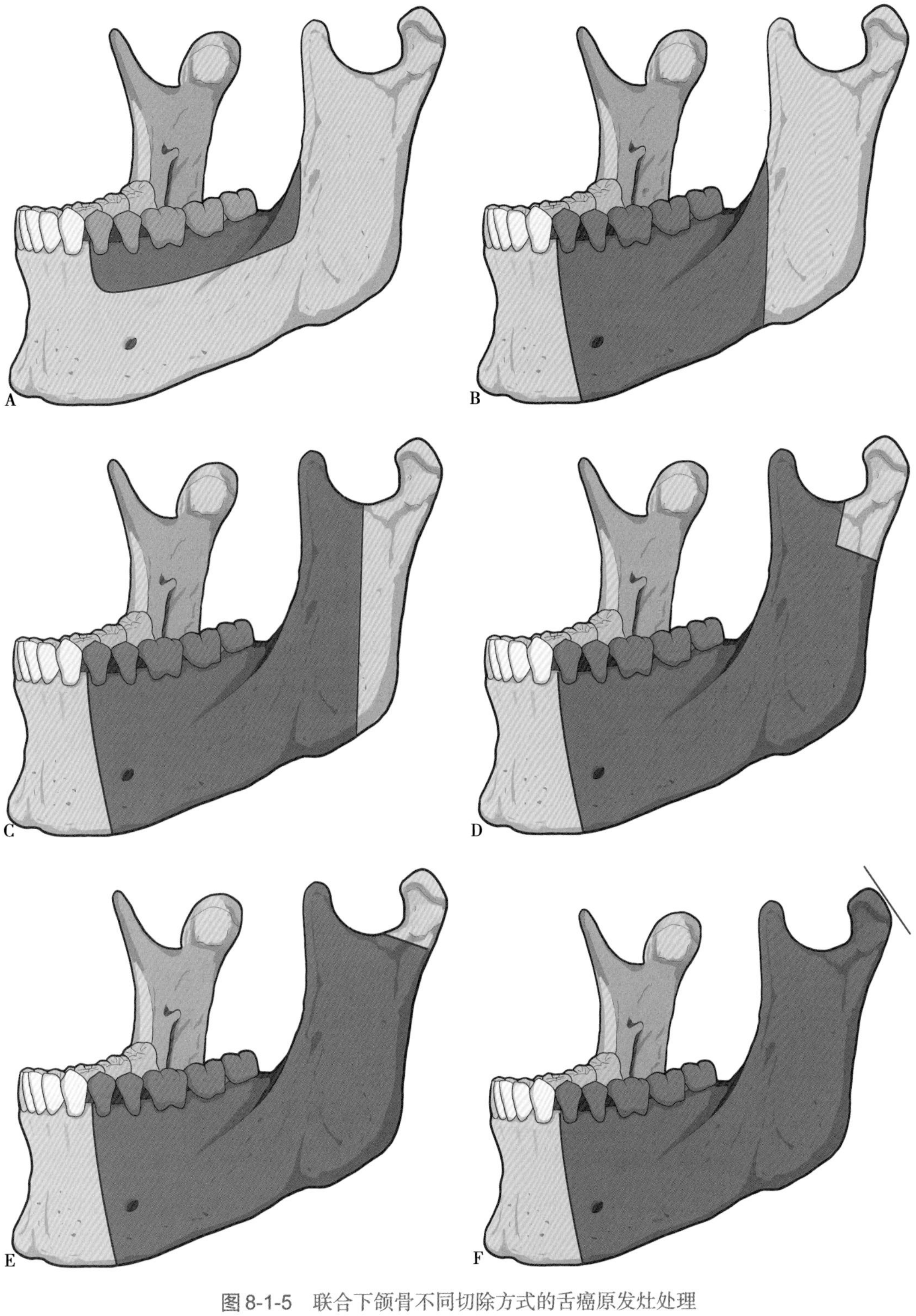

图 8-1-5 联合下颌骨不同切除方式的舌癌原发灶处理

A. 下颌骨边缘性切除 B. 下颌体截断性切除 C. 下颌体联合升支垂直切除（保留髁突及升支后缘）
D. 下颌体联合升支改良垂直切除（保留髁突及部分升支后缘） E. 下颌体联合升支水平切除（保留髁突） F. 下颌体联合升支全切除

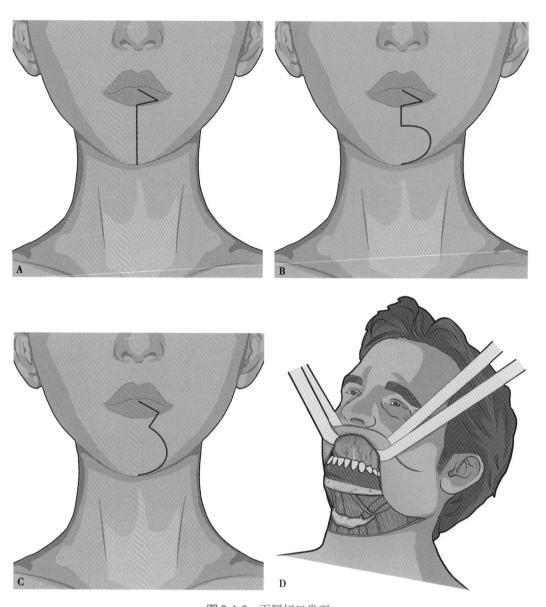

图 8-1-6 下唇切口类型

A. 下唇中线切开　B. 下唇弧形切开　C. 下唇旁正中切口　D. Visor 翻瓣（下唇不切开，脱帽式翻瓣）

当肿瘤距离舌侧附着龈还有一段距离时，可以考虑下颌舌侧口底、咽侧松解的方法切除原发灶。在完成颈部淋巴清扫后，分别切断二腹肌前腹、下颌舌骨肌的下颌骨附着，如果手术设计需要同时切除颏舌肌和颏舌骨肌，此时也需切断其下颌骨附着。然后，在颌舌沟处切开口底黏膜，顺下颌骨体部内侧骨面分离，与口外切口连通，最后按照设计的切口线切开，将原发灶与颈部清扫组织连为一体，完成联合根治。如果肿瘤越过中线侵犯对侧舌，需要切除全舌或者大部分舌体，这时切断对侧舌骨上肌群的下颌骨附着，同时将下颌舌侧松解线延伸至对侧口底第一磨牙处。当这些口内、外的松解完成后，舌体连同肿瘤非常容易显露于颏下区及颌下区，方便舌癌的完整切除。

3. 连续还是非连续切除　1951 年 Ward 和 Robben 借鉴了 Halsted 的乳腺整块联合切除理论，提出舌癌和口底癌无论是否侵犯下颌骨均需要将原发灶 - 下颌骨 - 下颌下淋巴组织整体切除，原因是 1902 年 Polya 和 Navratil 发表的研究论文指出，舌癌、口底癌的淋巴管经过下颌骨的内侧骨膜转移到下颌下三角区。这一"解剖学事实"被后来的研究否定,从而产生了联合根治的"拖出术式",将原发灶联合舌下、下颌下区清扫组织通过下颌骨体部深面的通道向下"拖出"。后来,众多学者认为,这种"联合根治"的术式也没有必要,如果肿瘤没有直接侵犯舌骨上肌群,舌 - 口底 - 舌下腺的这一整体结构与下颌下区组织之间并没有必然联系,建议进行"非联合式"切除,即从口腔内切除舌癌原发灶及口底、舌下腺组织,从口外切除下颌下区淋巴蜂窝组织(需要注意舌下淋巴结的清除)。有研究认为,"非联合术式"可能存在较高的局部复发率并降低生存率,但大多数专家并不认同。近年来有学者认为,舌癌淋巴转移通道没有经过下颌下腺,如果没有发现下颌下腺被癌肿侵犯,则可以保留下颌下腺,随访资料显示保留下颌下腺并没有增加局部肿瘤的复发率。

4. 颈部淋巴清扫问题 舌癌的颈部淋巴转移率高,而且可以发生早期转移,因此大部分舌癌患者需要同期进行颈部淋巴清扫。但对于 T1N0 的患者,一般情况下可以暂时不做颈部淋巴清扫,密切随访观察颈部淋巴结变化。肿瘤浸润深度(DOI)与淋巴转移密切相关,DOI 大于 4mm 者转移风险明显增加,可以考虑择区性颈部淋巴清扫术。T2 及以上的患者,需要同期进行颈部淋巴清扫手术。位于舌尖的癌肿容易发生对侧 I 区淋巴结转移,手术中需要注意对侧淋巴结的探查,或者直接考虑对侧 I 区淋巴清扫。舌背部中央区域癌肿淋巴管可引流至双侧颈部淋巴结,制订手术方案时需要考虑同期双侧淋巴清扫。舌根部癌肿的淋巴引流首先转移至颈内静脉与二腹肌后腹交界区的淋巴结(角淋巴结),手术中需特别注意以免遗漏。另外,有 10%~12% 的舌癌发生"跳跃式"转移至 IV 区,术中需要注意该区的淋巴结探查。

择区性淋巴清扫的术式一般采用功能性清扫手术,清扫范围主要包括 I、II、III 区,强调保留胸锁乳突肌、颈内动静脉、颈外静脉、锁骨上神经、耳大神经、副神经等。I 区的术式可根据具体情况进行变通,如果肿瘤没有侵犯舌骨上肌群,原发灶与舌下腺、颏舌肌及部分舌骨舌肌联合切除后,I 区淋巴清扫时可以保留舌骨上肌群、舌下神经及下颌下腺。对于舌癌的根治性颈部淋巴清扫术,重点切除 I 区的蜂窝组织、舌下腺、下颌下腺、舌骨上肌群及舌下神经,颈部侧区清扫时可根据转移淋巴结包膜外侵犯的具体结构选择切除范围,对于未被肿瘤侵犯的重要结构(如迷走神经、胸锁乳突肌、颈内静脉、副神经、耳大神经等)予以保留,即改良根治性淋巴清扫。当转移淋巴结侵犯颈总动脉和 / 或颈内动脉时,为了彻底切除肿瘤,必须同期切除动脉。根据血管造影及球囊试验结果进行血管处理,如果基底动脉环代偿良好直接结扎切除颈部动脉,如果代偿不良需要进行同期血管重建术或肿瘤根治前血管桥接术。

(二)舌缺损修复

1. 舌缺损分类 舌缺损的分类方法众多,目前普遍应用的是 Shreya 分类和 Giuditta 分类(具体参见第九章第一节)。

2. 舌缺损修复要点

(1)侧方缺损:①小型缺损,较小的肿物切除后,如果缺损范围纵向小于 1/3 可直接拉拢缝合,舌的运动功能不会产生较大影响,特别是经过专业的吞咽、语音康复治疗后,可以恢复到较为满意的结果。②中型缺损,如果缺损较大,纵向范围超过 1/3 但小于 1/2,需要进行修复。由于缺损范围中等大小,过大的组织瓣修复导致局部臃肿,影响舌的运动功能。可供选择的有面动脉颊肌黏膜岛状瓣、鼻唇沟岛状瓣、前臂皮瓣、锁骨下穿支皮瓣等。③半舌缺损，纵向缺损范围达到1/2，需要较大的组织瓣修复，可以选择鼻唇沟岛状瓣、前臂皮瓣、锁骨下穿支皮瓣、股前外侧穿支皮瓣等。制备股前外侧皮瓣时如果患者较为丰满，皮下脂肪较多，可以仔细修剪皮下脂肪，制作成薄型股前外侧穿支皮瓣。④纵向2/3缺损，这种缺损需要较多的组织进行充填，可以选择股前外侧皮瓣、胸大肌皮瓣、脐旁皮瓣等。⑤3/4或者全舌缺损（不含舌根），由于缺损范围更大，需要充填的组织更多，可以选择带有肌肉的股前外侧皮瓣、胸大肌皮瓣、腹直肌皮瓣等。⑥包含舌根的全舌缺损，这种情况往往是局部晚期舌癌，需要连同舌骨上肌群一并切除，而且双侧舌下神经也被切除，需要更加足量的组织瓣修复，可以选择带有较多肌肉的股前外侧皮瓣、胸大肌皮瓣、背阔肌皮瓣等。如果患者偏瘦，大型组织瓣的量仍然不足，需要进行特殊处理（如对组织瓣进行折叠、卷曲等）才能满足修复需要。

（2）舌尖缺损：舌尖是舌体运动最灵活的部分，也是感觉最敏锐的部位。舌尖缺损的修复比较特殊，修复不够会限制舌的运动灵活性，组织瓣过于肥厚导致舌尖臃肿，增加了舌的运动负担，影响舌功能。①小型缺损：当肿物较小，沿舌尖左右方向楔形切除，缺损最宽处位于前缘或前侧缘，宽度一般小于3cm可直接缝合。经过训练舌尖功能可以获得较好的恢复。②中型缺损：如果缺损较大（大于3cm），需要小型组织瓣修复，可以选择面动脉颊肌黏膜岛状瓣、鼻唇沟岛状瓣、前臂皮瓣等。③舌前1/3截断缺损：这种缺损对舌尖功能产生严重影响，需要设计精致灵活的组织瓣进行修复。前臂皮瓣比较薄，可以进行折叠、修整，以满足舌尖形态的修复。

（3）舌背缺损：单纯舌背缺损比较少见，是指舌尖和舌缘完整仅舌背黏膜或涉及浅层舌内肌的缺损。小范围缺损可以直接缝合，大范围涉及较多舌肌的缺损可以采用小型组织瓣修复（如面动脉颊肌黏膜岛状瓣）。对于大范围浅表缺损，目前没有好的修复方法。脱细胞真皮材料可以暂时覆盖创面，但愈合后由于瘢痕收缩严重影响舌的功能。全厚或中厚皮片游离移植成功率不高。目前，口腔黏膜上皮来源的组织工程材料，在动物实验中展示了良好的前景。

（4）口底缝合要点：舌癌原发灶扩大切除及下颌下区的清扫导致口底下颌下区空虚，如果口底黏膜缝合不够紧密或者黏膜撕裂，容易导致口腔唾液顺口底黏膜裂口流向颈部，影响创口愈合或导致感染。修复设计或缝合时需要注意：①根据缺损范围设计足够量的软组织瓣，避免不足和臃肿；②组织瓣与口底黏膜仔细缝合，防止撕裂；③舌侧口底黏膜严重不足时，可以将组织瓣悬挂于下颌对应部位的牙根颈部；④对于无牙颌患者，为了方便后续义齿修复，在下颌骨下缘钻孔，用粗线将皮瓣贯穿缝合，固定于下颌骨下缘以实现颌舌沟的塑形。

（三）舌功能康复

舌的功能包括感觉、味觉、运动和唾液分泌。目前，舌缺损的修复主要是组织充填，为剩余舌的运动提供条件，并没有舌缺损的功能性修复方法。舌癌手术后吞咽障碍导致进食困难和营养不良，鼻饲胃管在一定程度上可以满足患者的营养需求，但无法避免由于误吸而导致的吸入性肺炎。早期吞咽康复是围手术期的重要内容，也是康复工作的重点。舌功能训练包括感觉功能训练（如机械刺激、电刺激和温度刺激训练等）和运动功能训练（详见第十二章）。

四、典型病例

（一）典型病例一

1. 病情简介 患者，男，51 岁，右侧舌腹白色病损 1 年，渐增大伴溃烂、疼痛 1 个月。患者于 1 年前因右侧舌腹白色病损在外院就诊，以"白斑"治疗，未见好转。近 1 个月来病变溃烂、疼痛，发音、进食及吞咽运动稍受影响。外院病理活检诊断"低分化鳞状细胞癌"。患者饮酒 30 年，平均 8 两 / 日，迄今未戒酒，无吸烟史。发病以来，全身情况好，睡眠一般，食欲正常，体重无明显变化，二便正常。检查：右侧舌腹中份见白色斑块，约 3.5cm×2.0cm，边界较模糊，前份见一溃疡，约 1.2cm×1.0cm，边界清楚，表面黄白色假膜，触痛明显，基底较硬，浸润不深（图 8-1-7A）。患者发音较清晰，舌运动较好。双侧颈部未扪及明显肿大淋巴结。

2. 浸润范围 根据患者症状、体征，通过仔细的临床检查，结合影像学资料可以判断癌肿的侵犯范围（图 8-1-7B～F）。①白色斑块位于右侧舌腹中份；②向上接近舌缘；③向下外接近口底黏膜；④溃烂部分基底向内侵犯舌内肌，但尚未侵犯舌外肌；⑤MRI 显示肿物 DOI 约 3mm；⑥未发现淋巴转移征象。临床诊断：①右侧舌腹鳞状细胞癌，T1N0M0；②右侧舌腹白斑。

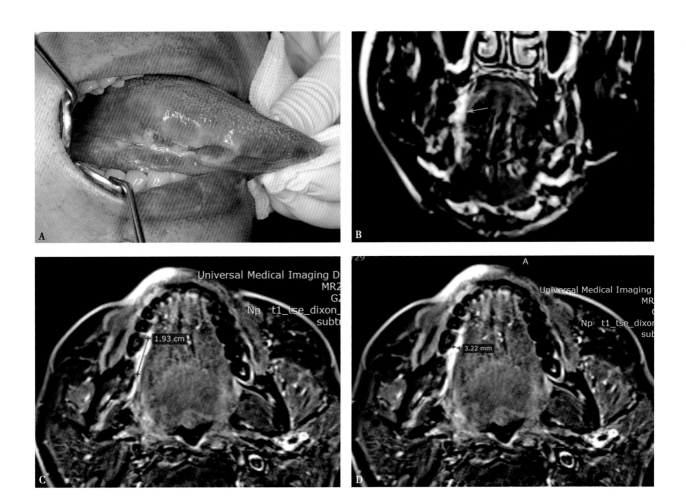

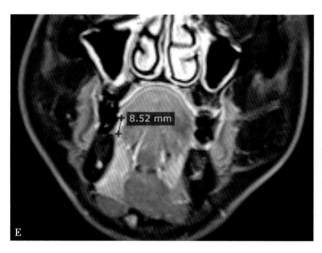
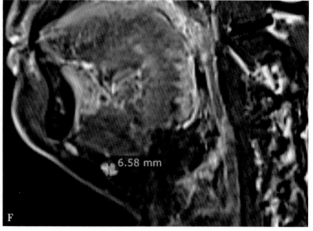

图8-1-7 右侧舌腹癌原发灶及影像学表现

A. 左侧舌腹中份白色斑块，前端部分糜烂，约1.2cm×1.0cm大小（箭头示） B. MRI显示肿瘤早期浸润（箭头示）

C～E. MRI测量肿物大小约19.3mm×8.5mm×3.2mm F. 右侧Ia区淋巴结，考虑反应性增生

3. 切除范围

（1）原发灶及周围组织：①切口，位于白色斑块外约5mm，溃烂部位于癌肿边界外10mm；②切除深度，白斑区约5mm，溃疡区约10mm；③保留舌下腺、下颌下腺导管及舌神经；④常规边缘及基底部取少许组织送冰冻病理检查，确保边缘阴性（图8-1-8）。

（2）颈部处理：未发现颈部淋巴转移，密切随访观察，不做淋巴清扫手术。

4. 修复方法 由于缺损范围较小，经过适当修整，直接缝合创口（图8-1-9）。

5. 随访 手术后4个月，随访见舌形态满意，运动灵活，吞咽、语音功能良好。检查发现右侧ⅠA、ⅠB区可疑淋巴结转移。行右侧Ⅰ、Ⅱ、Ⅲ区及左侧Ⅰ区淋巴清扫（图8-1-10）。

术后见右侧ⅠA、ⅡA区各一枚淋巴结转移（侵犯包膜），术后辅助颈部放疗。

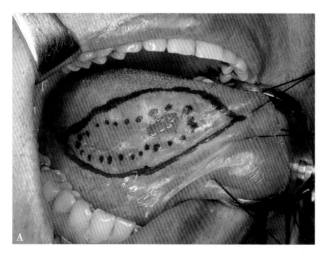
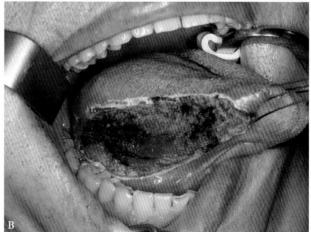

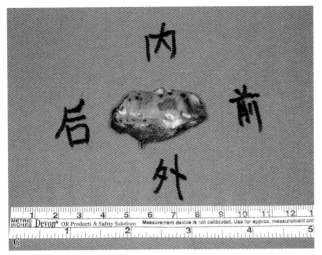
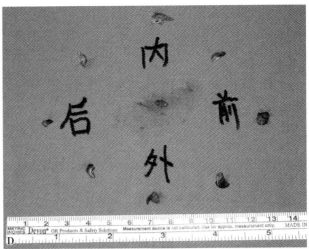

图 8-1-8　右侧舌癌手术过程（切除）

A. 病变范围（虚线）及手术切除范围（实线）　B. 肿瘤切除后创面　C. 肿瘤切除标本　D. 肿瘤标本四周及基底取少许组织行冰冻病理检查

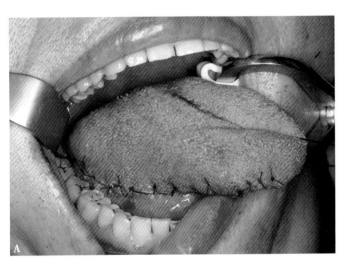
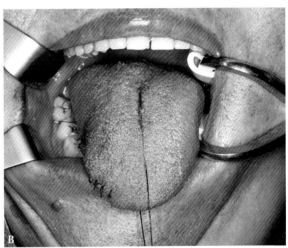

图 8-1-9　右侧舌癌手术过程（修整后拉拢缝合）

A. 拉拢缝合侧面观　B. 修复后背面观

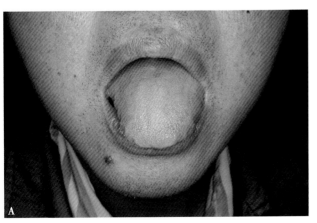
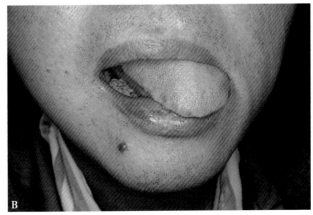

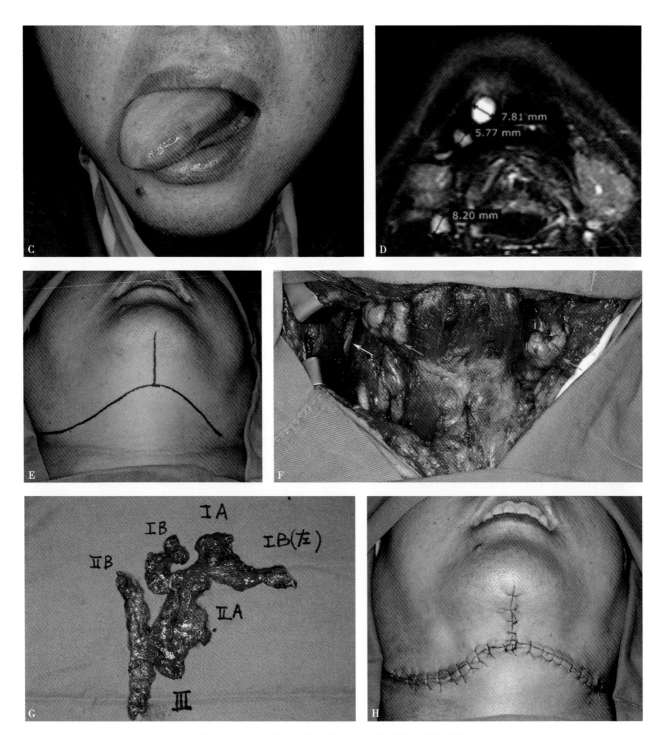

图8-1-10　术后4个月患者检查及颈部淋巴清扫手术

A~C. 术后4个月,舌外形满意　D. MRI显示Ⅰa、Ⅰb区淋巴结转移可能　E. 颈部淋巴清扫切口　F. 颈部淋巴清扫后创面,保留双侧下颌下腺(绿色箭头)及右侧副神经(黄色箭头)　G. 术后标本　H. 颈部创口

6. 病例总结

(1)患者中年男性,全身情况较好。

(2)病变位于右侧舌腹中份,在白斑基础上发展而来。

(3)肿瘤浸润浅层舌内肌,未侵犯舌外肌、舌动脉及舌神经。

（4）局部原发灶扩大切除，创口修整后拉拢缝合，术后 4 个月舌运动功能良好。

（5）未发现淋巴转移，颈部密切随访观察。

（6）随访 4 个月发现左侧Ⅰa、Ⅰb 淋巴结转移可能，行二期淋巴清扫术。

（7）初期诊断：①右侧舌腹低分化鳞状细胞癌，T1N0M0；②右侧舌腹白斑。

（8）最后诊断：①右侧舌腹低分化鳞状细胞癌，pT1N2bM0；②右侧舌腹白斑。

（二）典型病例二

1. 病情简介 患者，女，64 岁，右舌红色斑块伴疼痛不适 3 年余，发现新生肿物 2 月余。3 年前出现右舌红色斑块，进食时刺激性疼痛，无自发痛，未予治疗。近来发现右侧舌背后份肿物，伴触痛，自服冲剂（具体不详）后疼痛有所缓解。我院门诊活检病理结果：（右舌）红斑恶变伴浅层浸润。患者无烟酒嗜好，发病以来，精神、体力、睡眠良好，食欲正常，体重无明显变化，二便正常。检查：右侧舌背后份见一大小约 4.0cm×2.5cm 红色斑块，中间部分糜烂，靠外侧见隆起肿物，约 1.0cm×1.5cm，质地中等偏韧，轻微触痛，舌体运动自如。

2. 浸润范围 根据患者症状和体征，通过仔细的临床检查，结合影像学资料基本可以判断癌肿的侵犯范围（图 8-1-11）。①红色斑块位于右侧舌背后 1/3；②向内接近舌中线；③向外达舌侧缘；④向后达舌人字沟；⑤MRI 显示外侧肿物 DOI 约 3.3mm；⑥未发现淋巴转移征象。临床诊断：右侧舌背鳞状细胞癌，T1N0M0。

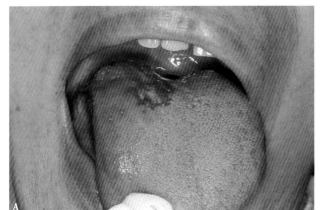
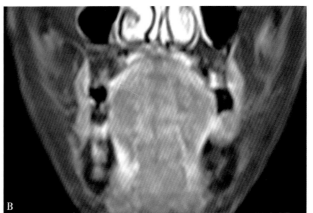
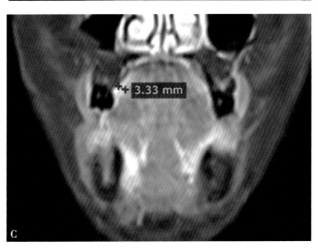

图 8-1-11 右侧舌癌原发灶及其影像学表现

A. 右侧舌背后份红斑恶变 B. MRI 显示右侧舌背肿瘤，浅层浸润（箭头示） C. DOI 测量约 3.3mm

3. 切除范围

（1）原发灶及周围组织：①采用与颈部清扫物不连续的方法，经口切除原发灶；②切口位于红斑部分外 5mm，癌变部分边界外 10mm；③切除深度，红斑部分 5mm，癌变部分 10mm；④同期联合切除舌下腺，注意探查舌下区淋巴结；⑤术中保留下颌下腺导管及舌神经；⑥常规边缘及基底部取少许组织送冰冻病理检查，确保边缘阴性（图 8-1-12）。

（2）颈部处理：因为临床和影像学检查未见淋巴结转移，采用择区性（功能性）颈部淋巴清扫术，包括 Ⅰ、Ⅱ、Ⅲ 区，同时保留了右侧下颌下腺（图 8-1-12C）。

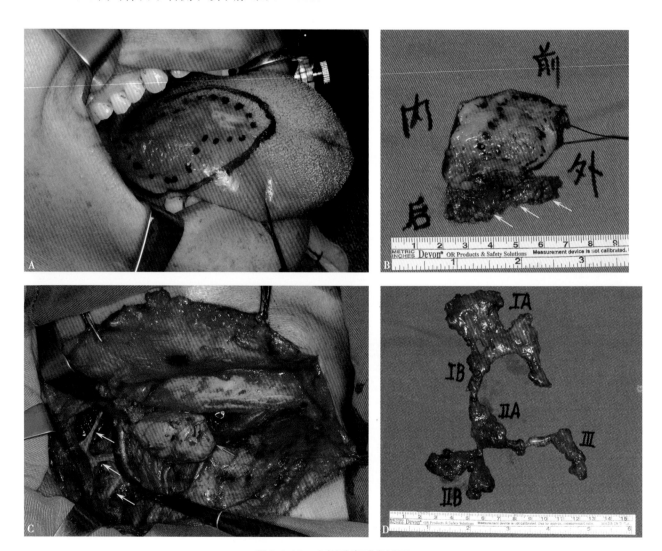

图 8-1-12　右侧舌癌手术过程

A. 病变范围（虚线）及手术切口（实线）　B. 原发灶标本包括舌及舌下腺（箭头示）　C. 右侧颈部功能性淋巴清扫，保留下颌下腺（绿色箭头示）、副神经、耳大神经及锁骨上神经（黄色箭头示）　D. 颈部淋巴清扫物

4. 修复方法　术中保留了大部分舌外肌，缺损比较浅，采用同侧面动脉颊肌黏膜岛状瓣修复缺损。组织瓣制备过程中，注意保护跨过面动脉和面前静脉表面的面神经下颌缘支（图 8-1-13）。

5. 病例总结

（1）患者为中年女性，全身情况好。

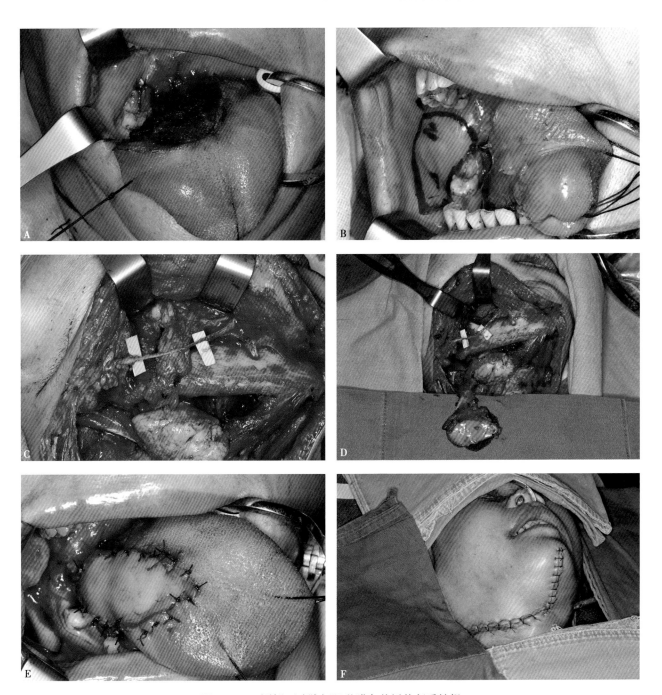

图 8-1-13 同侧面动脉颊肌黏膜岛状瓣修复舌缺损

A. 右侧舌后份缺损 B. 面动脉颊肌黏膜岛状瓣设计 C、D. 术中保护面神经下颌缘支 E. 内创口组织瓣缝合 F. 缝合颈部创口

(2) 病变位于右侧舌背后份，病史较长，在红斑基础上发展而来。

(3) 肿瘤浸润浅层舌内肌，DOI 约 3.3mm，未侵犯舌外肌、舌动脉及舌神经。

(4) 采用与颈部清扫物不连续的方法，经口腔切除原发灶、后份局部舌体及舌下腺。

(5) 未发现颈部淋巴转移，选择功能性颈部淋巴清扫术，保留了同侧下颌下腺。

(6) 缺损范围较大，同侧面动脉颊肌黏膜岛状瓣修复。

(7) 最后诊断：①右侧舌背中分化鳞状细胞癌，pT1N0M0；②舌背红斑。

（三）典型病例三

1. 病情简介 患者，女，31 岁，发现右舌肿物 2 月余。患者于 2 个月前发现右侧舌缘肿物，表面溃烂，逐渐增大伴疼痛，局部涂覆药物后自觉疼痛缓解，但"溃疡"仍逐渐增大，不伴出血，不影响发音、进食、吞咽。外院病理活检示（舌部肿物）高 - 中分化鳞状细胞癌。今为进一步治疗来我院就诊。患者无烟酒嗜好，自发病以来，患者精神、体力状况良好，食欲正常，睡眠良好，体重无明显变化，二便正常。检查：右侧舌缘后份见一肿物，约 2.5cm×2.0cm×1.5cm，边界较清，基底浸润明显，质地中等，有压痛，肿物表面破溃，不伴出血，发音清晰，舌体无运动障碍。双侧颈部未扪及明显肿大淋巴结。

2. 浸润范围 根据患者症状和体征，通过仔细的临床检查，结合影像学资料基本上可以判断癌肿的侵犯范围（图 8-1-14）。①肿物位于右侧舌缘后份，范围不大，但浸润较深；②MRI 显示肿物约 20mm×16mm×12mm，DOI 约 12mm；③未发现淋巴转移征象。临床诊断：右侧舌缘鳞状细胞癌，T3N0M0。

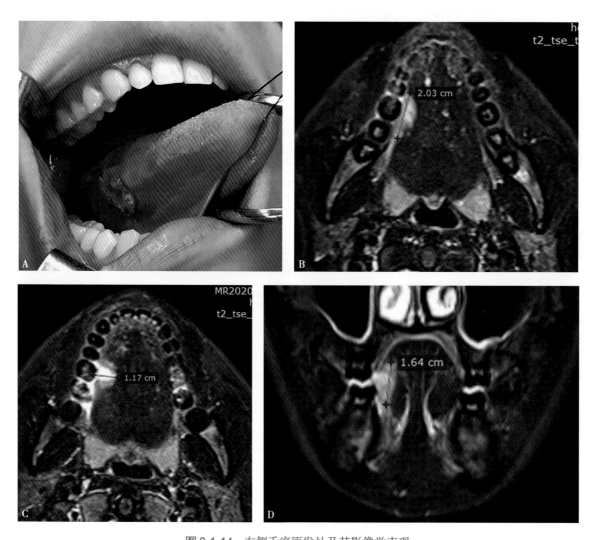

图 8-1-14 右侧舌癌原发灶及其影像学表现

A. 舌癌，位于舌缘后份 B～D. MRI 显示右侧舌缘肿瘤，浸润较深，20mm×16mm×12mm，DOI 约 12mm

3. 切除范围

（1）原发灶及周围组织（图 8-1-15）：①采用与颈部清扫物不连续的方法，经口切除原发灶；②切口，在肿瘤内侧、前方、后方，沿肿物约外 10～15mm，在肿瘤外侧 5～10mm；③切除深度，切除肿瘤基底舌内肌及部分舌骨舌肌；④同期联合切除舌下腺，注意探查舌下区淋巴结；⑤术中保留下颌下腺导管；⑥常规边缘及基底部取少许组织送冰冻病理检查，确保边缘阴性。

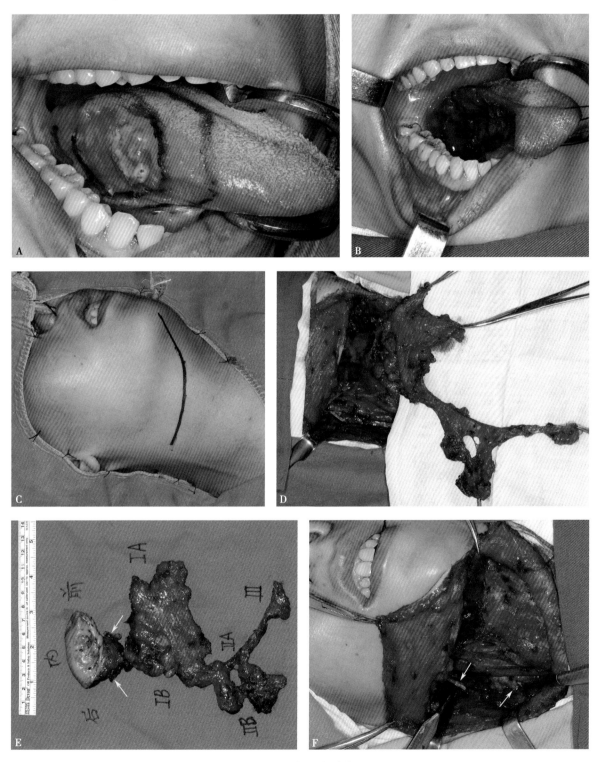

图 8-1-15　右侧舌癌手术过程

A. 原发灶范围及手术切除范围　B. 原发灶切除后舌缺损　C. 颈部切口　D. 右侧颈部功能性淋巴清扫过程　E. 原发灶及颈部淋巴清扫物，原发灶标本包括舌及舌下腺（箭头示）　F. 颈部淋巴清扫后创面，保留副神经及耳大神经（箭头示）

（2）颈部处理：因为临床和影像学检查未见淋巴结转移，采用择区性（功能性）颈部淋巴清扫术，包括Ⅰ、Ⅱ、Ⅲ区，同时保留了右侧下颌下腺（图 8-1-15）。

4. 修复方法　舌及口底中后份缺损采用左侧血管化股前外侧皮瓣修复，由于缺损范围不大，需要对皮瓣进行修整，修剪部分皮下脂肪以免皮瓣臃肿（图 8-1-16）。

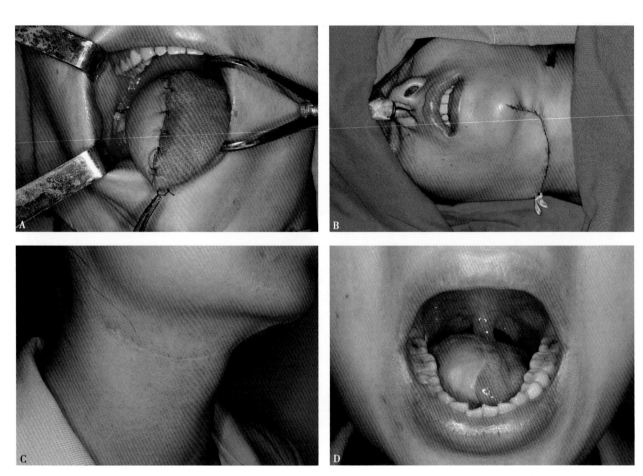

图 8-1-16　左侧股前外侧皮瓣修复舌缺损

A. 股前外侧皮瓣修复右侧舌中后份缺损　B. 缝合颈部创口　C. 术后 14 个月颈部创口　D. 术后 14 个月舌修复效果，外形满意

5. 病例总结

（1）患者为中年女性，全身情况好。

（2）病变位于右侧舌缘后份，舌功能良好。

（3）肿瘤浸润深层舌内肌，DOI 约 12mm，未侵犯舌外肌、舌动脉及舌神经。

（4）采用与颈部清扫物不连续的方法，经口腔切除原发灶。

（5）未发现颈部淋巴转移，选择功能性颈部淋巴清扫术。

（6）缺损范围较小，需要对股前外侧皮瓣进行修整，避免臃肿。

（7）最后诊断：右侧舌缘鳞状细胞癌，pT3N0M0。

（四）典型病例四

1. 病情简介　患者，女，53岁，左舌溃疡1年，增大伴疼痛近1个月。1年前发现左舌因牙齿咬伤，出现溃疡样病损，逐渐增大，不伴疼痛，不影响舌运动。近1个月前出现明显增大伴疼痛，偶见出血，影响发音、吞咽和进食功能。我院病理活检示（左舌）鳞状细胞癌。患者无烟酒嗜好，自发病以来，患者食欲、精神及体力状态良好，睡眠良好，体重无明显变化。检查：左侧舌缘肿物，呈溃疡状，伴表面破溃、出血，波及舌腹、舌背，质地硬，约3.5cm×3.0cm×2.5cm，触痛明显，舌运动受限。双侧颈部未见肿大淋巴结。

2. 浸润范围　根据患者症状和体征，通过仔细的临床检查，结合影像学资料基本上可以判断癌肿的侵犯范围（图8-1-17）。①肿物主要位于左侧舌缘中份，向前接近舌尖；②向内侵犯舌中线至右侧舌体；③向外达口底黏膜及舌下腺；④向后达舌腭弓；⑤MRI显示肿物边界较清晰，大小约32.4mm×27.4mm×19.4mm，DOI为19.4mm，病变向内累及舌中隔，向外累及左侧舌下腺；⑥淋巴结：未发现淋巴转移征象。临床诊断：右舌鳞状细胞癌，T4aN0M0。

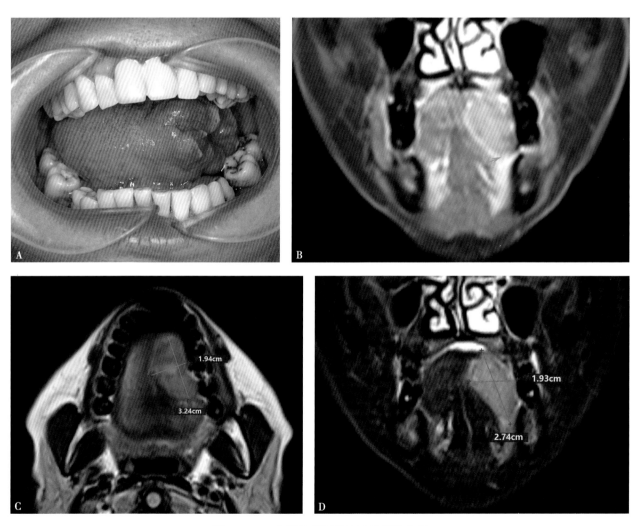

图8-1-17　左侧舌癌原发灶及影像学表现

A. 左侧舌缘前、中份肿物，表面溃烂　B. MRI显示肿瘤与舌下腺邻近（箭头示）　C、D. MRI测量显示肿瘤大小为32.4mm×27.4mm×19.4mm，DOI为19.4mm

3. 切除范围

（1）原发灶及周围组织（图 8-1-18）：①采用与颈部清扫物不连续的方法，经口切除原发灶；②切口，肿物外 10～15mm；③由于肿物侵犯舌中隔达对侧，需要同时切除部分右舌，肿瘤基底部必须确保足够的切除深度（切除颏舌骨肌、舌骨舌肌）；④同期联合切除舌下腺，注意探查舌下区淋巴结；⑤术中保留下颌下腺导管；⑥常规边缘及基底部取少许组织送冰冻病理检查，确保边缘阴性。

（2）颈部处理：因为临床和影像学检查未见淋巴结转移，采用择区性（功能性）颈部淋巴清扫术，包括左侧Ⅰ、Ⅱ、Ⅲ区及右侧Ⅰ区，同时保留了双侧下颌下腺，但切除了左侧舌骨上肌群（图 8-1-18）。

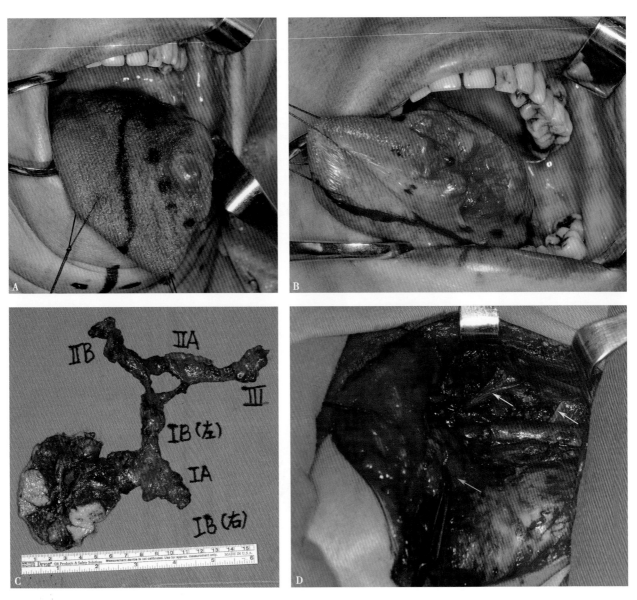

图 8-1-18　左侧舌癌手术过程

A、B. 肿瘤范围（虚线）及手术切口（实线）　C. 原发灶及颈部淋巴清扫标本　D. 左侧颈部功能性淋巴清扫，保留下颌下腺（绿色箭头）、副神经及耳大神经（黄色箭头）

4. 修复方法 左侧血管化股前外侧皮瓣修复左舌、口底及部分右舌组织缺损(图8-1-19)。

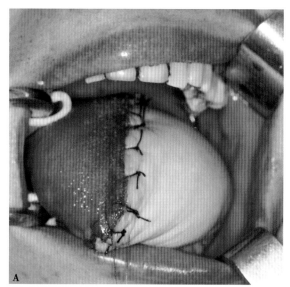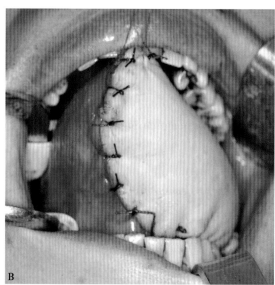

图 8-1-19 股前外侧皮瓣修复左侧舌缺损

A. 舌背面观 B. 舌腹面观

5. 病例总结

(1)患者为中年女性,全身情况好。

(2)病变位于左侧舌缘,侵犯舌中隔,需要切除部分右舌,同时探查右侧Ⅰ区淋巴结。

(3)采用与颈部清扫物不连续的方法,经口切除原发灶。

(4)癌肿侵犯舌外肌,需要切除左侧舌骨上肌群。

(5)未发现颈部淋巴转移,选择功能性颈部淋巴清扫术,保留了下颌下腺。

(6)术前临床及MRI检查未发现颈淋巴结转移征象,但术后可见左侧5枚淋巴结转移。

(7)超过半舌缺损,采用股前外侧皮瓣修复。

(8)最后诊断:右舌鳞状细胞癌,pT4aN2bM0;左侧ⅠB、ⅡA及Ⅲ区共5枚淋巴结转移。

(五)典型病例五

1. 病情简介 患者,男,28岁,发现左舌溃疡伴疼痛4月余。患者4个月前因"上火"发现左侧舌腹一溃烂面,进食刺激性食物时疼痛,无明显自发痛。近1个月来,自觉肿物生长加快,不影响发音、进食、吞咽运动。1周前活检结果示(左舌)高分化鳞状细胞癌。吸烟10余年,20支/日,偶饮酒,咀嚼槟榔10余年,0~5颗/日。检查:左侧舌腹中后份见一溃疡型肿物,大小约2.5cm×1.5cm,表面呈红白色糜烂面,中央凹陷,边界不清,累及左侧口底部分黏膜,未累及左侧下颌下腺导管口。肿物质硬,触痛,呈浸润性生长,浸润深度约1.1cm。舌运动无障碍,无麻木,发音较清晰。左侧ⅠB区扪及一直径约0.6cm淋巴结,质地中等,光滑,可活动,无压痛,其余双侧颈部淋巴结未扪及肿大。

2. 浸润范围 根据患者症状和体征,通过仔细的临床检查,结合影像学资料基本上可以判断癌肿的侵犯范围(图8-1-20)。①肿物主要位于左侧舌腹后份,呈内生浸润型;②向内接近舌中隔;③向外达口底黏膜；④向后接近舌腭弓；⑤ MRI 显示肿物边界较清晰，大小为 20.4mm × 15.6mm × 14.3mm，DOI 约 14mm，病变向下接近左侧舌下腺；⑥未发现淋巴转移征象。临床诊断：左舌高分化鳞状细胞癌，T4aN0M0。

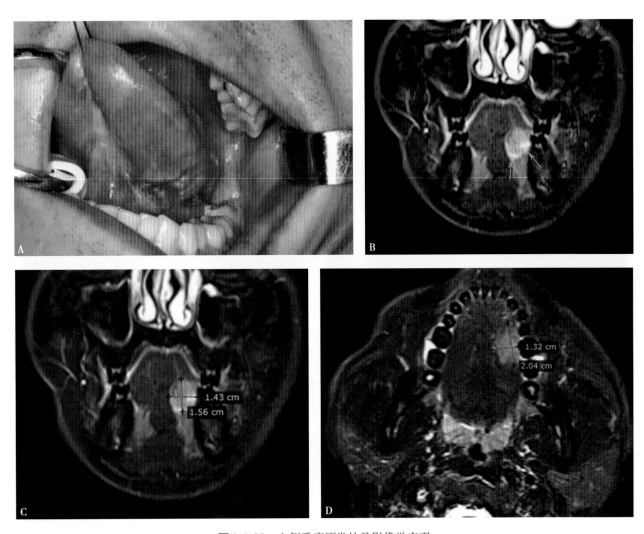

图 8-1-20　左侧舌癌原发灶及影像学表现

A. 左侧舌腹面中、后份肿物，浸润性生长，表面溃烂　B. MRI 显示肿瘤与舌下腺邻近（绿色箭头）　C、D. MRI 测量显示肿瘤大小为 2.04cm × 1.56cm × 1.43cm，DOI 为 1.43cm

3. 切除范围

（1）原发灶及周围组织（图 8-1-21A～G）：①采用与颈部清扫物不连续的方法，经口切除原发灶；②切口，肿物外 10～15mm；③由于肿物呈内生浸润型，需要注意肿瘤基底部，必须确保足够的切除深度；④同期联合切除舌下腺，注意探查舌下区淋巴结；⑤常规边缘及基底部取少许组织送冰冻病理检查，确保边缘阴性。

（2）颈部处理（图 8-1-21H～J）：因为临床和影像学检查未见淋巴结转移，采用择区性（功能性）颈部淋巴清扫术，包括同侧颈部Ⅰ、Ⅱ、Ⅲ区。由于肿瘤侵犯舌下腺及舌骨舌肌，清扫Ⅰ区的同时需要切除左侧舌骨上肌群（包括下颌下腺）。

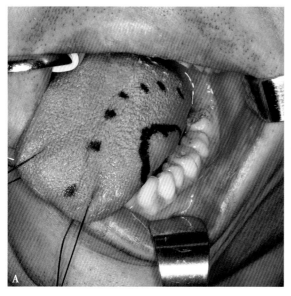

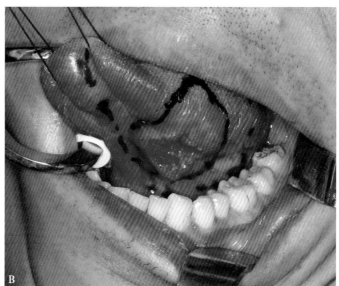

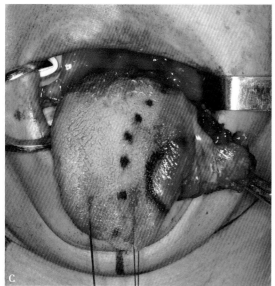

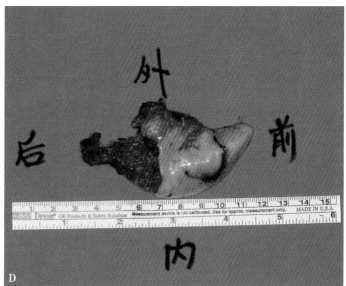

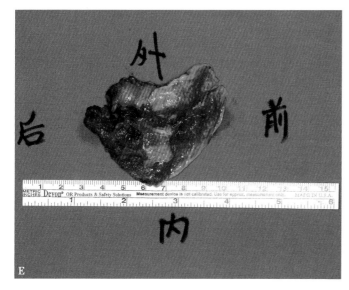

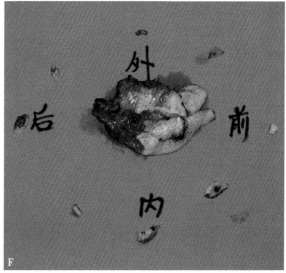

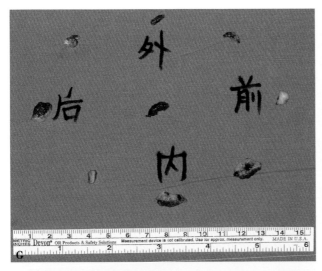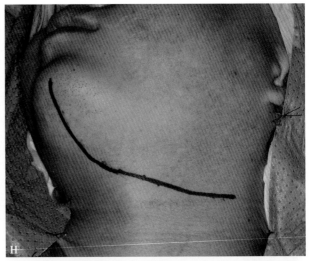

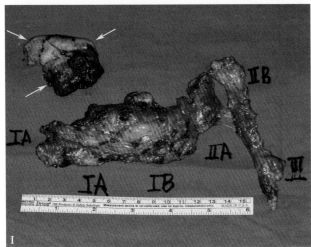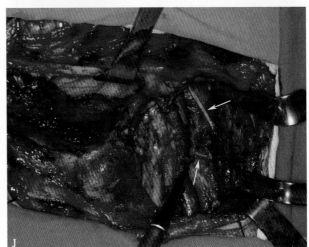

图 8-1-21 左侧舌癌手术过程

A、B. 肿瘤范围（实线）及手术切口（虚线） C. 采用从后往前的方法切除原发灶 D. 原发灶切除标本 E. 原发灶标本剖面 F、G. 原发灶四周及基底切取少量组织冰冻病理检查，确保边缘阴性 H. 淋巴清扫术的颈部切口 I. 原发灶及颈部清扫标本，采用不连续的方法完成原发灶切除及颈部淋巴清扫手术 J. 左侧颈部功能性淋巴清扫，保留副神经及耳大神经（箭头示）

4. 修复方法 左侧血管化股前外侧皮瓣修复左舌、口底组织缺损（图 8-1-22）。

5. 病例总结

（1）患者为青壮年男性，全身情况好。

（2）病变位于左侧舌腹后份，呈内生浸润型，接近舌中隔。

（3）采用与颈部清扫物不连续的方法，经口切除原发灶。

（4）由于肿瘤侵犯舌外肌及舌下腺，手术涉及半舌切除，同时切除舌外肌、舌下腺、下颌下腺及舌骨上肌群。

（5）未发现颈部淋巴转移，因此Ⅱ、Ⅲ区进行功能性淋巴清扫术。

（6）股前外侧皮瓣修复舌缺损。

（7）最后诊断：左舌高分化鳞状细胞癌，pT4aN1M0；左侧ⅡA区一枚淋巴结转移。

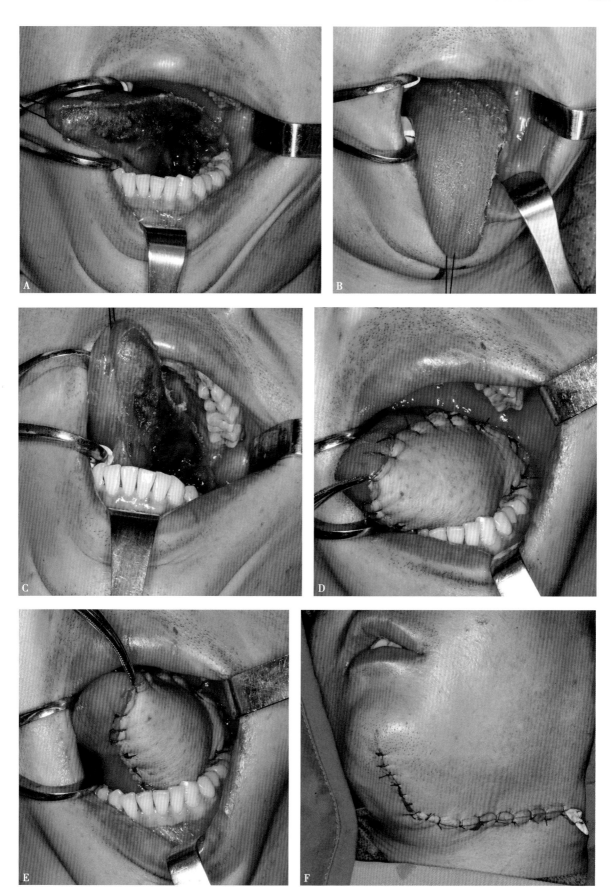

图 8-1-22　股前外侧皮瓣修复左侧舌缺损

A. 舌缺损侧面观　B. 舌缺损背面观　C. 舌缺损腹面观　D、E. 股前外侧皮瓣修复　F. 颈部切口缝合

（六）典型病例六

1. 病情简介　患者，男，61岁，发现右侧舌腹溃疡伴疼痛4月余。4个月前发现右舌溃疡，疼痛，口服"止痛药＋消炎药"疼痛缓解。近期溃疡扩大疼痛逐渐加重，外院病理活检报告"（右舌）浸润性中分化鳞状细胞癌"。今为进一步治疗来我院就诊。自发病以来，患者精神状态一般，身体状况较好，食欲降低，睡眠较差，体重无明显变化，二便正常。吸烟46年，每日2包。检查：右侧舌腹中份见一较深溃疡，大小约2.5cm×2.0cm，易出血；触诊见溃疡基底部浸润型肿物，质地硬，边界不清，大小约4.0cm×3.5cm×2.5cm，触痛明显，接近中线，伸舌右偏，发音不清。双侧颈部未见肿大淋巴结。我院病理会诊报告：（右舌）中分化鳞状细胞癌，浸润深部肌层。

2. 浸润范围　根据患者症状和体征，通过仔细的临床检查，结合影像学资料判断癌肿的侵犯范围（图8-1-23）。①肿物主要位于右侧舌腹中份，呈内生浸润型，向前接近舌尖；②向内邻近舌中隔；③向外侧达口底黏膜，邻近舌下腺但无粘连；④向后邻近舌腭弓；⑤侵犯舌外肌，舌运动受限；⑥MRI显示肿物边界较清晰，大小约34mm×33mm×20mm，病变向下侵犯，DOI 20mm；⑦未见颈部淋巴转移。临床诊断：右舌中分化鳞状细胞癌，T4aN0M0。

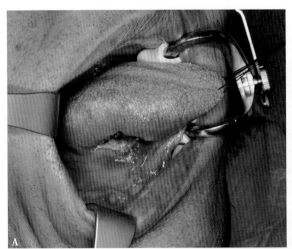
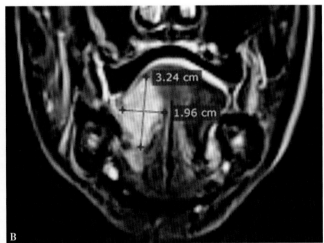
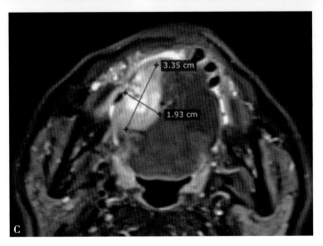

图8-1-23　右侧舌癌原发灶及影像学表现

A. 右侧舌腹面较深溃疡　B、C. MRI显示肿瘤大小约34mm×33mm×20mm，DOI为20mm

3. 切除范围

（1）原发灶及周围组织（图 8-1-24A～D）：①采用与颈部清扫物不连续的方法，经下颌骨舌侧口底切开松解的方法切除原发灶。②切口，距离肿瘤边界外约 10mm 切开右侧口底黏膜，注意保护下颌下腺导管开口处黏膜。③切除原发灶及周围组织，沿舌下腺与下颌体之间的潜在间隙向内分离，解剖出右侧下颌下腺导管，切断舌神经，结扎、切断舌动脉。然后，离断颏舌肌的颏部附着，切断舌骨舌肌、茎突舌肌，此时，完全离断了右侧舌外肌。按照计划切口线切开舌背黏膜，沿舌中隔分离，在肿瘤浸润最深处切除部分对侧舌内肌。至此，可以牵引右侧舌体向前暴露部分舌根，实现肿瘤、右侧舌体和舌下腺的完整切除。④由于肿物呈内生浸润型，需要注意肿瘤基底部，必须确保足够的切除深度（舌根、舌中隔处）。⑤术中分离、保留下颌下腺导管，为颈部清扫时保留下颌下腺做准备。⑥常规边缘及基底部取少许组织送冰冻病理检查，确保边缘阴性。

（2）颈部处理（图 8-1-24E、F）：虽然原发灶侵犯舌外肌，但未发现颈部淋巴结转移，因此，采用改良功能性淋巴清扫术，清扫范围包括右侧Ⅰ、Ⅱ、Ⅲ区及左侧ⅠA区。术中除常规保留颈内静脉、胸锁乳突肌、副神经及耳大神经等结构外，特别注重保留了舌下神经及下颌下腺等重要结构。

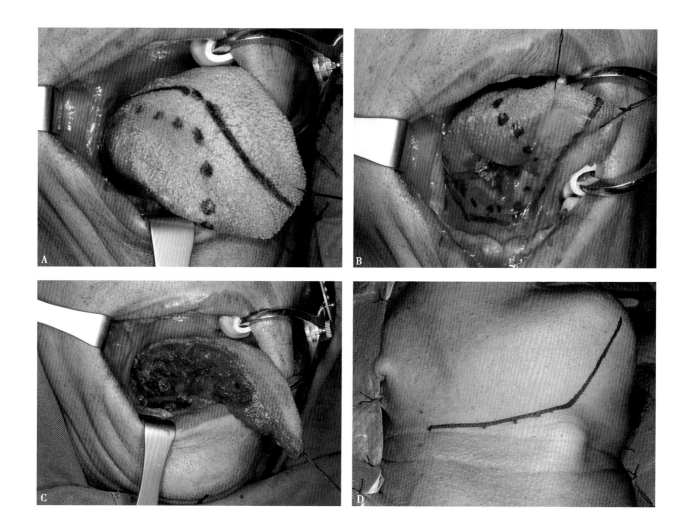

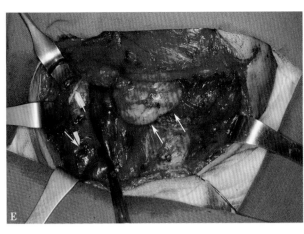
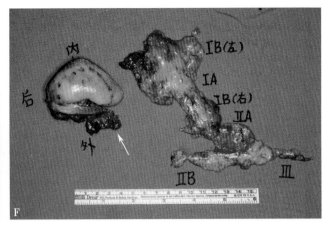

图 8-1-24 双舌背癌手术过程

A~C. 肿瘤范围（虚线）及切口线（实线），肿瘤连同舌下腺及右侧活动舌一并切除，保留右侧下颌下腺导管　D. 颈部切口
E. 功能性淋巴清扫术，保留副神经（黄色箭头示）及下颌下腺（白色箭头示）　F. 手术标本，原发灶肿瘤与活动舌及舌下腺连为一体经口切除（白色箭头示舌下腺），与颈部清扫物不连续

4. 修复方法　由于患者的大腿、腹部及前臂毛发较多，因此采用左侧上臂外侧皮瓣修复右舌及口底缺损（图 8-1-25）。

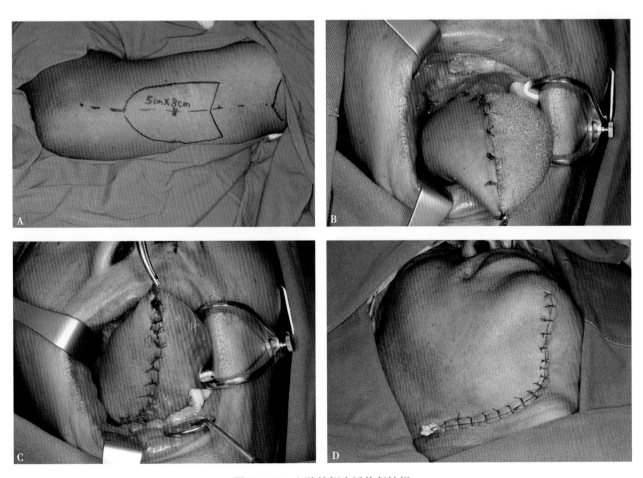

图 8-1-25 上臂外侧皮瓣修复缺损

A. 上臂外侧皮瓣设计　B. 修复效果（舌背面）　C. 修复效果（舌腹面）　D. 缝合颈部切口

5. 病例总结

（1）患者为中老年男性，全身情况一般，食欲、睡眠较差，吸烟40年，每天2包。

（2）病变位于右侧舌缘中份，呈溃疡、浸润型生长，向内邻近舌中隔，T4aN0M0。

（3）经下颌骨舌侧口底松解切除原发灶，采用原发灶与颈部清扫物分开切除的方法。

（4）将原发灶、舌下腺、右舌、颏舌肌及舌骨舌肌一并切除，保留下颌下腺导管。

（5）采用改良功能性淋巴清扫术；清扫范围包括右侧Ⅰ、Ⅱ、Ⅲ区。术中除了常规保留颈内静脉、胸锁乳突肌、副神经及耳大神经等结构，同时保留了右侧舌下神经及下颌下腺等重要结构。

（6）由于患者的大腿、腹部及前臂毛发较多，采用左侧上臂外侧皮瓣修复右舌及口底缺损。

（7）最后诊断：右舌中分化鳞状细胞癌，pT4aN2bM0；右侧Ⅰa区发现2枚淋巴结转移。

（七）典型病例七

1. 病情简介　患者，男，55岁，发现背肿物8月余，伴疼痛逐渐加重1月余。8个月前舌背部轴向中线出现"裂缝"，不伴疼痛，外院以"中药"治疗，无明显疗效。1个月前出现舌自发痛，刺激加重，影响进食、吞咽、发音及睡眠，当地医院活检病理报告：（左侧舌背）高分化鳞状细胞癌，今为进一步治疗来我院就诊。发病以来患者精神、睡眠一般，体重减少5kg，食欲差，进食半流质，二便正常。患者吸烟40年，每天1包，偶尔饮酒。6年前因鼻咽癌行放化疗，规律复诊，目前病情稳定。检查：全舌黏膜较红，舌苔及舌乳头明显减少，舌背中央隆起，可触及大小约6.0cm×5.0cm肿物，质地硬，动度差，压痛不明显，浸润型生长。肿物向前接近舌尖，向后呈"指状"延伸达界沟，向两侧达舌缘，口底及舌下腺质软。舌上卷运动差，前伸及左右运动尚可。左侧Ⅰa淋巴结0.5cm×0.6cm，左侧Ⅰb区淋巴结约1.5cm×1cm，质地中等，活动度可，无压痛。我院病理会诊报告：（左舌）鳞状细胞癌（高分化）。

2. 浸润范围　根据患者症状和体征，通过仔细的临床检查，结合影像学资料判断癌肿的侵犯范围（图8-1-26）。①肿物主要位于舌背中线，呈内生浸润型；②向前接近舌尖；③向外达左右口底邻近舌下腺；④向后达界沟；⑤MRI显示肿物边界较清晰，大小为50.2mm×30.2mm×24.9mm，中央坏死液化，病变向下侵犯，浸润最深处位于舌中份，DOI 25mm；⑥淋巴结：左侧ⅠA、ⅠB区可疑淋巴转移。临床诊断：双侧舌背高分化鳞状细胞癌，T4aN1M0。

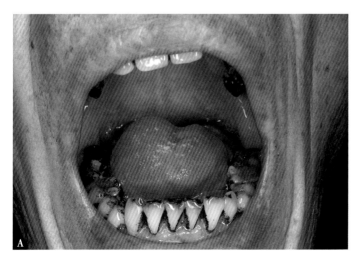
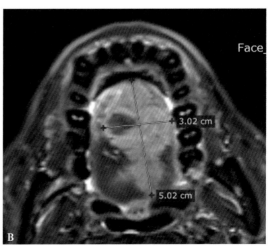

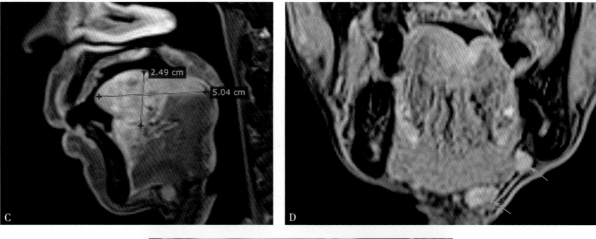

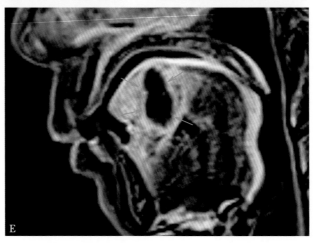

图 8-1-26　双侧舌背癌原发灶及影像学表现

A. 舌背肿物，内生型浸润生长　B、C. MRI 测量显示肿瘤大小为 50.2mm×30.2mm×24.9mm，DOI 约 25mm　D. MRI 示左侧ⅠA、ⅠB区可疑淋巴转移（箭头示）　E. 肿瘤中央坏死液化（箭头示）

3. 切除范围

（1）原发灶及周围组织（图 8-1-27）：①采用与颈部清扫物不连续的方法，经下颌内侧口底切开松解的方法切除原发灶。②切口，距离肿瘤边界外约 10mm 切开双侧口底，预留部分下颌内侧口底黏膜备皮瓣缝合之用。③切除肿瘤及双侧舌体，沿舌下腺与下颌体之间的潜在间隙向内分离，解剖出双侧下颌下腺导管，切断双侧舌神经，结扎、切断双侧舌动脉。然后，离断双侧颏舌肌的颏部附着，切断舌骨舌肌，继续切断双侧茎突舌肌及舌腭肌。此时，完全离断了双侧舌外肌，可以牵引舌体向前暴露部分舌根，实现肿瘤、双侧舌体和舌下腺的完整切除。④由于肿物呈内生浸润型，需要注意肿瘤基底部，必须确保足够的切除深度（舌根）。⑤术中分离、保留双侧下颌下腺导管，为颈部清扫时保留双侧下颌下腺做准备。⑥常规边缘及基底部取少许组织送冰冻病理检查，确保边缘阴性。

（2）颈部处理（图 8-1-27）：由于原发灶侵犯双侧舌体，左侧Ⅰ区淋巴结转移可疑，因此需要行双侧颈部淋巴清扫。临床检查及影像评估显示，肿瘤尚未侵犯舌骨上肌群，因此采用双侧功能性淋巴清扫术，清扫范围包括双侧Ⅰ、Ⅱ、Ⅲ区。术中除了常规保留胸锁乳突肌、副神经及耳大神经等结构，特别注重保留了二腹肌、下颌舌骨肌、颏舌骨肌、舌下神经及下颌下腺等重要结构。

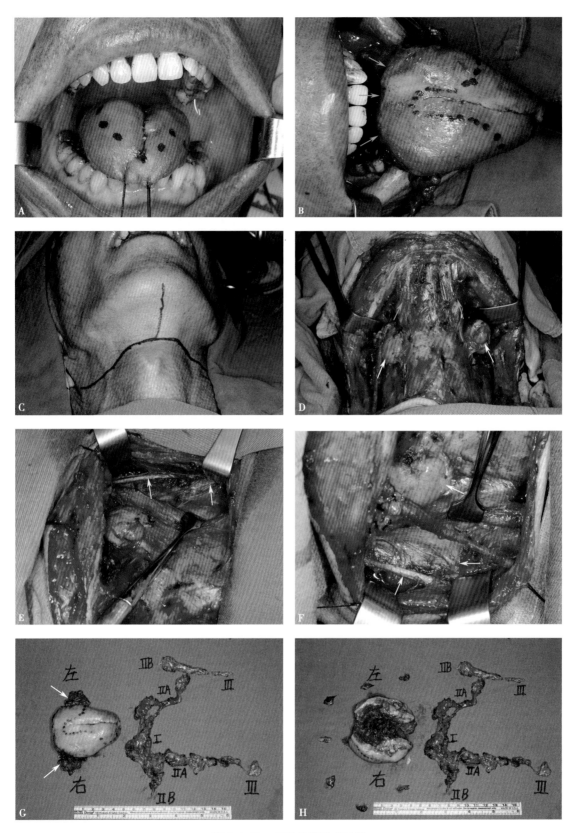

图 8-1-27 双舌背癌手术过程

A、B. 肿瘤范围(虚线),手术切除范围为全部活动舌(箭头示后界切口) C. 颈部切口 D. 功能性淋巴清扫,保留二腹肌前腹及下颌舌骨肌(绿色箭头示),保留下颌下腺(白色箭头示) E、F. 功能性淋巴清扫,保留副神经(黄色箭头示)、颈内静脉(蓝色箭头示) G. 手术标本,原发灶肿瘤与活动舌及舌下腺连为一体经口切除(箭头示双侧舌下腺),与颈部清扫物分离 H. 原发灶周围及基底切取少许组织冰冻病理检查,确保边界阴性

4. 修复方法 左侧血管化股前外侧皮瓣修复双侧舌、口底组织缺损（图8-1-28）。

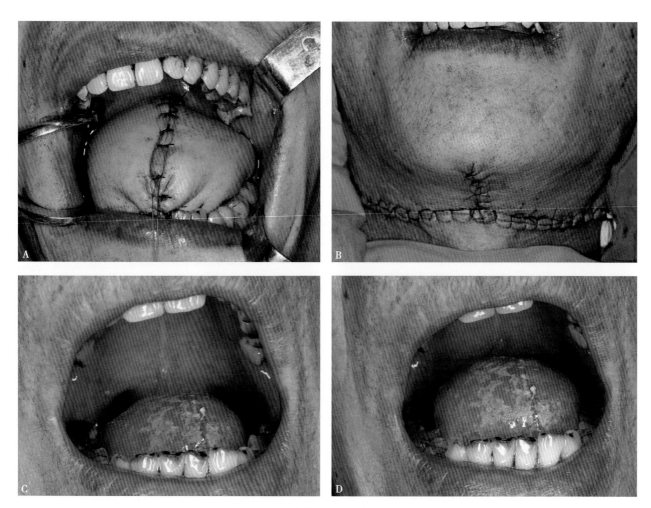

图 8-1-28 股前外侧皮瓣修复双侧舌缺损

A. 股前外侧皮瓣修复舌缺损（活动舌） B. 缝合颈部切口 C. 术后 3 个月（静态） D. 术后 3 个月（伸舌）

5. 病例总结

（1）患者为中年男性，舌内肌功能障碍明显，消瘦。

（2）虽然舌外肌侵犯不明显，但因鼻咽癌曾经接受放化疗，舌运动功能不良。

（3）病变位于双侧舌背，呈内生浸润型生长，向后邻近舌根。

（4）经下颌骨内侧口底松解切除原发灶，采用舌肿物与颈部清扫物分开切除的方法。

（5）术中切除全部活动舌，保存大部分舌根。

（6）双侧功能性淋巴清扫术；清扫范围包括双侧Ⅰ、Ⅱ、Ⅲ区。同时保留了双侧二腹肌、下颌舌骨肌、颏舌骨肌、舌下神经及下颌下腺等重要结构。

（7）采用左侧股前外侧皮瓣修复舌、口底缺损（全部活动舌）。

（8）最后诊断：双侧舌背高分化鳞状细胞癌，pT4aN0M0；术前可疑一个淋巴结转移，术后病理排除。

（八）典型病例八

1. 病情简介 患者，女，41岁，发现左舌溃疡伴疼痛2月余。患者于2个月前发现左舌溃疡，逐渐增大伴疼痛，左侧下颌下区压痛，舌运动受限，发音、进食、吞咽时疼痛加重。患者自发病以来，精神、睡眠较差，食欲降低，体重明显减轻，2个月减轻6公斤，二便正常。无吸烟、饮酒史。检查：左侧舌缘中后份见一大小约3cm×4cm肿物，浸润性生长，触诊疼痛，质地硬，超过中线。左侧舌缘见一大小约0.5cm×0.4cm溃疡，边缘隆起，不伴出血。发音欠清，舌体运动受限。左侧ⅡA区扪及一明显肿大的淋巴结，大小约2.2cm×1.5cm，质地硬，动度差，轻压痛；左侧ⅠB区扪及一个约1.5cm×1cm大小的淋巴结，质地硬，活动度较差，压痛；右侧ⅠB区扪及一个约0.5cm×0.5cm大小的淋巴结，质地中等，活动度可，无压痛。我院病理活检示（左舌）鳞状细胞癌（高分化）。

2. 浸润范围 根据患者症状和体征，通过仔细的临床检查，结合影像学资料判断癌肿的侵犯范围（图8-1-29）。①肿物主要位于左舌后份，呈内生浸润型；②向内超过舌中隔达对侧；③向外达口底黏膜；④向后接近舌腭弓；⑤MRI显示肿物边界较清晰，测量显示肿瘤大小为52.4mm×44.7mm×22.0mm，DOI约22mm，病变向下侵犯达舌根部；⑥淋巴结：左侧ⅡA区淋巴转移，呈包膜外扩散。临床诊断：左舌高分化鳞状细胞癌，T4aN3bM0。

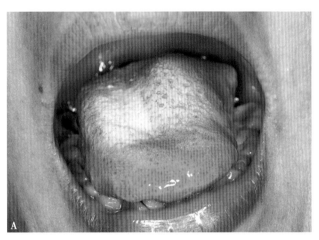

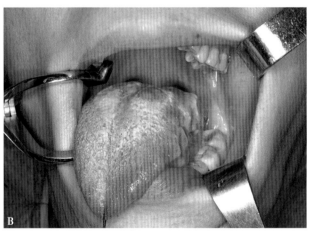

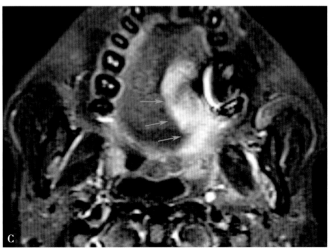

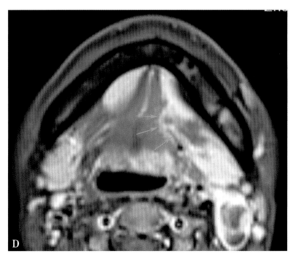

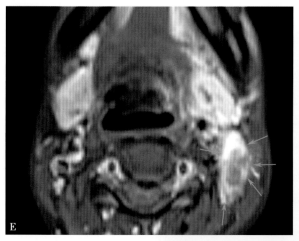
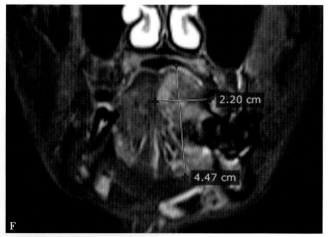
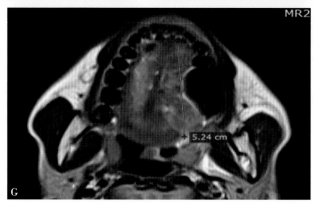

图8-1-29　左侧舌癌原发灶及影像学表现

A、B. 左侧舌缘中、后份肿物，内生型浸润生长　C. 肿瘤侵犯对侧舌（箭头示）　D. 肿瘤侵犯颏舌肌（箭头示）　E. 左侧颈部淋巴结转移，呈包膜外扩散　F、G. MRI测量显示肿瘤大小为52.4mm×44.7mm×22.0mm，DOI为22.0mm

3. 切除范围

（1）原发灶及周围组织（图8-1-30）：①采用与颈部清扫物连续的方法，经下颌骨舌侧口底、咽侧切开的方法游离舌及原发灶。②切口，距离肿瘤边界外1～1.5mm切除肿瘤，保留部分右侧舌根、右侧口底黏膜、左侧部分口底黏膜，通过颈部切口将双侧舌骨上肌群与双侧舌下腺、双侧舌下神经、双侧舌神经、左侧下颌下腺、舌及原发灶连成一体，完成舌的次全切除。③由于肿物呈内生浸润型，需要注意肿瘤基底部，必须确保足够的切除深度（右侧舌根）。④术中保留右侧下颌下腺及其导管。⑤常规边缘及基底部取少许组织送冰冻病理检查，确保边缘阴性。

（2）颈部处理（图8-1-30E～I）：由于原发灶侵犯对侧，同时发现左侧淋巴结转移并向包膜外扩散，因此，采用左侧改良根治性及右侧功能性淋巴清扫术，清扫范围包括双侧Ⅰ、Ⅱ、Ⅲ区。

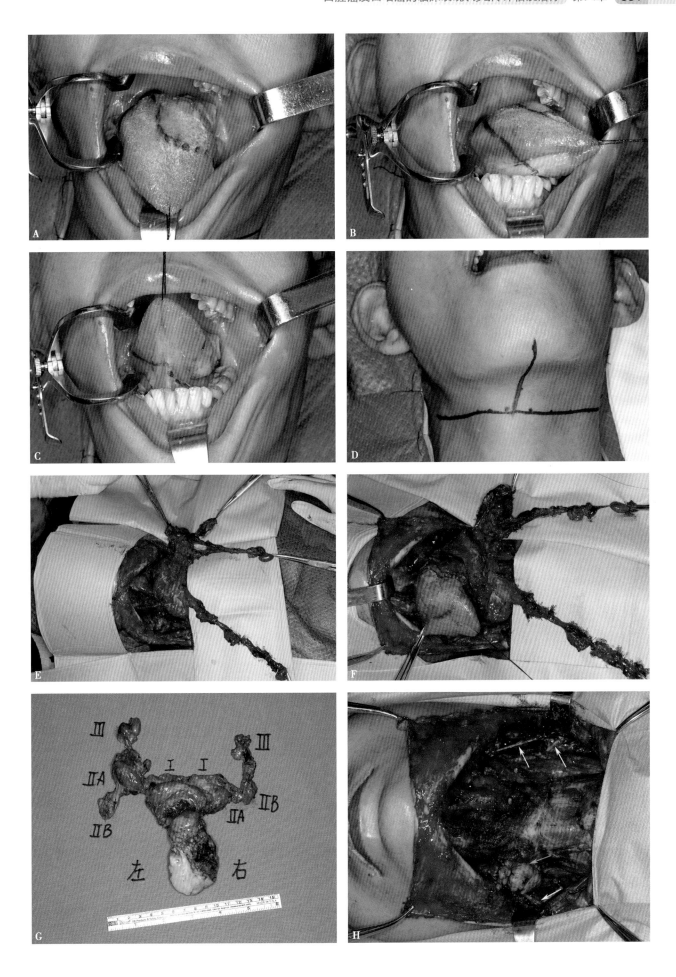

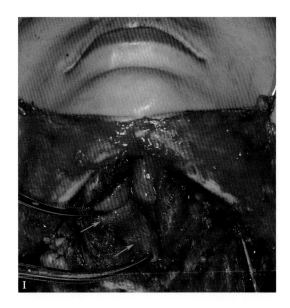

图 8-1-30 左侧舌癌手术过程

A~C. 肿瘤范围（虚线）及手术切口（实线） D. 颈部切口 E. 完成双侧颈部淋巴清扫术 F. 下颌内侧口底、咽侧松解，原发灶与舌骨上肌群及颈部淋巴清扫物联合切除 G. 舌 - 口底 - 舌骨上 - 颈部联合根治物 H. 联合根治后创面，双侧颈部Ⅰ、Ⅱ、Ⅲ区颈淋巴清扫，保留双侧副神经及耳大神经（黄色箭头），保留右侧下颌下腺 I. 保留右侧部分舌根组织（箭头示）

4. 修复方法 左侧血管化股前外侧皮瓣修复双侧舌、口底组织缺损（图 8-1-31）。

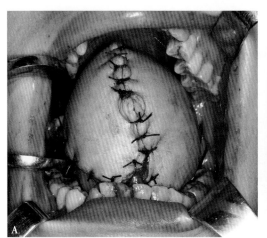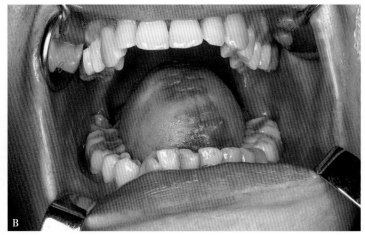

图 8-1-31 股前外侧皮瓣修复双侧舌缺损
A. 舌缺损修复手术中 B. 术后 1 个月

5. 病例总结

（1）患者为中年女性，舌功能障碍明显，消瘦。

（2）病变位于左侧舌缘后份，呈内生浸润型生长，侵犯对侧及舌根。

（3）经口底、咽侧松解，采用舌肿物与颈部清扫物连为一体的方法联合根治。

（4）术中切除大部分舌，仅剩右侧少许舌根，同时切除双侧舌骨上肌群、双侧舌下腺、双侧舌下神经、双侧舌神经、左侧下颌下腺。

（5）左侧颈部：改良根治性淋巴清扫术。右侧颈部：功能性淋巴清扫术。清扫范围包括双侧Ⅰ、Ⅱ、Ⅲ区。

（6）接近全舌缺损，采用股前外侧皮瓣修复。

（7）病理结果：左舌高分化鳞状细胞癌，pT4aN3bM0；术后病理见左ⅠA、ⅡA各1枚淋巴结转移，其中ⅡA淋巴结包膜外扩散。

（九）典型病例九

1. 病情简介 患者，男，53岁，发现右舌肿物2月余。2个月前发现右舌出现肿物，初为"蚕豆"大小，疼痛明显，影响进食、说话、吞咽等，自服止疼药及消炎药，未见好转。1个半月前，肿物快速生长，疼痛加剧，伴有破溃反复出血。外院活检示高分化鳞状细胞癌。发病以来，患者精神较好，睡眠较差，食欲食量下降，近1个月来体重下降约40斤，二便正常。吸烟40余年，每天1包，饮酒20余年，每天约3两白酒，曾经咀嚼槟榔4年，每天2个，已戒20年。父亲及哥哥因肝癌去世；另有1哥哥、1姐姐和1妹妹，体健。检查：右舌见一肿物，浸润性生长，表面破溃，伴出血，质硬，向内侵犯接近对侧口底，向前达舌尖，后至舌根，不能触及后缘，触诊无法评估大小，向外侵犯口底，因舌运动受限不能准确评估口底黏膜侵犯范围。舌运动明显受限，发音欠清。右侧颌下区肿胀，扪及2个肿大淋巴结，圆形，直径分别约2.0cm及1.5cm，质地硬，活动度差，轻度压痛，基底粘连。右侧颈部上方扪及1个肿大淋巴结，前后径约5cm，固定，边界不清，向上进入下颌升支深面，未扪及边界。会诊外院病理切片：高分化鳞状细胞癌。

2. 浸润范围 根据患者症状和体征，通过仔细的临床检查，结合影像学资料判断癌肿的侵犯范围（图8-1-32）。①肿物主要位于右舌后份，呈内生浸润型；②向内超过舌中隔沿舌内肌侵犯达对侧口底，左侧口底黏膜未见侵犯破溃；③向外邻近下颌体内侧，口底黏膜无法评估；④向后接近舌根；⑤MRI显示肿物边界较清晰，测量显示肿瘤大小为8.2cm×7.8cm×4.5cm，病变向下侵犯达舌根部及舌骨上肌群；⑥右侧颈部多发淋巴结转移，ⅠB、ⅡB淋巴结转移，包膜外扩散，ⅡB淋巴结达颅底。临床诊断：右舌高分化鳞状细胞癌，T4aN3bM0。

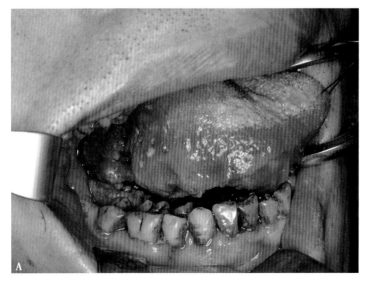
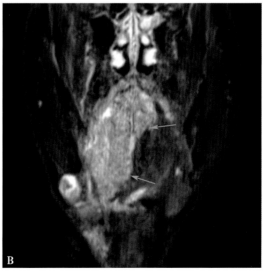

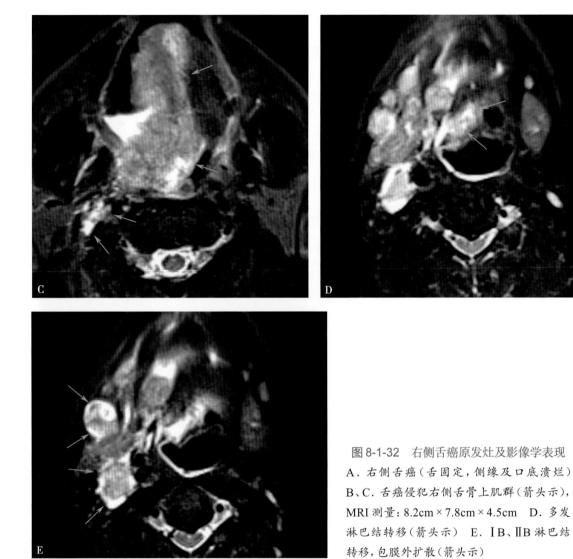

图 8-1-32 右侧舌癌原发灶及影像学表现
A. 右侧舌癌（舌固定，侧缘及口底溃烂）
B、C. 舌癌侵犯右侧舌骨上肌群（箭头示），
MRI 测量：8.2cm×7.8cm×4.5cm D. 多发
淋巴结转移（箭头示） E. ⅠB、ⅡB 淋巴结
转移，包膜外扩散（箭头示）

3. 切除范围

（1）原发灶及周围组织（图 8-1-33）：①采用与颈部清扫物连续的方法，先完成双侧颈部淋巴清扫，至右侧下颌下区时，首先切断二腹肌前腹，仔细探查下颌舌骨肌和颏舌骨肌的下颌骨附着处，未发现侵犯，切断附着松解下颌下区组织与下颌骨的联系。继续探查原发灶与口底黏膜、颏舌肌及下颌骨体部内侧骨膜的关系，切取少量颏舌肌的附着端及下颌体部内侧骨膜，送冰冻病理检查（病理报告未见侵犯）。发现肿瘤侵犯右侧黏膜，但与下颌骨内侧面尚有约 10mm 的距离，决定保留下颌骨。②切口，采用 Visor 切口联合下颌骨旁正中切开的方式完成联合根治。在下颌骨 33 与 34 间阶梯状切开下颌骨，沿双侧口底切开，距离肿瘤边界外 1～1.5mm 切除肿瘤（舌根方向边界达到 2.0cm），仔细探查肿瘤侵犯范围，保留右侧附着龈、左侧口底黏膜，保留极少部分左侧舌根。通过颈部切口将双侧舌骨上肌群与右侧舌骨、双侧舌下腺、右侧舌下神经、双侧舌神经、右侧下颌下腺、舌及原发灶连成一体，完成联合根治。③由于肿物呈内生浸润型，需要注意肿瘤基底部，必须确保足够的切除深度。④术中保留左侧下颌下腺及其导管（导管改道）。⑤常规边缘及基底部取少许组织送冰冻病理检查，确保边缘阴性。

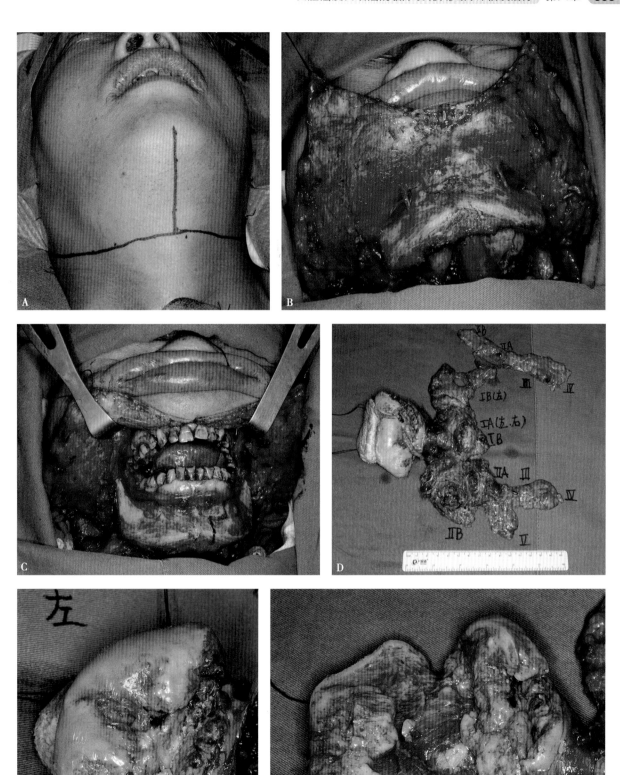

图 8-1-33　左侧舌癌手术过程

A. 手术切口（颈部入径）　B. 游离双侧颏神经　C. 下颌骨切开部位　D. 联合根治标本　E. 口底黏膜边界　F. 侵犯舌外肌、舌骨上肌

（2）颈部处理（图8-1-33）：①由于原发灶侵犯对侧，同时发现右侧多个淋巴结转移并包膜外扩散，因此，采用右侧改良根治性及左侧功能性淋巴清扫术，清扫范围包括右侧Ⅰ、Ⅱ、Ⅲ、Ⅳ、Ⅴ区及左侧Ⅰ、Ⅱ、Ⅲ区；②由于右侧ⅡA淋巴结包膜外扩散波及颅底颈静脉孔下方，待下颌骨旁正中切开后再行切除。

4. 修复方法 左侧血管化股前外侧皮瓣修复双侧舌、口底组织缺损（图8-1-34）。

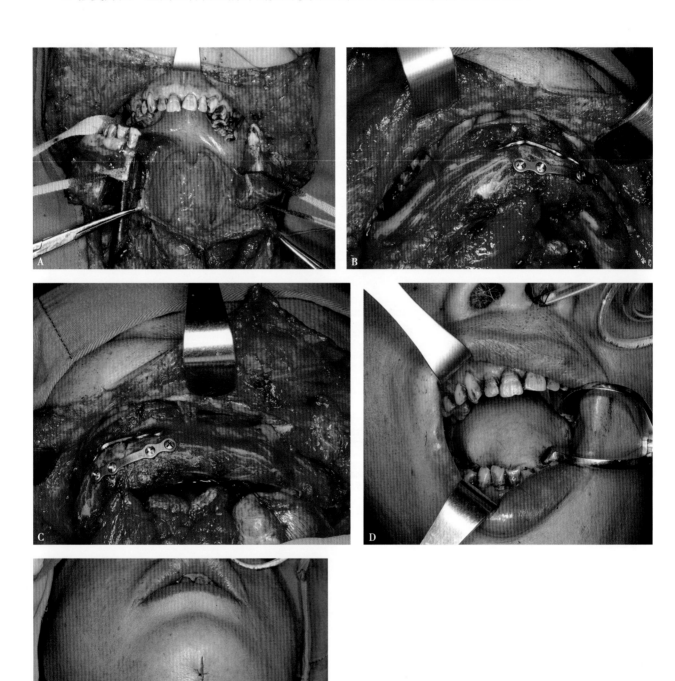

图 8-1-34 股前外侧皮瓣修复双侧舌缺损

A. 术后创面 B、C. 钛板固定，吻合颏神经 D. 股前外侧皮瓣修复舌缺损 E. 关闭颈部创口

5. 病例总结

（1）患者为中年男性，舌功能障碍明显，体重减轻20kg。

（2）病变位于右侧舌缘，表面溃烂，呈内生浸润型生长，侵犯对侧舌及舌根。

（3）Visor切口翻瓣，联合旁正中切开下颌骨入径，经口底、咽侧松解，采用舌肿物与颈部清扫物连为一体的方法完成联合根治。

（4）术中切除大部分舌，仅剩左侧极少舌根，同时切除右侧舌骨、双侧舌骨上肌群、双侧舌下腺、双侧舌下神经、双侧舌神经、右侧下颌下腺。

（5）右侧颈部：改良根治性淋巴清扫术，清扫范围包括右侧Ⅰ、Ⅱ、Ⅲ、Ⅳ、Ⅴ区；左侧颈部：功能性淋巴清扫术，清扫范围包括左侧Ⅰ、Ⅱ、Ⅲ区。

（6）接近全舌缺损，采用股前外侧皮瓣修复。

（7）病理结果：右舌高分化鳞状细胞癌，pT4aN3bM0；10枚淋巴结转移，其中7枚淋巴结包膜外扩散，右侧下颌下广泛肿瘤浸润，右侧胸锁乳突肌肿瘤侵犯。

（廖贵清）

第二节　颊黏膜癌

一、临床表现

按照UICC的规定，颊黏膜癌（carcinoma of the buccal mucosa）是指发生于上下前庭沟之间（含前庭沟）、翼下颌韧带之前（含磨牙后垫）、包括上下唇内侧黏膜的癌肿。好发于𬌗平面相对应的颊黏膜，以后颊部及磨牙区较多见，初期表现为局部黏膜粗糙，患者用舌舔之可以感觉到，但是没有疼痛，随后可以伴发烧灼感，出现溃疡后为剧烈疼痛，侵犯肌层可见张口受限。临床检查可见斑块型、外生乳突型或溃疡型，外生型破溃后表现为"火山口"样（图8-2-1）。

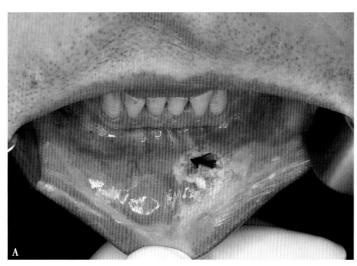
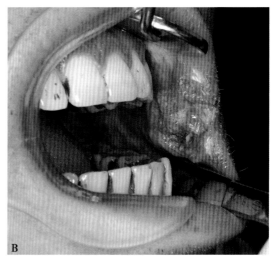

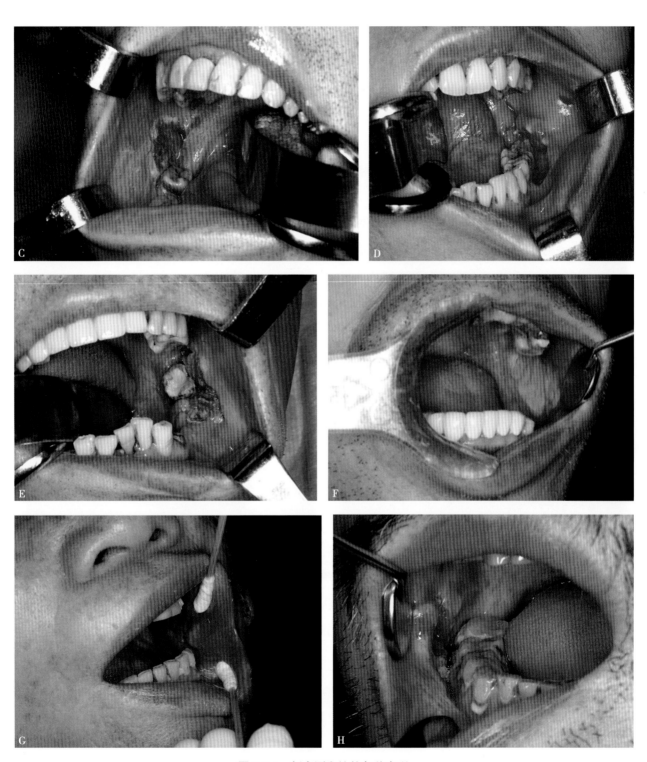

图8-2-1 颊癌原发灶的各种表现

A. 左颊癌（下唇内侧） B. 左颊癌（前颊，侵犯口角） C. 右颊癌（后颊，侵犯磨牙后垫） D. 左颊癌（前庭沟，侵犯磨牙后垫） E. 左颊癌（后颊，侵犯磨牙后垫、翼下颌韧带及下颌骨） F. 左颊癌（后颊，疣状癌） G. 右颊癌（颊部中份，侵犯皮肤） H. 右颊癌（侵犯前庭沟）

　　根据前后部位不同（前颊、中份及后颊），颊黏膜癌的特性和预后也不同，前颊较好，后颊较差。位于前部的颊黏膜癌可较早向口角发展，侵犯皮肤。当癌肿向深层浸润，可穿过颊肌到达皮下，继而穿破皮肤。颊部癌肿也可向上下蔓延，波及上下颌牙龈及颌骨。位于磨牙后垫的癌肿向内可以侵犯咽前柱、扁桃体、舌根，引起咽痛及吞咽障碍。位于后颊部的癌肿向后发展侵犯翼下颌韧带、咬肌、翼内肌、颞肌，甚至可侵犯下颌骨和腮腺。需要注意的是，向后上方发展可侵犯颞下窝、颅底。颊黏膜癌的淋巴转移有其特殊性，除转移到颊淋巴结、颌上淋巴结、下颌下淋巴结及颈深上淋巴结外，还可转移到耳前、腮腺外淋巴结，甚至向腮腺内淋巴结转移。

二、诊断与评估

（一）诊断

根据病史、症状及体征，颊黏膜癌的诊断比较容易。需要注意的是，颊部黏膜的癌前病变或癌前状态，可以发展为颊黏膜癌，如何鉴别口腔白斑病、口腔扁平苔藓等已经发生癌变，仍然是当前的重要问题，可以选择的方法很多，但都存在较大的不确定性。组织病理活检是目前的金标准。

（二）评估

根据病理活检确诊为鳞状细胞癌、腺癌、腺样囊性癌等颊黏膜癌后，需要对患者的病情进行全面评估。

1. TNM 分类分期 具体内容参见第三章（第三、四节）。但是需要指出的是，①位于磨牙后垫和前庭沟的颊黏膜癌侵犯浅表骨密质 / 牙槽骨不算 T4a，需按肿瘤大小和 DOI 的评级方法判断；②前份颊黏膜癌容易侵犯口周表情肌（如提上唇肌、颧小肌、颧大肌、颊肌、笑肌、降口角肌、口轮匝肌、降下唇肌、颈阔肌等），需要评估肌肉方向的侵犯范围；③后份颊黏膜癌容易侵犯咀嚼肌（如咬肌、颞肌、翼外肌、翼内肌），并沿肌肉方向侵犯咀嚼肌间隙，此时需判断为 T4b；④颊黏膜癌的淋巴引流特点。

2. 影像学评估 对于早期颊黏膜癌，根据患者症状和体征，通过仔细的临床检查，基本上可以判断癌肿的侵犯范围。但是，对于中、晚期患者，由于患者常伴发张口受限，特别是侵犯了上下颌骨、咀嚼肌及颅底等邻近结构，临床检查比较困难，需要借助影像学检查才能作出准确判断（图 8-2-2）。如果是长期咀嚼槟榔导致的黏膜下纤维性变，在此基础上发展而来的癌肿，特别需要检查其他部位（如对侧颊部黏膜、腭部、口咽部、下咽部及食道入口处等）的病变，影像学检查不容易发现早期的多发病变，需要使用内镜仔细检查。

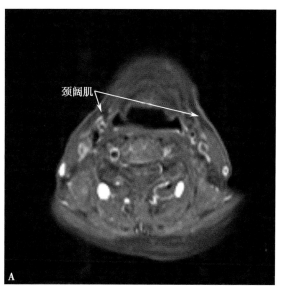

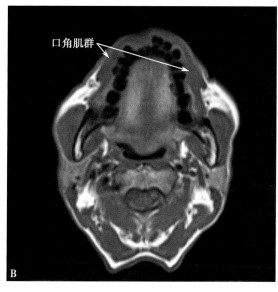

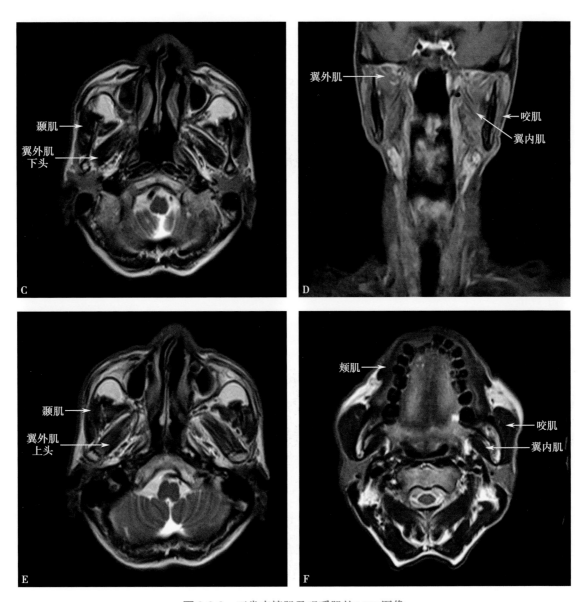

图 8-2-2　正常表情肌及咀嚼肌的 MRI 图像

A. 水平位 MRI 显示颈阔肌　B. 水平位 MRI 显示口角肌群　C. 水平位 MRI 显示颞肌和翼外肌下头　D. 冠状位 MRI 显示咬肌、翼外肌和翼内肌　E. 水平位 MRI 显示颞肌肌腱和翼外肌上头　F. 水平位 MRI 显示颊肌、咬肌和翼内肌

3. 颊部功能评估　完整的颊部结构在口腔生理功能中发挥重要作用。颊黏膜癌侵犯颊部各组肌群及其相关的面神经分支，影响颊部运动功能，导致口唇封闭困难，特别是颊部的表情、发音、咀嚼、吞咽及口腔的自洁功能。早期颊黏膜癌对颊部功能影响不大。中晚期由于肿物较大，机械性阻碍颊部运动，特别是由于肌肉、神经受侵犯，导致颊部功能严重受损，表现为口唇封闭不全、漏气、口角歪斜、表情怪异、发音不准，也影响咀嚼、吞咽和口腔自洁功能。后份颊黏膜癌侵犯咀嚼肌，导致张口受限，严重者表现为牙关紧闭。进一步发展到颞下窝侵犯下颌神经，导致下唇、舌及颊部皮肤麻木。通过颊部功能评估可以初步判断癌肿的侵犯范围，为制订手术方案提供参考。

三、治疗

手术治疗是颊黏膜癌的主要治疗手段。根据手术中具体情况及手术后病理检查结果，术后辅助放疗或放化疗。

（一）肿瘤根治要点

1. 切除的深度　如果是黏膜表层肿瘤，未突破基底膜（原位癌），可以做保留颊肌的肿瘤切除。由于颊部黏膜下层很薄，颊黏膜邻近颊肌，当癌肿突破基底膜浸润黏膜下层时，很容易侵犯颊肌，需要连同颊肌一并切除。当肿瘤突破颊肌侵犯颊脂垫，切除深度应该达皮下脂肪层。癌肿接近皮肤或与皮肤粘连，需要做连同皮肤在内的颊部洞穿性切除。

2. 切除的范围　有相当一部分颊黏膜癌是在黏膜病的基础上发展过来，癌周的黏膜常常伴有不同程度的病变（不典型增生）。此时，需要连同癌周的病变黏膜一并切除。当肿瘤紧邻或侵犯前庭沟，一般需要连同前庭沟黏膜、附着龈及牙槽突一并切除。腮腺导管口位于上颌第二磨牙咬合面对应的颊黏膜，如果肿瘤邻近导管口，也需要切除并于咬肌前缘结扎腮腺导管。由于联合根治时常常需要切除颈阔肌、面动脉、面前静脉及颊部淋巴引流通道的蜂窝组织，面神经下颌缘支穿行于颈阔肌与面动脉之间，所以通常需要切除。早期颊黏膜癌如果保留颈阔肌，可以仔细分离予以保留。

3. 前份颊黏膜癌的切除　颊部前份的结构特点是颊部黏膜、肌肉、皮肤紧密相连，缺少黏膜下和皮下组织的缓冲。前份颊黏膜癌很容易侵犯肌肉和皮肤，因此常常连同口角皮肤甚至上下唇一并切除（图 8-2-3）。

4. 口角区颊黏膜癌的切除　发生于口角区域的颊黏膜癌以往归属于唇癌，但是大样本的临床数据分析发现，这一类癌肿的生物学行为与唇癌截然不同，预后较唇癌更差而与颊癌相似。因此，大多数专家建议将其归属于颊黏膜癌范畴，称为口角癌（oral commissure cancer，OCC）。对于 OCC 的原发灶切除方法，与前份颊黏膜癌相同。

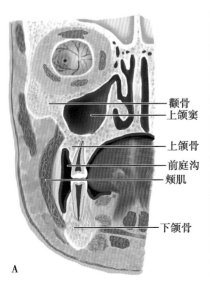

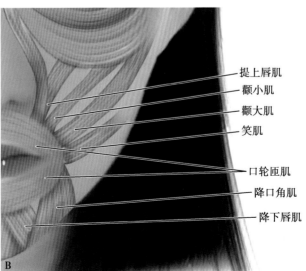

A：颧骨；上颌窦；上颌骨；前庭沟；颊肌；下颌骨

B：提上唇肌；颧小肌；颧大肌；笑肌；口轮匝肌；降口角肌；降下唇肌

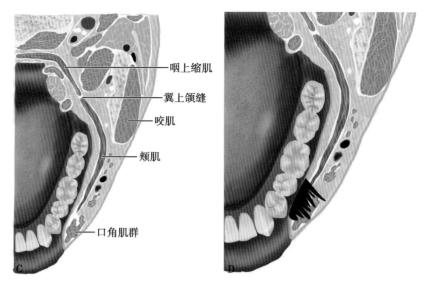

图 8-2-3 颊部肌肉分布及肿瘤侵犯示意图

A. 面部冠状位显示颊肌　B. 面部冠状位显示口角及颊部肌群　C. 面部水平位显示咬肌、
颊肌及口角肌群　D. 前颊、口角部癌肿常侵犯表情肌和皮肤

5. 后份颊黏膜癌的切除（图 8-2-4）　如果后份颊黏膜癌突破翼下颌韧带，需要切除咬肌、翼内肌、颞肌及下颌升支前缘，特别需要注意应该首先沿肌肉起点切除，如切除咬肌时先切断其颧骨根部和颧弓的附着，切除翼内肌时先切断其翼突的附着，让肌肉向肿瘤方向收缩，最后连同肿瘤一并切除。局部晚期颊黏膜癌，可以侵犯下颌升支、腮腺、翼外肌、颞下窝及颅底，此时，要求同时切除颊部、下颌骨、颧骨颧弓及其周围的腮腺、肌肉等。考虑到手术安全性和手术团队的能力，构成颅底的蝶骨、颞骨及邻近硬脑膜不一定能够连同其他结构一并切除，可以先切除周围组织及绝大部分肿瘤，再补充切除颅底，手术后辅助放疗或者放化疗。

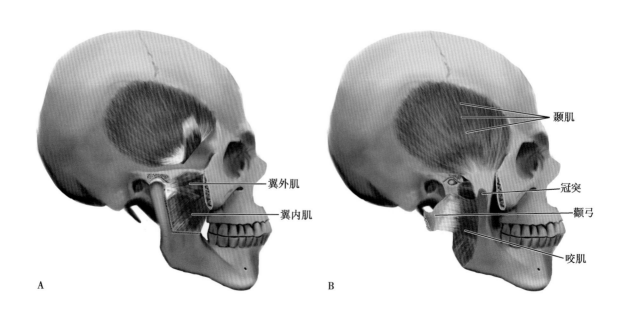

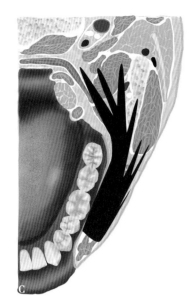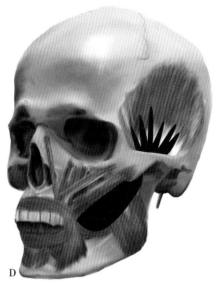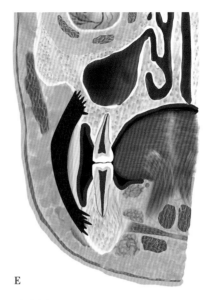

图 8-2-4　咬肌、颞肌、翼外肌、翼内肌及肿瘤侵犯示意图

A. 翼内肌、翼外肌与下颌骨的关系　B. 颞肌、咬肌与下颌骨及颧弓的关系　C、D. 后颊部、磨牙后垫癌肿向后侵犯咬肌、翼内肌，向后上侵犯翼外肌、颞下窝颅底　E. 癌肿向上、下侵犯上颌骨、下颌骨

6. 龈颊复合体癌的切除　龈颊复合体癌（gingivobuccal complex carcinoma，GBCC）是指同时涉及牙龈、龈颊沟及相对应颊黏膜的黏膜癌肿，往往不能分辨出首先发生于三者的具体部位。GBCC 多见于上下颌前庭沟后份（特别是下颌多见），发生于下颌者常累及磨牙后垫。对于下颌 GBCC，一般要求同时切除牙龈 - 前庭沟 - 颊部 - 颌骨。颌骨的切除方式由肿瘤浸润程度决定，边缘性切除适合癌肿刚刚侵犯牙龈、前庭沟或表层骨密质（小于 5mm），如果临床检查或影像学检查发现下颌骨明显受侵（大于 5mm），需要行下颌骨截断性切除。另外，无牙颌或者做过放疗的患者，以及判断切除后剩余的下颌下缘不足 1cm 者，都适合截断性切除（图 8-2-5）。

7. 淋巴清扫问题　T1N0 的患者，一般不做颈部淋巴清扫，密切观察。但是，如果肿瘤浸润深度（DOI）达 4mm，可以考虑选择性淋巴清扫术。对于 T2N0 的情况，除浸润非常浅的病例（DOI<4mm）之外，一般需要选择性淋巴清扫术。研究发现，肿瘤厚度（tumor thickness，TT）和 DOI 是早期颊癌局部复发和颈部转移的显著预测因素。不同研究资料 DOI 临界值结果不一，在 4~6mm 之间。另外，如果组织病理学、分子生物学分析发现肿瘤生物学行为属于预后不良者，可以考虑选择性淋巴清扫。T3N0 及以上的患者需要选择性或治疗性淋巴清扫。由于颊黏膜癌的转移特点，需要密切关注颊淋巴结、颌上淋巴结、耳前淋巴结、腮腺外淋巴结及腮腺内淋巴结。

由于颊黏膜癌的引流特点，需要将原发灶 - 颊部引流通道 - 颈部淋巴组织连成一体进行联合切除，颊部引流通道涵盖了面动脉、面前静脉及其周围的蜂窝组织，蜂窝组织中的淋巴结可以区分为颌上淋巴结和颊淋巴结（图 8-2-6）。如果原发灶突破颊肌到达皮下脂肪层，需要将位于颊部及颌下区域的颈阔肌一并切除。面神经下颌缘支位于颈阔肌深面蜂窝组织内，于下颌下缘处从后往前跨越面动脉及面前静脉。当保留颈阔肌时，可以仔细解剖并保留面神经下颌缘支，如果计划切除颈阔肌，需要连同该分支一并切除。

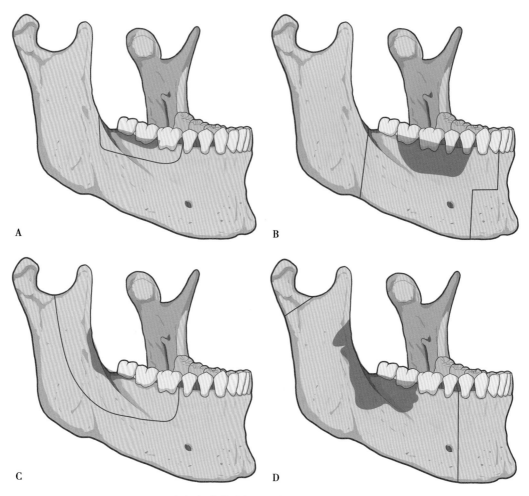

图 8-2-5 龈颊复合体癌侵犯下颌骨程度与手术切除范围

A. 侵犯下颌牙槽小于 5mm,体部边缘性颌骨切除　B. 侵犯下颌牙槽大于 5mm,体部截断性颌骨切除

C. 侵犯升支及下颌骨体部小于 5mm,行升支及下颌骨体部边缘性切除　D. 侵犯升支及下颌骨体部大于 5mm,行升支及下颌骨体部截断性切除

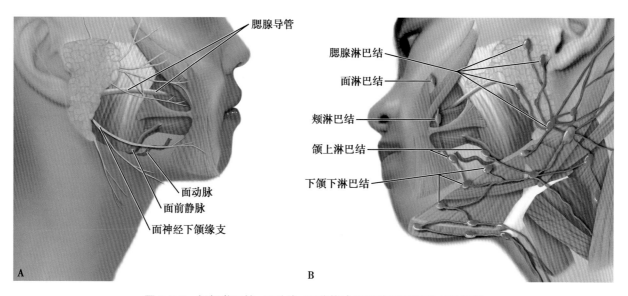

图 8-2-6 颊部淋巴结、面动脉、面前静脉及面神经下颌缘支示意图

A. 面动脉、面前静脉及腮腺导管与面神经关系　B. 颊部淋巴引流图

（二）缺损修复要点

1. 小型缺损 较小的肿物切除后可直接拉拢缝合,稍大的肿物切除后拉拢缝合张力较大,可采用颊脂垫瓣或者局部邻近黏膜瓣修复。

2. 中等大小缺损 如果缺损比较浅未切除颊肌,可以采用游离皮片移植修复。如果缺损较深达皮下,则需要较薄而足够面积的皮瓣修复,如前臂皮瓣、上臂外侧皮瓣,或者局部带蒂的对侧颏下岛状瓣及鼻唇沟岛状瓣等。

3. 大型缺损 对于大型洞穿性缺损,包括口角或上下唇在内的大型缺损,需要足够组织量的复合组织瓣修复,如股前外侧皮瓣、腹直肌皮瓣等。如果包括颞下窝及颅底在内的巨大缺损,由于颅底缺损导致较大的死腔容易发生严重并发症(如脑脊液漏、颅内感染等),需要足够组织量的肌皮瓣修复(如游离胸大肌皮瓣、游离背阔肌皮瓣等)进行修复,以便促进创口愈合,防止并发症。

（三）颊部功能康复

颊黏膜癌手术后可能导致口唇封闭不良、漏气,也可导致发音、咀嚼、吞咽及口腔自洁功能受损,后颊部手术可以导致张口受限或牙关紧闭。这些功能障碍是患者康复的重要内容,必须有针对性地进行训练和康复。

口轮匝肌是消化道的第一道括约肌,使口唇维持闭合状态防止口腔外漏,口轮匝肌 - 颊肌 - 翼下颌韧带 - 咽上缩肌组成一个环形功能带,其功能是关闭口唇,与舌根协同配合产生一个正压,推进口腔食团进入咽腔。颊肌收缩产生的压力可以避免食物残留于前庭沟,确保食物维持在固有口腔,方便咀嚼、成团。颊部肌肉与咀嚼肌协同作用最终完成吞咽过程。这一系列的活动由三叉神经、面神经及舌下神经协同作用完成。面颊部功能训练包括感觉功能训练(如机械刺激、电刺激和温度刺激训练等)和运动功能训练,具体内容详见第十二章。

四、典型病例

（一）典型病例一

1. 病情简介 患者,男,48 岁,左下唇内侧黏膜反复糜烂 3 年,溃疡伴疼痛 4 月余。3 年余前发现左侧下唇内侧反复糜烂,范围小,不影响进食,未行处理。4 个月前出现溃疡伴疼痛,周围白色斑块并逐渐增多,溃疡处扪及硬结。患者咀嚼槟榔 20 余年,30 颗 / 日,无吸烟、饮酒史。检查:无张口受限,双侧颊部及口角区内侧黏膜见白色条索状病变,可扪及条索状改变,质韧,无压痛。左侧下唇干湿线内侧颊黏膜处见一溃疡,直径约 1.5cm,周围见白色斑块,不伴出血,溃疡下扪及硬结,质地中等偏硬,稍有压痛,触诊评估 DOI 约 8.0mm。双侧颈部未扪及明显肿大淋巴结。活检病理报告鳞状细胞癌。

2. 浸润范围 根据患者症状和体征,通过仔细的临床检查,结合影像学资料基本可以判断癌肿的侵犯范围(图 8-2-7)。①上:距离干湿线约 1.0cm;②左后:约 33 对应的颊黏膜;③右后:接近唇系带;④下:距前庭沟约 1.0cm;⑤ MRI 评估:肿物 13.7mm × 13.4mm × 8.0mm;⑥淋巴结:未发现淋巴转移征象。诊断:左颊黏膜鳞状细胞癌,T2N0M0。

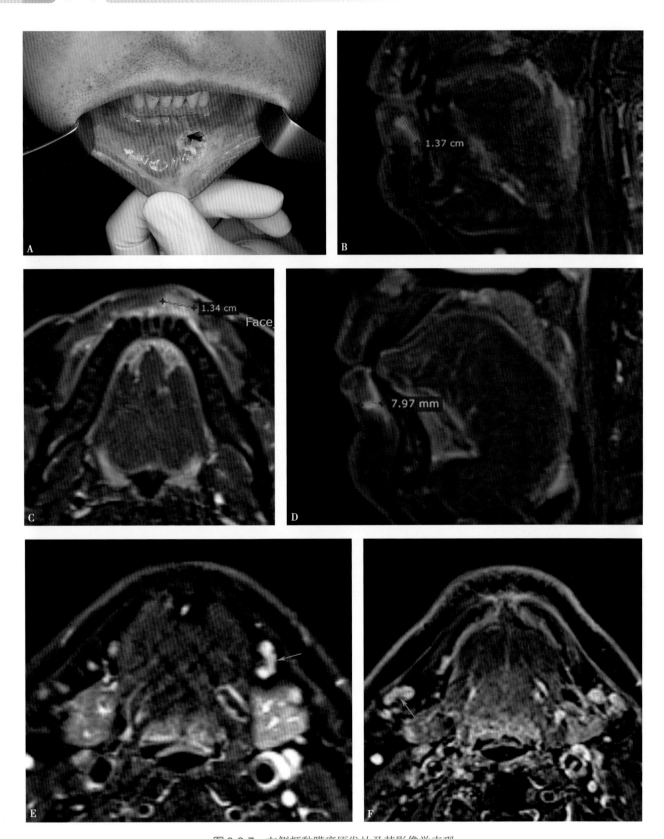

图 8-2-7 左侧颊黏膜癌原发灶及其影像学表现

A. 左颊癌,位于下唇内侧黏膜癌,侵犯下唇肌肉,皮肤未见侵犯　B~D. MRI 显示肿物 13.7mm×13.4mm×8.0mm
E、F. MRI 显示双侧ⅠB区淋巴结反应性增生(绿色箭头示)

3. 切除范围（图 8-2-8）

（1）原发灶及周围组织：①洞穿性切除颊部肿瘤及周围组织；②切除下唇内侧黏膜及唇部肌肉，向下达前庭沟，向上达红唇黏膜；③切除下唇部分皮肤，保留部分红唇及口轮匝肌。

（2）颈部处理：癌肿位于下唇内侧黏膜，深部浸润达皮下组织（DOI 约 8.0mm），虽然临床和影像学检查未见淋巴结转移，也需要行选择性颈部淋巴清扫术。由于癌肿向内达唇系带，需要同时行对侧颈部淋巴清扫术。

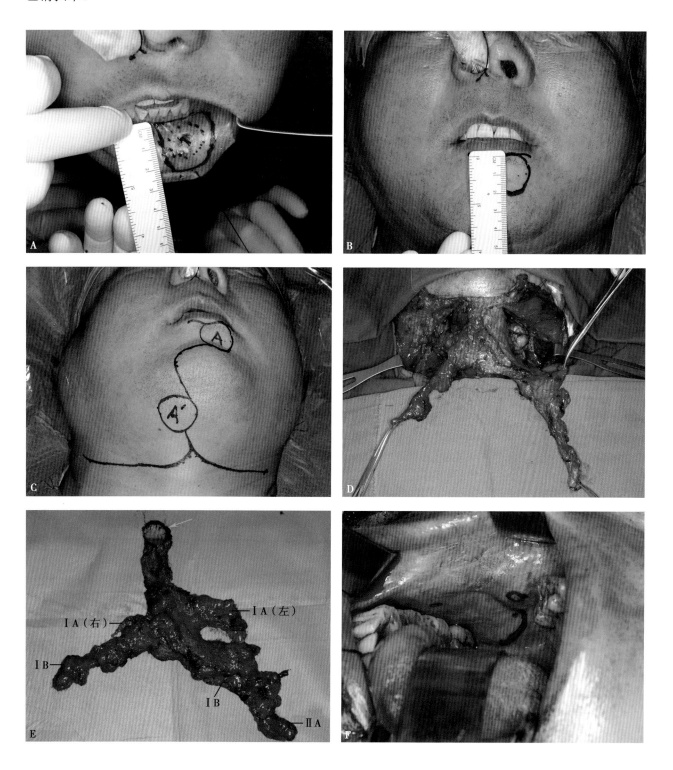

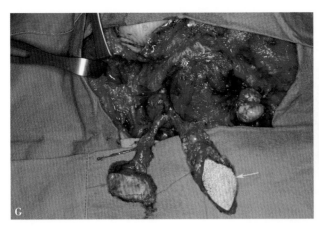
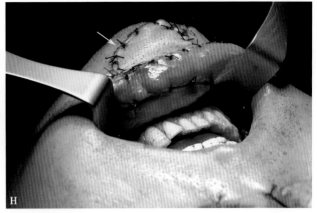

图 8-2-8 左侧颊黏膜癌手术过程

A. 肿瘤范围（虚线）及手术切口（实线） B. 切除部分下唇皮肤 C. 下唇及颈部皮肤切口，设计对侧颏下岛状瓣修复下唇皮肤缺损 D. 双侧颈部淋巴清扫术，包括左侧Ⅰ、ⅡA 区，右侧Ⅰ区 E. 原发灶及颈部淋巴清扫物标本 F. 设计右侧面动脉颊肌黏膜岛状瓣修复下唇内侧黏膜缺损 G. 制备面动脉"一蒂双岛"颊肌黏膜瓣（蓝色箭头示）与颏下岛状瓣（黄色箭头示），分辨修复下唇皮肤和内侧黏膜洞穿性缺损 H. 下唇洞穿性缺损的嵌合修复效果

4. 病例总结

（1）患者病史较长，有咀嚼槟榔病史，在 OSF 基础上发展而来。

（2）发生于下唇内侧的颊黏膜癌，侵犯范围接近中线，需要行双侧颈部淋巴清扫术。

（3）肿瘤深部侵犯皮下，需要同时切除黏膜及皮肤。

（4）肿瘤未侵犯红唇黏膜，术中保留部分红唇及口轮匝肌。

（5）颊肌黏膜瓣与颏下岛状瓣嵌合，分辨修复下唇皮肤和内侧黏膜洞穿性缺损。

（6）最后诊断：左颊黏膜鳞状细胞癌（pT2N0M0）。

（二）典型病例二

1. 病情简介 患者，男，60 岁，发现左颊前份白色斑块 5 年，伴肿物增生 2 月余。2 个月前左侧颊部白斑开始逐渐增大，伴疼痛，有粗糙感，无出血，无破溃，外院病理活检示左侧颊部黏膜呈乳头状增生，表层过度不全角化，上皮呈中至重度异常增生。开口度约 4cm，左侧颊部前份近口角处见一肿物，呈菜花状，表面色白，无破溃，不伴出血，质地硬，约 1.5cm×1cm，基底浸润边界不清。双侧颈部未扪及明显肿大淋巴结。

2. 浸润范围 根据患者症状和体征，通过仔细的临床检查，结合影像学资料基本可以判断癌肿的侵犯范围（图 8-2-9）。①上：距离前庭沟约 1cm；②后：达颊部中份；③下：距前庭沟约 1cm；④前：侵犯口角及上下唇黏膜；⑤外：侵犯颊肌等口角区表情肌，未侵犯口角皮肤；⑥淋巴结：未发现淋巴转移征象。诊断：左颊黏膜鳞状细胞癌，T2N0M0。

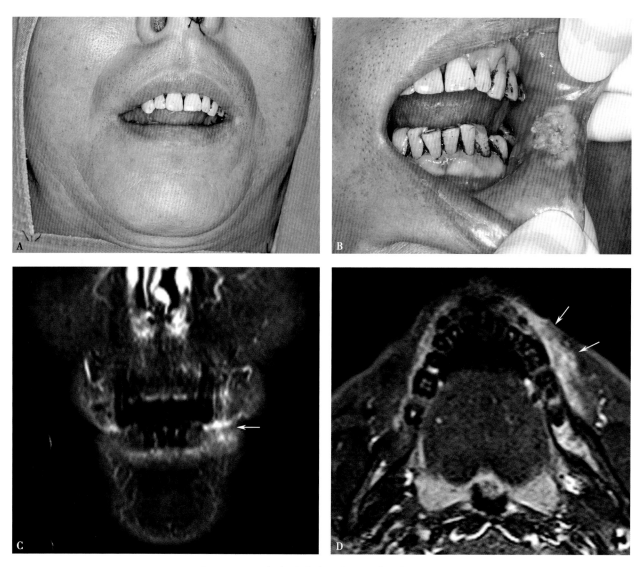

图 8-2-9 左侧颊黏膜癌原发灶及其影像学表现

A、B. 左侧颊黏膜癌侵犯口角复合体，癌瘤侵犯颊部及口角黏膜，皮肤未见侵犯 C、D. MRI 表现，箭头显示左侧前颊肿瘤

3. 切除范围

（1）原发灶及周围组织（图 8-2-10）：①前份颊黏膜及唇颊部肌肉（颊肌、笑肌、颧大肌、颧小肌、提口角肌、降口角肌、口轮匝肌等），考虑癌肿沿肌肉侵犯的特性，切除口角相关肌肉时，尽量延伸至肌肉起点；②口角及颊部皮肤；③保留腮腺导管及导管口黏膜。

（2）颈部处理：因为癌肿位于颊部前份，临床和影像学检查未见淋巴结转移，选择颈部密切观察。

4. 病例总结

（1）患者病史较长，在白斑基础上发展而来。

（2）前颊黏膜癌，侵犯口角及上下唇，未侵犯皮肤。

（3）属于 OCC，需要同时切除口角区颊部皮肤。

（4）未发现颈部淋巴转移，暂时不做颈部淋巴清扫术，密切观察。

（5）最后诊断：左颊黏膜鳞状细胞癌（pT2N0M0）。

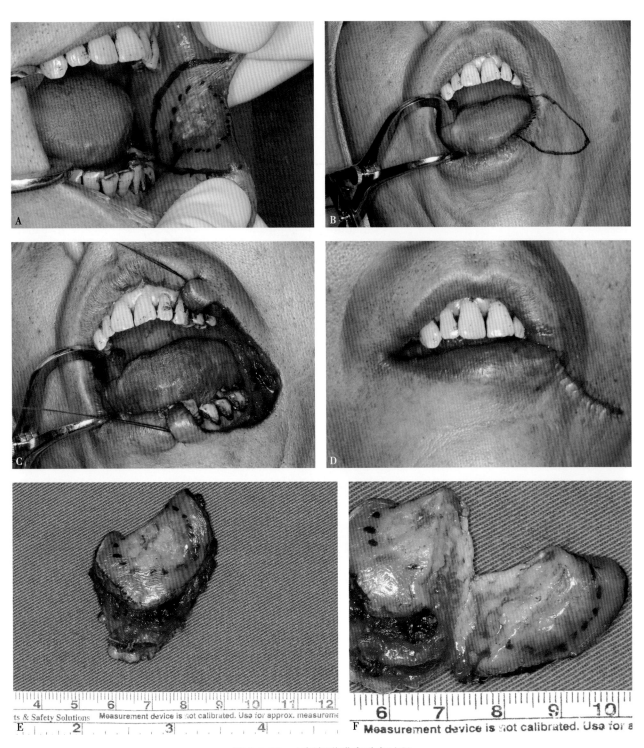

图 8-2-10 左侧颊黏膜癌手术过程

A. 肿瘤范围（虚线）及手术切口（实线） B. 手术皮肤切口，切除肿瘤、口角及部分上下唇 C、D. 缝合口外创口 E、F. 肿瘤及周围组织切除标本

（三）典型病例三

1. 病情简介 患者，男，31岁，发现左颊肿物2月余，肿物逐渐增大，表面破溃，张口受限。吸烟10年，平均30支/日；咀嚼槟榔10年余；无酗酒史。张口度约2cm，双侧颊部、腭部及口咽部等黏膜苍白，无光泽，广泛硬化。左颊部肿物，表面粗糙呈菜花状，累及左侧口角、上下唇，表面少许破溃，不伴出血，质地硬，约

3.5cm×1.5cm，基底浸润，边界不清，与皮肤粘连。右侧颊黏膜部后份可见白色斑块，约 2.5cm×0.5cm，表面粗糙，质中，无压痛。左ⅠB区扪及1枚淋巴结，约 1cm×1.5cm，可活动，质地中等，轻微压痛。ⅡA淋巴结1枚，约0.5cm×0.8cm，质地硬，可活动，无压痛。

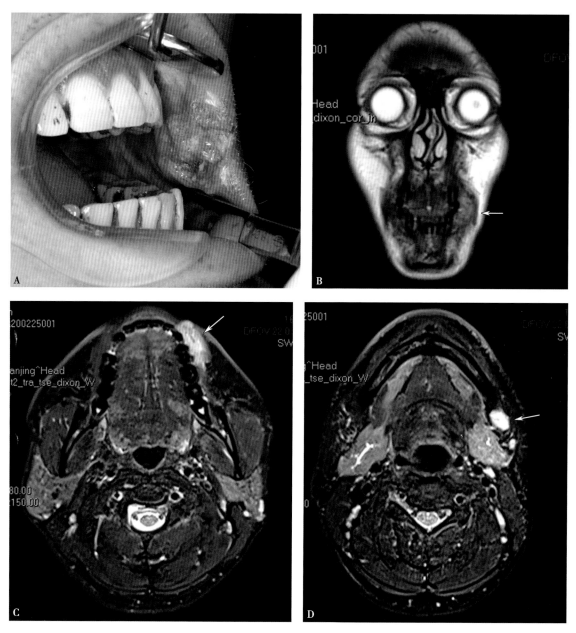

图 8-2-11　左侧颊黏膜癌原发灶及其影像学表现

A. 左侧颊黏膜癌侵犯口角复合体　B、C. 箭头显示癌瘤侵犯颊部及口角皮肤　D. 箭头显示左侧Ⅰb区淋巴结（可疑转移，但术后病理未见转移）

2. 浸润范围　根据患者症状和体征，通过仔细地临床检查，结合影像学资料基本可以判断癌肿的侵犯范围（图 8-2-11）。①上：距离前庭沟约 1cm；②后：达颊部中份；③下：距前庭沟约 1cm；④前：侵犯口角及上下唇黏膜、皮肤；⑤外：侵犯颊肌及颊部皮肤；⑥淋巴结：左ⅠB区可疑淋巴结转移。诊断：①左颊黏膜鳞状细胞癌，T3N1M0；②右侧颊部黏膜白斑；③口腔、口咽黏膜下纤维性变。

3. 切除范围

（1）原发灶及周围组织（图8-2-12）：①前份颊黏膜及唇颊部肌肉（颊肌、笑肌、颧大肌、颧小肌、提口角肌、降口角肌、口轮匝肌等），考虑癌肿沿肌肉侵犯的特性，切除口角相关肌肉时，尽量延伸至肌肉起点；②口角及颊部皮肤；③右侧颊部白斑；④保留腮腺导管及导管口黏膜。

（2）淋巴清扫范围：包括左侧Ⅰ、Ⅱ、Ⅲ区在内的功能性淋巴清扫，注意颈部淋巴需要与颌上及颊部淋巴联合清扫，术中同时切除延伸至颊部的颈阔肌（图8-2-12）。

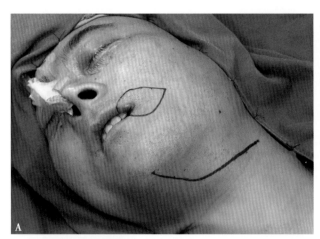
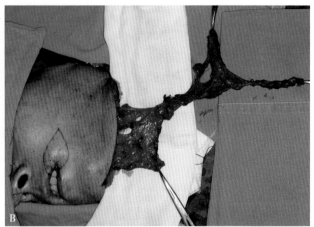
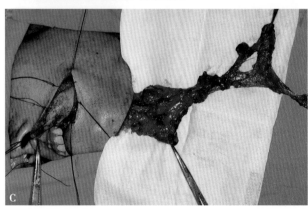
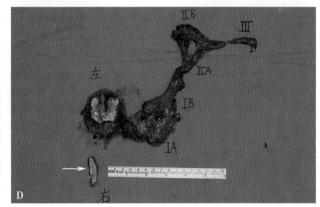

图8-2-12 左侧颊黏膜癌手术过程

A. 手术皮肤切口 B. 完成颈部功能性淋巴清扫 C. 颈部清扫物经下颌骨外侧与颊部原发灶相连 D. 手术标本，箭头示右颊白斑切除标本

4. 修复方法

（1）左侧颊部复合缺损：左侧血管化上臂外侧皮瓣修复左侧颊部组织缺损，口角及颊部皮肤缺损直接拉拢缝合，待二期行口角开大术（图8-2-13）。

（2）右侧颊部黏膜缺损：由于缺损范围较小，采用颊脂垫修复（图8-2-14）。

5. 病例总结

（1）患者有咀嚼槟榔史，伴有大范围黏膜下纤维性变，伴张口受限。

（2）前颊黏膜癌，侵犯口角及上下唇，同时涉及口角及颊部皮肤。

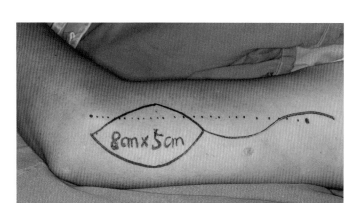

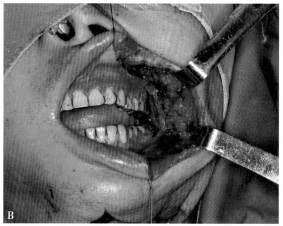

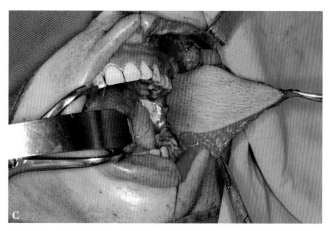

图 8-2-13 左侧上臂外侧皮瓣修复左侧颊部缺损

A. 左侧上臂外侧皮瓣制备设计图 B. 左侧颊部缺损（包括黏膜、肌肉、皮肤等） C. 皮瓣修复缺损

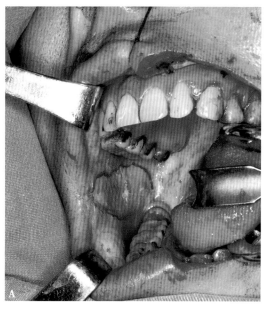

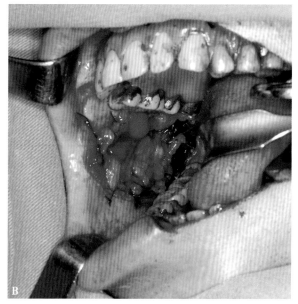

图 8-2-14 颊脂垫瓣修复右侧颊黏膜癌白斑切除后缺损

A. 右侧颊部黏膜白斑切除范围 B. 颊脂垫修复右侧颊黏膜缺损

（3）右侧颊部黏膜白斑，同期手术。

（4）属于 OCC。

（5）功能性颈淋巴清扫术，保留下颌下腺。

（6）血管化上臂外侧皮瓣修复左侧颊部及口角复合缺损。

（7）颊脂垫修复右侧颊部黏膜缺损。

（8）最后诊断：①左颊黏膜鳞状细胞癌，pT3N0M0，术前判断左Ⅰb区淋巴结可疑转移，术后病理未见转移；②右颊部黏膜白斑；③口腔、口咽黏膜下纤维性变。

（四）典型病例四

1. 病情简介　患者，男，57 岁，于 1 年前出现左侧颊部溃疡，伴轻微触痛，溃疡经久不愈。5 个月前发现左侧颊部肿物，逐渐增大，伴触痛及左侧下唇麻木。吸烟史 30 余年，10 支 / 天，偶饮酒。外院病理活检：左侧颊部高分化鳞状细胞癌（分化好，角化明显）。自发病以来，患者精神、体力状况良好，食欲、食量正常，睡眠良好，体重无明显变化，大便、小便正常。检查发现左侧颊面部近口角区轻度隆起，左侧下唇近口角区见一外生性突起，大小约 0.8cm×0.6cm，表面唇红黏膜无破溃。左颊黏膜可见肿物，约 5cm×4cm，质硬，活动度差，浸润性生长，基底部与皮肤粘连。前界至口角及下唇，后界至翼下颌韧带前缘，上界接近上颌前庭沟，下界接近下颌前庭沟。左侧ⅠB 区及 2 个肿大的淋巴结，大小分别约 2.0cm×1.5cm 及 1.0cm×0.8cm，质硬，活动度差，轻压痛，右侧颈部ⅡA 区可及淋巴结大小约 0.8cm×0.5cm，活动度可，无压痛。

2. 浸润范围　根据患者症状和体征，通过仔细地临床检查，结合影像学资料基本可以判断癌肿的侵犯范围（图 8-2-15）。①上：距离前庭沟约 1cm；②后：达颊部中份；③下：距前庭沟约 1cm；④前：侵犯口角及下唇黏膜、皮肤；⑤外：侵犯颊肌及颊部皮肤；⑥淋巴结：左ⅠB 和右ⅠB 区可疑转移。诊断：左颊黏膜鳞状细胞癌，cT4aN2cM0，由于癌瘤侵犯颊部皮肤及颏神经，判断为 T4a。

3. 切除范围

（1）原发灶及周围组织：①颊黏膜及唇颊部肌肉（颊肌、笑肌、颧大肌、颧小肌、提口角肌、降口角肌、口轮匝肌等），考虑癌肿沿肌肉侵犯的特性，切除口角相关肌肉时，尽量延伸至肌肉起点；②口角及颊部皮肤；③部分下唇；④上、下达前庭沟；⑤向后达翼下颌韧带及腮腺导管（图 8-2-16）。

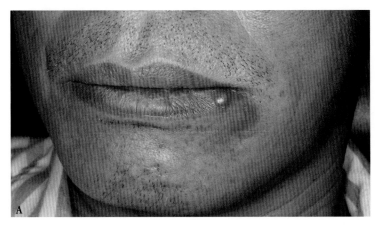
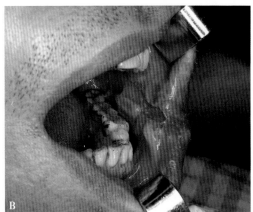

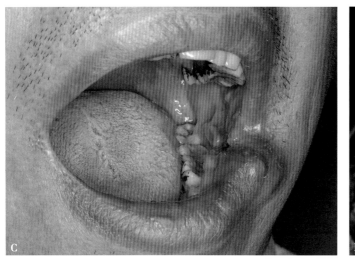

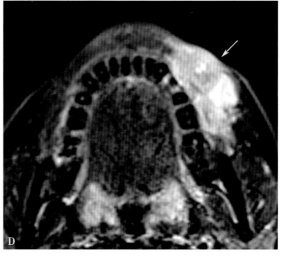

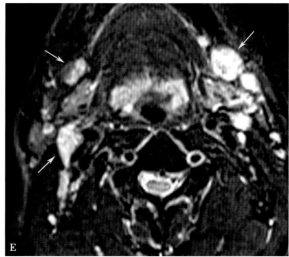

图8-2-15 左侧口角复合体癌（OCC）原发灶及其影像学表现
A～C. 癌肿侵犯下唇、口角及颊黏膜 D. MRI 显示癌肿侵犯
左侧下唇、口角、颊部黏膜及皮肤（箭头示） E. 左侧 IB 区、
右侧淋巴结 IB 淋巴结可疑转移（箭头示）

（2）淋巴清扫范围：包括左侧 I、II、III 区及右侧 I 区在内的功能性淋巴清扫术（保留双侧下颌下腺），注意颈部淋巴需要与左侧颌上及颊部淋巴联合清扫，术中同时切除延伸至左侧颊部的颈阔肌（图8-2-16）。左侧颏神经近颏孔端行冰冻活检（阴性）。

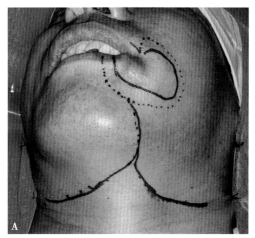

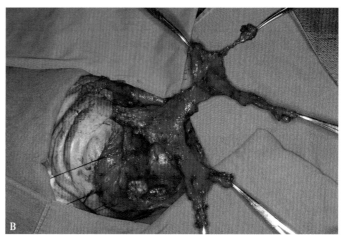

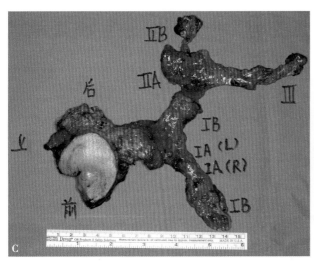

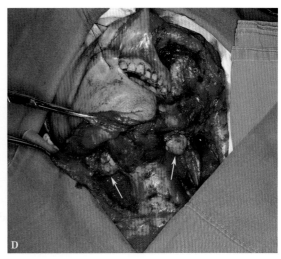

图 8-2-16 左侧颊黏膜癌手术过程

A. 手术皮肤切口 B. 完成颈部功能性淋巴清扫术，颈部清扫物经下颌骨外侧与左侧颊部原发灶相连 C. 手术标本
D. 术后创面，保留双侧下颌下腺（箭头示）

4. 修复方法 左侧颊部复合缺损：通过上下唇弓切开松解的方法增加红唇延展度，保持张口功能位将上、下红唇对位缝合（避免术后张口受限），然后修整上下唇及颊部皮肤创缘。左侧血管化股前外侧皮瓣修复左侧颊部缺损，两个皮岛分别修复颊部黏膜和皮肤缺损（图 8-2-17）。

5. 病例总结

（1）原发于口角的颊黏膜癌，侵犯口角、下唇及颊部，属于 OCC。

（2）临床检查及影像学检查发现双侧下颌下区淋巴结可疑转移，行双侧功能性颈淋巴清扫术，均保留下颌下腺。

（3）由于术前下唇有麻木症状，术中行颏神经颏孔端冰冻病理活检，确保边缘阴性。

（4）由于口角及颊部缺损较大，为了避免术后张口受限，通过上下唇弓切开松解的方法增加红唇延展度，保持张口功能位将上下红唇对位缝合。

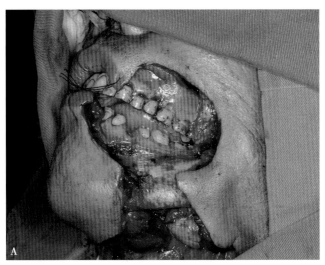

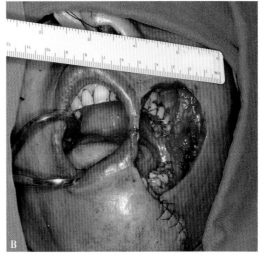

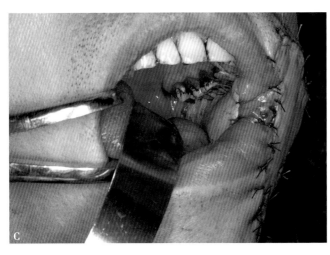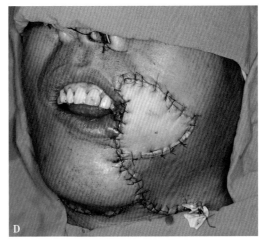

图 8-2-17 左侧股前外侧皮瓣修复颊部缺损

A. 左侧颊部、口角及下唇缺损创面 B. 沿上下唇弓切开松解，增加红唇延展度，对位缝合上下红唇，修整皮肤创缘
C、D. 股前外侧皮瓣两个皮岛分别修复左侧颊部黏膜及皮肤缺损

（5）股前外侧皮瓣的两个皮岛分别修复颊部黏膜及皮肤缺损。

（6）最后诊断：左颊黏膜鳞状细胞癌（pT4aN2bM0）；术前判断右 I B 区淋巴结可疑转移为 N2c，术后发现左侧 5 枚淋巴结转移，而右侧未发现转移，修正为 N2b。

（五）典型病例五

1. 病情简介 患者，男，35 岁，发现右颊白斑半年，右颊肿物伴疼痛 2 周。咀嚼槟榔史 5 年，平均每日 4～6 颗。8 岁患"白癜风"，未行特殊治疗。检查见右侧颊部肿物，表面溃烂，质地较硬，约 1.7cm×2.3cm，触痛明显。肿物前方黏膜白色片状斑块，约 3.0cm×2.5cm，未见糜烂。右 I B 区扪及 1 枚淋巴结，约 1.0cm×1.3cm，可活动，质地中等，轻微压痛。左 II A 区扪及 1 枚淋巴结，约 1cm×0.8cm，可活动，质软，无压痛。

2. 浸润范围 根据患者症状和体征，通过仔细的临床检查，结合影像学资料基本可以判断癌肿的侵犯范围（图 8-2-18，图 8-2-19）。①上：距离前庭沟约 1cm；②后：翼下颌韧带；③下：前庭沟磨牙后垫；④前：约 46、47 牙位对应的黏膜，伴有较大范围白斑，达 43 位置；⑤外：侵犯颊肌，但未达皮下；⑥淋巴结，I B 区可疑转移。诊断：①右颊黏膜鳞状细胞癌，T3N1M0；②右侧颊部黏膜白斑。

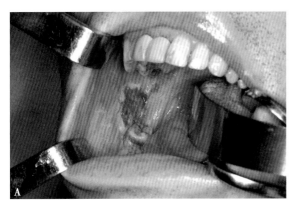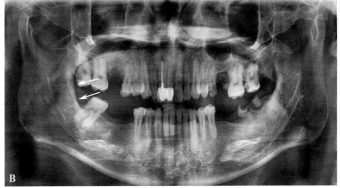

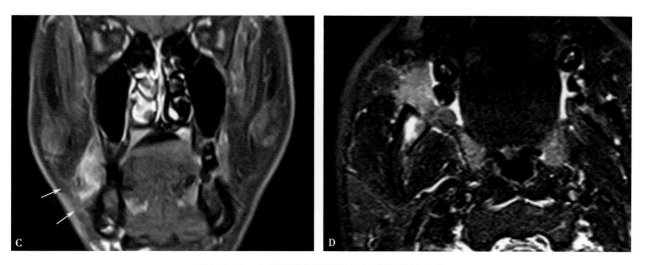

图 8-2-18　右侧颊黏膜癌原发灶及其影像学表现

A. 右侧颊黏膜癌涉及前庭沟、磨牙后垫及翼下颌韧带　B. 右侧牙槽突未见侵犯（箭头示）　C、D. 癌肿侵犯颊肌，但未侵犯皮下组织（箭头示）

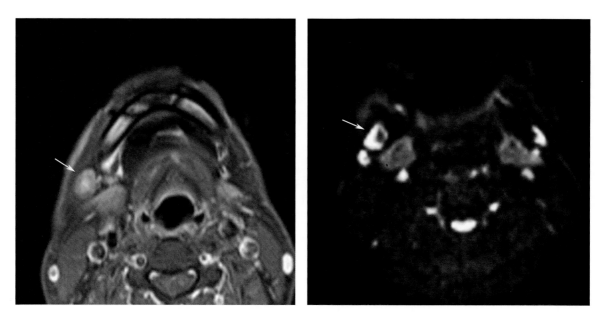

图 8-2-19　不同序列 MRI 显示右侧ⅠB 区淋巴结（LN）转移影像学表现（箭头示）

3. 切除范围

（1）原发灶及周围组织（图 8-2-20）：①后份颊黏膜及颊部肌肉（颈阔肌、颊肌、笑肌等）；②溃疡前方白斑；③部分咬肌；④46 位置牙槽骨到部分升支。

（2）淋巴清扫范围：包括右侧Ⅰ、Ⅱ、Ⅲ区在内的功能性淋巴清扫，注意颈部淋巴需要与颌上及颊部淋巴联合清扫，也要注意探查腮腺下极淋巴结（图 8-2-20）。

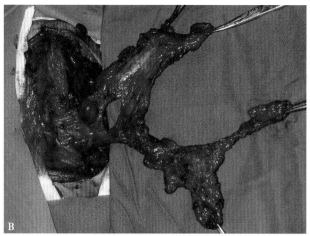

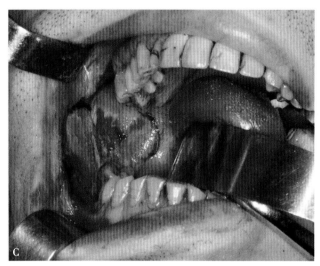

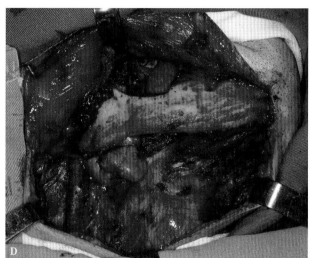

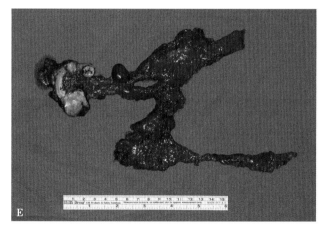

图 8-2-20 右侧颊黏膜癌手术联合根治术

A. 颈部切口 B. 完成淋巴清扫术 C. 原发灶切除范围 D. 完成联合根治术 E. 联合根治术后标本

4. 修复方法 左侧血管化股前外侧皮瓣修复颊部组织缺损,由于缺损位于颊部后份,增加了修复难度,术中制作两个皮岛方便皮瓣平铺就位,避免皱褶隆起,利于术后颊部功能康复(图 8-2-21)。下颌骨后区的牙槽突及升支前缘缺损不需要修复。

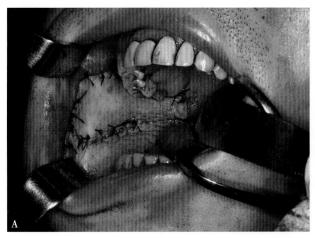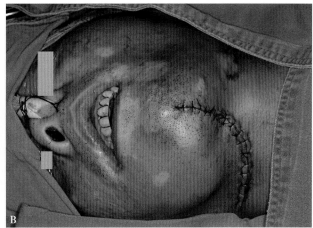

图 8-2-21　颊黏膜癌联合根治术后的缺损修复

A. 股前外侧皮瓣修复颊部及牙槽突缺损　B. 缝合颈部切口

5. 病例总结

（1）患者有咀嚼槟榔史，白癜风病史。

（2）后颊黏膜癌，浸润较深，范围较大，侵犯前庭沟、磨牙后垫及翼下颌韧带。

（3）肿物前方伴有大面积黏膜白斑，无张口受限。

（4）属于下颌 GBCC。

（5）不切开下唇完成颈部及原发灶联合根治手术。

（6）同期切除黏膜白斑。

（7）股前外侧皮瓣修复：制作两个皮岛方便皮瓣平铺就位。

（8）最后诊断：①右颊黏膜鳞状细胞癌，pT3N1M0，右ⅠB区 1 枚淋巴结转移；②右颊黏膜白斑。

（六）典型病例六

1. 病情简介　患者，女，54 岁，左颊、下颌牙龈肿物 3 个月。后破溃不愈，邻近牙轻微松动，逐渐增大伴疼痛、出血。检查见左侧后颊部、磨牙后垫及前庭沟肿物，表面破溃伴出血，质硬，约 3.0cm×2.0cm，触痛明显。35、36 轻度松动，37、38 缺失（既往拔除）。颊部皮肤无瘘道，下唇无麻木。

2. 浸润范围　根据患者症状和体征，通过仔细的临床检查，结合全景片、CBCT 及 MRI 影像学资料可以判断癌肿的侵犯范围（图 8-2-22）。①上：距离前庭沟约 1.5cm；②后：翼下颌韧带及咬肌前缘；③下：侵犯牙槽骨，距离下颌管较近；④前：约 35 对应黏膜；⑤外：侵犯颊肌，但未达皮下；⑥淋巴结：Ⅰb 区可疑转移。诊断：左侧颊黏膜鳞状细胞癌，T4aN1M0。

3. 切除范围

（1）原发灶及周围组织：切除范围涵盖了颊肌、颈阔肌及部分咬肌。由于癌肿侵犯龈颊沟、牙龈，特别是牙槽骨侵犯接近下颌管，因此，需要截断性切除部分下颌骨，切除范围：34 位置往后到部分升支的截断性切除（图 8-2-23）。

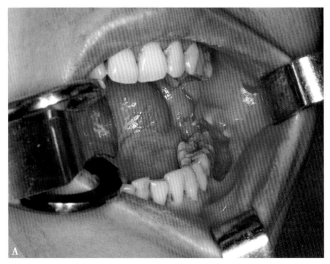

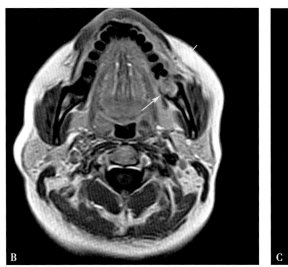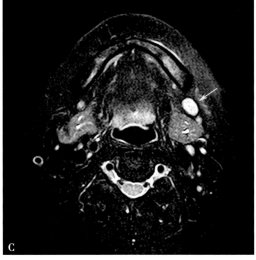

图 8-2-22　左侧颊黏膜癌原发灶及影像学表现

A. 左侧颊黏膜癌侵犯颊部、前庭沟及磨牙后垫　B. MRI 显示癌瘤侵犯牙槽窝，向外侵犯颊肌（箭头示）
C. MRI 显示左侧Ⅰb区可疑淋巴结转移（箭头示）

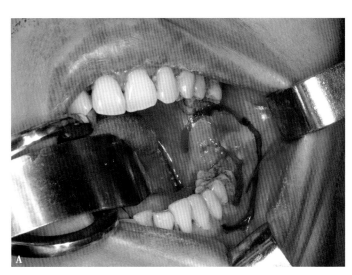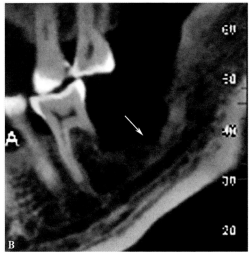

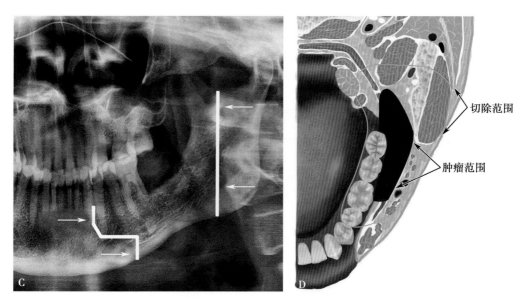

图 8-2-23 原发灶与颌骨切除范围

A. 原发灶切除范围　B. 肿瘤侵犯下颌骨（箭头示），接近下颌管　C. 下颌骨切除范围，箭头所示为截骨线　D. 肿瘤侵犯范围及切除范围示意图

（2）淋巴清扫范围：包括左侧颈部Ⅰ、Ⅱ、Ⅲ区在内的功能性淋巴清扫，注意颈部淋巴需要与颌上及颊部淋巴联合清扫，也要注意探查腮腺下极淋巴结。由于癌肿侵犯颌骨、颊肌、颈阔肌等结构，手术中根据颊癌引流特点需要将颈部清扫组织 - 颈阔肌及面动脉和面前静脉 - 颌上淋巴组织 - 颌骨 - 原发灶联合切除（图 8-2-24）。

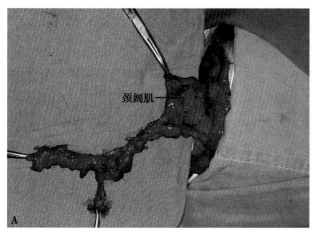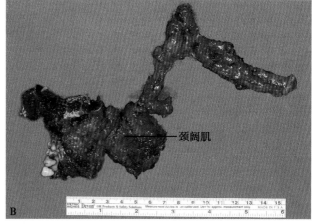

图 8-2-24 左侧颊黏膜癌手术联合根治术

A. 颈部清扫组织、颈阔肌与颊部淋巴引流通道连成一体　B. 颈部清扫组织、颈阔肌、颊部淋巴引流通道、下颌骨及原发灶联合切除

4. 修复方法

（1）下颌骨修复：采用重建钛板修复，待创口愈合放疗结束及软组织条件较好时，再考虑二期骨组织修复（图 8-2-25）。

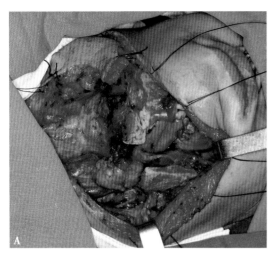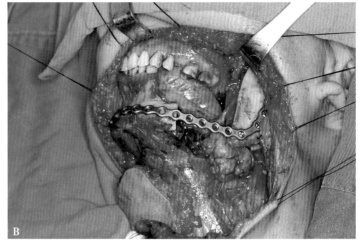

图 8-2-25 重建钛板修复颌骨缺损

A. 左侧下颌骨体部截断性切除 B. 下颌骨缺损重建钛板恢复连续性

（2）软组织修复：采用对侧颏下岛状瓣。由于考虑到左侧下颌下及颏下淋巴结转移的可能，使用右侧
颏下岛状皮瓣修复颊部组织缺损，防止将颏下淋巴结带到缺损区域的风险（图 8-2-26）。

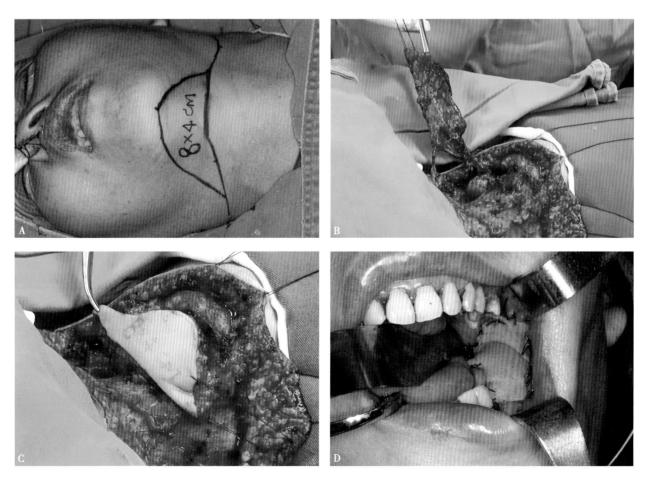

图 8-2-26 对侧颏下岛状瓣修复左侧颊部、下颌软组织缺损

A. 颏下岛状瓣设计 B、C. 颏下岛状瓣制备过程 D. 右侧颏下岛状瓣修复左侧下颌软组织缺损

5. 病例总结

（1）后颊黏膜癌，浸润较深，范围较大，侵犯前庭沟、磨牙后垫及牙槽突。

（2）病变区域残留牙轻微松动，无张口受限。

（3）属于下颌GBCC，侵犯下颌（需要截断性切除）。

（4）颈部清扫物 - 颊部引流通道 - 牙龈 - 前庭沟 - 颊部 - 下颌骨联合切除。

（5）颌骨缺损修复：重建钛板（适合于下颌后份，较小范围缺损）。

（6）软组织缺损修复：对侧颏下岛状瓣。

（7）最后诊断：左侧颊黏膜鳞状细胞癌（T4aN1M0，左侧ⅠB区1枚淋巴结转移）。

（七）典型病例七

1. 病情简介 患者，男，51岁。发现左下牙龈肿物10天。患者10天前发现左下牙龈肿物，伴疼痛及下唇麻木，表面皮肤无破溃。外院行病理活检报告：上皮中 - 重度异型增生，核仁明显，多个核仁，核分裂象易见，部分区域细胞核深染，染色质粗颗粒状，送检组织表浅，未除外癌变。今为进一步治疗来我院就诊，自发病以来，患者精神、体力、睡眠情况良好，食欲良好，体重无明显变化，大、小便正常。无吸烟、饮酒史，偶咀嚼槟榔。检查：双侧颜面部不对称，左侧颊面部较对侧稍肿胀，轻压痛，表面皮肤无异常。轻度张口受限，左侧下牙龈、颊部可及一肿物，呈菜花状，不伴出血，质地中等，约4.0cm×2.0cm，压痛，边界不清，基地浸润。34残根并根尖周低密度影，35、36、37缺失，38近中前倾，呈"浮立"状。46、47、48缺失；左颈ⅡA区可及一肿大淋巴结，约1.5cm×1.0cm，质硬，无压痛，可活动，与皮肤基底无粘连。我院行病理活检结果示高分化鳞状细胞癌。

2. 浸润范围 根据患者症状和体征，通过仔细的临床检查，结合全景片、CBCT及MRI可以判断癌肿的侵犯范围（图8-2-27）。①上：距离前庭沟约1.5cm；②后：下颌升支前缘见骨质破坏，达骨髓腔；③下：侵犯牙槽骨，达下颌管上缘；④前：约33对应的骨髓腔；⑤外：侵犯颊肌、咬肌达皮下；⑥内：突破下颌骨壁，达翼内肌；⑦淋巴结：ⅠB区可疑转移。诊断：左侧颊黏膜鳞状细胞癌，T4aN1M0。

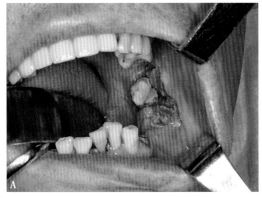
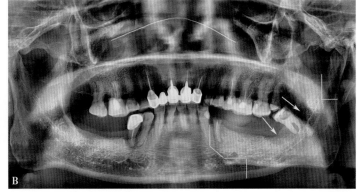

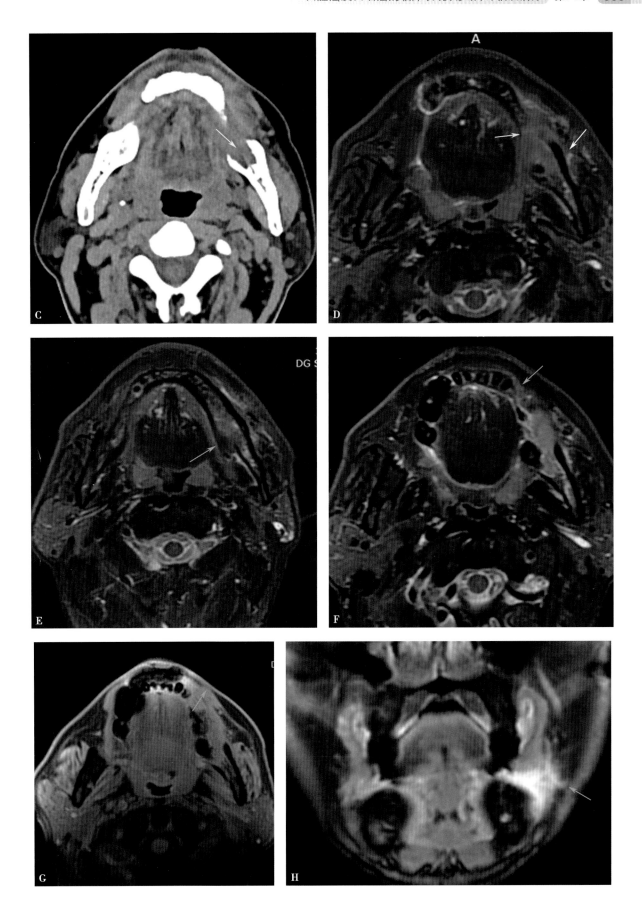

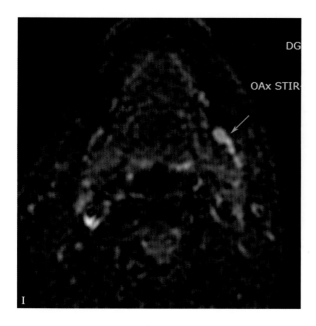

图 8-2-27 原发灶及其影像学表现

A. 原发灶侵犯颊部、前庭沟、磨牙后垫及翼下颌韧带 B. 全景片见 37、38 与磨牙后垫及升支前缘骨质破坏（箭头示） C. CBCT 见升支前缘骨质破坏（箭头示） D. MRI 见肿瘤向后外侵犯咬肌（白色箭头示），向后内侵犯翼内肌（黄色箭头示） E. MRI 见肿瘤向内突破下颌骨密质 F. MRI 见肿瘤向前达 33 位置 G、H. 癌瘤向外侵犯颊肌达皮下（箭头示） I. 左侧 I B 区可疑转移

3. 切除范围

（1）原发灶及周围组织（图 8-2-28）：用扩大切除的方式，切除范围涵盖了原发灶及周围组织。由于癌肿侵犯龈颊沟、牙龈，特别是牙槽骨侵犯接近下颌管，因此，需要切除部分下颌骨，切除范围：32 位置往后到大部分升支的截断性切除，仅保留髁突及少部分升支后缘。同时，将周围的颊肌、颈阔肌、咬肌、翼内肌、翼外肌及部分颞肌一并切除。

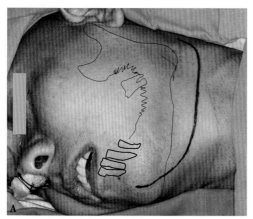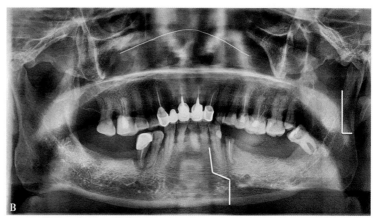

图 8-2-28 原发灶与颌骨切除

A. 癌瘤侵犯下颌骨投影图及手术切口设计 B. 计划颌骨切除范围

（2）淋巴清扫范围（图 8-2-29）：包括 I、II、III 区在内的功能性淋巴清扫，注意颈部淋巴需要与颌上及颊部淋巴联合清扫，也要注意探查腮腺下极淋巴结。由于癌肿侵犯颌骨、颊肌、颈阔肌等结构，手术中根据颊癌引流特点需要将颈部清扫组织 - 颈阔肌及面动脉和面前静脉 - 颌上淋巴组织 - 颌骨 - 原发灶联合切除。

4. 修复方法 采用左侧血管化腓骨修复下颌骨体部及升支。腓骨携带的皮岛修复口腔内黏膜缺损，携带的肌肉充填下颌下区腔隙（图 8-2-30）。

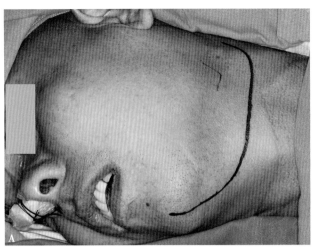

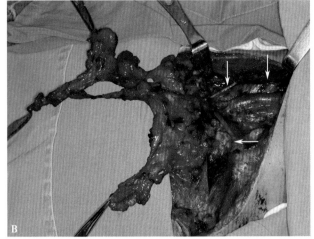

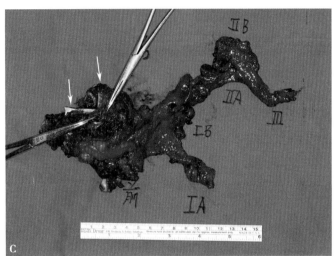

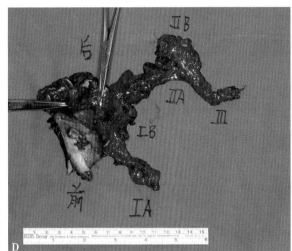

图 8-2-29 左侧颊黏膜癌手术联合根治术

A. 手术切口,往后上方延伸 4~5cm,方便向上牵拉唇颊瓣暴露原发灶术区 B. 功能性颈淋巴清扫,箭头示保留下颌下腺、副神经、耳大神经 C. 原发灶连同下颌骨切除,箭头示保留髁突及部分下颌升支 D. 联合根治标本,原发灶 - 下颌骨 - 咬肌 - 翼内肌 - 颈部清扫物

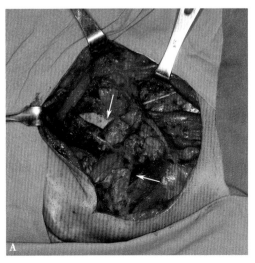

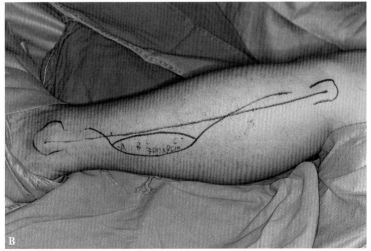

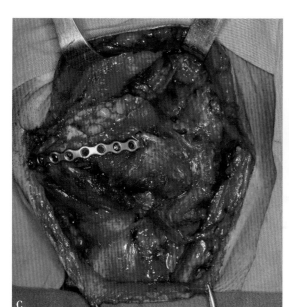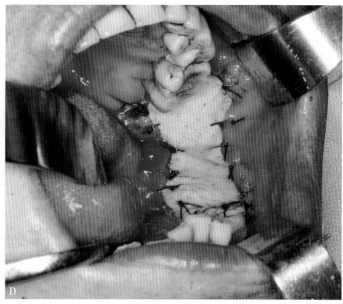

图 8-2-30 血管化腓骨修复下颌骨缺损

A. 联合根治后的创面,箭头为切除后左侧下颌骨断端　B. 左侧腓骨获取设计　C. 重建钛板固定腓骨　D. 腓骨皮岛(口内)

5. 病例总结

(1)颊黏膜癌,浸润较深,范围较大,侵犯前庭沟、磨牙后垫及下颌骨。

(2)病变区域残留牙轻微松动,无张口受限。

(3)属于下颌 GBCC。侵犯下颌骨、咬肌、翼内肌,向外侵犯突破颊肌到达皮下组织。

(4)颈部清扫物 - 颊部引流通道 - 牙龈 - 前庭沟 - 颊部 - 下颌骨 - 咬肌、翼内肌等联合切除。

(5)缺损修复:腓骨血管化移植修复下颌骨缺损。

(6)最后诊断:左颊黏膜鳞状细胞癌(pT4aN0M0,术前怀疑淋巴转移,术后病理排除)。

(八)典型病例八

1. 病情简介　患者,男,56 岁。发现右侧颊部肿物 3 个月,增大伴疼痛 2 个月,逐渐发展致严重张口受限,影响咀嚼、吞咽功能。肿物表面破溃,易出血,颊部皮肤无瘘道。发病以来体重明显减轻,3 个月减轻 5 公斤。检查见右侧面颊部前、中份及口角肿胀隆起,约 4.0cm×6.0cm,质硬无压痛,表面皮肤无破溃,但与肿物明显粘连。口内右侧颊部见一肿物,表面溃疡,触痛明显。因张口受限无法检查边界。右颈部扪及多枚肿大的淋巴结,最大者约 0.8cm×1.5cm,质地中等,可活动,无压痛。

2. 浸润范围　由于患者重度张口困难,无法进行准确的临床检查,因此,只能根据症状和体征特别是影像学资料判断癌肿的侵犯范围(图 8-2-31)。①上:近前庭沟;②后上:颞肌下端、冠突周围、翼外肌等;③下:前庭沟及下颌颊侧附着龈;④前:口角黏膜;⑤后:咬肌、升支前缘、翼内肌等;⑥外:皮下;⑦淋巴结:ⅠB 区转移。诊断:右颊黏膜鳞状细胞癌,T4bN2bM0。

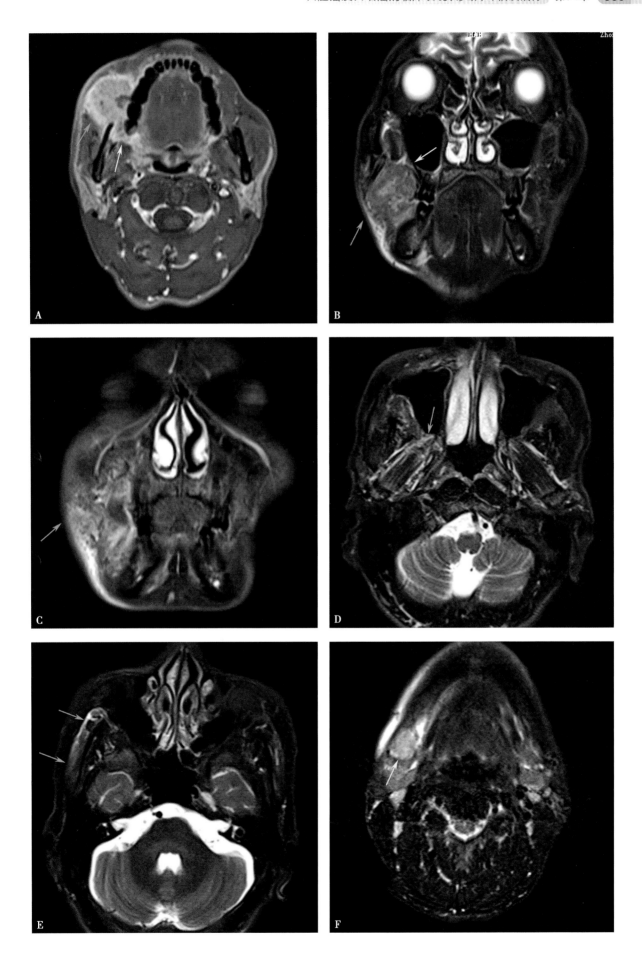

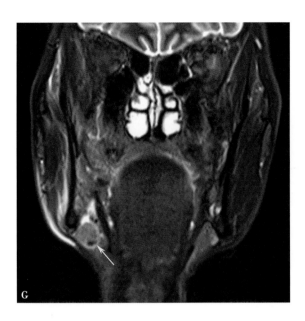

图 8-2-31 右侧颊黏膜癌侵犯范围
A. 癌肿向后侵犯咬肌（绿色箭头示）、翼内肌（黄色箭头示）
B. 癌肿向外侵犯皮肤（绿色箭头示），向后上侵犯颞下窝（黄色箭头示） C. 癌肿向前外邻近口角皮肤 D. 癌肿向后上侵犯翼外肌 E. 癌肿向后侵犯颞肌下端 F. MRI 水平位显示 ⅠB 区淋巴结转移 G. MRI 冠状位显示 ⅠB 区淋巴结转移

3. 切除范围（图 8-2-32）

（1）原发灶及周围组织：①全部颊黏膜及颊部肌肉（颈阔肌、颊肌、笑肌、颧大肌、颧小肌、提上唇肌、口轮匝肌、降口角肌、降下唇肌等）、腮腺导管、口角、上下唇、颊部皮肤；②16 以后的上颌骨、翼突、颧弓、部分颧骨、下颌骨牙槽突、下颌升支前缘；③咬肌、翼内肌、翼外肌、颞肌。

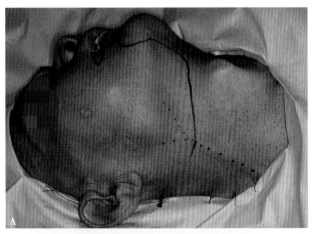

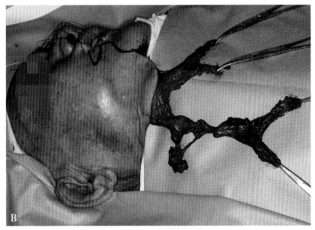

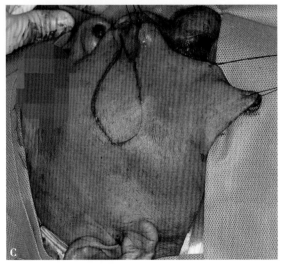

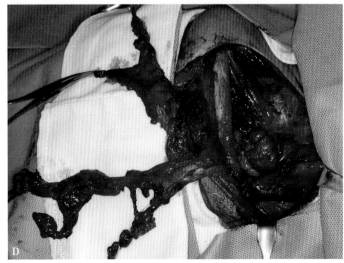

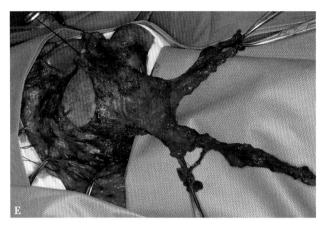
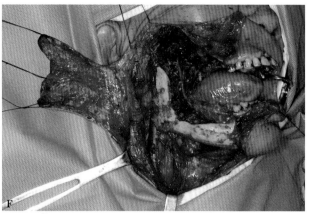
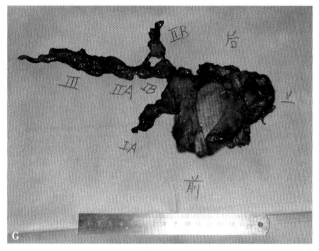

图 8-2-32 右侧颊黏膜癌联合根治术

A. 颈部切口 B. 完成淋巴清扫术 C. 原发灶、口角及颊部皮肤联合 D. 颈部淋巴清扫组织经下颌体外侧与原发灶相连
E. 颈部清扫物与原发灶及周围组织一并切除 F. 联合根治术后创面 G. 联合根治术后标本

（2）淋巴清扫范围：包括Ⅰ、Ⅱ、Ⅲ区在内的功能性淋巴清扫，注意颈部淋巴需要与颌上及颊部淋巴联合清扫，也要注意探查腮腺下极淋巴结。

4. 修复方法 左侧血管化股前外侧皮瓣，两个皮岛分别修复口内、外缺损：大部分修复黏膜缺损，小部分修复皮肤缺损（图 8-2-33）。注意：①对于中、小范围的上下唇缺损，一般不需要用皮瓣修复，以免影响口角的美观和口唇的封闭功能（中断了口轮匝肌的连续性）；②下颌骨后区的牙槽突及升支前缘缺损不需要修复。

5. 病例总结

（1）肿物浸润范围大，涉及口角、颊部皮肤，也涉及下颌骨、上颌骨、颞下窝。

（2）重度张口受限。

（3）原发灶 - 颈部清扫物 - 口角及颊部皮肤 - 下颌骨 - 上颌骨 - 咀嚼肌群联合切除。

（4）股前外侧皮瓣：修复洞穿性缺损及口角缺损。

（5）最后诊断：右颊黏膜鳞状细胞癌（T4bN2bM0，同侧 2 枚淋巴结转移，病理 ENE）。

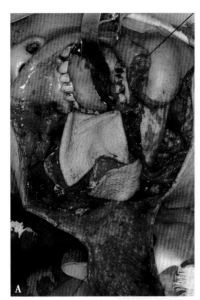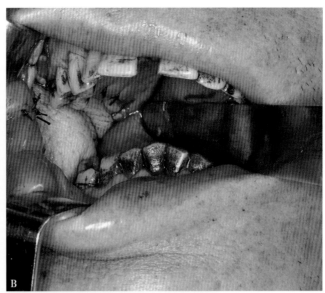

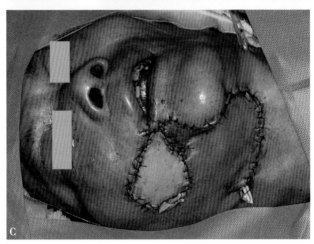

图 8-2-33　术后缺损修复

A. 股前外侧皮瓣修复颊黏膜、皮肤及颞下窝缺损　B. 口腔内皮岛　C. 口腔外皮岛

（九）典型病例九

1. 病情简介　患者,男,70 岁,右侧颊部肿物术后 1 年,右颊肿胀伴疼痛 3 月余。患者 1 年前因颊部肿物于外院行"右侧颊部肿物扩大切除术 + 邻近组织瓣修补术",术后病理检查结果示"右颊黏膜鳞状上皮乳头瘤伴中高级别上皮内瘤变"。术后张口度逐渐减小,3 个月前感右颊部肿痛,于我院门诊活检示"右颊黏膜鳞状细胞癌"。检查:右侧面颊部下颌较对侧肿大,可触及皮下包块(自咬肌前缘至口角区),基底与下颌颊侧粘连,固定,质硬,边界不清,触压痛明显,表面皮肤不红,无破溃,皮温不高,口角区皮肤与原手术瘢痕粘连,其余颊部皮肤与肿瘤不粘连;右下颌部及下唇皮肤麻木。张口度约 2.5cm,右侧口角黏膜见长约 1cm 的手术瘢痕;颊部下份、前庭沟及牙龈见一肿物,约 4.0cm×3.0cm×2.0cm,边界不清,表面菜花状,浸润生长,无破溃,不伴出血,质地硬,触痛。右侧腮腺导管口、舌颌沟、口底及翼下颌韧带处黏膜未见累及。双侧颈部未扪及明显肿大的淋巴结。

2. 浸润范围　根据临床症状、检查及影像学资料可以初步判断癌肿侵犯的范围(图 8-2-34)。①上:

近前庭沟；②后：咬肌前下份、下颌升支前缘、翼内肌前下份；③下：前庭沟、下颌附着龈及牙槽嵴，突破下颌体部内侧骨密质；④前：接近口角黏膜；⑤外：皮下；⑥淋巴结：双侧颈部未见淋巴结转移。诊断：右颊黏膜鳞状细胞癌，T4aN0M0。

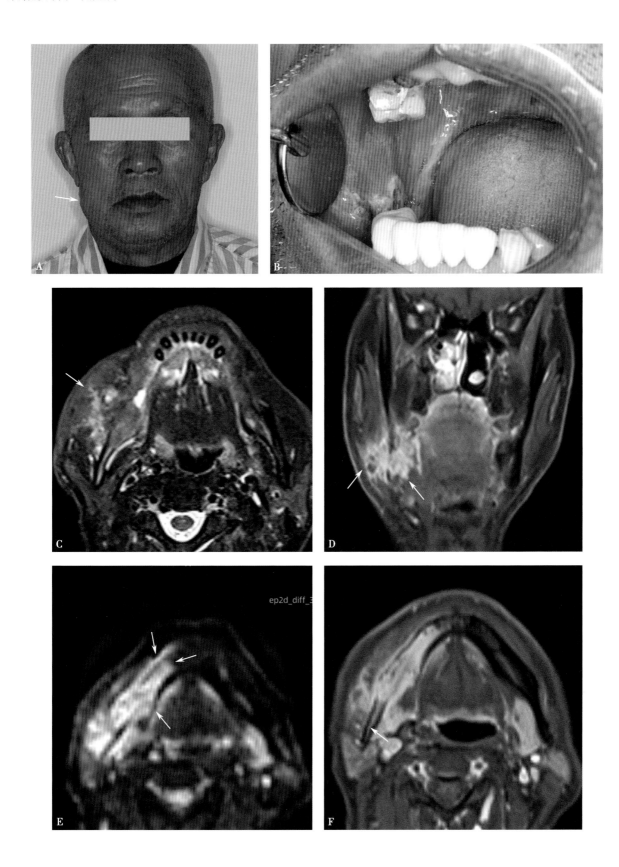

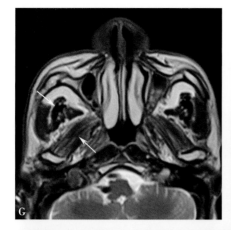

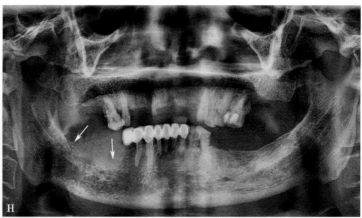

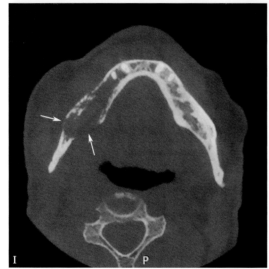

图 8-2-34 右颊黏膜癌原发灶侵犯范围

A. 右侧颊部皮肤稍隆起（箭头示） B. 口内颊部黏膜菜花状肿物 C. 箭头示癌肿突破颊肌，达皮下组织 D. 箭头示癌肿向后侵犯咬肌、翼内肌和下颌升支前缘 E. 箭头示癌肿沿下颌骨髓向前扩散接近尖牙 F. 箭头示癌肿向后扩散达下颌升支下方骨髓，下颌体部外侧骨膜受侵犯 G. 箭头示翼外肌、颞肌未见侵犯 H. 箭头示牙槽突破坏 I. 箭头示侵犯下颌骨体内、外骨密质

3. 切除范围

（1）原发灶及周围组织（图 8-2-35）：①全部颊黏膜及颊部肌肉（颈阔肌、颊肌、笑肌、颧大肌、颧小肌、提上唇肌、口轮匝肌、降口角肌、降下唇肌等）、腮腺导管、口角、上下唇、颊部皮肤；②下颌骨切除范围：右侧乙状切迹至 33 位置，左侧下颌骨体部阶梯状切除；③切除右侧咬肌、翼内肌及部分颞肌。

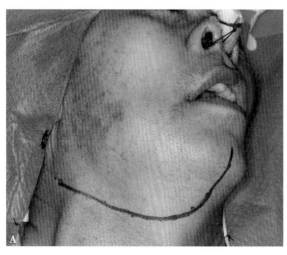

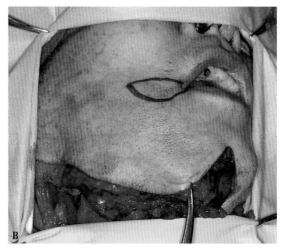

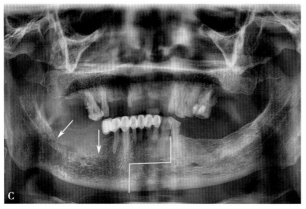
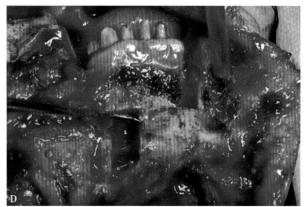
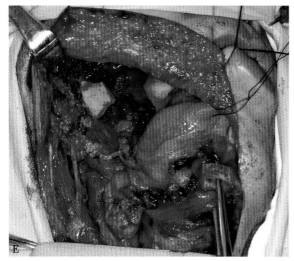
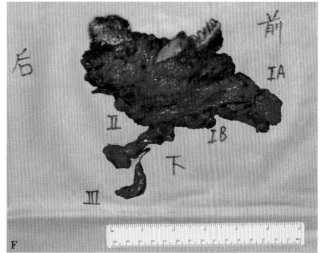

图 8-2-35 右侧颊黏膜癌联合根治术

A. 颈部切口 B. 切除部分口角及后外侧皮肤 C、D. 下颌骨切除范围,箭头示肿物侵犯下颌骨 E. 术后创面,保留右侧髁突,左侧下颌骨阶梯状切除 F. 术后标本(淋巴清扫物、原发灶、口角及颊部皮肤)

(2)淋巴清扫范围:包括Ⅰ、Ⅱ、Ⅲ区在内的功能性淋巴清扫,注意颈部淋巴需要与颌上及颊部淋巴联合清扫,也要注意探查腮腺下极淋巴结。

4. 修复方法 采用左侧血管化腓骨修复下颌骨体部及右侧升支(图 8-2-36)。腓骨携带的皮岛修复口腔内黏膜缺损,携带的肌肉充填颌下区腔隙。注意:对于中、小范围的口角及唇缺损,一般不需要用皮瓣修复,以免影响口角的美观和口唇的封闭功能(中断了口轮匝肌的连续性)。

5. 病例总结

(1)肿物浸润范围大,涉及口角、颊部皮肤。

(2)癌肿沿下颌骨骨髓腔扩散向前接近颏部,向后达升支。

(3)向外侵犯达皮下,切除颊部皮下组织,仅剩薄层皮肤,切除口角皮肤。

(4)向后内及后外分别侵犯翼内肌和咬肌,向内突破骨密质达内侧骨膜。

(5)要求实现颊部原发灶 - 口角及颊部皮肤 - 下颌骨咀嚼肌群 - 颈阔肌 - 颈部清扫物联合切除。

(6)血管化腓骨皮瓣修复下颌骨缺损,皮岛修复口内软组织缺损,口角及小范围洞穿性缺损直接缝合。

(7)最后诊断:右颊黏膜鳞状细胞癌(pT4aN0M0)。

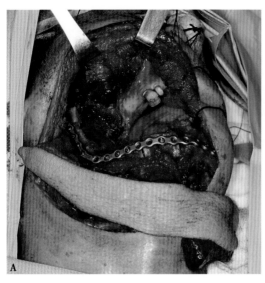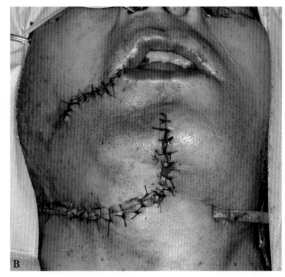

图 8-2-36　术后缺损修复

A. 左侧血管化腓骨皮瓣修复下颌骨缺损　B. 口外缝合口外创口（皮岛在口内修复软组织缺损）

（十）典型病例十

1. 病情简介　患者，女，63 岁，左侧颊部鳞状细胞癌术后 14 个月，复发再手术后 8 个月，发现左侧颊部肿物 2 个月。患者于 14 个月前因左侧颊部鳞状细胞癌在外院行"左颊部肿物切除术＋颈部淋巴清扫术＋牙拔除术"，术后病理诊断"左侧颊部低分化鳞状细胞癌，未见淋巴结转移"。8 个月前因左颊部肿瘤复发行"左颊部肿瘤扩大切除术"，术后病理诊断"符合左颊癌复发"。2 个月前发现左颊部黏膜肿物，伴红肿、疼痛，迅速发展并出现张口受限，随后出现颊部皮肤肿物，表面破溃。今为进一步治疗来我院就诊。自发病以来，患者睡眠稍差，精神状态良好，体重下降 10 斤，食欲正常，二便正常。检查：左侧颊部皮肤见一肿物，大小约 2.5cm×2.0cm，表面溃烂，见血痂覆盖，基底部浸润，触痛明显，左下唇麻木。舌体运动自如，左下唇至颌下、颈部见约 20cm 手术瘢痕。张口度约 1.5cm，左侧下颌前庭沟可见手术瘢痕。左侧颊部黏膜见一肿物，大小约 1.5cm×1.0cm，中央凹陷，触痛明显，基底部浸润，前界至 35，后界至 37，上界至腮腺导管口下缘，下界至前庭沟、附着龈及牙槽嵴顶。挤压左侧腮腺导管可见清亮液体流出。双侧颈部未扪及明显肿大的淋巴结。

2. 浸润范围　根据临床症状、检查及影像学资料可以初步判断癌肿侵犯的范围（图 8-2-37）。①上：接近腮腺导管口；②后：接近咬肌前缘；③下：前庭沟、下颌附着龈及牙槽嵴顶，未侵犯牙槽骨；④前：接近口角黏膜；⑤外：突破皮肤；⑥淋巴结：双侧颈部未见淋巴结转移。诊断：左颊黏膜鳞状细胞癌术后复发。

3. 切除范围

（1）颊部复发病灶及周围组织（图 8-2-38A～D）：①左侧全部颊黏膜及颊部肌肉（颈阔肌、颊肌、笑肌、降口角肌、降下唇肌等）、腮腺导管、颊部皮肤；②下颌骨切除范围：切除左侧下颌部分牙槽突；③部分咬肌、翼内肌。

（2）淋巴清扫范围：由于外院两次颈部淋巴清扫均不完整，本次手术需要补充清扫，完成规范的功能性颈部淋巴清扫术，范围包括Ⅰ、Ⅱ、Ⅲ区，同时需要探查Ⅳ、Ⅴ区淋巴结（图 8-2-38E）。

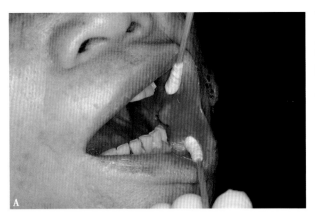
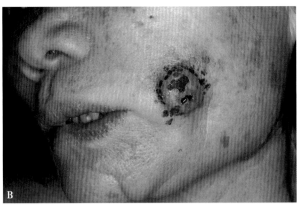

图 8-2-37　左侧颊黏膜癌复发病灶

A. 口腔内左颊黏膜复发病灶　B. 颊部皮肤病灶

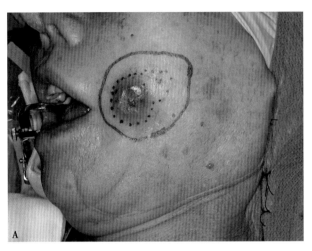
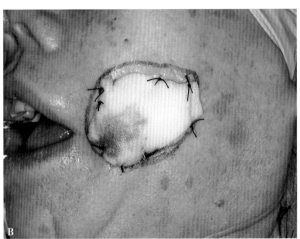

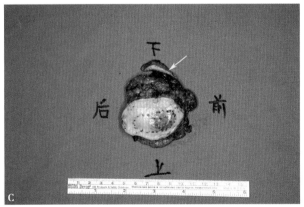
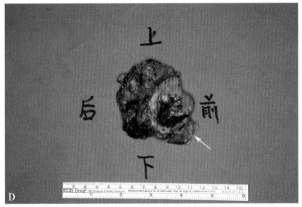

图 8-2-38　左侧颊黏膜癌复发病灶扩大切除及颈部再手术

A. 肿瘤边界（虚线）及手术切口（实线）　B. 油纱布覆盖肿瘤破溃创面　C. 颊部肿物手术标本皮肤外面观（箭头示联合切除的牙槽骨）　D. 颊部肿物手术标本黏膜内面观（箭头示联合切除的牙槽骨）　E. 颈部清扫术后创面，保留颈内静脉（绿色箭头示）和副神经（黄色箭头示）

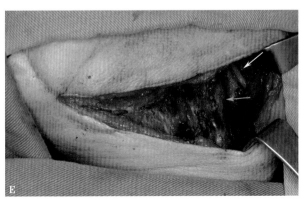

4. 修复方法 采用左侧股前外侧皮瓣修复左侧颊部洞穿性缺损。注意口角及口轮匝肌的对位缝合，以确保口唇的功能（图 8-2-39）。

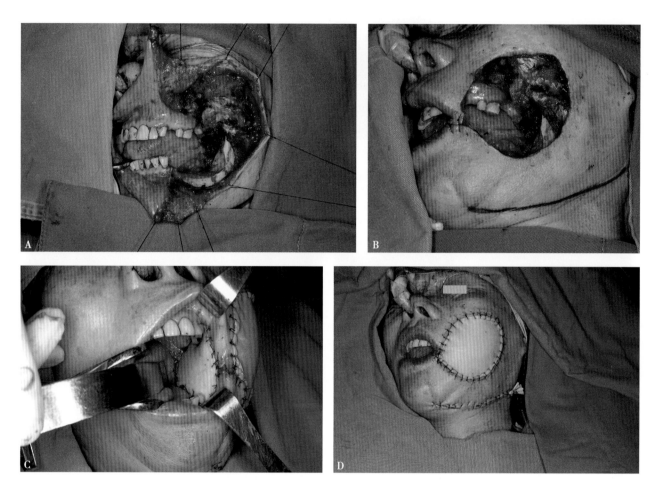

图 8-2-39 术后缺损行股前外侧皮瓣修复

A. 术后缺损创面 B. 准确对位缝合口角区黏膜、口轮匝肌和皮肤 C. 颊部内侧皮岛 D. 颊部外侧皮岛

5. 病例总结

（1）肿物浸润范围大，涉及颊部黏膜、肌肉、皮肤，向下侵犯前庭沟、附着龈。

（2）需要同时切除腮腺导管、部分下颌牙槽突、部分翼内肌和咬肌，口角区皮肤的切除需要有足够的安全边界。

（3）由于是复发的颊部病灶，颈部已经做过不完整的淋巴清扫，所以不要求颊部和颈部的联合切除。

（4）股前外侧皮瓣修复颊部洞穿性缺损，制备两个皮岛，分别修复颊部黏膜和皮肤缺损。

（5）最后诊断：①左侧颊黏膜鳞状细胞癌；②左侧ⅡA淋巴结转移（1/3）。

（廖贵清）

第三节　上颌牙龈癌

上颌牙龈是指上颌牙齿周围覆盖于上颌牙槽骨的较为致密的黏膜组织，分为龈乳头和附着龈两部分。唇颊侧牙龈与颊黏膜相延续，分界相对清晰，远端延伸至最后一颗磨牙的远中，在上颌结节部与颊黏膜相延续。腭侧与腭黏膜相延续，分界相对不清晰。因此，原发于上颌磨牙远中的牙龈癌与颊黏膜癌，以及腭侧牙龈的牙龈癌和腭癌在临床上较难区分，往往需要仔细询问病史加以鉴别。正常牙龈黏膜质韧，浅粉红色，表面光滑润泽。上颌牙龈的恶性肿瘤以牙龈鳞状细胞癌最常见。

一、临床表现

牙龈癌多为鳞状细胞癌，常见于40～60岁，男性略多于女性，上颌牙龈癌的发病率大约不足下颌牙龈癌的一半，其中上颌牙龈癌在口腔鳞癌的构成比中位居第五位。牙龈癌在临床上主要以牙龈疼痛、出血、溃疡、牙松动等症状就诊，肿瘤多表现为溃疡型或外生型，其中以溃疡型最多见。该病多起始于龈乳头及龈缘区。大多数是因为义齿等长期外界不良刺激，牙龈反复炎症刺激，长期的黏膜病或全身免疫力下降导致的牙龈黏膜癌变。外生型以增生型多见，似乳头瘤样病变，表面黏膜呈颗粒状增生，要注意与乳头状瘤鉴别。溃疡型也称为浸润型，早期很难与黏膜红斑区分，进一步发展在基底可触及硬性浸润边界，一旦发生溃疡，则其溃疡呈表浅、淡红，也有同时伴有增生的表现，或糜烂如菜花样。极少数分化差、生长快的牙龈鳞状细胞癌初起似肉芽肿性增生，生长极其迅速，可伴有增生颗粒样变或溃疡，表面可有坏死伪膜生成，同时伴有较明显的异味。牙龈癌常发生继发感染，肿瘤中常伴有坏死组织，触之易出血。由于黏骨膜紧密覆盖在牙槽突上，牙龈癌通常较易早期侵犯牙槽突骨膜及骨质，因其骨质破坏引起牙松动和疼痛，并可发生牙齿脱落。病变继续发展，则可以向龈颊沟、腭侧黏膜、上颌窦、眶底、翼腭窝等侵犯，体积过大时可出现面部肿胀，侵及皮下组织甚至皮肤。

一般认为，上颌牙龈癌较下颌牙龈癌淋巴结转移率低，上颌牙龈癌的淋巴引流主要向下颌下及颈深上群淋巴结转移，故发生在上颌骨的牙龈癌，侵犯骨质后可出现下颌下及颈部淋巴结的转移。上颌前部牙龈癌发生淋巴结转移的概率要远低于上颌后部的牙龈癌，特别是上颌磨牙后区牙龈癌侵犯到龈颊沟、翼下颌韧带或软腭的淋巴转移概率大大增加，通常建议行预防性淋巴清扫。

二、诊断与评估

（一）诊断及鉴别诊断

根据病史、临床症状及体征，牙龈癌的诊断相对容易。其好发于前磨牙区及磨牙区，前牙区相对少见。组织病理活检仍然是牙龈癌诊断的金标准，牙龈癌大约2/3为Ⅰ级鳞癌，分化极低的Ⅲ级鳞癌大约仅占2%。

早期牙龈癌需要特别注意与牙周炎或牙龈炎的鉴别诊断。同时，早期牙龈癌还应注意与黏膜病相鉴别，特别是对于一些癌前病损，例如红斑、白斑等，如不能明确诊断，建议尽早行活检确定诊断。在良性肿瘤中还应与牙龈瘤以及乳头状瘤等相鉴别，前者多发生于龈乳头，后者多有蒂，两者的共同特点是很少发生黏膜溃疡。此外，还应注意与长期服用免疫抑制剂患者的牙龈增生型疾病相鉴别，此类患者的组织移植病史很明确，但也有少部分会发生癌变，因此对于此类患者要提高警惕。浸润性牙龈癌的表现有时很难和无色素恶性黑色素瘤相区分，应高度重视，因为两者的恶性程度和颈部淋巴结处理均存在差别。另外，晚期牙龈癌还应与原发性上颌窦癌鉴别，因其处理方式及预后差异较大。早期的上颌窦癌不易发现，后期可能出现鼻塞、鼻出血及患侧鼻分泌物增多等症状，如继续发展，向下可使上颌牙松动和疼痛；向上可使眼球突出，有时发生上唇麻木感；向后可导致张口困难。

（二）评估

牙龈癌在根据病理活检确诊为鳞状细胞癌后，需要对患者的病情进行全面评估。评估内容包括患者的年龄、全身状况，有无伴发疾病，特别是口腔黏膜病史及免疫抑制剂的使用情况，以及口内有无不良修复体等。单就牙龈病损本身则要评估其发生的位置、累及的牙位、病变侵犯深度、病变区牙齿状况等。特别要注意对以下几方面的评估。

1. TNM 分类分期　具体内容参见第三章（第三、四节）。需要注意的是：①牙龈癌侵犯浅表牙槽骨的不算 T4a，需要按照肿瘤大小和浸润深度的评级方法判断；②后份牙龈癌，容易侵犯咀嚼肌，如翼内肌、翼外肌等，并沿着肌肉方向侵犯翼腭窝、颅底等，此时需要判断为 T4b；③不同区域上颌牙龈癌的淋巴结引流特点。

2. 影像学评估　影像学检查一般可以发现上颌牙龈癌的进展性病变。评价牙槽骨受侵犯的范围主要是依据 X 线通过空气、软组织、骨组织的能力不同。上颌牙龈癌的 X 线片上可出现恶性肿瘤的破坏特征——病变区的溶骨性破坏，其周围有时可见骨密度增高的硬化表现。对于早期上颌牙龈癌，根据患者的临床症状和体征，通过仔细检查，基本可以确定肿瘤的侵犯范围。但是，对于中、晚期患者，由于其常伴发张口受限，特别是侵犯了上颌窦、咀嚼肌及翼腭窝等邻近结构，临床检查比较困难，需要借助影像学才能作出准确判断（图 8-3-1，图 8-3-2）。对于病变范围和深度的判定，我们推荐用头颈部增强 CT 或 MRI 扫描。同时，增强 CT 也有助于术前对颈部淋巴结转移情况的判断，以及颈部血管状况的判断，为同期修复重建时受区血管的选择奠定基础。

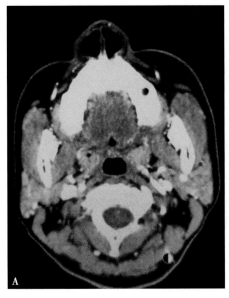
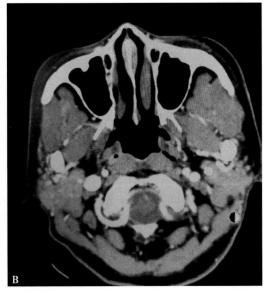

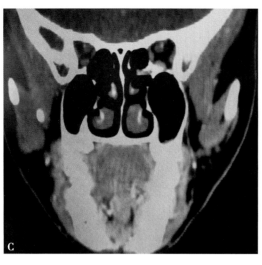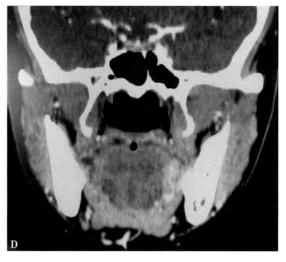

图 8-3-1 正常上颌骨及咀嚼肌的增强 CT 图像

A、B. 水平轴位 C、D. 冠状位

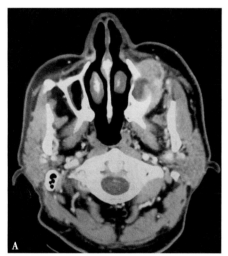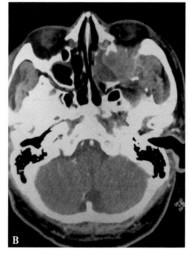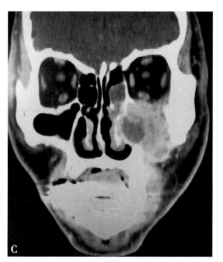

图 8-3-2 累及咀嚼肌的左侧上颌牙龈癌患者的增强 CT 图像

A、B. 水平轴位 C. 冠状位

3. 上颌功能评估 完整的上颌骨结构在口腔生理功能中发挥着重要作用。牙龈癌侵犯龈颊沟、牙槽突、上颌窦、咀嚼肌间隙等,影响牙齿的咬合、咀嚼、发音功能及颌面部外形。可以根据术前增强 CT 或 MRI 判断病变侵及的范围,特别需要关注的是,向上是否侵犯上颌窦、眶底和眶下神经等;向后上是否侵犯翼突、翼腭窝及颞下窝等,影响患者的视力、神经及颅脑血供。通过上颌骨功能及患者面部外形的评估,结合影像学检查,可以初步判断肿瘤的侵犯范围,为制订手术方案提供参考。

三、治疗

跟其他口腔癌的治疗原则相同,手术治疗仍然是牙龈癌的主要治疗手段。根据手术中肿瘤侵犯的范围,手术边界是否干净,有无淋巴结转移及手术后病理检查结果等,进一步确定术后辅助放疗或放化疗。

近年来，随着免疫治疗在头颈肿瘤治疗中的研究进展，对于晚期或复发性且无法根治的牙龈癌患者，也可以尝试通过评估患者 PD-L1 染色强度的 CPS（综合阳性评分）等，给予免疫药物、靶向药物，并结合新辅助化疗的综合治疗。

（一）肿瘤根治要点

1. 切除的范围　如果是牙龈黏膜的表层肿瘤，仅限于牙槽突未侵犯到牙根尖水平，可以进行上颌骨的低位切除。侵犯上颌窦底而未破坏上颌窦者应该行上颌骨次全切除术。已经侵入上颌窦的患者，应行上颌骨切除术。晚期已经累及邻近组织的牙龈癌应行扩大切除术，术后配合放化疗。牙龈癌软组织切除的边界范围通常应该达到前牙区病变边界两侧各扩大两个牙位，后牙区根据情况扩大 1～2 个牙位。

2. 手术入路　上颌牙龈癌原发灶的扩大切除主要分为口内入路、口外入路的上唇切开入路和下唇切开入路三类。

（1）口内入路：当病变局限于牙龈黏膜，位置相对靠前时，该方法可用于病变及上颌骨部分切除术或上颌骨次全切除术。如病变位于上颌后部侵犯上颌结节及其邻近的深部组织则应慎重选择。

（2）上唇切开入路：该方法常用于上颌骨全切术及上颌骨扩大切除术，主要包括如下四种常见切口。

1）上唇正中 - 鼻底切口（图 8-3-3），主要用于上颌前部牙龈的低位恶性肿瘤，特别是可能累及鼻底对应唇黏膜的恶性肿瘤。

2）上唇正中 - 鼻底 - 鼻旁切口，也称 Webber 切口（图 8-3-4），主要用于上颌骨前部、中位且未累及眶下孔水平的恶性肿瘤。

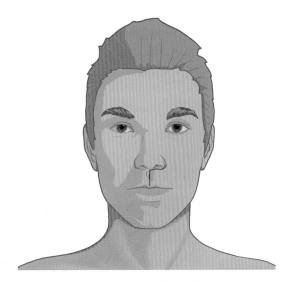
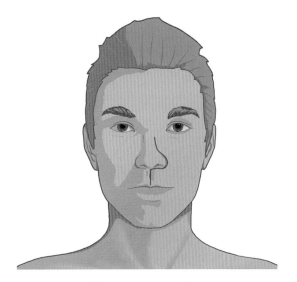

图 8-3-3　上唇正中 - 鼻底切口　　　　　　　　　　图 8-3-4　Webber 切口

3）上唇正中 - 鼻底 - 鼻旁 - 下睑切口，也称 Webber-Ferguson 切口（图 8-3-5），主要用于上颌骨大范围恶性肿瘤，到达眶下孔水平且未累及颧骨、颧弓的恶性肿瘤。

4）上唇正中 - 鼻底 - 鼻旁 - 下睑 - 侧额切口（图 8-3-6），主要用于上颌骨后部或可能累及颧骨、颧弓的较大范围的恶性肿瘤。

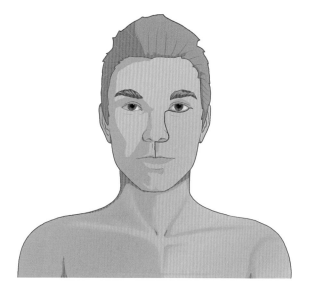

图 8-3-5　Webber-Ferguson 切口

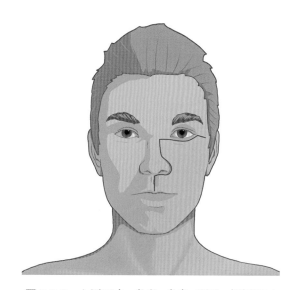

图 8-3-6　上唇正中 - 鼻底 - 鼻旁 - 下睑 - 侧额切口

（3）下唇切开入路：该入路运用相对灵活，常用于上颌骨后部恶性肿瘤切除手术及需要做颈部淋巴清扫的患者（图 8-3-7）。

3. 淋巴清扫问题　由于牙龈黏膜癌的转移特点，需要密切关注颈深上淋巴结。原位癌和 T1-2N0 的患者，或者是病变位于上颌前部牙龈的鳞状细胞癌，原则上一般不做预防性颈部淋巴清扫，但需要密切随访观察，一旦发现可疑淋巴结转移，应及时行淋巴清扫术。对于 T2N0 及以上的上颌牙龈癌患者，特别是上颌后部的病变，或病变已经累及龈颊沟及相应牙槽骨以外的其他邻近组织，一般需要选择性淋巴清扫，N1 及以上者应行颈部淋巴清扫术。

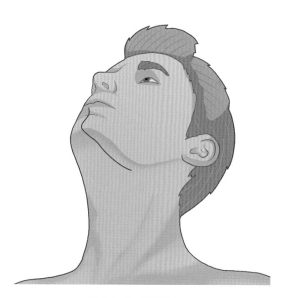

图 8-3-7　下唇切口

（二）缺损修复要点

上颌骨是支撑颜面部中 1/3 的重要支柱，内含上颌窦，与颧骨、鼻骨、犁骨、蝶骨相连接，参与口腔顶、颞下窝、翼腭窝、翼上颌裂、鼻底及外侧壁、眶底及眶下裂的形成。上颌牙龈癌侵犯颌骨后要行不同程度的上颌骨切除，从而造成上颌骨缺损。上颌骨解剖形态不规则，在患者面部的外形、美观、咀嚼、发音等功能起着重要作用，上颌骨切除术后的缺损修复对于功能恢复至关重要。目前，临床上可以根据 Brown（2010）上颌骨缺损分类的范围及患者需求采用邻位瓣、腭托、赝复体、软组织皮瓣、骨组织皮瓣等方式进行修复。

1. 小型缺损　局限且尚未侵犯牙槽突骨质的早期牙龈癌，主要指黏膜病引发的，尚未侵及颌骨深层的，一般切除牙槽突即可。肿瘤切除后可以适当游离腭侧及颊侧黏膜，制备邻位瓣，直接拉拢缝合。

2. 中等大小缺损　中等大小的牙龈癌，在扩大切除肿瘤后可以采用游离创口，制备邻位瓣关闭伤口，例如颊脂垫瓣、舌瓣以及颊肌黏膜瓣等都可应用，必要时腭托辅助关闭创口及隔绝口鼻腔。部分较大的牙龈癌,切除后可行碘仿纱包反向固定,待伤口愈合后,采用赝复体修复。此类患者如果在术前制备腭托将非常有利于患者术后的伤口保护和术后恢复,是值得提倡的。

3. 大型缺损

(1) 赝复体修复:对于计划使用赝复体修复的患者,术前应制备腭托,术中缺损区可用碘仿纱条填塞空腔,2 周左右更换一次碘仿纱条。一般情况下,术后 4～6 周可以考虑更换为临时阻塞式赝复体,3 个月后可以考虑行永久赝复体修复。

(2) 软组织皮瓣修复:如病损范围较大、病理类型为Ⅱ级及以上的鳞状细胞癌或患者全身情况差,以及年龄因素等不具备进一步恢复咬合关系条件时,上颌切除后的中到大型缺损可以考虑仅选择软组织皮瓣修复。根据缺损的大小及全身情况可以选择邻位软组织瓣,较常用的为颊部岛状瓣,主要针对上颌后部相对低位的缺损。也可以选择血管化游离组织瓣,较常用的软组织皮瓣有前臂皮瓣和股前外侧皮瓣,主要用以关闭创口,避免口鼻腔相通。

(3) 骨组织皮瓣修复:对于年轻、全身情况良好、手术边界容易控制的牙龈癌患者,其又有强烈的咬合重建需求时,应该选择必要的骨组织移植行同期上颌缺损重建。对于上颌的这种复合组织缺损目前最常用的复合组织瓣包括腓骨肌皮瓣、旋髂深动脉(DCIA)支配的髂骨肌瓣,也有少量肩胛骨复合组织瓣进行上颌骨修复的报道。应根据病灶缺损大小设计骨瓣的长度、高度和形状等,以尽可能恢复缺损区外形及上颌功能。

(三) 功能恢复及训练

如果术中未即刻行口鼻腔关闭性修复,术后口鼻腔相通的患者,发音和进食会受到严重影响,可以在术后采用腭托隔绝口鼻腔,术后 3 个月改用赝复体,必要时行皮瓣或骨瓣二期修复缺损。此类情况应该教会患者摘戴腭托,加强口腔卫生宣教,并嘱患者早日进行发音和吞咽训练。对于即刻行缺损修复的患者,也应强调口腔卫生宣教和常规吞咽及发音的训练,特别是缺损涉及软腭的要加强吞咽训练,涉及鼻腔的还要加强口鼻呼吸的训练,以利于患者尽早习惯于口内的修复组织的影响。还有部分上颌骨切除手术,可能会切除部分颊黏膜,特别是上颌后部累及翼下颌韧带或上颌后部深部间隙和软组织的患者,术后可能会有张口受限,特别是需要术后放射治疗的患者更容易产生张口受限,因此此类患者待伤口愈合后,应该遵医嘱行开口训练,避免张口受限。

四、典型病例

(一) 典型病例一

1. 病情简介 患者,女,71 岁,右上牙龈癌术后 2 年,发现右上牙龈窦道 1 年。2 年前患者因右上牙龈原位癌在外院行右上牙龈癌扩大切除术。1 年前发现右上牙龈区窦道,缓慢增大,溢脓,伴有轻度疼痛,不影响张口,否认鼻塞等。5 个月前在当地医院活检,结果提示鳞状上皮乳头状增生。之后窦道持续缓慢扩大,并伴有增生,近期在我院行病理活检,结果提示右上牙龈高分化鳞癌,符合穿掘性癌。开口度三横指,右上颌牙龈中部可见一大小约 1.5cm×1.0cm 的弹坑样病损,表面覆盖肉芽增生。右侧颌下区和颈部可扪及多枚肿大的淋巴结,最大者约 1.5cm,质地较软,活动度良好。左侧颈部未触及肿大淋巴结。

2. 浸润范围 根据患者症状和体征,通过仔细的临床检查,结合影像学资料,可以初步判定肿瘤的侵犯范围。①外侧：近前庭沟，累及右侧上颌骨后牙牙槽突；②内侧：累及硬腭，近腭中缝；③前界：距离前牙牙槽突黏膜约 2cm，骨质累及上颌骨前部牙槽突；④后界：距离右侧上颌结节约 2cm；⑤上界：突破鼻底，累及上颌窦内测；⑥淋巴结：未发现淋巴结转移征象；⑦增强 CT：右侧上颌骨、硬腭及鼻底不规则破坏，局部见边界不清、异常强化软组织浸润块影像，范围约 2.0cm×2.6cm×1.5cm，向内达腭中线，余留右侧上颌骨及腭部骨质的骨小梁结构紊乱，可见受累破坏。右侧颈部 Ⅰ、Ⅱ区淋巴结肿大，未见液化、坏死。诊断：右上颌牙龈癌术后复发。

3. 切除范围

（1）原发灶及周围组织：①外界于病变区外约 2cm 扩大切除，未累及腮腺导管及导管口黏膜；②内侧距溃疡 2.0cm、过中线约 1.5cm 扩大切除；③前界至唇侧黏膜；④后界：切除上颌骨上颌结节，保留软腭；⑤上界：切除鼻底、下鼻甲、部分上颌窦。原发灶扩大切除后，患侧鼻腔放置鼻咽通气道，上颌窦填塞碘仿纱条引流（图 8-3-8）。

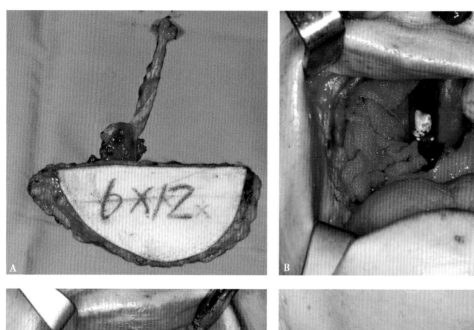

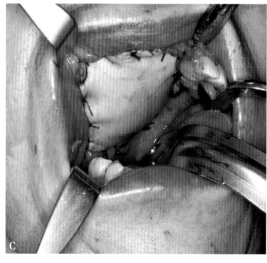

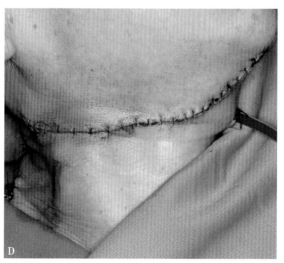

图 8-3-8 右上颌牙龈癌复发根治术后缺损修复

A. 用于缺损修复的股前外侧皮瓣　B. 原发灶切除后，创面置入碘仿纱条及鼻腔通气道　C. 关闭口内创口
D. 关闭颈部创口

（2）颈部处理：因为临床和影像学检查提示患侧淋巴结肿大，故采用选择性右侧颈部淋巴清扫术，同时术中送淋巴结冰冻，排除转移后，对侧淋巴结选择密切观察。

4. 修复方法 采用血管化股前外侧皮瓣覆盖上颌骨缺损区，分隔口鼻腔（图8-3-8）。

5. 病例总结

（1）患者为右侧上颌牙龈原位癌扩大切除术后2年，右侧上颌牙龈瘘管迁延不愈1年余，先后在外院多次活检或病理会诊，最终在我院病理活检并确诊为高分化鳞状细胞癌，符合穿掘性癌。

（2）患者为牙龈原位癌扩大切除术后复发病例，病灶隐匿，主要位于深部，表浅病灶小。

（3）患侧选择性淋巴清扫，保留胸锁乳突肌、颈内静脉、副神经，同时术中冰冻，排除淋巴结转移，确认颈部淋巴清扫范围足够。对侧颈部淋巴结选择密切观察。

（4）血管化股前外侧皮瓣，软组织量较大，可以充分填塞病灶术后缺损的死腔，封闭口鼻腔。

（5）术后病理：①右上牙龈高分化鳞状细胞癌，符合穿掘性癌；②颈清标本未见淋巴结转移；③手术切缘，未见肿瘤。

（二）典型病例二

1. 病情简介 患者，男，56岁，发现右上牙龈肿物2个月。吸烟40年，每日2包。2个月前无意中发现右上颌牙龈肿物，近1周迅速变大，重度疼痛，偶有自发出血，不影响开口，我院病理报告提示右上颌牙龈鳞状细胞癌。检查见右上颌唇腭侧牙龈肿物，约3.5cm大小，膨隆，表面菜花样，结节状，质地较硬，边界不清。波及15至21，11、12 Ⅲ度松动。双侧下颌下区、颈深上区淋巴结可及肿大的淋巴结，最大径约1.5cm，质地中等，可活动。

2. 浸润范围 根据患者症状和体征，通过仔细的临床检查，结合影像学资料，可以初步判定肿瘤的侵犯范围（图8-3-9）。增强CT提示上颌骨22—14间可见异常的强化软组织浸润块影，边界不清，范围约4.0cm×3.0cm×2.8cm，内部可见液化区。病变凸向颊腭侧，向上累及双侧鼻底及下鼻甲，对应上颌骨、鼻底及硬腭前份骨质破坏，切牙管影像消失，21、14根尖吸收。双侧下颌下区、颈深上区及右侧颈深上多枚淋巴结的肿大影像，最大径1.0～1.5cm不等，强化不均。双侧颈深上区淋巴结转移可能性较大。诊断：右上颌牙龈癌，cT2N1M0。

3. 切除范围

（1）原发灶及周围组织：肿瘤外约2cm扩大切除。①前界：至鼻底皮肤及鼻孔黏膜；②右前界：于16和17之间截断上颌骨；③左前界：于24和25之间截断左侧上颌骨；④后界：于肿瘤外2cm处切口硬腭黏膜，切除双侧部分上颌骨，保留软腭；⑤上界：切除双侧鼻底、下鼻甲、鼻中隔、右侧部分上颌窦并刮除全部上颌窦黏膜。原发灶扩大切除并彻底止血后，患侧鼻腔放置鼻咽通气道，上颌窦填塞碘仿纱条引流。

（2）颈部处理：因检查发现双侧上颈部肿大淋巴结，且增强CT提示双侧颌下区、颈深上区及右颈深上多枚淋巴结肿大影像，最大径1.0～1.5cm不等，强化不均，故行双侧颈部肩胛舌骨上淋巴清扫术。

4. 修复方法 采用血管化腓骨肌皮瓣修复上颌骨及相关软组织缺损。皮岛部分缝合于鼻腔及鼻底缺损，肌筋膜部分关闭口腔创口（图8-3-10）。

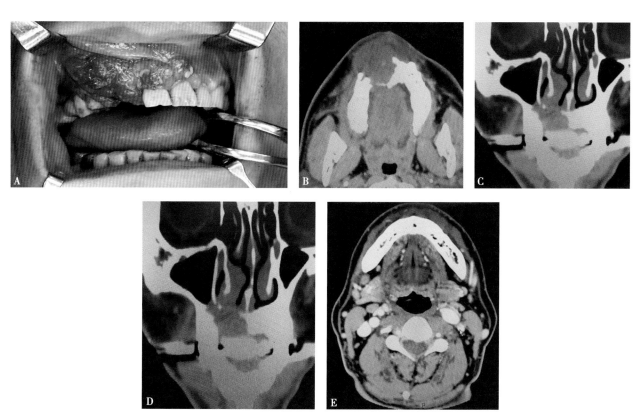

图 8-3-9　右侧上颌前部牙龈癌原发灶及其影像学表现

A. 右侧上颌牙龈癌原发灶　B～D. 右侧上颌牙龈癌病灶影像学表现　E. 颈部淋巴结征象

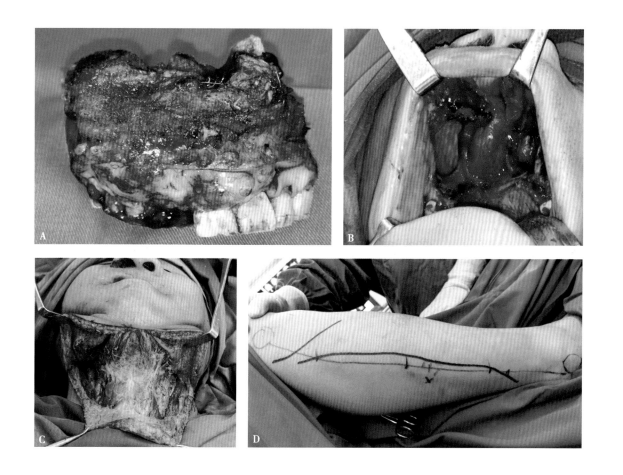

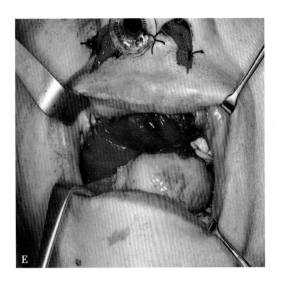

图 8-3-10 上颌牙龈癌根治术及缺损修复

A. 肿瘤标本 B. 切除肿瘤后的口内缺损情况 C. 双侧颈部淋巴清扫 D. 用于缺损修复的腓骨肌皮瓣切口设计 E. 关闭鼻底及口内创口

5. 病例总结

（1）肿瘤位置相对靠前，且低位，可不切开上唇完成原发灶的扩大切除术。

（2）肿瘤位于上颌骨前部，且过中线，若采用软组织修复易于出现面中 1/3 塌陷，故采用骨组织修复。

（3）扪及双侧肿大淋巴结，且 CT 提示转移不除外，故行双侧颈部淋巴清扫术。

（4）肿瘤累及鼻底，软组织缺损较多，故采用腓骨皮岛修复鼻底组织，采用肌筋膜关闭口内创口。

（5）术后病理：①右上牙龈鳞状细胞癌Ⅰ～Ⅱ级；②术中各边界未见肿瘤；③右侧一区可见淋巴结转移（1/3），其他区未见淋巴结转移；④左侧颈部未见淋巴结转移。

（三）典型病例三

1. 病情简介 患者，男，62 岁，右侧上颌牙龈肿物 2 个月，缓慢增大。外院病理活检提示高分化鳞状细胞癌。检查发现，患者开口度三横指，全口牙列缺失，约位于 16—21 区牙龈可见增生肿物，菜花状伴糜烂溃疡，约 4.0cm×1.5cm，质地硬，边界不清，双侧颈部未扪及明显肿大的淋巴结。

2. 浸润范围 根据患者症状和体征，通过仔细的临床检查，结合影像学资料，可以初步判定肿瘤的侵犯范围（图 8-3-11）。①肿瘤主要位于右侧牙槽突上颌牙龈，外侧未越过龈颊沟；②内侧近硬腭黏膜；③右：约至 16 对应位置；④左：约至 21 对应位置；⑤上界：牙槽突部分吸收，未累及上颌窦；⑥淋巴结：未发现淋巴结转移征象。诊断：右上颌牙龈鳞状细胞癌，cT2N0M0。

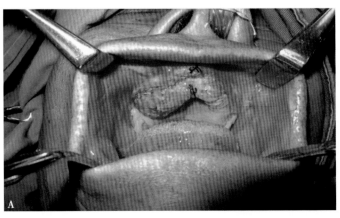

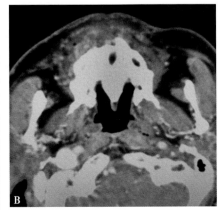

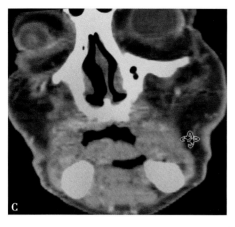 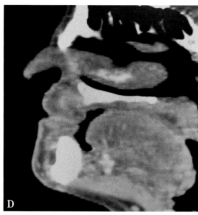 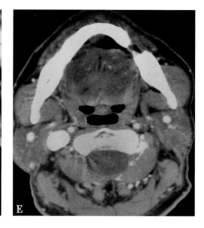

图 8-3-11　右侧上颌牙龈鳞状细胞癌原发灶及其影像学表现

A. 右侧上颌牙龈癌原发灶　B～D. 右侧上颌牙龈癌病灶影像学表现　E. 颈部淋巴结征象

3. 切除范围

（1）原发灶及周围组织：在右侧上颌牙龈肿瘤外约 2cm 处扩大切除。①外侧：切除部分唇颊黏膜及部分肌肉；②右后侧：切至右侧上颌骨上颌结节区；③左侧：切至 13 对应的牙槽突及上颌骨区；④内侧：切除部分硬腭黏膜及对应的上颌骨；⑤上界：在梨状孔水平行双侧上颌骨低位切除。

（2）颈部处理：因为肿瘤主要位于上颌骨前部牙槽突，临床和影像学检查未见淋巴结转移，选择密切观察。

4. 修复方法　右侧上颌骨复合缺损：左侧血管化前臂皮瓣修复上颌牙龈及颌骨切除创面，血管蒂通过右颊隧道吻合于右下颌动静脉（图 8-3-12）。

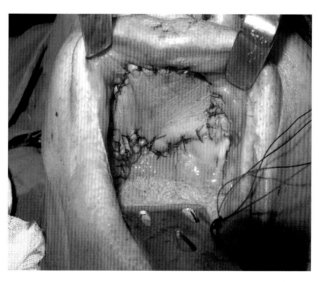

图 8-3-12　前臂皮瓣修复右侧上颌牙龈癌缺损

5. 病例总结

（1）患者全口牙列缺失，无确切咬合关系，且上颌骨低位切除，故采用软组织皮瓣关闭创面。

（2）因上颌骨组织和软组织缺损相对较少，为避免口腔软组织臃肿，故采用前臂皮瓣修复。

（3）肿瘤位于上颌骨前部，且临床和影像学检查未见确切的淋巴结转移，故颈部淋巴结选择密切观察。

（4）术后病理：（右侧上颌牙龈）鳞状细胞癌Ⅰ级。各边界未见肿瘤。

（四）典型病例四

1. 病情简介　患者，女，66岁，右侧上颌牙龈白斑5年，缓慢增大5个月。我院黏膜科病理活检结果提示符合疣状白斑，局部上皮瘤样增生。口内检查：12—21颊侧牙龈可见白色黏膜病变，15—13颊侧黏膜肿物，约2cm×1.5cm大小，质地偏硬，活动度差，边界不清。

2. 浸润范围　根据患者症状和体征，通过仔细的临床检查，结合影像学资料，可以初步判定肿瘤的侵犯范围（图8-3-13）。①12—21颊侧牙龈白色病变，主要为黏膜病，未见确切颌骨累及；②13—15对应的牙龈肿物主要位于颊侧，轻度累及相应牙槽突；③淋巴结：临床检查及影像学检查未触及肿大的淋巴结。诊断：右侧上颌牙龈疣状白斑。

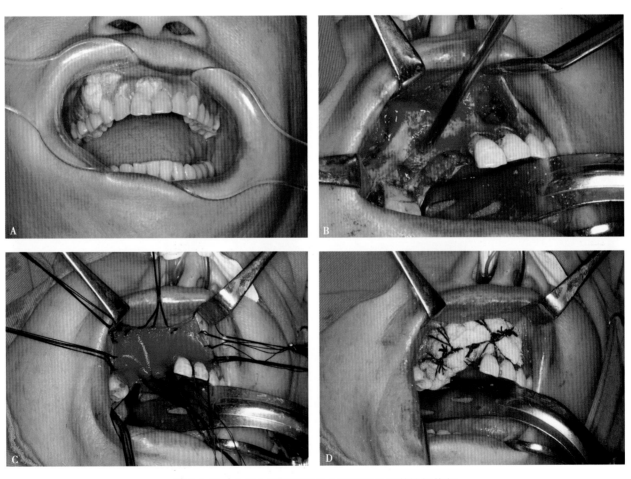

图8-3-13　右侧上颌牙龈疣状白斑原发灶及其缺损修复

A. 右侧上颌牙龈肿物原发灶　B. 右侧上颌牙龈肿物切除　C. 创面植入人工皮　D. 碘仿纱包覆盖创面

3. 切除范围

（1）原发灶及周围组织：①在12—21白色病变区的边缘切除黏膜病；②在15—13对应的肿物外0.5cm处扩大切除上颌牙龈肿物及部分上颌骨。

（2）颈部处理：因术前病理未见恶性肿瘤细胞，且颈部未扪及可疑淋巴结，故选择观察。

4. 修复方法 游离周围软组织，人工皮覆盖创面底部，采用碘仿纱包反向包扎，关闭口内创面（图8-3-13）。

5. 病例总结

（1）牙龈肿物的术前病理检查结果为疣状白斑，故术中切除相对较为保守，仅在肿物外0.5cm处扩大切除病变。

（2）因术前病理检查未见癌细胞，且临床检查未扪及可疑淋巴结转移，故术中未行淋巴清扫术。

（3）术后病理：中重度异常增生，局部可见早期疣状癌变，边界未见肿瘤。因术后病理检查结果提示疣状癌变，故术后需要密切随访。

（4）患者为黏膜病并存的牙龈疣状癌变，术后存在高复发风险。

（5）术后10个月复查时，患者16颊侧牙龈再次出现可疑病变，活检病理检查结果提示鳞状细胞癌。立刻给予二次手术，全麻下行"右侧上颌骨扩大切除术"，及时将早期癌变进一步扩大根治切除。术后密切随访3年，未见复发。目前，术后6年余，患者情况良好，未见复发。

（五）典型病例五

1. 病情简介 患者，男，67岁，左侧上颌后义齿区不适4个月。4个月前左侧上颌后牙区不适，检查时发现溃疡伴肿物增生，自行口服"消炎药"无好转且缓慢增大。病理科活检示左侧上颌牙龈鳞状细胞癌。开口度约3cm，左侧上颌后牙区牙龈溃疡伴肿物增生，约3cm×2cm大小，边界不清。下颌下区及颈深上淋巴结可扪及淋巴结，淋巴结约1cm大小，活动度良好，质地中等。

2. 浸润范围 根据患者症状和体征，通过仔细的临床检查，结合影像学资料，可以初步判定肿瘤的侵犯范围（图8-3-14）。①外侧：越过龈颊沟，累及颊侧黏膜；②内侧：累及腭侧黏膜，未及中线，距中线约2cm；③前界：累及25对应牙龈；④后界：累及上颌结节；⑤上界：左侧上颌窦底不连续，上颌窦黏膜增厚；⑥淋巴结：左颈部Ⅰ区、Ⅱ区淋巴结可扪及，质地较软，活动度良好，未发现确切转移淋巴结。诊断：左侧上颌牙龈鳞状细胞癌，cT4N0M0。

3. 切除范围

（1）原发灶及周围组织：为充分暴露术区，采用下唇切口入路，于肿瘤外2cm处设计原发灶切除范围。①前界：拔除22，以22拔牙窝为上颌骨切除前界；②内界：于上颌骨中线切开黏膜至骨面；③后界：上颌结节后约2cm，包括翼突、翼板；④外界：部分颊黏膜及颊肌；⑤上界：上颌窦上部，包含部分颧骨、翼腭窝及颞下窝内软组织。

（2）颈部处理：左侧Ⅰ、Ⅱ、Ⅲ区功能性淋巴清扫。术前设计好颏下岛状皮瓣后，沿切口线先行左侧下颌下及颈深上淋巴结探查，术中冰冻病检结果提示淋巴结反应性增生。确定可疑淋巴结为增生淋巴结后，制备颏下岛状皮瓣，再行颈部淋巴清扫。

4. 修复方法 由于肿瘤位置靠后，且累及翼腭窝，无颈部淋巴结转移，结合患者意愿，术中采用颏下岛状皮瓣转至口内，直接关闭口内创面。

5. 病例总结

（1）患者有冠心病等病史，经济不富裕，本人及家属希望相对保守治疗。

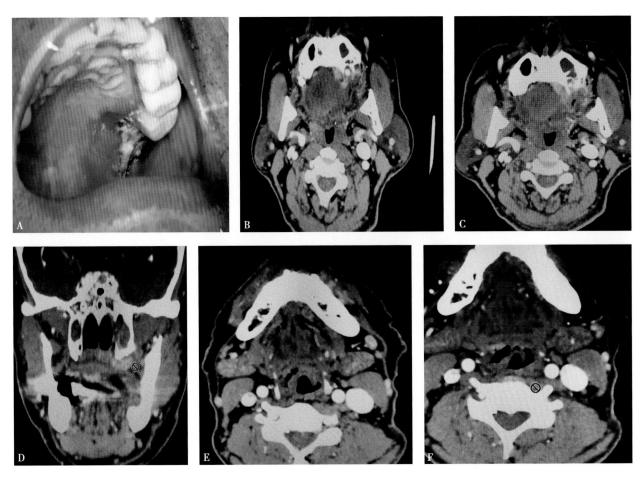

图 8-3-14   左侧上颌牙龈癌原发灶及其影像学表现

A. 左侧上颌牙龈癌原发灶   B~D. 左侧上颌牙龈癌病灶影像学表现   E、F. 颈部淋巴结征象

（2）患者为上颌牙龈癌，CT 显示淋巴结未见转移，为颏下岛状皮瓣提供了可行性。

（3）鉴于患者肿瘤为晚期，尽管颈部未发现确切的淋巴结转移，仍给予颈部淋巴预防性清扫。

（4）术后病理检查结果：①左侧上颌牙龈鳞状细胞癌Ⅱ～Ⅲ级；②术中选择性边界未见肿瘤；③颈部淋巴结未见转移。

（蔡志刚　谢　尚）

第四节　下颌牙龈癌

一、临床表现

牙龈癌是来自牙龈区被覆上皮的恶性肿瘤，病理类型多为鳞状细胞癌，按照 UICC 分期指南的描述，牙龈癌病灶的波及范围包括上下颌的牙槽牙龈，而磨牙后三角区及龈颊沟的癌性病变应归属于颊癌的范畴。牙龈癌患者多为 40～60 岁，男性患者略多于女性，肿物一般好发于前磨牙及磨牙区，下颌牙龈癌较上颌多见。牙龈癌的发生多起源于龈乳头及牙龈缘，病灶外观常表现为溃疡型或外生型。病灶常有自发痛，表面可有出血及感染等症状，病灶侵犯牙槽骨时可以导致牙齿松动。

下颌牙龈癌可向下侵入下颌管进而侵犯下牙槽神经。肿物位于下颌远中牙龈时可以向后侵犯磨牙后三角区及其远端的咀嚼肌等。肿物向外扩散可越过龈颊沟波及颊黏膜。肿物向内扩散可波及口底。位于下颌骨前份或中间的病灶可以波及双侧口腔组织。下颌牙龈癌常发生颈部淋巴结转移，癌细胞多转移至患侧下颌下及颏下淋巴结，继而转移到颈深淋巴结，少部分会发生血行转移，如肺、肾、肝脏。有日本学者报道下颌牙龈癌也可转移至小肠等罕见部位。

二、牙龈癌侵袭下颌骨的方式及转移途径

牙龈癌是口腔癌中侵犯下颌骨频率最高的肿瘤，下颌牙龈癌早期即可侵犯骨组织。关于肿瘤侵入下颌骨的主要途径，Carter（1980）认为无论是原发肿瘤还是继发肿瘤都是直接侵犯。但在某些部位，特别是与下牙槽神经有关的部位，神经周围间隙的侵犯是一条重要途径。随着对牙龈癌生物学行为及侵袭转移方式的深入了解，大家普遍认同牙龈癌主要通过直接侵袭下颌牙槽嵴、下颌骨骨膜及舌侧骨密质从而侵犯下颌骨。

牙齿完整的患者，肿瘤细胞可以通过牙周间隙侵犯下颌骨。无牙颌患者，牙龈癌可以通过牙槽骨向下浸润进入下颌骨。癌细胞向下颌骨深处侵犯时，可以进入下颌管从而侵犯下牙槽神经。部分研究认为，牙龈癌可能通过下颌骨舌侧骨膜内的淋巴管向颈部扩散转移。

三、诊断与评估

（一）诊断

根据病史、症状及体征，下颌牙龈癌的诊断一般比较明确，通过全景片及 CT 等影像学技术，可以明确病灶是否侵犯下颌骨。需要注意的是，早期下颌牙龈癌应与牙周炎相鉴别，早期牙龈癌和牙周炎的症状相似，表现为牙体松动、疼痛，但牙龈癌表现为牙龈黏膜溃疡、糜烂，并长期不愈，而牙周炎主要是牙周袋溢脓、牙槽骨吸收、牙龈肿胀，其黏膜表面一般无溃烂表现，临床上常有早期牙龈癌病例被误诊为牙周炎而拔牙，致使拔牙创不愈、肿瘤增长加速。牙龈癌的临床表现与急性坏死性溃疡性龈炎也有相似之处，后者临床表现多为"火山口"样溃疡且有明显疼痛感，但病变一般多位于龈乳头，不波及附着龈，且起病急，病程较短，以下颌前牙多见，有腐败性口臭且有自发性出血。晚期下颌牙龈癌还应与下颌骨中央性癌相鉴别，中央性颌骨癌好发于下颌骨，特别是下颌磨牙区，患者早期无自觉症状，以后可以出现牙痛、局部疼痛，并相继出现下唇麻木。X 线检查早期表现为病损局限于根尖区骨松质内，呈不规则虫蚀状破坏，之后才破坏并浸润骨密质。下颌牙龈癌临床表现多起于牙龈，牙龈初始出现溃疡等症状，而后出现牙痛、牙松动等牙槽部症状，肿瘤侵犯至颏孔或下颌管时出现下唇麻木，X 线片表现为下颌骨呈虫蚀状破坏。虽然通过病史、临床表现及影像学检查基本可以诊断下颌牙龈癌，但是组织病理学活检是诊断的金标准。

（二）肿瘤评估

虽然影像学和组织病理学的研究有助于了解下颌牙龈癌侵袭下颌骨的模式和程度，但在术前准确的

评估肿瘤侵袭下颌骨的程度仍然具有一定的挑战性。

1. TNM 分类分期 具体内容参见第三章(第三、四节)

2. 影像学评估 下颌骨吸收破坏的表现及模式可以通过全景片及 CT 评估,X 线检查主要表现为病变区溶骨性破坏,周围有时可见骨密度增高的强化表现。下颌骨吸收破坏的模式一般分为三种:①压迫型,特点是边缘相对光滑,周围有骨硬化区;②浸润型,特点是边缘不清楚;③侵袭型,特征是边缘比浸润型更不规则,骨的广泛破坏和小骨碎片散落在被破坏的骨中。

下颌牙龈癌根据影像学表现也可分为:①压迫吸收型,骨质破坏,边界较清楚,边缘较整齐;②浸润破坏型,骨质呈溶骨性破坏,边缘呈虫蚀状,边界不清,破坏区可见残存骨小梁。

下颌牙龈癌的临床表现、病理分化程度与影像学表现多有关联,临床为外生型者,病理多为Ⅰ级,影像学多为压迫吸收型;溃疡型者,病理多为Ⅱ级或Ⅲ级,X 线检查多呈浸润破坏型。

3. 组织病理学评估 通过下颌牙龈癌病灶组织切片评估肿瘤侵袭下颌骨的模式,肿瘤侵犯下颌骨组织学模式分为四种:①肿瘤未侵犯下颌骨;②以下颌骨牙周膜作为侵袭途径;③以骨密质表面作为侵袭途径;④以骨髓间隙作为肿瘤传播途径。

4. 颌骨功能评估 下颌骨决定了面下部的外形,是颌面部骨中唯一的能动者,分为下颌体(水平部)及下颌支(垂直部),下颌支上的髁突是下颌骨的主要生长中心之一,对下颌骨的生长发育有重要作用,髁突还参与了颞下颌关节的构成。下颌骨内部有下牙槽血管神经束及颏神经通过,下牙槽神经分布于下颌牙齿及其牙周膜、牙槽骨,颏神经分布于唇颊侧牙龈、下唇黏膜和皮肤、颏部皮肤。下颌骨牙槽突上的牙齿对咀嚼、发音、言语及保持面部的协调美观有重要作用。因此,下颌骨不仅维持了面部外形,在咀嚼、吞咽、言语、发音及气道的稳定等口腔生理功能中也发挥了至关重要的作用。

早期下颌牙龈癌病灶较局限时对颌骨功能的影响不大,只表现为局部溃疡长期不愈、疼痛及牙齿松动。中晚期牙龈癌由于病灶较大且进展快波及范围广,可以导致口腔功能严重受损,常表现为张闭口困难、构音障碍、牙齿松动、咀嚼吞咽困难、口腔自洁功能受限及下唇、舌及颊部皮肤麻木。肿物严重侵袭破坏下颌骨时,甚至可以造成下颌骨病理性骨折。通过下颌骨功能评估可以初步判断下颌牙龈癌的侵犯范围,为制订手术方案确定切除范围提供参考。

5. 预后 相比上颌牙龈癌以及其他口腔鳞癌,下颌牙龈癌预后较好。对于下颌牙龈癌,病理诊断的颈部淋巴结转移、神经侵犯以及包膜外浸润是预测患者 5 年生存率的重要指标。

四、治疗

(一)肿瘤根治要点

1. 肿瘤切除范围 组织病理学研究发现,很多患者牙龈癌病灶只有下颌骨骨膜浸润,虽然一些患者的肿瘤与下颌骨骨密质接触,但并没有明显的骨密质吸收或骨髓侵犯。但是,由于肿瘤可能位于 Haversian 系统和 Volkman's 通道附近,肿瘤细胞通过这些通道微转移到骨髓的风险仍不能排除。

下颌骨切除的方式取决于肿瘤的侵袭程度。根据影像学表现,早期牙龈癌病灶贴近下颌骨,未见下颌骨吸收时,可以选择牙槽突切除术。当病灶局限于牙槽突未侵袭至根尖水平或未达到下颌管时,可以行保留下颌骨下缘的下颌骨矩形切除术（边缘性切除术）。当影像学检查发现下颌骨吸收及骨破坏已经达到下颌管周围时，选择下颌骨截断性切除术。当肿物侵犯并波及整个下颌管时，肿瘤最有可能沿下牙槽神经扩散，应该选择下颌骨半侧切除。在术前影像学检查没有发现明确的骨吸收证据的情况下，组织病理学诊断是证实肿瘤是否侵犯下颌骨的金标准。除了选择合适的下颌骨切除方式，充分切除牙龈癌病灶周围可能侵犯的软组织，也是预防保证手术切除安全性的必要方式。

当下颌牙龈病灶同时涉及牙龈、龈颊沟及相对应的颊黏膜时，一般要求同时切除病灶波及的软组织及颌骨。颌骨的切除方式由肿瘤浸润程度决定，如病灶刚刚侵犯牙龈、前庭沟或下颌骨表层骨密质时（小于 5mm），选择边缘性切除。如检查发现病灶明显侵犯下颌骨时（大于 5mm），需要行下颌骨截断性切除。如无牙颌患者、做过放疗的患者及切除后剩余下颌下缘不足 1cm 的患者，需要行下颌骨截断性切除。

如果牙龈恶性肿瘤向内侵犯口底，需要同时切除包括舌下腺及舌神经等在内的口底组织。向外越过龈颊沟侵犯颊黏膜时，由于颊黏膜与颊肌紧密相连，如果肿瘤侵犯肌层，需要连同肌肉一并切除。肿瘤接近皮肤或与皮肤粘连，需要做连同皮肤在内的洞穿性切除。

2. 颈淋巴清扫 下颌牙龈癌 T_1 的患者如果肿瘤未突破骨膜，原则上可以不做颈部淋巴清扫。$T_{2\sim4}N_0$ 的牙龈癌患者应该进行选择性颈淋巴清扫。患侧颈部出现淋巴结转移时一般选用治疗性颈淋巴清扫。病灶波及对侧口腔组织或对侧颈部出现转移淋巴结时，需行双侧颈淋巴清扫术。颈淋巴清扫时，将下颌牙龈病灶、病灶侵袭的下颌骨以及颈部淋巴组织整体切除，是保证彻底完整切除肿瘤的最佳方式。

（二）下颌骨修复重建的基本原则

下颌牙龈癌侵犯下颌骨时需要切除部分甚至是半侧下颌骨，下颌骨缺损不仅导致出现患者难以接受的面部畸形，也会影响其重要生理功能，严重时甚至危及生命。因此，由于下颌牙龈癌手术导致的下颌骨缺损，应该进行修复重建，尽可能恢复下颌骨的功能。下颌骨重建的目标应该是在重建面部外形和面下部对称性的同时尽可能恢复功能，重建时要考虑立体结构，包括面下部宽度、良好的咬合及对称性。

1. 下颌骨重建时机及术前评估 下颌骨重建的最佳时机就是肿瘤切除后即刻重建，延期进行修复重建会导致残存骨段及周围软组织纤维化和瘢痕化，软组织挛缩会影响修复重建的效果，造成无法纠正的面部畸形，且二期手术时颈部血管寻找困难，经过放化疗的患者二期手术也严重影响修复效果。下颌骨修复重建需要对患者进行严格的术前评估，患者全身情况、咬合评价、下颌骨影像学检查及供区评价等均是必须的术前检查。

2. 下颌骨缺损的评估 下颌骨前部是否缺损以及髁突是否存在，对于修复重建非常重要。对于下颌骨前部缺损，可能的情况下一定要进行修复重建。如髁突完整，要尽最大努力重建下颌骨节段性缺损。下颌骨侧方缺损或者半侧缺损最好使用骨瓣进行修复。临床上常用的骨瓣有腓骨、髂骨及肩胛骨。

3. 软组织缺损的评估 绝大多数下颌骨缺损均伴有软组织缺损，部分晚期肿瘤还伴有舌和面部皮肤缺损。口腔内较小的软组织缺损通常可以用骨瓣的皮岛修复。如果伴有面部皮肤缺损而口内缺损较小时，可以用骨瓣的皮岛进行外部缺损修复，口内缺损可以直接拉拢缝合，对于大的口腔内和外部皮肤洞穿型缺损，可以用两个游离皮瓣进行修复重建。

当患者由于自身主、客观原因不适合进行骨缺损修复时，可以使用软组织皮瓣修复口内软组织的缺损，关闭肿瘤切除后的创面。常用的局部软组织瓣有颈阔肌皮瓣及颏下动脉岛状瓣等，它们不需要额外增加手术创口且大大减少了手术时间及难度，皮瓣的安全性及质量也有较高的保证，但是颈阔肌皮瓣制取过大容易造成供区直接拉拢缝合困难，而颏下动脉岛状瓣由于肿瘤安全性的原因在使用上也有一定局限性。除局部皮瓣外，还可以使用游离皮瓣如前臂皮瓣、股前外侧皮瓣、股深动脉穿支皮瓣等修复软组织缺损，也可达到理想的修复效果。需要注意的是，软组织皮瓣修复缺损时，下颌骨的骨断端处一定要有足量的软组织充分严密地覆盖骨组织，以避免术后由于骨暴露导致骨髓炎的发生。

4. 应用假体修复下颌骨 目前临床上也常单独使用重建钛板，或与非血管化骨一起对下颌骨外侧较小骨段的缺损进行修复。其手术能否成功的关键在于有无覆盖可靠血供的良好的软组织，如局部软组织量不足，可以使用胸大肌皮瓣进行软组织覆盖。但是，这种方法对下颌骨前部缺损并不适用，一般用于手术风险高，无法耐受血管化骨移植的病例。

五、典型病例

（一）典型病例一

1. 病情简介 患者，男，65岁，发现右侧下颌牙龈肿物1周余。4个月前发现右侧下颌后牙（47）松动，于外院拔除，3周前发现拔牙创渗血，1周前拔牙创出血加重，并发现右侧下颌牙龈肿物，肿物成溃疡状，伴疼痛，边界不清，质地中等，表面粗糙不平，无出血破溃，下唇无明显麻木感，开口形、开口度正常。

2. 浸润范围 根据患者临床检查结合影像学检查（图8-4-1），肿物波及44至右侧下颌磨牙后区颊舌侧牙龈，肿物侵犯龈颊沟，同时波及颊舌侧牙龈、龈颊沟及下颌骨多个部位，下颌下及颈部未触及明显肿大的淋巴结。右侧下颌骨牙槽骨质破坏，肿物侵犯至下颌管，右侧下颌骨表面可见软组织密度影，大小约31.2mm×32.1mm×22.0mm，病变表面粗糙。

3. 切除范围

（1）原发灶及周围组织：由于肿物同时波及多个部位且侵犯下颌骨至下颌管处，选择于44近中截断下颌骨，切除44远中下颌骨，于病灶外正常组织内扩大切除肿物，切除病灶波及的颊舌侧牙龈、颊侧龈颊沟及部分颊黏膜，术中见舌神经与病灶舌侧关系密切，切除部分舌神经（图8-4-2）。

（2）淋巴清扫范围：包括右侧Ⅰ、Ⅱ、Ⅲ区在内的功能性淋巴清扫，术中见一下颌下肿大淋巴结，术中冰冻病检结果为淋巴组织增生未见癌组织。

4. 修复方式 由于患者全身状况较差，及自身主观原因无法选择骨瓣进行下颌骨缺损修复，经与患者本人及其家属协商讨论，选择右侧颈阔肌皮瓣修复口内缺损，颈阔肌皮瓣通过折叠转移至口内，去除皮瓣折叠部分表面皮肤，术后于上颌骨及剩余下颌骨各植入2枚牵引钉，行颌间固定调整咬合关系。

5. 病例总结

（1）患者无吸烟、饮酒史，高血压5年，无明显张口受限。

（2）患者牙龈肿物已经破坏右侧下颌骨骨质，浸润深度已达右侧下颌管处，选择右侧下颌骨半侧切除。

（3）未发现明显的颈部淋巴转移，行右侧颈部Ⅰ、Ⅱ、Ⅲ区的功能性淋巴清扫。

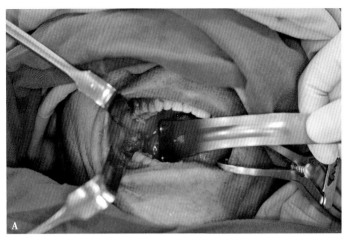
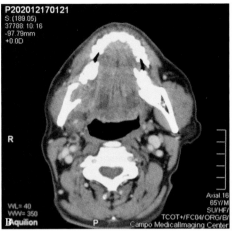

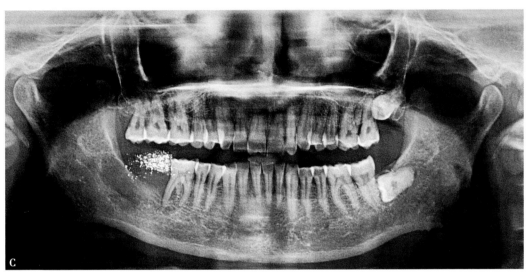

图 8-4-1　右下牙龈原发灶及影像学表现

A. 右侧下颌牙龈病灶波及 44 至右侧下颌磨牙后区颊舌侧牙龈,肿物侵犯龈颊沟　B、C. CT 及全景片显示右侧下颌牙龈癌已侵犯破坏骨质,侵犯深度达下颌管

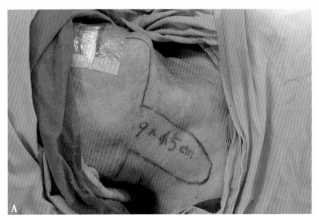
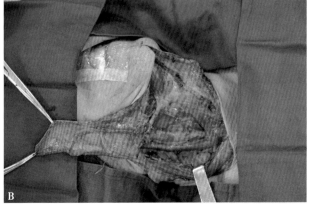

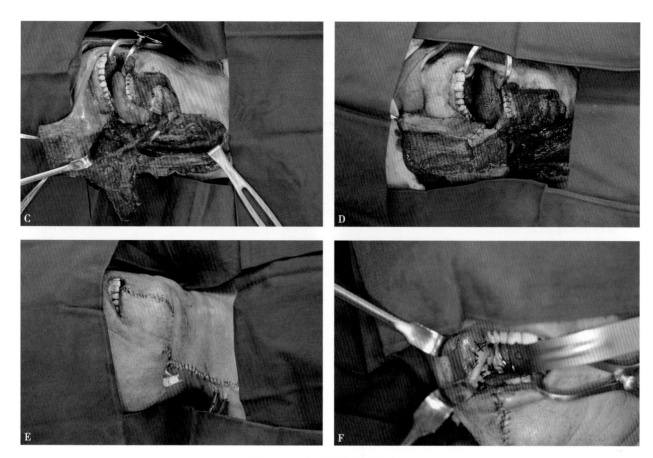

图 8-4-2　右下牙龈癌手术过程

A.皮瓣设计及手术切口　B.皮瓣血管状态　C.肿瘤切除后口内缺损　D.皮瓣就位　E、F.皮瓣修复后口内缺损，颈部创面直接拉拢缝合

（4）由于患者全身状况等主客观原因无法选择骨瓣修复下颌骨缺损，选用颈阔肌皮瓣折叠至口内修复口内缺损，去除皮瓣折叠处表面皮肤。

（5）术后病理：右侧下颌牙龈鳞状细胞癌。

（二）典型病例二

1. 病情简介　患者，男，55 岁，左侧下颌牙龈肿物 1 月余。患者于 1 个月前发现左侧下颌牙龈肿物，伴疼痛，后肿物显著增大且疼痛感加剧。病理活检示左侧下颌牙龈鳞状细胞癌。患者开口形、开口度正常，肿物呈菜花样，触痛（+），边界不清，质地中等，无出血破溃，下唇无明显麻木感。

2. 浸润范围　根据患者临床检查结合影像学检查，左侧下颌牙龈肿物范围波及 33 近中至 38 近中颊侧牙龈，并越过龈颊沟向颊黏膜侵犯约 1.5cm，CT 示下颌骨左侧下牙槽外侧牙龈周围占位性病变，左侧下颌骨表面骨质被破坏（图 8-4-3）。

3. 切除范围（图 8-4-4）

（1）原发灶及周围组织：由于病灶波及牙龈、龈颊沟及颊黏膜多个部位，且破坏下颌骨骨质，切除 32 近中至左侧下颌升支前缘下颌骨，于病灶外正常组织内扩大切除肿物，切除病灶波及的颊舌侧牙龈、颊侧龈颊沟及部分颊黏膜。

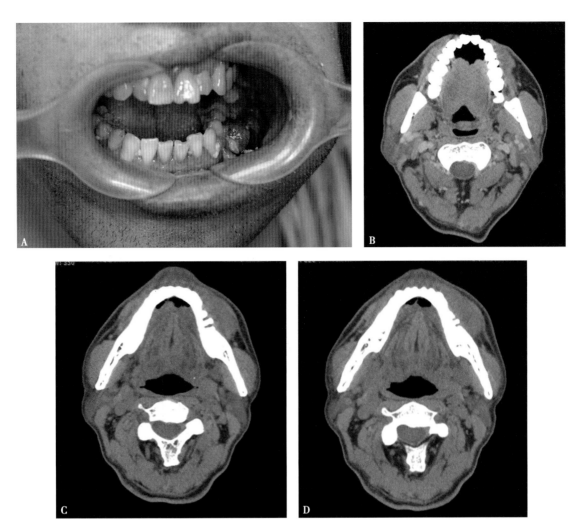

图 8-4-3　左下牙龈癌原发灶及影像学表现

A. 左侧下颌牙龈癌同时侵犯牙龈、龈颊沟、颊黏膜及下颌骨　B~D. CT 显示左侧下颌骨表面牙龈占位性病变，颌骨表面骨质被破坏

（2）淋巴清扫范围：包括左侧Ⅰ、Ⅱ、Ⅲ区的功能性淋巴清扫，下颌牙龈病灶、病灶波及的下颌骨以及颈部淋巴组织整体切除。

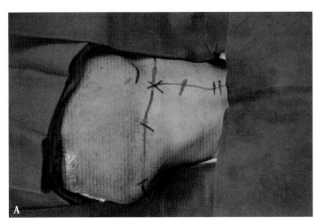

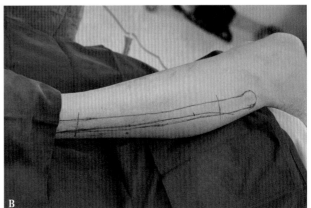

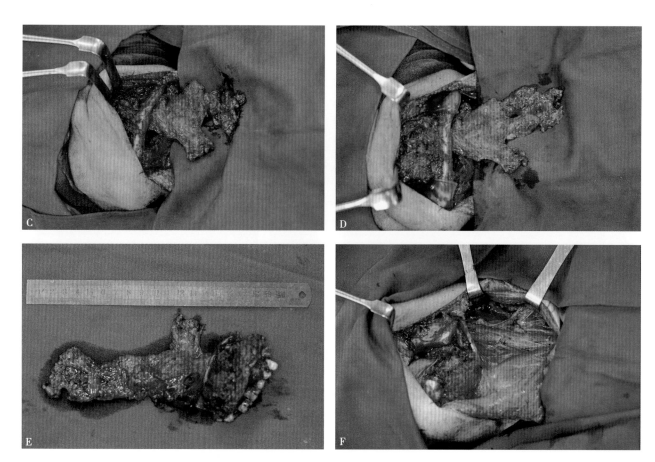

图 8-4-4 左侧下颌牙龈癌手术过程

A、B. 手术切口及皮瓣设计　C. 完成颈淋巴清扫术　D. 截骨导板就位　E、F. 下颌牙龈癌病灶、病灶侵袭的下颌骨以及颈部淋巴结组织的整体切除

4. 修复方式　术前通过数字化设计及 3D 打印技术，设计下颌骨及腓骨的截骨导板，并预先弯制长链钛板，根据腓骨截骨导板将腓骨截断塑形，并利用钛板固定，按照术前设计将腓骨远心端截骨段叠放于近心端腓骨上方，形成双层腓骨修复下颌骨缺损，上层腓骨使用四孔钛板固定，腓骨瓣携带的皮岛用于修复口内缺损（图 8-4-5）。

5. 病例总结

（1）患者有吸烟史，既往无病史，无张口受限。

（2）患者牙龈肿物波及多个部位且已经破坏左侧下颌骨表面骨质，选择左侧下颌骨截断切除。

（3）为保证手术切除肿瘤的安全性，将下颌牙龈病灶、下颌骨以及颈部淋巴结组织整体切除。

（4）未发现明显的颈部淋巴转移，行左侧颈部Ⅰ、Ⅱ、Ⅲ区的功能性淋巴清扫。

（5）术前数字化设计制作下颌骨截骨导板，术中按照截骨导板切除下颌骨。

（6）术前数字化设计预制腓骨截骨导板，术中根据截骨导板截断腓骨塑形，并双层叠放腓骨，腓骨瓣携带的皮岛用以修复口内缺损。

（7）术后病理：左侧下颌牙龈鳞状细胞癌。

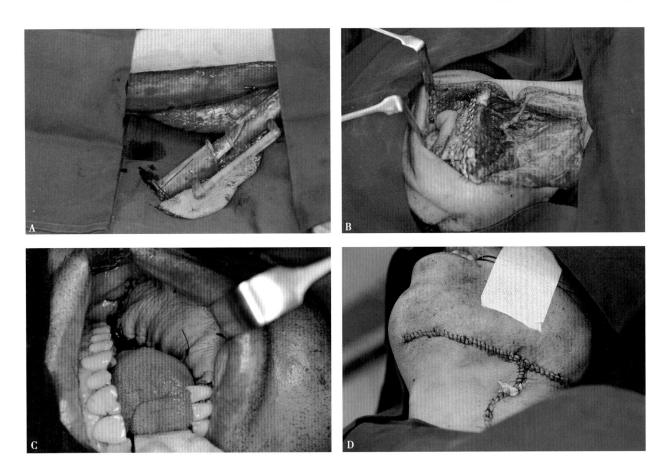

图 8-4-5 腓骨瓣修复下颌骨及相关软组织缺损

A. 腓骨制取完成，截骨导板就位 B. 腓骨瓣双层叠放口内就位，钛板固定 C、D. 腓骨瓣携带的皮岛修复口内缺损，颈部创口缝合

（三）典型病例三

1. 病情简介 患者，男，67岁，发现左侧下颌牙龈肿物4月余。患者4个月前自觉左侧下颌后牙不适，于外院拔除下颌后牙后发现左侧下颌牙龈肿物，自觉肿物明显增大，肿物对应面部明显肿胀，曾口服"头孢类"药物，肿胀未见好转，肿物触痛（+），质地中等，边界不清，表面无出血破溃，开口形、开口度正常，下唇无明显麻木感。

2. 浸润范围 根据患者临床检查结合影像学检查，患者左侧下颌牙龈可见一大小约4cm×3cm肿物，肿物范围自33近中至磨牙后区，肿物波及颊舌侧牙龈，并越过龈颊沟侵犯颊黏膜至面部皮下，表面皮肤未见破溃（图8-4-6）。CT示左侧下颌骨表面占位性病变，下颌骨骨质破坏。

3. 切除范围（图8-4-7）

（1）原发灶及周围组织：由于病灶波及牙龈、龈颊沟及面颊部多个部位，且破坏下颌骨骨质，切除33近中至左侧下颌升支前缘下颌骨，于病灶外正常组织内扩大切除肿物，切除病灶波及的颊舌侧牙龈、颊侧龈颊沟及面颊部全层。

（2）淋巴清扫范围：包括左侧Ⅰ、Ⅱ、Ⅲ区的功能性淋巴清扫。

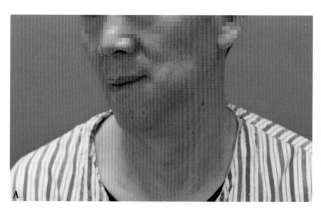
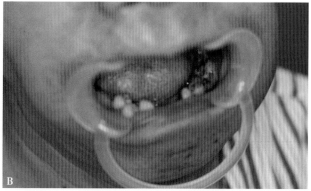

图 8-4-6 左侧下颌牙龈癌，病灶波及颊舌侧牙龈，越过龈颊沟侵犯颊黏膜并向面部浸润至面部皮下，肿物尚未突破面部皮肤
A. 口外照 B. 口内照

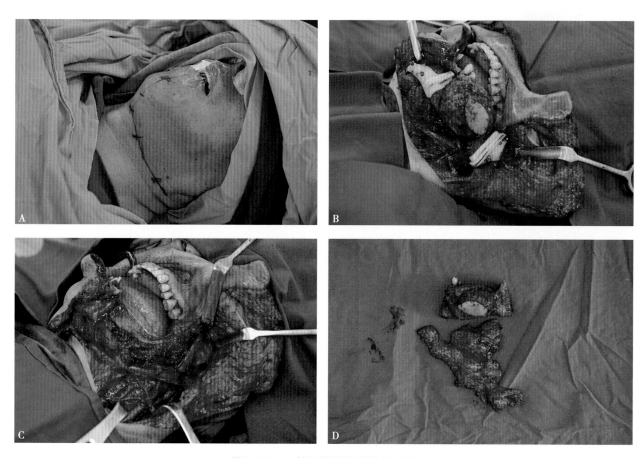

图 8-4-7 左侧下颌牙龈癌手术过程

A. 手术切口 B. 截骨导板就位切除下颌骨 C. 病灶切除后缺损范围 D. 下颌牙龈病灶，病灶波及的下颌骨及颈清扫标本

4. 修复方式 术前通过数字化设计及 3D 打印技术，制作下颌骨及腓骨截骨导板，根据数字化设计预先弯制长链钛板，按照术前设计截断腓骨塑形，利用钛板固定，修复下颌骨缺损，使用腓骨携带的拇长屈肌修复口内缺损，拇长屈肌表面覆盖人工生物膜，腓骨携带的皮岛修复口外面颊部缺损（图 8-4-8）。

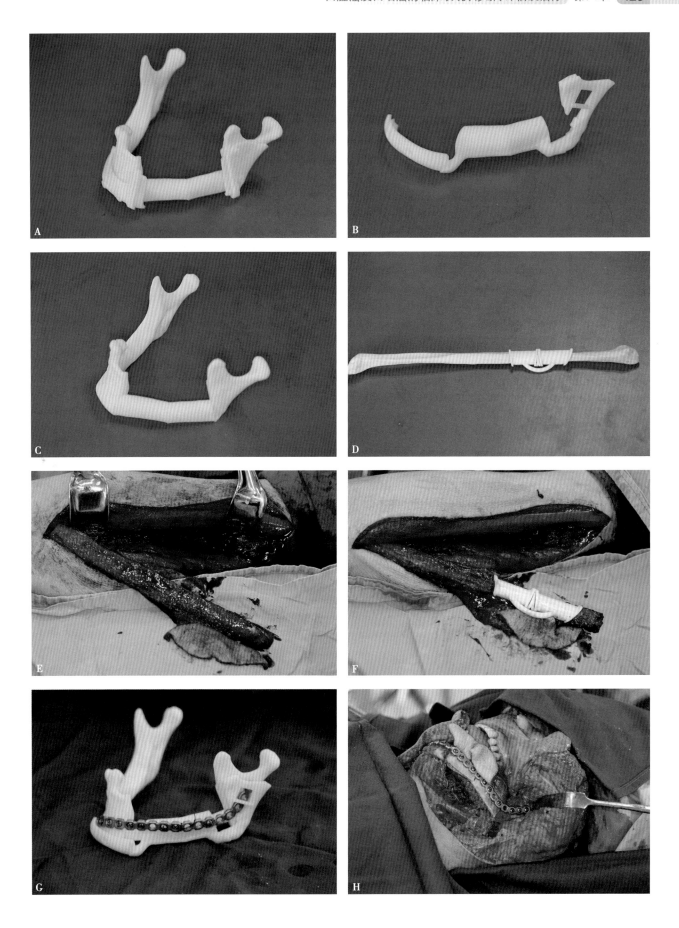

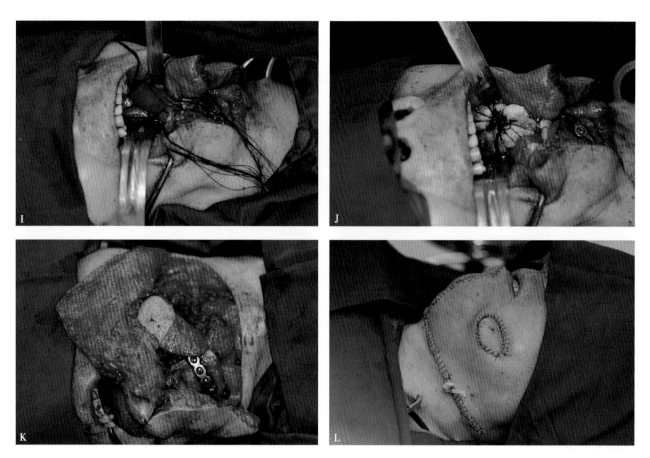

图 8-4-8　腓骨瓣修复左侧下颌骨及相关软组织缺损

A～D. 术前数字化设计及 3D 打印技术制作截骨导板　E、F. 制备腓骨瓣，截骨导板就位，腓骨截骨塑形　G、H. 腓骨塑形后钛板固定修复下颌骨缺损　I、J. 腓骨瓣携带拇长屈肌修复口内缺损，肌肉表面覆盖人工生物膜，碘仿纱包缝合加压固定　K、L. 腓骨瓣携带的皮岛修复面部缺损

5. 病例总结

（1）患者无吸烟史，既往无肿瘤史，无张口受限。

（2）患者牙龈肿物已经破坏左侧下颌骨骨质，且波及包括颊舌侧牙龈、龈颊沟及面颊部全层，选择保留下颌升支的左侧下颌骨截断切除。

（3）左侧下颌牙龈病灶已经越过龈颊沟侵袭左侧颊黏膜，并已经波及左侧面颊部全层，下颌骨截断切除的同时切除病灶波及的下颌牙龈及面颊部全层。

（4）未发现明显颈部淋巴转移，行左侧颈部 Ⅰ、Ⅱ、Ⅲ区的功能性淋巴清扫。

（5）术前数字化设计下颌骨截骨导板，术中按照截骨导板切除下颌骨。

（6）术前数字化设计预制腓骨截骨导板，根据设计用腓骨修复左侧下颌骨，用腓骨瓣携带的皮岛修复左侧面部缺损，腓骨瓣携带拇长屈肌修复口内缺损，肌肉表面覆盖人工生物膜，生物膜表面碘仿纱包缝合线加压固定。

（7）术后病理：左侧下颌牙龈鳞状细胞癌。

（四）典型病例四

1. 病情简介　患者，男，68 岁，右侧下颌牙龈肿物 2 年余。患者于 2 年前发现右侧下颌牙龈肿物，伴疼痛,自觉肿物逐渐增大,1年前发现右侧下颌皮肤出现"黄豆"大小包块,逐渐增大,无特殊不适。患者开口形、开口度正常,无下唇麻木感,于右侧下颌骨下缘处见2cm×2cm肿物,表面皮肤破溃,边界不清,触痛(+),左侧颈部可触及肿大淋巴结,大小约1cm×1cm。患者为无牙颌,可于右侧下颌牙龈处见肿物,肿物呈菜花状,大小约为8cm×5cm,边界不清,质地中等,触痛(+)。

2. 浸润范围 根据患者临床检查结合影像学检查(图8-4-9),其右侧下颌牙龈肿物范围波及约43相对应的牙龈至下颌升支前缘牙龈,肿物越过龈颊沟,侵犯面颊部全层,颈部可触及肿大淋巴结。CT示右侧下颌骨软组织肿块,病灶侵袭破坏下颌骨,颈部可见一肿大淋巴结。

3. 切除范围

(1)原发灶及周围组织:由于病灶波及牙龈、龈颊沟及面颊部全层多个部位,患者为无牙颌,且下颌骨骨质破坏,自病灶近中设计截骨线截断并且切除右侧下颌骨,于病灶外正常组织内扩大切除肿物,切除病灶波及的颊舌侧牙龈、颊侧龈颊沟及面颊部全层(图8-4-10)。

(2)淋巴清扫范围:术中未见明显的转移淋巴结,颈部肿大淋巴结送术中病理,回报淋巴组织增生。行包括右侧Ⅰ、Ⅱ、Ⅲ区的功能性淋巴清扫。

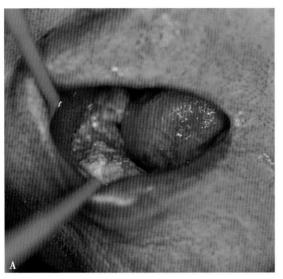
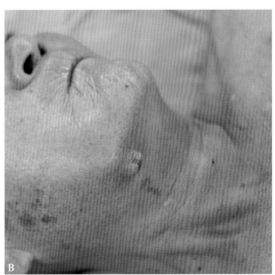
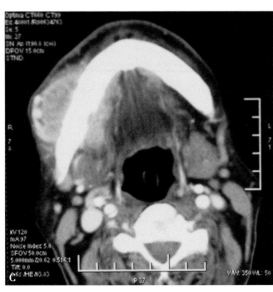
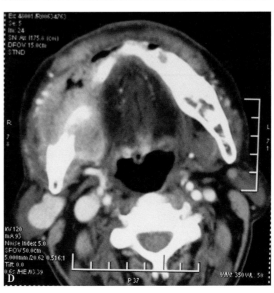

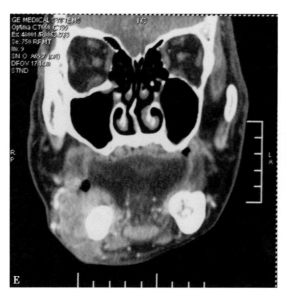
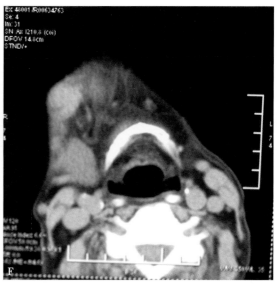

图 8-4-9 右下牙龈癌原发灶及影像学表现

A、B. 右侧下颌牙龈癌,病灶越过龈颊沟侵犯颊部并突破面部皮肤 C~F. 右侧下颌牙龈病灶波及面颊部全层,侵犯破坏右侧下颌骨,颈部可见肿大淋巴结

4. 修复方式 患者由于自身主客观原因无法选择骨瓣进行下颌骨缺损修复,选择腹壁下动脉穿支皮瓣同时修复口内外缺损,皮瓣通过折叠后分别修复口内外缺损,去除皮瓣折叠处表面皮肤(图 8-4-11)。

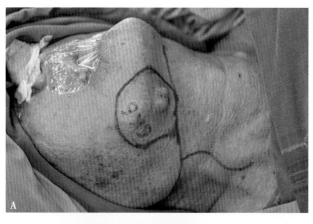
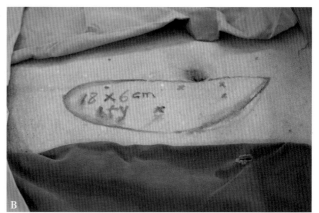
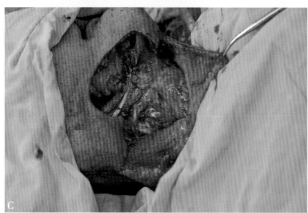
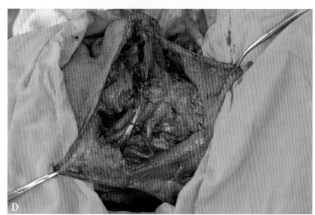

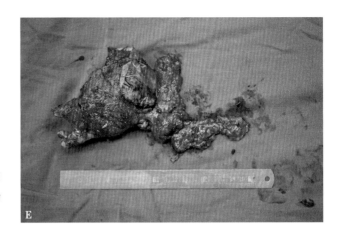

图 8-4-10　右侧下颌牙龈癌手术过程

A、B. 手术切口及皮瓣设计　C、D. 病灶切除后缺损范围
E. 右侧下颌牙龈癌病灶、病灶侵袭的下颌骨、病灶波及的
右侧面颊部以及颈部淋巴结组织整体切除

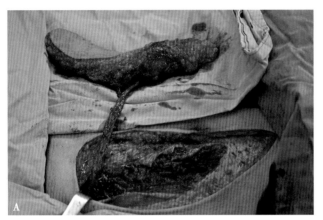

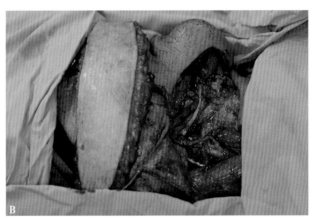

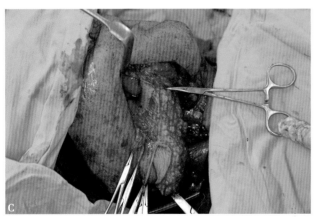

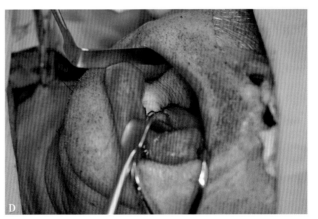

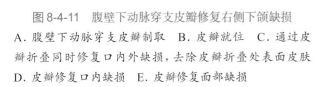

图 8-4-11　腹壁下动脉穿支皮瓣修复右侧下颌缺损

A. 腹壁下动脉穿支皮瓣制取　B. 皮瓣就位　C. 通过皮
瓣折叠同时修复口内外缺损，去除皮瓣折叠处表面皮肤
D. 皮瓣修复口内缺损　E. 皮瓣修复面部缺损

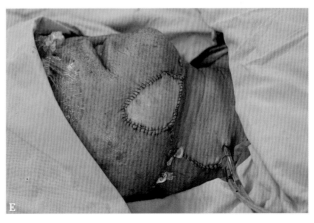

5. 病例总结

（1）患者无吸烟史，既往无肿瘤病史，无张口受限。

（2）患者牙龈肿物已经侵犯左侧下颌骨致骨质破坏，且患者为无牙颌，病灶范围较大，波及包括牙龈、龈颊沟及颊部全层多个部位，肿物于下颌升支处向上沿咬肌及翼内肌侵袭性生长，达乙状切迹水平，选择右侧下颌骨半侧切除。

（3）右侧下颌牙龈病灶已越过龈颊沟波及右侧面颊部全层，切除下颌骨及下颌牙龈病灶的同时，切除病灶波及的右侧全层颊部，病灶切除后形成洞穿型缺损。

（4）术中未发现明显的颈部淋巴转移，行颈部Ⅰ、Ⅱ、Ⅲ区的功能性淋巴清扫。

（5）患者由于自身主客观原因无法接受骨瓣修复右侧下颌骨缺损，选择腹壁下动脉穿支皮瓣通过折叠方式同时修复口内口外缺损，去除皮瓣折叠处表面皮肤。

（6）术后病理检查结果：右侧下颌牙龈鳞状细胞癌。

（五）典型病例五

1. 病情简介　患者，女，67岁，左侧下颌牙龈肿物2月余。患者9个月前于外院行左侧下颌可摘局部义齿修复，治疗后自觉左侧下颌牙龈不适，多次调整义齿后不适感无明显好转，后摘除可摘局部义齿。2个月前患者发现左侧下颌牙龈肿物，伴疼痛，且疼痛感逐渐较重，影响进食。病理活检结果示左侧下颌牙龈鳞状细胞癌。患者开口形、开口度正常，34缺失，34颊舌侧牙龈可见肿物，表面呈溃疡状，触痛（+），质地中等，边界不清，下唇无明显麻木感。

2. 浸润范围　根据患者临床检查结合影像学检查（图8-4-12），34颊侧牙龈可见溃疡状肿物，肿物向颊舌侧牙龈侵犯，并越过龈颊沟。CT示34颊侧牙龈见大小约13.3mm×12.6mm×10.2mm肿物，局部牙槽骨部分缺失，下颌下及颈旁见多个稍增大的淋巴结。

3. 切除范围

（1）原发灶及周围组织：由于病灶波及颊舌侧牙龈、龈颊沟多个部位，局部牙槽骨部分缺失，于31近中至36远中设计截骨线，切除31—36的下颌骨，于病灶外正常组织内扩大切除肿物（图8-4-13）。

（2）淋巴清扫范围：包括左侧Ⅰ、Ⅱ、Ⅲ区在内的功能性淋巴清扫。

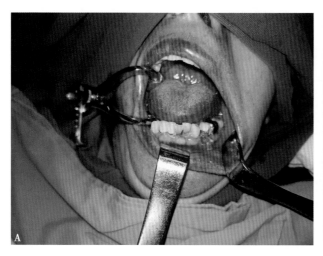
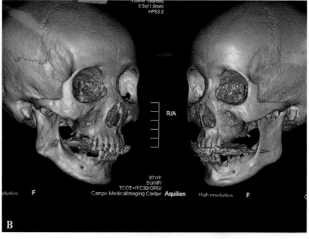

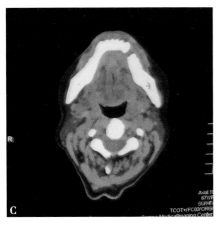
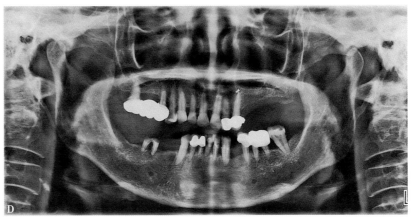

图 8-4-12　左下牙龈癌原发灶及影像学表现

A. 左侧下颌牙龈癌病灶　B～D. CT 及全景片示肿物侵犯左侧下颌牙槽骨

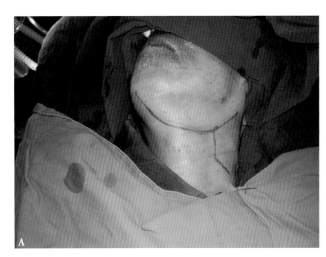
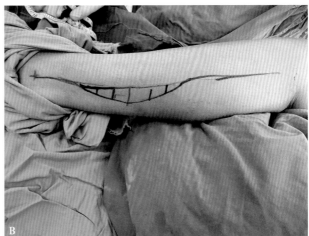
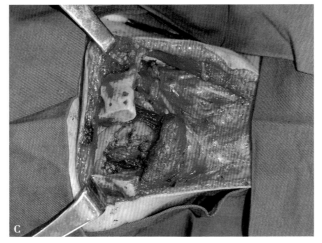

图 8-4-13　左下牙龈癌手术过程

A、B. 手术切口及皮瓣设计　C. 左侧下颌牙龈病灶切除后缺损范围

4. 修复方式　选择腓骨瓣修复下颌骨缺损，按照缺损颌骨大小截断腓骨，并折叠形成双层腓骨，上下层腓骨均使用四孔钛板与颌骨固定，用腓骨瓣携带的皮岛修复口内缺损（图 8-4-14）。

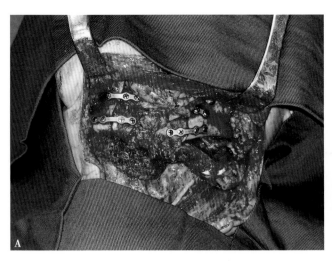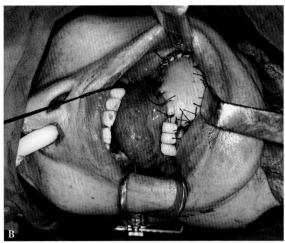

图 8-4-14 腓骨瓣修复左侧下颌及相关软组织缺损

A. 腓骨塑形后双侧叠放，通过双侧四孔钛板固定修复下颌骨缺损 B. 腓骨瓣携带的皮岛修复口内缺损

5. 病例总结

（1）患者无吸烟、饮酒史，患过敏性紫癜 2 年，无张口受限。

（2）患者左侧下颌骨局部牙槽骨部分缺失，但左侧下颌牙龈病灶已经侵犯越过龈颊沟，选择左侧下颌骨截断切除。

（3）未发现明显的颈部淋巴转移，行左侧颈部Ⅰ、Ⅱ、Ⅲ区在内的功能性淋巴清扫。

（4）根据患者术中下颌骨切除后，骨缺损范围，在腓骨上截骨塑形，并双层折叠，双层腓骨与骨断端均使用四孔钛板固定。

（5）术后病理检查结果：左侧下颌牙龈鳞状细胞癌。

（孙长伏）

第五节 口 底 癌

一、临床表现

口底癌（carcinoma of the floor of the mouth）系指发生于口底黏膜的鳞状细胞癌，而非发生于舌下腺的肿瘤。口底是指固有口腔中下颌骨与舌之间的区域，常分为前口底和侧后口底。前口底是指舌系带两侧至下颌前磨牙之前的三角形区域。侧后口底为前口底后面的两个部分。口底癌早期多为溃疡型，肿瘤细胞逐渐浸润深层组织后，常表现为唾液分泌异常、局部疼痛和舌运动受限，晚期会出现言语和吞咽功能障碍。前口底癌可以较早侵犯颏舌肌，这是口底癌侵袭的"关键结构"，认识这一点非常重要。同时，亦易侵犯下颌牙槽骨内侧黏骨膜，但下颌骨舌侧骨膜和骨密质比较致密，肿瘤早期一般较难侵入。口底癌向后内侧蔓延可侵袭舌腹黏膜、舌神经、舌骨舌肌及舌下神经，这是口底癌患者早期出现舌活动受限的原因。

二、诊断与评估

（一）诊断

根据病史、症状及体征，口底癌的诊断比较容易。需要注意的是，口底黏膜的潜在恶性病变可以发展为口底黏膜癌，如何鉴别口腔白斑病、口腔扁平苔藓等已经发生癌变，仍然是当前的重要问题，可以选择的方法很多，但都存在较大的不确定性。组织病理活检是目前的金标准，但是不适合于长期临床监控，有专家认为，反复多次的活检可促进疾病的进展。

（二）评估

根据病理活检确诊为口底癌后，需要对患者的病情进行全面评估。

1. TNM 分类分期 具体内容参见第三章（第三、四节）。但是需要指出的是：①位于口底鳞癌侵犯舌腹黏膜不算 T4a，需按肿瘤大小和 DOI 的评级方法判断；②口底癌组织向下侵袭会累及颏舌肌、颏舌骨肌和下颌舌骨肌，而腺体深面的肌性口底一般情况下是肿瘤达到较晚期时才被累及的，口底癌向后内侧蔓延可侵袭舌腹黏膜、舌下神经及舌骨舌肌，此时需判断为 T4a。

2. 影像学评估 对于早期口底黏膜癌，根据患者的症状和体征，通过仔细的临床检查，基本可以判断癌肿的侵犯范围。但是，对于中、晚期患者，由于患者常伴舌运动受限，特别是侵犯了下颌骨、咀嚼肌间隙等邻近结构，临床检查比较困难，需要借助影像学检查才能准确判断。增强 CT 和 MRI 均是非常有效的评估手段，除轴向位外，矢状位和冠状位对于判断颏舌肌、颏舌骨肌、下颌舌骨肌和下颌骨的侵犯十分有帮助。

3. 口底功能评估 口底是口腔内非常特殊的解剖单元，内侧邻近舌，外侧邻近下颌骨，后方与舌腭弓相接，双侧口底前方在舌系带处相连。舌系带两旁舌下肉阜前端有下颌下腺导管开口。舌下间隙内除了舌下腺，还有下颌下腺导管、舌神经、舌下神经穿行其中。因为这些特殊的结构，口底癌会导致相应的功能障碍。通过评估各项口底功能，可以间接判断肿瘤侵犯程度。口底黏膜非常柔软而富有弹性，肿瘤早期即可出现口底异物感等不适症状。肿瘤向内侵犯舌，出现舌的功能障碍（见本章第一节）。下颌下腺肿胀等阻塞症状可以反映导管的侵犯程度。舌麻木范围和程度反映舌神经侵犯情况。舌运动范围和受限程度除了表明肿瘤直接侵犯舌肌，也可以反映舌下神经的侵犯程度。口底癌向外侵犯下颌骨，可以出现牙齿松动和下唇麻木等症状。

三、治疗

（一）口底癌的手术要点

1. 前部口底癌与侧后部口底癌治疗差异的解剖学基础 由于口底前部和口底侧后部局部解剖导致肿瘤蔓延的不同方式，这两个区域口底癌的手术方法、缺损修复以及预后均有所不同。

口底癌以发生在口底前部最常见，约占全部口底癌的2/3，舌系带两侧的舌下肉阜周围是好发区域之一。口底癌易侵犯下颌牙槽骨内侧黏骨膜，很多学者认为，下颌骨舌侧骨膜对肿瘤浸润有阻挡作用。因此，无牙颌患者，由于牙槽嵴吸收严重，口底的深度变浅，癌组织容易浸润至牙槽嵴顶，从牙槽嵴的小孔侵入下颌骨的骨松质。牙列留存的患者,肿瘤则需突破下颌骨舌侧骨膜和骨密质的屏障才能侵入易扩散的骨松质内。口底癌侵犯下颌骨舌侧时,肿瘤与下颌骨之间不存在完整的骨膜,临床检查多表现为肿瘤固定于下颌骨,癌细胞可沿下颌骨舌侧骨膜淋巴管转移至下颌下及颈部淋巴结。由于前口底癌所侵及的下颌骨体前段的内部不存在下颌管的交通,肿瘤在下颌骨内蔓延的速度和范围基本上与口底软组织破坏的程度相类似。而口底癌侵入下颌骨髓腔骨松质时,往往会沿着下颌管和下牙槽神经蔓延。因此,口底癌手术治疗时,要根据肿瘤所处的位置及其与下颌骨的关系,考虑切除肿瘤周围组织以及下颌骨牙槽部分和舌侧骨密质。

口底癌的深部浸润主要是向下方,首先累及的结构是舌下腺和下颌下腺导管,前口底癌可导致导管堵塞,亦有可能沿下颌下腺导管扩散到下颌下腺,从而引起唾液腺分泌异常。癌组织进一步向下侵袭则会累及颏舌肌、颏舌骨肌和下颌舌骨肌,而腺体深面的口底肌肉一般情况下是肿瘤达到较晚期时才会被累及。口底癌向后内侧蔓延可侵袭舌腹黏膜。舌肌运动频繁,不断促使肿瘤进一步浸润,因此口底癌浸润舌的实际范围常比临床所见病变范围更广泛。

2. 前部口底癌的外科要点 在口底的前部,肿瘤接近中线,靠近颏舌肌的起源,这意味着外科切除应该至少包括部分颏舌肌。如果临床和影像学评估表明该肌肉的起止点范围内直接受到侵犯,则可能需要切除一侧或两侧颏舌骨肌。但在切除过程,根据我们的经验,两侧二腹肌的前腹通常可以保留。除极浅表性肿瘤外,经口切除口底前部鳞状细胞癌的主要困难是手术时难以直视前下缘深面,导致此部位切缘不足,若肿瘤与下颌骨舌面靠近时,则肿瘤完整切除的难度更高,牙列完整还增加了这种困难。经口入路时,外科医师在切除过程中,由于肌肉的收缩和牵拉,往往会使切除平面远离下颌骨舌侧。为了解决这个问题,可以进行舌侧的下颌骨边缘性切除以完成下颌骨舌侧组织的松解,然后将口底和相邻舌组织送入颈部后,肿瘤就可以在直视下完成切除。

术前矢状位影像可确定舌肌受累程度,清楚地了解所需的颏舌肌与前下颌骨和舌骨的关系(颈清扫术后可见的解剖标志),有助于防止边缘切除不足或阳性。因此,仔细检查矢状面、冠状面和轴向图像对于预测颏舌肌是否存在广泛肿瘤浸润非常重要。在口底前部,成对的颏舌肌相对呈条状,两者之间有一个明显的间隔,是由舌骨上肌群从下颌骨开始从背侧到腹侧(从后到前)下降形成的。"舌下间隙"被舌下腺占据,此外还有下颌下腺导管、舌神经、舌下神经、舌下静脉和颏下血管的穿支血供。在影像学检查显示肿瘤边缘足够时,可通过舌下腺、下颌下腺管、舌神经终末支,作为切除的边界。颏下血管经舌骨肌向该区域供血需精确结扎。这种切除方法在同侧颈淋巴清扫时,最需要预防的并发症就是术后的口内外瘘。

切除标本一般从下颌骨的舌侧分离,并深入舌腹侧,然后将切除标本区域松解,向上和向前牵引,在直视和深部边缘的控制下,可以从颏舌肌的侧面切除颏舌肌。肿瘤累及下颌骨舌侧骨膜而无骨直接侵犯时,可行下颌骨边缘切除术,但边缘性骨切除的方向是关键,可以行内低外高的"斜行截骨"。直接水平切开牙槽突有可能使器械直接接触到肿瘤的前部和深层,或导致切除不必要的大部分下颌骨颊侧。正确的方向是在矢状面上进行舌侧倾斜,电锯的舌侧起止点可以在术前通过前下颌骨的轴向、冠状和矢状重建图像上进行规划。在切除至舌侧缘时,可以从颈部触诊到下颌舌侧往复锯的正确出口点,可以包括部分下颌舌骨肌的起源、上颏棘和颏舌肌,并根据肿瘤侵袭情况追踪颏舌肌扇形分布于舌体中线的部分。对明确有颌骨直接侵犯的患者，下颌骨则需施行节段性切除。

总结前部口底癌手术操作的三个关键点：①横向和矢状面成像对于口底癌侵犯深度的判断非常重要，决定是否需要切除颏舌肌；②口内入路时，舌侧下颌骨的深部切缘控制；③下颌骨边缘性切除均应在矢状面上向舌侧倾斜。

3. 侧后区域口底癌的外科要点　对于口底侧后方肿瘤，所需切除的范围应根据增强 CT（和 / 或 MRI）的冠状面和轴面进行区域判断。侧后区域口底肿瘤与增强的唾液腺组织在 CT 和 MRI 上很难区分，如果判断位于侧口底的肿瘤深度超过 4mm，与颈清间的非连续切除需要谨慎进行，更推荐行口底 - 颌 - 颈的连续切除。

口底间隙位置可由下颌下腺和咽旁脂肪面穿过舌骨肌的游离后缘。如果肿瘤侵犯口底间隙时，通常需要切除口咽外侧部、茎突舌骨肌、舌骨、面动脉和翼内肌。如果肿瘤延伸到口底外侧底后缘和口咽前部，需要切除同侧舌骨上肌群，酌情保留对侧舌骨上肌群，舌的正中脂肪隔通常是此类手术的重要标志，以利于口底的完整切除。舌内侧切除的范围可以在冠状面上评估，一般包括下颌舌骨肌，可行下颌骨暂时离断术，以完成包括同侧舌神经、舌动脉以及部分舌下神经的口底完整切除。

与口底前部牙槽突不同，下颌骨体部的牙槽突从尖牙或第一前磨牙区向第三磨牙区逐渐内倾，位于下颌体部的内上方。因此，没有侵犯下颌舌骨肌的口底肿瘤，下颌骨斜行边缘性切除比较容易操作，将锯片定位在接近垂直的位置进行斜行截骨。在肿瘤已经侵犯下颌舌骨肌但没有侵犯下颌骨的时候，下颌骨边缘性切除术需要延伸到下颌骨的下缘。如果下颌骨明显萎缩，或肿瘤延伸到附着龈的颊侧，则可能无法通过边缘切除来保持下颌骨的完整性，此时需进行下颌骨节段切除和 / 或同期颌骨重建。

总结侧后区域口底癌的手术操作要点：①可通过 CT 轴向和冠状成像平面在下颌骨边缘切除术中判断肿瘤是否侵犯至下颌舌骨肌；②在轴位扫描上寻找咽旁脂肪的范围，判断肿瘤侵袭的后界，并制订相应计划。

（二）间室外科与 pull-through 术

舌及口底癌的标准手术方式是包括肿瘤周围 1～2cm 健康组织的广泛切除。然而，由于复杂的解剖和众多功能结构，外科医师在复杂排列的肌肉、神经、腺体结构之间确定切除层次是件困难的事情，经常难以保持与肿瘤边缘的适当距离。紧贴口底黏膜下的神经、血管、腺体、舌内外肌是肿瘤扩散的潜在通路。一旦肿瘤到达这些扩散通路，就应考虑整个半侧舌或口底可能发生广泛侵犯，并且导致区域淋巴结转移。

间室外科（compartmental surgery）指整块切除半侧舌、同侧口底，包括肿瘤、可能与肿瘤扩散相关的结构（如肌肉、淋巴管、血管和神经），以及蜂窝结缔组织和淋巴结。因为舌外肌与口底黏膜和舌体侧面关系密切，第 7 版 *AJCC Cancer Staging Manual* 强调了舌外肌与肿瘤扩散的重要性，将舌外肌受累的肿瘤归类为 T4a。局部晚期的口底癌适用间室外科方式切除肿瘤。Calabrese 等比较了传统外科手术（切缘＞1cm）与间室外科两组的疗效，结果表明间室外科组的 5 年局部控制率、局部 - 区域控制率和总体生存率均较传统外科手术组高，分别为 88.4%、83.5%、70.7% 和 16.8%、24.4%、27.3%。间室外科在颌面肿瘤根治术的应用还处在起步阶段，值得我们认真研究，不断总结，以提高疗效。

基于口腔前份的淋巴引流是经口底组织进入颈部的理论，一些外科医师倡导颈淋巴清扫与原发灶整块切除，以便切除在口底与颈部之间引流区的淋巴组织。然而，将原发病灶与颈部淋巴结连续切除的连续性颈淋巴清扫术（in-continuity neck dissection），会增加术后口底瘘的发生概率，延长愈合时间。为了避免连续性颈淋巴清扫术所带来的并发症，部分学者认为口底癌手术可实施非连续性颈淋巴清扫术（discontinuous neck dissection），然后经口内单独切除原发肿瘤，并不会影响患者生存率。然而，多数学者认为，连续性颈淋巴清扫术可降低 T2/T3 口底癌的复发率。Leemans 等回顾性分析了非连续性颈淋巴清扫术后的复发情况，发现大多数复发位于下颌下区，下颌下的复发可能是由于非连续颈淋巴清扫时未能清除舌淋巴结，而舌淋巴结（lingual lymph node）或称舌下淋巴结（sublingual lymph node）为不恒定结构，位于口底筋膜或肌间隙内。由于它们位于下颌舌骨肌之上，通常未包括在常规的非连续颈淋巴清扫标本中。几位学者已发表舌淋巴结转移的研究报告，强调舌 / 口底癌手术中切除含有舌淋巴结口底组织的重要性。Cheng 等对 91 例 T4a 舌 / 口底癌患者进行回顾性队列研究发现，pull-through 术的 5 年生存率（26%）和无病生存率（25%）与下颌 - 下唇切开的术式（分别 22% 和 24%）类似，但前者手术时间较短，术后并发症较少，美学效果也较好，是值得推荐的口底癌术式。

（三）下颌骨侵犯与下颌骨切除术

下颌骨受累是影响口腔癌预后不良的因素之一，尤其是髓质受累能降低生存率以及疾病特定生存率，是重要的独立预后因素。以往曾认为舌 / 口底癌可能通过下颌骨骨膜的淋巴管扩散，因此毗邻下颌骨的肿瘤常实施节段性下颌骨切除术，导致明显的功能障碍与形态缺损。后来，学者发现舌 / 口底癌累及下颌骨是通过直接侵袭（在口底黏膜与下颌骨舌侧黏膜的连接处）而不是淋巴管途径，证明保留下颌骨连续性的边缘性下颌骨切除术并不影响肿瘤的治疗结果。基于口腔癌侵犯下颌骨常是始于牙槽嵴以及早期病变很少发生下颌舌骨线以下的骨受累，对于肿瘤靠近附着下颌骨或仅骨膜受侵犯的病例，边缘性下颌骨切除术 2 年和 5 年局部控制率与节段性下颌骨切除术无明显差别。然而，对有骨密质破坏或髓质骨受累的病例则应行节段性下颌骨切除术。

四、典型病例

（一）典型病例一

1. 病情简介 患者，男，52 岁，口底溃疡半年化疗后 2 月余。6 个月前，发现口底前份溃疡，呈渐进性增大，右侧下颌下见肿大淋巴结，3 个月前，门诊活检为"鳞状细胞癌"（图 8-5-1）。近 2 个月来，行诱导化疗（TP 方案）+ 尼妥珠单抗化疗，肿物较前明显缩小。

2. 肿瘤范围 化疗前增强 CT 显示前口底区可见 4cm×2.5cm 大小的异常影像，与周围界限不清，肿物过中线。右侧下颌下淋巴结肿大，大小约 2cm，与周围粘连，侵犯下颌下腺，有中央液化，环形强化。左侧颈深上可见肿大淋巴结，大小约 1cm，环形强化，中央液化。

化疗后增强 CT 和 MRI 显示前口底肿物大小缩小为 2cm×1.5cm。双侧淋巴结大小无明显改变，中央坏死区增加。全景片及 CBCT 未见颌骨侵犯（图 8-5-2）。

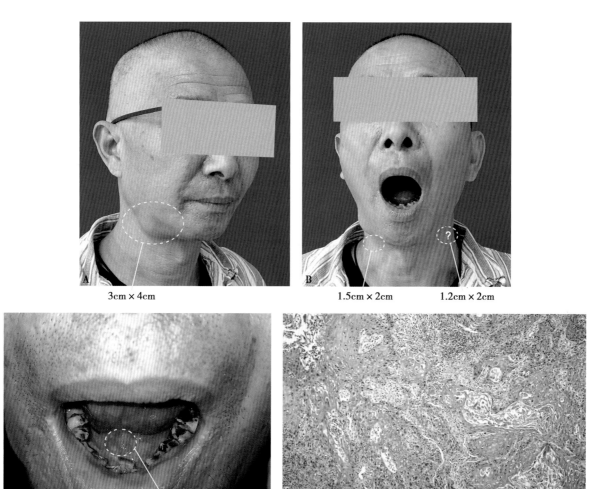

图 8-5-1 双侧口底癌

A. 化疗前口底癌侵犯口底间隙　B. 化疗前双侧淋巴结肿大　C. 化疗后肿物缩小　D. 病理活检结果示鳞状细胞癌（×100）

化疗前

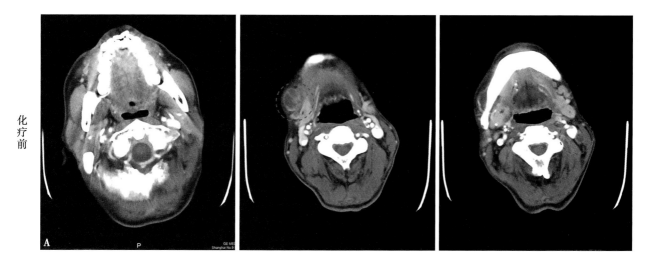

化疗后

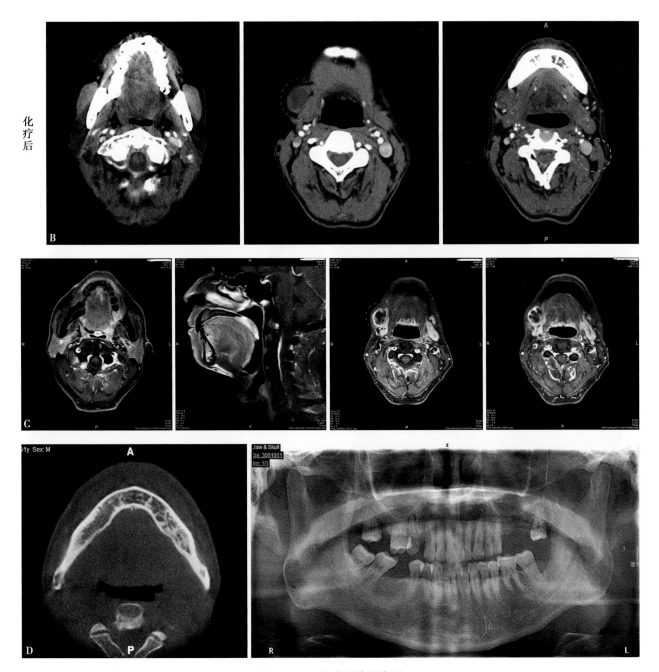

图 8-5-2 口底癌影像学资料

A. 化疗前增强 CT（口底前部 4cm×2.5cm 大小的肿物，界限不清，双侧转移淋巴结） B. 化疗后增强 CT（口底肿物缩小为 2cm×1.5cm，淋巴结无明显变化） C. 化疗后 MRI（口底肿物缩小，未侵犯颌骨） D. 全景片及 CBCT 显示颌骨无明显破坏

3. 切除范围

（1）原发灶切除范围：切除舌腹黏膜、下颌舌骨肌、颏舌肌，尽量保留颏舌骨肌和二腹肌，下颌骨行牙槽边缘性切除术（图 8-5-3）。

（2）颈清范围：右侧行改良根治性颈淋巴清扫术（保留颈内静脉），范围为Ⅰ～Ⅴ区；左侧行肩胛舌骨上清扫术，范围为Ⅰ～Ⅲ区（图 8-5-4）。

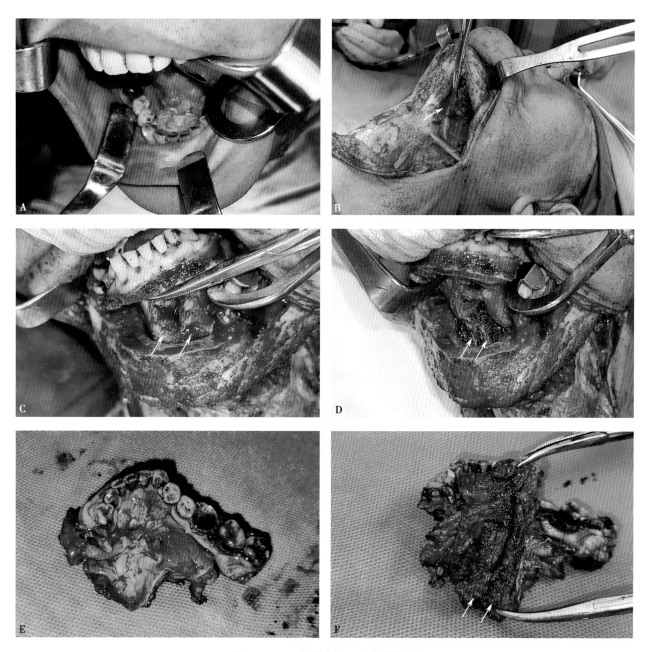

图 8-5-3　口底鳞癌的口底肌群处理

A. 显露口底鳞癌病变　B. 颈部于舌骨旁，离断下颌舌骨肌舌骨端附着（箭头示）　C. 下颌骨边缘切除后，向后牵拉颌骨及口底组织，显露颏舌骨肌附着（箭头示）　D. 于下颌骨颏棘位置切断颏舌骨肌附着（箭头示）　E. 肿瘤大体标本　F. 肿瘤大体标本，完整切除颏舌肌（箭头示）和下颌骨舌骨肌

4. 修复重建　考虑到已经发生双侧淋巴结转移，选择了远位的血管化股前外皮瓣游离修复，舌腹区域缺损进行拉拢缝合，口底区域采用削薄的股前外侧皮瓣进行修复。为防止呼吸道梗阻，术后行预防性气管切开术。

5. 病例总结

（1）T3N2M0 前份口底癌病例，化疗前过中线，侵犯口底肌群，双侧淋巴结转移。

（2）化疗后肿瘤缩小明显，行下颌骨边缘性切除，切除范围包括颏舌肌、下颌舌骨肌等。

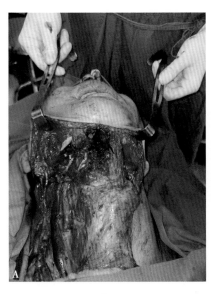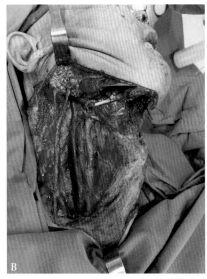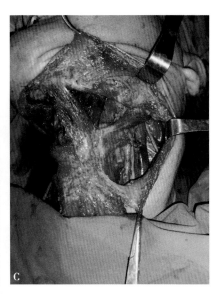

图 8-5-4　口底 - 颌 - 颈联合根治术

A. 保留二腹肌前腹　B. 右侧行Ⅰ～Ⅴ区的改良根治性颈清术　C. 左侧行Ⅰ～Ⅲ区的肩胛舌骨上淋巴清扫术

（3）颈部行右侧Ⅰ～Ⅴ区的改良根治性颈清，左侧行Ⅰ～Ⅲ区的肩胛舌骨上清扫。

（4）修复采用股前外侧皮瓣，术后行预防性气管切开。

（二）典型病例二

1. 病情简介　患者，男，63 岁，因发现"左侧口底菜花样肿物 2 个月"就诊。患者于 2 个月前发现左侧口底区肿物，无疼痛，肿物呈进行性增大，有吸烟史 40 余年。左侧口底可见 2cm×1.5cm 大小的菜花样肿物，界限清楚，与周围及口底无粘连，伸舌正常，双侧颈部浅表淋巴结无肿大（图 8-5-5）。

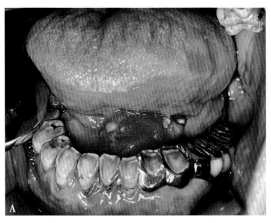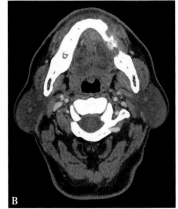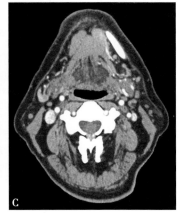

图 8-5-5　左侧口底癌

A. 外生型口底癌　B. 口底区可见 2cm×1.5cm 大小的肿物，界限不清，未侵犯口底肌群　C. 颈部无淋巴结肿大

2. 浸润范围　肿物起源于口底黏膜，呈外生型菜花样，未侵犯口底肌群。

3. 切除范围

（1）原发灶切除范围：在口底肿物外 1cm 进行切除，切除包括舌下腺等的口底间隙，保留下颌舌骨肌和颏舌骨肌（图 8-5-6）。

（2）颈部淋巴结清扫范围：肩胛舌骨上淋巴清扫术。

4. 修复方式　考虑到病变较为表浅，行血管化前臂皮瓣修复（图 8-5-7）。

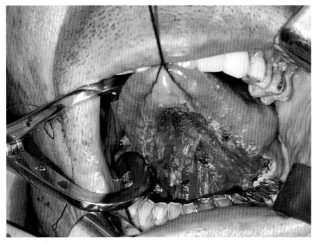
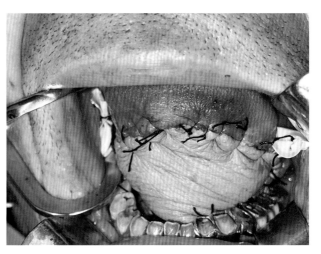

图 8-5-6　左侧口底癌局部扩大切除（口外 pull-through 术）　　　　图 8-5-7　左侧口底缺损前臂皮瓣修复

5. 病例总结

（1）病变表浅，CT 显示口底间隙未受侵犯，颏舌骨肌和下颌舌骨肌未受侵犯。

（2）切除口底黏膜及舌下腺、部分颏舌肌，保留下颌舌骨肌和颏舌骨肌。

（张陈平　杨　溪）

第六节　腭　癌

　　根据 AJCC 肿瘤分期，硬腭为上颌牙槽嵴顶与被覆于上颌骨腭突的黏膜之间的半月形区域，该区域从上颌牙槽嵴顶的内表面向后延伸至腭骨后缘。本节所述的腭癌（carcinoma of hard palate）为发生于硬腭的癌肿，而位于软腭的癌肿属于口咽癌的范畴。

一、临床表现

　　相对于舌癌、颊癌、口底癌等口腔癌，原发于腭部的腭癌较少见。文献中报道腭癌的发病年龄为 21～98 岁，多见于老年人，男女性别比接近 1:1，女性患者稍多于男性。

　　腭癌的临床表现与其他部位的口腔癌无明显的特异性，常表现为黏膜粗糙、糜烂、溃疡，患者可有局部烧灼感、疼痛。临床检查可见隆起于黏膜表面的溃疡型肿物。腭癌可沿牙槽嵴浸润至颊侧牙龈；可向上侵犯腭骨或上颌骨腭突，表现为腭部穿孔、口鼻腔瘘；亦可沿鼻腭神经或腭前神经等上颌神经分支向上、向后浸润，表现为鼻唇部皮肤、腭部黏膜麻木等神经症状。

　　腭部的淋巴主要引流至颈深上淋巴结，因此当腭癌发生颈淋巴结转移时，多表现为颈深上淋巴结肿大。

二、诊断与评估

可通过临床检查、影像学检查对病变的性质、累及范围进行初步评估，最终确诊仍需活体组织病理学检查。

临床检查时，根据病变的临床表现可对肿物的大小、边界、活动度、浸润深度，有无肿大淋巴结等进行检查，从而初步判断肿物的分期。

对腭癌进行影像学检查的主要目的是显示病变的大小、范围、浸润深度等。在平扫 CT 上，腭癌一般表现为不规则的软组织肿块或增生。在平扫 MRI 上，病变多表现为 T1 加权像上的中等信号影、T2 加权像上的中等或较高信号影，增强 CT 或 MRI 上，多数病变无强化或仅有轻微强化表现。腭癌的浸润特点与其他口腔癌无明显特异性，部分腭癌可向上浸润侵犯上颌骨腭突致腭部穿孔，或沿缺牙区牙槽嵴向颊侧牙龈浸润，亦可沿鼻腭神经或腭前神经等上颌神经分支向上、向后浸润，影像学表现为相应的征象，如骨质虫噬样密度减低、腭神经走行区域（翼腭窝、翼上颌裂等）的不规则异常密度 / 信号影，在影像学检查时亦需重点关注。

影像学检查多使用 CT 或 MRI 检查，对低分化癌宜行 PET/CT 检查以明确有无全身转移。受成像原理所限，对于同时波及软硬组织的腭癌，常难以从单一的 CT 或 MRI 影像上获得准确的肿瘤边界、浸润深度等信息，而 PET/CT 也存在层厚较大、空间分辨率差的缺陷。随着医学影像技术的不断发展，医师可通过多模态影像融合技术，将不同模态的影像经过适当处理，使其在空间位置、空间坐标上进行匹配、融合，所得的多模态影像结合了多个单一模态影像的优点，可在同一组影像上同时观察到腭癌累及骨组织和软组织的深度、边界，将不同影像模态的诊断优势互补，从而提高影像学诊断的信度。

腭癌的 TNM 分级和分期与其他部位的口腔癌无异，详见第三章（第三、四节）。值得注意的是，对于影像学检查显示已侵犯突破上颌骨、腭骨的腭癌，无论肿瘤最大径为多少，其 T 分级均应至少为 T4a。因此，在影像学检查时需仔细评估肿瘤邻近骨密质及骨松质的受累情况。

三、治疗

手术是腭癌的主要治疗手段。根据手术中具体情况及手术后病理结果，术后辅助放疗或放化疗。

（一）肿瘤根治要点

1. 切除的深度及范围 硬腭的骨膜与表面黏膜紧密连接，不能分开，称为黏骨膜。腭部的骨膜具有良好的屏障作用，如果是黏膜表层肿瘤，未突破基底膜（原位癌），可以做保留腭骨的肿瘤局部扩大切除，需要连同癌周的黏骨膜一并切除。水平方向上，当肿瘤紧邻或侵犯上颌牙龈或牙槽突时，一般需要连同牙槽突、附着龈甚至前庭沟黏膜一并切除。肿物波及软腭，还需切除部分口咽组织。垂直方向上，如果癌肿浸润达骨膜，需要连同腭骨一并切除。当肿瘤破坏腭骨，侵犯上颌窦底时，应行上颌骨次全切。病变已侵入上颌窦者，应行上颌骨切除。若肿物进一步发展达眶内，或累及筛窦及其他鼻旁窦者，需进一步切除相应组织。

2. 上颌骨部分切除术 如果癌肿浸润达骨膜，同时波及腭侧牙龈或牙槽突时，需行上颌骨部分切除术。不同于表浅的上颌牙龈癌所行的上颌牙槽突切除，本术式需掀起唇颊瓣，充分暴露术野后实施。

手术一般在眶下孔以下，从梨状孔至上颌骨颧突而达上颌窦后壁切除上颌骨及肿瘤。面部切口为患侧内眦下方约 1cm 处起始，沿鼻侧向下绕过鼻翼外侧，沿鼻唇沟向前直达鼻小柱下方，与上唇切口相连。口内切口可根据肿瘤位置，由上颌结节至上唇切口处切开达骨面。翻起唇颊组织瓣，鳞状细胞癌应在距肿瘤边界外 1.5cm 范围的正常组织中锐性切开。应用动力系统结合骨凿，自眶下孔以下截骨平面由梨状孔往后，沿水平方向至上颌结节切开上颌骨外侧壁。拔除肿瘤前界外侧的牙齿。硬腭向前至拔牙窝，向后外至上颌结节，切开软腭。截断翼突，切除部分上颌骨。此时，上颌窦已暴露，应将窦黏膜全部刮除。

3. 上颌骨次全切除术 当肿瘤破坏腭骨，侵犯上颌窦底时，应行上颌骨次全切。面部与口内切口与上颌骨部分切除术基本相同，面部切口还可自内眦沿眶下缘向外眦下方延伸。翻起颊部组织瓣，暴露眶下孔，结扎神经血管束。应用动力系统结合骨凿，在眶下缘下方，由梨状孔起，经上颌骨前壁，继而向外下切开分离上颌骨颧突与颧骨。余治疗同上，但需将上颌骨鼻侧壁切开并根据肿瘤位置切断鼻黏膜及鼻甲。最后，凿断上颌骨后壁，取下上颌骨，彻底清理上颌窦顶。

4. 上颌骨全切除术 病变已侵入上颌窦者或侵犯上颌骨者，应行上颌骨全切除。面部切口常规包括下睑或眶下横切口。为保证完整切除上颌窦，需切除部分颧骨。切开眶下缘骨膜，剥离保护眶内容物。于鼻骨上缘切断上颌骨额突及泪骨。分离颧骨后方组织，绕过颧骨，切断眶外缘及颧骨。余手术步骤同上。若肿物进一步发展达眶内，或累及筛窦及其他鼻旁窦者，需根据肿瘤位置，行进一步的上颌骨扩大切除术。

5. 波及软腭的腭癌 软腭一般认为属于口咽部，来自硬腭的鳞状细胞癌可以扩展至软腭，反之软腭的鳞癌也可侵犯硬腭。硬腭癌的组织病理学表现为以中 - 高分化为主，而软腭癌以中等和低分化为主。软腭鳞癌更易发生肌肉和神经周围浸润，波及扁桃体、扁桃体后柱、口咽壁、磨牙后三角、下牙槽突和舌根。因此，从一开始就确定肿瘤的确切位置变得很重要，直接影响患者的治疗与预后。

6. 淋巴清扫问题 传统观点认为，相对于舌癌、口底癌等，硬腭鳞状细胞癌的颈淋巴结转移率较低。但近期的研究表明，腭癌同样具有很强的颈部淋巴结转移倾向，与口腔其他部位鳞状细胞癌的转移率无明显差异。腭癌的颈淋巴转移以及颈部的复发，主要集中在颈部Ⅰ～Ⅲ区，而Ⅳ区和Ⅴ区很少见，这可能与鳞状细胞癌颈淋巴转移途径相关。现有研究发现，硬腭鳞状细胞癌主要经咽旁或咽后淋巴管道直接向颈深淋巴结群转移。因此，当硬腭波及软腭时，具有更高的颈淋巴结转移倾向。

传统观点认为，T1N0 患者可不做颈部淋巴清扫，密切观察。但是近期研究提示，硬腭鳞状细胞癌的颈淋巴结转移率与舌癌、口底癌等相当，故笔者倾向于 T1 期也行选择性颈淋巴清扫术，尤其对于具有以下因素者：①对于接近软腭的 T1 级患者，因局部淋巴管较丰富，可考虑行选择性颈淋巴清扫术；②上颌鳞状细胞癌手术可同期行组织瓣移植修复上颌骨缺损，这种情况下的 T1 级患者应考虑同期行选择性颈淋巴清扫术，避免因颈部复发导致手术及修复失败；③对于无法密切随访的 T1 级患者也可行选择性颈淋巴清扫术。

（二）术后缺损修复要点

1. 术后缺损分类及其意义 腭癌术后常规会引起上颌骨缺损，现有多种上颌骨缺损的分类方法，目前 Brown 分类相对成熟，分类标准定义明确，易于区分，已在上颌骨缺损重建中广泛应用，具体分类方法见第九章第六节。

Brown 分类虽稍复杂，但其分类标准定义明确，易于区分。通过垂直方向和水平方向，该分类法能够三维地评价上颌骨缺损情况，并且能够评价双侧上颌骨的缺损情况。同时，既往研究也表明，上颌骨缺损分类与 TNM 分期中的 T 分级具有一定的关联性，与鳞癌患者生存率明显相关，可提示腭癌患者的预后情况。

2. 术后缺损修复的原则 腭癌手术后导致口腔 - 上颌窦交通或口腔 - 鼻腔交通，伴有牙槽骨缺失，导致发音、咀嚼、吞咽及呼吸功能受损，并导致颜面畸形。传统治疗方式为赝复体治疗，可以充填死腔，将鼻腔和口腔分隔。但其缺点也显而易见，其固位条件差，影响吮吸、咀嚼和语音功能，也不利于口腔环境的清洁，引起继发性创伤，使患者术后功能恢复不尽如人意。

随着显微外科技术与数字化技术的发展，目前首选的治疗方案为骨组织复合瓣 + 牙种植，应用游离骨组织复合瓣，结合种植技术，有效地恢复患者的面形、咀嚼、发音、吞咽及呼吸功能，实现功能性重建上颌骨。

但针对患者全身情况差、术中缺损较大等情况，也可选择软组织复合瓣修复，临床上以股前外侧皮瓣为主，有利于口腔颌面外形及功能的恢复。同时，可结合导航引导下颧骨种植技术，恢复咀嚼功能。

3. 术后缺损修复方式的选择

（1）小型缺损：Brown Ⅰ类或单纯硬腭缺损。可行局部组织皮瓣旋转移位，如颊脂垫瓣等，封闭口腔 - 上颌窦交通。

（2）中型缺损：以 Brown Ⅱ类为主。常规行骨组织皮瓣修复，目前以腓骨瓣及髂骨瓣应用最广泛。骨组织复合皮瓣移植可恢复面中部轮廓，并为术后咬合功能的恢复提供可能。同时，利用其携带的软组织结构封闭口腔 - 上颌窦或口腔 - 鼻腔交通，恢复患者吞咽、语音及呼吸等功能。

（3）大型缺损：以 Brown Ⅲ类为主。术后上颌及眶底修复重建的目标为维持面部外形、恢复美观、重建眶底结构、恢复眼球功能，并为恢复口腔功能提供可能。目前最常规的治疗方法是个性化的钛金属网与游离血管化组织瓣相结合。钛网具有良好的可塑性，可进行术前个性化预制，精细修复眶底结构并可提供坚固的支撑，以防止眼部并发症，且恢复面中份凸度。组织瓣可提供足够的软组织结构，用于覆盖钛网表面、闭合创口，以及分离口腔和鼻窦腔。

但需注意的是，即使两者相结合，钛网作为异体材料，其暴露等并发症也并非能完全避免。既往研究报道，术前放疗、既往手术史等为钛网暴露的相关危险因素。同时，钛网表面足够的软组织覆盖可有效降低钛网暴露的风险。针对钛网暴露的高风险患者，建议选择软组织量较大的股前外侧皮瓣修复，术中转移部分脂肪组织覆盖于钛网表面以增加软组织覆盖。必要时可行术后颗粒脂肪移植，进一步增加钛网表面的软组织覆盖，改善患者的外观。

四、典型病例

1. 病情简介 患者，男，73 岁，发现右侧腭部肿物 1 个月。1 个月前出现右侧腭部肿物，伴轻度疼痛，影响吞咽与咀嚼。2周前于我院就诊取活检,结果回报:(右侧上腭)鳞状细胞癌Ⅰ~Ⅱ级。检查:右侧上腭部见菜花样肿物,最大径约5cm,轻度触压疼痛。右侧后颊部至翼下颌韧带处黏膜可见白色病变,伴糜烂,张口度可,口腔卫生状况差,双颈部未触及肿大淋巴结(图8-6-1)。

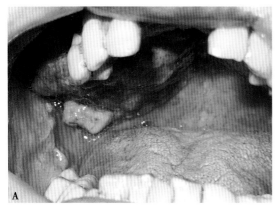
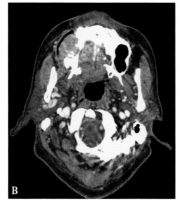
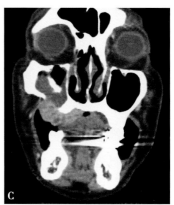

图8-6-1 右侧腭部鳞状细胞癌及其影像学表现

A. 右侧腭黏膜癌临床表现 B. CT示上颌骨骨质破坏 C. CT示肿物突入上颌窦,眶底破坏

2. 浸润范围 根据患者症状和体征,通过仔细的临床检查,结合影像学资料确定肿物范围。①外界:达唇颊侧前庭沟;②内界:接近腭中线;③前界:达14远中;④后界:达18;⑤上界:达眶底;⑥淋巴结:未发现淋巴结转移征象。诊断:右侧腭部鳞状细胞癌,T3N0M0。

3. 切除范围

(1)原发灶及周围组织:采用上颌Weber切口入路,切除右侧上颌骨、部分眶底,切除翼突(图8-6-2)。

(2)颈部处理:由于术前活检病理为鳞状细胞癌,且T分级为T3期,故应行同侧颈淋巴清扫术。因临床和影像学检查未见淋巴结转移,术式选择肩胛舌骨上颈淋巴清扫术,清扫右侧颈部Ⅰ、Ⅱ、Ⅲ区淋巴结。

4. 修复方法

(1)上颌骨修复:血管化左侧股前外侧皮瓣修复上颌骨缺损。

(2)眶底修复:采用钛网重建眶底(图8-6-3)。

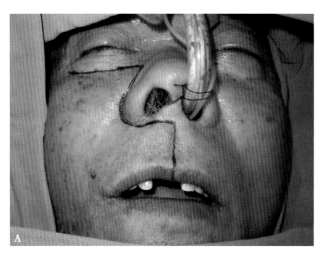
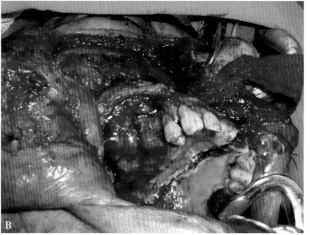

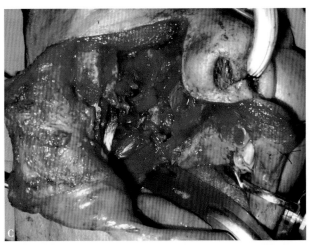
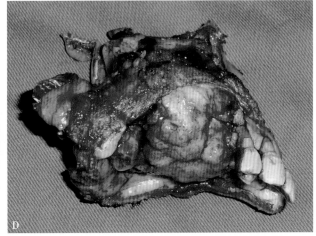

图 8-6-2　原发灶切除过程

A. 设计上颌 Weber 切口　B. 暴露肿瘤　C. 肿瘤切除后缺损　D. 肿瘤标本

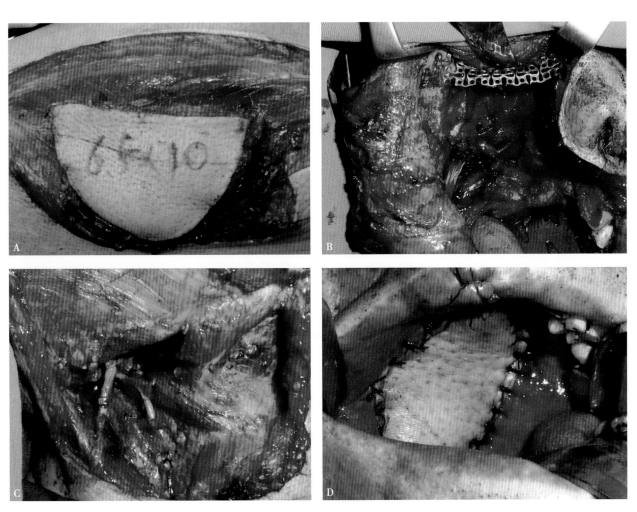

图 8-6-3　修复重建过程

A. 制备股前外侧皮瓣　B. 放置钛网　C. 血管吻合　D. 皮瓣修复口内缺损

5. 病例总结

（1）上颌腭部鳞状细胞癌，发现较晚。

（2）肿瘤范围较大，突入上颌窦内，眶底骨质破坏，肿瘤后方波及翼突。

（3）原发灶扩大切除同时行颈部淋巴清扫。

（4）采用钛网修复眶底缺损，股前外侧皮瓣修复上颌骨缺损。

（5）术后病理检查结果：右侧腭部鳞状细胞癌Ⅱ级，颈部淋巴结无转移。

（彭 歆）

第七节 口 咽 癌

一、临床表现

口咽癌（oropharyngeal carcinoma，OPC）包括原发于舌根、舌咽弓、腭咽弓、扁桃体、口咽侧壁、软腭和悬雍垂等部位的上皮源性恶性肿瘤。口咽癌多见于男性，好发于40～70岁。早期多无明显自觉症状，肿瘤发展后向深层浸润，可表现为溃疡、异物感、疼痛，以及言语困难、张口受限、吞咽困难等功能性受累症状。

根据原发部位的不同，口咽癌可出现一些特有的临床表现。原发于软腭的癌肿可向上发展至鼻咽腔，向前波及硬腭，向两侧波及咽侧壁及翼下颌韧带，可导致软腭固定、软腭穿孔、张口受限等症状。原发于舌根的病变可导致耳颞部放射性疼痛、发音不清并伴有舌体运动障碍等症状，同时可因侵犯舌神经、舌下神经导致患侧舌体感觉、运动功能异常。原发于咽侧壁的癌肿可波及咽鼓管，发生放射性耳内痛及耳鸣、耳聋等耳咽管阻塞症状。

口咽癌淋巴转移率较高，以颈深上和咽后淋巴结群为主。常有患者以颈上或下颌下包块为主诉就诊，经进一步检查发现口咽原发灶。口咽癌的远处转移多见于肺部和脑组织。吸烟、嗜酒和HPV感染等均是重要的致病因素，其中，HPV相关性口咽癌已被划分为一类独立的疾病，预后优于HPV（-）的口咽癌患者。

二、诊断与评估

（一）诊断

对口咽癌的诊断依赖于患者的临床表现、病史、体征及影像学表现等，组织病理学检查是目前的金标准。口咽癌由于位置深在，早期往往容易被忽略，随着病变进展，病灶侵犯多个部位及器官，造成放射性疼痛、张口受限、舌体运动及感觉障碍等多种特殊的临床表现。放射性疼痛可表现为牙痛、耳痛、咽痛或者三叉神经支配区的疼痛。口腔颌面部疼痛患者需注意检查口咽部组织。口咽癌原发于扁桃体的居多，占全部口咽癌的一半以上，其次为咽壁、舌根和软腭。增强CT显示口咽区软组织异常占位，边界不清，向周围组织侵犯，增强后强化，较大者中央可见液化坏死，颈部常查到肿大的淋巴结，结构异常。

由于口咽部淋巴组织丰富，口咽癌需要与口咽淋巴瘤鉴别。口咽癌位置深在，侵袭性强，表面可见破溃，触之疼痛易出血，常见淋巴结转移，转移淋巴结的最典型表现为影像学检查（CT、MRI）显示的环形强化伴中央低密度区。口咽淋巴瘤边界清楚，少有深部侵犯，可以侵犯头颈部多个部位，伴发颈部淋巴结病变，并且常侵犯双侧扁桃体。CT 扫描多显示肿物在黏膜下，表面光滑，病变虽然很大，但不易浸润邻近结构。

（二）评估

根据病理活检确诊为鳞状细胞癌、低分化癌等口咽癌后，需要对患者的病情进行全面评估。

1. TNM 分类分期 第 8 版 *AJCC Cancer Staging Manual* 按照 HPV 阳性与阴性作为前提条件对口咽癌进行分期：①对于 HPV 阳性的口咽癌，N 分期按照阳性淋巴结数量和大小进行分期，并且降低了 HPV 阳性口腔癌的总分期；②对于 HPV 阴性口咽癌，将是否有淋巴结外侵犯作为重要的分期标志，包膜外侵犯和转移淋巴结大小同时成为判断 N 分期的条件；③在 T 分期中结合了肿瘤浸润深度进行判断。

2. 影像学评估 对于口咽癌的诊断，增强 CT 或 MRI 是常用手段。PET/CT 分辨率不如增强 CT，并且有一定的假阴性和假阳性，但对于颈部淋巴结转移而原发病灶不明的头颈部鳞癌，敏感性高于增强 CT 和 MRI。

3. 病理学评估 在头颈部肿瘤诊疗中，病理检查对于分期诊断和治疗都至关重要。对于口咽癌，是否有 HPV 感染，是确定分期和预后判断的重要指标。研究推荐在对口咽癌 p16 免疫组化检测时，采用≥70%的中等或是强阳性的肿瘤细胞作为诊断 HPV 阳性的界值。需要注意的是，虽然 HPV 感染是确定口咽癌分期和预后的重要因素，但是现有指南尚不建议根据检测结果来决定后续治疗。

三、治疗

口咽部恶性肿瘤治疗后的 5 年生存率为 30%～55%，治疗介入时机与预后密切相关，晚期患者总体生存率明显下降。

（一）推荐治疗方案

手术治疗要点

（1）口咽部解剖结构复杂，毗邻颈内动静脉、颈椎、会厌、喉部等重要的器官，切除难度较大，安全边界一般为 1～1.5cm，同时推荐进行术中冰冻活检，确定手术安全边界。

（2）整块切除（en bloc）应该作为口咽癌手术治疗的基本原则。口咽癌位置深在，常规的口内入路很难保证切除的完整性和安全性，因此常需进行下颌骨的矢状劈开，充分暴露病灶区域，在直视下进行原发灶的完整切除。同时，这一切口可保证颈淋巴清扫组织和原发灶的联合切除，有助于清除整个淋巴引流通道，避免术后复发。

（3）口咽部肌肉解剖复杂，鳞癌和低分化癌等恶性肿瘤细胞容易沿肌纤维和肌间隔侵袭，在进行原发灶切除过程中，伴随肌肉的收缩，肿瘤细胞可能向四周呈爆炸样散播。因此，我们强调在扩大、整块切除的基础上，如有条件，对于毗邻的肌肉断端以银夹或钛夹等金属血管夹标识，以作为术后放疗治疗范围的划定依据。

（4）根据口咽癌颈淋巴引流规律，颈淋巴清扫需特别注意ⅡB区清扫效果。

（5）口咽部器官对于患者语音、吞咽等功能影响极大，缺损区域进行个体化的精准修复。如软腭癌切除缺损可行前臂皮瓣修复或赝复体修复；扁桃体、咽后壁癌切除缺损可行股前外侧皮瓣、前臂皮瓣、腹直肌皮瓣等修复；舌根癌切除缺损范围小者可行舌根与咽侧或下方组织拉拢缝合，缺损范围大者，可行软组织瓣修复。

（6）近年来，越来越多的研究发现，HPV与口咽癌关系密切，HPV相关性（p16+）口咽癌较HPV非相关性（p16-）口咽癌的生物学行为、治疗效果及预后更好。当前的证据表明，口咽癌无论与HPV是否相关，其治疗方法基本一致。比如，对于临床分期T1~T2，N0~N1的口咽癌患者，可选择根治性放疗或手术治疗。若未出现危险特征，则需密切随访。若出现危险特征，即淋巴结包膜外扩展（ENE）、切缘阳性、原发灶pT3或pT4、淋巴结N2或N3、Ⅳ区或Ⅴ区出现淋巴结转移、神经周受侵、血管内栓塞，则可选择相应的辅助治疗策略。

（二）生物治疗

相对口腔癌而言，口咽癌大体上对生物治疗更为敏感。西妥昔单抗是唯一获准用于治疗口咽癌的靶向药物，可以单独使用，也可以与放疗或其他化疗药物联合，常用于治疗复发性和转移性口咽癌。PD-1抑制剂帕博利珠单抗已获批作为头颈部鳞癌的一线治疗，纳武利尤单抗也可用于铂类药物难治的转移性和复发性的头颈部鳞状细胞癌。

四、典型病例

（一）典型病例一

1. 病情简介 患者，女，59岁，10天前因右侧咽喉痛发现咽旁包块，于当地医院就诊，活检结果提示鳞状细胞癌，遂来我科。检查见患者开口度、开口形正常，右侧翼下颌韧带、舌根及口咽部可见菜花样肿物，大小约2.5cm×3cm，质硬，边界不清，无明显触痛（图8-7-1）。右ⅡA区扪及一大小约2cm×1cm的肿大淋巴结，质硬，界不清，活动度稍差。右Ⅰ区扪及一大小约0.5cm×1cm的肿大淋巴结，质软，界清，活动度可。

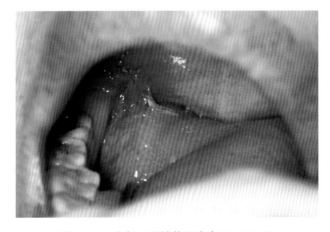

图8-7-1 右侧口咽鳞状细胞癌（T4N1M0）

2. 浸润范围 根据患者症状和体征，通过临床检查，结合颈部彩超及增强CT结果可判断癌肿的侵犯范围。①上：软腭黏膜；②下：腭舌弓；③前：磨牙后区；④后：腭帆；⑤内：右舌根；⑥外：翼下颌韧带外5mm；⑦淋巴结：ⅡA区可疑淋巴结转移。

3. 诊断 右侧口咽鳞状细胞癌，T4N1M0。

4. 切除范围（图 8-7-2）

（1）原发灶及其周围组织：切除范围包括咽旁、舌根、翼下颌皱襞黏膜、翼内肌、腭部黏膜等，由于病变位于咽旁，邻近颌骨，自 46 至下颌升支行 L 形切除。

（2）颈部处理：包括Ⅰ～Ⅴ区在内的改良根治性颈淋巴清扫术，注意颈淋巴通道与下颌骨、原发灶及其周围组织的联合根治切除，保留颈内静脉及颈外静脉。

5. 修复方法 用血管化左侧股前外侧皮瓣修复咽旁组织缺损，重建板植入以加强右侧下颌骨强度。

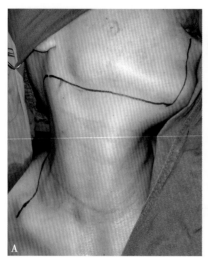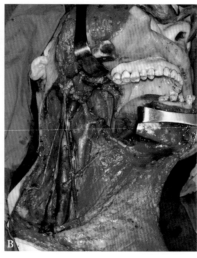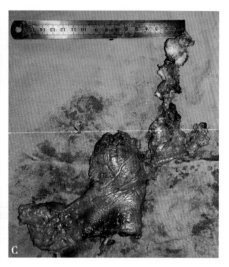

图 8-7-2 右侧口咽鳞状细胞癌（T4N1M0）术中情况

A. 右侧咽旁颌颈联合根治术切口设计 B. 右侧咽旁颌颈联合根治后创面 C. 颈清组织

6. 病例总结

（1）病变跨越解剖区域，ⅡA 区可疑淋巴结转移，淋巴结长径约 2cm，考虑 TNM 分期为 T4N1M0。

（2）口咽部位置深在，患者需行下颌骨 L 形切除，同时为使术区暴露充分，行下颌骨矢状劈开术。

（3）手术时充分考虑淋巴引流通道，将口咽病变、部分下颌骨及颈清组织联合切除。

（4）根治术后修补口内组织缺损，采用血管化股前外侧皮瓣游离移植修复，劈开的下颌骨通过植入重建板复位固定。

（二）典型病例二

1. 病情简介 患者，女，69 岁，1 周前自觉左侧舌根部有触痛，遂来我科。检查见患者开口度、开口形正常，左侧舌根侧缘见一大小约 2cm×3cm 包块，中央破溃，边界不清，质地较硬，基底浸润，触痛明显。36 残根，颊侧牙龈见直径约 4mm 新生物，表面呈乳头状，无触痛。左侧ⅡB 区扪及一大小约 1cm×1cm 的肿大淋巴结，质硬，界不清，可活动。

2. 浸润范围 根据患者症状和体征，结合颈部彩超及增强 CT 影像学资料（图 8-7-3）可判断癌肿的侵犯范围。①上：腭舌弓；②下：舌肌；③前：左侧舌中份；④后：舌根；⑤内：未侵犯舌中隔；⑥外：36 颊侧牙龈；⑦淋巴结：Ⅱ区可疑淋巴结转移。

3. 诊断 左侧舌根鳞状细胞癌，T4N1M0。

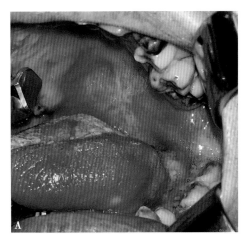
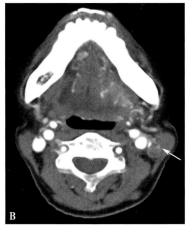
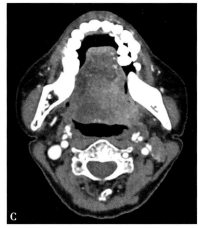

图 8-7-3　左侧舌根鳞状细胞癌（T4N1M0）

A．口内情况　B．左侧颈环状增强的淋巴结（箭头示）　C．原发灶增强 CT 影像

4. 切除范围（图 8-7-4）

（1）原发灶及其周围组织：切除范围包括舌根、口底黏膜、磨牙后区等，由于 36 颊侧牙龈见乳头状新生物，自 35 至下颌升支行 L 形切除。

（2）颈部处理：包括Ⅰ～Ⅴ区在内的改良根治性颈淋巴清扫术，保留颈内静脉及颈外静脉。

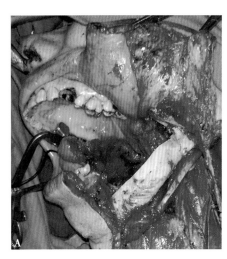
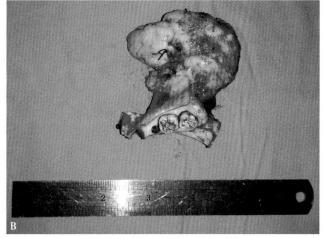
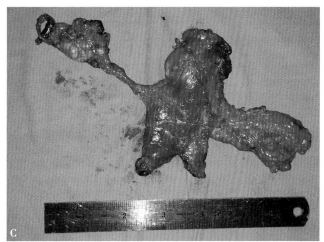

图 8-7-4　左侧舌根鳞状细胞癌（T4N1M0）
术中情况

A．原发灶扩大切除术后创面　B．原发灶
组织　C．颈清组织

5. 修复方法 患者双侧旋股外侧动脉降支血管管径纤细,双侧胸背动脉血管管径纤细,不适合行血管化皮瓣游离移植术,遂将局部拉拢缝合,尽量恢复舌部外观(图8-7-5)。

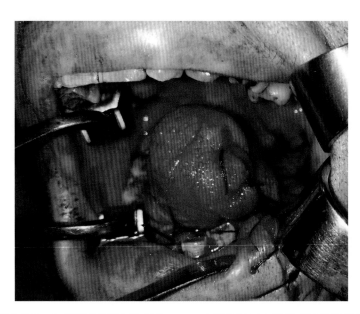

图8-7-5 左侧舌根鳞状细胞癌(T4N1M0)切除后口内组织直接拉拢缝合

6. 病例总结

(1)患者局部病变侵犯舌根、36颊侧牙龈,跨越解剖区域,T分期为T4,患者Ⅱ区可疑转移淋巴结,CT影像呈现不均匀环状强化,直径<3cm,N分期为N1。

(2)切除方式仍然选择原发灶和颈清组织的联合切除,病灶由咽旁牵出,实现原发灶至颈部淋巴引流通道的整体切除。

(3)修复方式选择:患者股前外侧皮瓣供应血管及背阔肌皮瓣供应血管均较纤细,不适于血管化皮瓣移植修复,遂采用局部拉拢缝合。

(三)典型病例三

1. 病情简介 患者,男,57岁,2个多月前出现左侧口咽部溃疡伴疼痛,1个多月前出现左侧下颌下包块,20多日前出现左侧面颊部包块,近期左侧口咽部溃疡、左侧下颌下及左侧面颊部包块迅速增大,遂来我科。吸烟史20年,平均5支/天,酗酒,约30年,平均32克/天。左侧翼下颌韧带区见一大小约2cm×3cm溃疡,呈菜花样生长,质硬,界不清,活动度差,34至磨牙后区颊侧牙龈增生,范围约0.5cm×5cm,与口咽部溃疡相连,左侧颊中后份扪及一大小约3cm×3cm包块,质硬,边界不清,触痛(+++),表面可见溃疡(图8-7-6A)。左侧下颌下扪及一肿大淋巴结,大小约2cm×3cm,质硬,界不清,活动度差,触痛(+)。

2. 浸润范围 根据患者症状和体征,结合颈部彩超及增强CT影像学资料可判断癌肿的侵犯范围(图8-7-6)。①上:软腭;②下:下颌骨中下份;③前:左颊中份;④后:舌根;⑤内:软腭中线;⑥外:颊部;⑦淋巴结:Ⅱ区淋巴结转移。

3. 诊断 左侧口咽鳞状细胞,T4N1M0。

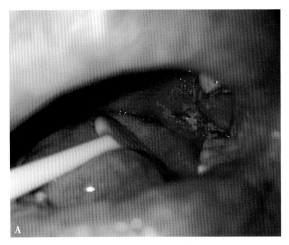
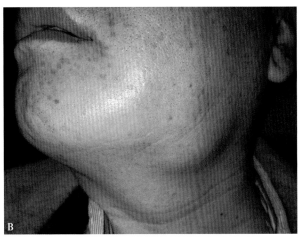
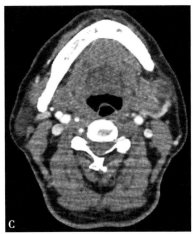
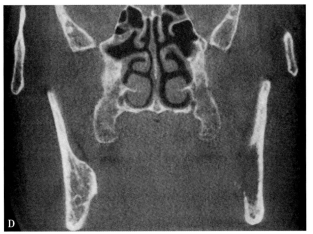

图 8-7-6　左侧口咽鳞状细胞癌（T4N1M0）

A. 患者口内情况　B. 患者左侧颌下肿大淋巴结　C. 患者咽旁、颊包块，并下颌下淋巴结环状增强
D. CBCT 示左侧下颌骨病变累及下颌骨中下份

4. 切除范围（图 8-7-7）

（1）原发灶及其周围组织：切除范围包括软腭、口底黏膜、翼内肌、颊肌、咬肌等。CBCT 示病变侵犯下颌骨，靠近下颌骨下缘，自 35 至下颌升支行节段切除。

（2）颈部处理：包括 I～V 区在内的改良根治性颈淋巴清扫术，保留颈内静脉。

5. 修复方法　考虑患者病变切除范围较大，下颌骨行节段切除，重建板植入固定，取左侧血管化股前外侧皮瓣游离移植修复口内软组织缺损（图 8-7-8）。

6. 病例总结

（1）病变涉及咽旁、下颌骨及颊部等多个解剖区域，左侧颌下有约 2cm×3cm 的肿大淋巴结，考虑 TNM 分期为 T4N1M0。

（2）患者口内组织缺损量较大，使用血管化股前外侧皮瓣游离移植修复，重建板植入固定下颌骨断端。

（3）下颌骨节段切除，在保证手术根治完整性的同时，利于原发灶至颈部淋巴引流通道的整块切除。

（4）采用股前外侧皮瓣，可消灭原发灶切除后的巨大死腔，有利于患者术后创口恢复。同时，以血管化组织皮瓣包裹重建板，可减少术后钛板外露、感染的概率。

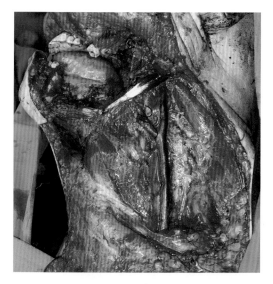 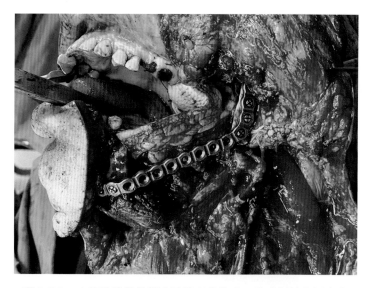

图 8-7-7　左侧咽旁、颊颌颈联合根治术后创面，左侧下颌骨节段切除

图 8-7-8　血管化股前外侧皮瓣游离移植术＋重建板植入固定术

（四）典型病例四

1. 病情简介　患者，男，68岁，4个多月前发现右侧舌根包块，约鹌鹑蛋大小，逐渐长大，现约鸡蛋大小，入我科，查体见右侧舌根、软腭、咽侧壁包块，大小约 4cm×5cm，质硬，界不清，活动度差，触之无明显不适。软腭黏膜较红肿。双侧颌下各可扪及一直径约 1cm 的肿大淋巴结，质软，边界较清，活动度尚可。

2. 浸润范围　根据患者症状和体征，结合颈部彩超及 MRI 影像学资料可判断癌肿的侵犯范围（图 8-7-9）。①上：右侧腭帆游离缘上方约 1.2cm；②下：口底肌；③前：右侧舌中份；④后：右侧口咽侧后壁；⑤内：悬雍垂内侧份；⑥外：翼下颌韧带内侧 5mm；⑦淋巴结：暂无确切淋巴结转移证据。

3. 诊断　右侧口咽鳞状细胞癌，T4N0M0。

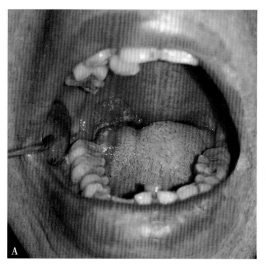 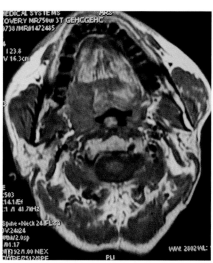

图 8-7-9　右侧口咽鳞状细胞癌（T4N0M0）

A. 口内情况　B. 病变侵犯舌根、咽侧壁

4. 切除范围（图8-7-10）

（1）原发灶及其周围组织：切除范围包括软腭、口底黏膜、舌根、翼下颌皱襞黏膜、翼内肌等。CBCT示颌骨未见明显受累，保留下颌骨。

（2）颈部处理：包括Ⅰ～Ⅴ区在内的改良根治性颈淋巴清扫术，保留颈内静脉。

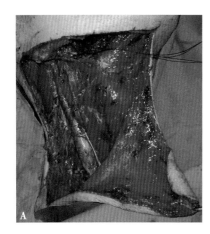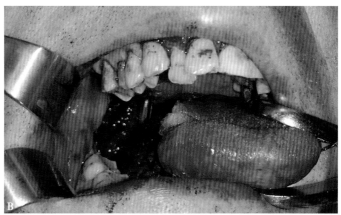

图8-7-10 右侧口咽鳞状细胞癌（T4N0M0）术中情况

A. 患者无需切除下颌骨，为尽量减少创伤，选择将颈清组织去除后自舌骨上将舌体拉出切除 B. 切除原发灶后口内组织缺损，可见气管导管

5. 修复方法 患者口内组织缺损较大，选取右侧血管化股前外侧皮瓣游离移植修复（图8-7-11）。

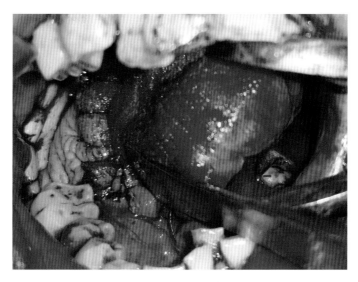

图8-7-11 股前外侧皮瓣修复口内缺损

6. 病例总结 患者颌骨未见确切受累，未予切除，为减少创伤，避免翻开唇颊瓣，术中切除颈清组织，口内切除原发灶，自下颌下间隙拉出，直至切除完毕。

（李龙江 李 一）

第八节　口腔疣状癌

Ackerman 等于 1948 年首次将"疣状癌"作为外源性、高分化上皮肿瘤进行报道。疣状癌可累及口腔、喉、食道、皮肤、生殖器等，其中口腔疣状癌（oral verrucous carcinoma，OVC）是最常见的疣状癌类型。OVC 是口腔鳞状细胞的一种低级别变异，生长缓慢，以外生型为主，通常呈灰白色或红色的乳头状肿块，区别于典型的口腔鳞状细胞癌溃疡结节。组织学上具有典型"推进缘"结构，角化明显，分化良好，核分裂象少见。OVC 最初向外呈疣状或菜花样生长，然后浸润深部组织，少数患者在晚期或发生高级别转化时可发生区域淋巴结转移。OVC 好发于中老年人，占口腔癌的 2%～16%，男性居多。原发部位以舌部多见（28.9%），其次为牙槽嵴（21.4%）及颊黏膜（19.0%），颈部淋巴转移率 1.6%。OVC 首选手术治疗，多数预后良好。

OVC 为多因素致病，包括吸烟、饮酒、咀嚼槟榔及 HPV 感染等。其中，相比普通的口腔鳞状细胞癌，OVC 与 HPV 感染关系更为密切。同时，OVC 也可由口腔黏膜潜在恶性病变发展而来。

此外，OVC 是口腔疣状病变的一种。口腔疣状病变包括疣状癌（VC）、疣状增生（VH）、增殖型疣状白斑（PVL）等，或以上病变与鳞状细胞癌合并存在。研究发现，*ERBB3* 基因在疣状增生向 OVC 发生发展过程中起重要作用。目前，OVC 的致病机制仍未完全明确。

一、临床表现

OVC 表面欠光滑，呈小结节、颗粒状或菜花样肿物，生长缓慢，很少发生淋巴结转移和远处转移。少部分 OVC 可侵犯颌骨，常伴有白色干涩豆渣样物，易复发，预后较差。近年的研究发现，有小部分 OVC 的临床表现以及预后与传统的 OVC 差异很大，而且具有比低分化鳞癌更为恶性的临床生物学特征，多次复发后难以得到根治。唐瞻贵等基于 OVC 不同的临床表现及生物学行为，提出新的临床分型——囊肿型和浸润型，并把传统型定义为外生型。

传统型 OVC（外生型）具有无溃疡的白色乳头状病损，由一个宽的蒂部与口腔黏膜相连。其生长缓慢，一般不发生颈淋巴结转移，多次复发可转变为浸润型 OVC 或 OSCC。

1. 外生型　外生型是 OVC 最常见的临床类型，占 45%，一般发生在舌、颊、牙龈等口腔浅表黏膜，表现为外突生长、无溃疡的白色乳头状病损，由一个宽的蒂部与口腔黏膜相连。外生型 OVC 易引起患者的注意及重视，也易于诊断，但早期病变较小时易被误诊为慢性唇炎、乳头状瘤和疣状增生。

2. 浸润型　浸润型 OVC 主要发生在上下颌骨，占 24.1%，表现为颌骨破坏，牙槽骨吸收，牙松动，大量的白色干涩豆渣样角化物从牙周裂隙、"牙周袋"或肿瘤的"瘘道"排出。病变局限在牙槽突时，牙松动的症状、体征、X 线表现等均与慢性牙周炎极为相似，临床上易误诊为慢性牙周炎。一旦拔除松动牙，其创口长期不愈，且病变迅速波及多颗邻牙，导致多颗邻牙松动。当病变波及下颌骨体部及升支时，由于广泛的下颌骨被破坏吸收，X 线表现为"急性骨髓炎样"改变，即骨质破坏吸收导致的边缘不整齐或虫蚀状，从而误诊为急性颌骨骨髓炎，形成贯通后，则称为穿掘性癌。多数浸润型 OVC 侵袭性强，预后差，部分可发生颈淋巴结转移。

3. 囊肿型　囊肿型 OVC 主要发生于牙龈或根尖区，占 20.7%，早期具有牙源性囊肿样临床表现，但随着骨质破坏的加重，可形成瘘管或病理性裂隙。牙松动拔除后创口迁延不愈，从瘘口、裂隙或不愈合的创口内排出大量白色干涩豆渣样角化物。病史较长，但后期生长迅速。X 线检查显示，颌骨呈中央低密度、周边整齐的囊肿样骨质变化（完全的囊肿影像），也可表现为囊肿影像与边缘不整齐恶性肿瘤破坏影像共存（癌变影像与囊肿影像共存），临床上易被误诊为牙源性囊肿或牙源性囊肿伴感染。

囊肿型和浸润型 OVC 预后较差，容易发生转移，预后差，5 年生存率低。对囊肿型和浸润型 OVC 的临床诊断，除了病史、影像学特征，在病变区出现白色干涩豆渣样角化物是临床诊断 OVC 的一个最具特征性的症状与体征。结合病史和影像学信息综合分析病变演变过程，对此两型 OVC 的诊断有帮助。另有学者认为，临床上存在杂交瘤型 OVC，即在同一病例中 OVC 与口腔鳞癌并存。

二、诊断与评估

（一）诊断

依据上述不同分型的临床表现，结合组织病理学检查，可确诊 OVC。镜下病理学特征为：鳞状上皮呈乳头状增生，乳头之间有大量不全角化物，表面不全角化形成大块角质栓塞，嵌入增生的上皮钉突中；上皮钉突以同样深度向结缔组织区浸润，形成推进缘；可见高度增生的上皮钉突末端呈球根状。

研究表明 p16、PRb、p53、p27、Ki67、MDM2、E-cadherin、Maspin、VEGF 等生物分子可作为 OVC 的病理诊断参考。p53 蛋白和 VEGF 蛋白的平均染色强度低于高分化鳞癌。p16 蛋白表达的平均染色强度高于高分化鳞癌。OVC 中的 E-cadherin 蛋白、MDM2 蛋白及 Maspin 蛋白的阳性表达率显著高于口腔鳞癌。

（二）鉴别诊断

由于 OVC 组织分化好，角化或不全角化，且上皮增生明显，易被误诊为疣状增生、鳞状细胞乳头状瘤，同时需与慢性念珠菌病、牙源性角化囊肿、成釉细胞瘤及慢性颌骨骨髓炎等疾病相鉴别。

1. 口腔疣状增生（oral verrucous hyperplasia，OVH）　两者均具有较厚、广泛的白色斑块或外生疣状外观，最常见的部位均为颊、舌、牙龈等黏膜。OVC 病理检查可见下部结缔组织交界处具有破坏性"推进缘"特征，OVH 并未显示增生性上皮侵入固有层。CD34、α-SMA 和 HuR 蛋白可作为 OVC 及 OVH 分子的病理标志物。

2. 口腔鳞状细胞乳头状瘤（oral squamous cell papilloma，OSP）　两者通常以外生、菜花状和乳头状肿物存在。OSP 上皮网状钉突不同程度地伸入下方结缔组织中，临床表现出许多细长、手指样突起在黏膜表面。每个手指状突起包含中央结缔组织，衬有增生的鳞状上皮。OSP 的上皮细胞较为致密且具有齿状核，通常被水肿或光学透明区域所包围，被称为幼白细胞。研究发现，两者免疫组化染色表现不同，如 CK10、CK13、CK14、CK16 在 OSP 和 OVC 中的表达位置不同，可用于辅助诊断。Pentenero 等发现可以使用染色体不稳定生物标记物来区别 OVC 和 OSP。

3. 口腔慢性念珠菌病（chronic candidiasis）　外生型 OVC 与口腔慢性念珠菌病偶见的乳头状增生难以鉴别，因此易误诊为慢性念珠菌病。但慢性念珠菌病的病理特征是增厚的不全角化上皮，其中有白色念珠菌丝侵入，实验室检查可证实病损存在病原菌。

4. 牙源性角化囊肿（odontogenic keratocyst，OKC） 囊肿型 OVC 的 X 线表现为完全的囊肿影像或囊肿影像与骨质吸收影像共存，临床上易被误诊为 OKC 或 OKC 伴感染。但 OKC 多发于儿童和青壮年，严重骨破坏后可扪及乒乓球感或波动感。OKC 典型的 X 线表现为边缘整齐的圆形或卵圆形密度减低影像，周围有致密白色线包绕，可沿颌骨长轴发展，穿刺囊肿可见黄白色液体中混有油脂样物质。OKC 行刮治术后如反复复发、创口不愈且有角化豆渣样癌性角质物流出，应考虑囊肿型 OVC 的可能。亦有报道称，囊肿型 OVC 可由 OKC 恶变或与 OKC 并存，在病理学检查时应多点取材活检。

5. 成釉细胞瘤 囊肿型 OVC 的影像学表现亦可被误诊为成釉细胞瘤，且有报道称 OVC 可伴发成釉细胞瘤。成釉细胞瘤主要发生在下颌磨牙区和升支部，临床表现为无痛性、渐进性颌骨膨大，多向唇颊侧发展。X 线检查可表现为单房或多房型透射影，边界清楚，可见硬化带。穿刺可见褐色液体，实性区成釉细胞瘤剖面呈白色或灰白色。

6. 慢性颌骨骨髓炎 当浸润型 OVC 病变波及下颌体及其升支时，X 线检查显示类似"骨髓炎样"改变，从而容易被误诊为慢性颌骨骨髓炎。但慢性颌骨骨髓炎多数为化脓性炎症，X 线检查可见骨膜反应，局部和全身症状明显，患病部位剧烈疼痛，病理学检查可见髓腔化脓性渗出物和坏死物质及死骨形成。

三、治疗

目前 OVC 的治疗方法包括手术治疗、冷冻联合手术治疗、放疗、放化疗等综合治疗。手术是 OVC 首选的治疗方法，但对于手术范围、颈淋巴清扫及术后放化疗的适应证问题，仍存在争议。不同类型的 OVC 生物学行为及预后差异较大，应该采用不同的治疗方法。对于外生型 OVC，因很少发生颈淋巴结和远处转移，一般采用手术治疗，切除边界与高分化鳞癌相似，早期可不做选择性颈淋巴清扫术。但对于浸润型和囊肿型 OVC，由于生物学行为较差，容易发生颈部淋巴结转移，手术边界及术后辅助治疗应按低分化口腔鳞癌或高级别恶性肿瘤处理。近年来，光动力治疗被用于口腔黏膜病损及早期口腔癌的治疗，在 OVC 中也有使用，但疗效尚未明确。

四、典型病例

1. 病情简介 患者，男，56 岁。发现口腔肿物 12 个月入院。患者 12 个月前因咽喉肿痛于外院行鼻咽镜检查，咽喉部肿胀，表面光滑，考虑为感染（？）。9 个月前，咽喉部肿胀加剧，吞咽痛，夜间疼痛剧烈，腭部出现肿物，于外院行活检，提示符合疣状癌。因肿物范围广泛，经多学科讨论，行光动力治疗（图 8-8-1）。

2. 侵犯范围 双侧软腭、悬雍垂、舌体、扁桃体、前庭沟可见外生性肿块，质地中等，活动度差，部分表面有白色假膜覆盖，病损集中于软腭、舌后份，可见咽喉壁亦有累及，呈弥漫性。左侧下颌下可扪及淋巴结 1 枚，2cm×1cm，活动度好，质地中等。右侧下颌下及双侧颈部未扪及淋巴结。

3. 小结

（1）中年男性患者，口腔弥漫性疣状癌，病变范围广泛，手术切除对口颌功能影响巨大。

（2）疣状癌对放化疗不敏感，经多学科讨论，予光动力治疗。

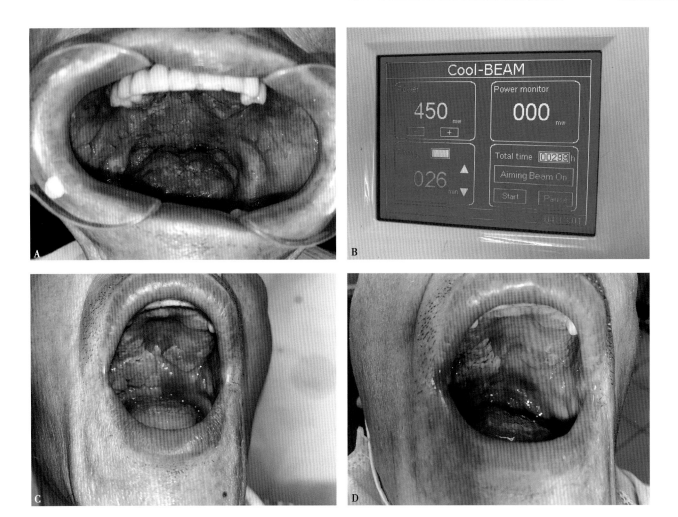

图 8-8-1　疣状癌的表现和治疗

A.口内多发广泛性疣状癌　B.光动力治疗参数:450mw,30min(进行中)　C.上腭局部光动力治疗前　D.上腭局部治疗后 1 个月

（3）左侧上腭光动力治疗区域效果良好。

（4）光动力治疗疼痛明显,具有强烈的烧灼感,患者未能坚持完成全部治疗,已失访。

（5）对于口咽、喉部累及的病变,也可全麻下通过内镜进行光动力治疗。

（本病例由中山大学孙逸仙纪念医院李劲松提供）

（唐瞻贵）

第九节　口腔黏膜腺源性上皮癌

口腔黏膜腺源性上皮癌是指发生于口腔黏膜内小唾液腺的恶性上皮性肿瘤,可见于唇、颊、腭、舌及磨牙后区等有小唾液腺分布的黏膜中,较为罕见,组织病理学类型繁多,根据最新的 2017 年 WHO 唾液腺肿瘤组织学分类,20 种恶性唾液腺上皮性肿瘤组织学亚类均可见于口腔黏膜。

一、临床表现

口腔黏膜腺源性上皮癌较为罕见，占所有头颈部肿瘤的 3%～5%，约占所有唾液腺肿瘤的 10%。可发生于任何年龄，好发于 40～60 岁，无明显性别差异（图 8-9-1）。研究表明，小唾液腺癌以腺样囊性癌最常见，黏液表皮样癌、非特异性腺癌及多形性低度恶性腺癌次之（表 8-9-1）。口腔黏膜腺源性上皮癌以腭部最多发，对于第二常见发病部位现有研究争议较多，有报道为舌黏膜或颊黏膜。上海交通大学医学院附属第九人民医院对中国东部地区户籍人口 1985—2007 年间 6 982 例原发性唾液腺肿瘤的流行病学调查研究显示，唾液腺癌占全部唾液腺肿瘤的 32.1%，其中小唾液腺癌占 50.4%，约占全部唾液腺肿瘤的 16.2%，占所有小唾液腺肿瘤的 60.2%。约 50.7% 的小唾液腺癌发生于腭部，舌（12.9%）、颊部（10.3%）、牙龈（5.6%）次之，组织学亚型以腺样囊性癌（42.4%）、黏液表皮样癌（40.1%）、非特异性腺癌（6.6%）最多见。对 2003—2012 年中国上海地区户籍人口及 2000—2020 年上海交通大学医学院附属第九人民医院口腔颌面 - 头颈肿瘤科唾液腺癌患者的流行病学调查与上述结果大致相仿（图 8-9-2，图 8-9-3）。

表 8-9-1 2000—2020 年口腔黏膜腺源性上皮癌文献回顾

作者 / 年份	地区 / 机构	病例数	腺样囊性癌	黏液表皮样癌	多形性低度恶性腺癌	非特异性腺癌	腺泡细胞癌
Terhaard CH/2004	荷兰	129	42%	23%	—	22%	6%
He H/2004	中国四川	350	33%	21%	—	2%	2%
Pires FR/2007	美国费城	305	15%	52%	12%	9%	9%
Tian Z/2009	中国东部	1128	42%	40%	3%	7%	2%
Irish JC/2009	澳大利亚	171	47%	23%	—	19%	—
Kruse/2010	瑞士	27	48%	30%	—	22%	—
Bhattacharyya N/2011	墨西哥	57	45%	30%	—	15%	4%
Vani NV/2011	印度	138	20%	46%	13%	10%	—
Dalgic A/2014	土耳其	12	50%	50%	—	—	—
Huang SH/2016	中国东北	485	36%	27%	6%	3%	7%
Erovic BM/2016	奥地利	27	46%	20%	11%	11%	—
Cabral MG/2016	巴西	23	24%	28%	26%	7%	4%
Fu JY/2019	中国上海	518	27%	39%	—	23%	—
Ganly I/2019	斯隆·凯特琳癌症中心	305	31%	40%	12%	6%	—

小唾液腺癌患者初始症状以局部无痛性肿胀为主，肿物表面通常覆盖有完整的黏膜，偶有破溃、疼痛，肿物生长较为缓慢。随着肿瘤进展，根据发病部位的不同可出现相应的症状，具体临床表现也有所差异，主要可表现为肿物生长速度加快、局部疼痛、破溃以及骨质的侵犯等。相较于口腔黏膜鳞状细胞癌来说，小唾液腺癌患者的预后整体较好，颈部淋巴结转移率及远处转移率也相对较低。

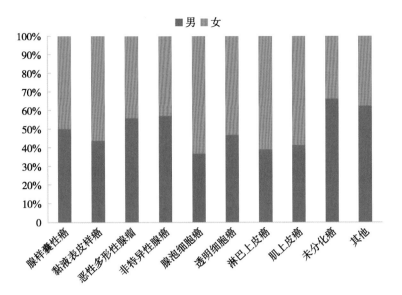

图 8-9-1 上海交通大学医学院附属第九人民医院 2000—2020 年小唾液腺癌男女比统计图

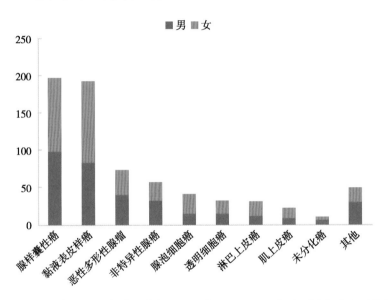

图 8-9-2 上海交通大学医学院附属第九人民医院 2000—2020 年小唾液腺癌病理类型统计图

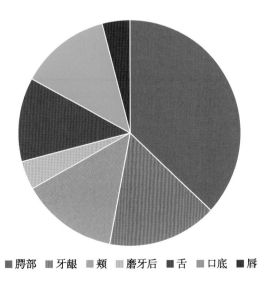

图 8-9-3 上海交通大学医学院附属第九人民医院 2000—2020 年小唾液腺癌好发部位统计图

二、诊断与评估

（一）诊断

由于口腔黏膜腺源性上皮癌组织类型繁多，临床表现无明显特异性，单纯根据病史、症状及体征来诊断小唾液腺癌较为困难，病理诊断尤为重要。由于有播种的风险，通常不建议对小唾液腺肿物进行开放活检，细针穿吸活检具有一定的诊断价值。研究表明，该技术用于小唾液腺癌的诊断，准确率可达 88%～96%，能较好地区分腺周淋巴结及肿瘤。但该技术敏感性强，采样不充分是导致诊断假阴性最常见的原因。由于小唾液腺癌的组织学类型较多，术中冰冻活检的准确性也存在争议，研究表明冰冻病理诊断假阳性率约为 1.1%，假阴性率为 2.6%。

（二）评估

1. TNM 分期　具体 TNM 分期规则详见第 8 版 *AJCC Cancer Staging Manual*。但需指出的是，口腔黏膜腺源性上皮癌的组织病理学类型较多，在对该类别肿瘤进行统一分级时，应首先注意肿瘤的组织类型，例如大多数小唾液腺肿瘤，包括腺样囊性癌、腺泡细胞癌、低级别腺癌等生物学特征相似，肿瘤呈惰性生长，侵袭性较弱，而发生于小唾液腺的癌肉瘤、鳞状细胞癌、多形性腺癌等则侵袭性较高。同时，还需注意特定瘤种中不同组织学亚型间生物学行为的差异，例如实性型腺样囊性癌、高级别黏液表皮样癌等侵袭性较强。

2. 影像学评估　推荐使用 MRI 进行小唾液腺癌的评估，它对于显示肿瘤和周围组织的界面有较为显著的作用，特别是对于侵及口腔颌面部深层结构的肿瘤。

3. 局部功能评估　口腔黏膜腺源性上皮癌可发生于口腔内小唾液腺分布的诸多地方，对受累部位的功能评估十分重要，而对于唇、颊、腭、舌及磨牙后区这些部位的功能评估内容也各不相同。虽然小唾液腺癌相较于鳞状细胞癌而言，生物学行为相对惰性，但随着肿瘤的发展，仍然可对患者的局部功能造成影响。例如，发生于腭部的口腔黏膜腺源性上皮癌在发生瘤体破溃、侵犯骨质时，可影响患者的发音、吞咽功能，严重者甚至可能导致口鼻相通。侵及腭大神经、鼻腭神经等，可造成相应神经支配部位的麻木。舌及口底黏膜的小唾液腺癌可影响患者的发音、吞咽功能。发生于颊部者，可影响颊部的运动，对患者的表情、咀嚼及口腔自洁能力均产生影响。后颊部及磨牙后区的小唾液腺癌，则可侵犯深面的咀嚼肌，对开闭口运动产生严重影响，甚至侵及颞下窝神经及血管。

三、治疗

（一）肿瘤治疗要点

口腔黏膜的小唾液腺癌主要根据病理类型及 TNM 分期决定治疗方式，手术切除是 T1、T2 期肿瘤的首选治疗方式，对有神经周围侵犯的低级别恶性肿瘤或者中、高级别的恶性肿瘤应考虑术后放疗。对于复发难治性肿瘤可以考虑尝试选用顺铂或靶向治疗等药物治疗。近年热门的以 PD-1 为代表的免疫治疗也在小唾液腺癌的治疗中进行了初步尝试，但其疗效还需要更多、更有针对性的临床研究来评估。

1. 原发灶切除要点　小唾液腺癌首选手术治疗，只有肿瘤无法切除或者患者坚决拒绝手术才考虑放疗等其他治疗。局部手术切除的要求与相应解剖区域的鳞癌类似,需在肿瘤外 0.5～1cm 安全缘完整切除肿瘤。腺样囊性癌具有较强的嗜神经生长、播散特性,在手术中应追踪可能影响的神经并送冰冻病理检查,根据情况术后补充放疗。

早期(T1～T2)口咽部小唾液腺癌在有条件时可采用经口激光或者手术机器人切除,避免传统手术切开下颌骨或颈部入路等造成的损伤,但该技术对设备、人员要求较高,不易普及推广。

2. 颈部处理 小唾液腺癌的颈部处理主要依据病理类型和分期决定。如病理类型为高级别腺癌、高级别黏液表皮样癌等建议行选择性颈淋巴清扫,除此之外,仅在临床或者影像学检查提示存在颈部淋巴结转移时行治疗性颈淋巴清扫。

(二)缺损修复要点

口腔、口咽部位的小唾液腺癌术后缺损修复与相应解剖部位的鳞癌修复原则一致。

(三)放射治疗

目前没有指南推荐小唾液腺癌术前常规放疗。有预后不良指征的患者可以考虑术后放疗,腺样囊性癌患者常规需要术后放疗,放疗与手术的间隔时间建议在 2～6 周之间。如患者有高危因素,需照射原发肿瘤及相关引流淋巴结区域。腺样囊性癌的放射治疗范围应考虑其周围神经侵犯的生物学特点,放射野应拓展到颅底。此外,也有学者将近距放疗引入小唾液腺癌的治疗中。

(四)其他治疗

小唾液腺癌对化疗大多不敏感,因此化疗不作为常规治疗。当患者术后复发、无法手术时,可以考虑联合放化疗,常用方案以铂类为基础。随着分子诊断、肿瘤治疗药物的发展,复发难治性小唾液腺癌可以在靶点检测引导下尝试靶向及免疫治疗。

四、典型病例

(一)典型病例一

1. 病情简介 患者,男,37 岁,左侧腭部无痛性肿物 11 个月。11 个月前发现左侧腭部"黄豆"大小肿物(图 8-9-4A～C),肿物缓慢增大,外院建议转诊我院,CT 显示"左侧腭部肿瘤,腺样囊性癌可能",遂收治入院。患者既往无其他特殊病史。

2. 肿瘤累及范围 全景片未见明显异常(图 8-9-4D)。增强 CT 显示左侧硬腭约 4cm×3cm×2cm 大小的软组织肿块影,腭骨水平板受压少量吸收,向内过中线,向外侧紧邻左侧上颌区 24—27 的腭侧牙龈,向后累及软腭前份。上颌窦底壁及内侧壁未受累,骨质无明显破坏(图 8-9-4E、F)。

3. 切除范围 全麻下行左侧腭部肿瘤扩大切除术,于左侧腭部肿瘤外 1cm 处用电刀行切除范围定点,前界达腭皱襞后方,外侧及左侧上颌后牙区 24—27 腭侧牙龈,后界达软硬腭交界靠软腭侧,内侧过中线。切开腭皱襞后份黏膜及黏膜下层,达腭骨骨面,由前向后自骨膜向后,连带骨膜一并扩大切除腭部肿瘤组织,仅保留左侧上颌后牙区 0.5cm 左右的腭侧牙龈,保留左侧上颌后牙,在 27、28 腭侧水平 1cm 左右的距离,找到腭大孔及腭大神经血管束,见腭大孔无明显扩大,腭神经未见明显肿瘤侵犯,平腭骨水平板后缘切断腭大神经血管束,向后在软硬腭交界处近腭中线区,扩大切除软腭至部分鼻腔面,局部磨除腭部水平板骨质（图 8-9-5）。术中冰冻及术后病理检查结果：腺样囊性癌，软硬腭四周切缘及腭大神经处切缘均为阴性。

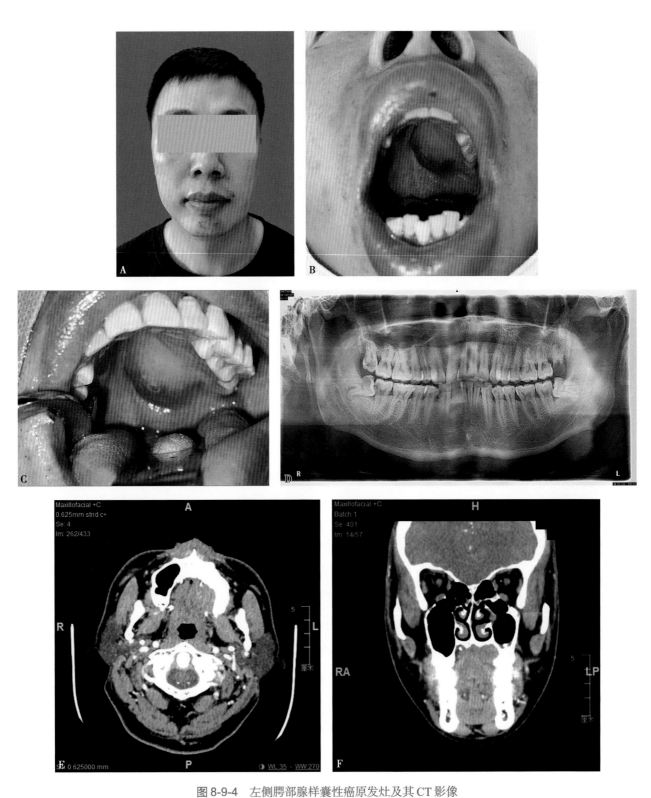

图 8-9-4　左侧腭部腺样囊性癌原发灶及其 CT 影像

A～C. 患者正面及口内照　D. 全景片未见异常　E、F. 颌面部 CT 增强显示左侧腭部肿物，左侧上颌骨部分压迫性吸收

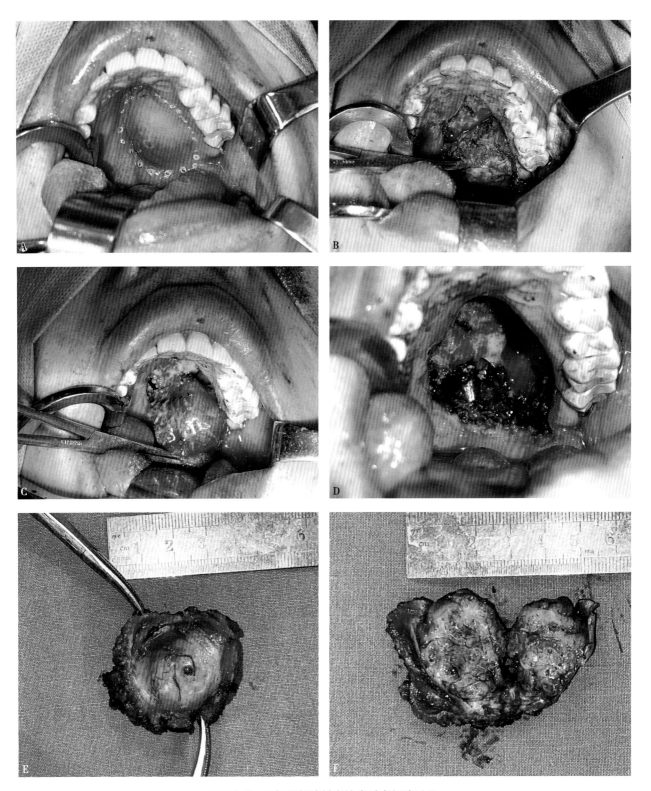

图 8-9-5　左侧腭部腺样囊性癌手术切除过程

A. 电刀标定腭部肿物切除范围　B. 切口前份切开达骨面,从骨膜下剥离切除肿物　C. 腭大神经孔切断后止血,并送冰冻病理检查　D. 软腭部位肿瘤切除　E、F. 肿瘤及周围组织切除标本观

4. 修复方式 术中软腭、腭中线、腭皱襞及左侧上颌后牙牙龈位置双股缝线缝合，腭侧碘仿纱包固定，术后 8 天拆除，行腭护板赝复体修复治疗（图 8-9-6）。

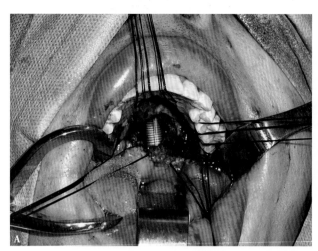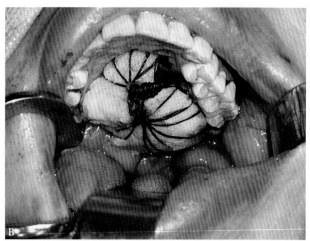

图 8-9-6 左侧腭部腺样囊性癌术后缺损修复
A. 伤口缝线 B. 碘仿纱包固定

（本病例由上海交通大学医学院附属第九人民医院马春跃医师提供）

（二）典型病例二

1. 病情简介 患者，女，15 岁，因"左侧腭部无痛性肿物 4 年"入院，查体见左侧软硬腭交界区约 3cm×3cm 大小的肿物，质中偏硬，无压痛，肿块内侧达中线，外侧未累及腭侧牙龈（图 8-9-7A）。左侧上颌后牙无松动，无张口受限，颈部未及明显肿大淋巴结。外院活检经本院口腔病理科复片提示左侧腭部低级别黏液表皮样癌。

2. 肿瘤累及范围 增强 CT 显示左侧软硬腭交界区约 3.2cm×2.5cm×2.3cm 大小的软组织肿块影，腭骨水平板破坏，向内达中线，向上突入鼻底及鼻腔，左侧下鼻甲受压移位，向外侧紧邻上颌窦内侧壁及蝶骨翼突内侧板，但骨质无明显破坏（图 8-9-7B～D）。

3. 切除范围及修复 全麻下行鼻内镜辅助下的上颌骨部分切除术，上界经鼻内镜切除左侧下鼻甲，余经口腔入路切除，外侧切除左侧上颌后牙腭侧游离龈及龈乳头，保留左侧上颌后牙，切除腭侧骨板、部分上颌窦内侧壁及蝶骨翼突内侧板，前、后及内侧均在肿块外 1.5cm 切除，行完整切除包括鼻中隔、腭骨水平板在内的病灶。术中冰冻及术后病理检查结果均证实为低级别黏液表皮样癌，送检四周及腭肌、翼内肌、鼻中隔、下鼻甲、上颌窦黏膜切缘均为阴性。腭部创面碘仿纱包固定（图 8-9-8），术后 10 天拆包后行临时赝复体修复，半年后更换为永久赝复体修复。

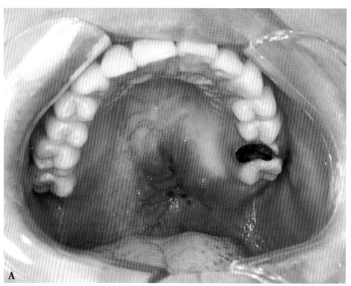
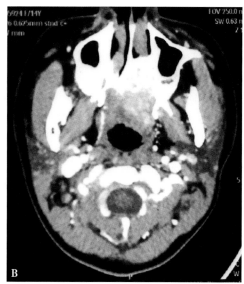
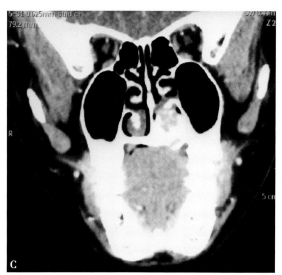
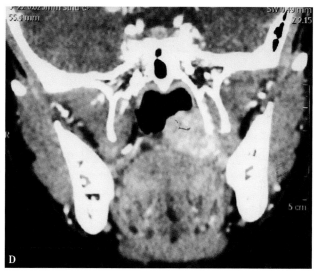

图 8-9-7　左侧腭部黏液表皮样癌原发灶及其 CT 影像

A. 患者口内照　B～D. 颌面部 CT 示腭骨水平板破坏，向内达中线

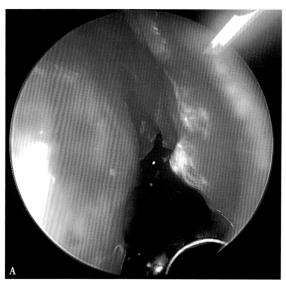
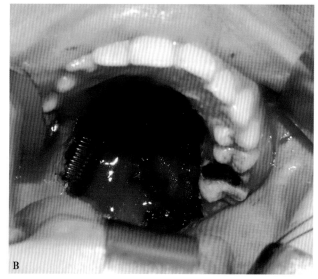

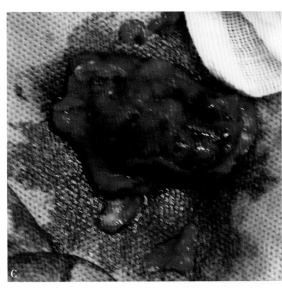
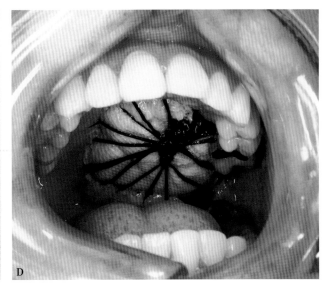

图 8-9-8　左侧腭部黏液表皮样癌手术及临时修复过程
A. 鼻内镜下见肿物范围　B. 病灶切除后　C. 肿瘤及周围组织切除标本　D. 碘仿纱包固定

（本病例由上海交通大学医学院附属第九人民医院沈毅医师提供）

（季　彤）

第十节　多原发癌

多原发癌（multiple primary cancer）是指患者体内同时或先后发生两种或两种以上的原发性恶性肿瘤，各病灶独立发生，而非原肿瘤复发或转移的结果，可以发生在第一原发癌被诊断和治疗后的任何时间。早在 1889 年，Billroth 首次报道了外耳上皮癌切除术后发生胃癌的多原发癌病例。1932 年，Warren 和 Gates 正式定义了多原发癌的概念。多原发癌曾被认为是罕见病。但近年来，多原发癌的发生率显著上升，主要是由于肿瘤诊断能力的提高，更多隐匿病灶被发现，同时由于恶性肿瘤患者生存期延长，增加了新发肿瘤的机会。

多原发癌的总体发生率为 2%～17%，各国多原发癌发生率存在差异，美国为 0.7%～11.7%，日本为 0.5%～8.0%，我国为 0.3%～7.3%。多原发癌中以第二原发癌最为多见，异时性多原发癌（metachronous multiple primary cancer）较同时性多原发癌（synchronous multiple primary cancer）更为常见。多原发癌患者较非多原发癌患者更趋于老龄化。在多原发癌的患者中，口腔及咽部肿瘤是最常见的第一原发部位。以口腔癌为第一原发癌的患者，多原发癌的部位仍以口腔、口咽部居多。发生于口腔、口咽部的多原发癌最常见的病理类型是鳞状细胞癌。

一、病因与发病机制

目前普遍认为，多原发癌可能存在特殊的病因及发病机制。由于多原发癌病例数相对较少，也较为散发，目前尚缺乏非常确证性的研究。

1. 增龄性改变 DNA 点突变、缺失、扩增、易位或移位的累积,可能导致原癌基因的活化。同时,免疫衰老使机体对异常状态的免疫监视逐渐减弱。因此,与大多数恶性肿瘤类似,多原发癌的发生风险随着年龄的增长逐渐增加。

2. 遗传易感性 肿瘤有家族聚集倾向,有肿瘤家族史者更容易患肿瘤,这与患者生殖细胞中的可遗传性胚系突变(germline mutation)密切相关,可表现为综合征,如遗传性乳腺癌-卵巢癌综合征、林奇综合征、利-弗劳梅尼综合征等。多原发癌患者中具有肿瘤家族史的比例明显高于单发肿瘤患者。以遗传性结直肠癌的林奇综合征为例,主要为错配修复基因(*MLH1*、*MSH2*、*MSH6*、*PMS2*、*EPCAM* 等)胚系突变所致。该类患者患结直肠癌的可能性为 50%～80%,其中 54%～61% 的患者会发生第二原发癌,15%～23% 的患者会发生第三或更多的原发癌。

3. 区域癌化 1953 年,Slaughter 在对头颈多原发鳞癌的研究中形成了"区域癌化"的雏形,即头颈部黏膜组织在某种致癌因素刺激下转变为癌前区域,若致癌因素作用的时间足够长、强度足够大,可导致该区域发生多个独立的恶性病损。2000 年,Van Oijen 和 Slootweg 正式提出区域癌化的概念:由于区域组织长期暴露于致癌因素,发生多基因异常改变,导致整个上呼吸道和上消化道的上皮表层恶变风险增高。吸烟、咀嚼槟榔是导致口腔、口咽区域癌化的重要因素,并且与上呼吸道、上消化道的多原发癌密切相关。

4. 医源性因素 化疗和放射治疗是肿瘤治疗的重要手段,但也具有潜在的致癌能力。诸如烷化剂、拓扑异构酶Ⅱ抑制剂、蒽环类药物和铂类药物等化疗药在杀灭肿瘤细胞的同时,也对正常细胞造成损伤,导致基因突变。此外,化疗对免疫系统的打击削弱了机体对异常细胞的监视能力。在接受高剂量放疗的患者,常在辐射区域的结缔组织和骨组织发生第二原发癌。放射线的剂量和类型、放疗区域的组织敏感性等都会影响辐射相关癌症的风险。Zhao 等在 2016 年报道,鼻咽癌放射治疗后第二原发癌的发生率为 2.0%～5.6%。舌是鼻咽癌放疗后第二原发癌最常见的部位。

5. 病毒感染 特殊病原体感染与肿瘤发生密切相关。例如,HPV 感染患者可能罹患宫颈癌、肛门癌及口咽癌中的不止一种肿瘤。HIV 感染可通过造成人体免疫缺陷,增加患者罹患多原发癌的风险。

二、临床表现

发生于口腔或口咽多原发癌的临床表现与发生于该区域的第一原发癌并无明显差异,呈侵袭性生长,无包膜,边界不清,活动度差。常发生表面坏死、溃疡出血,可伴有恶臭、疼痛及功能障碍。当多原发癌多次发生于口腔、口咽区域,手术所造成的组织缺损及术后瘢痕常造成患者口颌系统严重的功能障碍,如张口困难、吞咽障碍、语言不清、面容改变等。在组织学结构上,口腔、口咽多原发癌的细胞分化差,细胞形态和结构呈异形性,异常核分裂象多见。研究发现,多原发癌较第一原发癌异质性大,多原发癌的突变基因谱往往与第一原发癌存在明显差异,多原发癌病灶的肿瘤突变负荷(TMB)也偏高。

三、诊断与评估

多原发癌的诊断标准最早由 Warren 和 Gates 于 1932 年提出:①每个肿瘤的病理类型必须是恶性;②每一个肿瘤必须是独立的;③必须排除肿瘤转移或复发。对于肿瘤的病理类型可以通过切取活检加以明确,但其他两个标准如何评定一直存在争议。有学者对 Warren 和 Gates 的评价标准进行了修改。目前使用最广泛的定义是美国国家癌症研究所的 SEER 项目以及国际癌症登记协会和国际癌症研究机构(IACR/IARC)所定义的标准。根据 SEER 标准,多原发癌应符合:①肿瘤的病理类型分属不同组织学类型,不论发生部位和诊断时间;②肿瘤的发生部位分属不同解剖部位或同一器官的不同亚解剖结构;③同一亚解剖部位两次肿瘤发生的时间间隔超过 5 年;④必须排除肿瘤转移与复发。而 IACR/IARC 标准则仅将不同病理类型或发生在不同解剖部位的多个恶性肿瘤视为多原发癌。SEER 项目的标准主要由北美癌症登记中心使用,而 IACR/IARC 的标准更多在国际上通用。

根据各原发肿瘤发生间隔期,可见多原发癌分为同时性多原发癌与异时性多原发癌。SEER 标准建议间隔时间≤6 个月者称为同时性多原发癌,诊断间隔时间>6 个月者称为异时性多原发癌,而 IARC 标准则建议将间隔时间定为 2 个月。

但目前的诊断标准仍存在瑕疵。如发生于不同解剖部位但病理表现相似的恶性肿瘤,应如何区分多原发癌与转移?如不同亚解剖结构的肿物应被正常组织分开,但恶性肿瘤之间的距离及正常组织应如何界定?不同位置的组织细胞可能发生不同的基因突变,从而形成具有不同克隆来源并相互独立的癌巢,多原发癌的各个癌巢可能具有各自特异性的基因表型。因此,有学者提出以基因突变特征为基础的诊断模式,即具有相似基因突变特征的肿瘤被诊断为转移灶,而表现为不同分子特征或因偶然因素而具有共同模式的肿瘤则被诊断为多原发癌。

对于发生于口腔、口咽部的多原发癌患者,或具有多原发高危因素的口腔癌及口咽癌患者,除常规检查外,应特别注意:①既往肿瘤病史、个人生活习惯、家族史的采集,尽可能追溯既往肿瘤发生的时间、部位、范围、病理类型、治疗方式及治疗后情况;②建议行全身 PET/CT 检查;③通过内镜对多原发癌好发部位进行检查,例如,有槟榔咀嚼史的口咽癌患者,考虑使用喉镜及胃镜检查口咽、喉咽、食管、胃部是否存在可疑病灶并及时活检。

四、治疗

如口腔癌或口咽癌为异时性多原发癌(这里指患者既往曾有恶性肿瘤病史,目前仅有口腔癌或口咽癌病灶),治疗原则与普通口腔癌及口咽癌类似。绝大多数情况下,手术仍为最主要、最有效的治疗方式。术前应结合患者既往病史、治疗史进行全面评估,除机体对治疗的耐受能力,还需包括:①既往肿瘤治疗对特定组织器官的影响,如蒽环类药物心毒性、免疫治疗导致的甲状腺功能异常、多程化疗后的骨髓抑制情况、预防或治疗骨转移药物所致的颌骨骨髓炎风险、抗血管生成靶向药物所致的出血风险等;②如有头颈部放疗史,是否还需颈淋巴清扫术,放疗对修复重建的影响,术后辅助治疗的限制;③既往治疗的敏感性及耐受性,为后续治疗提供参考。

对于同时性多原发癌患者,强调多学科合作,制订个性化治疗方案,一般原则包括:①如不能同时处理多原发肿瘤,优先处理恶性程度高、对患者生命威胁大的肿瘤;②根据不同部位不同类型肿瘤的特点,细致规划治疗的序列方案;③对有机会手术的患者,权衡联合手术及分期手术的利弊;④分阶段及时评估治疗效果,必要时调整治疗方案。

多原发癌患者的 5 年生存率低于相同病理类型及临床分期的非多原发癌患者，而同时性多原发癌患者的 5 年生存率低于异时性多原发癌患者。发生第二原发癌的患者再次发生多原发癌的概率较一般患者高。因此，在随访过程中，应对患者的主诉及可疑临床表现高度警惕，尤其对于基因检测发现胚系突变或遗传性癌症综合征的患者，需要更积极地进行全身 CT 或 PET/CT 检查；如条件允许，可充分运用先进的体外诊断方式，如 ctDNA、肿瘤标志物监测等，进行全周期的随访及监测。

五、典型病例

（一）典型病例一

1. 病情简介　患者，男，59 岁，舌右侧疼痛 2 月余。自感吞咽不畅，无出血，无声嘶，无呼吸困难。2019 年 8 月至当地医院就诊，行右侧舌肿物活检后示高分化鳞癌。病理经我院会诊后示鳞状细胞癌（高至中分化）。张口度约 4cm，右舌可见大小约 1.5cm×3cm 肿物，边界欠清，质硬，表面溃烂，无明显出血。患者既往于 2011 年因"淋巴瘤"行放、化疗。

2. 浸润范围　根据患者症状和体征，通过临床检查结合影像学资料可以判断肿瘤的侵犯范围。①前：距舌尖约 1.5cm；②后：距舌根约 1cm；③内：距中线约 1cm；④牙龈及口底未见明显侵犯；⑤颈部淋巴结未见明显转移征象。诊断：右舌鳞状细胞癌，cT2N0M0 Ⅱ期；淋巴瘤综合治疗后。

3. 切除范围　距肿物边缘约 1cm 的安全距离，切除舌部肿物及部分周围正常组织，向内切至中线，向后切至舌根，向前切至距舌尖约 1cm，切除部分右侧口底黏膜，对右侧下颌骨水平部行矩形切除。行右侧颈部Ⅰ～Ⅲ区淋巴清扫术。应用右侧锁骨上皮瓣修复舌及口底部缺损（图 8-10-1）。

4. 病例总结　该患者既往行淋巴瘤综合治疗，治疗后 8 年出现右舌第二原发癌，行右舌恶性肿物切除 + 右颈淋巴清扫术 + 右锁骨上皮瓣转移修复术。术后病理提示舌肿物浸润深度为 1.1cm，颈部淋巴结未见转移，修正诊断为 pT3N0M0（Ⅲ期）。

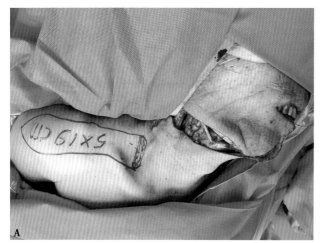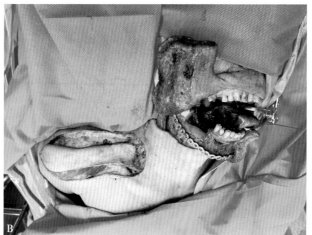

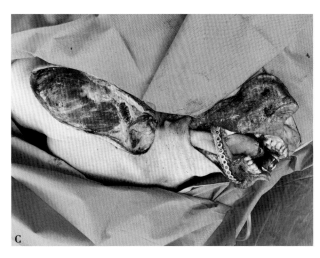
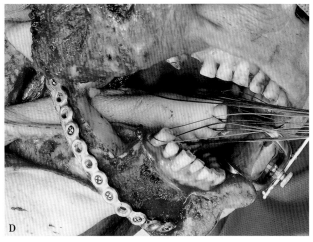

图 8-10-1 舌癌根治及锁骨上皮瓣修复手术过程

A. 根据手术缺损设计锁骨上皮瓣大小　B. 制备锁骨上皮瓣　C. 将锁骨上皮瓣翻转,转移至手术缺损处　D. 将锁骨上皮瓣与舌部间断缝合

（二）典型病例二

1. 病情简介　患者,男,45 岁,左舌肿物伴疼痛半年余。自感舌部疼痛明显,伴肿物破溃出血,言语稍不清,无张口受限,无吞咽困难。至我院就诊,左舌肿物病理活检示高至中分化鳞癌。张口度正常,左舌近舌根处可见一大小约 2cm×2cm 的外生型肿物,边界欠清,质脆,表面溃烂,少量出血。患者既往 3 年前因"鼻咽癌"在外院行放、化疗,治疗后出现放射性脑病。

2. 浸润范围　根据患者症状和体征,通过临床检查结合影像学资料可以判断肿瘤的侵犯范围。①前:距舌尖约 2.5cm；②后:肿物达舌根部；③内:距中线约 0.5cm；④牙龈及口底未见明显侵犯；⑤颈部淋巴结未见明显转移征象。诊断:左舌鳞状细胞癌,cT2N0M0 Ⅱ期；鼻咽癌综合治疗后；放射性脑病。

3. 切除范围　距舌根肿物边缘约 1cm 的安全距离,切除舌根部肿物及部分周围正常组织,向内切至中线,向后切除左侧舌根,向前切至距舌尖约 1cm,切除部分左侧口底黏膜,裂开左侧下颌骨水平部,用钛板固定修复。行左侧颈部 Ⅰ～Ⅲ区淋巴清扫术。应用左侧锁骨上皮瓣修复舌及口底缺损（图 8-10-2）。

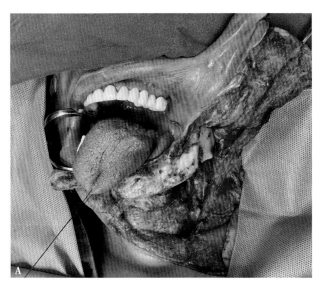
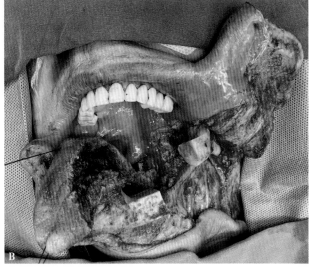

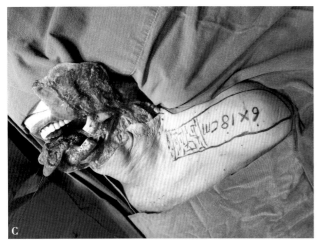
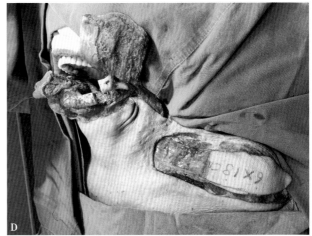
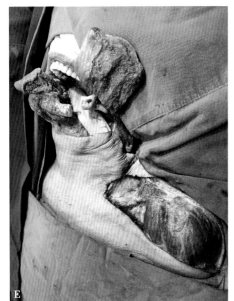
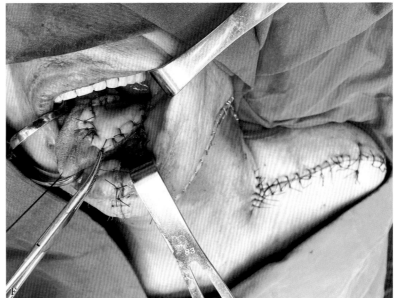

图 8-10-2 舌癌根治及锁骨上皮瓣修复手术过程

A. 舌左侧肿物 B. 舌癌根治后手术缺损 C. 根据手术缺损设计锁骨上皮瓣 D. 制备、游离锁骨上皮瓣 E. 将锁骨上皮瓣转移至手术缺损处 F. 将锁骨上皮瓣与舌部间断缝合

4. 病例总结 该患者既往行鼻咽癌综合治疗，治疗后 3 年出现舌根部的第二原发癌。给予舌根部肿物切除＋颈淋巴清扫术＋锁骨上皮瓣修复术。术后病理检查结果提示舌部肿物浸润深度为 1.3cm，左颈 Ⅰ～Ⅲ区淋巴结见转移癌，修正诊断为 T3N2bM0（Ⅳa 期）。

（刘学奎）

第十一节　侵犯颅底的口腔癌及口咽癌

一、概述

颅底肿瘤是以颅底的解剖范围为原则命名的，其组织来源繁杂，包括颅底原发及侵犯颅底的颅内外肿瘤。由于颅底结构解剖的复杂性和颅底肿瘤的多样性，颅底肿瘤手术往往需要包括神经外科、眼科、口腔颌面外科、耳鼻咽喉 - 头颈外科、整形外科在内的多学科共同参与，形成了一门新兴的边缘交叉学科——颅底肿瘤外科。

局部晚期口腔癌及口咽癌可向上、后累及颅底，并可进一步破坏至脑实质。因为手术涉及颅内外各种重要血管、神经，不但进路困难，而且难以达到完整切除。如果仅采取紧贴颅底切除肿瘤的保守方法，容易影响手术彻底性，导致肿瘤复发，严重影响患者生存率。为了达到有可能 en block 切除肿瘤及受累组织、减少局部复发、提高患者生存率的目的，自 20 世纪 70 年代末起，国内外学者开始采用颅颌联合切除术来治疗累及和侵犯颅底的晚期口腔颌面 - 头颈肿瘤。

颅颌联合根治术的提出，以及在国内外的成功开展和推广，为侵犯颅底的晚期口腔颌面 - 头颈恶性肿瘤提供了手术治疗机会，延长了患者生存期。Catalano 等（1994）总结了颅颌联合根治术的三大优点：①由于遵循整块切除肿瘤的原则，肿瘤根治率明显提高；②颅骨窗打开后，术者能直视颅底，可有效保护颅内组织和颈内动脉，实时估计侵犯程度，明确切除范围和内容；③充分暴露颅底结构，有利于肿瘤切除和切除后缺损的修复与重建。颅颌联合根治术解决了单纯颅外扩大切除术难以根治或整块切除，从而导致术后复发率高的难题。

我国的颅底 - 颌面肿瘤外科始于 20 世纪 70 年代末，邱蔚六等在国内率先采用颅（颅中窝）、颌面（上颌骨、颧骨及眶内容物、部分下颌骨）联合切除术治疗 1 例颞下窝软骨肉瘤，成功地切除了被誉为"一板之隔"的颅底结构，突破了以往的"禁区"，开创了一条颅内与颅外相结合的手术途径。此后，相继有原华西医科大学、原北京医科大学、原第四军医大学等院校开展了此项治疗的研究，进一步完善和发展了颅颌面联合根治术，积累了我国自己的宝贵经验。经过几十年的发展，仅仅在口腔颌面外科专业领域内，全国已有多家单位开展此项手术。

颅颌联合根治术及其缺损的修复重建是复杂且风险巨大的手术，手术医师应该严格掌握手术的适应证，加强与相关学科之间的交流沟通和密切合作。在决定施行颅颌联合根治术之前，应充分预计患者术后的生存质量和生存率，只有估计肿瘤能够切除，或者因肿瘤侵犯海绵窦等重要结构而有少量残留，但可行 γ 射线等其他辅助治疗方法，同时患者术后的主要功能能够得以保存，具有一定的生存质量时，才考虑施行颅颌联合根治术。对于肿瘤切除后的缺损修复，应在不违反肿瘤切除原则的基础上，进行分阶段、有计划的修复重建。总之，对于颅颌联合根治术适应证的把握，应该时刻注意肿瘤根治和术后功能、生存率和生存质量之间的平衡，即注重功能和外形、生存和生活质量、供区和受区、重要功能和次要功能之间的平衡。

二、诊断与评估

根据病史、症状及体征，结合 CT、MRI 和 PET/CT 等影像学资料，评估晚期口腔癌及口咽癌是否侵犯颅底及其侵犯程度。此外，颅底肿瘤的病理性质和肿瘤细胞的生物学行为对于肿瘤的治疗和预后非常重要，一般需要先通过组织病理活检明确诊断，为治疗方案的制订提供可靠依据。

1. 颅底肿瘤影像学分型　根据 CT 及 MRI 冠状位或矢状位所示的颅底受累情况，可以将累及颅底的肿瘤分为 4 种类型：1 型为肿瘤紧邻颅底但尚未破坏颅底骨质；2 型为肿瘤破坏颅底骨质但硬脑膜完整；3 型为肿瘤侵犯硬脑膜但未侵犯脑实质；4 型为肿瘤侵犯脑实质。

2. 颅底分区　为了严格掌握颅颌联合根治术的手术适应证和评估手术风险，术前应明确口腔、口咽部恶性肿瘤侵犯颅底的部位和范围，为选择手术入路提供依据。颅底以颅底骨板为界可分为颅内颅底和颅外颅底，也称颅底上面和颅底下面。因此，临床上通常以颅内的前、中和后三个颅窝底部及其颅外的相应范围进行划分。肿瘤部分位于颅内、部分位于颅外者称为沟通性颅底肿瘤。目前，常用的颅底分区方法是 Irish 等（1994）提出的分区法，将颅内颅底分为其中 3 个区域，即Ⅰ～Ⅲ区分别为前颅窝、中颅窝和后颅窝（图 8-11-1）。Imola 等（2003）提出了 4 区域分区法：除上述 3 个区域外，将颅底上面中央部分称为中央颅窝（图 8-11-2）。

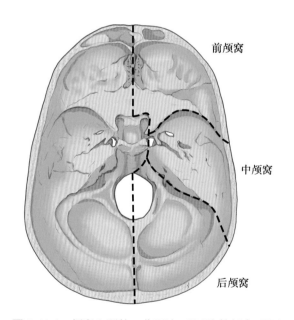

图 8-11-1　颅底上面的 3 分区法：Ⅰ区为前颅窝、Ⅱ区为中颅窝、Ⅲ区为后颅窝

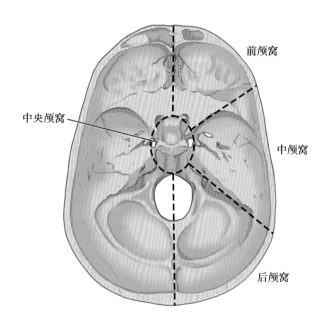

图 8-11-2　颅底上面的 4 分区法：除前颅窝、中颅窝和后颅窝外，将颅底上面中央部分称为中央颅窝

颅外颅底的分区方法目前尚未完全统一。Krespi 等（1984）以颈内动脉横过颞骨岩部处划一条矢状线，将颅外颅底分成中间的中颅底和两侧的侧颅底（图 8-11-3）。Kumar 等（1986）在 Krespi 分区的基础上，自蝶骨翼内板向后外至颞骨关节窝划一条斜线，将侧颅底进一步分为前方的颞下区和后方的岩颞区。

Jones 等（1987）将前颅窝、中颅窝、后颅窝相应的颅外颅底分别称为前颅底、中颅底、后颅底。Bailey（1987）通过经硬腭后缘的横线和枕骨大孔前缘的横线，将颅外颅底分成前颅底、中颅底和后颅底。黄德亮等（1993）将颅外颅底分为 4 个区：①前颅窝相应的颅外颅底为前颅底；②前颅底后缘之后，枕骨大孔前缘之前与蝶骨翼内板向后的延长线之间为中间颅底；③中间颅底外侧的眶下裂和岩枕裂延长线之间为侧颅底；④双侧岩枕裂延长线之后为后颅底。

上述颅外颅底的分区主要立足于颅外的颅底手术入路选择，简单易懂，但是由于缺乏与颅内神经血管解剖的联系，对于颅颌联合根治术的指导意义不大。我们参考神经外科和颅颌面 - 耳鼻喉 - 头颈外科的各种颅底分区方法，提出以颅外颅底和颅内颅底共同相关的解剖标志为依据，从颅外将颅底分别分区为前颅底、中颅底、后颅底、中央颅底和侧颅底；眶骨颧突 - 蝶骨大翼后缘（眶上裂）- 蝶窦前缘（前床突、鞍结节）的连线为前、中颅底之分界，外耳门与破裂孔连线为中、后颅底之分界，枕骨大孔后缘与外耳门连线为后颅底之后界；以眶下裂 - 圆孔 - 卵圆孔 - 颈静脉孔外缘 - 枕髁外缘连线为中间颅底与侧颅底之分界，其前界为蝶窦前缘，后界为枕髁连线。

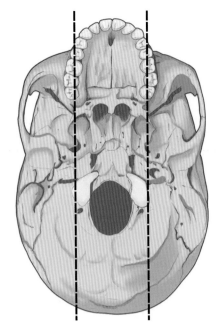

图 8-11-3　颅底下面的 Krespi 分区法：中间为中颅底，两侧为侧颅底

3. 颅颌手术的相关重要结构　颅底骨结构构成了颅颌面肿瘤扩展和转移的良好天然屏障，一般认为颅内无淋巴结构，肿瘤首先通过颅底的骨性管孔实现肿瘤的扩大侵犯。因此，颅颌面肿瘤的预后和手术适应证与这些结构密切相关。

（1）眶上裂、视神经管：是动眼神经、滑车神经、展神经、眶上神经和视神经以及眼动脉经过的管道，这些神经血管结构由颅内的硬脑膜包裹并移行为眶内的眶骨膜。

（2）翼腭窝：翼腭窝范围很小，但是部位深在结构比较复杂，常与颞下窝、上颌窦、眶下裂、后组筛窦、蝶窦以及圆孔、鼻咽部相通，成为颅底各个部位肿瘤相互沟通的重要通道。

（3）海绵窦：是位于颅内鞍旁的硬脑膜褶皱结构，内含颈内动脉、动眼神经、滑车神经、展神经、海绵窦静脉丛。其外侧壁为位于两层硬脑膜内的三叉神经半月神经节节后部分，在颅底以圆孔和卵圆孔为外侧界；前方硬脑膜与眶上裂硬脑膜相移行；其内下方为蝶窦侧壁。海绵窦通过眶上裂、眶下裂、圆孔、卵圆孔、棘孔和破裂孔与颅外广泛联系，最易受到颌面部肿瘤的局部侵犯。

（4）颈静脉孔：位于颞骨岩部中耳鼓室下方，颈内动脉入颅口外后方，为颈内静脉和舌咽神经、迷走神经、副神经出颅的管孔。

除上述重要的颅底骨性管孔外，颅底尚有许多重要的血管和神经走行。在颅底下方的口腔颌面 - 头颈部则有眼眶及眶内容物、鼻腔和鼻旁窦、上下颌骨、口腔以及咽腔等解剖结构。

三、治疗

（一）适应证选择

颅颌联合根治术的适应证主要从患者因素、原发肿瘤因素、解剖因素三方面考虑。①患者因素：患者的全身状况能否耐受手术,有无糖尿病、心脏病等系统性疾病,患者及家属有无对手术的迫切要求。②原发肿瘤因素:远处转移,肿瘤生物学行为、细胞类型及分化程度,如低分化鳞癌、低分化基底细胞癌、恶性黑色素瘤、高度恶性的肉瘤等高度恶性肿瘤。③解剖因素:肿瘤侵犯脑干、司主要功能的大脑皮质重要区域、上矢状窦、双侧颈内动脉颅内段、双侧海绵窦、颅内重要的交通静脉等颅内结构者,应为绝对禁忌证,侵犯一侧颈内动脉颅内段、一侧海绵窦、视交叉等应为相对禁忌证。颅颌面联合根治术复杂,手术难度和风险均较大,应充分告知患者及家属,慎重选择。制订手术计划时应充分考虑各方面的因素,权衡肿瘤根治与术后功能、生存率、生存质量。

1. 不同层面的侵犯　一般认为,蝶窦、斜坡中线结构骨破坏,鼻咽部、椎前间隙侵犯,或高度恶性肿瘤侵犯海绵窦内、颈内动脉、双侧眶部(尤其未失明者)及证实有远处转移者均为禁忌。

2. 不同高度的侵犯　不同高度受侵犯的范围主要考虑颅底骨、硬脑膜和颅内脑实质受侵犯的程度。相较于突破硬脑膜屏障的肿瘤而言,沿硬脑膜广泛扩展的肿瘤更难以获得根治的效果。当肿瘤已侵犯硬脑膜但并未侵犯脑实质时,应该尽可能地手术根治肿瘤。

3. 肿瘤根治与并发症的平衡　颅颌联合根治术难度大,危险性高,并发症也较多。手术前对于手术可行性的评估甚为重要,尤其是对严重手术并发症发生的可能及其预防措施需要严格把握。

4. 修复手段　由于颅颌联合根治术的切除范围较广,往往是包括多个器官和不同的解剖区域的广泛切除。如果不及时修复缺损,可发生脑膜炎、脑炎等严重并发症,甚至危及患者的生命。因此,切除肿瘤和组织修复,两者缺一不可。

5. 生存率与生活质量的平衡　对于肿瘤已侵犯颅底或颅内重要解剖结构,其根治需要以牺牲患者的重要功能和生活质量为代价,应审慎考虑手术的必要性。

6. 其他因素　包括患者的经济状况、要求和依从性,应充分尊重患者及家属的意愿。

(二)多学科合作

颅底肿瘤诊治需要多学科合作才能达到最佳治疗效果。Pusic 等(2007)提出,颅底肿瘤的治疗团队,除了由包括神经外科、耳鼻喉科 - 头颈外科、口腔颌面外科、眼科以及整形外科和脊柱外科等学科在内的手术医师组成,还应包括麻醉医师、放疗科医师、肿瘤内科医师、心理医师和特殊护理人员等的积极参与。相关学科之间的沟通交流以及换位思考至关重要。其中主要包括三个方面:知识和资源的共享、理念的沟通和技术的交流。当颅底解剖学和肿瘤学的知识、相关的行为逻辑理念和先进的手术技术为各方所了解并达成共识之后,才能对颅底肿瘤进行理性的断,设计最优治疗方案,通过多学科密切配合,获得最佳的治疗效果。

(三)常用的手术入路

一般而言,颅颌面联合入路适用于颞下窝、翼腭窝、眼眶、耳及腮腺区、颞骨岩区及邻近颅底间隙的肿瘤切除。常用的手术入路有眶颧、颞颧、眶颞颧等入路(图 8-11-4Aa)。中线肿瘤累及前颅底,常用经面入路联合上颌骨或鼻骨截骨入路(图 8-11-4Ab、c)。Weber-Ferguson 切口联合额部,冠状切口入路适用于眼颅底或鼻颅底病变(图 8-11-4B)。经下颌骨入路联合颧眶截骨术适用于颞下窝或翼腭窝的肿瘤。岩颞复合体常采用经乳突面后入路(图 8-11-5)。

颞下、耳和腮腺区域的肿瘤切除是通过面神经转位或通过面神经暂时性离断再吻合进行的(图 8-11-6)。

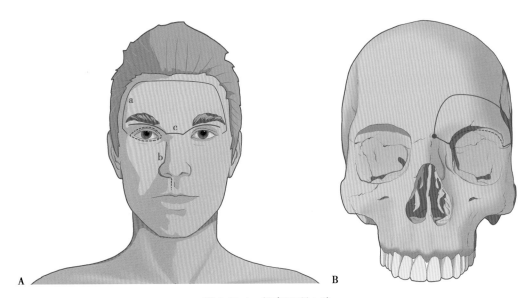

图 8-11-4 额鼻眶颞入路

A. a 为双侧冠状切口；b 为 Weber-Ferguson 切口，切口可延伸至睫毛线下方，如果眶内容物能够保留，切口也可延伸至上眼睑（图中虚线）；c 为连接双侧眉弓的蝶形切口，如果肿瘤较小，仅位于前颅底，可做此切口 B. 开颅钻在额眶骨开窗

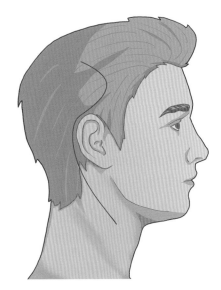

图 8-11-5 乳突面后入路

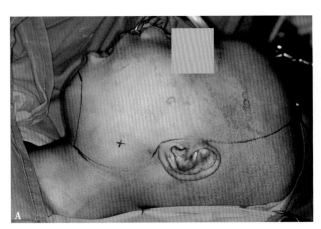
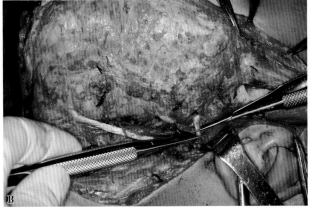

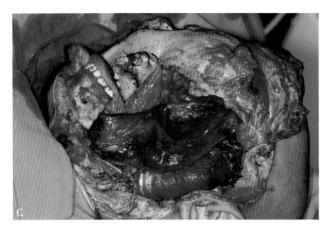

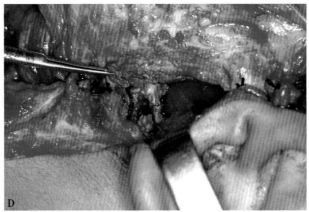

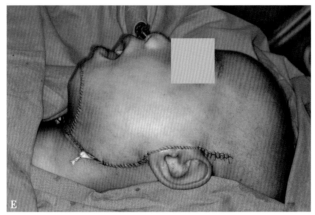

图 8-11-6　通过面神经暂时离断再吻合切除颞下、耳和腮腺区肿瘤
A. 切口设计　B. 暂时离断面神经　C. 切除颞下窝和腮腺区肿瘤　D. 重新吻合面神经　E. 缝合切口

（四）颈动脉的处理

临床研究表明，颈内动脉结扎或切除术后的死亡率为 0～31%，神经系统并发症的发生率为 0～45%。为了达到肿瘤根治性切除的同时，避免颈内动脉切除后脑组织缺血引起神经系统并发症，需对肿瘤累及颈动脉的患者进行围手术期评估和处理（详见第九章第十节）。

（五）术后缺损的修复重建

颅颌联合根治术后缺损复杂且范围较广，如不即刻重建，往往会导致严重的并发症。然而，对于缺损的修复又与常规口腔颌面 - 头颈肿瘤术后缺损的修复不尽相同。简而言之，缺损修复重建的困难主要有以下几点：①缺损组织量多，范围大；②缺损部位解剖结构极其复杂，与生命攸关的神经血管关系密切；③手术范围内包括多种窦腔结构，为污染型手术；④缺乏可用于修复的邻近组织材料；⑤存在隐性死腔和脑脊液漏的可能；⑥局部感染易引起致命性的颅内感染；⑦缺损区域因放疗和 / 或多次手术而组织条件差。因此，颅颌联合根治术后缺损重建技术复杂而风险巨大，极具挑战。

1. 缺损范围　从组织类型考虑，可能包含脑实质、硬脑膜、骨结构、上呼吸道黏膜、口腔黏膜以及皮肤的不同复合缺损。从冠状位考虑（图 8-11-7A），颅颌面可以划分为额区、颞区、眶区、颧区、眶下区、鼻区、面侧区等解剖区域，术后缺损往往涉及多个区域的复合缺损。从颅底分区考虑，前颅窝可以包含硬脑膜、颅底骨、眶内容物、鼻腔、上颌骨和腭部缺损；中颅窝可以包含硬脑膜、颅底骨、上颌骨、耳前及腮腺区组织、下颌骨、外耳和颞骨缺损；后颅窝可以包含硬脑膜、颅底骨、枕骨、耳后区软组织、外耳和颞骨缺损。颅颌面根治术后缺损往往是由上述分区中的不同组织缺损形成的复合性缺损（图 8-11-7B）。

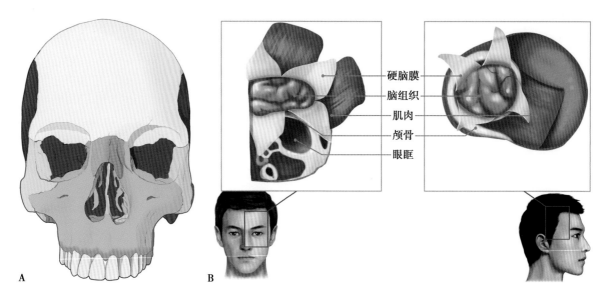

图 8-11-7　颅颌面冠状位分区及复合性缺损的不同组合
A. 冠状位分区　B. 复合性缺损的不同组合

2. 缺损分类　国内外关于颅颌面肿瘤术后缺损的分类较少。绝大多数文献都是根据颅内颅底或颅外颅底分区来评估颅颌面肿瘤术后的缺损，对修复重建缺乏指导意义。Urken 和美国 Memorial Sloan-Kettering 癌症中心分别提出了针对颅颌面肿瘤术后缺损的分类方法。

（1）Urken 分类（1993）：Urken 分类是由 Urken 等提出的一种 7 分类法（表 8-11-1）。首先将颅颌面部根据组织类型分为脑膜（dura）、黏膜（mucosa）、皮肤（skin）、骨（bone）、窦腔（cavities）、神经（neurologic）、颈动脉（carotid artery）7 种类型。再将这 7 类组织分成不同的亚类，如硬脑膜包括完整（Di）、可直接缝合的缺损（Dr）、需移植修补的缺损（Dg）3 个亚类。不同类型的复合性缺损可以用上述亚类的组合来表示。Urken 分类全面考虑了颅颌面肿瘤术后缺损的各种情况，但相对复杂，临床应用不够简便，也不利于推广。

表 8-11-1　颅颌面肿瘤术后缺损的 Urken 分类

Ⅰ脑膜 （dura）	Ⅱ黏膜 （mucosa）	Ⅲ皮肤 （skin）	Ⅳ骨 （bone）	Ⅴ窦腔 （cavities）	Ⅵ神经 （neurologic）	Ⅶ颈动脉 （carotid artery）
完整（Di）	鼻腔 - 鼻咽部缺损（Mn）	头皮缺损（Ss）	颅盖骨缺损（Bc）	上颌窦缺损（Cm）	面神经缺损（Nf）	完整（Ai）
可直接缝合的缺损（Dr）	口腔 - 口咽部缺损（Mo）	额部缺损（Sf）	颞骨缺损（Bt）	眼眶缺损（Co）	舌神经缺损（Nl）	结扎（Al）
需移植修补的缺损（Dg）	蝶窦缺损（Ms）	面中部缺损（Sm）	颧骨颧弓缺损（Bz）	颞下窝缺损（Ci）	舌咽神经缺损（Ng）	移植重建（Ag）
		面下部缺损（Sl）	眶底缺损（Bo）		迷走神经缺损（Nv）	
		颈部缺损（Sn）	硬腭缺损（Bp）		副神经缺损（Na）	
		耳缺损（Sa）	下颌骨缺损（Bm）		舌下神经缺损（Nh）	

（2）美国 Memorial Sloan-Kettering 癌症中心分类（2007）： 美国 Memorial Sloan-Kettering 癌症中心修复重建外科提出一种相对简单的颅颌面肿瘤术后缺损分类方法（图 8-11-8）。他们先在水平向上将颅底分为前颅窝（anterior cranial fossa）和中颅窝（middle cranial fossa）两部分，前颅窝又分为侧方缺损（lateral defect）、中央缺损（central defect）和前外侧缺损（central and lateral defect）三类。在冠状位方向上，任何一类前颅窝和中颅窝缺损都可以包括鼻腔、上颌骨、眼眶、下颌骨、皮肤和黏膜中的一种或几种解剖结构缺损。该分类方法相对简单，但并未将后颅窝以及外耳、腮腺等组织缺损考虑在内。

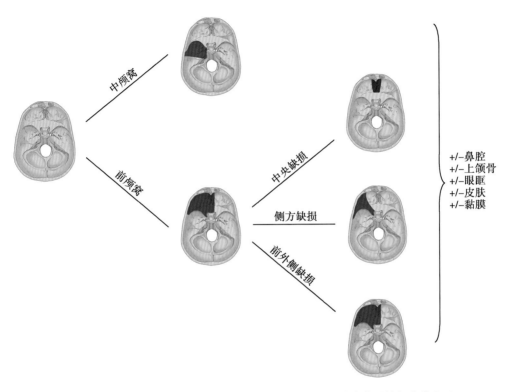

图 8-11-8　Memorial Sloan-Kettering 癌症中心的颅颌面肿瘤术后缺损分类方法

（3）改良分类（2014）：我们对美国 Memorial Sloan-Kettering 癌症中心的颅颌面缺损分类作了修改，在矢状位上以硬脑膜、颅底骨、面部组织进行分型（图 8-11-9，表 8-11-2）：①增加颅后窝缺损，分为 3 类，1 类为颅前窝缺损，2 类为颅中窝缺损，3 类为颅后窝缺损。1 类缺损又分成 3 个亚类，1a 类为中央缺损、1b 类为侧方缺损、1c 类为前外侧缺损。②在矢状位上以硬脑膜（dura，D）、颅底骨（skullbase，SB）、面部组织（facial tissue，F）为界简化分型；硬脑膜缺损分为完整（Di）、直接缝合（Dr）和移植修补（Dg）3 型；颅底骨缺损分为不需骨修复（SBnr）和需骨修复（SBr）2 型；面部组织分为局限缺损（Fl）和广泛缺损（Fe）2 型；缺损的三维情况可以用上述类型的组合来表示。SBr 缺损通常包括 2 种情况：①颅底骨性缺损≥1.5cm；②颅底骨性缺损 <1.5cm，但伴有硬脑膜缺损，或硬脑膜外留有较大的死腔。在这种分类法中，颅颌面各种类型缺损都能通过不同维度组合来明确显示和区分，基本能够涵盖各类缺损，且简单易行。

3. 修复重建优点、目标和原则

（1）即刻修复的优点：颅颌联合根治术后缺损的即刻修复具有如下优点：①对缺损的立即修复有助于保护重要的、暴露的组织或器官，如颈动脉、脑组织等，以减少手术后并发症的发生；②使患者早期恢复

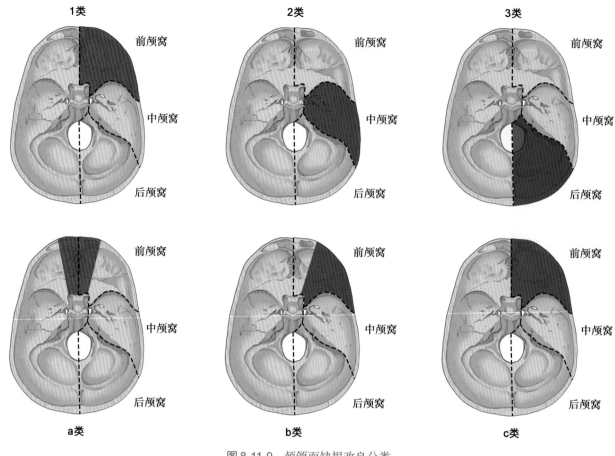

图 8-11-9 颅颌面缺损改良分类

表 8-11-2 颅颌面缺损改良分类

矢状位缺损		分型	
硬脑膜（D）	完整（Di）	直接缝合（Dr）	移植修补（Dg）
颅底骨（SB）	不需修复（SBnr）	需修复（SBr）	
面部组织	局限（Fl）	广泛（Fe）	

基本解剖结构和形态，有助于其他后续综合治疗的实施；③有利于患者术后功能康复，消除或减少患者因遗留缺损而导致的心理障碍和精神损伤；④节约医疗资源和医疗费用。

（2）修复目标：修复重建的总体目标是从解剖上恢复颅腔的完整性，避免缺损导致的严重并发症，具体目标是：①修补缺损或覆盖裸露的硬脑膜，预防脑组织裸露、脑脊液漏、逆行性颅内感染和脑疝；②支撑脑和眼球等重要器官；③分隔脑组织与口鼻腔的交通，充填死腔；④重建眼眶、鼻腔和口咽腔，并重建颅面部骨和软组织的三维形态和功能。

（3）修复方法

1）硬脑膜修复：可以选择骨膜、肌筋膜、人工补片、筋膜等材料修补，颅底死腔以肌瓣充填，有利于促进硬膜愈合。

2）骨缺损的修复：对于 SBnr 型缺损，由于颅底骨缺损非常小，一般不需修复。而 SBr 型缺损，因硬脑膜暴露并伴有死腔者应予覆盖硬脑膜、充填死腔、修复颅底骨缺损，预防术后脑脊液漏和感染。

目前更多采用钛网作为颅骨的修复材料。钛网容易获得、组织相容性较好、强度满足要求并可任意塑形固定，尤其基本不影响 MRI 等影像学检查。手术的要点包括两方面：①为了保证能够承受分别来自颅内及颅外的应力，修复材料要完全覆盖缺损部位并牢固固定；②修复材料必须按照缺损部位的原有形状进行塑形，避免向颅内突出而增加颅内压力，同时尽量恢复颅颌面外形，尤其在直接影响外观以及周围组织功能的部位，如眼眶、颞下颌关节窝等。

目前，对于颅底骨缺损同期行硬组织重建的适应证仍存有争议。部分学者认为对于缺损 $<4cm^2$ 者不需要硬组织修复；缺损 $>4cm^2$ 者需使用硬组织修复。Imola 等（2003）认为颅颌面肿瘤术后缺损行骨组织修复的适应证是：①导致脑组织疝出的颅底骨巨大缺损；②可引起突眼的近全或全部眶顶缺损；③可引起突眼的眶侧壁或眶底缺损；④缺少足够软组织支持或产生颅面部畸形的颅眶缺损；⑤导致面部畸形、咬合错乱、咀嚼功能障碍的上下颌骨及颞下颌关节窝缺损。

我们认为，颅骨缺损应同期行硬组织重建的指征是：①颅骨穹隆部骨性缺损 ≥3.0cm；②颅底骨性缺损 ≥1.5cm；③颅底骨性缺损 <1.5cm，但伴有硬膜缺损，或硬膜外留存有较大死腔；④颅骨缺损部位有暴露的颅内重要血管神经结构，皮肤软组织厚度不足以安全保护者；⑤额眶等重要部位影响外形美观者。

3）软组织缺损的修复：颅底广泛和复杂的缺损几乎都伴有大范围的软组织缺损，同时修复硬脑膜、皮肤、黏膜缺损是该类型颅底缺损的关键。对于 FL 型缺损，可采用邻近的颞肌系统瓣或／和胸锁乳突肌瓣，也有采用翼内肌瓣，单纯起到软组织覆盖保护硬脑膜和充填死腔的作用。对于 Fe 型缺损，需要覆盖暴露的硬脑膜，修复颅底骨和口腔颌面部软组织缺损，可以选用背阔肌肌皮瓣、胸大肌肌皮瓣、股前外侧或内侧穿支皮瓣等血管化游离组织瓣进行修复。

（六）常见的并发症

颅颌联合根治术开展早期，术中、术后并发症较高。经过半个多世纪的探索和知识积累，尤其是近20 多年来技术和理念的发展，颅颌联合根治术后并发症发生率明显下降。上海交通大学医学院附属第九人民医院口腔颌面外科自 2003—2013 年共施行的 116 例颅颌联合根治手术的资料显示，总并发症率为 14.7%，死亡率为 2.6%，较前 20 年的 41.3% 大大下降，也低于 20 世纪的文献报道数据。

1. 脑脊液漏和感染　脑脊液漏是颅颌联合根治术最常见的并发症，一般由于术中硬脑膜缝合、修复不严密或者局部组织愈合不良造成。患者主要表现为体位性的头晕、头痛等低颅压症状，严重者可出现颅内积气，甚至有张力性气颅而引起颅内压增高。若术后怀疑脑脊液漏，可行引流液葡萄糖定量分析检测，其含量需在 1.7mmol/L（30mg%）以上，排除泪液及血液的污染即可确诊为脑脊液。如果流出的脑脊液少而血液较多时，常和单纯出血难以鉴别，可将流出的液体滴在吸水纸上或纱布上，如果很快看到血迹周围有一圈被水湿润的环形红晕，即可确定混有脑脊液。患者应取头高位卧床休息，避免用力咳嗽、喷嚏，限制饮水量和食盐摄入量，预防便秘。可使用脱水药物（甘露醇等），为瘘孔的愈合创造条件，同时，应用抗生素预防逆行颅内感染。超过 1 个月仍有脑脊液漏者可采用手术治疗。

2. 颅神经损伤　岩骨、乳突部位手术容易造成面神经麻痹，颈静脉孔区手术可能导致舌咽神经、迷走神经和副神经损伤。术中为预防可能的颅神经损伤，除了仔细轻柔操作外，还可采用电生理监测相应神经支配区域的功能情况。如术后出现颅神经损伤的症状，可应用肾上腺皮质激素冲击治疗。

3. 颈内动脉损伤　如术前考虑肿瘤可能侵犯颈内动脉，需完善 TBO 等检查，手术方案考虑颈动脉重建或旁路搭桥手术的可行性和必要性。但是，如颈内动脉损伤意外发生，应根据部位和暴露情况立即压迫或钳扎止血，紧急联系血管外科或神经外科进行栓塞等处理。

4. 脑循环障碍　脑供血动脉阻断引起的脑缺血以及颅内静脉回流障碍均可以造成脑循环障碍。严重时，前者可引起大面积的出血性脑梗死，继发脑水肿和急性颅内压增高甚至脑疝危及生命；后者多发生于一侧或双侧颈内静脉结扎后，由于颅内静脉回流受阻而出现急慢性颅内压增高，一般经适当处理可随着侧支循环的建立而逐步缓解。中颅底手术损伤 Labbe 静脉，可造成严重的脑水肿从而导致脑功能衰竭。术后一旦出现脑循环障碍的相应症状和体征，应立即请神经外科会诊，并行颅脑 CT 或 MRI 检查，绝大多数采用非手术处理，包括颅内压监护、亚低温治疗、脱水治疗、营养支持疗法、呼吸道处理、脑血管痉挛防治、水电解质与酸碱平衡维持、抗感染治疗、脑神经保护治疗等。如颅内压急剧升高，严重时需去骨瓣减压，救治生命。

5. 听觉和平衡觉障碍　颞骨岩部侧颅底的肿瘤往往侵犯或邻近中耳和 / 或内耳的结构，扩大根治手术经常因手术范围涉及听觉器官而造成患侧感音性或神经性耳聋和内耳性平衡觉障碍。与颅神经损伤的处理类似，一旦出现听神经损伤，可用肾上腺皮质激素冲击治疗、血管扩张剂对症治疗等。效果不佳者需戴助听器或行耳蜗植入。

6. 脑损伤　颅颌联合根治术中直接脑损伤的概率较低，多由牵拉等操作引起，造成脑挫裂伤或更严重的硬膜下血肿和脑内血肿。选择恰当的手术入路和轻柔仔细的手术操作能够在最大程度上避免脑损伤的发生。术中和手术结束时都要关注患者的颅压情况和硬膜的色泽，术后必须密切观察患者的意识和瞳孔，并定时进行神经系统的评估。一旦发现并证实出现脑损伤，必须及时处理以免出现更严重的继发性脑损伤。其处理方式与脑循环障碍类似。

7. 移植物排异和移植组织愈合不良、坏死和感染　目前临床用作颅底修复的材料都有很好的组织相容性，但由于颅底移植部位局部形状不规则，且鼻腔、口腔均为有菌环境，比单纯颅内手术更容易出现排斥和感染。选择合适的手术修复方案和材料，严格遵循无菌手术操作规范，围手术期预防性抗生素应用和高洁净度的手术室环境都对减少移植物排异和移植组织的成活有积极的作用。另外，术前应常规在口咽、鼻咽、肿瘤创面分别作细菌培养和药物敏感试验，以指导预防性及治疗性抗生素的使用。颅外手术时尽量保护脑膜不受污染，肿瘤切除后，反复使用生理盐水、1% 过氧化氢、抗生素液冲洗伤口，也有助于预防感染。

四、典型病例

（一）典型病例一

特点：①前颅窝手术；②左侧上颌骨肌上皮癌手术及放化疗后复发；③脑膜无缺损；④局部组织（颞肌）瓣修复。

患者，男，56 岁，左侧上颌骨肌上皮癌复发术后放化疗后复发，侵犯左侧筛窦、眼眶及前颅窝，全麻下行颅颌面联合切除＋眶内容物剜除＋颞肌瓣＋钛板修复，置负压引流管一根（图 8-11-10）。

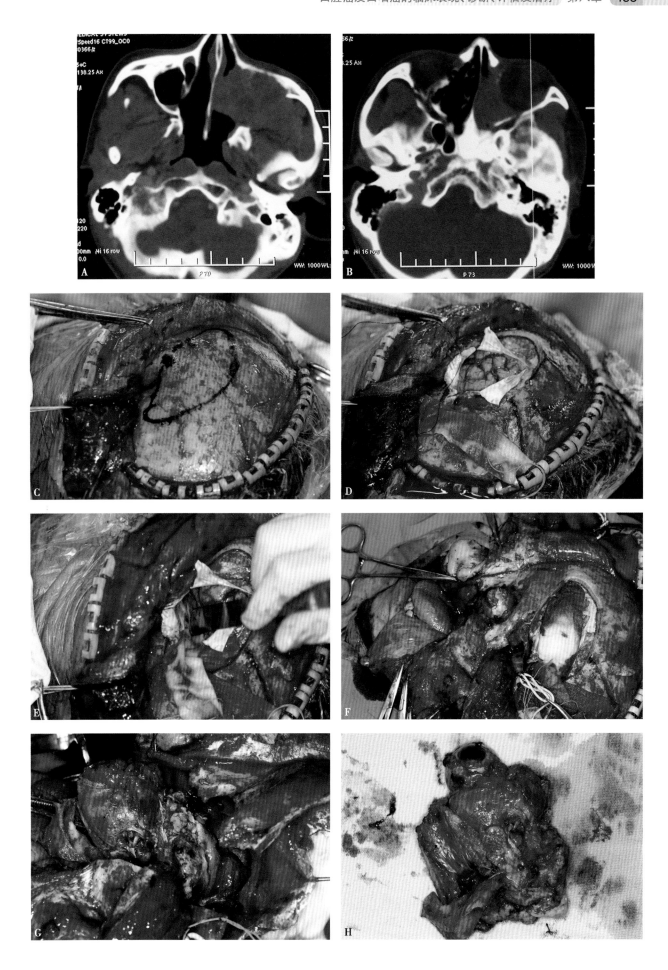

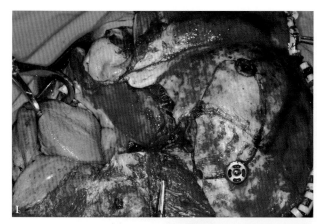
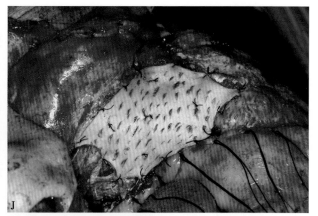

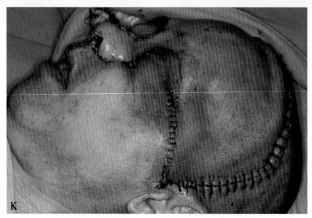

图 8-11-10　左侧颅颌面联合切除＋眶内容物剜除＋颞肌瓣＋钛板修复术

A、B. 术前影像学资料　C. 左侧颞顶部冠状切口＋Weber-Fergusson 切口，显露左侧颅面部额骨、颞骨及开颅切口设计　D. 开颅钻和铣刀钻开并取下额 - 颞骨瓣，切开硬脑膜，显露脑实质组织　E. 轻柔牵开大脑额叶，显露并离断视神经　F. 将上唇、颊组织瓣向外侧翻起，显露左颅面部额骨、颞骨、颧骨颧弓、上颌骨　G. 结扎切断视神经后将包含肿瘤的左侧上颌骨、眼眶及眼内容物、部分额骨、蝶骨的标本切除　H. 切除后标本　I. 硬脑膜复位缝合，将取下的额骨和颞骨复位固定　J. 颞肌充填颅底死腔，切取下腹部全厚皮片覆盖于口腔创面内咀嚼肌表面　K. 将头皮组织瓣和唇、颊组织瓣复位后分层缝合

（二）典型病例二

特点：①前颅窝手术；②右侧上颌窦癌放化疗后复发，侵犯右侧筛窦、眶尖及前颅窝；③硬脑膜缺损；④补片修补＋颞肌瓣＋钛网修复。

患者，女，41 岁，右侧上颌窦癌放化疗后复发，侵犯右侧筛窦、眶尖及前颅窝，全麻下行颅颌面联合切除＋眶内容物剜除＋硬脑膜人工补片修补＋颞肌瓣＋钛网修复。

（1）颅颌面联合切除＋眶内容物剜除：采用颞顶部冠状切口＋Weber-Fergusson 切口，翻瓣显露右侧额骨、颞骨、颧骨颧弓、上颌骨，同时制备颞肌瓣。额 - 颞部开窗后见肿瘤侵犯硬脑膜。将包含肿瘤的右侧上颌骨、眼眶及眼内容物、部分额骨、蝶骨联合切除。考虑术中安全性，没有将被肿瘤侵犯的硬脑膜与其他部分联合切除，而是待大部分肿瘤及周围组织切除后再将附有残余肿瘤的部分硬脑膜扩大切除（图 8-11-11）。

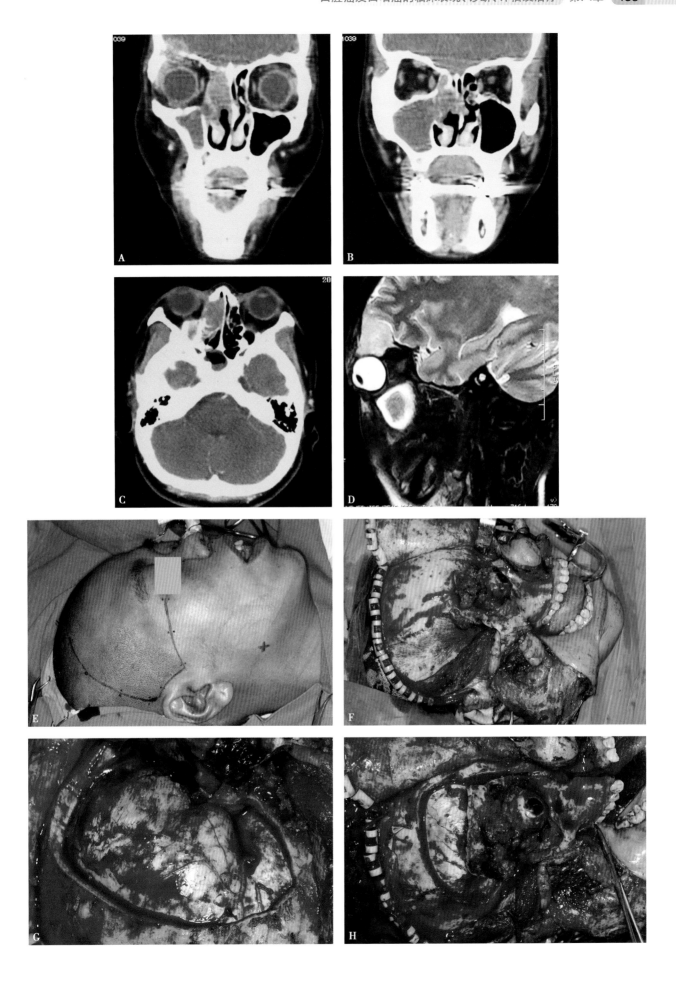

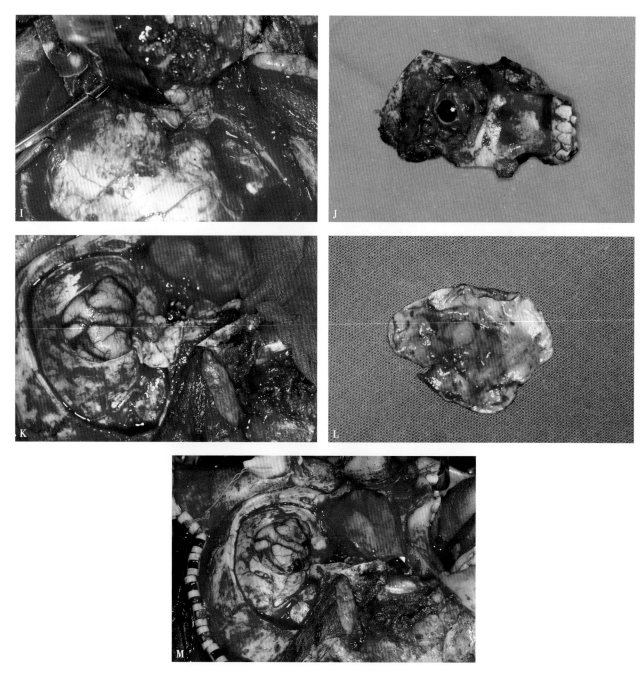

图 8-11-11　右侧上颌窦癌放化疗后复发侵犯右侧筛窦、眶尖及前颅窝，行颅颌面联合切除 + 眶内容物剜除

A～D. 术前影像学资料　E、F. 右侧颞顶部冠状切口 + Weber-Fergusson 切口，将头皮组织瓣向内侧翻瓣，在颞上线切开部分颞肌附着，向外侧翻起颞肌瓣，并将上唇、颊组织瓣向外侧翻瓣，显露右侧额骨、颞骨、颧骨颧弓、上颌骨　G. 额 - 颞联合开颅，形成骨窗　H、I. 分离前颅底硬脑膜，见眼球内侧肿瘤侵犯硬脑膜，分离肿瘤与硬脑膜、经颅内离断视神经，将包含肿瘤的右侧上颌骨、眼眶及眼内容物、部分额骨、蝶骨的标本切除　J. 手术后标本　K. 剪开硬脑膜，保护脑实质，将附有残余肿瘤的部分硬脑膜扩大切除　L. 被肿瘤侵犯的硬脑膜标本　M. 肿瘤切除后的创面

（2）颅底多组织缺损修复：将人工硬膜补片修剪后缝合修补硬脑膜缺损。用 5-0 可吸收线悬吊硬脑膜后，骨瓣复位、固定；转移颞肌充填颅底死腔，将塑形修整好的钛网固定于颧弓、颞骨和对侧额骨及上颌骨以支撑面中部外形，伤口彻底止血，将头皮组织瓣和唇、颊组织瓣复位后分层缝合，置负压引流一根（图 8-11-12）。

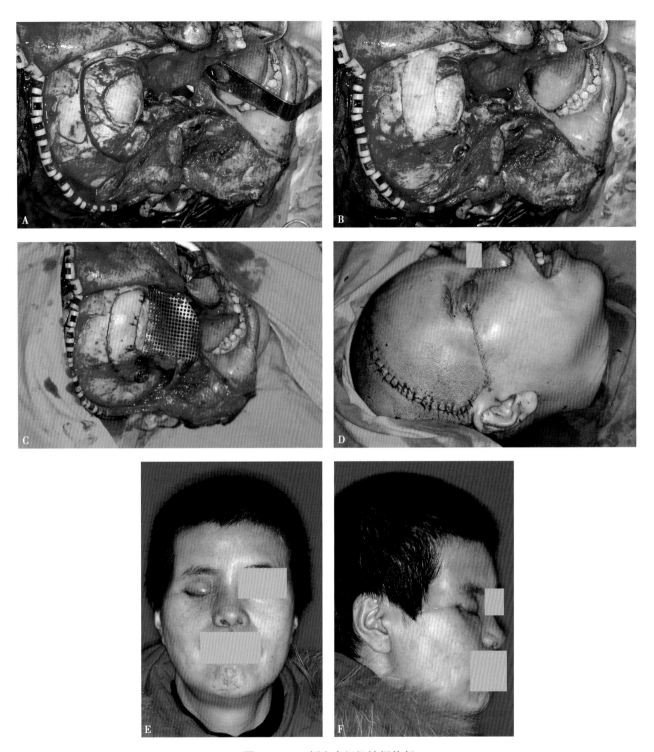

图 8-11-12 颅底多组织缺损修复

A. 人工硬膜补片修补硬脑膜缺损 B. 硬脑膜修补及额骨复位后的创面 C. 死腔颞肌瓣充填、钛网固定 D. 缝合后侧面观 E、F. 术后 1 个半月正、侧面像

(三)典型病例三

特点：①前颅窝手术；②左侧上颌骨骨肉瘤术后放疗后复发；③硬脑膜无缺损；④钛网＋血管化背阔肌肌皮瓣修复。

　　患者，女性，44 岁，左侧上颌骨骨肉瘤术后放疗后复发，全麻下行左侧颅颌面联合切除术＋钛网＋背阔肌肌皮瓣修复。

　　（1）左侧颅颌面联合切除术：采用左侧颞顶部冠状切口＋Weber-Fergusson 切口切开皮肤。在颞上线切开颞肌附着，向下翻起颞肌瓣，显露左侧额骨、颞骨。设计额 - 颞联合骨瓣，按设计线用开颅钻和铣刀钻开并取骨瓣，形成骨窗，保护并分离硬脑膜后，见硬脑膜未受肿瘤侵犯。在肿瘤外缘正常骨质处用电锯截骨，结扎切断视神经，将包含肿瘤的左侧上颌骨、眼眶及眼内容物、部分额骨、蝶骨的标本切除（图 8-11-13）。

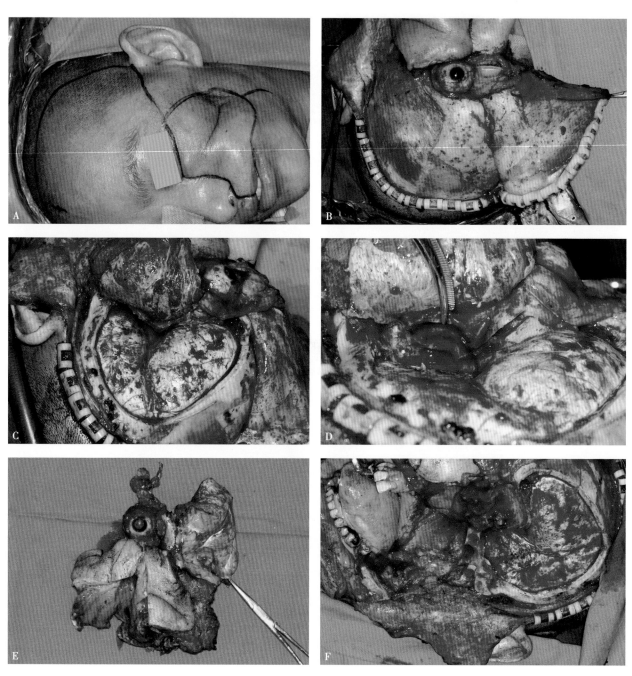

图 8-11-13　左侧颅颌面联合切除术＋钛网＋背阔肌肌皮瓣修复

A. 左侧颞顶部冠状切口＋Weber-Fergusson 切口　B. 分别向前、向后翻起额颞瓣和面颊瓣　C. 取额 - 颞联合骨瓣，形成骨窗　D. 分离检查硬脑膜（未受侵犯），在肿瘤外缘正常骨质处用电锯截骨，结扎切断视神经，将包含肿瘤的左侧上颌骨、眼眶及眼内容物、部分额骨、蝶骨的标本切除　E. 切除标本　F. 缺损创面

（2）颅底多组织缺损修复：创面用5-0可吸收线悬吊硬脑膜后，将取下的颞骨、额骨复位固定，颅底钛网修复。将23cm×9.5cm大小的背阔肌肌皮瓣及前锯肌瓣置于颅面部缺损区域，背阔肌与面部肌肉组织缝合固定，前锯肌充填眼眶。显微镜下将胸背动、静脉与面动、静脉吻合。伤口彻底止血，将头皮及面部伤口复位后分层缝合（图8-11-14）。

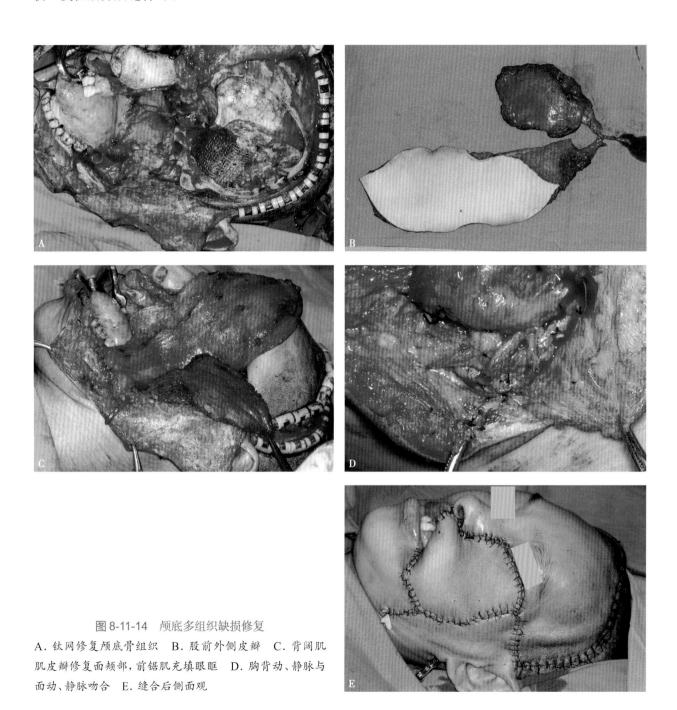

图8-11-14 颅底多组织缺损修复

A. 钛网修复颅底骨组织 B. 股前外侧皮瓣 C. 背阔肌肌皮瓣修复面颊部，前锯肌充填眼眶 D. 胸背动、静脉与面动、静脉吻合 E. 缝合后侧面观

（四）典型病例四

特点：①前颅窝手术；②左侧上颌骨骨肉瘤术后放疗后复发；③硬脑膜外层切除＋股前外侧肌皮瓣＋钛网修复。

患者,女,33 岁,左侧上颌骨骨肉瘤多次术后放化疗后复发,侵犯左侧筛窦、眶内及前颅窝(图 8-11-15A),全麻下行颅颌面联合切除 + 眶内容物剜除 + 股前外侧皮瓣 + 钛网修复。

(1)全麻下行颅颌面联合切除 + 眶内容物剜除术:左侧颞顶部冠状切口 + 肿瘤周围切口。切开翻瓣,显露左侧额骨、颞骨,用开颅钻和铣刀钻开并取骨瓣,形成骨窗,分离、探查硬脑膜,见硬脑膜受肿瘤侵犯。在肿瘤外缘正常骨质处截骨,结扎切断视神经,将包含肿瘤的左侧上颌骨、眼眶及眼内容物、部分额骨、蝶骨的标本切除。切除受侵犯硬脑膜外层(图 8-11-15)。

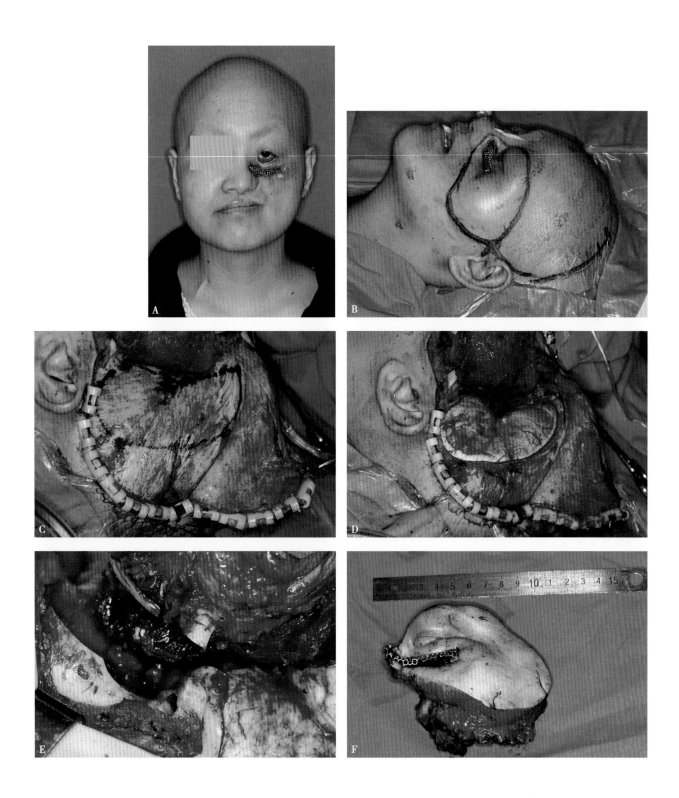

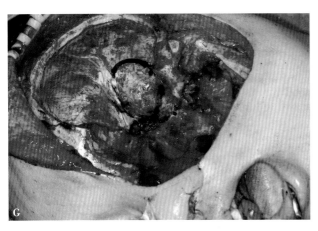
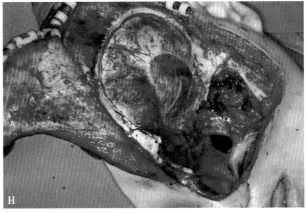

图 8-11-15 颅颌面联合切除 + 眶内容物剜除术

A.手术前正面照 B.切口设计 C.骨窗设计 D.制备骨窗,显露、探查硬脑膜 E.在正常组织内离断周围软硬组织,切除肿瘤及周围组织 F.手术标本 G.切除受侵犯硬脑膜外层 H.术后创面(见硬脑膜外层缺损)

(2)颅底多组织缺损修复(图8-11-16)。

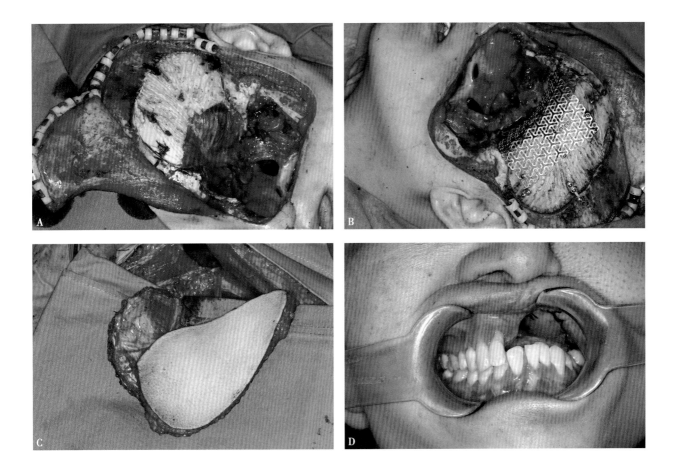

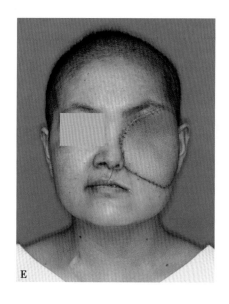

图 8-11-16　颅底多组织缺损修复

A. 颞骨、额骨原位复位固定　B. 钛网修复颅底骨缺损　C、D. 股前外侧皮瓣
修复颅底及颌面部复合缺损　E. 术后 3 周

（五）典型病例五

特点：①中颅窝手术；②右侧下颌骨软骨肉瘤术后放化疗后复发，侵犯侧颅底；③脑膜无缺损；④游离胸大肌肌皮瓣修复。

患者，男，21 岁，右侧下颌骨软骨肉瘤术后放化疗后复发，侵犯侧颅底（图 8-11-17）。全麻下行颅颌面联合切除术＋游离胸大肌肌皮瓣修复。

（1）颅颌面联合切除术：右侧颞顶部冠状切口＋腮腺"S"形切口＋颈部平行切口。沿颈阔肌深面翻瓣，显露腮腺咬肌区及下颌重建钛板。自胸锁乳突肌前缘向深面分离至二腹肌后腹，显露面神经总干及面颈干和面颞干，暂时性切断面神经总干。切开头皮，将头皮组织瓣向内侧翻瓣。在颞上线切开部分颞肌附着，向下侧翻起颞肌瓣，显露右侧颅面部额骨、颞骨、颧骨颧弓。用电锯截断颧弓，在颞骨鳞部设计开颅骨瓣。按设计线用开颅钻和铣刀钻开并取下骨瓣，形成骨窗，分离探查硬脑膜，见硬脑膜未受侵犯。在正常骨质处用电锯截除部分颅底颅骨部。解剖分离出面神经颞支、颧支、颊支和下颌缘支，完整切除颞肌、腮腺、其余咀嚼肌及其中的肿瘤（图 8-11-18）。

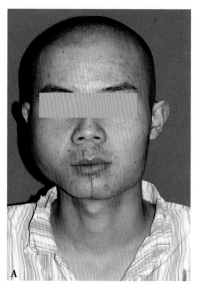

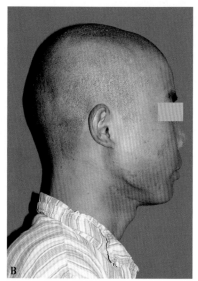

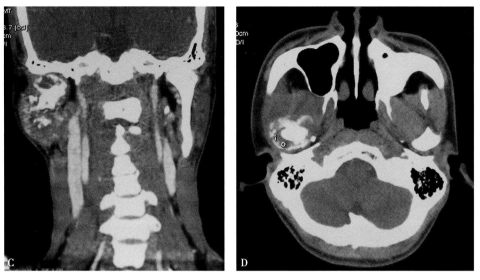

图 8-11-17 右侧下颌骨软骨肉瘤术后放化疗后复发，侵犯侧颅底
A、B. 术前正、侧面像 C、D. CT 显示病变情况

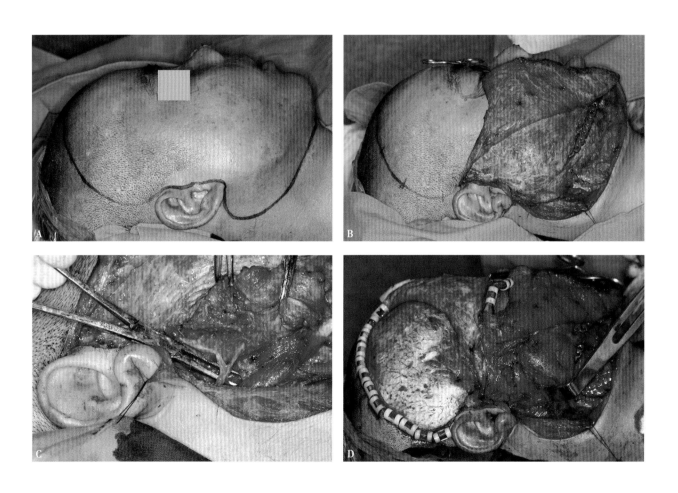

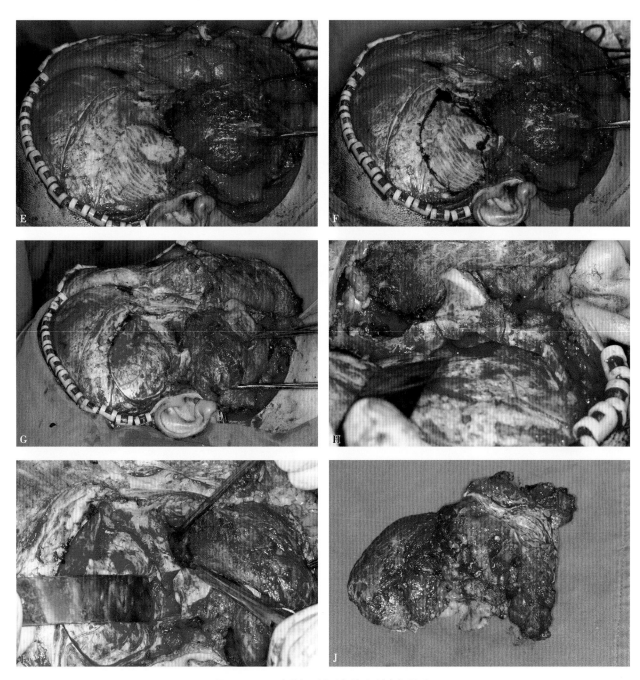

图 8-11-18 颅颌面颞下窝肿瘤联合切除术

A. 切口线 B. 显露腮腺咬肌区及下颌重建钛板 C. 暂时性切断面神经总干 D. 在颞上线切开部分颞肌附着,向下侧翻起颞肌瓣 E. 显露右侧颅面部额骨、颞骨、颧骨颧弓 F、G. 颞骨鳞取下骨瓣形成骨窗 H. 分离探查硬脑膜,见硬脑膜未受侵犯 I. 截除部分颞底颅骨部,完整切除颞肌、腮腺、其余咀嚼肌及其中的肿瘤 J. 手术标本

　　(2)右侧颅底颞下窝多组织缺损修复:用 5-0 可吸收线悬吊硬脑膜后,将取下的颞骨复位用颅骨固定器固位。胸大肌肌皮瓣转移至颅面部缺损区域,显微镜下吻合胸肩峰血管胸肌支和甲状腺上动脉和面总静脉。显微镜下吻合切断的面神经总干。将头皮组织瓣和唇、颊组织瓣复位后分层缝合(图 8-11-19)。

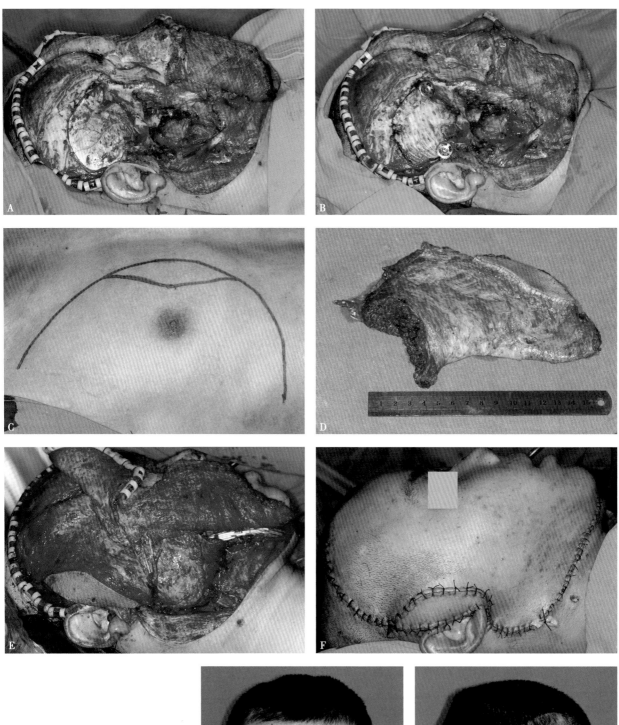

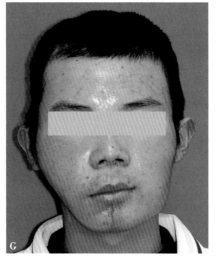
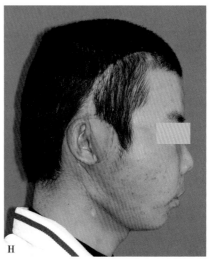

图 8-11-19　右侧颅底颞下窝多组织缺损修复

A. 肿瘤切除后颅底颞下窝缺损创面　B. 颧骨块复位固位　C、D. 制备胸大肌皮瓣　E. 胸大肌转移修复，面神经总干吻合　F. 分层缝合创面　G、H. 术后 5 周正、侧面像

（六）典型病例六

特点：①前颅窝、中颅窝联合手术；②左侧上颌骨滑膜肉瘤术后复发侵犯前颅窝、中颅窝；③脑膜缺损；④人工补片修补＋游离胸大肌肌皮瓣修复。

患者，男，31岁，左侧上颌骨滑膜肉瘤术后复发侵犯前颅窝、中颅窝（图 8-11-20）。全麻下行颅颌联合切除＋人工补片修补硬脑膜＋游离胸大肌肌皮瓣修复。

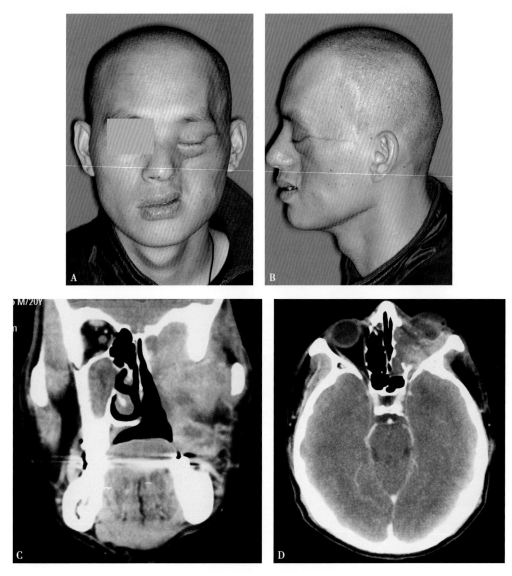

图 8-11-20　左侧上颌骨滑膜肉瘤术后复发侵犯前颅窝、中颅窝
A、B. 术前正、侧位像　C、D. CT 显示病变情况

（1）颅颌面肿瘤联合切除：右侧颞顶部冠状切口＋Weber-Fergusson 切口，切开头皮后将头皮组织瓣向内侧翻瓣，再切开 Weber-Fergusson 切口，并将上唇、颊组织瓣向外侧翻瓣，显露右侧颅面部。在颞上线切开颞肌附着，向下翻起颞肌瓣。用开颅钻和铣刀钻开并取下骨瓣，形成额-颞骨窗。分离探查硬脑膜，见病变部分侵犯硬脑膜。用电锯自肿瘤边缘外 1.5cm 正常骨质截骨，连同颞肌及颌面部肿瘤在内一并完整切除，最后切除部分受侵的硬脑膜（图 8-11-21）。

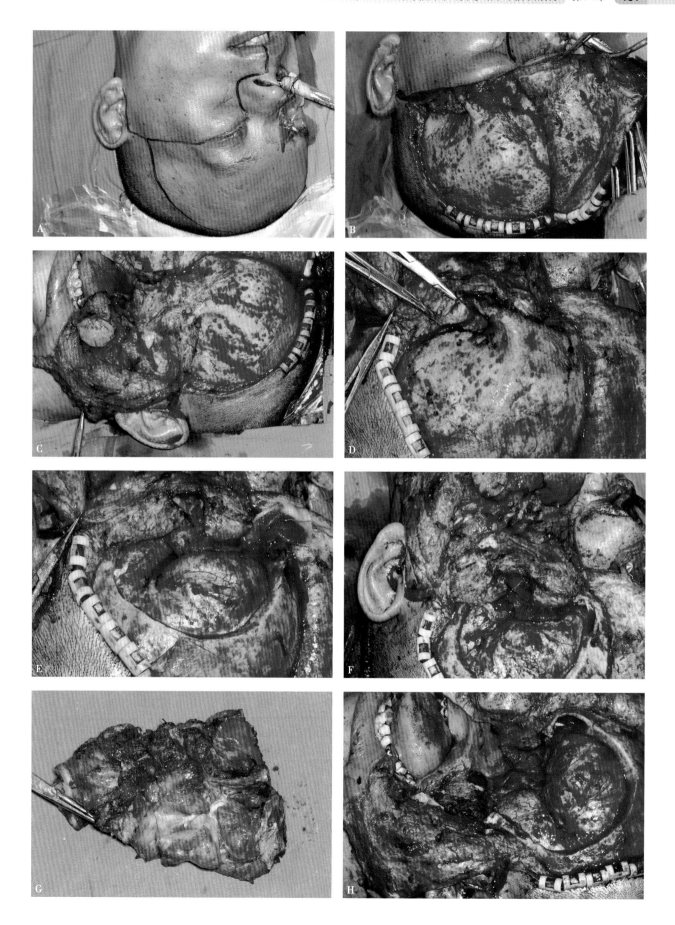

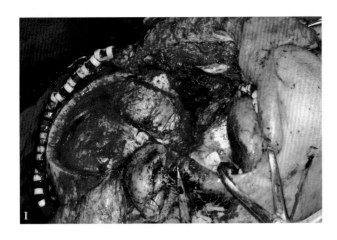

图 8-11-21   颅颌面肿瘤联合切除

A. 切口线   B、C. 将头皮组织瓣向内侧翻瓣，将上唇、颊组织瓣向外侧翻瓣，显露左侧颅面部   D. 额 - 颞骨窗设计   E. 取出骨瓣，形成骨窗   F. 分离探查硬脑膜，见病变部分侵犯硬脑膜，肿瘤边缘外 1.5cm 正常骨质处完整切除肿瘤   G. 切除后的标本   H. 病灶切除后的创面及硬脑膜、颅底和面中部的组织缺损   I. 切除部分受侵的硬脑膜

（2）右侧颅底颌面多组织缺损修复：将人工硬膜补片修剪后，用 5-0 可吸收线缝合修补硬脑膜缺损；用 5-0 可吸收线悬吊硬脑膜后，将取下的额 - 颞骨瓣复位固定。胸大肌肌皮瓣转移至颅面部缺损区域，显微镜下吻合胸肩峰血管胸肌支和面动、静脉，皮瓣近心端部分切开修复颊部皮肤缺损，其余修复口内缺损，胸大肌组织充填死腔。将头皮组织瓣和唇、颊组织瓣复位后分层缝合（图 8-11-22）。

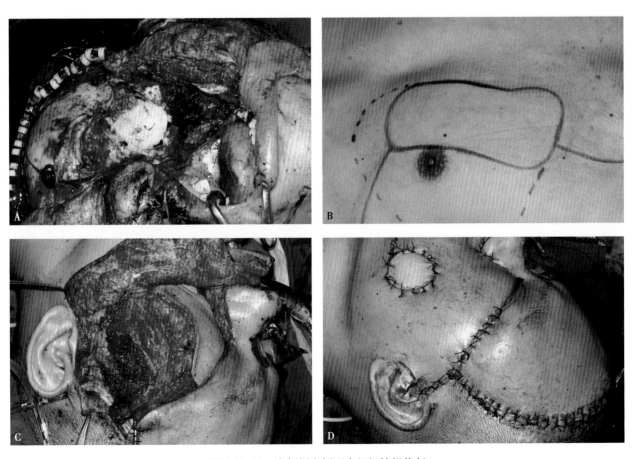

图 8-11-22   右侧颅底颌面多组织缺损修复

A. 人工硬膜补片修补硬脑膜缺损，额 - 颞骨瓣复位固定   B、C. 胸大肌肌皮瓣转移修复颅面部缺损   D. 头皮组织瓣和唇、颊组织瓣复位后分层缝合

（孙　坚）

参 考 文 献

1. HARAGUCHI K，YOSHIGA D，ODA M，et al. Depth of invasion determined by magnetic resonance imaging in tongue cancer can be a predictor of cervical lymph node metastasis. Oral Surg Oral Med Oral Pathol Oral Radiol，2021，131（2）：231-240.

2. BHATTACHARYA A，THANKAPPAN K，SUKUMARAN S V，et al. Volume and location of the defect as predictors of speech outcome after glossectomy：correlation with a classification. Int J Oral Maxillofac Surg，2021，50（12）：1533-1539.

3. 张煦，周文凯，任振虎，等. 101 例上牙龈癌颈部淋巴结转移及预后分析. 中国肿瘤临床，2020，20（7）：1051-1054.

4. 郭传瑸，张益. 口腔颌面外科学. 3 版. 北京：北京大学医学出版社，2020.

5. MORATIN J，HORN D，METZGER K，et al. Squamous cell carcinoma of the mandible-patterns of metastasis and disease recurrence in dependence of localization and therapy. Journal of Cranio-Maxillo-Facial Surgery，2020，48（12）：1158-1163.

6. PETROVIC I，BASER R，BLACKWELL T，et al. Long-term functional and esthetic outcomes after fibula free flap reconstruction of the mandible. Head & Neck，2019，41（7）：2123-2132.

7. PEIRONG YU，孙长伏. 头颈部缺损修复与重建. 北京：人民卫生出版社，2007.

8. 高璐，赵怡芳. 口底解剖和肿瘤扩散. 中国实用口腔科杂志，2020，13（6）：321-328.

9. 张志愿，邱蔚六. 颅颌面联合切除术治疗颌面部晚期恶性肿瘤. 中华口腔医学杂志，1999，34（3）：133-135.

10. 唐瞻贵，步荣发，刘彦普，等. 口腔疣状癌临床诊治专家共识. 中国口腔颌面外科杂志，2018，16：362-370.

11. PENG Q，WANG Y，QUAN H，et al. Oral verrucous carcinoma：from multifactorial etiology to diverse treatment regimens（Review）. Int J Oncol，2016，49（1）：59-73.

12. GUZZO M，LOCATI LD，PROTT FJ，et al. Major and minor salivary gland tumors. Crit Rev Oncol Hematol，2010，74（2）：134-148.

13. 孙坚，张志愿，邱蔚六，等. 颅颌面联合切除术大型缺损的游离组织瓣修复. 中国耳鼻咽喉颅底外科杂志，2001，7（1）：36-38.

14. MA C，LI J，SHEN Y，et al. Is there a role for craniofacial surgery in the treatment of extensive or recurrent head and neck tumors involving the cranial base？ J Oral Maxillofac Surg，2017，75（9）：2006-2019.

15. VOGT A，SCHMID S，HEINIMANN K，et al. Multiple primary tumours：challenges and approaches，a review. ESMO Open，2017，2（2）：e000172.

16. ANYLA M，LEFEVRE J H，CREVIN B，et al. Metachronous colorectal cancer risk in Lynch syndrome patients-should the endoscopic surveillance be more intensive？ Int J Colorectal Dis，2018. 33（6）：703-708.

17. ZHAO W，LEI H，ZHU X，et al. The clinical characteristics of secondary primary tumors in patients with nasopharyngeal carcinoma after intensity-modulated radiotherapy：a retrospective analysis. Medicine（Baltimore），2016，95（45）：e5364.

第九章　口腔癌及口咽癌根治术后缺损的修复重建

第一节　穿支皮瓣用于口腔颌面－头颈部修复重建

穿支皮瓣是 Koshima 于 1989 年首先提出的,狭义概念是指仅以管径细小的皮肤穿支血管(穿过深筋膜后口径仍≥0.5mm)供血的皮瓣,包括皮肤和皮下组织的一种轴型皮瓣,其轴心血管为穿支血管,即穿支动脉和穿支静脉。随着在临床实践中的不断推广和应用,穿支皮瓣的概念获得了很多拓展,广义概念是由穿支血管供养的一切皮瓣,均属于穿支皮瓣的范畴。换句话说,皮瓣的直接供血蒂部为穿支动脉,术中解剖分离到了穿支血管(带或不带上级源动脉由临床实际需要来决定),临床上均可称为穿支皮瓣。解剖学概念的穿支皮瓣是指从源动脉发出的向浅层走行的一小段穿支血管所供养的皮瓣,其概念相对局限且较为严格。

1989 年,Koshima 和 Soeda 等为 2 例患者设计只含皮肤及皮下组织的肌皮穿支皮瓣,发现只要保留穿过肌肉的营养血管,即便去除了作为载体的肌肉,皮瓣同样能够成活,从而保留了供区肌肉和筋膜的完整性,减轻了供区术后的畸形及功能的丧失,彻底改变了过去认为肌肉是肌皮瓣成活的必要条件这一观念,"穿支皮瓣"的概念应运而生,使整复外科领域的发展进入了一个新的阶段。随着血管解剖学认识的深入,外科医师们发现皮瓣移植中许多组织并非必须携带,源动脉和源静脉是唯一必需的,这一理念为穿支皮瓣的设计和制取提供了更大的自由度。1987 年,Taylor 等提出了"血管供血单元(angiosomes)"的概念,也称为"血管供血区域"或"自限性血管(choke vessels)",同时指出皮支是维持皮肤存活最主要的供血血管。这一概念的提出,使基于穿支血管的多种皮瓣应运而生。目前,有关穿支皮瓣的定义仍存在争议。狭义的穿支皮瓣特指由肌皮穿支供血的血管化组织。然而,广义的概念是指由足够的皮穿支供血的血管化组织,皮穿支可能是肌皮穿支、肌间隔(隙)穿支或轴型血管直接皮穿支。

研究发现,人体表面大约有 400 个皮穿支,在供区条件允许的情况下,任何 1 个穿支血管均可获取用来制取穿支皮瓣。基于此发现,新的穿支皮瓣及经典穿支皮瓣改良方法的报道也越来越多。目前常用的穿支皮瓣包括腹壁下动脉深支穿支皮瓣、胸背动脉穿支皮瓣、股前外侧穿支皮瓣、颏下动脉穿支皮瓣、臀上动脉穿支皮瓣、臀下动脉穿支皮瓣、旋髂浅动脉穿支皮瓣及腓肠内侧动脉穿支皮瓣等。其中,股前外侧穿支皮瓣的应用最广泛。

目前穿支皮瓣在临床的应用仍存在着诸多问题,例如,穿支皮瓣的准确定义、穿支皮瓣的血管解剖学及血流灌注、是否携带源动脉、是否牺牲受区主干血管、是否携带皮神经与浅静脉主干、穿支血管的定位、新类型穿支皮瓣及改良等。这些问题有待于进一步的临床研究去解决。

穿支皮瓣进一步发展有两个方向。首先是针对穿支皮瓣仍较臃肿的问题，Kimura 等提出了"薄皮瓣"和"超薄皮瓣"的概念，即去除浅筋膜层的多余脂肪，或在显微镜下精细解剖血管蒂周围的脂肪，避免二次整形手术。其次，皮瓣的数字外科技术，包括皮瓣血供的可视化处理及导航技术。2002 年，我国解剖学家首次报道了血管标识技术，并成功地从"中国数字人"数据集重构出部分人体血管，为数字人的发展作出了重大贡献。应用专业化的交互式的医学影像控制系统等 3D 可视化软件，可非常方便地显示源动脉及其穿支情况。

一、解剖学基础

（一）穿支皮瓣的解剖学特征

（1）在深筋膜浅面切取皮瓣（即皮瓣只含皮肤和浅筋膜组织），除蒂部外，不涉及深筋膜或其他深部组织。

（2）原则上不切断肌肉和运动神经，不牺牲重要的皮神经和浅静脉干。

（3）原则上不牺牲皮瓣供区主干动脉。

（4）仅以穿支为蒂取瓣，穿支向深部解剖能获得足够的血管蒂长度，必要时可携带一级源动脉（非主干动脉）。

（5）原则上不牺牲第二供区（即皮瓣供区不植皮）。

（二）穿支皮瓣的血管分布

穿支皮瓣由表皮、真皮、皮下组织（浅筋膜）及深筋膜等组成，其血供来源于深层的动脉干，穿过深筋膜后至皮下组织，沿途发出分支，各分支彼此相互吻合，形成不同层次的血管网。

1. 皮下动脉　进入穿支皮瓣的皮下动脉主要有两种类型。

（1）主干型皮下动脉：此类皮下动脉系有一明确主干，血管管径较粗，行程长，逐渐浅出，沿途发出许多穿支供养皮瓣。

（2）非主干型皮下动脉：此类型皮下动脉没有一条较长的主干，多数是肌皮动脉的穿支，血管管径较细，分布范围小，临床一般不选用其制取穿支皮瓣（图 9-1-1，图 9-1-2）。

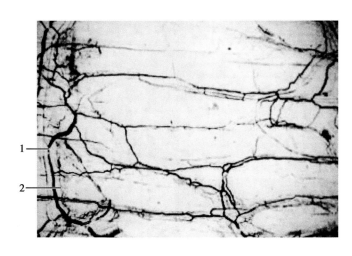

图 9-1-1　深筋膜血管网（透明标本，3.2×2）
1. 小动脉；2. 小静脉。

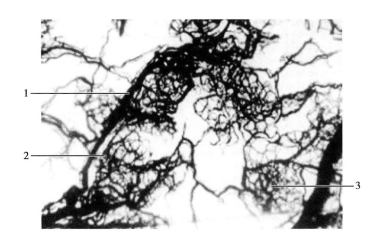

图 9-1-2　浅筋膜血管网（透明标本，3.2×4）
1. 小静脉；2. 小动脉；3. 脂肪小叶血管球。

2. 真皮下血管网　真皮下血管网位于真皮与皮下组织交界处，由皮下动脉发出的上行支进入真皮而形成。真皮下血管网位于真皮网状层内，真皮网状层致密，而其下面的皮下脂肪层结构疏松。如需修薄皮瓣，可去除皮下脂肪组织和疏松结缔组织，一般不致损伤真皮下血管网（图 9-1-3）。

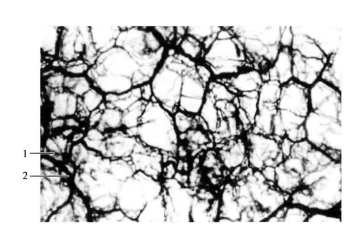

图 9-1-3　真皮下血管网（透明标本，3.2×4）
1. 小动脉；2. 小静脉。

3. 真皮血管网　真皮血管网位于真皮网状层与乳头层交界处，由真皮下血管网发出的上行支相互吻合构成，也是较为稠密的血管网，但管径较细小，血供的代偿能力也不及真皮下血管网（图 9-1-4）。

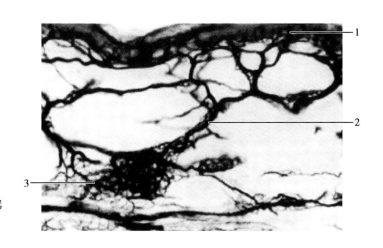

图 9-1-4　真皮血管网（碳素墨水灌注，石蜡切片，3.2×4）

1. 乳头下血管网；2. 网状层血管网；3. 皮肤附属器血管球。

4. 乳头血管网　乳头血管网位于真皮乳头内,随乳头层与表皮基膜的形状呈波浪状起伏,每个乳头有一支乳头动脉,再分支形成细小而稠密的乳头血管网(图 9-1-5)。表皮层没有血管分布,其营养物质由乳头血管网以向表皮层基膜渗透的方式进行提供。

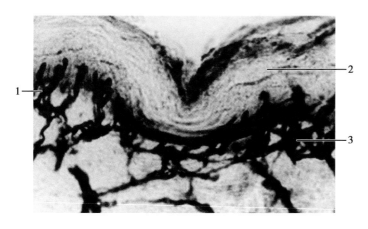

图 9-1-5　真皮乳头层血管襻(碳素墨水灌注,石蜡切片,3.2×10)

1. 真皮乳头层血管襻;2. 表皮;3. 乳头下血管网。

(三)穿支皮瓣的血供类型

　　轴型皮瓣是以直接皮动脉或深部动脉干为轴心血管形成的皮瓣,所切取的皮瓣基部皮肤可形成仅包含供养血管的岛状皮瓣,皮瓣切取范围不受长宽比例限制,转移方便,应用范围广。穿支皮瓣属于轴型皮瓣,是传统轴型皮瓣的发展和延伸,主要分为:肌皮穿支皮瓣、肌间隔皮肤穿支皮瓣与直接皮穿支皮瓣。

　　1. 肌皮穿支皮瓣　肌皮血管分支穿出肌肉后立即穿过深筋膜以接近垂直的方向进入皮下组织及皮肤,是供养肌肉浅面覆盖皮区的血管。管径相对粗大的肌皮穿支血管可作为小型皮瓣的轴心血管,切取皮瓣时沿血管蒂向肌肉深层解剖可增加血管蒂的口径和长度。肌皮穿支皮瓣主要位于人体躯干部,常用的肌皮穿支皮瓣有:腹壁下动脉穿支皮瓣、臀上动脉穿支皮瓣、胸背动脉穿支皮瓣、腓肠肌内侧动脉穿支皮瓣、阔筋膜张肌穿支皮瓣等。

　　2. 肌间隔皮肤穿支皮瓣　肌间隔皮肤穿支皮瓣主要位于四肢,穿支血管由四肢深部动脉干发出,分支经肌间隔进入皮下组织及皮肤。行经肌间隔的分支血管起于深部源血管后,行走于肌群之间的疏松结缔组织间隙,穿深筋膜浅出,供养皮肤及皮下组织。不带源动脉以肌间隔穿支血管为蒂形成的皮瓣称为肌间隔穿支皮瓣。常见的肌间隔穿支皮瓣有:颈肩部皮瓣、胸三角部皮瓣、肩胛部皮瓣、臂内外侧皮瓣、臀上部皮瓣、臀下股后上部皮瓣、股前内外侧皮瓣、足底内外侧皮瓣等。

　　3. 直接皮穿支皮瓣　直接皮穿支来源于深筋膜深面的血管主干,由于血管主干的位置较浅或位于肌间隙内,皮动脉从主干发出后,没有经过肌肉的间隙,也没有发出肌支,穿出深筋膜后,在皮下组织内行程较长,走行的方向与皮肤表面平行,逐渐浅出,沿途分支供养皮下组织和皮肤。这类型的皮下血管的位置较浅,其分支数量和行程的变异性均较大。因轴心动脉不同分为侧支型和末梢型两种。①侧支型:这类直接皮血管是主干血管的旁支分支,如侧胸部皮瓣,其皮穿支是腋动脉、肱动脉发其分支的侧支;腹下部皮瓣、外阴部皮瓣和腹股沟部皮瓣,其皮穿支是股动脉的侧支;小腿后部皮瓣,其皮血管是腘动脉的侧支等。②末梢型:这类直接皮血管是主干血管的终末支,如颞部皮瓣,其以颞浅动脉为蒂。

二、优势和局限性

1. 穿支皮瓣的优势

(1)穿支皮瓣仅取供区源动脉的穿支血管及皮肤,保留了供区的肌肉、深筋膜和神经,从而减少了供区的损伤以及并发症。

(2)皮瓣设计更加灵活,顺应性好。

(3)对组织量的需求更加具有随意性,受区皮瓣不再那么臃肿,不但美观,而且也更有利于受区生理功能的恢复,符合"相似组织替代"原则,使修复更加完美。

(4)供区较隐蔽一般可直接关闭,较薄的皮瓣也大大减少了二次手术,术后患者恢复更快。

2. 穿支皮瓣的局限性

(1)穿支血管的解剖位置和管径变异较大。

(2)由于穿支血管变异较大,术中制备皮瓣时穿支血管易受到损伤,可能会出现血管痉挛、栓塞,不利于皮瓣的存活。

(3)由于穿支血管细小,将穿支动脉从肌肉中分离出来需要精确和轻巧的解剖技术。另外,血管蒂吻合口相对较细,因此对术者的显微外科技术要求更高。

三、临床制备与应用

(一)带蒂穿支皮瓣在口腔颌面 – 头颈部的应用

带蒂穿支皮瓣是指将穿支皮瓣供区选择在受区周围,皮瓣切取后即可直接转移到受区重建缺损,从而规避了游离穿支皮瓣手术时间长、存在吻合口栓塞风险等缺点,使得修复重建简便易行。口腔颌面 - 头颈部血供丰富,存在众多知名动脉和穿支血管,为在该区域制备带蒂穿支皮瓣来直接修复邻近部位的缺损提供了良好的解剖学基础。

1. 颏下动脉穿支皮瓣

(1)简介:1978 年,Futrell 等首次报道以颏下区为供区来制取颈阔肌皮瓣的临床应用,但该技术创伤大、制备的皮瓣较为臃肿,在当时并没有引起学术界的广泛关注。1996 年,Sterne 等介绍了逆行血供的颏下岛状瓣,使血管蒂的长度得以延长,能够修复更远距离的缺损。但颏下岛状瓣也因存在携带 I 区淋巴结转移至受区的风险而饱受质疑,多数学者建议在应用该瓣修复口腔颌面部恶性肿瘤根治术后缺损时需十分慎重。2002 年,Kim 等为解决皮瓣臃肿及携带 I 区淋巴结等问题,首次提出了颏下动脉穿支皮瓣的概念。2008 年,Ishihara 等详细报道了颏下区穿支血管的解剖学研究结果。Tang 等应用软件及三维成像技术对颏下动脉皮穿支的供血面积进行测量,发现单穿支的供血范围可达(45.0 ± 10.2)cm^2,充分证实了颏下动脉皮穿支血供的可靠性。

(2)适应证:①颏下动脉穿支皮瓣血管蒂长 6～8cm,可旋转 90°～180°,适用于口腔颌面部中下 2/3 及颈前区上部缺损的修复;②根据患者颏下区组织松弛程度的不同,最大切取面积可达 18cm×7cm;③由于颏下区皮肤较薄,因此不适用于需要无效腔填塞的缺损;④颏下淋巴结已有转移,存在被皮瓣携带至受区的风险,应慎用;⑤颏下区有外伤、手术或放疗病史者,颏下动脉及穿支可能受损,亦应慎用。

2. 面动脉穿支皮瓣

(1)简介:在 20 世纪早期,面动脉就因其丰富的血管分支及与内眦动脉之间良好的交通吻合而被设计成鼻唇沟轴型皮瓣,用于颊部和下眼睑缺损的修复,但该皮瓣由于不能提供理想的旋转自由度,临床应用受到一定限制。2005 年,Hofer 等首次提出面动脉穿支皮瓣的概念,通过尸体血管造影研究,发现面动脉存在大量的穿支血管(每侧 3~9 支,平均 5.7 支),穿支血管长度平均为 25.2mm,因而能使皮瓣拥有较好的旋转度。2009 年,Saint 等提出了穿支体区(perforasome)的理念,即每条穿支血管都有其唯一的营养区域,并且相邻穿支体区间有着直接或间接的关联。Qassemyar 等进行了更为详细的尸体解剖研究,通过向穿支注入墨水,明确了面动脉的 7 个主要穿支体区,染色的皮肤平均面积为 8.05cm²。在接下来的 10 余年间,关于面动脉分支如鼻旁动脉、上下唇动脉穿支的解剖学研究也逐步深入,相应的穿支皮瓣用于修复鼻部、口周、颊部及颏下的软组织缺损,并获得了满意的效果。

(2)适应证:①面动脉穿支的长度为 13~30mm,皮瓣旋转自由度良好,根据选取穿支位置的不同,可修复口腔颌面部中下 2/3,尤其是颊部、牙龈、口底及舌等部位的缺损;②面部皮肤的厚度和松弛度有限,因此皮瓣的最大宽度不超过 4cm,也不适用于填塞死腔;③根据选取的穿支不同,能够切取的皮瓣长度有所差异,口周穿支 4~10cm,鼻唇沟穿支 3~4cm;④面部皮肤健康,无感染或粗大瘢痕,否则会影响修复效果。

面动脉穿支皮瓣适用于口腔颌面部中下 2/3 的中、小范围缺损的修复,皮瓣的修复面积及转移距离有限,皮瓣宽度最大不超过 4cm,否则会导致较为明显的面形改变。颊部恶性肿瘤如已侵犯颊肌,面动脉在肿瘤扩大根治时可能需要切除,不宜采用该皮瓣来进行修复。面部皮下脂肪结缔组织较为致密,不宜过度解剖穿支,否则极易损伤。只要皮瓣已获得足够的自由度,穿支周围可保留少许脂肪组织以达到保护血管的目的。如应用该皮瓣修复前颊部缺损,近口角处的皮瓣可适度修薄,以获得良好的口角形态。

3. 甲状腺上动脉穿支皮瓣

(1)简介:由甲状腺上动脉供血的皮瓣包括颈阔肌皮瓣、舌骨下肌皮瓣和胸锁乳突肌皮瓣等,存在供血范围局限、蒂宽、旋转角度小、组织量有限、供区损伤大等缺点,适用范围较窄。Hurwitz 等发现甲状腺上动脉存在一个直接的皮肤穿支,可作为颈阔肌的独立供血动脉。2012 年,Wilson 等通过 CTA 等影像学检查发现甲状腺上动脉的皮穿支位置恒定,位于胸锁乳突肌前缘中点 2cm 直径范围内,穿支直径均大于 0.5mm,以该穿支为血供制备甲状腺上动脉穿支皮瓣用于 8 例颌面部软组织缺损患者的修复重建均获得良好的临床疗效。2015 年,Ross 等通过尸体解剖及影像学研究,详细介绍了甲状腺上动脉穿支的位置及血供范围,再次明确了甲状腺上动脉穿支皮瓣应用于临床的可靠性和安全性。

(2)应用解剖:甲状腺上动脉在舌骨大角稍下方由颈外动脉起始部的前内侧壁发出,部分也可起自颈总动脉,偶见甲状腺上动脉与舌动脉共干(甲舌动脉干)发出。动脉起始后呈弓形弯向前下,沿甲状软骨外侧下行,达甲状腺上极,分支进入甲状腺。

2012 年,Wilson 等发现 90 侧颈部均存在来源于甲状腺上动脉的穿支血管,且至少有一支粗大的穿支,位于胸锁乳突肌前缘中点 2cm 直径的范围内。2015 年,Ross 等再次证实了 Wilson 等的研究结果。皮瓣供血范围的研究发现,双侧甲状腺上动脉穿支在颈中线处存在丰富的血管吻合,因此皮瓣的制备长度具有很大的潜力,甚至可跨过中线至对侧。但目前关于该皮瓣静脉回流的研究较少。

甲状腺上动脉有 3 个主要分支,分别为胸锁乳突肌支、舌骨下肌支和环甲肌支,营养舌骨下肌群及其附近皮肤。甲状腺上动脉皮穿支发自甲状腺上动脉呈弓形向下转折处稍下方的前内侧壁,也可能起自胸锁乳突肌支。在文献中,穿支的穿出点位于以胸锁乳突肌前缘中点为圆心,半径为 2.0cm 的范围内,穿支直径为 0.5～1.3mm,平均 0.9mm。我们在临床实践中发现 20 例患者均存在 1 支或以上直径大于 0.5mm 的穿支,穿支管径平均为(0.91±0.19)mm,最小为 0.65mm,最大为 1.30mm,可游离的血管蒂(包括部分甲状腺上动脉)总长度平均为(6.75±0.79)cm,最短为 5.5cm,最长为 8.0cm。

目前有关甲状腺上动脉穿支皮瓣回流静脉的研究甚少,甲状腺上动脉穿支皮瓣的静脉回流主要有 3 种情形:①单独伴行静脉回流;②伴行静脉与面静脉共同回流;③伴行静脉与颈外静脉共同回流,以前 2 种最常见。面静脉或颈外静脉的回流方向可以为顺行或逆行。因为其回流静脉变异较多,我们的经验是在制备皮瓣时保留颈阔肌下方与皮瓣关系密切的浅静脉,这样可有效增加皮瓣的静脉回流。

(3)适应证:①甲状腺上动脉穿支皮瓣血管蒂长 5.5～8cm,适用于修复口腔颌面部中下 2/3 的中小型软组织缺损,如下颌牙龈、口底、舌及咬合线水平以下的颊部等,如将皮瓣围绕穿支点呈偏心设计,可变相"延长"血管蒂 2～3cm,因此亦可修复咬合线以上,如上颌牙龈、口咽甚至腭部的缺损;②即使携带颈阔肌,皮瓣仍然较薄,不适用于需要无效腔填塞的缺损;③皮瓣的切取宽度受限,中老年患者皮肤松弛度高,皮瓣可稍宽;④颈部有外伤、手术或放疗史者,存在穿支血管损伤的可能,应慎用;⑤不宜用于颈部淋巴结转移的患者。

操作上需要注意的几个问题:①甲状腺上动脉皮穿支位于胸锁乳突肌前缘中点半径为 2.0cm 的范围内,皮瓣以此为中心设计成新月形或类椭圆形。青壮年或肥胖者应注意皮瓣宽度不宜过宽,皮瓣上缘切口不宜过高,否则供区直接闭合存在难度。②在胸锁乳突肌前缘深面切断结扎胸锁乳突肌支时,结扎的部位应紧贴肌肉,因为甲状腺上动脉的穿支可能发自胸锁乳突肌支。③甲状腺上动脉的穿支走行较为迂曲,不要过于追求穿支血管的裸化,以免损伤回流静脉。必要时可在穿支周围携带部分深筋膜,即制备成穿支筋膜皮瓣。④掀起皮瓣时,应先将其下方的面静脉或颈外静脉携带在皮瓣上,如穿支的伴行静脉受损或缺如,或回流途径变异影响皮瓣的转移,可利用面静脉或颈外静脉逆行或顺行回流来增强皮瓣的静脉回流。⑤制备皮瓣时,先只切开皮瓣上缘,从胸锁乳突肌前缘向深面钝性分离,探查甲状腺上动脉及穿支血管,如穿支血管受损或缺如,则可及时放弃使用该皮瓣而不会对患者造成额外的损伤。

(二)游离穿支皮瓣在口腔颌面 - 头颈部的应用

口腔颌面 - 头颈部缺损修复常用的穿支皮瓣包括股前外侧穿支皮瓣、旋髂浅动脉穿支皮瓣、腹壁浅动脉穿支皮瓣、腹壁下动脉穿支皮瓣、腓肠内侧动脉穿支皮瓣、上臂外侧穿支皮瓣、胸背动脉穿支皮瓣等。

1. 股前外侧穿支皮瓣

(1)简介:股前外侧皮瓣的概念最早于 1984 年由宋业光等学者首次报道,他们认为该皮瓣由走行于股直肌与股外侧肌之间的肌间隔穿支血管供养。随后的解剖学及临床研究均表明,该皮瓣的大多数供养血管为横行穿过股外侧肌内的肌皮穿支。Koshima 等学者在早期的股前外侧穿支皮瓣的切取中发现,肌肉内的穿支血管解剖并不可靠,也并不安全,因此该皮瓣一度被忽视。然而,随着显微外科技术及穿支皮瓣技术的发展，肌肉内穿支血管解剖已经变得越来越普遍。股前外侧穿支皮瓣也越来越受到重视，并日渐成为穿支皮瓣的一个代表。魏福全等学者为股前外侧穿支皮瓣的推广做了很多创新性工作，使其已成为一个理想的首选皮瓣。随着关于股前外侧穿支皮瓣的解剖学和影像学研究的深入，股前外侧皮瓣易于切取、血管可靠、设计多样化、供区隐蔽且损伤小的特点变得越发突出。

在股前外侧皮瓣切取制备前，对于其穿支血管解剖与变异要有比较深刻的理解和认识。理解其解剖情况后，股前外侧皮瓣可以设计为肌皮穿支皮瓣、筋膜皮肤穿支皮瓣、脂肪筋膜穿支皮瓣，甚至是筋膜肌肉穿支皮瓣。通过不同穿支血管的解剖，该皮瓣可以进一步扩展为组合皮瓣，即一个血管蒂，两个或多个皮岛，甚至是结合股外侧肌、股直肌、阔筋膜张肌肌岛的组合皮瓣。

（2）适应证：随着游离皮瓣修复技术的广泛运用，股前外侧穿支皮瓣的适应证正在不断拓展。对于颌面头颈部缺损而言，由于股前外侧穿支皮瓣可以允许颈部及腿部上下两组同时进行手术，同时由于皮瓣体积量充足、供区损伤小的优势，使得股前外侧穿支皮瓣已经成为头颈部缺损修复中的主力军。

对于咽喉部位的环形缺损，股前外侧穿支皮瓣是非常好的修复选择，它既能够消灭无效腔，也能够保护周围重要的血管。尤其是对于全喉切除，以及晚期的下咽或声门上癌切除后，需大量组织体积修复的患者，股前外侧穿支皮瓣能提供足够的组织量进行充填。

对于口腔颌面部缺损，尤其是跨多个解剖区的大面积缺损，股前外侧皮瓣能够提供大面积的组织量。对于类似下颌骨节断性缺损的软组织修复，全舌、上颌骨及颊黏膜软组织的复杂缺损，全腮腺、皮肤及下颌骨升支切除的缺损，股前外侧能重构近似的组织量，血管蒂长度能够达到颈部，修复术后口腔功能相对较好，是口腔颌面部缺损修复较好的选择。

但是，对于中等或偏小的组织缺损，股前外侧穿支皮瓣组织体积较厚，尤其是对于女性，部分患者皮下脂肪量大，修复单纯前颊部洞穿性、半舌、咽旁磨牙后区（下颌骨方块切除后）等的缺损，可能会造成术后形态较为臃肿，影响生理功能，其组织修复的优势并不明显。对于下肢血管病变，尤其是有深静脉血栓病史或者有下肢血管支架病史的患者，或过于肥胖的患者，采用股前外侧皮瓣都是相对禁忌的。

操作上需要注意，对于累及口唇的组织缺损，在股前外侧皮瓣切取的同时，可以一并切取阔筋膜组织用于口唇悬吊，防止术后唇下坠。对于接近或直接暴露颅底的缺损，股前外侧穿支皮瓣通过联合股外侧肌等复合皮瓣设计，能提供较好的组织覆盖，防止或减少术后感染、脑脊液漏等严重并发症。

2. 旋髂浅动脉穿支皮瓣

（1）简介：1973年，Daniel等首次报道旋髂浅动脉穿支皮瓣的前身——腹股沟游离皮瓣在缺损修复中的运用。由于受到当时显微外科技术所限以及对该皮瓣的解剖认识不足，在之后的很长一段时间内该皮瓣未得到足够的重视。直到2004年，Koshima等学者首次提出了旋髂浅动脉穿支皮瓣的概念，腹股沟区域穿支皮瓣的概念再一次兴起。近年来，使用旋髂浅动脉穿支皮瓣在各领域修复重建的病例日渐增多，对于该皮瓣的解剖学认知也与日俱增。Sinna等首次通过尸体解剖研究，阐述了旋髂浅动脉穿支皮瓣的浅支与深支的区别。随着术前穿支皮瓣影像学检查的广泛运用，对于该皮瓣的解剖学变异的认知也日趋深入。术前彩色多普勒超声检查，加上术前CTA对髂部血管的检查，可以明确旋髂浅动脉的管径以及流速是否与颈部血管相匹配，便于显微血管吻合。

旋髂浅动脉穿支皮瓣相对于前臂皮瓣要厚一些，较股前外侧皮瓣要略薄一些。对于口腔颌面 - 头颈部中等大小的缺损，旋髂浅动脉穿支皮瓣修复效果好，并且供区隐蔽。对于年轻患者，尤其是对美观要求较高的患者，旋髂浅动脉穿支皮瓣是一个不错的选择。

（2）适应证：旋髂浅动脉穿支皮瓣主要用于修复中等大小的头颈部缺损。相对于其他如前臂皮瓣、腹直肌皮瓣、胸大肌皮瓣等传统皮瓣而言，该穿支皮瓣有其明显的优势：①供区隐蔽，供区缺损小，解剖主要位于深筋膜浅、深面，对肌肉解剖损伤小；②皮瓣厚度适中，可以弥补前臂皮瓣过薄的不足，也可以避免股前外侧皮瓣皮下脂肪过厚的缺点；③由于其与旋髂深系统部分有交通，可以通过术前影像明确血管关系，并设计复合皮瓣。

对于髂部有外伤或下肢血管疾病的患者，选择旋髂浅穿支皮瓣应当慎重。对于肥胖患者，由于髂区皮下脂肪可能较为肥厚，穿支血管条件可能不好，选择时也应该慎重。

旋髂浅动脉穿支皮瓣是对传统皮瓣的一种补充，而不是替代，该穿支皮瓣有其不可避免的劣势。首先，血管管径较细，颈部匹配吻合血管必须在术前通过影像学进行确认。其次，对于显微吻合技巧要求较高，不适宜初学者。最后，该皮瓣穿支较少，多数情况下为 1 支穿支血管，因此皮瓣设计范围较为局限，对于大型复杂缺损并不适用。

3. 腓肠内侧动脉穿支皮瓣

（1）简介：Taylor 等学者在 1975 年首次报道了由肌皮穿支血管供养的腘窝岛状瓣。1996 年 Montegut 等报道了腓肠动脉供养的穿支皮瓣。2001 年，Cavadas 等学者首次对腓肠内侧动脉穿支进行了详细的解剖学研究，并将其应用于 6 例临床患者，其中 5 例为游离皮瓣，1 例为带蒂皮瓣。自此，该穿支皮瓣陆续被运用于头颈部及四肢缺损的修复。

腓肠内侧动脉穿支皮瓣有其独特的优势，其皮瓣比较薄，血管蒂较长（利于颈部血管吻合），皮瓣最宽可以取到 5cm，制备相对简单。许多学者将此皮瓣与常用的前臂皮瓣进行比较，认为前臂皮瓣需要牺牲桡动脉等主干血管，并且常常需要腿部或腹部皮片等第二供区来覆盖前臂创面，术后手背轻微麻木，握持力下降（肌腱暴露粘连等），美观性也较差。腓肠内侧动脉穿支皮瓣也存在一定的不足，穿支点不恒定（需要术前彩超或 CTA 定位），皮瓣宽度大多不超过 5cm，主要用于中小型缺损，肌内的解剖穿支后容易导致小腿肌肉功能减弱，但美观性上较前臂更好。

腓肠内侧动脉穿支皮瓣近 5 年来被广泛运用于头颈部缺损的修复手术。Hong 等报道将该穿支皮瓣运用于口咽部缺损。何悦等将该穿支皮瓣用于舌缺损修复。Ozkaya 等将该皮瓣用于颊及下颌骨等区域缺损修复。Hayashida 与 Wei 等分别报道将该皮瓣与其他皮瓣结合修复复杂的颌面部缺损。腓肠内侧穿支皮瓣已经成为前臂皮瓣之外修复颌面头颈部中等缺损的一个非常好的选择。

（2）适应证：腓肠内侧动脉穿支皮瓣适用于大多数小型或中等颌面 - 头颈部缺损。在设计过程中，可以携带少量的腓肠肌内侧头肌肉进行组织充填。但对于下肢血管性病变（静脉曲张、下肢血栓等）、过度肥胖患者，应尽量避免使用该类皮瓣。

若选用腓肠内侧动脉穿支皮瓣修复宽度超过 5cm 的缺损，供区缺损可能需要植皮修复，将可能导致局部瘢痕愈合、小腿功能损伤等供区并发症，因此应慎重选择此类缺损的修复。

4. 腹壁下动脉穿支皮瓣

（1）简介：1989 年，Koshima 及 Soeda 等学者首次报道应用腹壁下动脉穿支供养的皮肤及皮下脂肪皮瓣，并在供区保留腹横直肌。自 1994 年起，Allen 及 Blondeel 对腹壁下动脉开展了大量的临床解剖研究，并将该皮瓣应用于乳腺缺损的修复重建。此后，该皮瓣被逐渐用于四肢、躯干及头颈部缺损的修复。

目前，腹壁下动脉穿支皮瓣在头颈部缺损修复重建中的应用主要集中于全舌缺损、复合颊部及下颌骨缺损、大面积下唇及颏下组织缺损，但病例数相对较少。因组织量较大及皮瓣厚度问题，该皮瓣在头颈部缺损修复中的适应证相对较窄。

（2）适应证：腹壁下动脉穿支皮瓣由于其体积量较大，多用于乳房缺损重建。对于颌面 - 头颈部位缺损，主要用于全舌、下颌骨节段性缺损后大面积复杂缺损的组织修复。对于中小型缺损，由于其皮下组织量较大，需慎重考虑，当然经过适当的皮下修整后，也可用于部分中型组织缺损。

对于腹部有过外伤手术史，有腹疝病史，过于肥胖的患者，腹壁下动脉穿支皮瓣应该避免使用。同时，术前必须行 CTA 及彩色多普勒超声检查，明确腹壁下动脉皮肤定点及走行，避免肌肉内走行变异及单侧穿支缺失的情况。

5. 上臂外侧动脉（后桡侧副动脉）穿支皮瓣

（1）简介：上臂外侧动脉（后桡侧副动脉，PRCA）穿支皮瓣最早由我国宋儒耀学者于 1982 年首次报道，1983—1984 年 Matloub 及 Katsaros 等进一步提出了上臂外侧动脉皮瓣的概念。随着对后桡侧副动脉解剖的进一步研究，以及上臂外侧穿支点的解剖学定位，该穿支皮瓣越来越受到青睐，尤其是在上下肢缺损修复中运用较广。

后桡侧副动脉并不是主干血管，所以一般不需要行 Allen 试验。但部分该类皮瓣血管蒂较短，平均仅为 6～7cm，血管管径较其他皮瓣要小，供区需皮片修复，肘关节功能可能受部分影响，使得其在头颈部的运用受到一定限制。后桡侧副动脉穿支皮瓣可以作为纯脂肪筋膜瓣或皮筋膜瓣切取，部分外国学者甚至将部分肱骨取下，作为穿支骨皮瓣来运用。由于其柔软、纤薄的特点，后桡侧副动脉穿支皮瓣已被报道用于中小型口腔、口咽缺损修复，并取得良好的效果。

（2）适应证：上臂外侧动脉穿支皮瓣主要用于头颈部中小型缺损的修复，例如口底、半舌、下唇、颊部、磨牙后区缺损等，对于大型复合型缺损，该皮瓣由于组织量有限，不适宜作为修复选择。考虑到该皮瓣血管蒂较短，管径较细，一般用于原发肿瘤缺损修复，对于受区血管制备困难、放疗后的患者应该慎用。

6. 胸背动脉穿支皮瓣

（1）简介：1995 年 Angrigiani 等首次提出胸背动脉穿支皮瓣的概念，将其称为"不带肌肉的背阔肌皮瓣"。胸背动脉穿支皮瓣有其自身优势，血管蒂长，皮瓣厚度较为一致，同时不用切取破坏背阔肌的完整性，皮瓣供区较为隐蔽等。胸背动脉也有其劣势，即穿支不恒定，必须在肌肉内进行穿支分离，如果皮瓣切取较大时，远端局部有坏死的可能。

胸背动脉穿支皮瓣之所以越来越受到重视的原因，是其厚度可以被修薄且同时不损伤其血运，血管蒂长度最长可达 16～17cm，皮瓣柔软易于折叠。

（2）适应证：胸背动脉穿支皮瓣血管蒂比较长，皮下脂肪较腹部少，能够修复头颈部的大型缺损，但由于其需要翻身，切取过程中解剖穿支血管大多需要在背阔肌肌肉内解剖，故相对于股前外侧穿支皮瓣，其应用较少。

胸背动脉主要用于修复头颈部大型缺损，设计皮瓣一般包括 1～2 支穿支，以多穿支皮瓣较为常用。术前多普勒超声、计算机体层血管成像（CTA）定点尤为关键，影像学测量血管位置及管径对于手术成功与否至关重要。

切取胸背动脉穿支皮瓣要比切取前臂皮瓣难度大得多，尤其是在肌肉内穿支血管的解剖上必须慎之又慎，小心穿支不受损伤。除了需要翻身，无法上下同时开始手术（两组手术），胸背动脉穿支皮瓣是股前外侧皮瓣之外的一个非常好的选择，局部皮肤质地柔软，头颈部缺损修复效果也较好。

（何　悦）

第二节　舌　缺　损

一、分类

一般来说，舌切除术分为部分切除术（切除不到 1/3 的舌）、半舌切除术（切除 1/3 到一半的舌）、舌次全切除术（切除一半到 3/4 的舌）、全舌切除术（切除整个舌）。舌切除术专门指舌体的切除，但这些舌切除术往往也会切除口底、软腭、口咽、下咽、下颌骨，或其他邻近结构，这取决于肿瘤的大小和部位。1991 年，Urken 等以轮廓乳头为界将舌分为活动舌（mobile tongue）和基底舌（tongue base），在此基础上对舌的缺损进行了细致的分类。1995 年，中国学者张陈平等基于经验将舌缺损分为四大类。Ⅰ 型缺损：位于轮廓乳头之前，不过中线。Ⅱ 型缺损：位于轮廓乳头之前，已过中线。Ⅲ 型缺损：位于舌根或越过轮廓乳头，不过中线。Ⅳ 型缺损：2/3 以上或全舌缺损。Ⅳ 型又可分为三个亚型：①口底无缺损或缺损位于舌下皱襞内侧；②半侧以上口底缺损 + 下颌骨部分缺损；③全口底缺损 + 半侧或全下颌骨缺损。2018 年，Giuditta 等将舌体分为前中后三部分，舌中线是阻挡肿瘤扩散的生理屏障，以此将舌分为左右舌。以舌尖到舌盲孔连线的中点为界将舌体分为前段及中段。以轮廓乳头为界，其后为舌后 1/3 即舌根，包括轮廓乳头及其淋巴组织。以此为基础，主要关注需要修复重建的功能亚单位。根据舌缺损的术中情况，按照重建复杂性由高到低分为 5 组（图 9-2-1）。

（1）1 型缺损：单侧、边缘缺损，未累及舌尖且未穿过中线，未超过活动舌体的 1/3 以上，也不累及舌根。

（2）2 型缺损：单侧缺损未超过中线，舌根未受累，累及活动舌体的 1/3 以上。

（3）3 型缺损：累及前 2/3 的活动舌体并向对侧延伸的缺损；

（4）4 型缺损：延伸至舌根部，进一步分为 4A 型（累及不超过 50% 的舌根部）及 4B 型（累及超过 50% 的舌根部）。

（5）5 型缺损：任何类型的缺损，并累及口底，进一步分为 5A 型（没有骨切除）及 5B 型（有骨切除）。

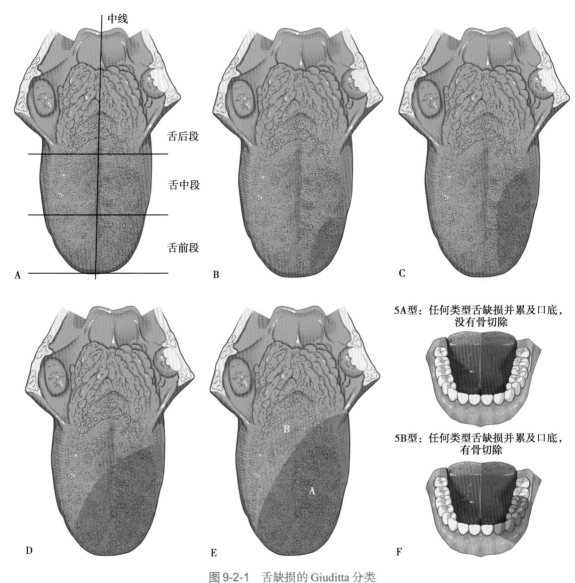

图 9-2-1　舌缺损的 Giuditta 分类

A. 舌的各个亚单位　B. 1 型缺损　C. 2 型缺损　D. 3 型缺损　E. 4 型缺损　F. 5 型缺损

二、修复重建的关键技术与方法

　　舌缺损修复的目标是恢复外形和功能。较小的缺损（小于舌的 1/4）直接缝合即可。较大的缺损，例如半舌切除术、全舌切除术、涉及口底或下颌骨的缺损，需要邻近组织瓣、带蒂组织瓣或游离组织瓣修复。重建舌缺损的效果取决于以下几个因素：①舌缺损的大小；②颈部受区血管条件；③颈淋巴清扫的类型；④口底、口咽、下颌骨是否受累。依据舌缺损修复的手段，以下分类介绍各种常见的舌缺损修复类型。

（一）舌缺损的修复方法

　　1. 直接拉拢缝合　适合位于舌缘直径小于 1.0cm 的癌肿，肿瘤未累及邻近的口底以及口咽，肿瘤也未越过中线累及对侧的舌体，行舌部分切除术，舌体活动不受限制。可沿安全距离对病灶进行横向或纵向的楔形切除，分层对位缝合。（图 9-2-2）。

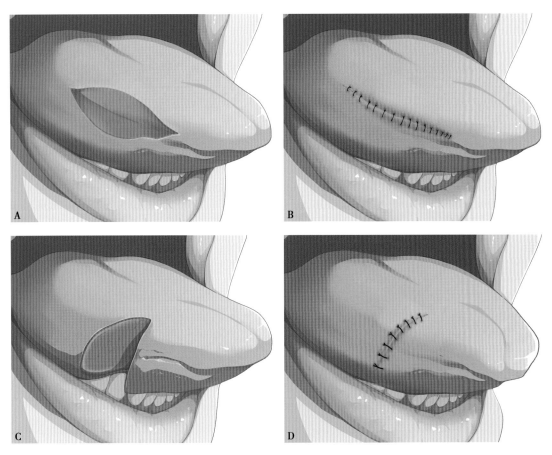

图 9-2-2 直接拉拢缝合

A、B. 纵向楔形切口直接拉拢缝合 C、D. 横向楔形切口直接拉拢缝合

2. 带蒂皮瓣修复 带蒂皮瓣的优点是手术相对简单,耗时短,也可作为游离组织瓣移植失败后的补救选择。

(1)颏下岛状皮瓣:颏下岛状皮瓣用于修复舌缺损的优点:①皮瓣血管解剖恒定,血供可靠,血管蒂较长;②皮瓣供区隐蔽,切取后对供区形态不会造成明显的不良影响,尤其是在皮瓣面积较小或供区皮肤松弛,颏下取皮瓣处可直接拉拢缝合;③皮瓣供区邻近口腔舌缺损部位,其切口与颈清扫切口延续,无需附加远位切口,减少了手术创伤,缩短了手术时间。但是,颏下岛状皮瓣也有一定的缺陷:①提供组织量有限,不适合大型舌缺损的修复;②男性颏下胡须影响该瓣的应用效果;③颏下区和下颌下区是舌癌淋巴引流的主要区域,颏下岛状皮瓣的应用可能会影响颈淋巴清扫的彻底性,需严格掌握好适应证。

(2)胸大肌肌皮瓣:胸大肌肌皮瓣以其优越可靠的特点,在组织缺损修复中发挥了重要作用,是舌缺损的主要修复方法之一。但其存在同侧胸大肌功能障碍、颈部臃肿等缺点。

(3)斜方肌肌皮瓣:斜方肌肌皮瓣位于项背浅层,有恒定的血供和神经分布,位置隐蔽,可同时连带皮肤和骨骼作为复合瓣转移。但手术创伤较大,血管蒂较短,术中需改变体位。同时,斜方肌肌皮瓣修复小型的舌缺损显得比较臃肿。

3. 游离皮瓣修复

(1)前臂皮瓣:前臂皮瓣薄而质地优良,是修复舌体缺损的较好选择。通过吻合皮瓣的感觉神经前臂外侧皮神经和受区的感觉神经,可以恢复皮瓣的感觉功能。

(2)股前外侧皮瓣:股前外侧皮瓣是舌缺损重建中最常用的皮瓣之一。皮瓣面积较大,可以修复较大范围的舌缺损,包括全舌缺损。

(3)胫后动脉皮瓣:胫后动脉皮瓣又叫小腿内侧皮瓣,使用胫后动脉穿支皮瓣时存在两个限制:①由于穿支血管较短,并且管径较小,与之吻合的受区动脉需靠近缺损部位;②由于对供瓣区可能产生美观的影响,因此在年轻女性和儿童中的使用受限。

(二)舌缺损重建的数字化设计

"五点八线段"技术(five-point eight -line segment,FIPELS),利用解剖学"五点八线段"作为几何构建标记点,设计半舌缺损修复所需的皮瓣。该皮瓣的设计源于对新鲜猪舌的解剖以及人舌 MRI 影像学数据的三维重建和分隔,实现了人舌三维立体向二维平面形态的转化,其半舌形态形似不规则的五角形,该五角形包括 5 个点(A、B、C、D、E)和 6 个边(AB、BC、CD、DE、AD、AE),其中 A 点代表舌尖,B 点代表舌下肉阜,C 点代表口底黏膜与牙龈或磨牙后垫交接,D 点代表舌盲孔,E 点代表舌外侧缘后界,将 5 个点分别连接起来,形成 6 条线段构成半舌的外周轮廓,同时 a 代表半舌舌背宽度,b 代表半舌舌腹宽度,因而,最后 8 条线段能整体构建半舌的最终大小。"五点八线段"可以基于正常半舌缺损度量相关的长度,因而可以做到半舌缺损的个性化修复。在实际应用时,如行前臂皮瓣修复半舌缺损,为减小供区缺损宽度,减轻缝合张力,前臂瓣可采用"KISS"皮岛式设计,即沿血管蒂将半舌分割为舌腹和舌背两个皮瓣,注意制备前臂皮瓣时需要保留足够的皮下结缔组织,将皮岛设计在血管蒂之上,保证近远心端皮岛有足够的血供,皮瓣制备好后,旋转至 AE' 与 AE 线重合并缝合双侧皮岛,缝合线 AE 为重建舌的舌外侧缘。供区皮肤直接拉拢缝合。将制备好的皮瓣转移至口内缺损区,根据 FIPELS 标记点,与剩余舌体和口腔黏膜缝合。部分患者前臂外侧皮神经与舌神经吻合。股前外侧皮瓣可采用单瓣式设计。

利用 FIPELS 也可以进行舌次全切除或全切除的重建,具有与其他皮瓣设计不同的外形特征。依据半舌缺损的原理,采用"KISS"皮瓣原理,将次全或全舌缺损分隔为两个半舌形态,其两个半舌由 2 个不规则五角形组成,重建舌的宽度(1、2),长度(ⅠⅡ/ⅠⅣ、ⅠⅤ和ⅡⅢ),舌系带(ⅠⅡ)和后部连接(ⅣⅤ和ⅤⅢ),只能参考正常人群舌体平均大小,因为舌体形态已被肿瘤组织破坏,行次全或全舌缺损修复时舌体大小只能做到标准化设计。最后将制备的两个半舌采用"KISS"技术沿舌中线缝合后可得到次全或全舌形态。FIEPELS 设计的 TM 或 TMB 皮瓣尺寸一般较传统皮瓣及其他方法制备的皮瓣面积更大,舌体容积更大,形态更好,患者术后的吞咽和美观也更好(图 9-2-3)。

(三)舌缺损的功能康复

1. 皮瓣的感觉和运动恢复　自体组织游离瓣移植后的神经支配,期望获得更好的功能效果。在舌重建中,游离皮瓣携带的神经可以与舌神经或下牙槽神经吻合。其他的受区神经包括颈丛、舌下神经和耳后神经等。研究表明,与无神经支配的皮瓣相比,重建神经支配的皮瓣显示出一定的位置辨别力,但味觉功能没有恢复。此外,在前臂瓣和股前外侧皮瓣中已被证明比其他类型的皮瓣能恢复更好的感觉。但整体语音和吞咽结果是否得到改善方面存在争议。大多数携带神经的游离皮瓣具备一定的感觉改善作用,但新舌体没有表现出自主运动,而是需要周围组织的带动产生一定的活动度。

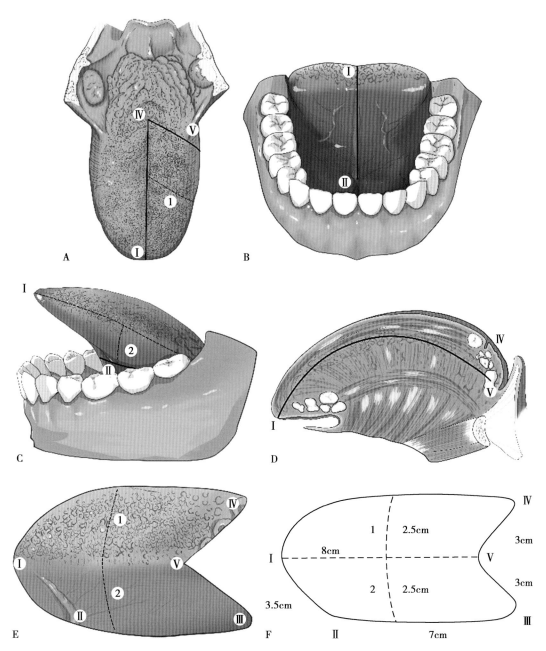

图 9-2-3　FIPELS 修复舌缺损示意图

A. 舌背面测量标志点及连线　B. 舌腹面测量标志点及连线　C. 舌侧面测量标志点及连线　D. 舌中线剖面测量标志点及连线　E. 舌背、舌腹展开面测量标志点及连线　F. 正常人群舌背、舌腹展开面标志点连线平均值

2. 语音的恢复　关于游离皮瓣修复舌缺损后语音评估的研究结果存在很大差异。许多研究表明，语音可识别度与新舌体的体积和突出程度呈正相关。此外，报道显示舌体活动度与主客观言语评估之间呈正相关。多项研究发现，较大的肿瘤（T3 或 T4）、包括舌尖在内的切除术和术后放疗会对言语产生显著的负面影响。此外，研究表明接受口底切除术的患者术后言语能力较差。关于不同类型组织瓣语音恢复的效果，目前尚无结论。

3. 吞咽功能的恢复　许多舌癌患者在术前存在一定程度的吞咽困难，术后吞咽功能会更差，但会逐渐好转。手术后的吞咽能力通常在几个月内得到改善，术后大约 1 年达到最佳的吞咽功能。研究发现患者在手术后 4～6 个月后可恢复舌的活动能力，随后吞咽能力有所改善。研究表明，在手术前后定期与训练有素的语音师随访的患者会有更好的吞咽功能。

（四）小结

在过去的 60 年里，舌缺损重建的发展令人瞩目。随着显微外科的发展，以及骨整合和虚拟手术计划技术的快速发展，使大多数患者获得了良好的言语能力、吞咽能力和生活质量。虽然有许多皮瓣可供选择，但没有一种特定的皮瓣被证明优于其他皮瓣。根据舌缺损的大小、供区皮瓣的体积及亚单位缺损的情况，仔细选择合适的皮瓣是重建成功的关键。适当过度矫正组织体积缺陷对术后言语和吞咽功能至关重要。此外，在研究神经吻合游离皮瓣重建舌缺损方面的文献中，发现患者的言语和吞咽功能，并不比未进行神经吻合者更好，此方法仍需进一步探索。此外，术后放疗对患者的言语和吞咽功能亦有负面影响。有良好家庭支持的积极患者，能定期随访，依从性高，整体生活质量也更好。总的来说，舌由于独特的结构及功能的复杂性，使其修复重建一直以来很难达到理想的效果。

三、典型病例

1. 病情简介 患者，男，49 岁，发现右舌肿物 6 月余，有自发疼痛、麻木，于外院病理诊断为"右舌高-中分化鳞癌"，查体：右侧舌部肿物，下至舌口底交界处，后至舌根，向内达中线，向前至舌尖后 0.5cm，未波及同侧牙龈，界限不清，大小约 3cm×2cm×1.5cm，形状不规则，表面结节状，质地硬，不活动，有触痛，无波动感、搏动感。双侧颈部多发肿大淋巴结，右侧颈部 I B 区、II A 区，左侧颈部 I B 区、II A 区各触及 1 枚淋巴结，质地中等，界限不清，最大者 1cm×0.5cm，活动度一般，与周围组织无粘连（图 9-2-4）。诊断：右舌鳞状细胞癌，cT4N2cM0。

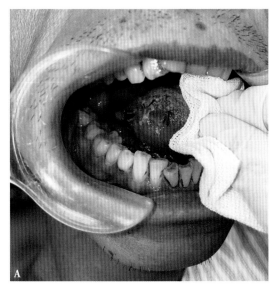
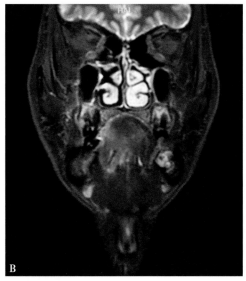

图 9-2-4 右舌原发灶及 MRI 影像

A. 原发灶 B. MRI 图像

2. 切除范围　原发灶切除范围：肿物位于右侧舌腹，且左侧界限靠近舌系带。MRI 示侵犯超越中线，需切除包括双侧轮廓乳头前的左右侧舌体。淋巴清扫范围：双侧Ⅰ、Ⅱ、Ⅲ功能性淋巴清扫，注意探查腮腺下极淋巴结。将舌体组织、舌下腺连同颈部清扫组织一起切除。

3. 修复方法　采用左侧血管化股前外侧皮瓣五点八线段技术修复全舌缺损，其中携带的皮岛修复舌体组织缺损，携带的肌肉填充口底及下颌下区腔隙（图 9-2-5）。

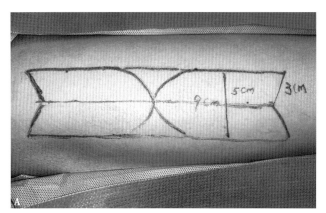
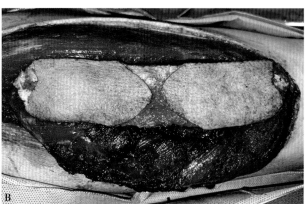
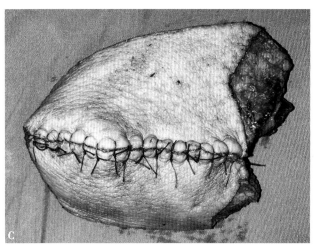
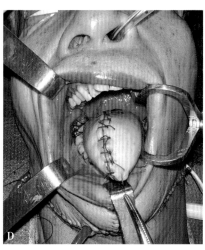

图 9-2-5　左侧股前外侧皮瓣修复全舌缺损

A. 左侧股前外侧皮瓣制备五点八线段设计图　B. 制备完成皮瓣　C. 皮瓣修整全舌形状　D. 皮瓣修复全舌缺损

4. 病例总结

（1）右舌癌，向内侵犯超过中线，需切除包括双侧轮廓乳头前的双侧舌体。

（2）右舌 - 口底 - 颈部清扫组织联合切除。

（3）缺损修复：血管化左侧股前外侧皮瓣五点八线段技术修复全舌缺损。

（4）术后病理：（右舌）高分化鳞状细胞癌，颈部淋巴结未见癌转移。

（李劲松）

第三节　颊部缺损

一、分类

颊部外面被覆皮肤，内面为颊黏膜。颊部缺损目前尚缺乏明确且公认的分类标准，按照缺损的部位及深度，大致可分为三种：皮肤侧缺损、黏膜侧缺损及洞穿性缺损。

1. 皮肤侧缺损　颊部皮肤侧缺损是指颊部皮肤或合并深层组织的完整性被破坏，出现缺失，而颊黏膜尚完整。颊部皮肤是面部的重要组成部分，根据解剖标志、突出部位、轮廓和色度对比，可人为地分为若干个区域，称作局部亚单位或形态亚单位。局部亚单位理论在面颊部的修复重建中非常重要，手术切口设计在亚单位和亚单位的交界处，视觉上可呈现出接近正常的效果，符合美学修复的原则，有利于外科医师对面部进行重塑。

Cabrera 等基于美学的角度提出了颊部美学亚单位的划分方法，将颊部皮肤分成三个相互重叠的区域，并按部位将颊部皮肤侧缺损进行相应的分类：①眶下区，前界为鼻唇沟，下界为下龈沟，上界为眶下缘，后界为鬓角前缘。该区域的缺损用菱形瓣、圆形瓣或双叶瓣可取得较好的修复效果。颈面部皮瓣或远位组织瓣可用于该区域的大面积组织缺损。②耳前区，从面颊的螺旋状交界处（helical junction）穿过鬓角，与眶下区在颧突处重叠。这个区域包括腮腺 - 咬肌筋膜上的组织，向下延伸到下颌角和下颌下缘。除前述的局部皮瓣外，颈面部皮瓣、胸三角皮瓣和胸大肌皮瓣等可用于该部位的缺损重建。③颊下颌区，该区域从颊中部的垂直分界线向下延伸至下颌下缘，从口角向上延伸至颊中部的水平分界线。颊下颌区的重建必须考虑防止重要邻近结构，如口角、鼻翼和鼻唇沟等的移位。因此，相对简单的皮瓣，如转位皮瓣、W 形皮瓣或 Z 形皮瓣在该区域可能是最有用的。

Douglas 等则提出利用一条假想的纵线（Z 线，从外眦向下直至下颌下缘），将颊部皮肤分为三个重叠的美学亚单位：1 区（眶下和口周内侧颊部）、2 区（颞区 / 耳前区）、3 区（颊部中心区）。由于瘢痕位于 Z 线前方时更易被察觉，因此应尽可能将手术切口设计在 Z 线的后方。

2. 黏膜侧缺损　颊黏膜侧缺损是指颊黏膜或合并深层组织的完整性被破坏，组织缺失，而皮肤组织完整。若以咬合线为界，颊黏膜可分为上下两个区域，其中上颊部平对上颌第二磨牙颊侧的区域有腮腺导管的开口。若以上颌第一磨牙为界，颊部可分为较薄的前颊部和较厚的后颊部。前颊部靠近口角，且参与微笑、吸吮等面部功能运动，活动度较后颊部大，因此在进行前颊黏膜侧缺损的修复时，为了维持口角的形态和口腔容积，尽可能保存颊部的活动功能，宜采用质地柔软且厚度较薄的皮瓣，较小的缺损可采用鼻唇沟皮瓣、颏下动脉穿支皮瓣等局部皮瓣，中等或较大的缺损则可采用前臂皮瓣等游离皮瓣进行修复。对于后颊部黏膜侧缺损，若不进行修复，瘢痕愈合产生的纤维条索会造成张口受限，小范围的缺损可采用颊脂垫瓣进行简单的覆盖。若缺损较深，如后颊癌切除后往往伴随颊脂垫的摘除和较多肌肉缺损，远期容易在面部颧弓下方出现凹陷，放疗后此类凹陷更为明显。此时，可采用嵌合肌肉或脂肪的旋股外侧动脉降支穿支皮瓣、皮肤用于修复口内黏膜侧缺损，所携带的肌肉瓣或脂肪瓣用于填充后颊部的空腔。

3. 洞穿性缺损 洞穿性缺损是指缺损贯通皮肤和黏膜，累及颊部全层。旋股外侧动脉降支穿支皮瓣是洞穿性缺损的主要修复方法。若穿支存在变异，无足够数量的穿支制备成分叶形式，可去除皮瓣部分表皮，将皮瓣折叠瓦合修复缺损。根据缺损的容积大小，必要时可携带肌肉瓣或脂肪瓣用于填充后颊部空腔以改善面部外形。

二、修复重建的关键技术与方法

（一）颊部缺损的重建目标

颊部是人体显著的体表部位之一，其外观与功能的正常与否直接影响患者的心理健康及生活质量。让患者获得理想的功能和美学效果是颊部缺损重建的中心目标，应根据缺损的特点，如部位、大小、深度来选择合适的修复手段。

1. 颊部外形的恢复 颊部与周围器官的交汇处有生理皱褶，且随着年龄增大而更明显，如眶下区、鼻旁等。在颊部缺损重建中，可以将切口或皮瓣缝合设计在这些皱褶处。

颊部总体呈现前薄后厚的外观，在修复重建时应考虑前后颊的厚度差异。前颊缺损时，可采用组织较薄的前臂皮瓣，修薄的旋股外侧动脉降支穿支皮瓣也可获得较满意的效果。后颊部缺损若同时切除了包含咬肌、下颌支，甚至腮腺在内的组织时，则需要较大的组织量填塞空腔，此时可采用携带肌肉瓣或脂肪筋膜瓣的嵌合穿支皮瓣进行修复。

颊部的肌肉和韧带如能获得解剖重建，可达到更为理想的修复效果，因此口轮匝肌、眼轮匝肌等应予以对位缝合。当缺损累及口角时，尽量不要选用折叠式皮瓣，因为难以获得一个锐利的口角形态，可选用分叶式穿支皮瓣，必要时还可对皮瓣进行修薄处理。唇红的缺损可利用剩余唇红的弹性制备弹性唇红瓣来修复，也可将剩余上下唇组织相对缝合，重建口裂唇红组织的完整性，遗留的小口畸形二期再行口角开大术。

2. 颊部功能的重建 张口度的恢复是颊部功能重建最为核心的部分，如效果不佳，会引起严重的张口受限。在术中，当皮瓣就位后应用开口器将患者的张口度开至最大，然后进行重建。上下颌骨牙槽突同时被切除时，颊部缺损所需皮瓣的大小一般比预计大，术前设计需考虑充分。应采用边缝合边修整的方式来处理多余的皮瓣组织，尽量使皮瓣外观平坦而不臃肿。

因恶性肿瘤根治需要，颊部洞穿性切除常切断面神经分支，出现上下唇肌运动功能障碍。此种情况重建时皮肤侧皮瓣可稍小于实际缺损大小，通过缝合后的张力，矫正面神经切除后出现的上下唇歪斜。

前庭沟对于颊部功能的重建同样具有重要意义，缝合时应尽量将皮瓣沿着前庭沟的形态与剩余黏膜进行对位缝合。

（二）颊部缺损的重建方法

在充分考虑患者全身情况的前提下，根据缺损的类型、大小、形状、周围组织弹性等特点选择适当的修复方法重建颊部缺损。任何一种重建方式都应遵循功能和美学相统一的目标。术前设计颊部皮肤侧切口线时应考虑术后瘢痕和挛缩对邻近面部结构的影响。皮肤切口应沿皮肤张力线设计，尽量设计在面部美学亚单位的交界处，避免造成下睑外翻和口角、鼻翼移位等。颊部黏膜侧的皮瓣修复在保证术后张口度的前提下应力求平整。此外,供区的选择应排除创伤、放射性损伤等部位。目前比较常用的修复方式如下。

1. 二期愈合 即暴露的创面不行上皮覆盖或拉拢缝合。二期愈合的过程包括创口挛缩、再上皮化以及瘢痕形成三个过程。创面由肉芽组织机化充填,并最终形成瘢痕组织。颊部缺损若未得到妥当修复不仅会对面部美观造成后遗损害,远期还会造成不同程度的张口受限。因此,不应作为首选修复方法,仅在医疗条件受限时考虑。

2. 直接缝合 颊部皮肤侧如果缺损面积较小,直接缝合是相对理想的修复方法,切口设计在皮肤张力线内可获得较满意的效果,缝合前可仅在皮下或浅表肌腱膜系统(SMAS)浅层潜行分离以减张。Pontes提出的 SMAS 折叠术可修复中型(1~3cm)至大型(>3cm)颊部缺损,即在关闭创面时在 SMAS 浅面广泛游离,然后将 SMAS 折叠并缝合,从而将缝合张力转移到深部的筋膜层,进而减小表层皮肤的切口张力,最终减少瘢痕形成和组织塌陷。这项技术除可用于直接缝合外,还可与局部皮瓣以及皮片移植相结合。当折叠少于 1cm 时,不会造成明显的面部不对称,但可能损伤深部的面神经。切口应设计成梭形,以避免缺损拉拢后出现"猫耳"畸形。当口内颊黏膜缺损范围很小、相对表浅且颊黏膜弹性正常时,可考虑选择直接拉拢缝合,配合术后张口训练,也能达到较为满意的修复效果。

3. 皮片移植 游离皮片因收缩明显及色素沉着,严重影响美观,因此不建议用于颊部皮肤缺损的修复。口腔黏膜表浅的小范围缺损则可用游离皮片或可吸收脱细胞真皮生物膜修复。

4. 随意皮瓣 随意皮瓣蒂部不包含知名血管,为保证皮瓣远端的血供,长宽比例和转移距离均受到限制,仅适用于颊部小型缺损的修复。随意皮瓣包括移位皮瓣、滑行皮瓣及旋转皮瓣。

(1)移位皮瓣:通过 Z 形皮肤切口形成两个相对的三角形皮瓣,彼此交换位置后缝合,根据治疗需要做多个附加切口,能衍生出较多的变异类型。常用的单一 Z 成形术可用于恢复错位的组织器官(如鼻腔、外耳道的环形狭窄、小口畸形开大等)。连续多 Z 成形术、W 成形术可用于松解狭长形的索状瘢痕挛缩或长切口的闭合。

(2)滑行皮瓣:在接近缺损部位设计一个皮瓣,分离后利用组织的弹性,将其滑行到缺损部位修复创面。对于局部有相对过剩或弹性良好的皮肤,在蒂部辅以 Burow 三角切除可增加滑行距离及避免"猫耳"畸形。应注意蒂部的宽度及推进的距离以确保皮瓣远端血运。A-T 皮瓣适用于鼻翼沟及唇红缘处缺损的修复,可借助红白唇交界线隐藏附加切口线。V-Y 皮瓣适用于鼻唇沟、上唇区及眶下区缺损。修复眶下区缺损时,应适量扩大皮瓣的切取面积以防止出现下睑外翻。

(3)旋转皮瓣:皮瓣旋转时会损失一定的长度,故其设计长度应略大于旋转点至创面最远点的长度。附加切口可隐藏在鼻唇沟或下颌下区。常用的扇形皮瓣外弧的长度应达到创面宽度的 4 倍以上,具体根据局部皮肤的弹性和松动度来决定。

5. 轴型皮瓣 轴型皮瓣蒂部包含知名血管,在该血管的血供范围内设计皮瓣一般可不受长宽比例限制,也称为带蒂皮瓣,包括颏下动脉穿支皮瓣、甲状腺上动脉穿支皮瓣、面动脉穿支皮瓣、胸肩峰动脉穿支皮瓣、胸廓内动脉穿支皮瓣等,具有邻近缺损组织、颜色与受区匹配、厚度适中、供区损伤小等优点。

(1)颏下动脉穿支皮瓣:颏下动脉穿支一般在二腹肌前腹内侧缘稍靠后的位置发出。皮瓣设计成类三角形,上缘尽量与下颌骨下缘平齐,避免切断在此处穿入颏部皮肤的穿支。在下颌下腺深面或前内侧缘,可寻找到发自面动脉的颏下动脉及 2 条伴行静脉,通常 1 条为紧密伴行静脉,另 1 条为非紧密伴行静脉。如紧密伴行静脉缺如或该静脉受损,则保留非紧密伴行静脉以保证皮瓣的静脉回流。颏下动脉穿支皮瓣可修复面下 1/2 及颊部皮肤或黏膜缺损。

(2)甲状腺上动脉穿支皮瓣:甲状腺上动脉皮穿支位于胸锁乳突肌前缘中点 1.5cm 半径范围内。皮瓣设计成与颈横纹大致平行的新月形,沿皮瓣上缘切开皮肤、皮下及颈阔肌后,于胸锁乳突肌前缘向深面钝性分离,结扎由甲状腺上动脉发出至胸锁乳突肌的分支,显露甲状腺上动脉后,寻找到向前内侧发出的皮穿支并继续解剖至其穿入颈阔肌处后完成皮瓣制备。如穿支过于细小(<0.5mm),可携带少量深筋膜制备成穿支筋膜皮瓣。甲状腺上动脉穿支皮瓣可用于修复咬合线水平以下的颊部黏膜或皮肤缺损。该皮瓣转移的高度要稍低于颏下动脉穿支皮瓣。

(3)面动脉穿支皮瓣:面动脉穿支多位于口角外侧鼻唇沟附近。皮瓣设计成与鼻唇沟平行的新月形,切开皮肤、皮下后,自 SMAS 层面将皮瓣自两末端向中心掀起,注意保护其深面的面神经和面肌。在邻近皮瓣中心时,显露面动脉,仔细解剖并保护好由此处发出的穿支,完成皮瓣制备。如用于修复前颊部黏膜缺损,蒂部亦可保留一定量的皮下脂肪组织,而无需过度解剖穿支以免损伤,皮瓣通过在蒂部前缘切开形成的隧道而翻转至口内。近口角处的皮瓣可适当修薄以形成较好的外形。面动脉穿支皮瓣可用于修复口腔颌面部中下 2/3 的中小范围缺损,如鼻旁区、口周,尤其适用于前颊部黏膜侧缺损,但不适用于缺损宽度超过 4cm 或缺损深度超过肌层的患者。

6. 游离皮瓣　穿支皮瓣比传统皮瓣更加微创、美观和个性化。目前,颊部缺损常用的游离穿支皮瓣包括:旋股外侧动脉降支穿支皮瓣、腹壁下动脉穿支皮瓣、桡侧副动脉穿支皮瓣、腓肠内侧动脉穿支皮瓣等。

(1)旋股外侧动脉降支穿支皮瓣:旋股外侧动脉降支(或横支)为其主要的供血动脉,是目前使用最广泛的游离皮瓣。该皮瓣根据不同缺损类型可制备成多种特殊形式的穿支皮瓣:①可制备成携带皮肤、部分股外侧肌、阔筋膜或皮下脂肪等的嵌合穿支皮瓣,修复后颊部大型复合组织缺损;②对皮瓣进行显微修薄修复前颊部缺损,从而避免外形臃肿,保持口角形态;③分叶穿支皮瓣可同时修复口内外缺损或多区域缺损。此外,还可吻合股前外侧皮神经,制备成感觉皮瓣。

(2)腹壁下动脉穿支皮瓣:由腹壁下动脉穿支供血,穿支数目多且解剖恒定,血管蒂较长且血管口径大,能够制备成联体、嵌合、分叶等多种特殊形式。复发性颊癌广泛洞穿切除时,该皮瓣可提供大量皮肤和脂肪组织用于充填死腔,以达到满意的修复效果。

(3)桡侧副动脉穿支皮瓣:由桡侧副动脉后支供血,皮瓣质地薄而有弹性,解剖恒定,可制备成分叶及嵌合形式,亦可携带感觉神经。上臂外侧皮瓣供区隐蔽,并且桡侧副动脉非上肢主要供血动脉,切取后对供区影响小。

(4)腓肠内侧动脉穿支皮瓣:由腓肠内侧动脉穿支供血,皮瓣薄,组织量大,能够制备成嵌合或分叶形式以重建复杂缺损,供区宽度小于 5cm 时能直接拉拢缝合,对供区功能的影响小。解剖学变异及对制备技术的要求高是其不能被广泛应用的主要原因。

（三）颊部缺损的修复原则

颊部特殊的解剖学特点及特异性的肿瘤切除原则使得颊部缺损多样化，不同患者面颊部外观差异较大，需针对患者的不同特点设计个性化修复重建方案，依据颊部缺损部位、大小及深度的不同选择最优的修复方式，避免影响邻近重要器官如眼、鼻、口唇、耳等的外形及功能。

1. 皮肤侧缺损 颊部皮肤侧缺损应尽可能原位缝合或利用缺损周围组织进行局部组织瓣修复。小型缺损可经过皮下潜行分离进行无张力直接缝合，因不增加手术切口，尤其适用于皮肤较松弛的中老年患者。缺损较大的病例，可考虑皮片移植，亦可设计局部组织瓣修复，设计时应注意避免因术后瘢痕挛缩而引起的口唇闭合障碍等并发症。

2. 黏膜侧缺损 颊黏膜侧缺损修复除需覆盖创面外，应更多考虑患者术后的张口情况。缺损范围较小且周围黏膜组织弹性好的患者可直接拉拢缝合，术后进行张口训练。缺损范围相对较大的情况，可利用邻近黏膜组织或颊脂垫组织瓣转移修复。中、大型颊黏膜侧缺损可采用颏下动脉穿支皮瓣、颈阔肌皮瓣、胸大肌皮瓣、前臂皮瓣或旋股外侧动脉降支穿支皮瓣、腹壁下动脉穿支皮瓣等带蒂或游离皮瓣进行修复。

3. 颊部复合缺损 同时累及颊黏膜、皮肤甚至颌骨的复合缺损，需采用复合组织瓣修复以恢复面颊部外形及功能。因游离皮瓣可提供丰富的组织量、多样的组织瓣、易于制备等优点成为修复颊部洞穿缺损的主流皮瓣。对于前颊部洞穿缺损，因缺损组织相对较薄，可行折叠前臂皮瓣或显微修薄分叶穿支皮瓣修复。对于累及口唇的缺损，需对皮瓣进行个性化设计以求最大程度地恢复口唇外形及功能。对于组织缺损范围较广且形成死腔的颊部后份洞穿缺损，则应选择组织瓣较厚且同时能制备多个组织瓣的供区。

（四）颊部缺损修复常见的并发症及处理

1. 张口受限 手术瘢痕牵扯及放疗引起的面部软组织纤维化可导致患者术后张口受限，影响咀嚼、进食、吞咽、发音等生理功能。早期张口训练可有效预防患者术后张口受限的发生。可应用开口器等工具进行前伸、侧方、开闭口运动训练，训练的力度遵循循序渐进的原则。瘢痕挛缩引起的严重张口受限可手术松解瘢痕来改善张口度。

2. 腮腺瘘 切除部分腮腺及其导管的面颊部恶性肿瘤患者，术中若缝扎不彻底，术后则可能出现腮腺瘘，影响切口愈合，降低患者术后的生活质量。术中要重视此类患者腮腺尤其是腮腺导管的处理，行导管改道术，或结扎难以改道的腮腺导管，使腺体自行萎缩。

腺体瘘唾液分泌量较少时，可加压包扎患侧腮腺区，同时使用抑制唾液腺分泌的药物，多数情况下症状可在1周左右消失，也可对患侧腮腺区行小剂量放射治疗。若行游离皮瓣修复患者血管吻合口位于腮腺瘘的同侧，则需待皮瓣血运稳定后再行加压包扎。如腮腺导管瘘经久不愈，则需再次手术结扎腮腺导管。

3. 面颊部凹陷 当切除范围累及颊肌、皮肤、咀嚼肌、颧骨颧弓、上下颌骨，或需进行侧颅底根治时，为避免术后面颊部凹陷影响美观，不应只修复颊部黏膜和皮肤，而应采用携带肌肉或脂肪组织的嵌合组织瓣，以达到术中填塞死腔，术后最大程度恢复面部外形的目的。

4. 皮瓣臃肿 皮瓣臃肿可导致口腔容积减少，出现咬颊、影响进食、种植义齿不能植入等情形。术前需根据患者情况及颊部缺损特点选择适宜的皮瓣，术中可行显微修薄精细重建。对于咬颊严重的患者，可行二期手术修整口内皮瓣。

三、典型病例

（一）典型病例一

1. 病情简介 患者，男，55岁，发现左颊肿物1月余。查体见左颊后部黏膜1.0cm×0.5cm肿物，表面粗糙，边界不清，质地中等偏硬。术前活检结果：（左颊）送检少量鳞状上皮增生活跃，上皮下炎症细胞浸润。术中冰冻病理检查结果示送检鳞状上皮增生，灶性鳞癌变，行左颊病损扩大切除术。

2. 缺损类型 后颊部黏膜侧小型非洞穿性复合组织缺损。

3. 修复方法 带蒂颊脂垫瓣修复（图9-3-1）。

4. 病例总结

（1）肿瘤局部扩大切除，形成后颊部黏膜侧小型缺损。

（2）颊脂垫瓣修复，技术简单，创伤小。

（3）术后需早期张口训练。

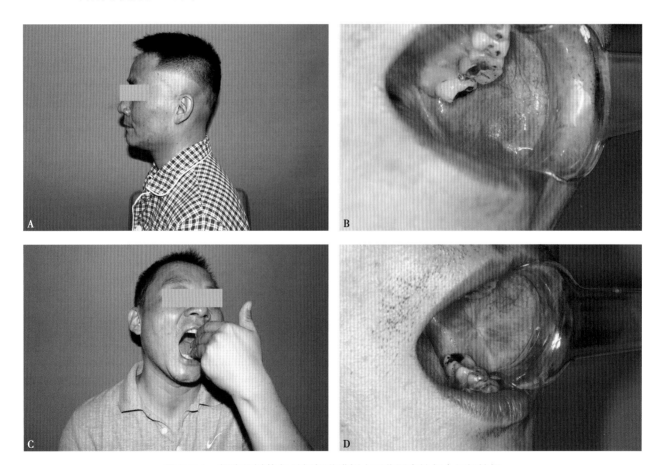

图9-3-1 颊脂垫瓣修复后颊部黏膜侧小型非洞穿性复合组织缺损
A. 术前左侧面像 B. 口内原发病灶 C. 术后4周张口度3指 D. 术后4周口内照

（二）典型病例二

1. 病情简介 患者，男，60岁。左侧颊癌术后5年，发现左颊新生物1月余。患者5年前因左侧颊癌行左颊颌颈联合根治及游离前臂皮瓣修复术，1个月前在皮瓣前缘颊黏膜上出现新生物，轻微疼痛，逐渐增大。查体见患者开口度正常，左颊部皮瓣平整，其前缘黏膜见约 1.5cm×1.5cm 的肿物，距离口角约 1.0cm，边界欠清，表面粗糙，质地中等偏硬，与颊部皮肤有轻度粘连。左侧颏下可扪及一直径约 1.0cm 大小的淋巴结，活动，与周围组织无粘连。术中冰冻病理检查结果为左颊鳞癌，在肿瘤边界外 1.0cm 将肿瘤连同受累皮肤一并切除，切缘阴性。颏下淋巴结切除后送检未见癌转移。

2. 缺损类型　前颊部小范围洞穿性缺损，累及口角。

3. 修复方法　口外皮肤及唇红 V 形切除后直接拉拢缝合，口内黏膜缺损采用蒂在后方的舌瓣修复（图 9-3-2）。

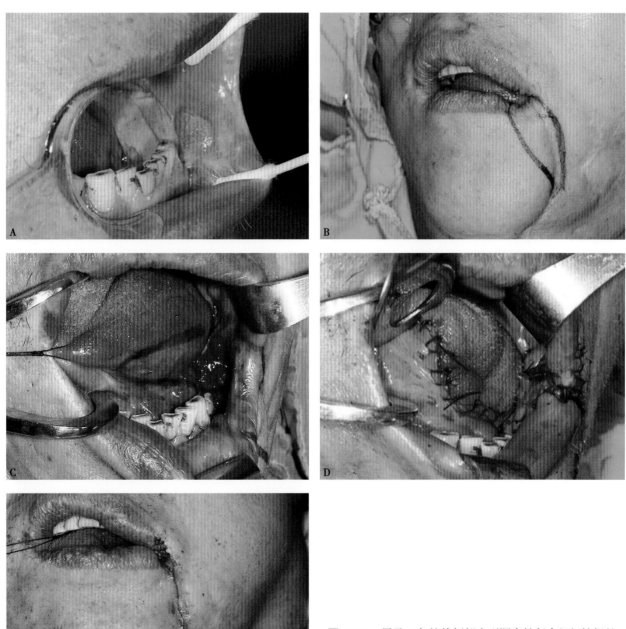

图 9-3-2　累及口角的前颊部小型洞穿性复合组织缺损的修复

A. 口内原发灶　B. 皮肤切口及切除范围　C. 设计蒂在后方的舌瓣　D. 修复后口内照　E. 修复后口外观

4. 病例总结

（1）患者颊癌术后 5 年，皮瓣前缘新发肿物。

（2）再次手术根治后形成累及口角的前颊部小型洞穿性缺损。

（3）患者为老年男性，面颊部皮肤较为松弛，皮肤及口角处的唇红缺损可直接拉拢缝合。

（4）前次手术已切除下颌骨部分牙槽突，采用蒂在后方的舌瓣可较为便利地直接转移至缺损区，无需二期断蒂。

（三）典型病例三

1. 病情简介 患者，男，43 岁，右颊肿物 3 月余。患者 3 个月前发现右侧颊部新生物，逐渐增大，伴轻微疼痛。外院活检结果：右颊鳞状上皮明显角化过度及角化不全，符合白斑改变。术中冰冻病理检查结果为右颊原位癌，在肿瘤边界外 1.0cm 将肿瘤连同颊肌一并切除。

2. 缺损类型 前颊部黏膜侧复合组织缺损，未累及口角。

3. 修复方法 于同侧鼻唇沟处设计蒂在中央的新月形面动脉穿支皮瓣，在蒂的前方制备隧道，将皮瓣翻转至口内修复前颊黏膜侧复合组织缺损，口外供区直接拉拢缝合（图 9-3-3）。

4. 病例总结

（1）前颊黏膜原位癌，切除深度应包括颊肌，但无需切除皮肤。

（2）采用带蒂面动脉穿支皮瓣修复，无需血管吻合，降低了皮瓣坏死的风险。

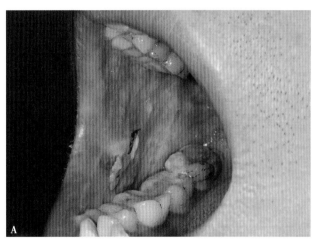
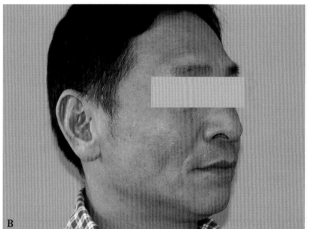
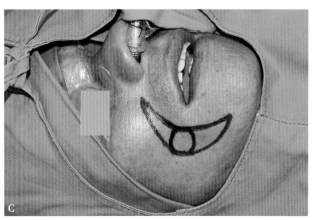
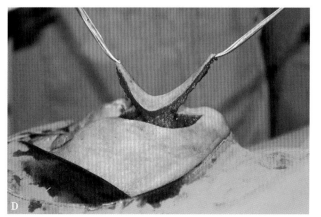

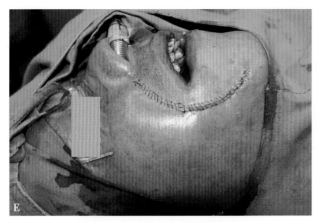
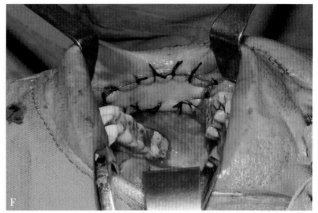
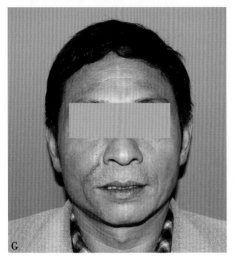
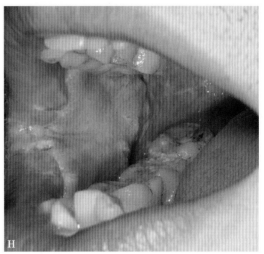

图 9-3-3 带蒂面动脉穿支皮瓣修复前颊黏膜侧复合组织缺损

A. 口内原发病灶 B. 术前侧面像 C. 新月形面动脉穿支皮瓣的设计 D. 制备好的面动脉穿支皮瓣 E. 面部皮瓣供区缝合后 F. 修复后口内照 G. 术后 3 个月正面像 H. 术后 3 个月口内照

（3）供区手术瘢痕隐藏于鼻唇沟内，此处为面部美学亚单位的交界，术后外观满意。

（4）手术时间短，技术简单，创伤小，对张口度无明显影响。

（四）典型病例四

1. 病情简介 患者，男，42岁，右颊肿物4月余。患者4个月前发现右颊新生物，逐渐增大，疼痛明显。查体见右侧后颊部溃疡，基地硬，边界不清，颊部皮肤未受累及，颈部未触及明显肿大淋巴结。术前活检结果：右颊鳞状细胞癌。行右颊颌颈联合根治术，切除范围包括上下颌骨牙槽突，腮腺导管直接结扎，未进行改道或重建。

2. 缺损类型 后颊部黏膜侧复合组织缺损，未累及皮肤。

3. 修复方法 同侧颏下动脉穿支皮瓣修复（图9-3-4）。

4. 病例总结

（1）溃疡型后颊癌，未累及皮肤，颈部淋巴结无转移。

（2）颏下动脉穿支皮瓣无需携带二腹肌前腹，穿支血管可完全裸化，降低了皮瓣携带颏下淋巴结转移至受区的风险。

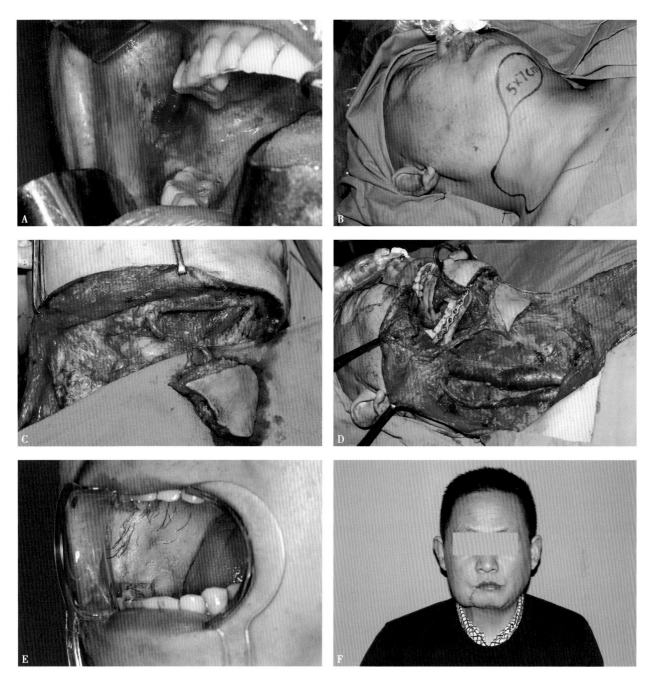

图 9-3-4 颏下动脉穿支皮瓣修复颊癌根治术后非洞穿性复合组织缺损

A. 口内原发病灶 B. 颏下动脉穿支皮瓣的设计 C. 制备好的颏下动脉穿支皮瓣 D. 颊颌颈联合根治术后创面 E. 术后 6 个月口内照 F. 术后 6 个月正面像

（3）皮瓣上携带毛发，会引起患者口腔内的不适，后期可进行脱毛处理。

（4）技术简单，皮瓣供区与颈清扫位于同一术区，创伤少，无需血管吻合。

（五）典型病例五

1. 病情简介 患者，男，50 岁，右颊黏膜溃烂 2 月余。患者于 2 个月前发现右侧颊部黏膜溃烂、疼痛。查体见右颊新生物，3.0cm×3.0cm 大小，基地硬。术前活检结果：右颊鳞状上皮中 - 重度非典型增生，灶性癌变。右侧下颌下区扪及 1.5cm×1.0cm×1.0cm 大小的淋巴结，活动，与周围组织无粘连。全麻下行右颊颈联合根治术。

2. 缺损类型　前颊部黏膜侧非洞穿性复合组织缺损。

3. 修复方法　游离前臂皮瓣修复（图9-3-5）。

4. 病例总结

（1）前颊部黏膜侧组织缺损，非洞穿，缺损面积大但较表浅。

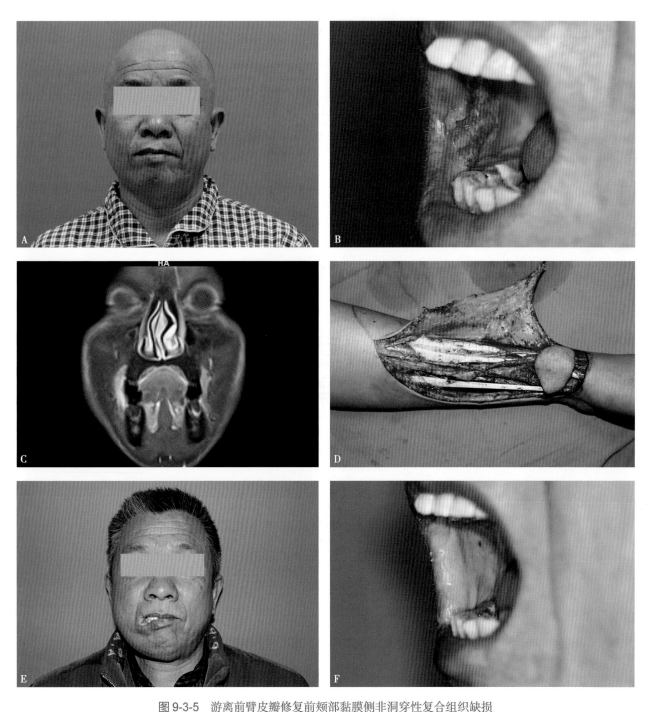

图9-3-5　游离前臂皮瓣修复前颊部黏膜侧非洞穿性复合组织缺损

A. 术前正面像　B. 颊部原发灶邻近口角　C. 术前MRI影像　D. 制备完成的前臂皮瓣　E. 术后2个月正面像　F. 术后2个月口内照

（2）前臂皮瓣技术相对简单，血管恒定。

（3）为避免术后开口受限，需在最大开口度的前提下进行皮瓣就位与缝合。

（4）口角形态欠佳，可二期整复。

（六）典型病例六

1. 病情简介 患者，男，64岁，右颊溃疡4月余。患者于4个月前发现右颊溃烂、疼痛。查体见右颊部溃疡，基底硬，累及皮肤及上下颌牙槽突。术前病检：右侧颊部高分化鳞癌。

2. 缺损类型 右侧颊部洞穿性复合组织缺损。

3. 修复方法 桡侧副动脉嵌合分叶穿支皮瓣（图9-3-6）。

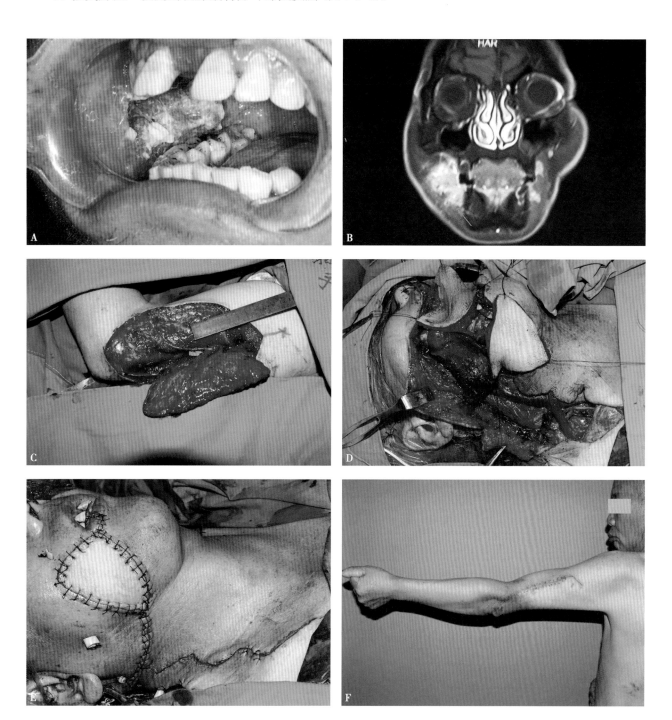

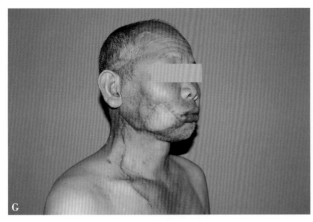
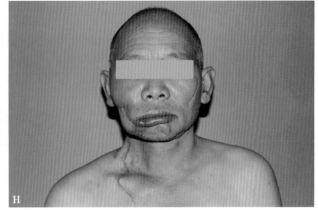

图 9-3-6　桡侧副动脉嵌合分叶穿支皮瓣修复颊部洞穿性复合组织缺损

A. 口内原发病灶　B. 术前 MRI 影像　C. 桡侧副动脉穿支皮瓣的制备　D. 皮瓣的就位与缝合　E. 修复后侧面观　F. 术后 1 个月皮瓣供区　G. 术后 1 个月侧面像　H. 术后 1 个月正面像

4. 病例总结

（1）颊部洞穿性复合组织缺损。

（2）分叶皮瓣分别修复黏膜和皮肤缺损。

（七）典型病例七

1. 病情简介　患者，男，55 岁，左颊溃疡伴开口受限 3 个月。3 个月前发现左颊黏膜溃烂、疼痛，同时出现开口受限。查体见左颊溃疡、触痛，累及皮肤及上下颌牙槽突。术前活检结果：左颊高分化鳞癌。

2. 缺损类型　左侧颊部洞穿性复合组织缺损。

3. 修复方法　旋股外侧动脉降支嵌合分叶穿支皮瓣（图 9-3-7）。

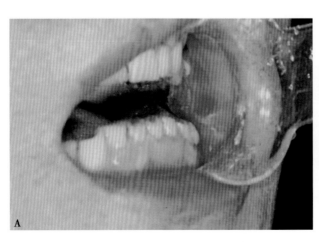
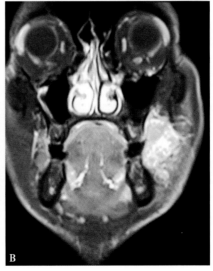

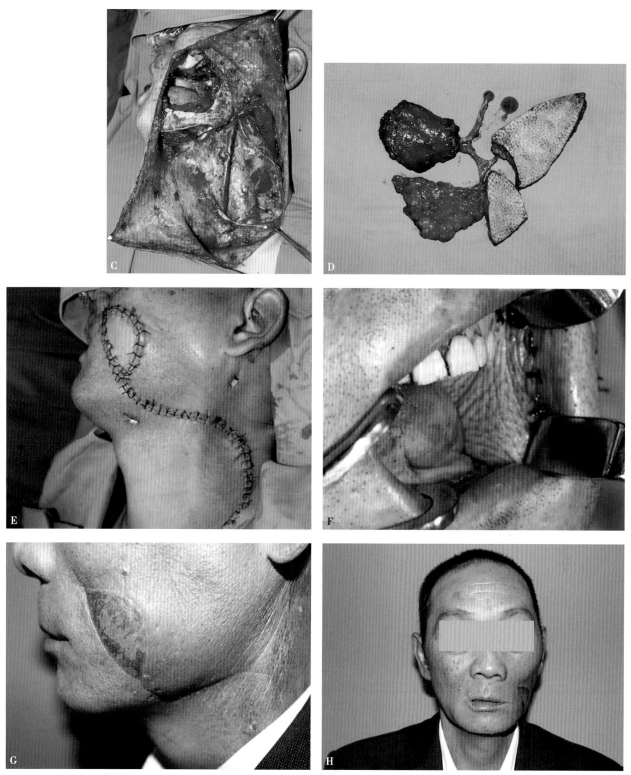

图 9-3-7　旋股外侧动脉降支嵌合分叶穿支皮瓣修复颊癌根治术后洞穿缺损

A. 口内原发病灶　B. 术前 MRI 影像　C. 颊颌颈联合根治术后创面　D. 分叶嵌合穿支皮瓣　E. 修复后侧面　F. 修复后口内照　G. 术后放疗后 2 个月颊部局部外观　H. 术后放疗后 2 个月正面像

4. 病例总结

（1）局部晚期颊癌，累及皮肤及上下颌牙槽突。

（2）肿瘤位于后颊部，采用前庭沟切口入路，避免破坏口裂的完整性。

（3）分叶穿支皮瓣分别修复黏膜及皮肤缺损，嵌合的脂肪瓣及肌肉瓣填塞死腔。

（4）术后辅助放化疗。

（八）典型病例八

1. 病情简介 患者，男，45岁，右侧颊癌多次手术后3年，局部复发且下颌下淋巴结转移3个月。患者3年前因右侧颊癌在外院多次手术治疗，此次因发现局部复发及下颌下淋巴结转移3个月入院。查体：开口严重受限，右侧颊部黏膜侧皮瓣修复，皮肤红肿，质地硬，边界不清。右侧下颌下区淋巴结肿大，固定，与周围组织明显粘连。

2. 缺损类型 面颊及颈部特大型洞穿性复合组织缺损。

3. 修复方法 双侧腹壁下动脉联体穿支皮瓣及旋股外侧动脉降支分叶穿支皮瓣（图9-3-8）。

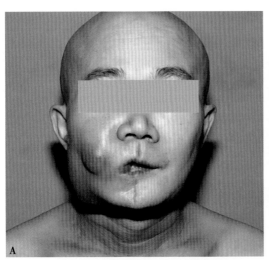
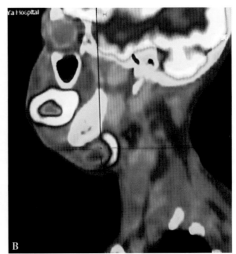
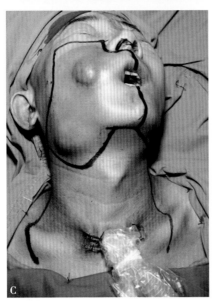
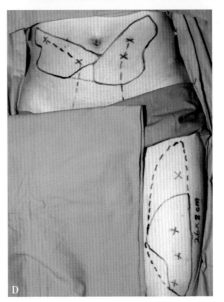

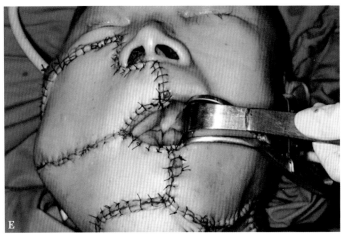
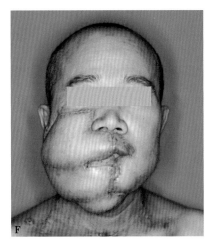
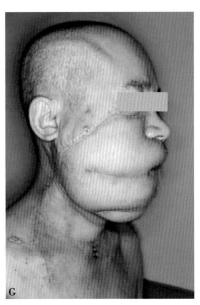
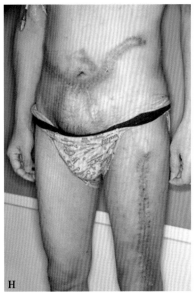

图 9-3-8 双侧腹壁下动脉联体穿支皮瓣及旋股外侧动脉降支分叶穿支皮瓣修复面颊及颈部大型洞穿性复合组织缺损

A. 术前正面像 B. 术前 PET/CT 影像 C. 原发灶切除范围 D. 皮瓣设计 E. 皮瓣缝合后外观 F. 术后 1 个月正面像 G. 术后 1 个月侧面像 H. 供区直接闭合，无需植皮

4. 病例总结

（1）颊癌多次手术后复发，再次手术根治后形成面颊及颈部大型洞穿性复合组织缺损。

（2）双侧腹壁下动脉联体穿支皮瓣修复大部分皮肤侧缺损，旋股外侧动脉降支分叶穿支皮瓣分别修复余留的小部分皮肤缺损及口内黏膜侧缺损。

（3）受区血管尤其是受区静脉选择范围有限，2 根皮瓣静脉分别与缺损同侧的颈内静脉行端侧吻合，另一根受区静脉选用缺损对侧的颈内静脉属支。

（4）皮瓣供区均可直接拉拢缝合，无需植皮。

（蒋灿华）

第四节　口底缺损

一、分类

口底黏膜邻近下颌骨、下颌牙龈组织、磨牙后区、舌体、口咽部等组织，下方为颏舌肌、下颌舌骨肌和舌骨舌肌等口底肌肉组织，以及舌下腺和下颌下腺、舌神经、舌下神经、舌动脉和舌深静脉等组织，解剖结构复杂。口底缺损往往由来源于口底黏膜组织的恶性肿瘤、舌下腺恶性肿瘤、口咽恶性肿瘤、舌恶性肿瘤及牙龈恶性肿瘤等侵犯所致。根据肿瘤侵犯的范围大小不同，切除后所遗留的缺损类型亦不相同。口底恶性肿瘤易侵犯下颌舌侧牙龈黏膜及骨膜，故在切除口底原发病灶时，常需行下颌骨矩形切除或仅保留下颌骨外侧骨板，甚至下颌骨节段性切除，导致口底软组织缺损常合并下颌骨缺损。此外，口底恶性肿瘤易侵犯舌体组织，术中需行舌体部分切除术，导致口底及舌体复合性缺损。口底及邻近组织的感染、创伤等原因也可造成口底组织缺损。

目前，口底缺损还没有统一规范的分类标准。临床上可分为前口底缺损、后口底缺损、包括下颌骨牙槽突切除的口底缺损、包括下颌骨节段性缺损的口底缺损、口底及舌复合性缺损、口底与舌及下颌骨的联合缺损、口底与舌及下颌骨和舌根的联合缺损等类型。口底黏膜的完整性，对于舌功能的行使及咀嚼、吞咽、呼吸和语音等功能非常重要，口底的缺损会不同程度地影响患者的这些功能。此外，口底两侧黏膜有舌下肉阜，为舌下腺及下颌下腺导管的开口之处，损伤舌下肉阜会导致唾液不断淤积，口底肿胀持续加重。因此，手术时需注意尽量保护舌下肉阜。如术中确需切除舌下肉阜而保留舌下腺及下颌下腺，则需行下颌下腺导管重建或改道，以免影响唾液排空。总之，口底的缺损修复对于提高和改善患者的生存质量至关重要。

二、修复重建的关键技术与方法

（一）口底缺损修复原则

口底缺损的修复目标是恢复口底的完整性，并保存口腔的言语、吞咽、咀嚼和呼吸等重要功能。因此，口底缺损修复重建的原则是：①根据缺损的部位、大小及严重程度、缺损周围软硬组织的情况来选择修复方法，以恢复口底的形态和功能；②关注既往颈淋巴清扫手术病史及头颈部局部放疗病史；③考虑患者的年龄、性别、全身健康情况，可能的麻醉耐受时间和总体预后等。④患者的心理健康状况、期望值。

口底区域位置较低，浸泡在唾液中，因此，口底缺损重建的一个重要目的是恢复口底黏膜的上皮衬里，防止唾液流入深部组织。如果口底广泛切除，只保留部分下颌骨组织，组织瓣对下颌骨的包绕需严密，同时组织瓣需和黏膜组织严密缝合，防止唾液内渗形成口底瘘。同时，口底缺损重建要注意消除口底切除术后局部遗留的死腔，将口腔与颈部分隔开，防止口腔内外交通及局部积液而继发感染。

此外，口底缺损重建要有利于舌体的自由活动，尤其是要恢复舌体上抬及前伸的动度，以避免对言语、吞咽和呼吸等功能的影响。口底缺损的修复重建还要注意恢复咀嚼功能以及牙列，要有足够的软硬组织充填以恢复面下 1/3 的美观和外形。

（二）口底缺损修复方法

1. 拉拢缝合、植皮或组织膜修复　小范围的口底黏膜组织缺损，口底肌肉基本保留的患者，尤其是缺损位于前口底的患者，可以选用直接拉拢缝合的修复方法，也可采用局部全厚皮片移植和口腔修复膜移植等方法。这些方法手术简单，损伤小，减轻了患者的痛苦，缩短了手术时间，患者恢复快。全厚皮片移植或组织膜修复后，术后瘢痕会影响舌体的运动灵活性，尤其是术后需要放疗的患者，这种影响会更大。全厚皮片移植不适宜口底局部缺损较深的患者，因为皮片移植后口底的凹槽会造成术后食物及唾液积聚，影响口腔卫生及口腔清洁的维护。

2. 邻近瓣修复　因为血供丰富及邻近缺损区域，舌瓣也常用于小的表浅的口底缺损修复。舌瓣制备手术简单、快速、安全可靠，供区直接拉拢缝合，损伤小，尤其适合全身健康状况不佳的患者，但是舌瓣的获取会影响舌体运动的灵活性，影响言语、吞咽等功能。尤其是口底缺损接近舌颌沟时，需要获取的舌瓣面积较大，对舌功能的损伤会更严重。如果伴有牙槽突的切除，可以利用唇颊侧的黏骨膜瓣修复口底缺损。

3. 带蒂组织瓣

（1）锁骨上动脉皮瓣：锁骨上动脉皮瓣（supraclavicular artery island flap，SCAIF）是一种以锁骨上动脉为蒂的带蒂皮瓣，具有以下优点：①皮瓣没有毛发，质地和颜色与头颈部相近，修复头颈部缺损美观效果好；②组织的柔韧性好，一般不影响修复区的运动和功能；③血管蒂解剖恒定，制备简单，皮瓣制备时间短；④头颈部肿瘤很少转移至颈部Ⅳ区淋巴结，制备 SCAIF 一般不影响颈淋巴清扫的质量；⑤SCAIF 皮瓣可提供的皮瓣面积大，文献报道宽可达 25cm，厚度适中；⑥供区一般可直接拉拢缝合，不用植皮；⑦手术并发症少，瘢痕隐蔽。

SCAIF 尤其适合颈部缺乏合适的供区血管，如已行根治性颈淋巴清扫术及根治性放疗或其他不适合血管吻合的患者。同时，该皮瓣还可以携带肩胛冈的水平部部分骨组织，同时修复下颌骨体部中小型骨缺损，其携带的软组织修复口底及邻近软组织缺损，达到同时修复下颌骨及口底软组织缺损的效果。

（2）颏下岛状瓣：颏下岛状瓣不能携带大量肌肉组织，携带的下颌骨组织量也较小，不适合需要大量肌肉组织充填的缺损修复以及需要较多骨量的骨缺损修复。对于肥胖者来说，颏部组织肥厚，制备颏下岛状瓣，导致皮瓣较厚。文献报道，对于肥胖患者，通过游离解剖穿支，去除穿支周围多余的脂肪组织，制备不含二腹肌前腹的颏下岛状瓣，可进一步提高皮瓣区淋巴结清扫的彻底性，还可去除颈阔肌以削薄皮瓣，减少皮瓣臃肿。

（3）胸大肌肌皮瓣：胸大肌肌皮瓣组织量丰富，适合大型口底缺损，包括口底、舌、下颌骨复合缺损等。在保留下颌骨连续性的口底癌患者，皮瓣通过下颌骨内侧时易受到下颌骨的压迫，影响皮瓣血供，术中需保证皮瓣宽松不受压地通过下颌骨内侧到达口腔。

（4）鼻唇沟皮瓣：鼻唇沟皮瓣是以鼻唇区组织设计成的任意或带血管蒂的轴型皮瓣。该皮瓣的供血主要来自内眦动脉、眶下动脉、面横动脉、面动脉及其分支如鼻背动脉、上唇动脉和下唇动脉等，滋养血管之间丰富的血管吻合，使其成为修复小型口腔缺损的理想选择。用于修复口底缺损时，鼻唇沟任意皮瓣因为蒂部的牵拉，能修复的口底缺损范围有限，多采用包含面动脉的鼻唇沟轴型皮瓣。该皮瓣因包含面动脉，所以制备时不受长宽比例的限制，宽度可达 3~4cm，其内侧切口在鼻唇沟皱襞内，外侧切口根据缺损的大小而定。蒂部分离至面动静脉主干，甚至可以延长至颈部颈外动脉主干，从而增加了蒂部转移的灵活性。对于面部皮肤松弛的老年患者，一般可通过直接拉拢缝合关闭供区创面，且术后瘢痕位于鼻唇沟隐蔽区，不影响外观。但对于面部皮肤光滑的年轻人、对面部要求较高或者是面部较丰满的患者，则应慎用。

4. 血管化游离组织瓣

（1）股前外侧皮瓣：股前外侧皮瓣的组织量适合填充口底及下颌下区等部位的死腔及缺损。由于股前外侧皮瓣较厚，用于修复口底较浅的缺损显得过于肥厚，但在经过修薄之后，薄型股前外侧皮瓣可达3～5mm厚。修薄可分为粗修和精修两种。粗修是在肉眼下对远离穿支部位脂肪的直接修剪，去除多余的脂肪筋膜等组织。精修则是在显微镜下，利用显微器械对穿支周围脂肪组织进行的精细修剪。精细修薄的方式不容易损伤皮瓣的穿支血管，因此安全可靠。

（2）前臂皮瓣：前臂皮瓣薄而柔软，不臃肿，易于塑形，不影响舌体灵活性，较适合口底缺损修复，但不适合较大面积或需要肌肉组织充填的缺损，也不适合同时存在下颌骨节段性缺损的病例。

（3）腓骨瓣皮瓣：当口底缺损合并下颌骨节段性骨缺损时，需要同时修复口底软组织缺损和下颌骨缺损，可选择血管化骨肌皮复合瓣。血管化的腓骨肌皮瓣的临床应用广泛，尤其是下颌骨缺损超过中线或缺损长度较长时，更适合选择腓骨骨肌皮瓣作为供区组织瓣。修复口底及下颌骨联合缺损时，需根据缺损的面积设计相应大小的皮岛。腓动脉的皮肤穿支多在小腿外侧中下1/3部位。同时，需根据口底局部软组织缺损的体积，设计携带相应的小腿肌肉组织如拇长屈肌和比目鱼肌等，以充填口底的缺损，防止死腔形成。当口底缺损合并舌体广泛缺损，所需较大面积皮岛时，常需要对皮岛进行剪裁拼接以达到一定的宽度。

三、典型病例

（一）典型病例一

1. 病情简介 患者，男，53岁，发现口底肿物3月余，外院切除术后2周。患者于3个月前发现口底肿物，表面发白，无疼痛、麻木等不适，后肿物逐渐增大，外院局麻下行"右侧口底肿物扩大切除术＋右侧颌下腺导管移位术"，术后病理检查结果示"右侧口底中分化鳞癌"。术后口底创口下方变硬，范围逐渐增大，当地医院建议其行病灶扩大切除术加颈淋巴清扫术。查体见舌系带偏右侧口底溃疡状肿物，质硬，约2.0cm×1.0cm，基底浸润约7mm，跨越中线约2mm，舌体无运动受限，颌下腺无肿大、压痛。

2. 侵犯范围 ①向后至44对应的口底黏膜；②向前、向外未侵犯舌侧牙龈；③向内未侵犯舌腹黏膜；④跨越中线，可疑侵犯左侧下颌下腺导管口（图9-4-1A）。

3. 切除范围 ①肿物外约1.0cm的正常黏膜处；②切除右侧舌下腺、保留左侧舌下腺；③切除右侧下颌下腺导管前中段，切除左侧下颌下腺导管口；④右侧颈部择区性颈淋巴清扫（Ⅰ～Ⅲ区），保留右侧下颌下腺；⑤保留口底及舌腹肌肉的完整（图9-4-1B～D）。

4. 修复重建 ①双侧下颌下腺导管改道，保留双侧下颌下腺分泌功能（图9-4-1E、F）；②口底肌肉邻近瓣拉拢修复加碘仿纱覆盖创面（图9-4-1G）；③颈部创口直接缝合（图9-4-1H）。

5. 病例总结

（1）早期口底癌，未侵犯舌体、牙龈及下颌骨，局部切除口底黏膜加舌下腺。

（2）保留舌腹及口底肌肉完整，局部碘仿纱覆盖，待瘢痕二期愈合修复。

（3）择区性颈淋巴清扫，保留下颌下腺，一方面保留唾液分泌功能，另一方面防止口底瘘形成。

（4）双侧下颌下腺导管切除安全距离后改道成形。

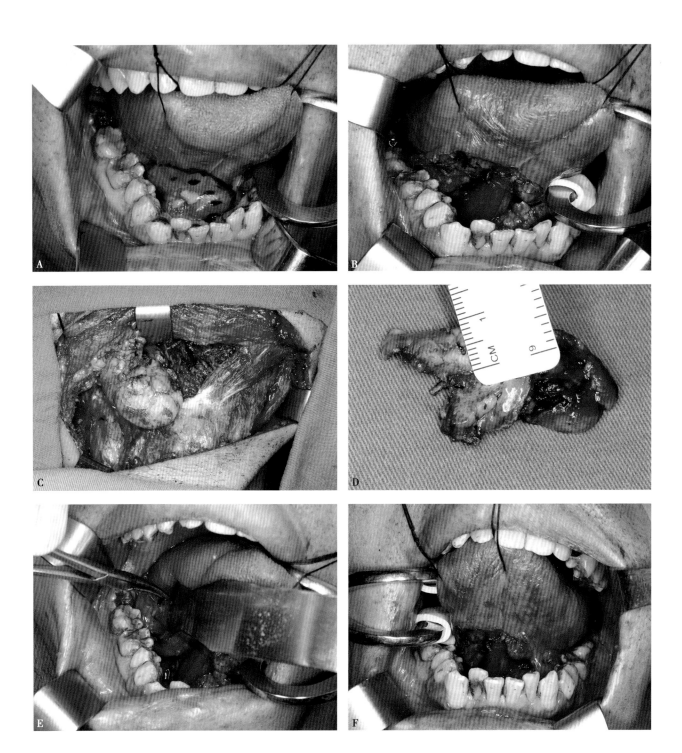

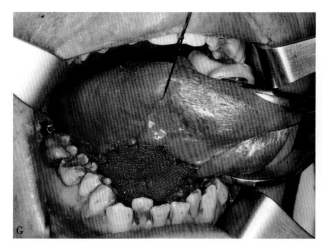
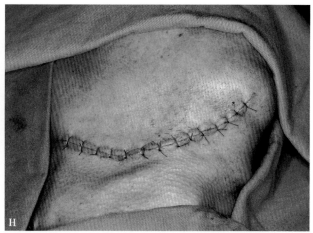

图 9-4-1 小型表浅口底缺损修复

A. 口底癌及切除范围　B. 口底癌及右侧舌下腺切除后裸露完整肌肉创面　C. 右侧择区性颈清,保留下颌下腺　D. 肿物标本,浸润深度约 7mm　E. F. 双侧下颌下腺导管改道成形　G. 碘仿纱覆盖口底及舌腹肌肉创面　H. 颈部创口缝合

(二)典型病例二

1. 病情简介　患者,男,56 岁,发现右侧口底、下颌牙龈肿物半年。患者于半年前发现右侧口底、下颌牙龈外生肿物,初为"黄豆"大小,1 个月后破溃,未愈合,轻微触痛,不影响舌运动、发音、进食、吞咽,不伴下颌牙松动,无口水增多,无下唇麻木。查体见右侧口底、下颌牙龈肿物,表面破溃,触之易出血,质地中等,约 1.0cm×1.2cm,前界至 42—44 舌侧牙龈,后界至右侧舌下襞,内界近中线,距中线约 2mm,基底浸润,未越过中线,DOI 约 5mm,边界不清,有压痛,舌无麻木,下颌下腺无肿大、疼痛(图 9-4-2A)。右侧颈部 I B 区可扪及肿大淋巴结,约 0.5cm×0.5cm,质硬,可活动,余颈部淋巴结未扪及肿大。活检病理检查结果示鳞状细胞癌。

2. 侵犯范围　①向前至 42—44 舌侧牙龈,CBCT 示右侧下颌骨未见骨质破坏征;②后界至右侧舌下襞;③内界近中线,距中线约 2mm;④向下与舌下腺分界欠清;⑤双侧颈部 I、Ⅱ区淋巴结稍大。

3. 切除范围　①右侧口底肿物、右侧舌下腺、右下牙龈肿物对应牙槽骨联合切除,完整保留舌腹、口底肌群,保留右侧下颌下腺导管中后段(图 9-4-2B～E、I);②双侧择区性淋巴清扫术(I～Ⅲ区)。

4. 修复重建　①右侧下唇方肌黏膜瓣转移修复右下牙龈缺损(图 9-4-2F);②右侧下颌下腺导管改道成形(图 9-4-2G);③碘仿纱覆盖口底肌肉表面(图 9-4-2H),待瘢痕组织二期愈合(图 9-4-2J、K);④不予同期修复右侧下颌骨边缘性缺损。

5. 病例总结

(1)早期口底癌,侵犯下颌舌侧牙龈,未侵犯舌体及下颌骨,予口底黏膜、舌下腺及牙槽骨联合切除。

(2)下唇方肌黏膜瓣移行修复右下牙龈,保留舌腹及口底肌肉完整,局部碘仿纱覆盖,待瘢痕二期愈合后修复口底。

(3)择区性颈淋巴清扫,保留下颌下腺,一方面保留唾液分泌功能,另一方面防止口底瘘形成。

(4)下颌下腺导管切除安全距离后改道成形。

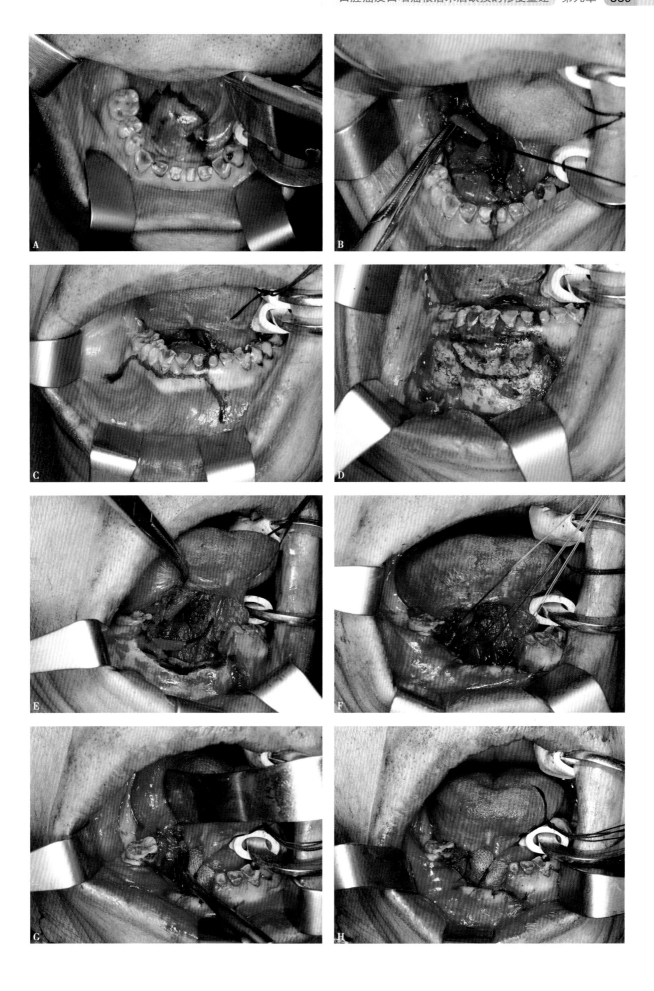

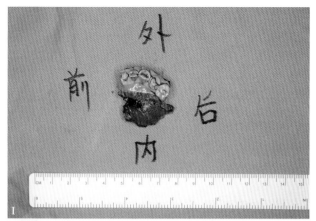
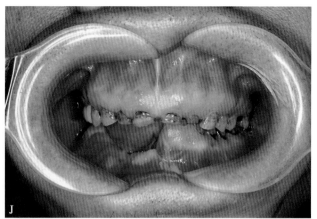
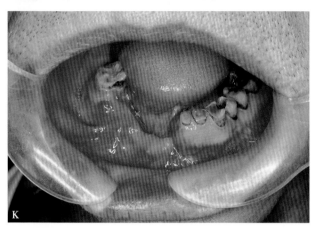

图9-4-2　小型口底联合牙槽骨缺损修复

A.右侧口底癌及切除范围　B.联合右侧舌下腺切除后,保留右侧下颌下腺导管中后段裸露完整肌肉创面　C、D.联合右侧下颌骨边缘性切除　E.肿物切除后创面　F.右侧下唇方肌黏膜瓣移行修复右侧下颌牙龈　G.右侧下颌下腺导管口改道于创口后缘　H.碘仿纱覆盖右侧口底及舌腹肌肉表面　I.肿物切除标本　J、K.术后2个月,右侧下牙槽黏膜、前庭沟、口底愈合状况

（三）典型病例三

1. 病情简介　患者,男,57岁,左侧口底肿物5年余,逐渐增大。近1年肿物生长较快,伴破溃出血,影响进食。活检结果示增殖性疣状白斑伴上皮中-重度异常增生。查体见左侧口底、舌腹菜花状肿物,约3.5cm×2.5cm大小,边界清,表面破溃,局部见乳头状突起。肿物前份质地较硬,伴基底浸润,后份质地较软。前界未及下颌前牙舌侧附着龈,后界至左侧舌腹中份,外界至左侧下颌前磨牙舌侧牙龈,内界近中线,累及左侧下颌下腺导管口。舌体无麻木,舌运动未受限。左颈ⅠA区及右颈ⅠB区各扪及1枚肿大淋巴结,直径约0.5cm,质韧,活动度一般,无压痛。MRI示口底前份左侧病变(1.5cm×0.4cm),左侧舌下腺稍增粗且导管扩张,考虑伴有左侧舌下腺受累的可能。双侧Ⅰ～Ⅲ区多发增大淋巴结,其中左颈ⅠB～ⅡA区扪及数枚较大淋巴结,不除外肿瘤转移的可能。术后病理检查结果示增殖性疣状白斑,局部重度异常增生,灶性浸润癌。

2. 侵犯范围　①向前近左侧下颌前牙舌侧牙龈;②向后至左侧舌腹中份;③向外至左侧下颌前磨牙舌侧牙龈;④内界近中线;⑤侵犯左侧下颌下腺导管口,影像学考虑侵犯左侧舌下腺;⑥左颈ⅠB～ⅡA区淋巴结转移可能(图9-4-3A、B)。

3. 切除范围　①左侧口底、舌腹肿物扩大切除,联合切除左侧舌下腺,保留口底肌群;②黏膜切除范围包括双侧下颌下腺导管口;③左颈淋巴结探查(图9-4-3C、D)。

4. 修复重建　①口底、舌腹黏膜缺损,面积较大,切除左侧下颌下腺,保留口底肌群,缺损深度较浅,行左侧面动脉颊肌黏膜岛状瓣转移修复（图 9-4-3E～H）；②双侧下颌下腺导管于安全边界切除后改道；③查体双侧颈部未及可疑淋巴结，MRI 所示左侧颈部ⅠB、ⅡA 区淋巴结术中探查，未见转移，未予颈淋巴清扫。

5. 病例总结

（1）早期口底癌伴广泛口底、舌腹黏膜病变，未侵犯下颌骨，为广泛且较表浅的软组织缺损。

（2）病变位于口底、舌腹转折处，颊肌黏膜瓣岛状瓣质地柔软，可保持舌体运动灵活度。

（3）下颌下腺导管切除安全距离后改道成形。

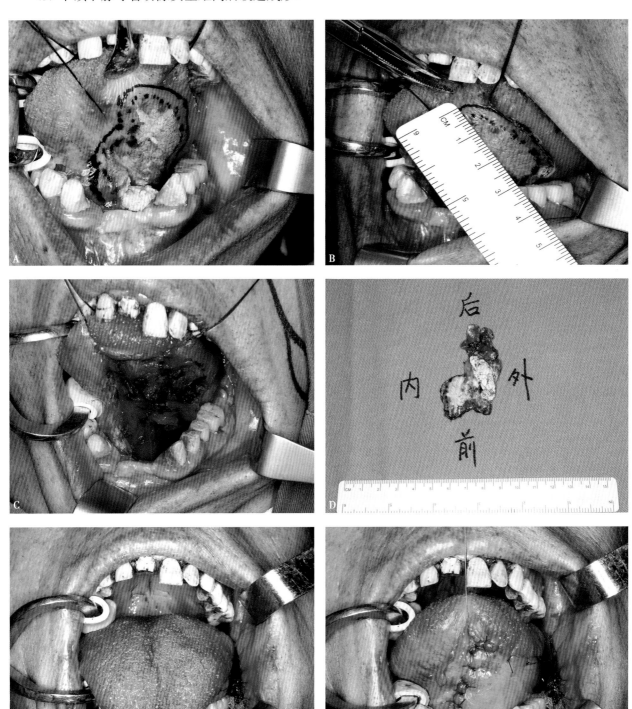

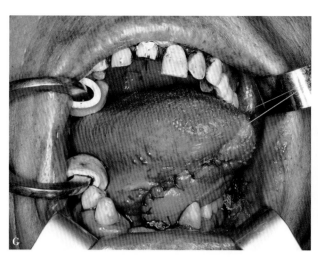
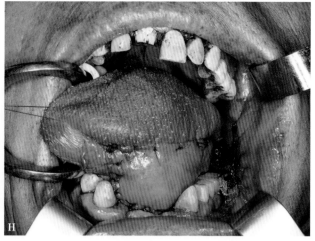

图 9-4-3 中型口底缺损修复

A. 左侧口底癌及切除范围　B. 切除黏膜范围测量　C. 左侧口底、舌腹肿物切除后创面,保留左侧下颌下腺导管后段
D. 肿物切除标本　E～H. 左侧口底、舌腹缺损运用左侧颊肌黏膜岛状瓣转移修复术后效果

(四)典型病例四

1. 病情简介　患者,男,69岁,口底溃烂不能愈合2月余,左舌麻木1月余。近来溃烂区疼痛,影响舌运动。查体见双侧口底、舌腹巨大肿物,约5cm×5cm×4.5cm大小,浸润生长,质硬,边界欠清。右界至46远中,左界至35远中,前界约31—34位置肿物距舌侧龈缘较近,3~5mm,此处肿物与下颌骨关系密切,活动度差。双侧舌腹受累,向舌体浸润深度超过1cm,对应舌颌沟位置有深溃疡形成,表面假膜覆盖,触痛明显,易出血。伸舌右偏,舌运动受限。双侧舌体麻木。右侧ⅠB区扪及2枚直径约8mm的肿大淋巴结,质地中等,动度良好,无压痛,其中1枚肿大淋巴结形态较圆。右侧ⅡA区扪及直径约1.0cm的肿大淋巴结1枚,质地中等,动度可,无压痛。左侧ⅠB区扪及直径约1.0cm的肿大淋巴结1枚,质硬,动度一般,无明显压痛。CBCT提示下颌骨未被侵犯。PET/CT示双侧颈ⅠB区存在代谢活跃的肿大淋巴结,考虑转移。病理检查结果示鳞状细胞癌。

2. 侵犯范围　①向后至46、35对应的口底及舌腹;②向前约31—34位置肿物固定,与下颌骨内侧骨膜关系密切,CBCT提示下颌骨骨质未被侵犯;③向下累及双侧口底肌群、舌、舌骨上肌群;④双侧颈部Ⅰ、Ⅱ区多发肿大淋巴结,考虑转移的可能;⑤未见全身转移(图9-4-4A、B)。

3. 切除范围　①双侧舌、口底肿物扩大切除,联合切除双侧舌下腺、部分下颌骨、部分舌体及舌骨上肌群;②牙槽骨切除范围46—36,下颌骨下缘44—34;③双侧择区性颈淋巴清扫(图9-4-4C～J)。

4. 修复重建　①大型软硬组织复合缺损,软组织为双侧口底、下颌牙龈、舌骨上肌群、部分舌体缺损,硬组织缺损为双侧下颌骨缺损,患者为老年男性,伴高血压、肾功能损害、肺气肿,采用腓骨肌皮瓣同时修复软硬组织缺损;②腓骨瓣修复下颌骨缺损,拇长屈肌瓣及小腿外侧皮岛修复口底、舌、下颌牙龈缺损(图9-4-4K～N)。

5. 病例总结

(1)局部晚期口底癌切除致双侧下颌骨、口底、舌骨上肌群、舌体复合缺损,患者全身情况较差,以腓骨瓣单一皮瓣修复软硬组织复合缺损。

（2）口底癌未侵犯下颌骨唇颊侧组织，使用下颌前庭沟 Visor 切口脱帽完成原发灶及双侧颈清联合根治，不切开下唇，尽量保持双唇闭合功能及吞咽所需口腔内压力。

（3）切除下颌骨前于下颌骨外侧做下颌重建钛板塑形，指引腓骨修复下颌骨外形。

（4）拇长屈肌瓣修复舌骨上肌群缺损，小腿外侧皮岛以长条形拼接修复口底、下颌牙龈、舌缺损，尽量维持舌活动的灵活度。

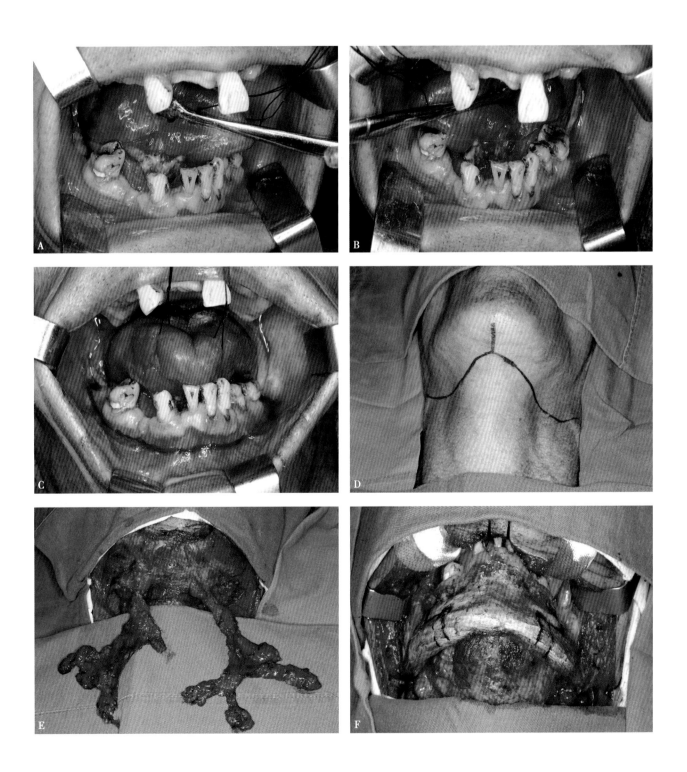

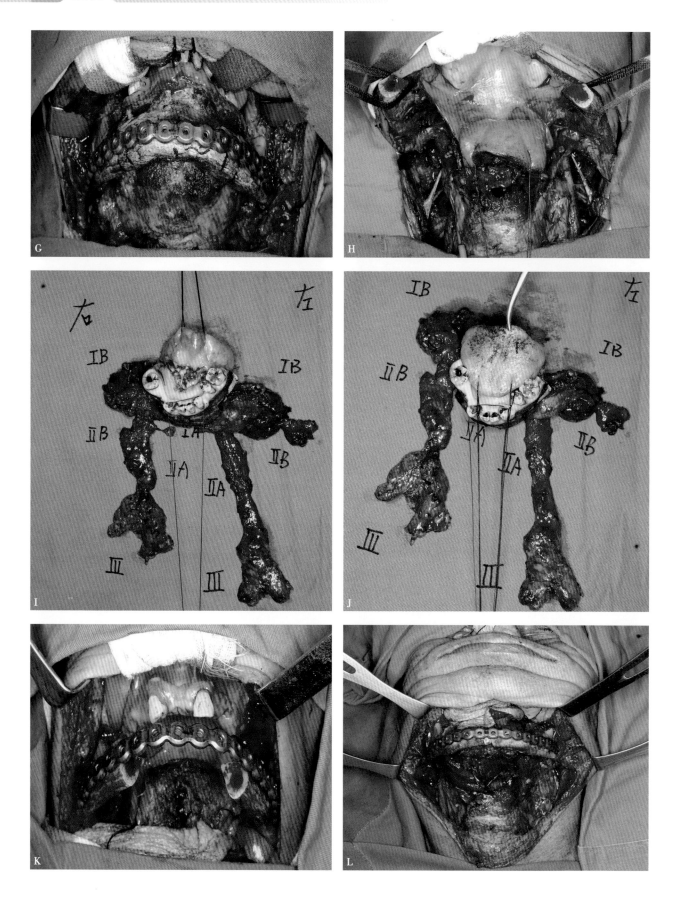

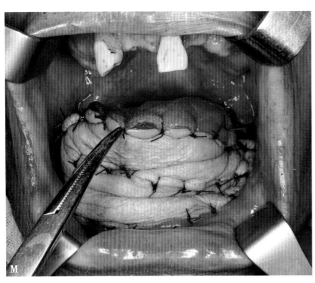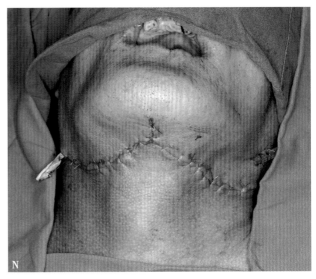

图9-4-4 大型口底复合缺损修复

A～C. 双侧口底癌及切除范围，双侧下颌前庭沟做 Visor 翻瓣口内切口 D. 双侧颈部切口，作为双侧颈清切口，以及 Visor 翻瓣口外切口 E. 完成双侧颈清至双侧 I A 区，拟于此处与原发灶连续联合切除 F. Visor 翻瓣，暴露双侧下颌骨，于下颌骨外侧画线表示切除范围 G. 腓骨移植所用重建钛板塑形 H. 双侧口底、部分下颌骨、部分舌体、舌骨上肌群、颈淋巴清扫联合切除后创面及组织缺损情况 I、J. 联合切除标本及原发灶、舌切除范围 K、L. 腓骨瓣游离移植修复双侧下颌骨缺损，拇长屈肌瓣修复舌骨上肌群缺损 M. 小腿外侧皮岛修复口底、下颌牙龈、舌缺损 N. 双侧颈部切口缝合

（五）典型病例五

1. 病情简介 患者，男，43岁，发现左侧口底肿物2个月。现肿物累及左舌，伴触痛，表面无破溃，触之易出血，影响舌运动、发音、进食、吞咽，左侧舌尖麻木。左侧颌下区进食时肿胀，停止进食后逐渐消退。活检病理结果示鳞状细胞癌，浸润肌层。查体见左侧口底自舌下肉阜到舌根肿物，表面破溃，触之易出血，质硬，约2.0cm×4.5cm，基底浸润，DOI>10mm，边界不清，有压痛。肿物向内侵犯舌体，舌前份累及中线，舌体运动受限，左侧舌尖麻木，味觉迟钝，发音清晰。左侧颌下腺较对侧肿胀，质硬，左侧唾液腺导管口周黏膜无红肿，挤压腺体唾液分泌清亮，分泌量较右侧明显减少。左侧颈部 I A、I B 区各扪及1枚肿大淋巴结，大小约0.5cm×0.5cm，质硬，压痛，可活动。CBCT 提示颌骨未被侵犯，PET/CT 提示未见全身转移。

2. 侵犯范围 ①左侧口底、舌腹肿物，大小约2.0cm×4.5cm×2.5cm，向内累及左侧舌内肌、舌下血管神经束；②舌前份累计中线，下颌前牙舌侧牙龈未累及；③向外未累及左侧下颌骨；④向下累及舌外肌；⑤未见全身转移（图9-4-5A、B）。

3. 切除范围 ①左舌口底肌群及部分右侧口底肌群，超半舌切除（前中份过中线）；②向前切除至左侧下颌前牙舌侧牙龈，切除左侧下颌下腺导管口，保留右侧下颌下腺导管口；③向外切除至35、36颊侧牙龈；④向后至左侧舌根；⑤双侧择区性颈淋巴清扫，与原发灶联合切除，保留右侧下颌下腺（图9-4-5A～F）。

4. 修复重建 局部晚期口底癌，主要向内、下侵犯舌内外肌，未侵犯下颌骨，为大范围软组织缺损，使用股前外侧皮瓣修复（图9-4-5G、H）。

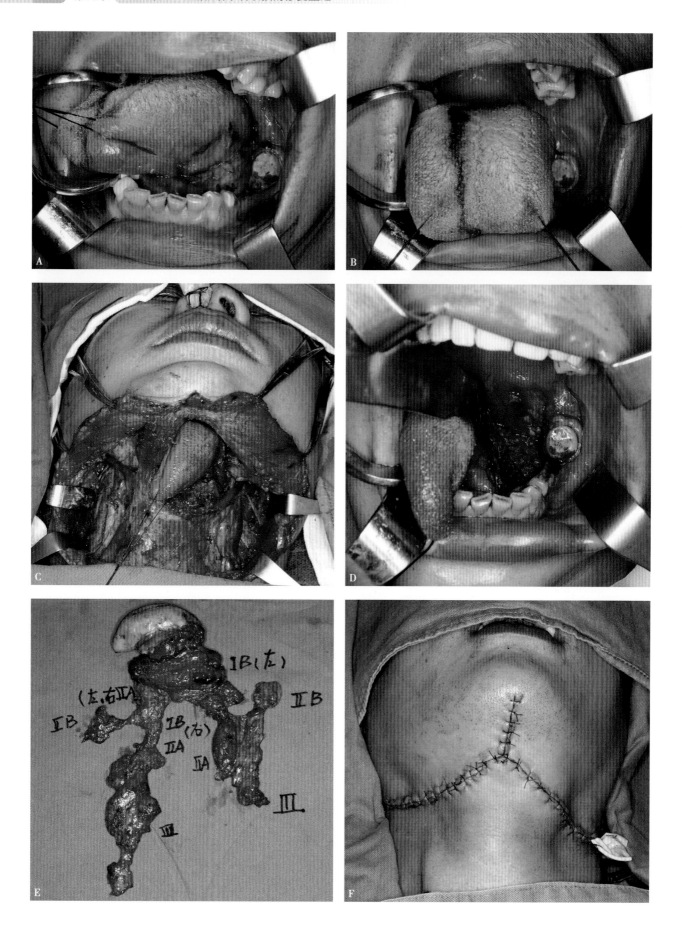

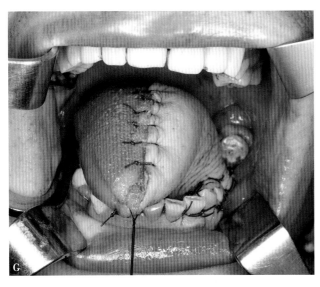
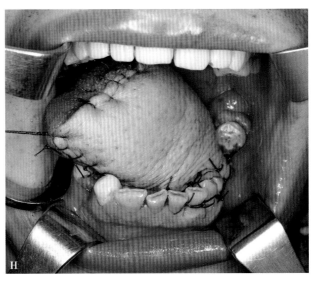

图 9-4-5 大型口底复合缺损修复

A、B. 左侧口底癌及切除范围 C. 双侧颈部切口，"pull-down"法切除左舌、口底肿物，与双侧颈淋巴清扫联合根治 D. 口内缺损范围 E. 舌、口底、双侧颈清联合根治标本 F. 双侧颈部切口缝合 G、H. 左侧股前外侧皮瓣修复舌、口底缺损

5. 病例总结

（1）局部晚期口底癌切除致口底、舌内外肌、舌骨上肌群、牙龈软组织复合缺损，股前外侧皮瓣提供充分的组织量。

（2）肌肉充填左侧口底，削薄的股前外侧皮瓣修复左下牙龈、舌、口底，尽量形成颌舌沟。

（3）双侧颈部切口，"pull-down"法完成舌、口底、双侧颈清联合根治，不切开下唇、下颌骨及颏神经，保留完整的唇颊部功能。

（4）保留右侧下颌下腺及导管口，尽量保存唾液分泌功能。

（吕晓智）

第五节 下颌骨缺损

一、分类

目前，国内外下颌骨缺损分类方法有 10 余种之多，各有优势，同时也都存在一定程度的局限性。1974 年，Pavlov 等提出了第一个下颌骨缺损分类方法，成为下颌骨缺损分类及修复重建的重要里程碑。David 等于 1988 年提出了下颌骨缺损的 6 种类型分类方法，该方法详细描述了双侧下颌角之间的下颌骨缺损，但是没有充分考虑下颌支缺损。Jewer 等于 1989 年提出了 HCL 分类，该分类能较为直观地体现患者髁突及颏部缺损情况，由此为术者提供评估修复重建难度以及术后患者形态、功能恢复的初步依据，对临床工作具有指导意义。作为被引用次数最多的一个经典分类方法，其主要优点是简单易记，便于临床推广。

但是，H 与 L 的范围过于宽泛，导致其对缺损范围表述的精确度较差，而且对于下颌角缺损考虑不足。Urken 等于 1991 年提出了 Urken 分类法，该方法利用 C、R、B、S 字母的组合能精确地描述骨缺损情况，同时还利用 L、B、SP、FOM、N 等描述软组织及神经缺损的情况，可较为全面地表述患者软硬组织的缺损情况及由此带来的外形与口颌系统功能的丧失。但是，作为一种描述性分类方法，其着重于对缺损范围及程度进行精确表述，而对修复重建的指导作用则相对较弱。同样地，Sakakibara 等提出的 CAT 分类法以 C 表示髁突缺损，以 A 表示下颌角缺损，以 T 表示颏结节缺损，三者相互组合使用表示各类下颌骨缺损，该法总体思路与 Urken 分类法类似。Brown 等于 2016 年提出了下颌骨缺损的 Brown 分类，提出下颌骨有 4 个"角"，并按缺损累及的角数，将下颌骨缺损分为 5 类。该方法能直观地判断塑形腓骨时的截骨次数，也充分考虑到髁突缺损与否对修复重建带来的影响，在评估患者病情、制订手术方案等临床工作中能发挥较好的指导作用。然而，该法却未能体现下颌骨连续性不中断的方块性缺损或单纯牙槽突缺损。张庆福等于 2006 年提出了张庆福分类，此法能通过字面较精确地传达缺损涉及的范围，同时，由于使用牙位来表示截骨的位置，还可以体现切除后牙列缺损的情况。但其表述烦琐，且不适用于无牙颌或缺牙较多的患者，故难以在临床上推广。廖贵清等于 2008 年提出了 CRABS 分类，该分类较完整、直观地体现出各类颌骨方块缺损及单纯牙槽突缺损的情况。除上述分类法外，国内外学者还提出了 10 余种分类方法，这些方法各有优势，同时也都有一定的局限性，目前尚无一种公认的分类获得广泛认同并在临床上推广。下面将对国内外主流的分类方法进行简介。

（一）Jewer 分类

1989 年，Jewer 等在分析 60 例下颌骨缺损与重建病例的基础上，提出了 HCL 分类法（图 9-5-1）。

（1）H 型缺损（hemi-mandible defect）：半侧下颌骨缺损，自中线 - 下颌骨体 - 下颌角 - 下颌支，包括髁突的单侧下颌骨缺损；

（2）C 型缺损（central defect）：中心性缺损，包括下颌两侧尖牙的颏部缺损；

（3）L 型缺损（lateral defect）：一侧下颌骨缺损，向颏中线 - 下颌骨体 - 下颌角 - 下颌支，不包括髁突的单侧下颌骨缺损。

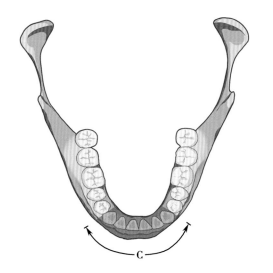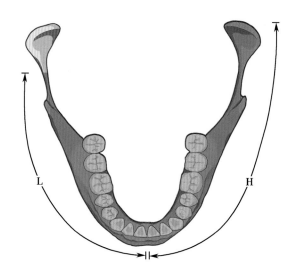

图 9-5-1 HCL 分类

在临床应用上 Jewer 又将缺损分为两类八型：

（1）单纯类：H 型、C 型、L 型；

（2）复合类：LC 型、HC 型、LCL 型、HCL 型以及 HH 型。

（二）Urken's CRBS 分类

1991 年 Urken 等在分析 71 例下颌骨缺损与重建的基础上提出了一种全新的分类方式（图 9-5-2）。

（1）C 型缺损（condyle defect）：表示髁突缺损。

（2）R 型缺损（ramus defect）：表示升支部缺损。

（3）B 型缺损（body defect）：表示下颌骨体部缺损。

（4）S 型缺损（symphysis defect）：表示颏部缺损，包括两侧尖牙之间的下颌骨缺损。

该分类方法的优点是简单易懂，便于推广；缺点是缺损范围描述较为简略。

（三）Hamada 分类

2000 年 Hamada 等在研究下颌骨节段性缺损对颞下颌关节（TMJ）功能的影响时，针对关节端残留下颌骨的情况提出三种分类（图 9-5-3）。

Ⅰ类：TMJ 尚保留包括部分下颌骨体在内的大段下颌骨的缺损。

Ⅱ类：TMJ 仅保留髁突或升支的缺损。

Ⅲ类：TMJ 已无髁突的缺损。

这种分类方法对观察下颌骨节段性缺损给 TMJ 带来的影响较有意义。

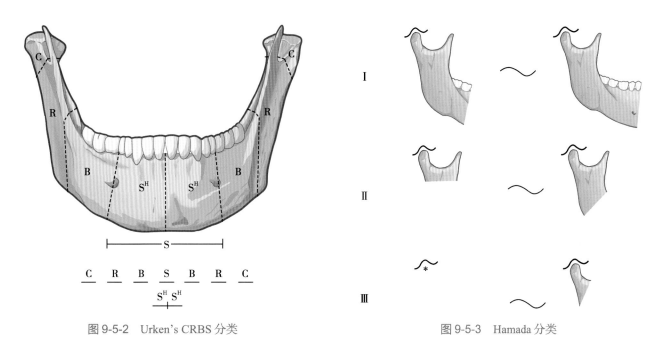

图 9-5-2　Urken's CRBS 分类　　　　　　　　　　　图 9-5-3　Hamada 分类

（四）CRABS 分类

CRABS 分类由廖贵清教授于 2008 年提出。根据下颌骨承担功能、肌肉附着以及修复重建特点的不同，将一侧下颌骨分为 5 区，分别用 C（condyle）、R（ramus）、A（angle of mandible）、B（body of mandible）、S（symphysis）表示。从全景片上看，一个完整的下颌骨从右至左依次为"CRABSSBARC"。根据缺损是否涉及下颌骨后缘或/和下缘,可分为2种情况:①节段性缺损,下颌骨连续性中断,用大写字母C、R、A、B、S表示;②当下颌骨连续性不中断时,例如下颌骨方块缺损,保留升支后缘、下颌体部及颏部下缘,用小写字母c、r、a、b、s表示。任何一种类型的下颌骨缺损均可使用一组字母表示,如下颌前牙区牙槽突缺损记为ss;右侧下颌骨全部缺损记为CRABS;单侧单一区域的缺损用下标l或r区分左右,如Br表示右侧下颌骨体部缺损,Cl表示左侧髁突截断性缺损,cl表示左侧髁突边缘性缺损(纵向前缘缺损)(图9-5-4)。

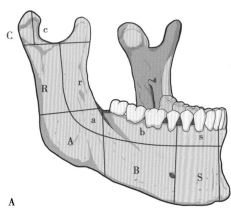
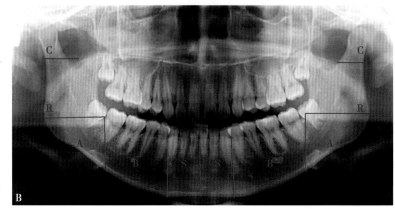

图9-5-4 CRABS分类

该法的优点是简单、直观,能以1张全景片为参考迅速指出患者的分类情况,实用性强。但与Urken分类基于解剖对下颌骨进行分区不同,CRABS分类法以各节段功能、肌肉附着以及修复的特点为依据进行分区,并系统阐述了每个区所代表的下颌骨功能、其上的附着肌肉、缺损后带来的生物力学改变以及修复时的注意事项,这对于指导术前的评估及术式的选择很有意义。在下颌骨缺损中,连续性中断与否对修复重建的要求截然不同。对于连续性中断的缺损,手术主要应恢复骨的连续性并重建肌肉的附着,以维持下颌骨形态和功能的稳定性;而对于连续性不中断的缺损,因此时殆力传导及肌肉附着受影响较小,故修复重建的目的应为恢复患者良好的咬合关系和咀嚼功能。因此,CRABS分类法能够有效地指导下颌骨重建:①下颌骨方块缺损(bs、ss、sb、bss、ssb、bssb)的特点是殆关系及殆力传导的改变,而下颌骨肌肉附着及其运动特征保持不变,修复要求是恢复殆关系及其咬合力。②对于下颌体节段性缺损(BS、SS、SB、BSS、SSB、BSSB)不仅导致殆关系及殆力传导的改变,同时也因下颌骨肌肉附着点缺失而造成下颌运动异常。其修复特点是在恢复殆关系及其咬合力的基础上,重建肌肉附着。③对于下颌角缺损(A或a)分为两种情况:A缺损引起咬肌、翼内肌附着点缺失,修复要求是恢复肌肉附着点;a缺损不涉及咬合和肌肉附着的改变,对下颌骨的影响最小。④对于下颌升支缺损(R或r)有两种情况:r缺损伴随颞肌附着的缺失,单纯的r缺损,由于不涉及下颌升支高度的改变,一般不修复,颞肌附着的缺失导致的升颌肌力不足由咬肌及翼内肌代偿;R缺损造成颞肌附着缺失的同时还引起下颌骨高度不足,其修复特点是恢复下颌骨高度及颞肌附着点。⑤髁突缺损截断性缺损(C)在导致下颌骨高度不足的同时,造成翼外肌附着丧失、下颌运动紊乱。修复要求是在尽量保存关节盘和关节囊的情况下,恢复下颌骨高度,重建翼外肌附着。髁突前缘缺损(c)不影响髁突的高度,也不影响髁突的悬吊功能和支撑功能,一般不需要进行修复。CRABS分类的主要缺点是无法反映软组织缺损的情况,故不能在组织瓣制取时提示各类组织的制取量。

（五）Brown 分类

Brown 分类由 Brown 等于 2016 年提出，认为下颌骨有 4 个"角"，包括 2 个下颌角为垂直方向上的角；2 个尖牙所在位置下颌骨常有明显转折，为 2 个水平方向上的角。修复重建手术涉及这些"角"时，往往需要对移植骨块截骨进行塑形，以恢复下颌骨的轮廓。在此基础上，Brown 等以上述 4 个角为标志，按缺损累及的角数，将下颌骨缺损分为 4 类（图 9-5-5）。

Ⅰ类：一侧下颌骨缺损累及下颌角但不累及同侧尖牙区，且不伴同侧髁突缺损。

Ⅱ类：下颌骨缺损同时累及一侧下颌角及尖牙区，但未到达对侧尖牙区，且不伴同侧髁突缺损。

Ⅲ类：下颌骨前部缺损，累及双侧尖牙区但不累及双侧下颌角。

Ⅳ类：下颌骨广泛缺损，累及双侧尖牙区及一侧或双侧下颌角，且不伴髁突缺损。

以上Ⅰ、Ⅱ、Ⅳ类缺损若同时伴有髁突缺损，则分别记为Ⅰc、Ⅱc、Ⅳc。

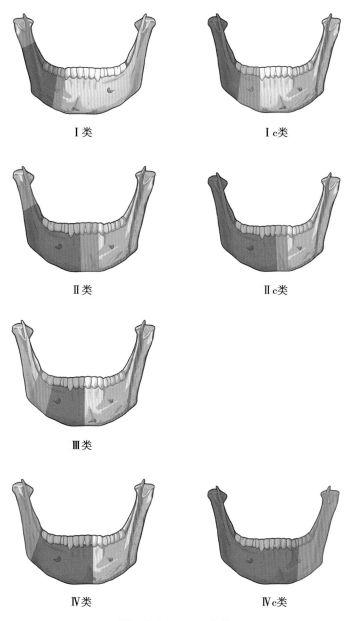

Ⅰ类　　　　　　　　　　Ⅰc类

Ⅱ类　　　　　　　　　　Ⅱc类

Ⅲ类

Ⅳ类　　　　　　　　　　Ⅳc类

图 9-5-5　Brown 分类

（六）COM 分类

上述分类方法多关注骨缺损，功能考虑较少，在临床上应用价值有限。为探讨标准统一的分类方法，有利于临床治疗标准的制定、修复重建的规范化以及治疗效果的评估，上海交通大学医学院附属第九人民医院口腔颌面-头颈肿瘤科经过 10 余年的临床探索积累，建立了一套基于髁区（condyle region）、𬌗区（occlusion region）和肌区（muscle region）3 大不同功能区域的新型下颌骨缺损分类方法，即 COM 法（图 9-5-6）。下面将对该分类法进行简要介绍。

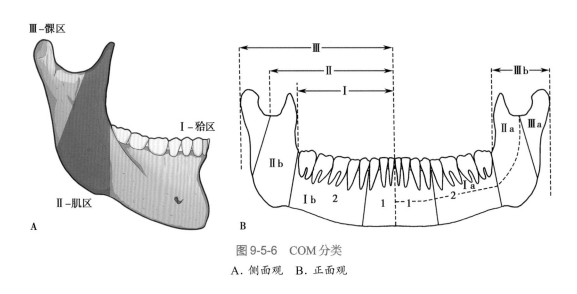

图 9-5-6　COM 分类

A．侧面观　B．正面观

下颌骨的功能分区，下颌骨从功能角度考虑可以分为 3 个功能部分。第一为𬌗区，即含有牙的下颌骨体部，包括一侧磨牙后区到对侧磨牙后区的"U"形下颌骨体。第二为肌区，即提颌肌群附着的下颌骨部分。第三为髁区，即髁突、髁突颈部及其下方骨组织。COM 法下颌骨的分类能够对修复重建进行指导，尤其是功能性修复重建。对于 I-𬌗区，即下颌骨体部缺损，修复的目的是恢复面下 1/3 的外形以及患者的咀嚼功能。对于 II 肌区，即下颌支部的缺损，主要是恢复面侧区的外形以及肌肉附着咬合力的重建。对于 III-髁区缺损，主要是重建髁突的结构及周围的韧带悬吊，重建下颌运动支点。

对本科室临床资料进行分析，常见的下颌骨缺损，尤其是肿瘤性缺损，主要发生于咬合区（即𬌗区），其次为下颌支，较少发生于髁突。根据缺损的发生频率以及缺损对下颌骨功能的影响，下颌骨缺损可以分为 3 类：I 类缺损，局限于下颌骨体部（即𬌗区）的缺损；II 类缺损，肌区-𬌗区缺损；III 类缺损，髁突-肌区-𬌗区缺损。为了进一步区分不同程度的缺损亚类，利用 a、b 进行区分：a 表示程度较轻的缺损，如牙槽骨边缘性缺损或单纯髁突缺损；b 表示程度较重的缺损，如节段性缺损等。例如：I a——𬌗区边缘性缺损，I b——𬌗区节段性缺损；II a——𬌗肌区边缘性（冠突）缺损，II b——𬌗肌区节段性缺损；III a——𬌗髁突缺损，III b——𬌗髁突及肌区缺损。𬌗区缺损的跨度较大，需要进一步细化。从修复重建的角度考虑，再造的下颌骨在进行义齿修复时，只要修复到第一磨牙即可基本恢复咀嚼功能。因此，我们规定单侧𬌗区分为 2 个区域，第 1 区域为前牙区，第 2 区域为后牙区，这样就可以将双侧𬌗区分为 4 个区域。双侧𬌗区缺损记录可以表示为：21-12。其中的"-"表示跨越中线，L 和 R 作为前缀，表示缺损的左右侧。例如，L I a21 表示左侧咬合区边缘性缺损，R I a21-1 表示右侧全部牙槽骨及左侧前牙槽骨缺损，II a2 表示单侧下颌切迹到同侧后牙区的边缘性缺损，即冠突及牙槽突缺损，Ⅱb-1 表示下颌切迹到对侧前牙区的节段性缺损，Ⅲ2 则表示髁突到对侧磨牙后区的缺损。另外，Ⅱa-Ⅱa 类缺损，即一侧下颌切迹到另一侧下颌切迹的下颌骨边缘性（冠突及牙槽部）缺损；Ⅱb-Ⅱb 类缺损为双侧下颌切迹之间的下颌骨节段性缺损，包括双侧肌区及全部殆区缺损；Ⅱ-Ⅲ类缺损，即为仅保留右侧髁突的下颌骨缺损，反之亦然；而Ⅲ-Ⅲ类缺损则表示包括双侧髁突在内的全下颌骨缺损。

Boyd 等提出的下颌骨缺损所伴随的软组织缺损可分为 o、m、s，分别代表不伴有皮肤和黏膜缺损的骨缺损、仅伴有黏膜缺损的下颌骨缺损以及只伴有皮肤缺损的下颌骨缺损（oms 法）。我们认为，oms 法所反映的黏膜及皮肤缺损的临床意义不大，而应该将注意力集中在是否伴有提颌肌群缺损以及周围相邻器官如唇、舌的缺损状态。提颌肌群（muscle）可缩写为斜体字母 m，唇（lip）缩写为斜体字母 l，舌（tongue）缩写为斜体字母 t。将这些组织的缺损状态分别用 m、l、t 表示，并标记在上述分类的末尾。

COM 分类主要服务于下颌骨的功能性重建。下面介绍基于 COM 分类的下颌骨重建策略。Ⅰ类缺损修复的目的主要涉及两方面，一是恢复面下 1/3 的外形，二是恢复患者的咀嚼功能。要达到这一目标，除了要考虑下颌骨体部的下缘轮廓线，以达到良好面部形态的恢复，还要考虑功能方面的重建，充足的骨量及一定的垂直高度是同期或二期牙种植成功的基础。根据肿瘤侵犯的不同程度，下颌骨将产生相应的缺损，不同类型的下颌骨缺损要求选择相应的修复重建方法。例如，Ⅰa 类缺损如果需要进行义齿修复，则应做相应的牙槽嵴增高术，可以行植骨或牵引成骨术，以增加牙槽嵴高度。对于Ⅰb 类缺损（殆区节段性缺损），主张如下原则：小于 9cm 的下颌骨体部缺损，最好选择血管化髂骨肌（皮）瓣，以利于同期或二期牙种植；大于 9cm 的缺损，可选择腓骨肌（皮）瓣进行修复。对于垂直高度不足，可以采用腓骨折叠或同期种植牵引（dental implant distractor，DID）。

对于Ⅱ类肌区 - 殆区缺损，Ⅱa 缺损包括冠突缺损和 / 或殆区牙槽突缺损，其修复方法主要针对牙槽突高度不足，与Ⅰa 类缺损相似，而冠突缺损一般不修复。Ⅱb 类缺损即肌区和 / 或殆区的节段性缺损，修复过程中亦应遵循上述原则，即小于 9cm 的缺损，选择髂骨肌（皮）瓣修复；大于 9cm 的缺损可选择腓骨肌（皮）瓣修复。如果Ⅱb 类缺损仅局限于下颌支（肌区），可以选用肩胛骨皮瓣。对于软组织床健康、无感染、未接受放疗的病例，甚至可考虑选择非血管化的单纯游离骨移植。对于下颌支缺损伴软组织缺损病例，最好采用肩胛骨肌（皮）瓣，甚至肩胛骨 - 背阔肌皮瓣，同时修复下颌支及周围软组织缺损。

对于Ⅲ类缺损，Ⅲa 的单纯髁突缺损可选择缺损断端直接移植肋骨 / 肋软骨作为髁突的替代，这种方法尤其适用于生长发育期的儿童患者。Ⅲb 缺损（即全下颌支缺损）的修复方案可有多种选择：①肩胛骨或髂骨带肋骨 - 软骨；②腓骨肌皮瓣带肋骨 - 软骨，尤其适用于Ⅲ类包含殆区缺损；③钛制人工关节头也可以作为髁突重建的备选方案。另外，对于下颌骨缺损同时伴有提颌肌群和 / 或唇舌等软组织缺损的复杂病例，如Ⅰa2-1l、Ⅱa-1t、Ⅲb2m 等，在下颌骨重建的过程中，还需要同时进行软组织修复重建。除上述骨重建方法外，软组织修复特别是动力性修复显得更加重要。

下颌骨缺损 COM 分类法是根据上海交通大学医学院附属第九人民医院口腔颌面 - 头颈肿瘤科 10 多年 1 000 余例下颌骨缺损及修复重建的经验，结合国内外分类方法的优势，于 2009 年提出了下颌骨缺损分类的新方法。在经历 9 年的临床探索应用及改良，在其基础上正式提出新型 COM 分类法，将生物力学与功能对应结合,髁区作为支点,殆区作为效力,肌区作为动力,构建出下颌骨的杠杆工作原理。在此基础上,结合下颌骨周围的韧带悬吊系统,三维体现下颌骨的功能性解剖结构,指导缺损的功能性重建。该方法便于理解和记录,缺损范围描述准确,缺损范围的梯度等级反映准确,对于下颌骨缺损的功能性修复重建具有指导意义,便于随访统计分析及学术交流。

二、修复重建的关键技术与方法

(一)修复重建术前准备

1. 下颌骨缺损受区检查　对原发病灶的评估除详细了解上下颌骨病损范围外,还需对周围软组织受累情况尤其是颊舌侧受累情况进行仔细评估。下颌骨复合软组织缺损的复杂程度与功能预后成反比,单纯硬组织缺损的重建效果相对较好。建议使用 COM 分类法对下颌骨缺损范围进行分类,以指导下颌骨重建手术规划。

对下颌骨重建患者应进行颌面部螺旋 CT 扫描和曲面体层片拍摄,如需数字化设计则需使用层厚 1mm 以下的 CT 进行扫描。X 线头颅正侧位片对患者的下面宽及面下 1/3 高度和宽度评估有指导作用。

治疗前必须对患者口腔颌面部局部情况进行详细检查,主要包括张口度和余留牙牙周情况。咬合关系的评估可为下颌骨重建方法的选择和功能预后提供重要依据,余留牙稳定的咬合关系对余留颌骨的准确复位和移植骨的准确固定均有指导意义。对于无法在术前获得余留牙稳定咬合关系的患者,宜在术前进行模型外科或数字化设计,可进行术中咬合关系的固定以及术后咬合关系的确定。

2. 供区评估　术前需排除供区的各类发育畸形(包括血管变异)、疾病、创伤并对皮岛穿支血管进行精确定位。宜通过超声多普勒、血管造影 CT 或磁共振血管造影对供区血管是否存在变异和皮岛的穿支位置进行判断。供区宜进行 CT 等影像学检查以更全面地了解骨瓣的骨量和形貌,使骨瓣的选择更具针对性,此点对需要进行数字化设计的病例尤其重要。

(二)下颌骨缺损修复重建规范

1. 重建原则　两端余留牙均具有稳定咬合关系的下颌骨重建可通过咬合板复位及颌间结扎恢复残颌的原始位置,按缺损范围和下颌骨原有角度成形,建议将下颌骨体部的形态分解为"体部-颏部-颏部-体部"的四段式结构,在重建时注意恢复下颌骨颏部的正中结构,避免造成中线(眉心-鼻尖-颏前点)偏斜,并避免造成颏部过宽或不对称的术后形态。

单端余留牙具有稳定咬合关系的下颌骨重建下颌骨缺损后,可形成有余留牙和无余留牙的两侧残余下颌。对于有余留牙的残余侧可通过颌间结扎获得稳定的位置,而无余留牙的残余侧颌骨原始位置宜通过下颌骨定位支架进行咬合关系的记录和恢复,或通过数字化制作导板进行辅助,按上述四段式结构行下颌骨重建板和移植骨的成形与固定,体部成形推荐采用四段式成形方式,下颌支与体部间角度为 125°。应注意下面宽的控制以及无余留牙的残余侧下颌骨髁突的复位(达到稳定的、可重复的关节后位)。

余留牙不能保持稳定咬合关系的下颌骨重建双侧余留下颌的原始位置均应采用下颌骨定位支架进行咬合关系的记录和恢复,推荐采用数字化技术进行术前辅助设计及导板制作。下颌骨重建板及移植骨的成形及固定同前。应注意恢复下面宽、颏颈角和鼻颏角,防止中线偏斜以及避免双侧髁突错位。

　　下颌原始位置丧失的下颌骨重建是目前下颌骨缺损修复重建治疗的难点，关键在于下颌骨与颅骨间三维空间位置的确定，移植骨段除需恢复下颌骨外形外，还需接近种植位点，此类患者常伴软组织缺损，因此还需进行软组织塑形。对下颌骨体部推荐采用"体部 - 颏部 - 颏部 - 体部"的四段式成形方式（骨段间角度均为135°），此修复方式符合亚洲人群下颌骨的轮廓外形并便于后期进行口腔种植治疗。体部与下颌支间的角度为125°。

　　下颌骨四段式成形方式较传统成形技术操作更简洁明了，移植骨塑形就位更精确，且不受下颌骨破坏程度和形变的影响，但余留下颌骨位置的准确记录与复位是该技术应用的关键，同时下颌骨与其他颅颌面骨骼的空间定位关系对手术实施有重要意义。目前，提倡进行模型外科和计算机辅助设计，可通过对 X 线头颅正侧位片的三维测量精确推算下颌骨外形参数（下面宽、下颌体部长度、下颌支高度），以制备下颌骨外形导板指导余留下颌骨复位、重建板与移植骨的塑形和固位；或通过数据库优化匹配，寻找最佳的下颌骨外形，指导下颌骨重建。

　　术中应尽可能将咬肌和翼内肌缝合于下颌角区，以保持重建下颌骨的正常位置，防止下坠。再将颏舌肌、二腹肌前腹与移植骨段肌袖缝合固定以悬吊舌体和舌骨，防止舌后坠，维持呼吸道通畅。

　　对下颌骨重建患者宜选用下颌骨重建钛板（2.0 螺钉）或小型钛板。两侧残余下颌骨端需行 3 枚以上钛钉（可选择自锁或非自锁钛钉）的双侧骨皮质固定，为保证双侧骨密质固定，宜在选择钛钉前测定贯穿下颌骨双层密质的钉道深度。同时还应注意，每个移植骨段均需有 2 枚以上的钛钉进行单侧骨密质固定，以免钛钉植入过深而损伤内侧血管。若选用小型钛板，则应在移植骨块与余留颌骨间放置两块小型钛板以确保稳定。

　　2. 血管化自体骨移植的供区选择　　血管化自体骨移植是目前下颌骨重建的金标准，较非血管化自体骨移植愈合快、抗感染能力强、骨吸收少，适用于各种条件的下颌骨重建治疗，并可即刻植入口腔种植体，供区通常选择髂骨、腓骨、肩胛骨。髂骨的骨量最丰富，有利于种植体植入，同时携带由旋髂深动脉供血的腹内斜肌岛状瓣，可作为骨 - 肌复合组织瓣进行修复，但仅能提供 9～10cm 长的骨组织，若缺损超过此长度，则无法选用。腓骨是目前应用最广泛的供区，可提供长达 25cm 的移植骨长度，血管蒂恒定。其携带的小腿外侧穿支皮岛软组织量薄，适用于复合口底及颊部软组织缺损的下颌骨修复，但垂直高度不足，尤其在亚洲人群中较难直接进行种植治疗。肩胛骨瓣的优势在于其可携带大量组织的软组织皮岛，可修复下颌骨 - 咽侧 - 舌根的三维复合组织缺损和伴大面积皮缺损的下颌骨缺损，但肩胛骨菲薄，无法进行口腔种植修复。

　　3. 儿童下颌骨重建的考虑　　由于受生长发育的影响，儿童期下颌骨重建更具复杂性，也更加困难。儿童下颌骨缺损可影响面部发育、恒牙建𬌗以及气道维持。移植的游离骨并不能随残余下颌骨同步发育。供区同样存在发育问题，可能带来更显著的功能障碍。下颌骨功能重建主要针对肿瘤性疾病，对于单纯的下颌骨缺损，根据缺损部位，推荐使用肋骨等暂时性修复手段，待患者 13 岁（男性患者应再延迟2～3 年）后再行下颌骨重建，需充分考虑骨瓣供区对功能的影响，应将腓骨作为供区首选，血管化髂骨肌瓣需注意尽量保留臀中肌和缝匠肌的附着。

　　4. 修复重建时机的选择　　在下颌骨重建的适应证方面，目前仍存在一定的分歧，尤其是针对恶性肿瘤术后的下颌骨缺损是否同期修复的问题。不少学者仍认为,应等到术后 2 年、随访无复发才可施行下颌骨重建术。但是,越来越多的人则主张在肿瘤根治的前提下,下颌骨的重建应在口腔恶性肿瘤切除的同期即刻进行。对于范围较广、不易彻底切除或多次手术复发等复杂的病例则不宜单纯追求同期功能重建。

对于不具备即刻骨重建条件的下颌骨缺损,如肿瘤多次复发或预后较差的患者,可采用单纯软组织瓣修复或软组织瓣复合下颌骨重建板修复,肿瘤随访 2 年未见复发者可进行二期骨重建,但二期骨重建可带来残余下颌骨舌侧偏斜、下颌牙列舌侧倾斜、对颌牙列伸长、髁突旋转移位和下颌骨缺损区域瘢痕严重等问题。二期骨重建中单纯行下颌骨连续性重建常无法即刻恢复咬合关系和咀嚼功能,常需口腔颌面外科和口腔正畸科联合参与治疗。

对于单纯下颌骨缺损而未行同期修复的患者,通常利用余留下颌牙配戴下颌翼状导板以维持咬合关系,保留患者部分咀嚼功能,经过约 3 个月的功能训练,患者可用余留下颌牙与上颌牙进行咬合。对于二期骨重建患者,下颌翼状导板有暂时维持咬合关系、降低二期骨重建难度、提高重建效果的作用。

(三)下颌骨修复重建中的辅助技术

1. 数字化辅助技术 数字化辅助技术能在治疗前模拟最终效果,并对不同治疗方案进行比较和优化,由此确定个性化治疗方案,并有利于咬合功能重建。目前提倡以咬合功能为导向,即以口腔种植位点为依据,进而确定移植骨段的位置并选择足够骨量的供区骨瓣和修复方式。数字化治疗方案规划的主要内容:①明确肿瘤切除范围,确定截骨线。②余留上下颌骨位置关系的调整与确认。③确定修复完成后义齿的最佳位置。④依据虚拟的义齿位置规划种植体位置及角度。⑤结合拟修复的下颌骨外形轮廓与种植体位置和角度,参照健侧颌骨模型进行镜像翻转;对于跨越中线的缺损,可选择健康人下颌骨数据进行适当编辑,对移植骨进行切割、塑形,并在缺损区进行定位模拟。⑥输出设计完成后的下颌骨重建模型,三维打印获得实物模型,可用于预弯重建板。⑦设计手术辅助导板,以便将设计准确地转化至实际手术中。⑧植入骨段的设计及生物力学分析。

2. 导航技术 计算机辅助导航系统(computer assisted navigation system,CANS)是数字化外科的一部分,它将空间立体导航技术、计算机图像处理及可视化技术与临床手术结合起来,实现了术前设计和模拟、术中实时导航定位及术后预测。在导航辅助手术中,由于定位钉通常固定于颅骨和上颌骨,下颌骨相对于头颅及上颌骨是活动的。因此,CANS 在下颌骨手术中的应用也受到一定限制。这就要求定位钉固定于下颌骨上,但由于下颌骨体积有限,定位装置固定较为困难,并且与手术操作互相干扰。可以通过术前 CT 扫描时下颌骨保持牙尖交错位以及术中颌间结扎的方法,将下颌骨与头颅、上颌骨的位置相对固定,实现下颌骨导航手术。既保证了配准及导航的精度,又避免了导航装置对手术的影响,获得了较好的效果。

(四)下颌骨咬合功能的恢复

1. 义齿修复前的外科准备

(1)骨组织:足够的移植骨组织量是义齿修复的前提。移植骨骨量不足常见于单层腓骨重建下颌骨。骨增量可在下颌骨重建手术的同期或二期进行。骨增量常使用以下方法:平行折叠腓骨移植,同期或二期的非血管化 Onlay 植骨和牵引成骨,尽可能恢复牙槽骨高度,但也应注意义齿修复必需的颌间距离(前牙区 2.5~2.8cm,后牙区 2.0~2.2cm)。

传统的联合腓骨移植、牵引成骨和义齿种植三种方法,通常需要在患者经过大型的游离腓骨移植术成功后,经过半年时间待移植腓骨成活、骨愈合后通过再次手术安装牵引装置,如需义齿种植则还需在牵引成骨成功后 4～6 个月附加义齿种植手术。为了避免不必要的多次外科手术,并缩短治疗过程和时间,1996 年奥地利格拉茨大学口腔颌面外科发明了一种牙种植牵引器,即 DISSIS,将牵引成骨技术和种植技术完美地结合在一起。随后,1997 年张陈平教授等人发明了用于游离腓骨移植的牙种植牵引器(DID),成功地将游离腓骨移植重建下颌骨、牵引成骨技术和义齿种植技术相结合成为一个整体,应用于对移植腓骨的牙种植及同期垂直牵引,可以一次手术、6 个月时间即完成腓骨移植、牵引成骨及牙种植,从而实现下颌骨的外形和功能的同期重建。

牙种植牵引器是一种集颌骨牵引器和牙种植体于一身的装置。20 余年来,经全面系统的动物实验以及临床应用,DID 经历了数代的不断改进与完善,目前已成熟定型,分为 7 个组成部分:①愈合螺丝;② DID 种植体;③牵引螺杆;④牵引套筒;⑤牵引帽;⑥底座体;⑦连接螺杆。

DID 系统主要适用于大型跨中线的下颌骨缺损,一期或二期腓骨修复重建。其目的是解决腓骨下颌骨重建高度不足的问题。DID 装置的特点是同期完成对腓骨的种植体植入及垂直牵引,从而明显缩短了腓骨移植下颌骨功能性重建的疗程,提高了下颌骨重建的成功率和修复重建效果。其术中具体操作方法如下。

1)进行测量,暴露下颌骨病变,截骨前进行下面宽(即下颌骨角 - 角间距)、下颌体长度以及面下 1/3 垂直高度的测量记录,根据截骨前下颌体(牙槽突 - 下颌骨下缘)的垂直高度,再次核对 DID 使用型号。

2)钛重建板塑形、固定,注意恢复残颌牙列的咬合关系、中线位置、下面宽以及下颌体的原始长度,钛板固定于下颌骨残段,每端至少 3 枚钛钉的双皮质固定。

3)依据钛板的弯制形态,进行腓骨的全下颌骨体部的四段式塑形,即双侧前牙区及后牙区分段截骨,切除截骨线内侧的楔形骨块,有利于腓骨弯曲连接形成新的下颌骨,并就位固定于钛板上。

4)吻合血管,恢复腓骨组织瓣的血循环,该过程亦可先于腓骨成形。

5)于腓骨上放置定位弓及定位杆,注意牵引方向指向上牙窝,确定合适的 DID 植入部位及植入道。

6)去除定位杆,制备贯穿腓骨的 DID 原始导向定位植入道。

7)沿原始植入道分别制备 DID 种植体固位道(腓骨上部)及 DID 牵引套筒固位道(腓骨下部)。

8)水平截开腓骨,保持腓骨舌侧骨膜的完整性。

9)安装 DID 系统。

10)于腓骨水平截骨处充填游离自体碎骨,行咬肌残端与腓骨瓣肌袖的复位固定。

11)缝合关闭口内外创口,留置牵引套筒于口外,备术后牵引。

术后操作如下。

1)术后 5～7 天开始行 DID 的口外牵引。

2)逆时针旋转牵引匙。牵引量为早晚各 1 圈(0.35mm/ 圈),1 天的牵引高度为 0.7mm。

3)通常牵引周期为 2 周左右。

4)牵引结束后,去除牵引帽、牵引杆以及牵引套筒。

5）在底座体导向杆的引导下固定底座体,碘仿糊剂充填,固定连接螺杆。

6）缝合口外遗留创口。

7）定期随访观察、拍 X 线片,通常于牵引完成 4 个月后可于口内行 DID 上部结构修复,咀嚼功能得以恢复。

（2）软组织:下颌骨重建患者牙槽骨表面常覆盖皮瓣或松软肥厚的软组织,不利于维持健康的种植体周组织,去除重建牙槽骨表面的皮瓣或松软的软组织,诱导生成健康的附着龈黏膜十分重要。去除重建牙槽骨表面的软组织后,常用的软组织诱导成形技术包括:①自行黏膜化,即对小面积缺损,采用直接在保留骨膜的牙槽骨表面覆盖碘仿纱包,刺激骨膜表面肉芽组织生长,二期上皮细胞生长、黏膜化,形成较薄的口腔黏膜覆盖于牙槽骨;②人工补片,即将人工补片剪裁后,平铺于牙槽骨骨膜上,打包加压,等待正常口腔上皮细胞长入此细胞支架,形成健康的附着上皮;③角化黏膜移植,常采用硬腭黏膜进行移植,对于较大的缺损,分块移植是获得附着上皮的最理想方法。

前庭沟成形术有利于形成正常的牙槽骨形态,解决唇颊软组织不足,使种植义齿获得足够的修复空间,同时有利于后期种植体周围组织健康的维护。常见的方法是利用口内牙槽骨顶端多余的皮瓣或黏膜,在牙槽骨偏舌侧设计切口,向唇颊侧翻瓣显露牙槽骨,松解唇颊侧前庭沟,将翻起的软组织瓣边缘缝合于前庭沟底,裸露的牙槽骨采用相应的软组织诱导成形术。

2. 下颌骨重建手术后的义齿修复 以余留牙为基牙的活动义齿修复。可用于双侧后牙保留、基牙健康、重建区域软组织为角化黏膜或耐磨的皮肤,有充足牙槽骨高度的情况。

（1）种植体支持式覆盖义齿修复:可用于牙槽骨低平,颌间距离过大,唇颊黏膜与舌体运动受限,难以自洁的情况。在移植骨块上进行种植体植入,二期对种植体周软组织进行处理,将种植体上部结构设计为球帽附着体、杆卡附着体、磁性附着体和高架桥等修复形式,进行覆盖义齿修复。

（2）种植体支持式固定义齿修复:对于完成下颌骨解剖结构重建,且唇颊黏膜与舌体运动良好的患者,预估修复后患者可具备一定的自洁功能,有清晰的牙槽骨和前庭沟结构,牙槽骨表面为附着龈或角化程度较高的口腔黏膜,重建的牙槽骨与咬合曲线、Spee 曲线均接近正常范围,则建议采用种植体支持式固定义齿修复。在移植骨块上植入种植体,种植体的数量及位置按照种植固定义齿的要求进行,建议义齿与种植体间采用螺丝固位。移植骨块近远中边缘处不宜植入种植体,可在固定义齿的近远中设计≤1.5cm 的悬臂。二期种植体植入前,需拍摄 CBCT 明确下颌骨重建手术中钛板及钛钉的位置,若无法避开,则需拆除钛板。

三、典型病例

（一）典型病例一

1. 病情简介 患者,女,49 岁,左侧下颌骨肿物术后复发 1 年余,2006 年于外院行“左侧下颌骨囊肿刮治术 + 钛板植入术”,病理为“含牙囊肿”,2016 年 8 月发现左下牙龈肿物,未干预,近期觉左侧下颌轻度压痛,下唇麻木,无肿物快速增长史(图 9-5-7)。我院病理复片诊断:左侧下颌骨瘤样增生骨小梁组织及纤维囊壁样组织,伴感染,局部上衬复层鳞状上皮,倾向考虑牙源性囊性为主的病变,含牙囊肿(?),鉴于病变复发，单囊性成釉细胞瘤可能，明确需待术后标本。

2. 治疗方案　下颌骨节段切除＋血管化游离骨瓣重建（图 9-5-8～图 9-5-10）。截骨范围：33 远中至髁突。骨瓣选择：腓骨。软组织缺损：口内皮岛。钛板选择：重建板。术前虚拟手术设计，3D 打印模型及导板。

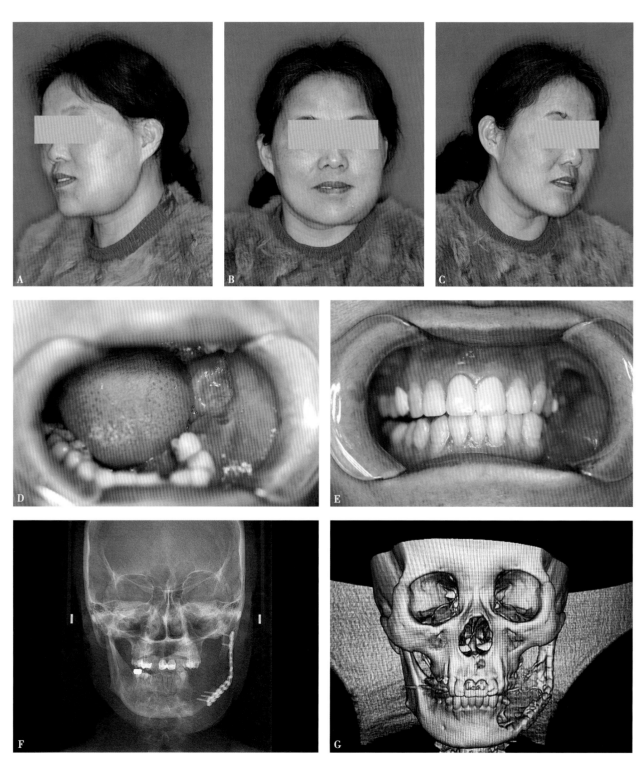

图 9-5-7　左侧下颌骨肿物术前表现

A～C. 患者正、侧面像　D、E. 口内照　F. X 线头颅正位片　G. 术前 CT 重建

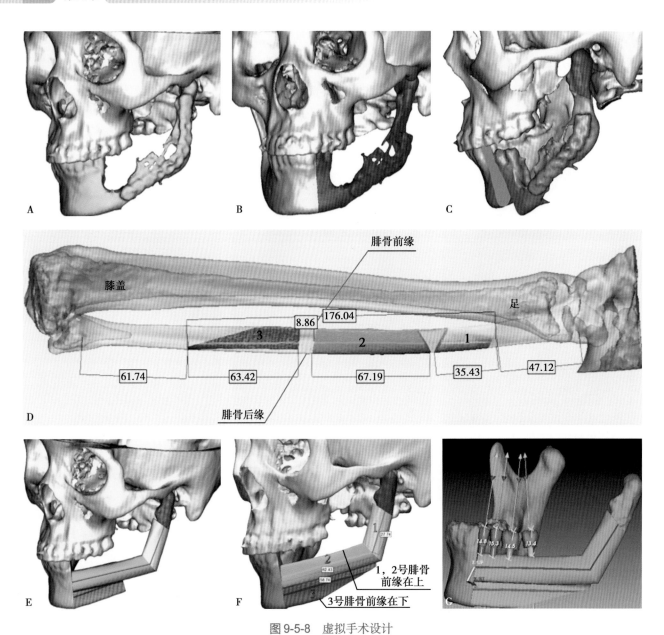

图 9-5-8 虚拟手术设计

A～C. 截骨范围模拟　D. 腓骨截骨方案模拟　E、F. 腓骨重建方案模拟　G. 种植方案模拟

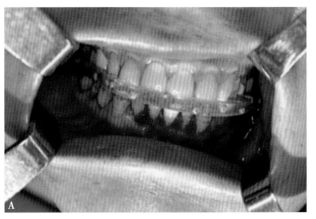

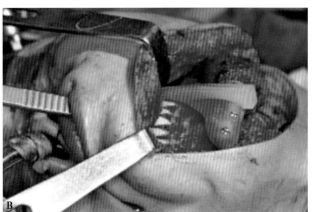

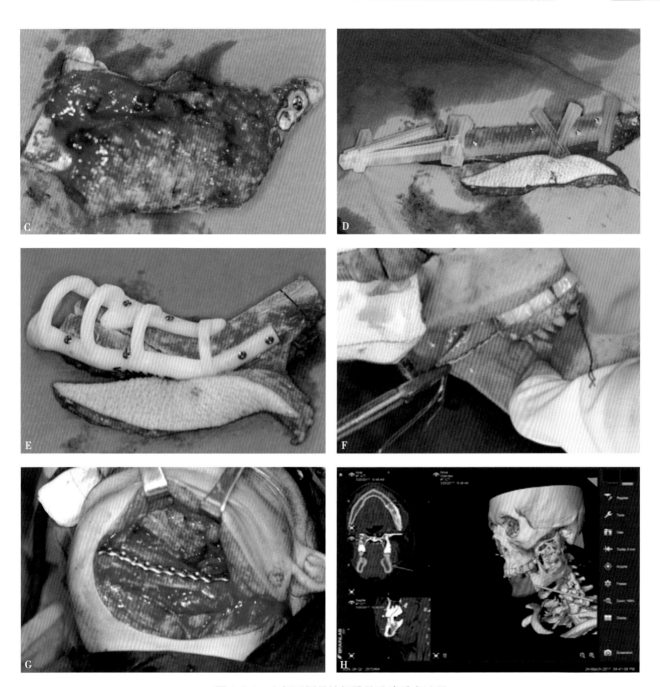

图 9-5-9　左侧下颌骨缺损腓骨重建手术过程

A、B.截骨导板引导下截骨　C.肿物切除标本　D、E.导板引导下完成腓骨制备成形　F、G.颌间牵引固定上下颌骨
H.导航系统验证移植腓骨位置

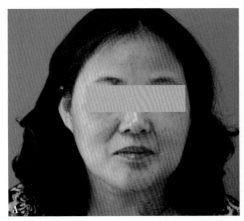
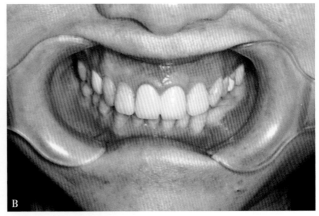
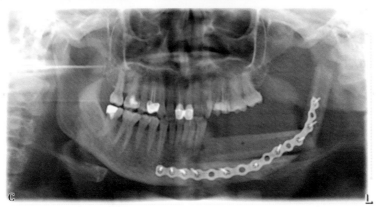

图 9-5-10 左侧下颌骨缺损腓骨移植修复术后 2 个月表现

A. 患者正面像 B. 口内咬合照 C. 全景片

（二）典型病例二

1. 病情简介 患者，女，27 岁，颌骨畸形 16 年，要求修复（图 9-5-11）。病史：8 岁时因"右侧下颌骨血管畸形"，行颈外动脉结扎术，术后肿物未减小，10 岁时于外院行"右侧下颌骨节段切除术 + 冷冻植骨"。

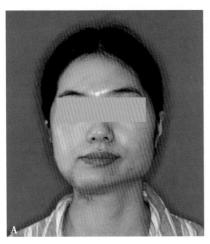
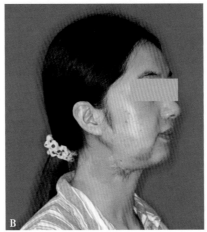
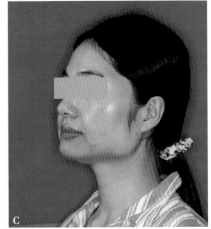

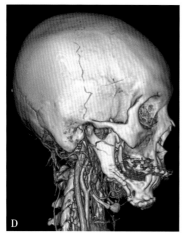
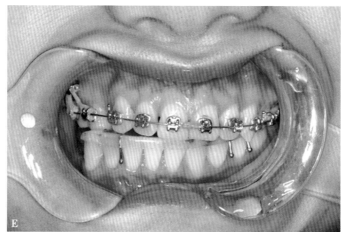
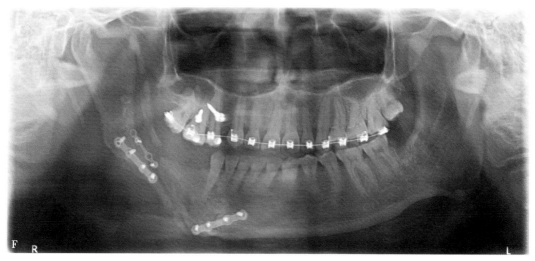

图 9-5-11 右侧下颌骨畸形术前表现

A~C. 患者正、侧面像 D. 颌骨CT三维重建 E. 口内咬合照 F. 全景片

2. 治疗方案 术前正畸＋下颌骨节段切除＋血管化游离骨瓣重建＋正颌手术＋术后正畸（图9-5-12～图9-5-14）。截骨范围：43远中至下颌升支。骨瓣选择：血管化髂骨。钛板选择：微型钛板。

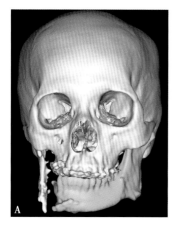
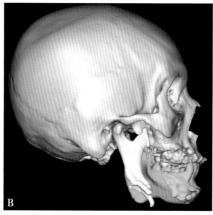
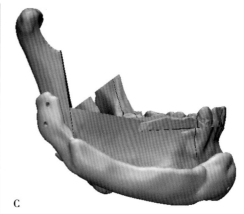

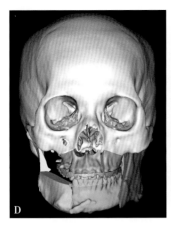 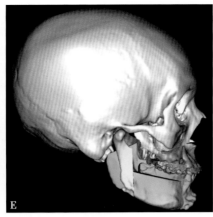 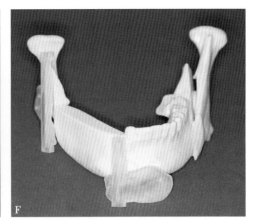

图 9-5-12 虚拟手术设计

A、B. 右侧下颌骨缺损状态模拟　C～E. 颌骨重建及正颌方案模拟　F. 快速原型技术模拟右侧下颌骨重建效果

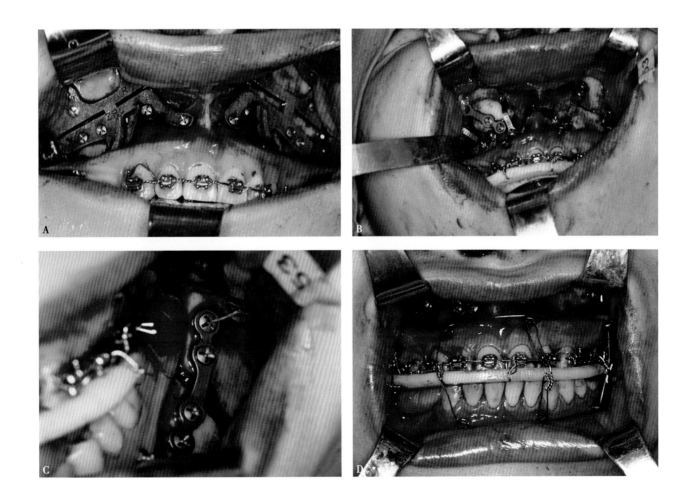

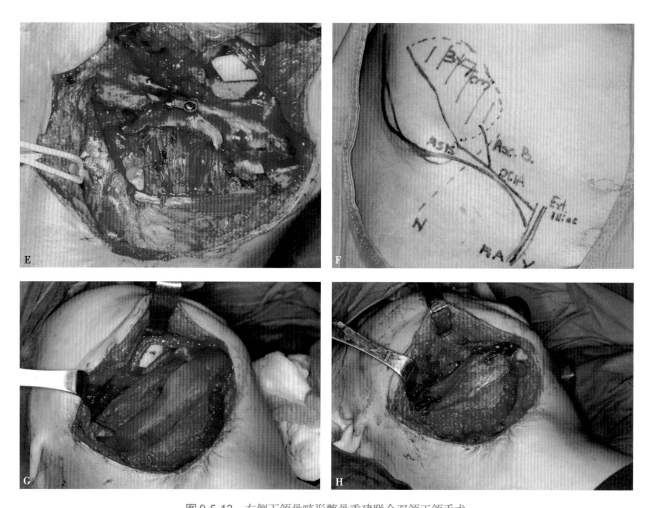

图 9-5-13 右侧下颌骨畸形髂骨重建联合双颌正颌手术

A、B. 双侧上颌 Le Fort I 型截骨术 C. 左侧下颌骨矢状劈开术 D. 颌间结扎 E～H. 导板引导下右侧下颌骨缺损髂骨移植重建

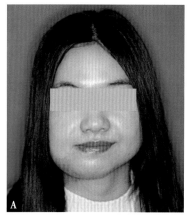

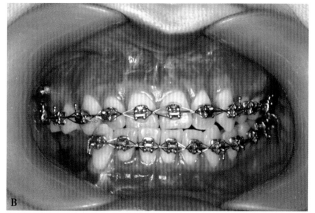

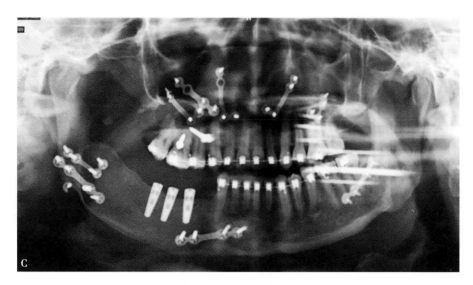

图 9-5-14   术后 1 年表现

A. 患者正面像   B. 口内咬合照   C. 全景片

（三）典型病例三

1. 病情简介   患者，男，57 岁，颏部膨隆伴渐增 1 年余（图 9-5-15）。1 年前患者发现颏部"拇指甲"大小的无痛性膨隆，膨隆渐进性增大并逐渐延伸至左侧下颌骨。全景片示双侧下颌骨多房性低密度影像，部分牙根截根样吸收，考虑成釉细胞瘤可能。

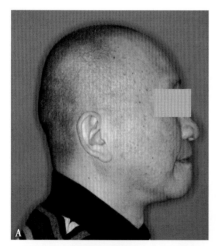
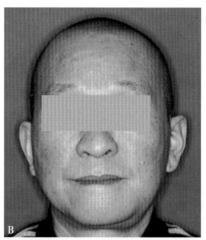
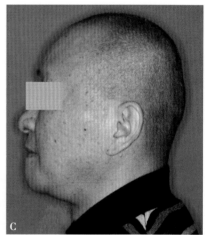
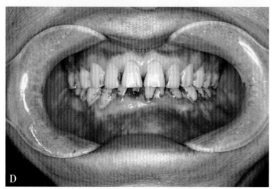
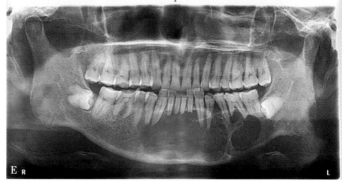

图 9-5-15   双侧下颌骨成釉细胞瘤术前表现

A～C. 患者正、侧面像   D. 口内咬合照   E. 全景片

2. 治疗方案　下颌骨节段切除 + 血管化游离骨瓣重建 + 牙种植牵引器植入术（图9-5-16，图9-5-17）。

截骨范围：46近中 - 左侧下颌升支前缘，骨瓣选择：血管化腓骨，钛板选择：次重建钛板。

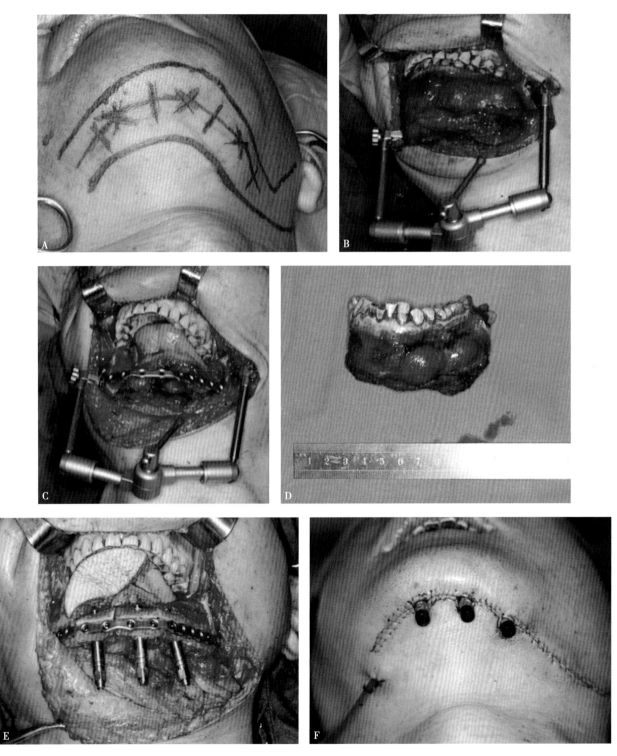

图 9-5-16　双侧下颌骨缺损腓骨重建 + 牙种植牵引器植入术

A. 切口及牵引器位置设计　B. 颌骨定位器引导下双侧下颌骨节段性切除　C. 重建钛板植入　D. 肿物切除标本　E. 腓骨移植重建及牙种植牵引器植入　F. 留置牵引套筒于口外，备术后牵引

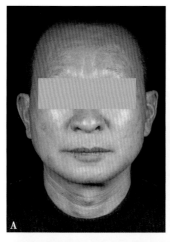
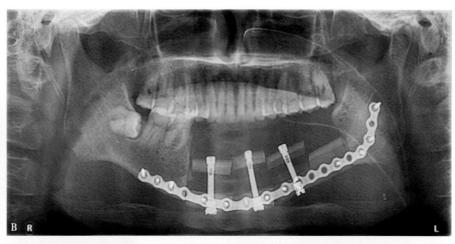
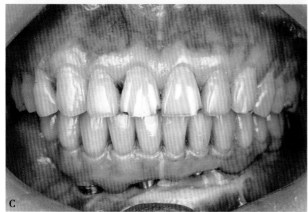
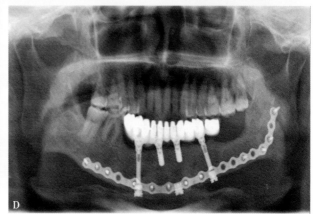

图 9-5-17　腓骨重建下颌骨联合牙种植牵引技术效果
A. 患者正面像　B. DID 完成后全景片　C. 种植修复完成后口内咬合照　D. 种植修复完成后全景片

（张陈平　刘剑楠）

第六节　上颌骨缺损

　　上颌骨（maxilla）是面中部外观和功能的基石，承担着支撑颅底、眼球和面中部，并与下颌骨一起行使咀嚼力，分隔口腔和鼻腔等重要功能。因此，上颌骨缺损尤其是大型缺损会对患者的面容和功能产生严重影响，而且其缺损也往往伴随周围重要结构的破坏或缺失，从而导致面部畸形及咀嚼、吞咽和发音等口腔功能丧失，给患者的生理和心理带来灾难性的打击，使患者的生存质量明显下降。由于累及上颌骨的各种肿瘤的病理类型和大小范围不同，以及上颌骨解剖结构的复杂性，使上颌骨切除术的种类和内容也不尽相同，这也使得上颌骨缺损呈多样性，可从局部单一的口、鼻腔交通到涉及颅颌面部的复合性缺损的一系列复杂的多元化范畴。因此，针对各种不同类型和不同部位的缺损应选择相应种类的修复重建方法。作为从事修复重建外科的专科医师理应依据每一类缺损以及患者的需求加以选择，力求在医患双方尽可能达成共识的前提下，选择最合适的上颌骨重建方法。

从 20 世纪 90 年代起,随着血管化骨肌(皮)瓣被用于重建上颌骨缺损,血管化骨肌(皮)瓣结合种植技术的广泛应用揭开了上颌骨修复与重建的新篇章。血管化骨肌(皮)瓣重建上颌骨的优势在于能够重建面中部的骨性支柱和外形,弥补软组织瓣远期萎缩和塌陷的缺点,结合种植义齿技术能够重建咀嚼功能,从而才能实现真正意义上的功能性重建。近年来,对于因各种原因所致的上颌骨缺损尤其是大型缺损,血管化骨组织瓣结合钛植入物以及种植义齿修复上颌骨的方法已被国内外学者广泛采用,目前已成为上颌骨功能性重建较为理想的方法。

上颌骨缺损的修复尤其是大型缺损的功能性重建,一直以来是口腔颌面 - 头颈外科医师、整形外科医师和修复科医师等所面临的一项极具挑战性的课题。上颌骨缺损的修复与重建应同时兼顾功能和外形的恢复,根据缺损的原因、部位、范围和类型采取具有针对性的干预措施。理想的上颌骨修复与重建方法必须达到以下目标:①填补肿瘤术后或外伤造成的缺损;②分隔口腔和鼻腔的交通;③恢复上颌骨的支柱结构;④恢复面中部组织器官的功能,如咀嚼、发音和吞咽等功能;⑤重建眼球的位置或填充并美化眼球摘除后的眼眶以利于义眼植入;⑥维持特定的鼻腔通气道;⑦提供面中部组织如上唇、鼻、颊等必要的骨性支持,包括避免下睑外翻;⑧修复与重建面中部的外形。然而,迄今为止还没有任何一种重建方法能够涵盖所有这些上颌骨重建的目标。为此,本章旨在以外科重建为基调的创新工作,结合赝复及种植技术并兼顾外形与功能,结合我们的认知与实践,在简要介绍国内外相关领域诸如分类、修复科及外科治疗动态的基础上,着重介绍上颌骨肿瘤术后不同类型缺损尤其是大型缺损的重建与修复。

一、分类

上颌骨缺损的分类方法主要有 HS 分类、樊森分类、赵铱民分类、Brown 分类、Cordeiro 和 Santamaria 分类、Okay 分类、Triana 分类、Yamamoto 分类等。在这些分类方法中,前 3 种分类法均是从赝复体修复角度出发,因而在外科应用中相对局限;后几种分类法则从外科重建角度由外科医师提出。

1. Brown 分类(2000)及 Brown 改良分类(2010) Brown 分类是英国学者 Brown 等(2000)根据上颌骨在垂直和水平面上的各自不同程度缺损提出的相应分类系统(图 9-6-1)。垂直向缺损按照一侧上颌骨缺损的情况分为 4 类,其中按是否存在口鼻瘘区分 Ⅰ 类和 Ⅱ 类,按眼眶受侵犯的程度区分 Ⅲ 类和 Ⅳ 类。具体而言,Ⅰ 类缺损(maxillectomy with no oroantral fistula)包括上颌骨部分切除但不涉及窦腔;Ⅱ 类缺损(low maxillectomy)即低位上颌骨切除,包括保存眶底和眶下缘的上颌窦壁和牙槽突的切除;Ⅲ 类缺损(high maxillectomy)即高位上颌骨切除,包括眶底或部分眼眶组织在内的上颌骨切除术,可涉及颅底,但眼球得以保存;Ⅳ 类缺损(radical maxillectomy)即包括眶内容物在内的上颌骨扩大切除,前颅底的一并切除也可包括在内。水平缺损根据牙槽骨和腭部的切除程度分为 3 个亚类:a 亚类缺损为不超过中线且不涉及鼻中隔的单侧牙槽骨及腭部切除;b 亚类缺损为超过中线并涉及鼻中隔牙槽骨及腭部切除;c 亚类缺损为全牙槽骨和腭部切除。上颌骨的垂直缺损对面中部的外形造成严重的影响,而水平缺损则更多引起咀嚼、吞咽和发音等功能障碍。Brown 分类涵盖了上颌骨缺损所造成的面中部畸形(美观、鼻及鼻旁窦、眼球)和功能障碍(牙秴、咀嚼、发音)这两个方面,目前被多数外科医师接受。而且,此分类简单明了,易被临床医师掌握,又能有助于手术方案的制订,特别是最终还可对重建效果进行比较和评估。

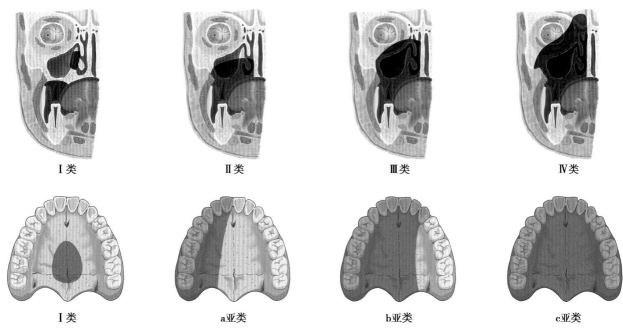

图 9-6-1　Brown 分类

　　Brown 分类经过多年的临床应用后发现，此分类尚不全面。因此，Brown 等（2010）在原分类的基础上提出了一个改良分类（图 9-6-2），将垂直向缺损除了原来的 4 类，又增加了眼眶及上颌骨缺损但牙槽突和腭突完整的Ⅴ类缺损和鼻腔及周围上颌骨缺损的Ⅵ类缺损。水平向缺损则增加了不足或达到硬腭一半的前后横向缺损这一亚类。随着该改良分类的提出以及不断推广，该新提出的分类已经逐渐得到各国学者的认可。

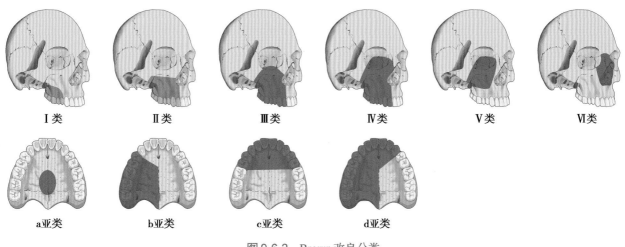

图 9-6-2　Brown 改良分类

　　2. Triana 分类（2000）　Triana 分类（图 9-6-3）是美国学者 Triana 和几位克罗地亚学者共同提出的分类系统。该分类系统共分为 4 类：Ⅰ类缺损为包括一侧腭部或前部牙弓在内的低位上颌骨切除（inferior maxillectomy）；Ⅱ类缺损为包括双侧或大部分腭部在内的低位上颌骨切除；Ⅲ类缺损为保留眶内容物的上颌骨全切除（total maxillectomy）；Ⅳ类缺损为包括眶内容物的上颌骨全切除。Triana 分类中主要考虑的因素是腭部和牙弓缺损的程度以及余留牙的情况。对于软组织缺损，Triana 分类与 Brown 分类相似，但不如 Brown 分类详尽。

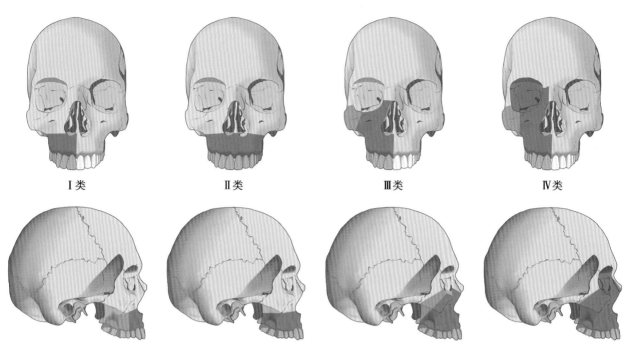

I 类　　　　　II 类　　　　　III 类　　　　　IV 类

图 9-6-3　Triana 分类：上排为正面观，下排为侧面观

3. Cordeiro 和 Santamaria 分类（2000）　Cordeiro 和 Santamaria 分类（图 9-6-4）是由美国学者 Cordeiro 和 Santamaria 提出的一种四分类系统，该分类的基础是将上颌骨视作一个具有 6 个壁的六面体。上颌骨顶壁是支持眼球的眶底，内侧壁即为鼻腔的外侧壁，底壁由牙槽嵴和硬腭的大部构成，其他各壁则由上颌

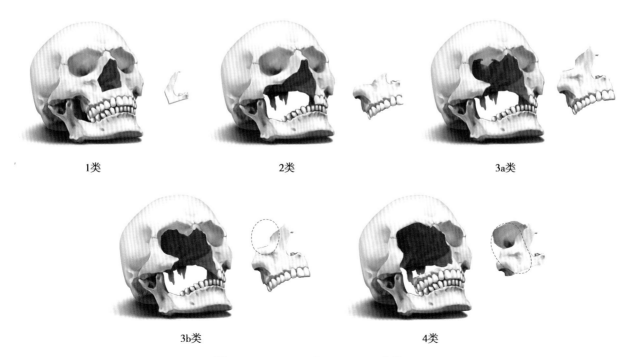

1类　　　　　　　　　2类　　　　　　　　　3a类

3b类　　　　　　　　　4类

图 9-6-4　Cordeiro 和 Santamaria 分类

窦的各壁组成，上颌骨体位于六面体的中央。据此，上颌骨缺损分为4类：1类缺损（limited maxillectomy）为局限性上颌骨切除，切除上述6个壁中除腭部以外的1～2个壁；2类缺损（subtotal maxillectomy）为上颌骨次全切除，切除上述6个壁中除眶底以外的5个壁；3类缺损（total maxillectomy）为上颌骨全切除，切除上颌骨的所有6个壁，该类缺损又分为保留眶内容物的3a类和摘除眶内容物的3b类；4类缺损（orbito-maxillectomy）为切除上颌骨6个壁中除腭部以外的5个壁及眶内容物后的缺损。Cordeiro和Santamaria分类中的每类缺损都提示是否需要进行腭部和眼眶的重建，并能考虑缺损区域重建的面积或者体积的需求，但其缺陷主要在于未考虑牙齿缺失的情况，也就是咬合功能的重建尚未包括在内。

4. Okay分类（2001） Okay分类（图9-6-5）是由美国学者Okay等在结合上颌骨缺损大小和赝复体的固位稳定的生物力学特点的基础上提出的一种分类系统。其中，Ⅰa类缺损包括牙槽突以外的硬腭任何部位的缺损；Ⅰb类缺损指上颌骨前部的缺损或者尖牙以后任何部位的牙槽突缺损。Ⅱ类缺损包括仅涉及1颗尖牙的硬腭和牙槽突的任何部位缺损，以及不足硬腭一半的横向缺损两种情况。Ⅲ类缺损包括涉及2颗尖牙的硬腭和牙槽突的任何部位缺损，以及超过硬腭一半的横向缺损两种情况。另根据面中部骨质缺损情况分为2个亚类，当缺损涉及眶下缘时称为f亚类，当缺损涉及颧骨体时称为z亚类。该分类法将尖牙视为一个关键要素，因为尖牙具有强壮的牙根而在义齿的支持和寿命中起中枢作用，并与残余的腭平面抵抗扭转力的作用密切相关。Okay分类的优势是可为外科医师和修复科医师共同制订治疗计划提供依据。

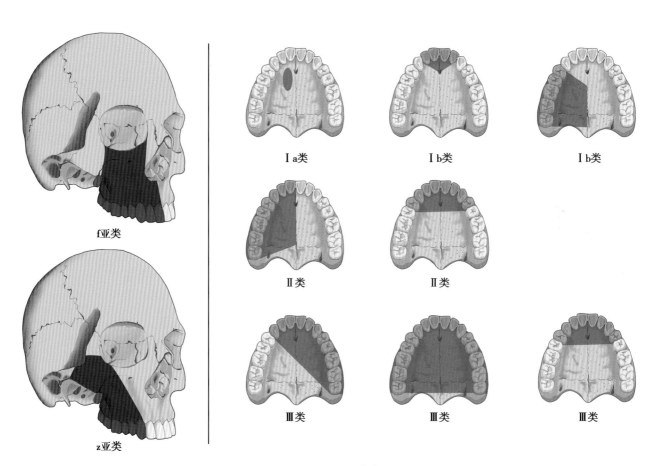

f亚类

z亚类

Ⅰa类　　Ⅰb类　　Ⅰb类

Ⅱ类　　Ⅱ类

Ⅲ类　　Ⅲ类　　Ⅲ类

图9-6-5　Okay分类

5. Yamamoto 分类（2004） Yamamoto 分类（图 9-6-6）是由日本学者 Yamamoto 等基于上颌骨三大支柱的概念而提出的分类方法。上颌骨包括鼻上颌支柱（nasomaxillary buttress，NMB）、翼上颌支柱（pterygomaxillary buttress，PMB）和颧上颌支柱（zygomaticomaxillary buttress，ZMB）这三大支柱，Yamamoto 分类正是按照三大支柱中的某些支柱缺损设计的。Yamamoto 分类共分为三类：1 类缺损包括局限性上颌骨切除（limited maxillectomy）和上颌骨次全切除（subtotal maxillectomy），即 PMB 和部分 NMB 的缺损；2 类缺损包括保留腭部和牙槽突的眶上颌骨切除（orbito-maxillectomy）和眶颧上颌骨切除（orbito-zygomatico-maxillectomy），即 ZMB 和部分 NMB 的缺损；3 类缺损包括上颌骨全切（total maxillectomy）和扩大的上颌骨全切（extended total maxillectomy），即 NMB、PMB 和 ZMB 三大支柱全部缺损。Yamamoto 分类中每种类型的缺损都代表了为恢复面中部的外形和功能所需要重建的主要上颌骨支柱。

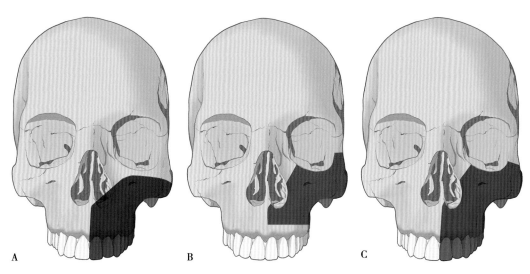

图 9-6-6　Yamamoto 分类
A. 1 类缺损　B. 2 类缺损　C. 3 类缺损

然而，由于上颌骨的各类缺损所造成的面中部畸形和功能障碍错综复杂，使得任何一种分类方法都难以全面地涵盖所有可能的上颌骨缺损情况。到目前为止，上述五种上颌骨分类尚没有任何一种分类能够被广泛接受，相比较而言 Brown 分类比其他分类更为详尽且临床上广泛被外科医师所接受。因而，本章将主要采用 Brown 分类，以便于对上颌骨的缺损进行描述。

我们认为，较为理想的上颌骨缺损的临床分类应符合以下要求：简单易记、有利于临床选择手术重建方式并制订出治疗计划、有利于统计学处理、有利于疗效观察和对比研究、更有利于临床推广应用。随着功能性外科以及相关学科的不断发展，尤其是在计算机辅助技术的日趋成熟以及人工材料的应用后，使上颌骨的功能性三维重建成为可能。如果上颌骨缺损的分类法能紧密结合临床，在原有分类法的基础上提出更加合理和适用的分类并借助计算机图像分析系统使之达到智能化，必将会使上颌骨缺损的分类趋于标准化、科学化、合理化，也更有利于上颌骨缺损创新重建术式的不断飞跃。

二、修复重建的关键技术与方法

（一）计算机辅助技术

目前，血管化复合骨组织瓣已经在上颌骨缺损重建中成为主流，但对于移植骨块的塑形及面部外形的构筑，以往术者除了依据头颅标本，一般是根据个人的临床经验来预估，其主观性可想而知，因而重复性差，难以恢复理想的面中部形态，更谈不上种植体的精确固位，这与重建颌面部外形及功能的要求尚存有一定的距离。

随着计算机辅助外科的发展，快速成形技术和计算机辅助设计/计算机辅助制造技术的出现和应用，为构筑理想的新上颌骨形态，使其恢复原有的外形和功能提供了可能。计算机辅助外科包括以影像为引导的计算机辅助外科和无需影像引导的计算机辅助外科两种。前者主要包括虚拟手术计划（virtual surgical planning，VSP）、手术导航、机器人三类，其中目前又以 VSP 在上颌骨精确重建中的应用最为广泛。VSP 能弥补传统手术中医师完全依靠临床经验制订手术方案和单纯凭借外科技能完成手术的不足，从而提高手术精确度和质量，缩短手术时间。VSP 可帮助医师制订合理的手术方案，进行手术演练和预测手术效果，并根据模拟结果制作各种导板手术，以确保医师在实际手术中重复 VSP 的过程，从而帮助医师完成精确的颅颌面骨切除和重建手术。此外，术后还能评价比较手术效果。主要的手术模拟包括对骨组织的切割、分离和移动，最优化的截骨线、骨移位、磨改的位置、固位接骨板和螺钉的放置定位等。

自 2001 年起，我们在无影像引导的模型外科指导下预弯钛网并联合前臂游离皮瓣闭合式三维重建了上颌骨缺损，获得了良好的疗效。2009 年开始，我们在国内率先采用 VSP 进行上颌骨重建，在基于受区血管的选择、血管长度以及复合重建的类型等诸多条件的基础上，术前通过计算机自动选择与受区外形匹配的供区腓骨部分，并依据原受区外形或正常侧的镜像对移植腓骨塑形，最后由工程技术人员通过计算机设计出腓骨的截骨导板和成形导板在术中引导上颌骨重建手术，使得按照计算机模拟和设计方案而重建的上颌骨，能够达到更为精确和理想形态的同时又简化了手术。外科医师通过 VSP 结合术中实时导航，可提高对复杂解剖区域的空间定位能力和手术效果，为肿瘤的切除、切除后的缺损修复和截骨术创造更好的条件和视野。将 VSP 与手术导航相结合，能够实现术前手术模拟和术中实时监控与实时验证，给外科医师提供实时的空间位置参考信息，有利于校正术前模拟和术中操作可能产生的误差，从而进一步提高手术的安全性和精确性。我们在临床应用和实施中也发现，相较于下颌骨重建，术中导航结合虚拟手术计划相比在重建上颌骨的精确空间关系上的优势并不明显，而借助手术定位导板在精确重建上颌骨方面，空间关系的恢复上更具优势。

随着计算机技术的深入发展，人工智能在智能诊疗、医学影像智能识别、医疗机器人、药物智能研发、智能健康管理等方面的应用越来越广泛，推动了医疗的智能化、精准化和微创化发展。人工智能（AI）是研究开发用于模拟、延伸和扩展人类智能的理论、方法、技术及应用的一门新兴的科学技术。AI 具有学习和适应能力，可感知环境并做出相应反应，与人类产生交互作用，包含人机交互、知识图谱、生物特征识别、人工神经网络、虚拟现实与增强现实等关键技术。

人工智能可将术前采集的口腔颌面三维影像资料进行重建，设计个性化手术方案，制作导板术中引导手术操作。此外,还可依据手术方案进行肿瘤切除、缺损修复、显微外科血管吻合等手术。目前,经过专门培训的医师操作的控制台、精密手术床旁机械臂系统、清晰的成像系统、微创的手术工具组成的智能机器人手术系统已成功应用于口腔颌面部深部肿瘤的手术切除。国内学者针对口腔医疗特殊需求成功研发了口腔种植机器人,并开展了临床应用。适用于口腔颌面外科专用的手术机器人,如应用于颌骨重建、正颌手术的机器人正在研发中。

(二)赝复治疗

上颌骨缺损用配戴赝复体修复的方法沿用已久,属于开放式修复术式。其多年来被认为是一种较为实用的传统修复方法,优点有:①可以充填死腔,将鼻腔和口腔分隔;②支撑并恢复唇面部原有外形;③重建牙列,恢复咀嚼功能;④为了减轻赝复体重量,可以制作成中空式的赝复体,且可随意戴上或卸下,对观察肿瘤有无早期复发十分有利。同时,赝复体修复上颌骨缺损的方法也存在一些缺点,主要有:①需待创口愈合,并在张口度恢复至一定程度后才能制作和配戴,在此期间患者进食、言语等均感不便;②需要经常取下清洗,很不方便;③固位条件差时,可因不密合而产生漏气,缺损较大时更易发生;④可因赝复体压迫引起继发性创伤,形成褥疮性溃疡等;⑤全上颌骨缺失,因缺损腔中无组织倒凹可供利用,无颌骨组织支持修复体,赝复体难以固位,且对眶下缘和眼球的支撑不够。

不少学者认为,对于上颌骨部分缺损的患者可通过赝复治疗来构建其面部外形和恢复咀嚼、语音以及通气功能,且有利于恶性肿瘤的术后随访和复发的早期发现。但对于上颌骨大型缺损的患者,此方法则难以达到维持口腔的封闭性,由于黏附力不充分,使赝复体以及咀嚼肌的稳定性下降,严重影响患者的外形、咀嚼及语音功能,进食也难以正常进行,导致患者术后的生存质量明显降低。我们认为,赝复体修复主要可用于 Brown 分类中的 I 、II 类缺损等局限性的上颌骨缺损,并不适合行血管化组织瓣修复而余留牙有足够支持力的患者。

【典型病例一】

病例特点:赝复体修复上颌骨 Brown II 类缺损(图 9-6-7)。患者通过赝复体修复获得了良好的美学修复效果,左侧鼻底及口角无明显塌陷,双侧较对称,牙列缺损恢复,咬合关系良好。

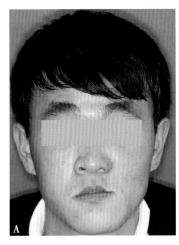
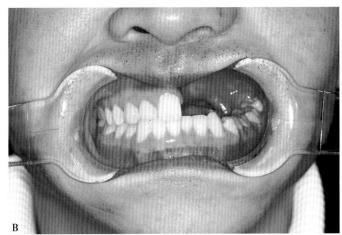

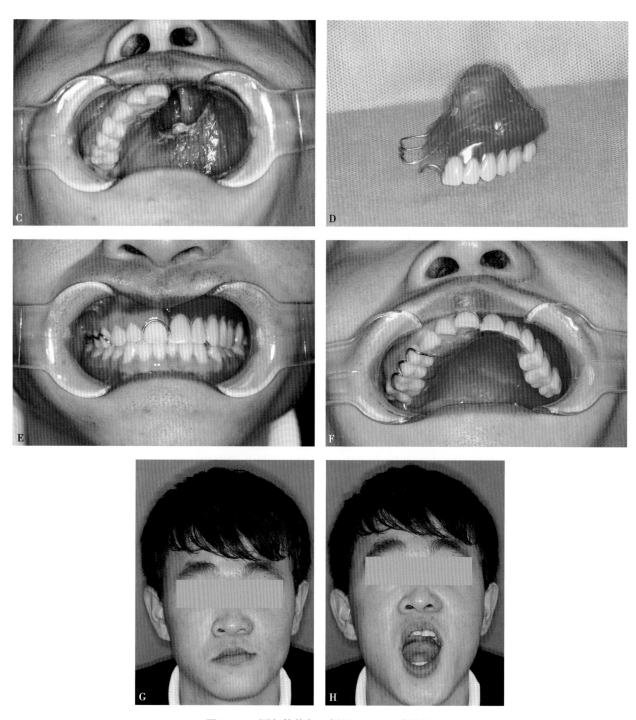

图 9-6-7 赝复体修复上颌骨 Brown Ⅱ类缺损

A～C. 赝复体修复前患者正面像及口内照，左侧鼻底及口角塌陷，口鼻相通，左侧上颌牙缺失　D. 赝复体　E～H. 配戴赝复体后患者口内照及正面像

【典型病例二】

病例特点：可摘式义齿＋赝复体修复上颌骨 Brown Ⅲ类缺损（图 9-6-8）。患者通过赝复体修复获得了良好的美学修复，虽然患者的手术涉及眶底，造成眼球下垂、眶下区变形，但是赝复体修复后右侧上唇未显凹陷及张口受限。

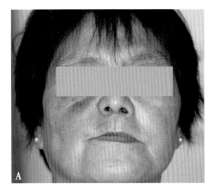
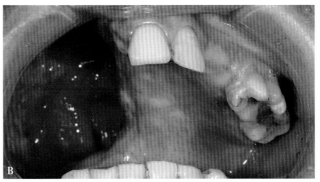
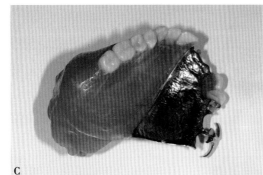
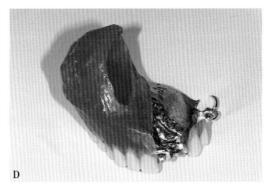
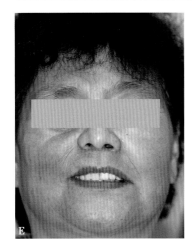
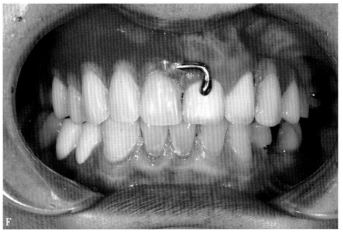

图 9-6-8　赝复体修复上颌骨 Brown Ⅲ类缺损

A、B. 赝复体修复前患者正面像及口内照　C、D. 赝复体　E、F. 赝复体修复后患者正面像及口内照

（本病例由上海交通大学医学院附属第九人民医院焦婷医师提供）

（三）颧种植体

1998 年，Brånemark 团队为了解决上颌骨缺损患者的咀嚼功能恢复，开发设计了颧种植体（zygomatic implant，ZI）。这种特殊设计的倾斜植体充分利用了上颌骨缺损区附近骨质致密的颧骨，为上颌骨缺损患者的义齿修复问题提供了一种全新的固位方法，最大限度地恢复了患者的口颌功能，同时可避免大量骨移植。在双侧颧骨体上植入穿颧种植体，还可以为二期阻塞器修复提供固位力与支持力。大量研究表明，颧种植体修复上颌骨缺损在临床上是一种可靠的行之有效方法，能替代大量植骨且缩短疗程。由于有足够的骨量支撑，颧种植体有较高的留存率。应用该技术修复重建可改善患者的口腔功能，封闭口鼻腔交通，恢复语音和咀嚼功能，并获得满意的面形。

颧种植体修复上颌骨缺损，获得理想固位力是修复成功的关键。常用的连接方式分固定修复和附着体修复两大类。固定修复仅修复牙列，因此需要联合软组织皮瓣封闭口鼻交通，即颧种植体穿支皮瓣（zygomatic implant perforated flap, ZIP），使得上颌骨缺损患者可以早期恢复口腔功能。

【典型病例三】

病例特点：上颌骨缺损（双侧）穿颧种植支持式阻塞器修复。双侧上颌骨部分切除后，无余留健康牙列。活动式阻塞器无法获得理想的固位力与支持力。遵循"修复引导外科"的原则，基于排牙的位置确定颧种植体穿入位点，兼顾颧骨的解剖条件。在颧骨区确定植体的穿出点时，确保种植体尖端有足量的颧骨组织包绕，种植体尖端距离重要解剖结构的安全距离至少为2mm，多枚颧种植体间至少间隔3mm。对于上颌骨缺损患者，颧种植体仅靠颧骨提供支持，缺乏上颌牙槽骨的固位。若只植入1枚种植体则难以为上部结构提供足够的支撑。可在颧骨植入2枚或多枚种植体，并在修复时通过杆卡等形式将种植体相互连接，联合支撑上部赝复体。通过个性化设计种植体上部结构，以3D切削支架配合金沉积栓道的精密附着体形式进行修复（图9-6-9）。

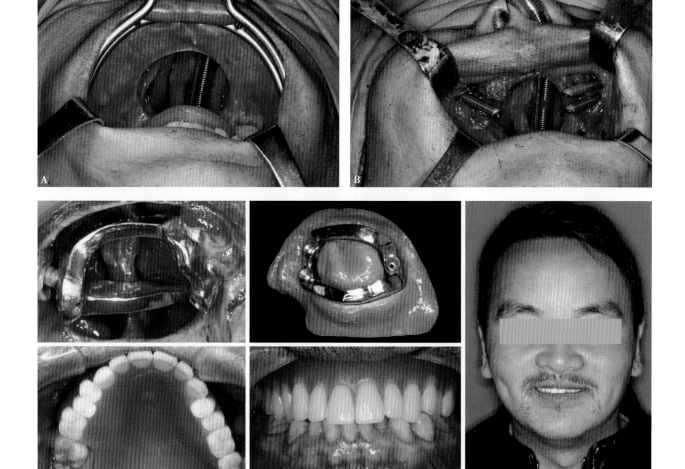

图9-6-9 颧种植体方式修复双侧上颌骨缺损

A、B. 颧种植体 C. 赝复体及配戴后患者口内外照

（本病例由上海交通大学医学院附属第九人民医院曲行舟医师提供）

（四）钛网及软组织瓣

1. 单用钛网修复上颌骨缺损 钛网被用于修复肿瘤或创伤导致的颅底和眶底缺损以来，就有学者报道采用钛网等人工植入材料（alloplastic implant）修复上颌骨缺损，可单用钛网，也可联合软组织瓣或游离骨移植。Tideman（1993）首先开展了铸造钛网支架并以自体髂骨块充填、颞肌筋膜瓣包裹的方式修复上颌骨缺损，应用于 4 例患者并获得了满意的效果。但因当时铸造钛网的成形精度及弹性较差，术中如需较大调整则有一定难度，加之单一颞肌筋膜瓣组织量不够充分，血供变异较大，没有足够的颞肌覆盖极易引起术后钛网外露等原因，故该项技术并未得以推广。应用钛网重建上颌骨的安全性及有效性早已被广大学者所认同，钛网在 CT 和 MRI 中的影像质量也被证实其可行性，因而经钛网重建上颌骨不会影响对肿瘤切除术后是否复发的监控。钛网的另一优势在于有足够的强度支撑面中部和眶内容物，且操作相对简便，外形通常令人满意，但其明显的缺点在于术后感染和钛网外露的概率并不低。因此，对于 Brown 分类的Ⅲ、Ⅳ类缺损，特别是既往接受过放疗或需要术后放疗的患者应慎用。

【典型病例四】

患者，女性，19 岁，左侧上颌骨骨肉瘤行左侧上颌骨扩大切除＋钛网修复（图 9-6-10）。

2. 单用血管化软组织瓣修复上颌骨缺损 在血管化游离组织瓣用于上颌骨重建的发展过程中，血管化软组织瓣由于制备和修复均较血管化骨组织瓣简单，首先在上颌骨的修复重建中得到应用，之后陆续出现了游离桡侧前臂皮瓣、游离背阔肌肌皮瓣、游离腹直肌肌皮瓣修复各类上颌骨缺损的报道。我们在 1997 年设计了游离背阔肌、前锯肌单蒂双岛肌皮瓣修复上颌骨扩大切除后遗留的 Brown Ⅳ类缺损。共计

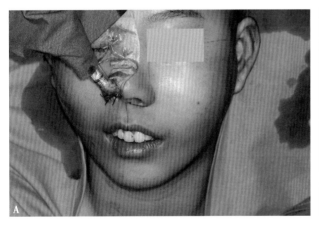
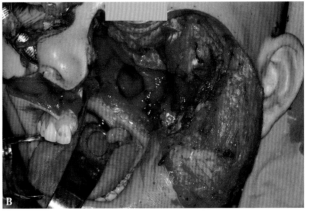
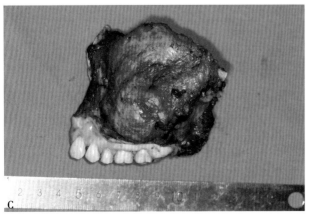
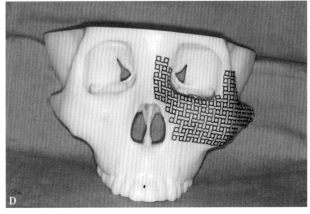

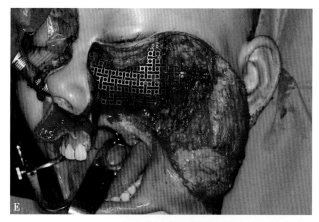

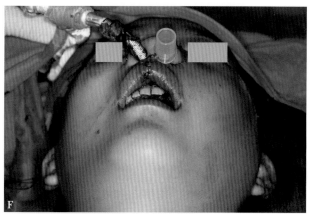

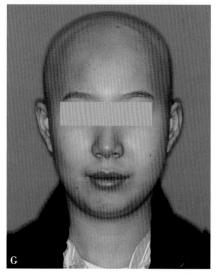

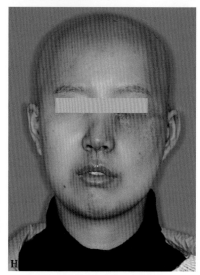

图 9-6-10 左侧上颌骨骨肉瘤行上颌骨扩大切除及钛网修复

A. 左侧上颌骨骨肉瘤化疗后，左侧上颌骨明显膨隆 B. 左侧上颌骨扩大切除术后的即刻缺损照片 C. 切除的肿瘤标本 D. 根据镜像模型弯制钛网 E. 钛网植入固定，支撑眶底和上颌窦前壁 F. 关闭创面术后即刻照，左侧上颌骨外形恢复良好，眶下区与对侧对称，无明显塌陷 G. 术前正面像 H. 术后 1 个月正面像

治疗 8 例，男 5 例，女 3 例。年龄最小 23 岁，最大 78 岁，平均 62 岁。结果肌皮瓣全部成活，其中 7 例术后曾行常规放疗，皮瓣未发生坏死。该瓣最大可修复包括一侧上颌骨、眼眶内容、颧骨、下颌骨喙突和面颊软组织在内的大面积缺损。

Cordeiro 和 Santamaria（2000）报道了用腹直肌肌皮瓣修复 46 例上颌骨 Brown Ⅲ、Ⅳ类缺损，皮瓣中的肌肉和皮下脂肪可用于软组织充填，根据缺损修复的需要，最多可以切取 3 个皮岛修复腭部、鼻腔侧壁和面中部皮肤的缺损，还可以切取颅骨或游离肋骨移植重建眼眶，周围用腹直肌包裹。结果显示，对于面中部皮肤无缺损的患者，腹直肌肌皮瓣修复的效果满意，46 例中有 43 例患者能够正常进食或进软食，39 例患者术后语音正常或接近正常，另有 6 例发音清晰。然而，除了由于肌肉萎缩和重力作用等因素远期效果不如近期效果，血管化软组织瓣修复上颌骨的另一个重要问题是，由于腭部仅以软组织封闭，牙槽嵴未能有效重建，使得 46 例中仅有 15 例患者术后能够配戴义齿或赝复体，这与真正意义的功能性重建尚有差距。对于晚期肿瘤患者，虽然单纯血管化软组织瓣修复上颌骨存在上述缺点，但可为二期骨修复或其他治疗提供铺垫。

【典型病例五】

患者，女性，37 岁，腭部梭形细胞肉瘤术后双侧上颌骨复发，行右侧上颌骨全切 + 左侧上颌骨次全切除 + 游离背阔肌、前锯肌单蒂双岛肌皮瓣修复。设计右侧 Weber-Fergusson 切口 + 左侧鼻底切口，保护眼内容物行右侧上颌骨全切 + 左侧上颌骨次全切除术，使用右侧背阔肌肌皮瓣，制备背阔肌、前锯肌单蒂双岛肌皮瓣。将前锯肌充填于原右侧上颌骨消灭死腔，背阔肌修复腭部缺损。术后 6 个月正面像示右侧眶周明显塌陷，右侧眼球下降（图 9-6-11）。

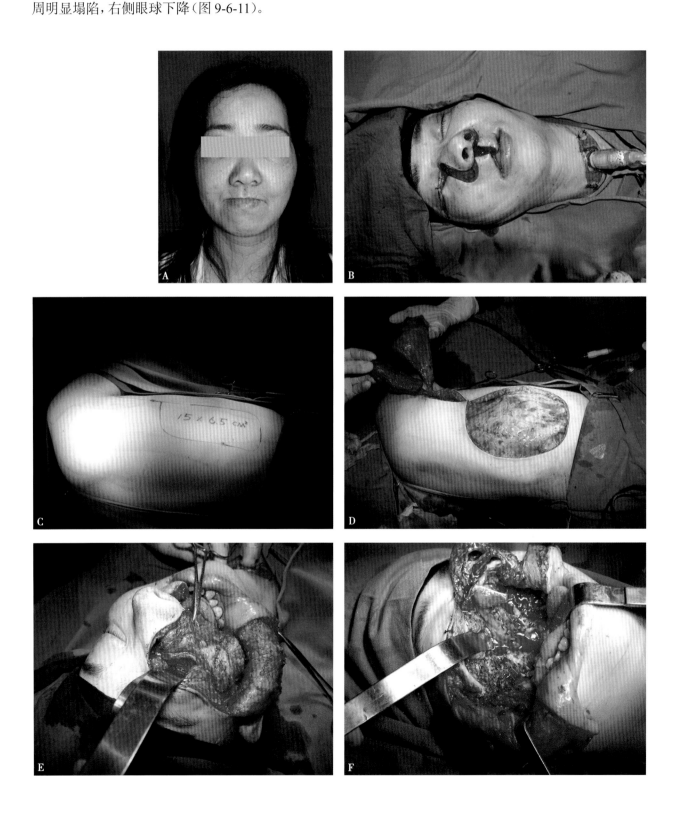

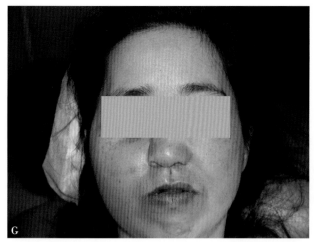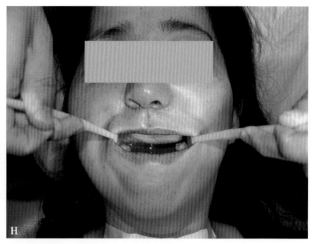

图 9-6-11　游离背阔肌、前锯肌单蒂双岛肌皮瓣修复双侧上颌骨缺损

（右侧 Brown Ⅲ类，左侧 Brown Ⅱ类）

A. 术前正面像　B. 手术切口　C. 皮瓣设计　D. 皮瓣制取　E. 右侧上颌骨全切 + 左侧上颌骨次全切　F. 缺损范围
G、H. 术后正面像

3. 桡侧前臂皮瓣结合 CAD/CAM 预制的钛网重建上颌骨　单用血管化软组织瓣，往往随着时间的推移有下坠倾向，而钛网的孔状结构将有利于活组织的长入使之紧密贴合成为可能。因此，我们于 2000 年起设计了应用血管化软组织瓣结合钛网的方法重建上颌骨大型缺损（Brown Ⅱ、Ⅲ类）。通过计算机辅助外科技术作为该类缺损重建的模型外科手段，术前通过镜像对称原则预制钛网三维恢复上颌骨外形，以游离桡侧前臂皮瓣折叠分别关闭口、鼻腔交通的方法，一期解剖构筑上颌骨的形态，恢复咀嚼、言语和通气功能，临床应用 19 例，获得了令人鼓舞的效果。在上颌骨重建中，桡侧前臂皮瓣以往主要用于重建软腭缺损及局限性的 Brown Ⅰ类缺损。我们应用钛网重建上颌骨的外形，辅以桡侧前臂皮瓣修复口腔和鼻腔黏膜衬里，使上颌骨大型缺损后的三维重建更为精确，更具个体化。重建后的患者可以配戴可摘局部义齿，很大程度上恢复了咀嚼功能，克服了单纯血管化软组织瓣修复上颌骨的不足。

选用游离桡侧前臂皮瓣结合三维钛网支架的原因在于，足够长度的前臂皮瓣可使软腭不至于向前收缩影响语音功能，而且前臂皮瓣能有效替代黏膜组织作为口腔内衬里。钛网支架与前臂皮瓣相结合修复软腭，其优点在于桡侧血管供应的前臂桡侧皮瓣，薄层皮肤能弥补其他复合组织瓣因携带皮岛而显臃肿的缺点，且后者可随着时间的推移往往有下坠倾向。钛网的孔状结构因其与人体组织有良好的组织相容性，故有利于活组织的长入，使之紧密贴合。我们完成的 19 例病例中有 3 例术后 6～12 个月随访时，经鼻咽内镜检查显示钛网支架内衬上已有正常软组织覆盖，这与国外学者的报道一致。但该法也有不足，一方面对于健侧余留牙不足而难以支持可摘义齿的患者，由于缺乏骨组织不能植入种植体进行种植义齿修复，无法恢复有效的咀嚼功能；另一方面，由于桡侧前臂皮瓣的软组织相对较薄，长期抵御钛网外露的能力较弱。作为牙槽嵴承载咀嚼压力使得个别患者远期出现钛网外露，尤其是术前或既往接受过放疗，或术后需要辅助放疗的患者。因此，在处理钛网的眶下及牙槽部表面时，应用磨钻打磨，并且需要在无张力情况下关闭创面。

随着血管化骨组织瓣成功用于上颌骨重建，骨性支柱重建的理念被大多数学者接受，由于其具有得天独厚的优势，游离桡侧前臂皮瓣结合钛网支架重建上颌骨的应用就明显减少了。我们进而提出三维钛网支架结合血管化骨组织瓣的上颌骨重建模式,即钛网的作用也由原来的三维立体构筑恢复上颌骨形态,转为仅在眶下支撑眼球和恢复原上颌窦前外侧壁以避免面中部塌陷。血管化骨组织瓣则被用于重建上颌骨水平和垂直方向的骨性支柱,是获得上颌骨重建远期疗效稳定的基础。因此,目前只对于因各种原因无法行骨组织重建的患者,我们才考虑采用游离桡侧前臂皮瓣或股前外侧皮瓣结合钛网支架重建上颌 Brown Ⅲ类缺损。也有学者应用桡侧前臂骨皮瓣重建合并软组织缺损的单一的眶下缘或牙槽骨缺损。Cordeiro 和 Santamaria(2000)介绍了用桡侧前臂骨皮瓣构成"三明治"式骨瓣(osteocutaneous sandwich flap)重建上颌骨 Brown Ⅱ类缺损的方法,获得了满意的美观和功能结果。将桡骨包在桡侧前臂筋膜皮瓣的两个皮肤面之间,桡骨重建牙槽嵴和颧上颌支柱支撑上唇和面中部外形,皮瓣重建腭部和鼻腔侧黏膜缺损。我们认为由于桡骨的骨量和强度均显不足,桡骨薄且最多只能切取 6cm,一般较难植入种植体和重建较大的缺损,以及切取桡骨多伴发剩余前臂骨折这一严重并发症,因而桡侧前臂骨皮瓣仅作为上颌骨重建的一个二线备选瓣。

【典型病例六】

患者,女性,51 岁,左侧腭部黏液表皮样癌(T3N0M0),行左侧上颌骨全切除 + 前臂皮瓣 + 钛网修复(图 9-6-12A～F)。采用 CAD/CAM 技术,在上颌骨康复模型上预制包括眶底、鼻腔内侧、上颌骨前壁及底壁在内的三维钛网支架,桡侧前臂皮瓣 + 钛网上颌骨重建术。术后 9 个月腭部前臂皮瓣愈合好,可摘局部义齿修复后咬合关系好,三维 CT 示左侧上颌骨钛网重建后形态满意(图 9-6-12G～I)。随访 9 年半,效果满意(图 9-6-12J)。

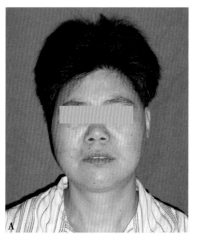
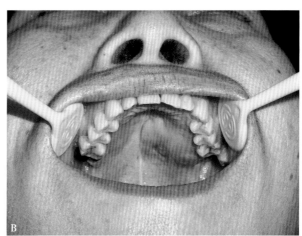
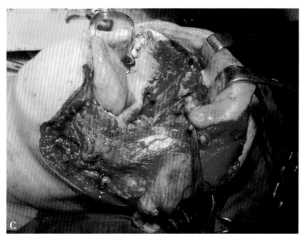
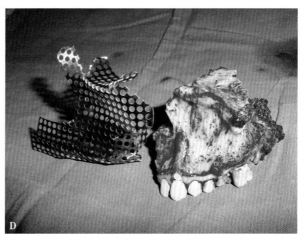

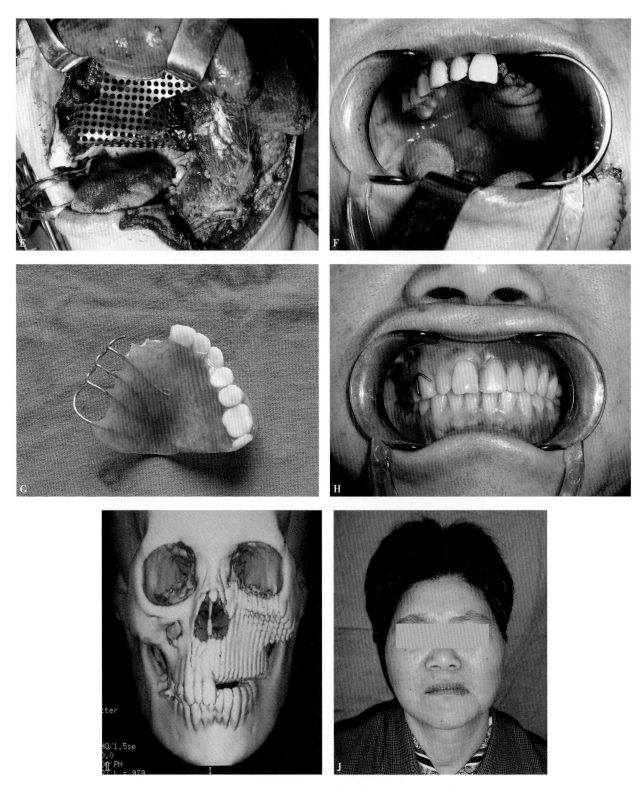

图 9-6-12　左侧上颌骨全切除＋前臂皮瓣＋钛网修复

A. 术前正面像　B. 术前口内照　C. 缺损面　D. 切除标本及预制钛网　E. 钛网就位　F. 缝合后口内照　G. 可摘局部义齿修复　H. 修复后口内咬合照　I. CT 重建　J. 术后 9 年半正面像

（五）血管化腓骨肌皮瓣

血管化骨肌（皮）瓣重建上颌骨的优势在于能够重建面中部的骨性支柱和外形，弥补软组织瓣远期萎缩和塌陷的缺点，结合种植义齿技术能够重建咀嚼功能，从而实现真正意义上的功能性重建。近年来，对于因各种原因所致的上颌骨缺损尤其是大型缺损，血管化骨组织瓣结合钛植入物以及种植义齿修复上颌骨的方法已被国内外学者广泛采用，目前已成为上颌骨功能性重建较为理想的方法。

在前文中我们介绍了用 CAD/CAM 技术制作上颌骨重建模型并弯制钛网支架，结合游离桡侧前臂皮瓣的方法重建上颌骨，获得了满意的面中部外形，患者配戴可摘义齿后发音清晰、能进普食或软食。该方法虽具有手术操作相对简单的优点，但由于其牙槽嵴单用钛网来支撑，尤其是当健侧余留牙不足而难以支持可摘义齿时，患者由于缺乏骨组织不能植入种植体进行种植义齿修复，从而导致无法恢复有效的咀嚼功能。此外，由于桡侧前臂皮瓣的软组织相对较薄，长期抵御钛网外露的能力相对较弱，从而增加了个别患者远期有钛网外露的可能，尤其是术前或既往接受过放疗，或术后需要辅助放疗的患者。尽管低于 Nakayama 等（2004）用钛网结合腹直肌肌皮瓣或股前外侧皮瓣重建上颌骨后钛网外露的概率（27.8%，5/18），但在我们完成的 19 例病例中仍有 4 例出现了钛网外露（21.1%）。鉴于此，我们自 2001 年起又设计了腓骨肌皮瓣结合钛网支架重建上颌骨 Brown Ⅱ、Ⅲ类缺损，一期或二期行种植义齿修复。游离腓骨肌皮瓣结合钛网的应用，克服了单纯软组织结合钛网修复上颌骨的缺点，通过在移植腓骨内植入种植体并行义齿修复，最终恢复患者的咀嚼功能。

1. 腓骨肌皮瓣重建上颌骨的优势　腓骨肌皮瓣的优点：①制备简单、供区并发症低、血管蒂长、管径粗容易吻合；②腓骨的双重血供允许多段截骨且塑形容易；③可取骨段长、骨密质厚，适合植入种植体；④可同时切取拇长屈肌等肌肉和小腿外侧皮瓣构成复合骨肌皮瓣；⑤能同时进行 2 组操作。因而，用腓骨肌皮瓣重建上颌骨缺损，可将腓骨截成数段分别重建牙槽嵴、翼上颌支柱、眶下缘等面中部支柱，皮岛则可用于修复腭部软组织缺损，结合钛网恢复上颌骨前壁，能够完成类似于正常上颌骨的重建。

2. 腓骨肌皮瓣在上颌骨重建中的应用　从 20 世纪末起，部分学者开始采用腓骨肌皮瓣重建上颌骨不同类型的缺损，尽管方法各异，但均为上颌骨重建提供了有益的经验。从目前能检索到的文献来看，多数仅为个案报道，介绍有一定数量的连续病例的文献并不多。Futran 等（2002）用腓骨肌皮瓣重建 27 例上颌骨缺损，其中 20 例为 Brown Ⅱ类缺损，7 例为 Brown Ⅲ类缺损，结果显示 20 例Ⅱ类缺损患者的外形和功能恢复满意，发音清晰，能进普食或软食，而 7 例Ⅲ类缺损患者的外形则并不理想。国内彭歆等（2005）报道了 34 例用腓骨肌皮瓣行上颌骨重建的病例，其中 4 例为 Brown Ⅰ类缺损，24 例为 Brown Ⅱ类缺损，另 6 例为 Brown Ⅲ类缺损。其结果也显示Ⅰ、Ⅱ类缺损患者的外形和功能恢复满意，发音清晰，能进普食或软食，而Ⅲ类缺损患者的外形并不理想。根据多数学者的观点，腓骨肌皮瓣最适合重建 Brown Ⅱ类缺损，而重建 Brown Ⅲ、Ⅳ类缺损往往效果并不理想。

Anthony 等（1996）尝试采用折叠的腓骨肌皮瓣结合种植义齿和义眼重建 Brown Ⅳ类缺损。Yazar 等（2006）采用腓动脉穿支腓骨 - 比目鱼肌双皮岛瓣（osteomyocutaneous peroneal artery perforator flap，PAP）重建 Brown Ⅲ类缺损，腓骨皮岛重建腭部缺损，比目鱼肌皮岛重建鼻腔外侧壁和充填死腔，均取得了良好的效果。折叠的腓骨肌皮瓣需要在新的鼻腔外侧壁处去掉一段腓骨以防止血管蒂的扭曲，势必增加了所取腓骨的长度,同时又缩短了血管蒂的长度,与受区血管吻合时往往需要静脉移植。PAP 需要在腓骨中上 1/3 处切取由肌皮穿支供血的比目鱼肌和皮岛,一方面由于切取部分比目鱼肌将增加手术创伤和术后并发症;另一方面,腓骨中上 1/3 处的穿支解剖变异较大,解剖复杂且极易误伤。可见,以上 2 种方法不同程度增加了手术的操作难度和供区并发症,可使重建的成功率下降,较难作为主流方法加以推广。

3. 腓骨肌皮瓣结合 CAD/CAM 技术制作的钛网重建上颌骨的基本步骤 自 2001 年起,我们在三维钛网支架结合前臂皮瓣闭合修复成功后,正式推出类三段式腓骨肌皮瓣结合钛网重建上颌骨 Brown Ⅱ、Ⅲ类缺损的新的个体化三维闭合式重建方法,一期或二期行种植义齿修复。

(1)CAD/CAM 技术制作上颌骨模型及预制钛网:操作同前。

(2)腓骨肌皮瓣制备:一般选用同侧下肢切取腓骨肌皮瓣,以利血管蒂的摆放。切取的腓骨长度参照术前在上颌骨模型上确定的长度,皮岛通常设计在下肢的下 1/3 处,沿下肢深筋膜深面切取,仔细保护皮岛的穿支。皮肤缺损用腹部全厚皮片移植关闭。

(3)腓骨塑形固定:术前制作的𬌗板,或按照计算机设计制作的腓骨截骨导板和塑形固位导板用于指导腓骨的截开和摆位塑形以及确定种植体的植入位置。对于 Brown Ⅱa 和Ⅲa 类缺损,腓骨截为 2 段分别重建患侧𬌗牙槽嵴和颧上颌支柱;而 Brown Ⅱb~c 和Ⅲb~c 类缺损,腓骨截为 2~3 段分别重建双侧𬌗牙槽嵴和患侧翼上颌支柱。腓骨与对侧牙槽嵴或颧骨、同侧牙槽嵴用小钛板固定。对于 Brown Ⅲ 类缺损,加用钛网固定于腓骨和剩余的面中部支柱上以重建上颌窦外侧壁和眶底。

(4)重建软腭和鼻道:可将腓骨肌皮瓣的皮岛分为两部分,各自携带独立的穿支,分别重建软腭和鼻腔通气道。如果软组织缺损量较大,则可切取游离桡侧前臂皮瓣与腓骨肌皮瓣串联修复。

对于受区血管的选择,以往选用颌外动脉和面前静脉进行吻合。自 2009 年起,我们采用颞浅动静脉作为受区血管,与颈部受区血管比较,其优点如下:①颞浅动静脉位置表浅、邻近上颌骨、对血管蒂长度要求不高;②受放疗和既往手术的影响小;③便于吻合和术后监测;④术后不必行头部制动;⑤允许早期张口功能锻炼。我们回顾性分析了 2001 年 3 月—2014 年 7 月期间 94 例上颌骨及面中部重建患者,分为颈部受区血管和颞浅受区血管两组,比较其术后并发症和手术效果。结果表明,皮瓣总成功率为 99.0%,并发症率为 5.3%,均与血栓有关,两组间无统计学差异($P=0.37$),但颈部血管组并发症率确实高于颞浅血管组(8% vs 2.27%)。

目前,我们对受区血管的选择是,如果手术进路采用鼻侧切口或 Weber-Fergusson 切口,则首选颞浅动、静脉作为受区血管。如果采用侧唇劈开进路,则首选颌外动脉和面前静脉作为受区血管。

(5)咀嚼功能重建:完成上颌骨的重建后,为达到真正意义上咀嚼功能的恢复,可根据需要同期或二期植入种植体。若行同期种植,则种植体的植入方向和角度参照术前制作𬌗板时所预留的种植体植入位置以及对颌牙的方向和角度来确定。二期种植可在重建术后 6 个月以后进行,植入种植体前还需对较厚的软组织(腓骨肌皮瓣的皮岛)进行修整处理。对于没有条件行种植义齿修复者,可在术后半年以后行可摘局部义齿修复。我们将上颌骨重建并完成义齿修复的患者进行咬合力测试发现,其全口𬌗力的恢复率为 50.15%±14.59%,显著高于全口义齿的恢复率(文献报道全口𬌗力的恢复率为 15%~25%)。

2001—2008 年,我们共用血管化腓骨肌皮瓣重建上颌骨 Brown Ⅱ类缺损,用血管化腓骨肌皮瓣结合钛网重建上颌骨 Brown Ⅲ类缺损,总共 28 例。其中,Ⅱ类缺损 9 例,Ⅲ类缺损 19 例,有 6 例因软组织缺损广泛而串联游离桡侧前臂皮瓣修复。除 1 例因皮岛穿支受压，于术后 1 周发生皮岛坏死外，其余 28 例腓骨肌皮瓣和 6 例游离桡侧前臂皮瓣全部成活。影像学检查显示腓骨各骨段及相邻颅面骨之间骨质融合良好。经 9~72 个月的随访，患者面中部形态满意，双侧基本对称，口鼻腔完全分隔，发音清晰，经语音清晰度测试患者的语音清晰度值与正常人对照组无显著差异。所有患者均能进普食或软食，3 例行种植义齿修复，15 例行可摘局部义齿修复。术前、术后 验力和咬合功能检测提示，义齿恢复咬合后其全口 验力的恢复率为 61.35%±10.30%，高于我们用钛网支架结合游离桡侧前臂皮瓣重建上颌骨的全口 验力恢复率（50.15%±14.59%）。

我们的经验表明，血管化腓骨肌皮瓣足够重建上颌骨 Brown Ⅱ 类缺损，腓骨肌皮瓣结合钛网能够有效地重建上颌骨 Brown Ⅲ 类缺损。通过腓骨重建牙槽嵴和翼上颌支柱，钛网重建上颌窦外侧壁和眶下缘、眶底，其中牙槽嵴、眶下缘和眶底是面中部的水平支柱，而颧上颌支柱则是面中部的垂直支柱。除鼻上颌支柱外，维持面中部形态和功能的几大支柱均得到了有效的恢复。完成种植义齿或可摘局部义齿修复后，咀嚼时的应力不仅分布于新的牙槽嵴和翼上颌支柱上，而且钛网重建的上颌窦外侧壁也能起到传导部分应力的作用，这与正常上颌骨的应力分布极为相似。由此可见，腓骨肌皮瓣结合钛网是一种相对简单而又合理的重建上颌骨 Brown Ⅲ 类缺损的方法。但对于 Brown Ⅳ 类缺损，该方法是否适用或是否需要结合其他方法，仍然需要进一步研究和探讨。

钛网作为一种较为理想的植入物，它植入体内后的暴露是无法回避的问题。我们通过降低钛网高度，充分松解瘢痕和游离周围组织，并对钛网表面做打磨处理，同时覆盖脂肪筋膜瓣进行缓冲，采用避免上颌 Weber 切口，采用下唇旁切开的方法预防钛网暴露，从而降低钛网的暴露概率。在我们前期的病例中，19 例Ⅲ类缺损用钛网重建上颌骨外侧壁和承托眼球者，除 2 例二期重建者分别于术后 4 个月和 36 个月出现内眦下方和口内龈颊沟部分钛网外露而行二次手术去除外露钛网外，其余 17 例未发现钛网外露，钛网外露的概率为 10.5%（2/19），明显低于 Nakayama 等（2004）用钛网结合腹直肌肌皮瓣或股前外侧皮瓣重建上颌骨的钛网外露概率（27.8%，5/18），也低于我们以往用钛网支架结合游离桡侧前臂皮瓣重建上颌骨的钛网外露概率（21.1%，4/19）。

自 2001 年起，我们成功地对上颌骨 Brown Ⅲ 类缺损应用血管化腓骨肌皮瓣进行上颌骨的骨性支柱重建，结合钛网或颧种植体修复，获得了良好的疗效。为了进一步验证此种术式修复后的上颌骨的生物机械稳定性和应力分布情况，我们在正常人颅颌面部三维有限元模型的基础上，分别设计并建立上颌骨缺损与不同方式腓骨重建的三维有限元模型，进行生物力学分析和比较，研究骨性支柱重建在上颌骨功能性修复中的作用，为上颌骨缺损的功能性修复提供理论依据。我们的研究结果表明，"三段式"腓骨进行有效的上颌骨骨性支柱重建，能使修复后的上颌骨处于比较合理的应力分布状态，更接近于正常的上颌骨。三段式"腓骨 + 钛网"的结合更有利于上颌骨缺损重建的固位以及应力分布，有利于骨重建远期效果和咀嚼效能的恢复，是上颌骨功能性修复较为理想的方法。

【典型病例七】

病例特点：上颌骨 Class Ⅲa 缺损即刻重建。患者，男性，28 岁，左侧上颌骨骨化纤维瘤，左侧上颌骨全切除＋腓骨肌皮瓣＋钛网上颌骨重建术＋即刻种植（图 9-6-13）。

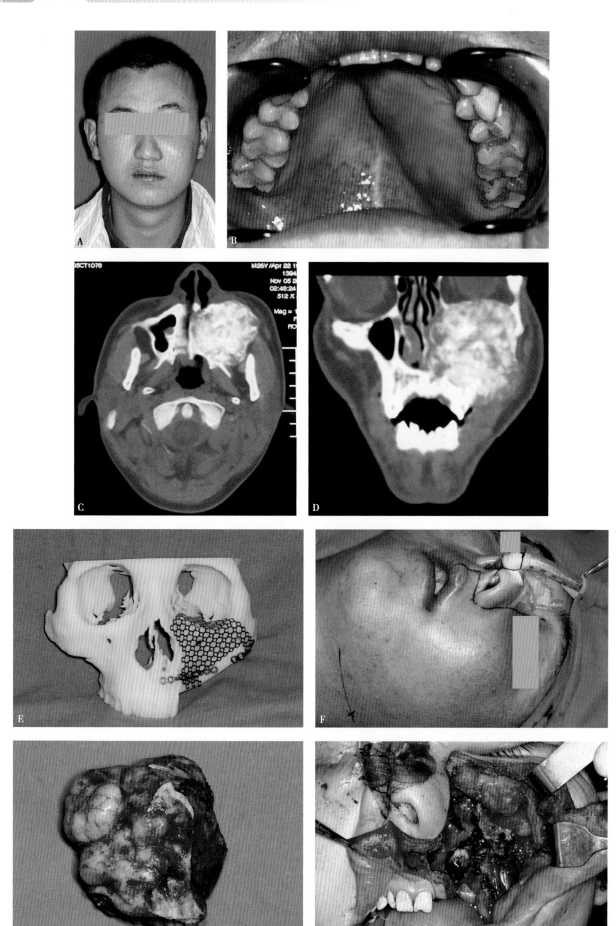

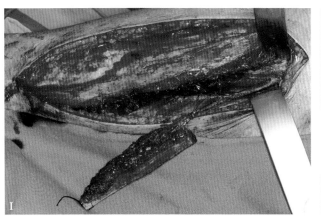
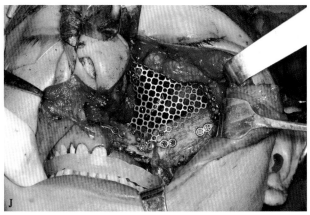
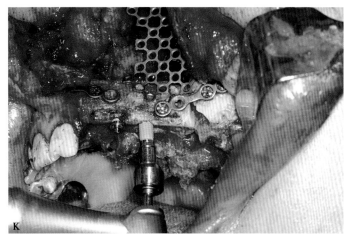
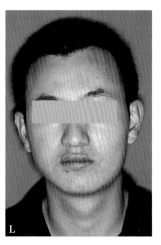
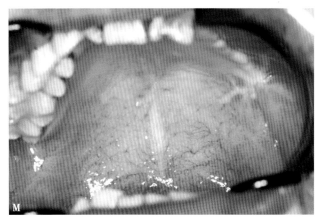
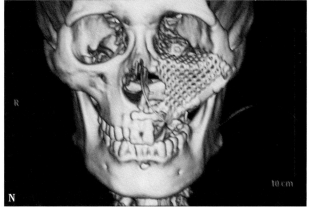

图 9-6-13 左侧上颌骨全切除＋腓骨肌皮瓣＋钛网上颌骨重建术＋即刻种植（Brown Ⅲa 类缺损）

A～D. 左侧上颌骨骨化纤维瘤患者正面像、口内照及 CT 影像 E. 用 CAD/CAM 图像进行三维重建，计算机模拟、设计手术方案 F～H. 肿瘤切除手术 I～K. 腓骨重建、钛网植入、同期种植体植入 L、M. 术后 4 个月，面部外形良好，创口愈合良好，无张口受限 N. 术后三维 CT 示左侧上颌骨重建后形态满意，双侧对称

【典型病例八】

病例特点：上颌骨 Brown Ⅲb 缺损二期重建。患者，女，24 岁，右侧上颌骨骨肉瘤术后，上颌骨缺损行腓骨肌皮瓣＋钛网上颌骨重建术（图 9-6-14）。

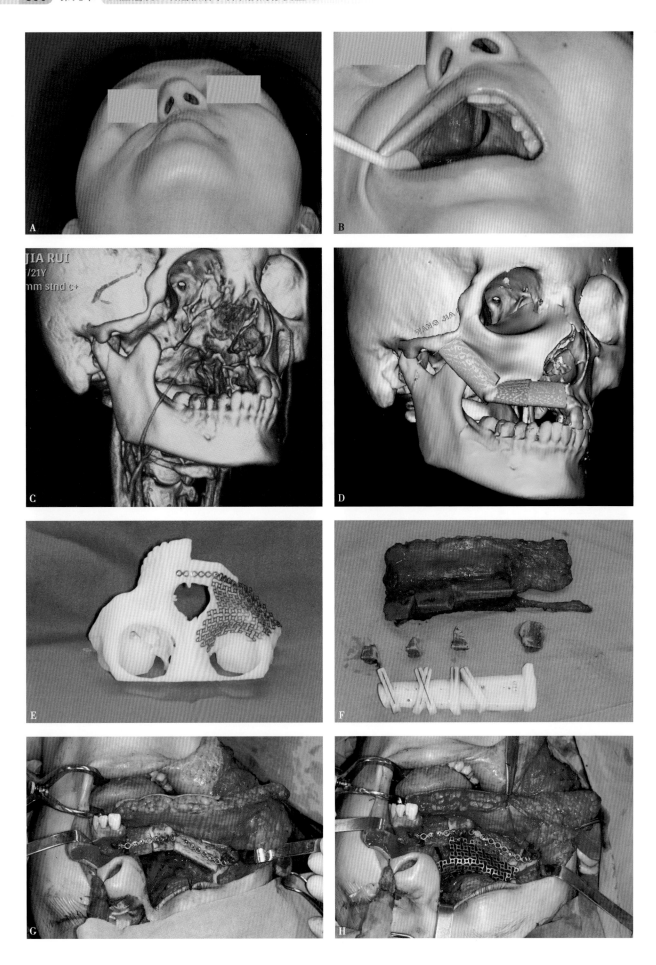

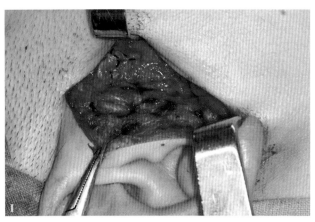
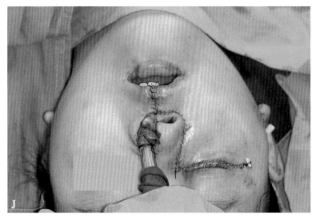
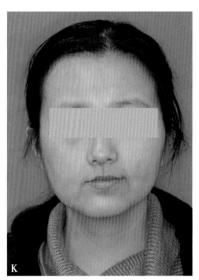

图 9-6-14　右侧上颌骨骨肉瘤术后 Brown Ⅲb 类缺损二期行腓骨肌皮瓣＋钛网上颌骨重建术

A～C. 术前口内、外照及影像学检查所示缺损情况　D、E. 根据虚拟手术设计方案打印上颌骨重建模型，预弯钛板及钛网　F～H. 将预弯的钛板植入固定，按塑形导板进行腓骨塑形，用预制的钛网重建上颌骨前外侧壁，腓骨肌皮瓣皮岛部分去皮后形成脂肪筋膜瓣覆盖于钛网表面，预防钛网暴露，剩余皮岛置于腭部与周围黏膜缝合　I. 选择颞浅动静脉作为受区血管　J. 术中获得满意的外形修复效果　K. 术后 3 个月正面像，效果满意

（六）抽屉式切除联合钛网重建上颌骨

根据我们对上颌骨纤维骨性病变患者的观察，该病变除了引起面部的膨隆畸形，眶容积受病变推挤变小往往已经压迫眼球，引起眼球上抬、眼球突出等问题，进一步发展还会引起复视，甚至失明。但病变并不总是涉及牙槽嵴，部分患者的牙槽嵴并未出现明显变形及牙齿移位，尽管𬌗平面偏移，但咬合关系还基本正常。对于这类患者，以往单纯的磨削修整，虽然可以改善外形，但无法改善眼球受压移位、眶容积缩小、视神经受压等问题。因此，最常采用的是根治性手术治疗即上颌骨全切术。这必然会造成患者的咬合功能丧失、口鼻相通等问题。如果是采取保守性手术如磨削修整，虽然可以对面部的膨隆畸形进行一定程度的矫正，但对眼球移位没有明显的改善作用。

综上所述，我们提出了抽屉式切除（drawer-like resection）这一术式。该术式将上颌骨上份（包括眶底颧骨）膨隆的骨质完整切除，然后将三维钛网植入后固定。这既改善了外形，又可以恢复眶容积和眶平面，将眼球还原至正常位置，避免病变进一步发展而影响视力及眼球运动。

我们通过对前期病例进行回顾性研究发现，患者术后眼球突出、上抬症状均明显改善（表 9-6-1）。术后眼球突度差及眼球高度差分别为 1.10mm±0.28mm 和 0.98mm±0.48mm，与术前比较，差异有统计学意义。患者术后眶容积为 26.37mL±0.94mL，与术前比较，差异有统计学意义（$P=0.000$）。其正常侧眶容积为 26.32mL±0.63mL，与术后眶容积比较，差异无统计学意义（$P=0.78$）。在切除病变的同时还保留了患者正常的牙槽嵴,使得患者原有的咬合关系得以保留,显著提高 L 患者的生活质量,同时减少了手术损伤。抽屉式切除后的缺损为 Brown V 类缺损。眶底和上颌骨前壁是支撑面中部突度和眼球的重要骨结构。Brown V 类缺损的重建目标包括面部轮廓和面中部突度的恢复,支撑眼球和眶容积的恢复。计算机辅助技术的应用为实现 Brown V 类缺陷的重建提供了有效的解决方案。抽屉式切除联合钛网重建上颌骨使得原本非常复杂的上颌骨重建变得简单,是保存性功能性外科的进一步延伸。

表 9-6-1　手术前后眼球突度及眶容积比较

比较项目	术前	术后	P
眼球突度差 /mm	2.53 ± 0.67	1.10 ± 0.28	0.001
眼球高度差 /mm	3.83 ± 0.81	0.98 ± 0.488	0.000
眶容积(正常侧 26.32 ± 0.63)/mL	24.06 ± 0.85	26.37 ± 0.94	0.000

【典型病例九】

病例特点: 抽屉式切除联合钛网重建上颌骨 Brown V 类缺损(**图 9-6-15**)。患者,女性,19 岁,右侧上颌骨骨纤维异常增殖症。采用 Weber-Fergusson 切口,切开翻瓣,暴露上颌骨肿块。将眶内容物与眶底充分剥离,以保留眶内容物。可利用截骨导板在根尖上方截骨,以保留牙槽嵴。同时切开颧上颌及鼻上颌连接处,将肿块切除。然后将预弯的钛网植入 4mm 微螺钉将钛网固定在牙槽嵴、鼻骨和颧骨上。术前可行

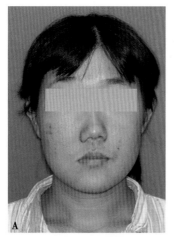
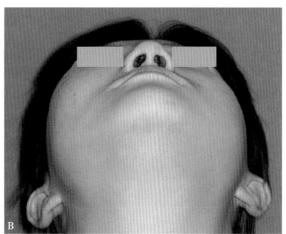
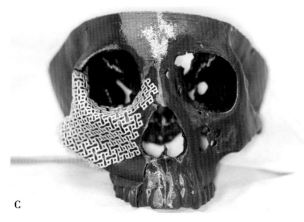
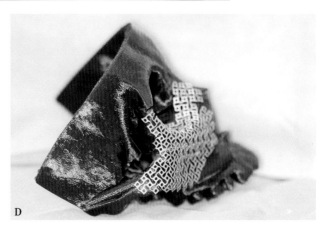

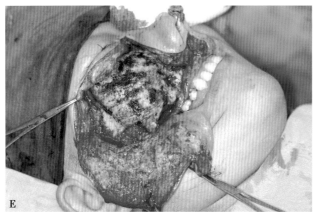
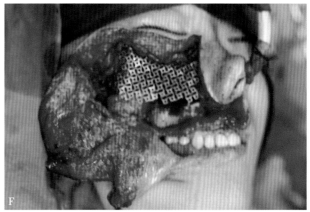
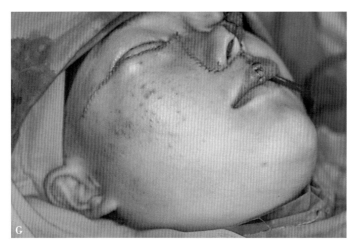
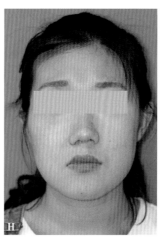
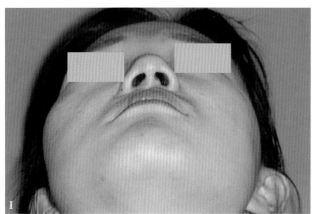
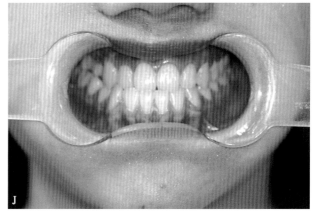

图 9-6-15　右侧上颌骨骨纤维异常增殖症抽屉式切除＋钛网重建（Brown Ⅴ类缺损）

A、B. 术前面部外形　C、D. 三维镜像进行缺损重建，打印 3D 模型，预弯钛网　E、F. 手术中植入钛网修复上颌窦前壁和眶底　G～I. 面部修复效果好，眼球突度和高度改善　J. 术后咬合关系（没有改变）

虚拟手术计划设计，将患者颌面部 CT 图像导入 ProPlan CMF。然后在电脑上模拟肿瘤切除，确定截骨的范围和截骨线的位置，再采用对侧上颌骨的三维镜像进行缺损重建。基于镜像打印 3D 模型，预弯钛网，修复上颌窦前壁和眶底轮廓。

　　术后面部基本对称，右侧上颌部膨隆明显改善，眼球恢复到正常位置，口内咬合关系较术前无明显改变。

（七）聚醚醚酮（PEEK）在上颌骨重建中的应用

目前，上颌骨重建正朝着精确、微创、个体化的方向发展。根据患者的需求，制定相应的个体化修复方式。对于需行上颌骨重建的患者，特别是肿瘤术后二期重建的患者，往往对大型手术存在恐惧心理，希望用更简单、创伤更小的方式实现上颌骨缺损的修复重建。

在上颌骨重建中，植入物主要用来支撑眶底，连接鼻根及颧部，构成面中份轮廓。而鼻根及颧部等连接处皮肤往往较薄，摩擦容易暴露，需要更好的贴合方式和生物相容性。成品钛网具有良好的耐腐蚀性、排斥反应较轻，是目前临床最常用的金属植入材料。但成品钛网存在很多缺点：①依赖外科医师手工塑形和修剪，不能完全贴合周围不规则的骨骼外形；②钛网经过反复弯制后抗力减低，容易折断；③成品钛网边缘锐利，固定时覆盖于周围正常骨表面，长期的机械性刺激可导致炎症、感染和钛网外露，特别是在鼻根、内眦、颧部等皮肤较薄的部位。在上颌骨重建中，自体骨移植创伤大，且难以塑形，因而自体骨更多地用来重塑牙槽骨，为种植义齿，修复、重建咬合功能创造条件。因此，目前临床上最常用的自体骨移植及钛网等材料都存在各自的不足，亟须一种可精确塑形，又具有良好生物相容性及抗感染能力的人工骨替代材料。

聚醚醚酮（PEEK）因其具有良好的力学性能、稳定的化学性质和优异的生物相容性，被越来越多地应用于颅面部的骨缺损修复。PEEK 的弹性模量介于骨松质和骨密质之间，与骨组织最为接近，不导电、不导热，避免植入后温差引起的不适感。同时 PEEK 是高分子材料，无 X 线阻射性，对于肿瘤患者术后 CT 或 MRI 复查不产生伪影和干扰。PEEK 可通过计算机辅助设计，利用计算机数字控制机床（computerised numerical control machine，CNC）进行加工生产制造，实现个体化定制，特别适用于颌面部等不规则骨的修复，能够更好地与周围骨骼贴合。与钛网比较，PEEK 有以下优势：①其材料属性与周围骨组织最为接近；②可精准贴合减少患者不适感；③无阻射性，适用于头颈肿瘤患者（如放疗）；④可个体化定制，特别适用于不规则骨修复；⑤如果术前设计和术中实际情况存在误差，还可于术中对 PEEK 进行切削磨改，这对 3D 打印钛网等金属材料来说是非常困难的。临床中利用 PEEK 材料对颌面、前额及颞眶部等部位缺损的患者进行个性化重建，可取得非常好的美学和功能恢复效果，被认为是一种较理想的颅颌面修复材料。

我们自 2018 年起，应用 PEEK 材料为上颌骨缺损的患者制作个体化的修复假体，以期简化手术、缩短手术时间，同时达到精确的上颌骨重建，满足恢复患者的外形和功能，获得了良好的治疗效果。无论是即刻重建还是二期重建，PEEK 不仅可以恢复上颌窦前壁改善外形，同时还起到支撑眶底、恢复眶容积的作用。因此，PEEK 的应用不仅改善了外形，同时对于恢复眼球功能，改善眼球下移或上抬，眼球突出或内陷等症状也起到重要作用。

PEEK 植入后常规的固定方式主要有无搭片、高搭片及磨骨嵌入等方式。基于上颌骨的外形轮廓和表面皮肤较薄等特点，我们选择磨骨嵌入的方式进行固定。磨骨嵌入的方式使得固定区表面平整光滑，不影响美观，外形轮廓恢复更好，与缺损部位完美契合，避免植入物或固定螺钉高出正常骨表面，造成植入物暴露。值得指出的是，由于鼻骨等部位骨质较薄，骨厚度不足以进行磨骨嵌入的操作，我们建议术前根据自体骨厚度分布图，合理选择骨质较厚的位置作为磨骨嵌入的固位点。

感染排异和暴露一直是人工骨替代材料最常发生的并发症。上颌骨缺损 PEEK 植入后，常常与鼻腔及其他窦腔直接相通，存在感染风险。本组所有病例行 PEEK 植入术后，常规静脉抗生素治疗 1 周，术后随访中 1 例患者出现感染排异现象。该患者因之前植入的钛网感染排异，将 PEEK 作为替代材料植入，术后术区仍反复红肿伴感染流脓，于植入术后 1 年手术拆除 PEEK 植入物。因此，在应用 PEEK 修复上颌骨缺损时，对于钛网排异或术区反复感染的患者，选择植入材料时要慎重，掌握好 PEEK 植入的适应证。

对于外伤或肿瘤切除术后二期重建的患者，特别是经历过放疗的患者，其上颌骨表面软组织往往存在局部组织粘连、纤维化，弹性变差、瘢痕挛缩，组织再生和修复能力变差，一旦出现溃疡、感染等问题常常迁延不愈。因此，对于二期重建的患者，应在充分减张的前提下进行 PEEK 等材料的植入，防止植入术后组织挛缩和张力增加引起软组织皮肤的破溃和感染，造成植入物暴露。肿瘤术后缺损造成的组织挛缩，即使术中充分松解瘢痕及游离术区周围软组织，也常常难以达到像健侧一样的植入空间。因此，我们在设计 PEEK 时，将其表面高度适当降低，从而有效减轻表面张力，减少植入物暴露的风险。

【典型病例十】

病例特点：抽屉式切除联合聚醚醚酮（PEEK）重建上颌骨。女性，20 岁，左侧上颌骨骨纤维异常增殖症，行抽屉式切除 + PEEK 上颌骨重建术（图 9-6-16～图 9-6-18）。

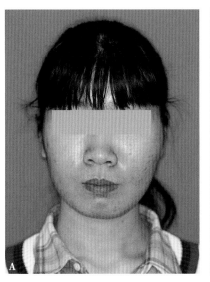
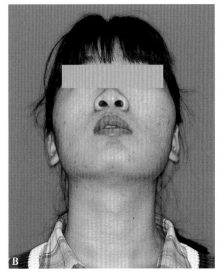
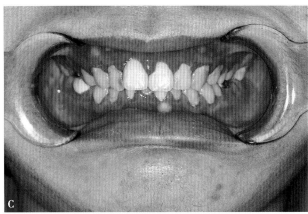
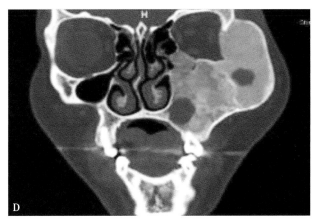

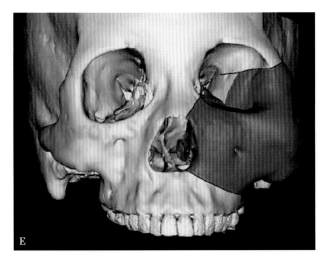

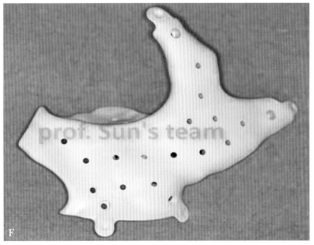

图 9-6-16 左侧上颌骨骨纤维异常增殖症行抽屉式切除 + PEEK 上颌骨重建术（术前分析及手术模拟）

A～C. 术前面部外形及咬合关系 D. 术前病变 CT 影像 E、F. 三维镜像进行病变范围的模拟切除，根据缺损范围打印 3D 重建的 PEEK 修复植入体

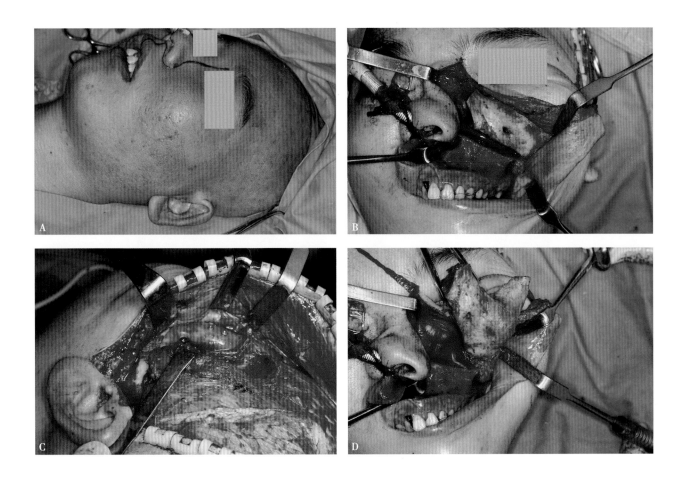

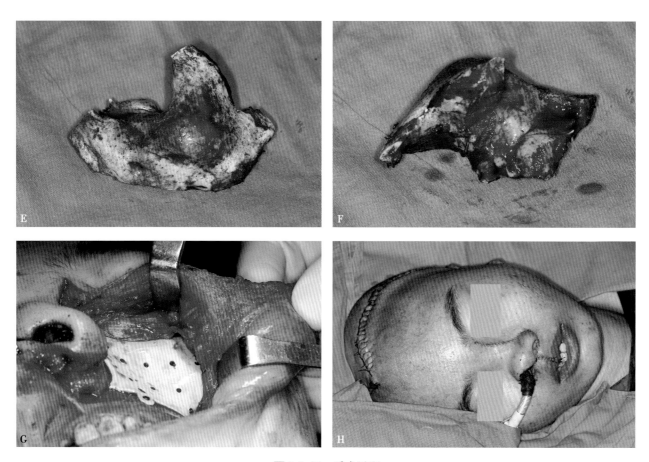

图 9-6-17　手术过程

A. 切口设计　B～D. 左侧上颌骨保留牙槽骨的抽屉式切除，既保留了患者原有的咬合关系，又将病变组织切除　E、F. 手术标本　G. PEEK 植入，支撑上颌窦前壁和眶底　H. 缝合后

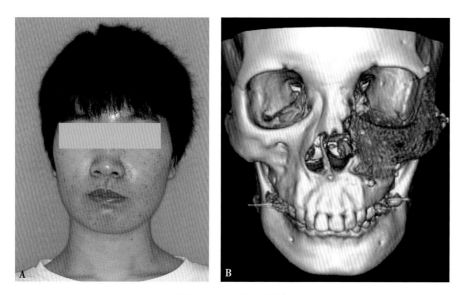

图 9-6-18　术后效果

A. 术后正面像　B. CT 三维重建显示 PEEK 植入体位置

【典型病例十一】

病例特点：腓骨肌皮瓣联合聚醚醚酮（PEEK）重建上颌骨，Brown Ⅲb 缺损二期重建。患者，女性，28 岁，左侧上颌骨骨肉瘤上颌骨全切术后，左侧上颌骨缺损，行腓骨肌皮瓣 +PEEK 上颌骨重建术（图 9-6-19～图 9-6-21）。

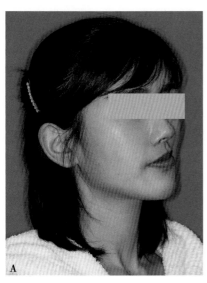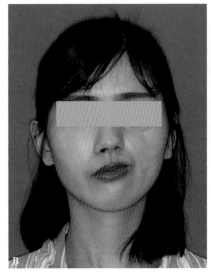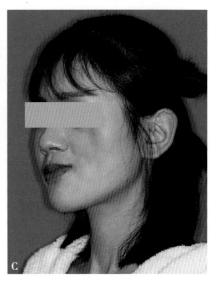

图 9-6-19 术前正侧面像显示左侧上颌部凹陷畸形，左侧眼球下陷移位，左侧上唇挛缩上抬

A. 术前右侧面像 B. 术前正面像 C. 术前左侧面像

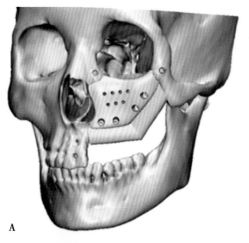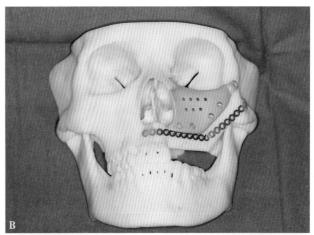

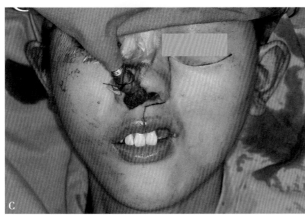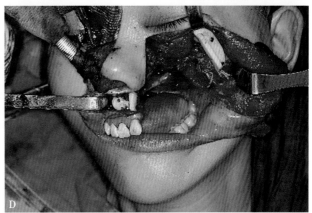

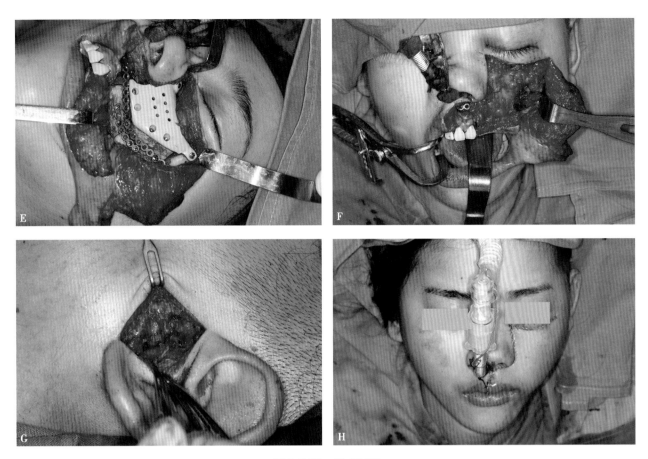

图9-6-20 手术过程

A. 虚拟手术计划及PEEK设计,预弯钛板 C、D. 沿原切口切开翻瓣,暴露牙槽骨及颧上颌骨断端,放置截骨导板 E、F. 腓骨塑形后植入+PEEK植入并固定,然后将皮岛部分去皮后形成脂肪筋膜瓣覆盖于PEEK表面,避免PEEK暴露 G. 将腓动静脉与颞浅动静脉吻合 H. 手术完成后面部情况

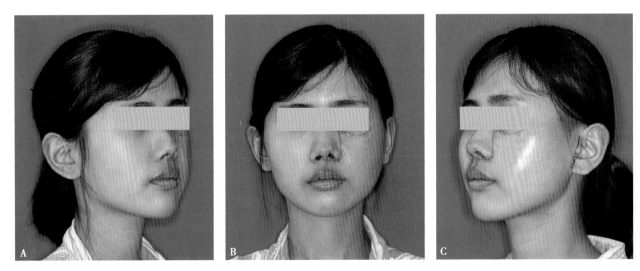

图9-6-21 术后1个月患者正侧面像显示面部基本对侧,左侧上颌凸度明显恢复,眼球复位,左侧上唇挛缩得到明显纠正

A. 术后右侧面像 B. 术后正面像 C. 术后左侧面像

三、上颌骨重建的相关问题与展望

1. 功能性外科理念在上颌骨重建中的应用 口腔颌面-头颈功能性外科是指对口腔颌面部因肿瘤或外伤所造成的组织缺损或器官丧失进行立即或延期整复，以期恢复功能和外形为目的的一种新的外科内涵与范畴。主要表现为三个方面：①在不违反肿瘤外科原则的前提下去除病变组织，保存正常组织；②切除病变组织所造成的缺损后应立即或延期修复和重建；③在组织修复解剖构筑的基础上，应提倡功能性修复，包括感觉或运动神经重建。

我们认为功能性外科的理念在上颌骨缺损中的应用，应从以下方面进行考虑：

（1）面部外形：将患者术前 CT 信息输入 CAD 系统，通过快速原型技术制造缺损的上颌骨模型，并按照面部对称原则设计出"康复后"的骨模型，从而精确地指导个体化上颌骨的塑形与摆位。上颌窦上、前壁可以预制植入物（钛网或 PEEK 等）加以支撑，并可加强固位力，也要充分考虑软组织在硬组织表面的缓冲，防止植入物暴露，从而有效地恢复患者面容。

（2）咀嚼功能：运用游离复合骨肌皮瓣结合虚拟手术计划实施上颌骨功能性重建，在解剖上精确重筑面中部的三维骨性结构，恢复上颌骨牙槽嵴原有的形态，使重建组织能够承受一定的咀嚼压力。对 Brown Ⅲ类以上的缺损，则还可应用穿颧种植体植入以增强并有效传导𬌗力。虚拟手术计划还能引导术者术前根据模型设计截骨线、固定部位等，有利于术中引导移植骨准确就位，从而最大限度地防止术后行使功能时可能出现的应力集中区。种植技术可为义齿提供可靠的固位、稳定和支持作用，使上颌骨重建后的咀嚼效能发挥至最佳。

（3）语音功能：游离桡侧前臂皮瓣或复合骨肌皮瓣可完整密合地修复上颌骨底壁，并同时关闭口腔面和鼻腔面，防止口鼻瘘的发生。桡侧前臂皮瓣有时也克服了单纯用腓骨肌皮瓣修复较大软组织创面时组织量不足的限制。它足够的长度保证了软腭的良好附着，也确保了发音过程中舌腭接触的准确性，同时可使软腭不至于向后收缩，最大限度地避免腭咽闭合功能不全的发生，可大大降低上颌骨切除患者术后发音时过度鼻音的发生率。我们将上述重建患者与赝复患者及正常对照组进行语音清晰度测试，平均值分别为 97.0%、83.8% 和 99.0%。手术重建组的语音清晰度显著高于赝复组（$P < 0.01$），接近正常对照组。

（4）通气功能：由于游离桡侧前臂皮瓣能按需被制备成足够长度，其摆放也具有相当的灵活度，因此，应用前臂皮瓣不但能关闭口腔侧的创面，还能通过皮瓣折叠恢复患者的鼻通气道，恢复患者术后鼻通气功能。

2. 上颌骨重建应考虑的因素 上颌骨重建是一个极具挑战性的复杂问题，目前为止，没有任何一种重建方法能够达到所有上颌骨重建的目标，重建所有缺损。我们所推出的三维钛网结合三段式血管化游离骨组织移植修复上颌骨大型缺损已被广泛采用。修复重建医师制订手术计划时应全面考虑多方面的因素。例如，上颌骨缺损的部位、缺损的体积、是否合并周围组织缺损、余留骨结构的状况。又如，患者的全身状况、是否需要辅助放疗、手术者的技术水平。再如，拟取组织瓣的部位、可取组织的范围、血管蒂的情况等。表 9-6-2 列举了上颌骨重建时需要全面考虑的相关参数，可供修复重建医师制订手术计划时进行权衡，以选择最有效和最合适的修复重建方法来获得最佳的美观和功能效果。

表 9-6-2 上颌骨重建时需要全面考虑的相关参数

缺损情况	皮瓣情况	相关情况
部位	位置	全身状况
体积	大小	系统性疾病
是否三维缺损	体积和厚薄	放疗
骨结构支持	组织结构（骨、肌肉、皮肤）	既往手术
患者外形	血管蒂长度、直径	患者要求
细菌、感染	供区并发症	经济

对于上颌骨重建的时机，目前仍有即刻重建和二期重建两种观点。主张即刻重建的学者认为无论是良、恶性肿瘤切除后，或严重创伤所致的上颌骨各类缺损，只要条件允许都应同期进行即刻重建。因为随着对于肿瘤认识的深入、发现的及时、治疗的合理和监控的严密，越来越多的恶性肿瘤切除后能够得到有效的控制，加之肿瘤监控手段的不断进步，肿瘤的复发已不再是阻碍上颌骨即刻重建的主要因素。此外，即刻重建的难度要明显小于二期重建。而主张二期重建的学者主要还是担心恶性肿瘤的复发，因为一旦肿瘤复发将使即刻重建的努力前功尽弃，他们坚持恶性肿瘤应随访 2 年以上而无复发者再考虑行上颌骨二期重建。我们的经验是，由于瘢痕挛缩、组织移位畸形、张口受限以及放疗导致的局部组织血供欠佳等因素的存在，二期重建的难度确实明显高于即刻重建。因此，除了范围较广的上颌窦癌、骨肉瘤等晚期恶性肿瘤，应该尽可能考虑即刻重建，这也有利于提高患者的生活质量。对于不能即刻重建者，应该在肿瘤切除的同时用钛网支撑面中部的外形来为二期重建创造有利条件。

目前，对于上颌骨缺损修复与重建已有了长足的进步。对上颌骨缺损患者术后基本的口腔功能和美学要求问题也已得到较好解决，复合骨肌皮瓣结合种植技术已日渐确立了其在上颌骨功能性重建中的主导地位，并将在今后不断完善。当然，联合运用复合骨肌皮瓣、局部组织瓣和赝复体等多种修复方式重建上颌骨缺损能获得比单一技术重建更理想的效果。但目前的上颌骨功能性重建尚存在以下不足有待改进：①如何进一步恢复上颌骨内的窦腔结构；②如何解决以黏膜组织代替目前皮肤组织修复口内缺损的难题；③如何更精确地构筑面中部的骨性支柱、表面软组织覆盖以及相关的义齿等。这些难题的解决不但有赖于现有生物材料、技术的不断改进和升级，同样也寄希望于一些目前尚处于试验阶段的课题被逐一解决，如异体组织的血管化移植、原位组织成形技术的应用等。上颌骨的功能性重建仍然需要认真细致的计划和口腔颌面 - 头颈肿瘤外科医师、修复重建外科医师、修复科医师以及放疗科医师之间的密切合作，以获得功能和外形满意的远期疗效。为此，各国学者正在不断努力，大家的目标是一致的，即重建上颌骨的形态与功能，重现患者原有的面中部结构和口颌系统。

（孙　坚）

第七节　口咽缺损

一、概述

咽在解剖学上分为鼻咽、口咽和喉咽。口咽位于腭部平面至会厌水平，解剖前界为舌根部（舌后 1/3），后界至咽后壁，包括咽侧壁的扁桃体、舌腭弓和咽腭弓。口咽缺损以肿瘤术后缺损最为多见，特别是黏膜鳞癌或扁桃体癌术后的缺损，其包括舌根缺损、咽侧壁与咽后壁缺损、软腭缺损与复合缺损。对于口咽缺损的重建，吞咽与语音功能的恢复一直是修复重建的重点与难点。

小范围的舌根或咽侧壁缺损可以直接拉拢缝合，甚至一些浅层的缺损可以直接暴露，并逐渐等待黏膜覆盖。半侧舌根或大范围的咽侧缺损，常需要组织瓣修复，此时不宜选用过于丰厚的组织瓣，因其常易形成臃肿，阻碍患者呼吸。随着放化疗等非手术治疗在口咽癌治疗的应用，大多数手术切除病例为根治性放疗后或局部晚期的肿瘤，为修复重建医师带来巨大的挑战。根治性放疗后的口咽缺损，颈部血管的覆盖无疑是第一位的，此时需要丰厚的组织皮瓣，如股前外侧皮瓣、胸大肌肌皮瓣等。对于局部晚期的肿瘤缺损，常包括上下颌骨与舌体的缺损，此时应以软组织覆盖为佳，不宜过度强调骨组织的修复。口咽缺损当应根据其缺损的特点和范围，选择合适的组织瓣修复，甚至可以联合赝复体修复软腭缺损。

二、修复重建的关键技术与方法

口咽缺损按解剖部位分为舌根缺损、咽侧壁缺损、咽后壁缺损、软腭缺损及复合口咽缺损。不同解剖部位其生理功能不同，修复重建的目标也不同。

（一）舌根缺损的重建

舌根部是吞咽功能中食团推进至下咽、食管的重要环节，舌根部的重建更多侧重于吞咽功能的恢复。

单纯的小型舌根缺损可以直接拉拢缝合，几乎不影响吞咽功能。一半或接近一半的舌根缺损需要组织瓣的修复，一般宜选用薄型组织皮瓣，如前臂皮瓣（图 9-7-1）、颏下岛状瓣等。舌根是口咽呼吸道的重要组成部位，若过于臃肿的皮瓣重建易阻碍患者的呼吸，甚至造成拔管困难。超过一半甚至全舌缺损，宜选用组织量丰厚的组织瓣，以恢复舌根与软腭的接触，更好地恢复食团推送的功能。股前外侧皮瓣或胸大肌皮瓣是大范围舌根缺损较好的选择，其组织量丰厚，可以很好地恢复舌根的突度。

对于下唇或下颌骨劈开的病例，缝合皮瓣时应注意对皮瓣大小的把控。皮瓣组织量过大时，易造成颌骨难以关闭或是组织挤压穿支。皮瓣组织量过小时，则难以形成应有的舌根突度，术后会影响吞咽功能。对于咽侧"pull through"的病例，缝合皮瓣时应从会厌谷至两侧缝起，以获得良好的操作空间。会厌谷及咽侧黏膜菲薄且易脆，缝合时应尽量带到黏膜下或肌肉组织，并进行无张力的缝合。否则，极易形成咽瘘。

（二）咽侧壁、咽后壁缺损的重建

咽侧壁与咽后壁在辅助舌根完成食团推送的同时，也起着覆盖颈部血管的作用。小型咽侧壁缺损可

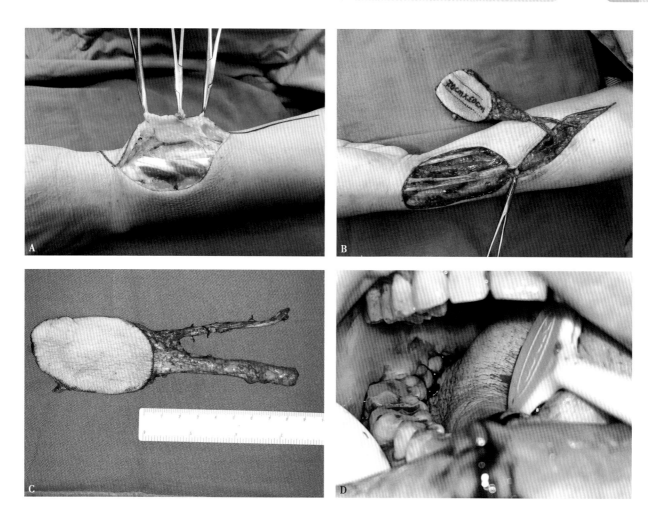

图 9-7-1　前臂皮瓣修复舌根缺损

A、B. 前臂皮瓣制备完成　C、D. 薄层皮瓣修复舌根缺损

直接暴露，等待黏膜覆盖。大型的咽侧壁缺损常伴发舌根、扁桃体或软腭的缺损，常需组织瓣修复。组织瓣难以恢复咽侧的肌肉功能，但其皮瓣厚度可辅助咽期吞咽的完成。

颈内动脉位于咽侧壁与咽后壁的夹角，且位置较为表浅。对于放疗后或反复多次手术的病例，应注意颈内动脉的保护。组织修复以覆盖颈内动脉为主要目的。同时咽侧壁与咽后壁也是口咽呼吸通道的组成，宜选用灵活且菲薄的皮瓣，过厚的皮瓣易阻塞呼吸道。

（三）软腭缺损的重建

软腭是由黏膜、黏膜下层与肌肉组成的肌性器官，在口鼻腔的关闭与语音功能中发挥重要作用。软腭的功能重建是极为困难的，无动力的组织瓣难以完成软腭的功能重建。赝复体目前是软腭功能重建的重要方法，其可以薄层的材料延伸至咽后壁，形成腭咽闭合，恢复较好的语音功能。但赝复体同样难以获得软腭的动度。对于复合硬腭与软腭缺损的病例，可考虑在皮瓣封闭口鼻瘘口的基础上，联合腭垫恢复腭咽闭合功能。

（四）复合口咽缺损的重建

随着放化疗等非手术治疗的应用，口咽缺损多为复发或晚期口咽癌术后的缺损。复发或晚期的口咽癌，手术切除后常伴发上下颌骨、软腭、舌根与咽侧壁缺损，多数为复合口咽缺损。

复合口咽缺损的主要目标是充填缺损，覆盖创面，不强调颌骨等骨质缺损的重建。因复发或晚期的病例，肿瘤的控制与观察是第一位的。但在肿瘤可控的情况下，软组织瓣可联合骨组织瓣修复口咽复合缺损。口咽复合缺损的修复多选用组织量丰厚的皮瓣，如股前外侧皮瓣（图9-7-2）、脐旁皮瓣等。股前外侧皮瓣可携带大量肌肉充填咽侧缺损，覆盖颈部血管危险区，是较为理想的选择之一。

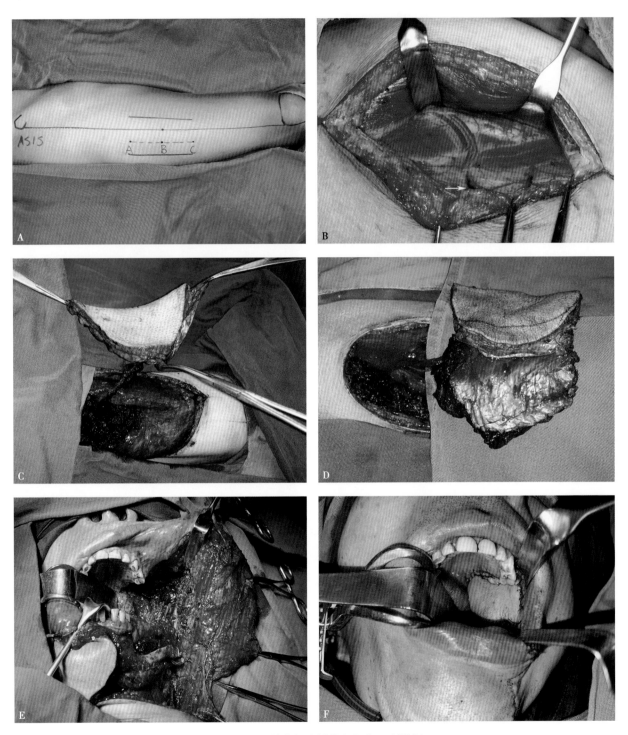

图 9-7-2 股前外侧皮瓣修复复合口咽缺损

A. 探测股前外侧穿支　B. 显露穿支血管（箭头示）　C. 股前外侧皮瓣制备完成　D. 股前外侧皮瓣携带大量股外侧肌
E. 口咽复合缺损　F. 股前外侧皮瓣修复口咽复合缺损

（刘曙光）

第八节　口腔颌面部复合缺损

口腔癌、口咽癌的恶性程度较高，侵袭性强，常累及颅底、眼球、鼻腔、下唇等多组织器官。癌肿根治性切除后，遗留大面积复合缺损，可致颜面畸形，呼吸、言语、吞咽、表情等多种功能障碍。如对此复合缺损不加以恰当的修复，患者术后生活质量低下，出现大出血、颅内感染等严重并发症，严重者甚至危及生命。

口腔颌面多器官复合缺损的重建是修复重建外科的一项巨大挑战。口腔颌面复合缺损的重建旨在恢复多器官缺损所致的功能障碍，并尽可能恢复患者的颜面外形。在大面积缺损、多器官受累的情况下完美地修复口、颌、面功能，并兼顾形态与外貌，利用单一的修复手段几乎是不可能的，特别是针对眼球、唇等功能精细的器官，或耳、鼻等外形复杂的器官，单纯利用组织瓣似乎难以达到理想的修复效果。口腔颌面复合缺损的修复强调多学科的综合序列治疗，如软组织瓣联合赝复体修复鼻-上颌缺损，义眼联合组织瓣修复眶-上颌缺损，尽可能地在获得功能恢复的同时，兼顾脸部外形的修复。

口腔颌面部复合缺损涉及大面积、多器官的缺损，尚无明确的分型与分类，按其解剖部位可大致分为：颅颌复合缺损、面中份复合缺损、面下份复合缺损、面颈部复合缺损与全面部多器官复合缺损。

一、颅颌复合组织缺损的修复与重建

在解剖结构上，颌面部承接于颅脑之下。晚期口腔癌、口咽癌，特别是上颌晚期癌肿常累及颅底。癌肿切除后所造成的颅颌复合缺损包括颌骨与前、中颅窝的缺损，伴或不伴有硬脑膜缺损。

颅底是一个复杂的区域，颅脑、神经与血管等重要结构均位于此区域。颅底重建一旦失败，可造成大出血、脑脊液漏、颅内感染等，出现可能危及生命的并发症。颅颌复合缺损重建的关键在于将这些并发症的风险降到最低，同时尽可能地恢复颜面部的外形。颅颌复合缺损修复重建的目的：①承托大脑，分隔硬脑膜与窦腔；②减少脑脊液漏的发生；③减少颅内与脑膜感染的发生；④保护重要血管与神经；⑤充填缺损、修复外形。

Irish 等根据修复重建的难度将颅底缺损分特定的三个区域：Ⅰ区包括前颅窝、眼眶、鼻窦与斜坡；Ⅱ区包括侧颅底、颞下窝、翼腭窝；Ⅲ区包括中后颅窝、腮腺床、耳道等。不同的区域修复重建的方式不同，组织瓣的选择也不同。

复合Ⅰ区的颅颌缺损主要涉及鼻颅底与眶颅底。鼻颅底缺损或局限于上鼻腔的颅底缺损可通过颅骨骨膜瓣或额肌帽状腱膜瓣转位，分隔鼻腔与硬脑膜，避免颅脑感染的发生。当缺损累及鼻部较多，需行鼻外形重建时，通常需多次精细手术，联合局部皮瓣、耳或肋软骨修复鼻外形。眶颅底缺损常涉及眶内容物与眶壁的重建。其中，保存眶内容物的眶壁缺损需准确地修复眶内容积，否则易造成眼球畸形、复视等视功能障碍。眶壁的缺损可采用钛网或 PEEK 等预成形材料修复。而眶内容物受累需一并摘除者，可采用较薄的筋膜瓣，如颞肌筋膜瓣或桡侧游离筋膜瓣等，覆盖裸露的眶壁骨质与硬脑膜，为义眼的修复保存空间。通过颞肌瓣或大块游离组织瓣充填眶内缺损者简单易行，但此法难以形成内陷的眶腔容纳义眼，外形欠佳。

复合Ⅱ区颅底的颅颌缺损主要经由前上颌或侧颅底入路,缺损范围较大,常累及上颌、翼突、颧骨颧弓、颞肌与翼内外肌等,涉及张闭口,颜面外形与口鼻相通等功能缺陷。颅颌缺损暴露硬脑膜者,不宜简单采用赝复体修复,需行组织瓣修复,隔离颅脑与口鼻腔,避免反复的脑膜炎与颅内感染。颞肌常用于侧颅底缺损的充填与修复,若上颌动脉或颞浅动静脉切除者,可采用皮下血管网为蒂的颞肌筋膜瓣,同样可以获得良好的血供,但其要求尽量减少颞肌与皮肤的分离,因其灵活性稍欠佳。对于大面积缺损或颧骨颧弓切除者,需要大量组织瓣充填,可选用股前外侧皮瓣,携带大量肌肉组织用于组织充填,恢复面部外形。

口腔癌、口咽癌导致复合Ⅲ区颅底缺损的情况较少,多为咽后淋巴或颈后淋巴的转移癌累及颅底。Ⅲ区颅底涉及颈静脉孔区与颈内动脉,术前需严格的颈内动脉与乙状窦静脉回流的评估,切忌盲目结扎颈内动脉与乙状窦。对于暴露大血管或颅神经结构者,需行组织瓣修复,保护神经与血管。对于小型缺损,蒂在下的胸锁乳突肌瓣可充填缺损,覆盖神经血管。对于大型缺损,特别是暴露硬脑膜与血管神经的大面积缺损,可选用股前外侧皮瓣或背阔肌皮瓣修复。若涉及外耳的缺损,可在完成肿瘤治疗后单独进行,特别是超1/2或2/3的耳复杂缺损,宜选用赝复体修复,更为逼真。

二、面中份复合组织缺损的修复与重建

面中份承担着支撑颅底、眼球和面中部外形的功能,分割口腔与鼻腔,在咀嚼、言语、吞咽等基本功能中发挥重要作用。面中份复合缺损是头颈部修复重建中较难处理的区域。口腔上颌牙龈癌与上颌窦恶性肿瘤常累及面中份软硬组织,根据肿瘤侵袭范围手术常需切除上颌骨及其邻近的软硬组织,甚至切除眼眶、鼻、颅底等重要器官。依据解剖部位的不同,面中份复合缺损主要包括眶-上颌复合缺损、鼻-上颌复合缺损与面中份多器官复合缺损。根据不同缺损的特点,可选择自体组织瓣修复、赝复体修复或联合修复。

随着显微外科技术和数字化重建技术的发展,伴有大面积颜面皮肤、颅底及眼眶复合组织缺损的修复重建,血管化游离组织瓣逐渐成为首选方法。血管化游离组织瓣联合数字化技术的应用,以及血管化复合骨瓣结合牙种植技术,可以从真正意义上实现上颌骨复合缺损功能与解剖的修复。但对于眼、鼻、耳等外形复杂且重要的器官,赝复体修复依然具有其独特的优势。

赝复体修复简单易行,同时还具有手术后并发症少、利于术后肿瘤观察等优点,必要时可同时修复牙列、眼、鼻等缺损结构。对于不涉及大面积皮肤或颅底缺损的面中份复合组织缺损来说,赝复体是上颌软硬组织缺损修复的重要方法。但赝复体修复也存在局部压痛、封闭欠佳、异味及异物感等不足。对于面中份复合缺损,单种修复方式难以达到理想外形时,可联合组织瓣与赝复体修复,达到兼顾功能与外形的目的。

上颌骨是面中份的主要支撑器官,近年来,一些学者对上颌骨缺损提出不同的分类方案,可为上颌骨修复提供有益的参考,可详见第九章第六节。

口腔癌切除术后遗留的面中份缺损往往并非单一类型的、局限性的缺损,小到口鼻腔相通的软硬腭缺损,大至累及颅底、眼眶、鼻腔等多器官复合缺损。依据解剖部位的不同,面中份复合缺损主要包括:眶-上颌复合缺损、鼻-上颌复合缺损与面中份多器官复合缺损。

（一）眶－上颌复合组织缺损的修复重建

上颌骨扩大切除常累及眶底与颧骨颧弓，甚至累及眶内容物、颅底等，眶内容物保留与否是眶-上颌复合组织缺损评估的关键。保存眶内容物者，应以精准修复眶壁与眶内容积为首要目标，以保证眼球的功能。钛网、PEEK 等异体组织材料对于眶壁的塑形有着灵活、无数量限制等优势，特别是预成形或 3D 打印材料，可更为精确地修复眶壁形态与容积。而对于上颌缺损，依据累及或不累及皮肤者，考虑行自体组织瓣或赝复体修复，以隔离口腔与鼻腔。

眶内容物受累需一并切除者，定制的眶面假体可用于眶部切除术后的美容修复，特别是戴眼镜后的效果更佳。此类修复方式需要薄层的皮片或自体组织瓣覆盖眶壁骨质，以获得假体的内衬衬里。对于需要术后放疗者，多采用颞肌筋膜瓣转位，覆盖眶壁骨质形成衬里。然而，对于大面积眼内容物、眼睑、皮肤与上颌缺损的患者，游离组织瓣关闭死腔，隔离硬脑膜与窦腔更为重要。义眼假体的二期修复可根据需要修整皮瓣，或戴掩饰眼镜。

（二）鼻－上颌复合组织缺损的修复重建

鼻腔邻近上颌骨，上颌骨前份或唇鼻的肿瘤常需鼻-上颌缺损的修复。对于小型或少量鼻缺损病例，可联合额瓣、游离组织瓣与肋软骨、耳软骨修复鼻部外形。鼻缺损修复的前提是需要上颌前份的骨性支撑。对于全鼻缺损的修复，赝复体似乎是一个很好的选择，能够更为逼真地恢复鼻部外形。

（三）面中份多器官复合缺损的修复重建

面中份多器官的缺损可包括眼、鼻、唇、上颌等，重建更为困难。对于面中份的支撑与突度，可通过腓骨、髂骨、股前外等软硬组织修复获得，如一蒂多岛的股前外侧皮瓣修复面部皮肤与上颌复合缺损。但对于眼、鼻、耳等复杂外形的缺损，可考虑联合赝复体修复。

单纯软组织修复上颌复合组织缺损，若无骨组织支撑，不利于同期或二期牙种植体的植入。基于咬合功能恢复的需求，可联合骨组织瓣修复软硬组织缺损，恢复面中份的突度与外形。

三、面下份复合组织缺损的修复与重建

口腔癌、口咽癌根治性切除导致的下颌多组织器官缺损，常伴有舌、口底、舌骨、颊部和唇部缺损。下颌骨是面下 1/3 的骨性支架，是维持面形、保持咀嚼功能的关键结构。对于伴有下颌骨缺损的复合组织缺损，下颌骨连续性的恢复是首要目标。下颌骨连续性的丧失会引起气道通畅受阻、咬合错乱导致的咀嚼困难、吞咽困难、言语困难以及颜面部畸形等一系列功能障碍。面下份复合组织缺损修复重建旨在修复下颌骨和相邻软组织缺损，以恢复口颌功能与美观，特别是面下份唇缺损的修复，是颜面部美学修复的关键。

（一）唇－下颌复合组织缺损的修复重建

下颌骨前份的口腔癌常累及下唇。唇缺损重建的难点在于如何维持唇功能，并保持良好的美观效果。唇部血供丰富是其进行邻近组织修复的血运支撑。复合小型的唇缺损可通过唇红瓣、V 形切除或邻近组织瓣修复，尽可能地保持口轮匝肌的完整性，以维持口唇功能。但对于大型的复合唇缺损，难以获得口轮匝肌完整性时，则尽量考虑游离瓣行唇高度的修复，恢复口唇闭合功能。唇 - 下颌复合大面积缺损，可利用腓骨皮岛进行全下唇的修复，或者利用鼻唇沟、颏岛等邻近软组织瓣修复下唇的高度。

（二）口底多器官缺损的修复重建

口底邻近下颌骨、下唇、舌体、颏舌肌、下颌舌骨肌和舌骨舌肌等多组织器官，解剖结构复杂。晚期口底癌术后常以多器官复合缺损的形式存在。口底癌多组织器官缺损修复重建的目的包括：恢复颌骨连续性，恢复唇、舌功能与外形，充填口底洞穿性死腔。

腓骨肌瓣本身携带的肌肉、皮岛对于修复小范围口底多组织缺损较为合适，但腓骨肌袖及皮岛相对固定于骨组织，旋转的自由度不足，不适合修复大范围口底多组织缺损，尤其是伴有舌缺损的口底复合组织缺损。腓骨肌瓣皮岛相对固定，且皮岛一般相对较薄，组织厚度不足，若单独采用该皮岛修复半舌以上的缺损，术后舌的活动度常受限，不宜常规采用。血管化髂骨瓣可携带大量肌肉组织与皮岛，可用于口底前份复合多组织大范围缺损的修复。但复合超 8cm 长度的颌骨缺损者，血管化髂骨瓣难以达到长距离的下颌骨连续性修复。对于单个血管化游离骨组织瓣组织量不足或转位受限，不能同时修复软硬组织缺损的病例，可以考虑采用两个游离皮瓣或者一个游离骨组织瓣联合局部带蒂皮瓣进行重建。对于晚期口底恶性肿瘤患者，手术切除后容易遗留大型复合组织缺损，此时可能包括下颌骨、上颌骨、舌、口底肌群及脸颊皮肤黏膜的复合缺损，修复重建更为复杂，手术难度更高，风险更大。修复重建的基本原则是尽量优先维持下颌骨支撑，其余部位可以软组织覆盖为主。

在各种下颌复合组织缺损修复重建方法中，采用血管化游离骨组织瓣移植，无论是从功能恢复还是从美学效果来看，都是较为理想的方法。然而，血管化游离骨组织瓣移植也存在创伤大、手术时间长、供区并发症等不良因素，因此对于高龄、全身状态差，伴发有全身严重系统性疾病的人群，血管化游离骨组织瓣移植可能不是首选。此时，下颌重建钛板植入联合局部软组织瓣修复可作为替代方式。此外，对于范围有限的下颌骨缺损、软组织缺损复杂、高龄和 / 或双下肢血管条件不佳的病例，带蒂组织瓣也是复合组织缺损修复的备选方案，利用软组织关闭创口，骨缺损可待二期重建或不重建。当然，对于下颌区的复合组织缺损，也可采用携带骨段的邻近带蒂组织瓣进行软硬组织修复。下颌骨缺损类型不同，涉及的软硬组织缺损量不同，在制订治疗方案时，应综合考虑各种组织瓣的优缺点，并根据患者的全身和局部情况，制订出最适合患者个体化需求的最佳修复重建方式。

四、面颈部多器官复合缺损的修复与重建

晚期口腔癌、口咽癌常累及颈部皮肤，喉、气管、血管等颈部重要结构。此类患者多为局部晚期患者，修复重建需在彻底切除的基础上完成。

喉是人体发声与通气器官，对于明显累及喉的口咽癌，常需行半喉或全喉切除。半喉或全喉切除后，声带缺如，可致自然发音障碍或发音功能丧失。在肿瘤根治的前提下，应尽最大可能地保存或重建患者的发音功能。半喉切除后，可采用气管软骨联合薄层皮瓣（如前臂皮瓣）修复喉软骨框架。对于半喉切除修复重建患者，需严密观察肺部情况，如反复肺炎或声带闭合困难，仍需进行全喉切除。全喉切除患者常需分隔食道与呼吸道，避免误吸，形成反复的肺炎。电子喉目前是获得全喉切除患者发音功能的主要手段，但其依然要求食物通道与呼吸通道的分隔。

晚期口腔癌、口咽癌的原发灶与转移灶常与颈部大血管邻近，甚至包绕或破坏颈内动静脉。对于颈

外动脉或颈内静脉，手术切除后常无需重建。但颈内动脉的切除则需要严格评估，包括颈部血管CTA、颈内动脉球囊闭塞实验，以评估颈内动脉切除与重建的可能，详见第九章第十节。

对于颈部皮肤与软组织的缺损，多采用自体组织瓣修复，以达到充填无效腔、覆盖颈部大血管的目的。常用的大面积修复皮瓣包括胸大肌皮瓣、背阔肌皮瓣、股前外侧皮瓣、脐旁皮瓣等大型软组织瓣，以最合适的皮瓣修复复杂的缺损，以期获得功能与外形的恢复。

五、典型病例

（一）典型病例一

1. 病情简介 患者，男，48岁。发现右侧上颌骨肿物40余年。患者40余年前无明显诱因发现右侧上颌肿物，于当地医院"切开排脓"后明显缩小，未再处理，后肿物逐渐增大，鼻外形受压变形，近1年来肿物生长加速，现为"鸡蛋"大小，无伴疼痛不适，面部皮肤、口内黏膜无感觉异常，偶有鼻塞感。入院前1周外院颌面部CT检查提示右侧上颌部占位病变，肿物病理活检结果：（腭部肿物）黏液表皮样癌。专科检查：右侧鼻旁、眶下区皮肤明显隆起，约4.0cm×5.0cm大小，质地偏硬，无乒乓球样感，皮肤无明显麻木，双眼无明显复视、眼球移位。口内右侧上颌、腭部明显隆起，黏膜凹凸不平，肿物质地偏硬，越过中线，局部黏膜见一"火山口"溃疡，直径约1.5cm。双侧颈部未扪及肿大淋巴结。术中将腭部、右侧上颌牙龈黏膜连同部分上颌骨及鼻旁受累皮肤一并切除。

2. 缺损类型 腭部、上颌骨软硬组织复合缺损，累及面颊部皮肤。

3. 修复方法 利用左侧股前外侧皮瓣—蒂双岛修复面部皮肤与上颌复合缺损，封闭口内外洞穿性缺损（图9-8-1）。

4. 病例总结

（1）腭部黏液表皮样癌累及上颌骨及鼻旁皮肤，但眶底尚未受累。

（2）术中扩大切除肿物后造成腭部、右侧上颌牙龈黏膜软组织、部分上颌骨、鼻旁皮肤缺损，口内外相通。皮肤和黏膜组织缺损范围较大，无法直接拉拢缝合。

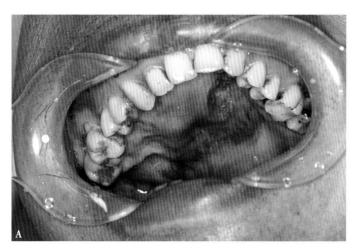
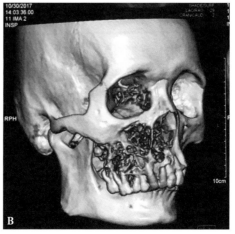

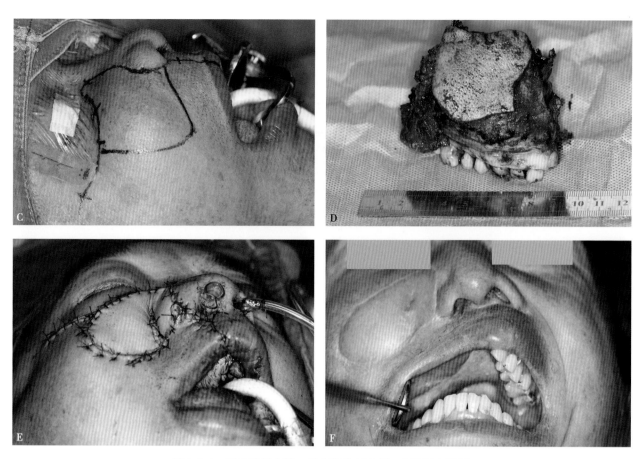

图 9-8-1 股前外侧皮瓣—蒂多岛修复上颌 - 皮肤复合缺损

A. 上腭部肿物,病理为低分化黏液表皮样癌　B. 上颌骨受累肿物及破坏　C. 皮肤切口及切除范围　D. 手术中切除上颌骨与面部皮肤,形成双侧上颌与面部皮肤复合缺损　E. 术中股前外侧皮瓣修复口内上颌与面部皮肤组织复合缺损　F. 术后 1 年口内上颌与面部皮肤恢复情况

(3) 同时要求修复口内外组织缺损,封闭口内外洞穿性缺损,修复重建的组织要求要有一定的组织量来支撑面中份外形。

(4) 股前外侧皮瓣存在两个穿支的情况下可以制备两个皮岛,分别修复口内、口外软组织缺损,股前外侧皮瓣制备时携带部分股外侧肌用于填塞上颌骨缺损引起的死腔。

(二)典型病例二

1. 病情简介　患者,男,23 岁。发现下颌骨肿物 2 年。患者 2 年前因"下颌骨成釉细胞瘤"于外院行"开窗手术",术后 1 个月橡胶塞脱落,肿物突出"开窗口",无伴疼痛及下唇麻木。入院前 20 天全景片提示下颌骨 35-43 区域骨透射影,下颌骨下缘未累及,局部边界不清晰,牙根受累吸收。专科检查:32—42缺失,牙槽嵴低平,缺牙区牙龈可见一肿物,约 2cm × 1.5cm × 1.5cm 大小,表面沙砾感,质脆,肿物累及口底黏膜,但未越过前庭沟(图 9-8-2)。术中切除 36—45 区域的双侧下颌骨上份,余留的下颌骨下缘高度约 1cm。

2. 缺损类型　下唇、下颌牙龈、口底部分黏膜缺损,36—45 区域下颌骨上份骨缺损,下颌骨下缘尚存,余留高度约 1cm。

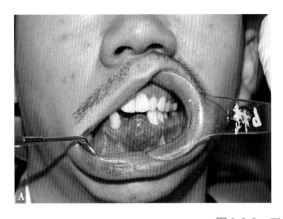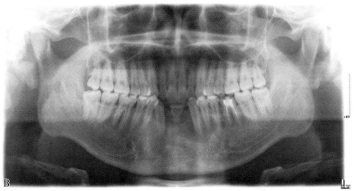

图 9-8-2　双侧下颌骨成釉细胞瘤（丛状型）

A. 下颌骨成釉细胞瘤经开窗口突出牙龈　B. 术前全景片显示 35—43 区颌骨透射影，未累及下颌骨下缘

3. 修复方法　利用左侧腓骨瓣恢复下颌骨上份的连续性；利用腓骨瓣携带的肌筋膜瓣修复下唇、口底软组织缺损（图 9-8-3）。

4. 病例总结

（1）青年患者，下颌骨成釉细胞瘤（丛状型）尝试"开窗治疗"，效果不佳。

（2）下颌骨肿物切除后，下颌骨软硬组织缺损范围较大，且骨缺损位于前份，下唇失去硬组织支撑。

（3）腓骨肌筋膜瓣修复重建下颌复合组织缺损，为二期种植牙提供基础；恢复唇、舌功能与外形，充填口底洞穿性死腔，避免术后颏唇沟严重内陷而影响外观。

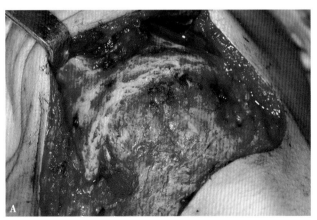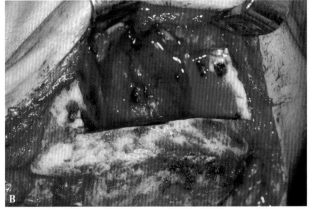

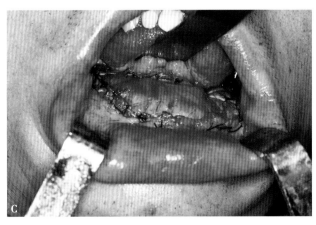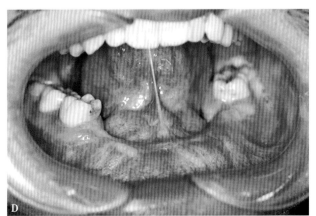

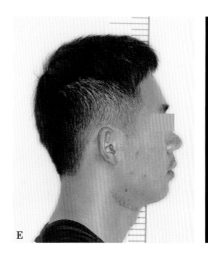 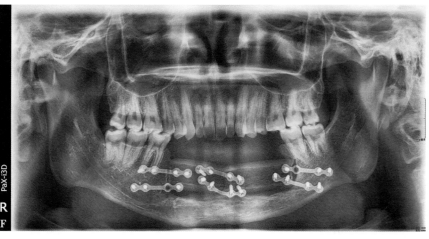

图 9-8-3 血管化游离腓骨皮瓣修复口底 - 下颌骨 - 舌复合缺损

A. 暴露下颌骨病灶 B. 双侧下颌骨肿物切除后组织缺损情况 C. 下颌骨前端原发灶切除后口底 - 下颌骨 - 舌复合缺损 D. 术后 8 个月口内软组织恢复情况 E. 术后 8 个月侧面像 F. 术后 1 年全景片

（侯劲松）

第九节 口腔颌面部缺损的赝复体修复

口腔面部缺损是因肿瘤、创伤以及先天性因素所造成的颌骨与颜面部缺损，其中颌骨缺损包括上颌骨、腭部及下颌骨缺损，颜面部缺损包括眶缺损、鼻缺损、耳缺损及面部缺损等。尽管一部分颌面缺损患者可采用外科手术修复重建，但由于受头面部解剖结构的特殊性以及患者自身状况所限，许多颌面缺损患者仍需采用人工材料制作的修复体进行修复。颌面赝复学（maxillofacial prosthetics）是应用口腔修复学的原理与方法修复患者颌面缺损的一门学科，是涉及口腔修复、颌面外科、口腔材料、口腔工艺、放射影像等多门学科的交叉学科。采用人工材料制作的用以修复颌面缺损的修复体统称为颌面赝复体，包括颌骨赝复体和颜面赝复体，通常按照修复部位命名，如上颌骨赝复体、下颌骨赝复体、鼻赝复体、耳赝复体等。

一、上颌骨缺损

上下颌骨是颜面部的支撑结构，也是咀嚼、语音、呼吸器官的重要组成部分。颌骨缺损约占整个颌面缺损患者的 80%，其中上颌骨缺损又约占颌骨缺损的 70%～80%。因此上颌骨缺损病例是颌面修复临床最常见的门诊病例。

（一）上颌骨缺损的临床表现与分类

1. 上颌骨缺损的主要临床表现

（1）口鼻腔相通影响发音、吞咽、吮吸和呼吸功能：上颌骨或腭部缺损时，口腔和鼻腔会完全相通，破坏了原有的封闭性能，发音共鸣腔遭到破坏，发音也随之改变，变得模糊不清。由于上颌骨、腭部、面颊或唇部有缺损穿孔，口腔不能形成一个封闭的负压腔，从而影响吮吸功能。口鼻腔相通，鼻黏膜也相应地缺损，吸气时，外界混浊的冷空气得不到过滤、润湿和加温，而直接抵达咽喉进入肺部，使患者易得气管炎、肺炎等疾病。

（2）牙列缺损或缺失影响咀嚼功能：上颌骨缺损区牙槽骨及牙列丧失，仅在健侧有咀嚼功能，如果同时伴有颊部、舌部缺损时，咀嚼功能受到影响的程度更大。

（3）面部外形改变影响容貌：颌面部缺损后，面部就失去了完整性和对称性。上颌骨缺损后表现为患侧面中 1/3 塌陷，瘢痕收缩致嘴角向上牵拉，双侧面部不对称，常导致患区开唇露齿、殆平面视觉倾斜等。如果伴有面部缺损者，畸形更为严重。

（4）精神情绪不良影响社交：特别是面部外形的毁损，易使患者产生悲观失望和厌世情绪，会极大地影响患者的工作、学习和生活。

2. 上颌骨缺损赵铱民分类 赵铱民（1996）在 Aramany（1978）六类法分类的基础上提出上颌骨缺损八类法分类，其中增加了无牙颌上颌骨缺损和双侧上颌骨缺损两种类型，吸收了樊森分类亚类法的优点，并将 Aramany 六类法按由易至难的顺序排列，形成八类法分类（图 9-9-1）。

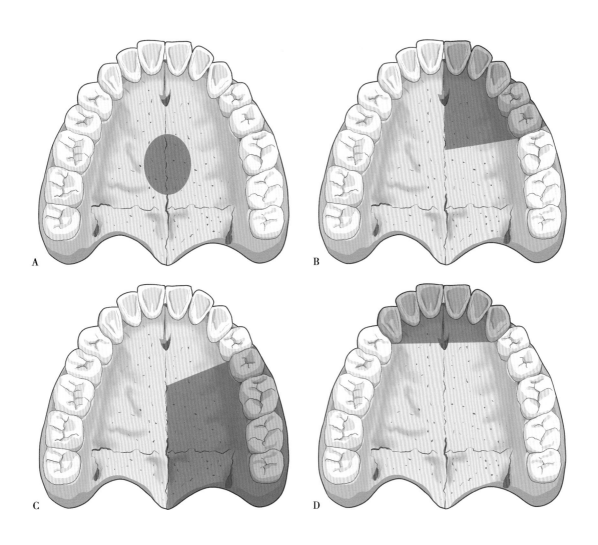

A

B

C

D

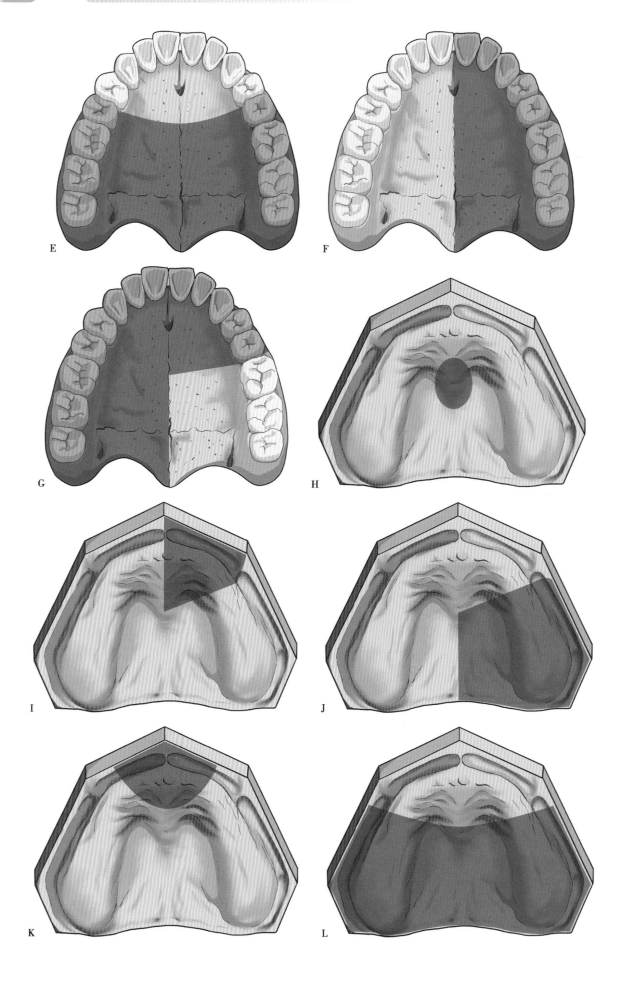

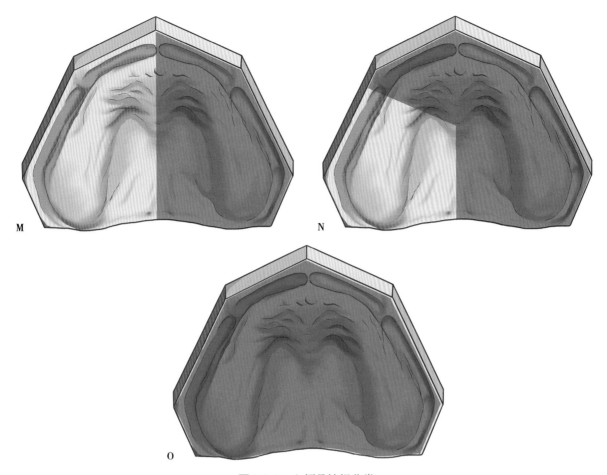

图 9-9-1 上颌骨缺损分类

A.上颌骨硬腭部缺损（Ⅰ类） B.上颌骨缺损（Ⅱ₁类） C.上颌骨缺损（Ⅱ₂类） D.上颌骨前部缺损（Ⅲ类） E.上颌骨后部缺损（Ⅳ类） F.一侧上颌骨缺损（Ⅴ类） G.上颌骨大部分缺损（Ⅵ类） H.无牙颌上颌骨缺损（Ⅶ类）第 1 亚类（Ⅶ₁） I.无牙颌上颌骨缺损（Ⅶ类）第 2 亚类 1 型（Ⅶ₂.₁） J.无牙颌上颌骨缺损（Ⅶ类）第 2 亚类 2 型（Ⅶ₂.₂） K.无牙颌上颌骨缺损（Ⅶ类）第 3 亚类（Ⅶ₃） L.无牙颌上颌骨缺损（Ⅶ类）第 4 亚类（Ⅶ₄） M.无牙颌上颌骨缺损（Ⅶ类）第 5 亚类（Ⅶ₅） N.无牙颌上颌骨缺损（Ⅶ类）第 6 亚类（Ⅶ₆） O.双侧上颌骨缺失（Ⅷ类）

Ⅰ类：上颌骨硬腭部缺损。

Ⅱ类：一侧部分上颌骨缺损，分前后部分颌骨缺损，缺损在颌骨前部为Ⅱ类第 1 亚类，记为Ⅱ₁；在颌骨后部缺损者为Ⅱ类第 2 亚类，记为Ⅱ₂。

Ⅲ类：上颌骨前部缺损。

Ⅳ类：上颌骨后部缺损。

Ⅴ类：一侧上颌骨缺损。

Ⅵ类：双侧上颌骨大部分缺损，即缺损超过中线。

Ⅶ类：无牙颌的上颌骨缺损，再按其缺损的部位和范围，参照本分类法中前 6 类的缺损部位和范围，定为相应的六个亚类，分别标为Ⅶ₁、Ⅶ₂、Ⅶ₃、Ⅶ₄、Ⅶ₅、Ⅶ₆。

Ⅷ类：双侧上颌骨缺失。

此分类法覆盖了上颌骨缺损的各种情况，便于记忆，对上颌骨缺损的修复更具指导意义。

临床常见上颌骨缺损类型，包括第Ⅱ、第Ⅴ、第Ⅵ类以及第Ⅶ类（图9-9-2）。

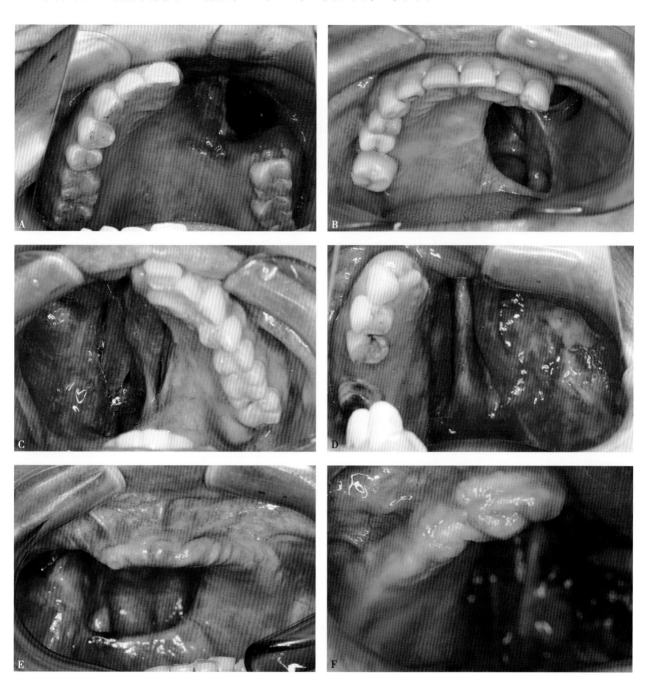

图9-9-2 临床常见的上颌骨缺损类型

A. 一侧上颌骨前部缺损（Ⅱ₁类） B. 一侧上颌骨后部缺损（Ⅱ₂类） C. 一侧上颌骨缺损（Ⅴ类） D. 上颌骨大部缺损（Ⅵ类） E. 无牙颌一侧上颌骨后部缺损（Ⅶ₂.₂类） F. 无牙颌单侧上颌骨缺损（Ⅶ₅类）

（二）上颌骨缺损的修复原则

1. 多学科配合原则 上颌骨切除术前应多学科会诊，包括颌面外科医师、放疗医师、口腔种植医师、口腔修复医师、牙科技师以及功能护理师等，对手术切除范围、种植方案、放疗剂量和时机等进行讨论，以便各阶段人员对患者治疗方案有全面完整的了解。

（1）口腔颌面外科医师：术前明确诊断和手术范围，术中为后期赝复体提供有利的支持和固位条件的方案,比如拔牙、皮片或皮瓣移植、骨移植、种植体植入条件评估等。

（2）口腔修复医师：全面评估口腔颌面余留牙数量、牙体牙髓牙周条件、牙槽骨条件、咬合状况,根据病情诊断及手术范围,初步明确三阶段修复设计,必要时治疗可利用的余留牙,全口牙周治疗,标明术中应该拔除的残根或过度松动牙及需要修整的骨尖、骨突、瘢痕组织等。

2. 早期序列修复原则　颌骨缺损不仅使口腔生理功能受到一定程度的障碍,面部产生不同程度的畸形,而且给患者带来严重的心理障碍,因此,应早期进行序列修复治疗。上颌骨缺损序列修复包括以下三个阶段。

（1）第一阶段:腭护板阶段。手术前后2周是围手术期,术前制取模型,由颌面外科医师将手术切除范围标明,送加工厂预先制作腭护板,上颌骨切除后立即戴入腭护板（图9-9-3A）,可达到保护手术区创面、分隔口鼻腔、支撑面部软组织、维护患者心理适应性等作用。

（2）第二阶段:过渡赝复体阶段。一般在术后7～10天拆线时直接将腭护板重衬,改制成暂时性过渡赝复体（图9-9-3B）,以避免术后口鼻腔相通,减少瘢痕挛缩,减轻面部畸形程度,早期恢复部分生理功能,同时有一定的心理治疗作用。过渡赝复体需要根据患者缺损腔愈合过程适当调改,必要时重新取模制作,以不断适应缺损腔的形态变化或配合种植部位的缓冲等。如需放疗,应在放疗前完成过渡赝复体的制作。

（3）第三阶段:正式赝复体阶段。正式赝复体是待创面完全愈合、缺损腔形态稳定后为患者制作的,可以设计为塑料基托式赝复体或金属支架式赝复体,阻塞器可设计为闭合式或开放式（图9-9-3C）。

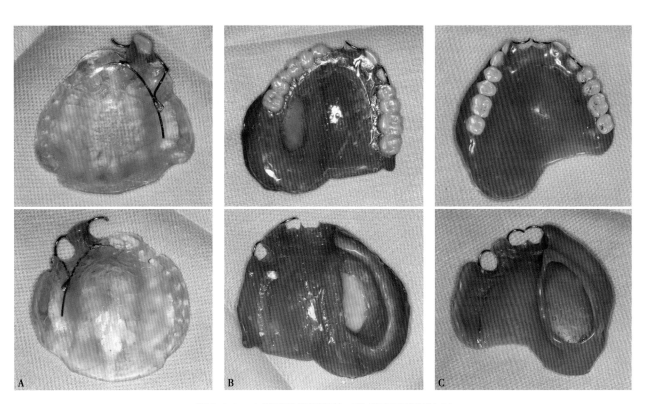

图9-9-3　上颌骨缺损赝复体三阶段序列修复治疗

A. 腭护板　B. 过渡赝复体（腭护板重衬法制作）　C. 正式赝复体（塑料基托、开放式阻塞器）

前期由于种种原因未制作腭护板和过渡赝复体者,只能术后2~3个月直接行正式赝复体修复。如果已有过渡阻塞器,则可根据患者具体情况(是否放疗、是否种植等)制订修复方案。放疗后通常张口受限,正式赝复体修复时机取决于张口训练情况,一般要求张口度不小于3cm。如果上颌骨切除术中即刻种植,则以种植愈合时机为准,一般术后6个月为宜。放疗区种植受肿瘤复发及骨质骨量的影响而存在较大风险,放疗后是否种植或种植时机尚存在争议。有研究表明,放射剂量低于50Gy,放疗后至少6个月可以种植,种植术后一般6个月延期修复,不主张即刻修复等。

3. 尽可能恢复生理功能的原则

(1)腭护板和过渡赝复体主要以恢复吞咽、发音和吮吸功能为主,同时尽量恢复患者的面部外形,根据患者具体情况排或不排人工牙。正式赝复体除进一步注重恢复言语、吞咽、吮吸功能外,可以适当恢复部分咀嚼功能,同时尽量恢复面部外形。

(2)赝复体支持、固位、稳定是其行使功能的前提,修复设计需要遵循义齿修复的原则,同时结合个体情况进行个性化调整。

(3)修复各期应对功能恢复情况进行追踪评估,可采用定期问卷调查、临床及影像学检查等形式进行主观和客观评估。

(三)上颌赝复体修复方法

1. 印模 制取准确的印模是修复成功的前提条件,但由于上颌骨切除术后口腔的原有解剖形态发生了很大变化,缺损范围具有多样性,因此与常规口腔印模有较大不同。

(1)针对特殊解剖结构的印模:印模范围应包括余留牙列、剩余牙槽骨及缺损腔,存在印模范围大、形态不规则、个体差异大等问题,常规通用口腔托盘一般都不合适,需要制作个别托盘印模。个别托盘可在通用托盘上添加印模红膏或红蜡改造而成,也可在术前记存模型上制作。常用藻酸盐弹性印模材料制取印模,及时灌制模型,即可取得较准确的印模。需做金属支架固位体的病例可采用硅胶、聚醚等精细印模材料制取健侧印模,联合后期缺损腔功能印模等可达到良好的赝复体固位、稳定和缺损腔封闭。

(2)针对张口受限条件的印模:由于患者术后瘢痕收缩,特别是放疗后常伴有张口受限,普通托盘不易放入,因此常采用分层印模法、分区印模法、分段印模法、注射印模法等。用以制取缺损腔深部的形态,但分区分段印模口外拼接的模型精准度难以保证,仅用于初模或研究模等,不适于正式赝复体的印模。

(3)缺损腔功能印模:当上颌骨大面积缺损,如Ⅴ类、Ⅵ类、Ⅶ类及软腭缺损时,缺损腔通常较大,难以在初期印模时将缺损腔形态制取完全。为保证缺损腔有足够的封闭性及骨性支持,常需在试戴支架、试戴排牙时进行后期缺损腔的功能整塑。方法包括预先行健侧金属支架加缺损区硬质个别托盘制作,或带阻塞器的塑料恒基托,用红膏、印模蜡等材料进行功能整塑(图9-9-4)。

在临床上制取复杂缺损区的印模时,通常不是单一地使用某一种印模方法,而是两种或几种方法的结合使用,才能获得最准确的印模。可根据不同颌骨缺损部位、范围及张口度等选取不同的印模制取方法。

2. 固位设计 由于颌骨缺损后所形成的特殊解剖结构和组织特点,以及赝复体的特殊固位要求,仅常规的义齿固位方法已不能满足赝复体的固位要求,需采用一些特殊的固位技术(图9-9-5)。

(1)卡环固位:仍是有余留牙存在的上颌骨缺损修复中最常用的固位方式。卡环种类以单臂卡、联合卡、间隙卡和 RPI 卡环组的应用最常见，前牙区舌隆突支托也较常用；卡环数目方面，在基牙足够的条件下一般需要 4～6 个卡环，而普通可摘局部义齿通常需要 2～4 个卡环。

（2）磁附着固位：磁性附着体的优点是不传递侧向力，对余留牙及残根有一定的保护作用。磁性附着体的应用方式主要有四种：①衔铁放在余留牙根或残冠上，而将磁体放在义齿或赝复体的对应部位；②衔

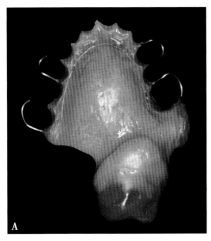
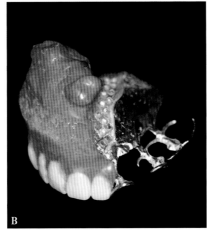
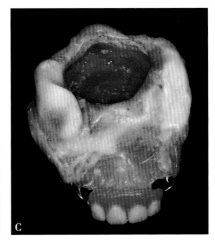

图 9-9-4　缺损腔功能印模

A. 软腭赝复体阻塞器部分用红膏进行功能整塑　B. 一侧上颌骨赝复体阻塞器部分用边缘整塑蜡进行功能整塑　C. 双侧上颌骨赝复体，阻塞器部分采用红膏加印模蜡进行功能整塑

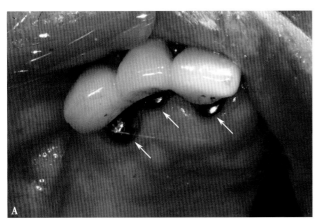
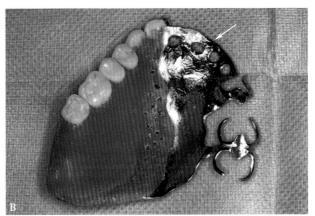
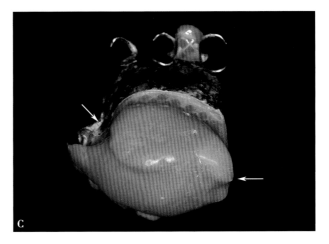

图 9-9-5　赝复体的常规固位方式（箭头示）

A. 上颌前牙金属烤瓷联冠设计舌隆突支托位　B. 义齿支架设计环状支托　C. 阻塞器鼻腔侧伸入组织倒凹固位

铁和闭路磁体分别放在修复体的两部分的相应位置上;③衔铁放在种植体上部结构顶端,磁体放在修复体的对应部位;④衔铁放在种植体或牙根支持的金属支架上,磁体放在修复体相应部位。一只磁性附着体的固位力可以有200~950g不等,可以根据修复体的固位要求设计。

(3)种植体固位:在缺损区或邻近骨上植入种植体,解决修复体的支持和固位问题,是目前最有效的固位和支持方式。最常用的是种植体支持的覆盖式赝复体,植入部位包括剩余牙槽嵴和颧骨,上部结构连接方式应用最多的是按扣式(如locator、球帽固位等)、杆卡式、磁附着式和螺丝固定式等。种植体固位技术的实施取决于患者的颌骨条件、全身情况、是否放疗及经济能力等。

(4)组织倒凹固位:利用组织倒凹实现修复体固位是修复临床常用的方法。如上颌骨Ⅰ类缺损,部分上颌骨缺损后,可用硅橡胶等弹性材料制成杯状阻塞器,使其发生弹性变形后进入倒凹区,然后阻塞器再依靠弹性恢复原来的形状,即可稳固地保持在缺损腔内,获得良好的固位。一侧上颌骨缺损可通过缺损腔植皮的方法在缺损腔颊侧形成倒凹,有利于阻塞器的固位与承托。另外,还可利用磁性附着体连接阻塞器和义齿基托形成分离式赝复体。

3. 颌位关系记录方法　由于缺损区支持组织的缺失,颌位关系的记录和转移较正常情况困难。

(1)塑料恒基托法:在临床上按照修复体设计预先制作恒基托,利用恒基托记录颌位关系。恒基托在记录颌位关系时不会发生变形,可以获得准确的颌位关系,也有利于口内排牙,同时还可利用恒基托检查模型的准确性(图9-9-6A)。

(2)金属支架联合缺损区暂基托法:在金属支架上制作光固化暂基托,再常规制作蜡𬌗堤记录咬合关系,排牙试戴时利用暂基托进行缺损腔的功能整塑(图9-9-6B)。

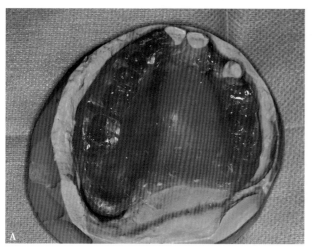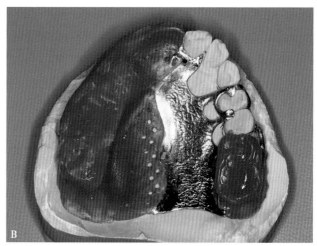

图9-9-6　颌位关系记录
A. 采用塑料恒基托记录咬合关系　B. 采用金属支架加暂基托记录咬合关系

4. 咬合设计　上颌骨缺损患者最明显的问题是缺损区丧失颌骨支撑,赝复体体积较普通可摘义齿大,稳定性较差等,因此在人工牙排列及咬合设计上都有其特点。

(1)缺损区人工牙排列:腭护板一般不排人工牙。过渡赝复体和正式赝复体在患侧排人工牙,注意适当减少𬌗力设计,最大牙尖交错位排成舌向集中𬌗,前牙有适宜的覆𬌗、覆盖关系。侧方咬合由天然牙引导,人工牙咬合分离。唇颊部丰满度适当,面形自然。同时,注意对发音的影响,必要时可排成对刃𬌗或反𬌗。

(2)余留牙咬合设计:修复前充分评估余留牙咬合状态,必要时充分应用𬌗贴面、人造冠、嵌体以及双重牙列等方法调整余留牙的咬合关系,以便达到最终修复的平衡𬌗。

(四)典型病例

1. 典型病例一 Ⅰ类上颌骨缺损病例。

患者,男性,80岁,因腭部穿孔鼻腔漏水就诊。临床可见硬腭有一6～8mm穿孔,左侧磨牙缺失,余牙尚稳固,设计为金属支架式义齿联合腭部阻塞器修复(图9-9-7)。

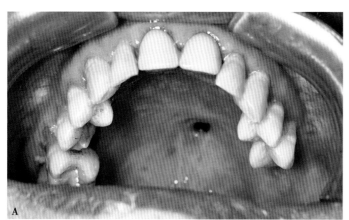
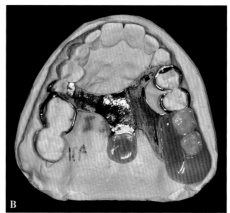
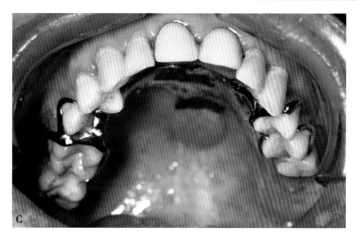

图 9-9-7　Ⅰ类上颌骨缺损病例
A.修复前硬腭部穿通性缺损　B.金属支架固位赝复体　C.赝复体戴入后

Ⅰ类上颌骨缺损为硬腭缺损,口鼻腔穿通,患者主诉喝水及吞咽容易呛咳。由于缺损区远离牙列,通常赝复体有足够的余留牙支持和固位条件。制取印模时需要注意封闭缺损腔以免印模材料卡在鼻腔侧难以取出。修复设计以封闭缺损腔为目的,常设计为腭部塑料基托式阻塞器、硅胶阻塞器或铸造(或切削、3D打印)金属支架加塑料基托阻塞器等,必要时加软衬垫以利封闭。

2. 典型病例二 Ⅱ类上颌骨缺损病例。

患者,女性,67岁,左侧后部上颌骨缺损,缺损腔周围组织愈合良好,无明显分泌物,余留牙稳固,但

15—17 固定桥为不良修复体,因此予以拆除后 15、17 单冠修复作为基牙,设计为铸造金属支架式赝复体,阻塞器设计为闭合式,充分利用了鼻侧的倒凹固位(图 9-9-8)。

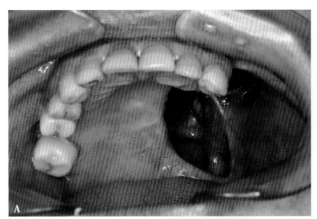
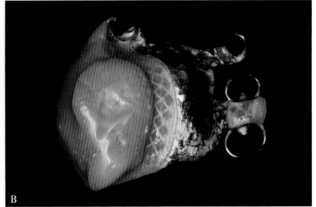
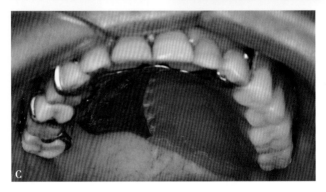

图 9-9-8　Ⅱ₂ 类上颌骨缺损病例

A. 修复前　B. 金属支架卡环加闭合式阻塞器(倒凹固位)　C. 赝复体戴牙后

　　上颌骨Ⅱ类缺损病例为单侧、部分上颌骨缺损,上颌骨前部缺损为Ⅱ₁类;上颌骨后部缺损Ⅱ₂类,临床上Ⅱ₂类更多见。此类缺损的特点是余留牙通常位于健侧及后牙(Ⅱ₁类)或前牙(Ⅱ₂类)区。需要制取个性化印模,包括个性化托盘和功能印模。由于健侧存在余留牙或牙槽嵴,因此赝复体具有良好的支持和固位条件,缺损腔范围较局限,阻塞器封闭性也相对较好。

　　3. 典型病例三　Ⅴ类上颌骨缺损病例。

　　患者,女性,17 岁,右侧上颌骨切除,余留牙 22—26 稳固,赝复体设计为金属支架式,充分利用余留牙放置卡环,阻塞器充分伸展,上部与眶底接触获得骨性支撑,固位与稳定性良好(图 9-9-9)。

　　上颌骨缺损Ⅴ类病例为单侧上颌骨切除术后的一侧上颌骨缺损,特点是缺损腔范围较大,基牙均集中在健侧等。印模时较难一次取到足够的缺损腔范围,因此一般可以先制取健侧余留牙精细印模,制作支架或塑料恒基托,在此基础上制作𬌗托制取咬合记录,试排牙时在最大牙尖交错位制取缺损腔功能印模,最好能取到眶底印模,以便阻塞器获得骨性支撑。卡环设计应考虑赝复体体积较大,对余留牙会产生不利的杠杆作用,因此赝复体设计需要充分利用余留牙放置卡环和𬌗支托以获得足够的固位和稳定性。前牙区或单根牙可制作联冠,预留舌隆突支托提供赝复体前部支持和固位。健侧和前部如有缺牙间隙,有条件者应尽量采用牙种植体或颧种植体获得支持,配合按扣式(locator)或磁性固位装置等固位。阻塞器部分需尽量做到中空质轻,封闭良好,充分利用组织倒凹等。

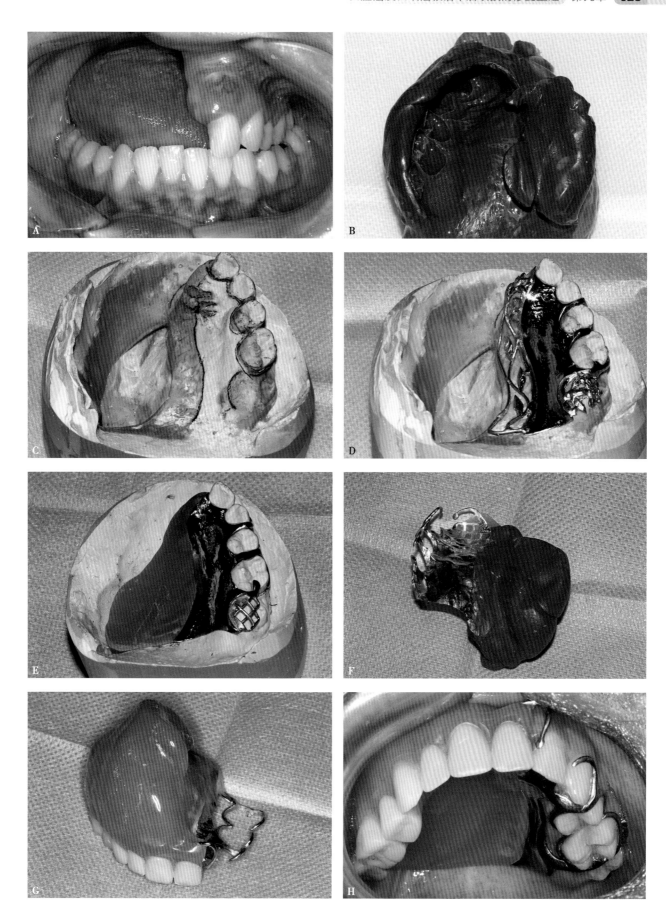

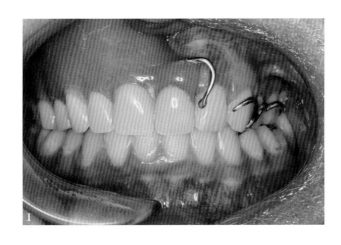

图9-9-9   Ⅴ类上颌骨缺损病例

A.患者修复前口内咬合照   B.聚醚印模材料制取健侧牙列精细印模   C.工作模型   D.铸造金属支架   E.缺损腔功能印模个别托盘   F.缺损腔功能印模   G.正式赝复体   H.赝复体就位𬌗面照   I.赝复体就位口内咬合照

4.典型病例四   Ⅵ类上颌骨缺损病例。

患者,女性,71岁,左侧上颌骨及右侧前部颌骨缺损,属于上颌骨缺损第Ⅵ类,即越过中线的上颌骨大部分缺损。临床特点是缺损腔范围较大,健侧仅余留尖牙以后的基牙,累及软腭,需要同时修复上颌骨和软腭。设计为上颌骨与软腭赝复体合为一体,末端通过功能整塑与咽后壁形成良好的腭咽闭合。腭部磨光面恢复正常腭穹隆形态以便与舌体接触,来恢复语音与吞咽功能(图9-9-10)。

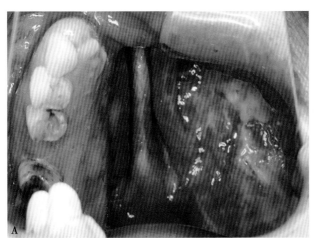
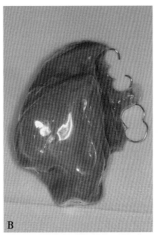
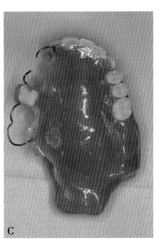
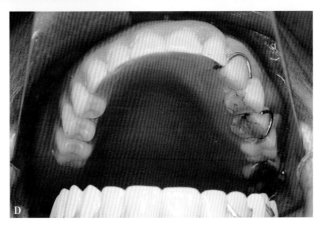

图9-9-10   Ⅵ类上颌骨缺损病例

A.上颌骨大部分缺损,仅余留右侧上颌骨同时伴健侧牙列缺损   B.赝复体组织面观   C.赝复体磨光面观   D.赝复体戴入后口内𬌗面观

5. 典型病例五 Ⅶ$_{2.2}$类上颌骨缺损病例。

患者,男性,58 岁,无牙颌伴右侧上颌骨缺损。阻塞器设计为闭合式,咬合设计为浅覆𬌗、浅覆盖。整个赝复体体积较大,需要利用缺损腔组织倒凹固位(图 9-9-11)。

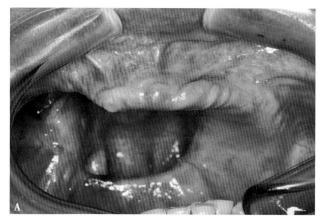
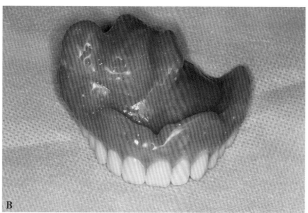
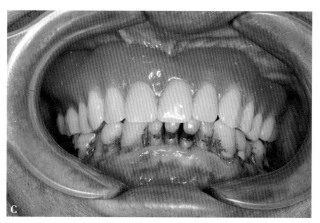

图 9-9-11 Ⅶ$_{2b}$类上颌骨缺损

A. 右侧上颌骨缺损,健侧为无牙颌 B. 赝复体组织面观 C. 赝复体戴入后口内咬合正面观

6. 典型病例六 Ⅶ$_5$类上颌骨缺损病例。

患者,男性,72 岁,无牙颌伴左侧上颌骨缺损,属于第Ⅶ类 5 亚类,是临床较常见的一类病例。阻塞器为闭合式,颊侧基托利用组织倒凹固位(图 9-9-12)。

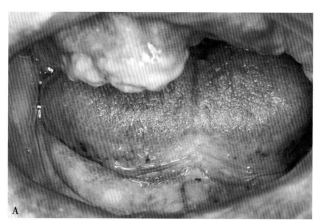
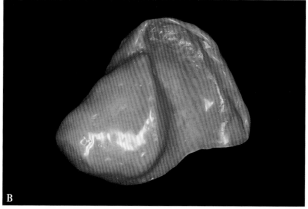

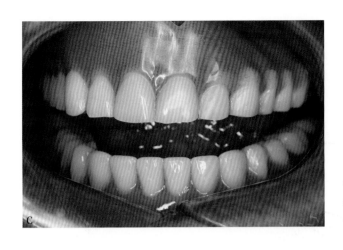

图9-9-12 Ⅶ₅类上颌骨缺损病例

A. 左侧上颌骨缺损，健侧为无牙颌 B. 赝复体组织面观，利用颊壁组织倒凹固位 C. 赝复体戴入后口内小开口正面观

第Ⅶ类上颌骨缺损为无牙颌的上颌骨缺损，由于没有余留牙存在，赝复体的固位和稳定有很大挑战，制作难度也相应较大。制取印模需要形成良好的封闭性，咬合设计同全口义齿一样，需要设计平衡𬌗。但另一方面，由于阻塞器伸入缺损腔也增大了吸附面积，如果能同时利用组织倒凹固位，有时比封闭缺损腔的情况固位更好。

7. 典型病例七 软腭赝复体修复病例。

患者，男性，37岁，软腭缺损伴右侧上颌结节区口鼻腔穿通，余留牙有缺失，设计金属支架式腭赝复体修复，达到良好的语音及咀嚼功能的恢复（图9-9-13）。

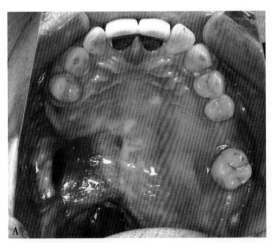

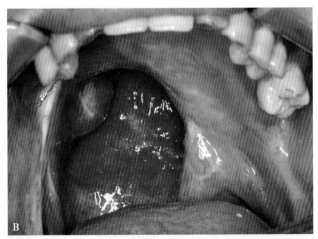

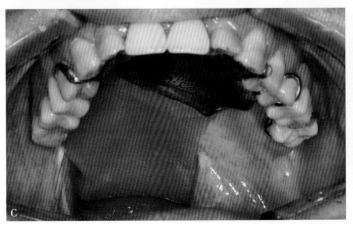

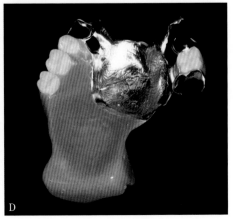

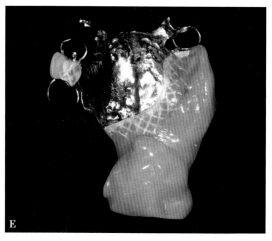
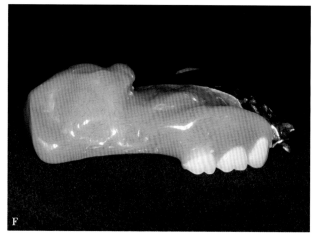

图 9-9-13　软腭赝复体修复病例

A. 口内殆面观　B. 软腭缺损区轮廓　C. 腭赝复体戴入后　D. 腭赝复体磨光面观　E. 腭赝复体组织面观　F. 腭赝复体侧面观

　　该类患者因软腭缺损导致腭咽闭合不全,表现为语音不清、鼻音重、吞咽困难及鼻腔漏水等。修复要点主要是尽量取得良好的腭咽封闭。方法是试戴恒基托或试排牙时对阻塞器形态进行充分的功能整塑,这是保证发音及吞咽功能的必要手段。

二、下颌骨缺损

　　下颌骨缺损是颅颌面系统中发病率较高的缺损类型。创伤、感染、发育缺陷、肿瘤等疾病可导致下颌骨从局部区域到大面积等多种情况的缺损。其发生率占颌骨缺损的 20%~30%。大范围下颌骨的缺损不但对咀嚼、外观、发音等造成严重影响,而且有可能继发严重的心理疾病,大大降低患者的生存质量。

(一)下颌骨缺损的临床症状

　　1. 咀嚼功能受损　下颌骨缺损通常伴有一颗或多颗牙齿缺失,直接影响咀嚼功能,降低咀嚼效率。当下颌骨因缺损而发生偏斜时,会进一步影响正常咬合关系,从而加剧咀嚼功能的受损。

　　2. 发音和言语功能受损　下颌骨缺损会破坏口腔原有的完整性,影响封闭性及共鸣腔,发音也随之改变,导致言语模糊不清。

　　3. 面部外观受损　大面积的下颌骨缺损会影响面部完整性及对称性,若发生下颌骨的严重偏移,则会造成面部的畸形。下颌骨缺损对各生理功能及外形的影响还可能进一步导致患者产生心理疾病,极大地影响其正常生活、学习与工作。

(二)下颌骨缺损的分类

　　对下颌骨的缺损范围进行科学的分类有助于准确描述患者情况,指导医师设计合理的修复方式。从利用赝复体修复下颌骨缺损的角度来看,目前常用的分类主要为二分类法。下颌骨切除术后,是否通过植骨等方式恢复下颌骨的连续性与患者修复后效果及功能密切相关。因此,有学者认为应当将是否恢复了下颌骨的连续性作为下颌骨缺损分类的重要依据。根据这一重要原则制定了相应的二分类法,具体分类描述如下。

第一类：未手术植骨，或植骨失败，未恢复下颌骨连续性（图9-9-14）。

第1亚类：下颌骨前部缺损，双侧余留骨段均有活动性（图9-9-14A）。

第2亚类：下颌骨后部、或一侧、或大部分缺损，一侧余留骨段有活动性（图9-9-14B～E）。

第3亚类：无牙颌的下颌骨缺损，包括下颌骨前部或后部（图9-9-14F～I）。

第4亚类：全下颌骨缺失（图9-9-14J）。

第二类：通过成功植骨，下颌骨连续性得到修复，同时双侧髁突也恢复功能。在此类中的患者可理解为仅有牙列及牙槽嵴缺损，因而可根据牙缺失情况进行亚类区分。

第1亚类：下颌牙部分缺失，其范围涵盖个别牙至大多数牙的缺失。

第2亚类：下颌牙全部缺失。

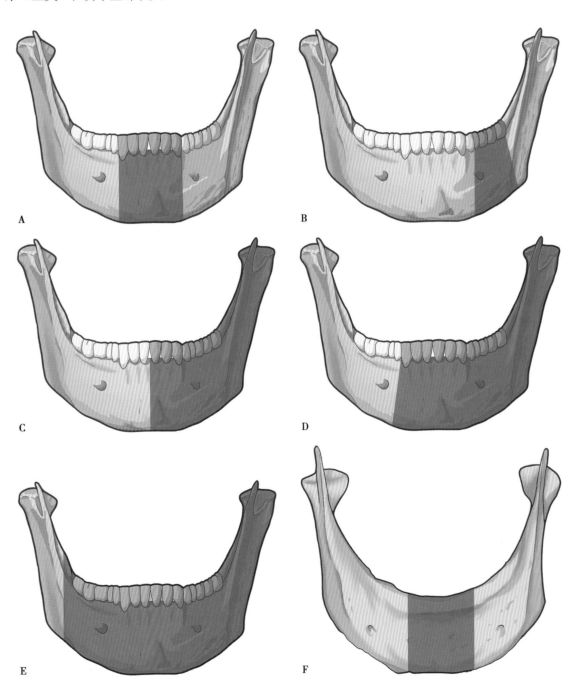

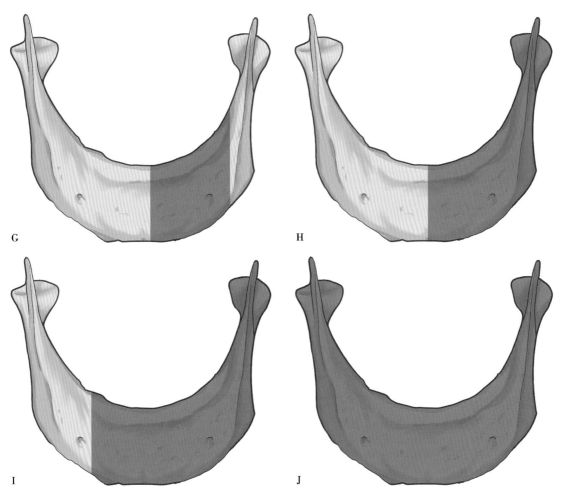

图 9-9-14 第一类下颌骨缺损

A. 第一类第 1 亚类下颌骨缺损 B. 第一类第 2 亚类下颌骨缺损（下颌骨后部局部缺损） C. 第一类第 2 亚类下颌骨缺损（一侧下颌骨缺损） D. 第一类第 2 亚类下颌骨缺损（下颌骨大部分缺损，越过中线，未累及下颌全牙列） E. 第一类第 2 亚类下颌骨缺损（下颌骨大部分缺损，累及下颌全牙列） F. 第一类第 3 亚类下颌骨缺损（无牙颌的下颌骨前部缺损） G. 第一类第 3 亚类下颌骨缺损（无牙颌的下颌骨后部缺损） H. 第一类第 3 亚类下颌骨缺损（无牙颌的下颌骨一侧缺损） I. 第一类第 3 亚类下颌骨缺损（无牙颌的下颌骨大部分缺损，越过中线） J. 第一类第 4 亚类下颌骨缺损

（三）下颌骨缺损的修复原则

发生缺损的下颌骨的结构完整性遭到破坏，升、降颌肌群的拮抗平衡被打破，可造成咬合紊乱及面部畸形。因此在进行修复时须遵循以下基本原则。

1. 尽早进行修复 下颌骨切除术后，应尽早修复缺损区域，重建下颌骨及牙列结构的完整性，提升患者生活质量的同时促进其机体康复。

2. 尽可能恢复咬合关系 下颌骨断端无法维持在正常位置的情况会造成上下牙列间咬合关系的紊乱，直接导致患者咀嚼功能的降低或丧失。因此，下颌骨缺损修复治疗需尽量恢复正常的咬合关系。针对客观条件受限无法同期植骨的患者，可预先制作翼状导板，术后即刻戴入，通过翼状导板限制作用，被动固定骨断端，防止下颌骨移位。

3. 尽可能恢复生理功能 修复治疗应尽可能恢复患者的正常生理功能，包括咀嚼、发音等，同时应尽可能重塑患者的正常容貌。当两者间有矛盾时,应以恢复功能为主。

4. 尽可能保护余留组织 当病变或骨切除手术波及牙齿或软组织必须拔除或切除时,应尽可能保存口内余留牙齿,以便利用其为赝复体提供固位与支持。

5. 赝复体固位良好 固位与稳定是影响赝复治疗效果的关键因素,应充分利用余留牙和各种辅助固位方式,使修复体获得良好的固位和稳定。

6. 赝复体坚固轻巧 赝复体在保证其强度的前提下,应尽可能减小体积,采用轻质材料,兼顾舒适度及耐用性。

(四)下颌骨缺损修复前检查

1. 全身情况的检查 评估患者全身健康状况、精神状况、配合程度等。若不具备修复治疗条件,则应考虑延期进行。

2. 颌面部检查 包括面部外形是否正常,有无凹陷及偏斜;上颌骨是否也存在缺损,其缺损范围、部位及与下颌缺损的关系;下颌骨是否处于正中位置;愈合伤口有无瘢痕挛缩,张口度是否正常,口唇颊面及颈上皮肤是否正常。

3. 口腔检查 ①确认下颌骨缺损的范围及部位;②检查下颌骨的连续性,术区是否进行了植骨术,植骨的方法、种类及植骨量等;③检查咬合关系,上下颌残留的牙齿之间是否存在稳定的咬合关系;④检查软组织愈合情况,有无炎症、出血、化脓、肉芽组织等,在有植入物的区域,黏膜容易出现开裂,要及时干预处理,防止植入手术失败;⑤检查牙槽嵴及前庭沟的尺寸、形态,判断是否有足够空间容纳赝复体;⑥检查余留牙的松动度,是否存在龋坏及缺损情况等。

4. X线检查 若采用种植体支持的赝复体进行修复,需进行X线头颅正侧位及曲面体层片等检查,评估颌骨的密度及尺寸。此外,还可以利用CT检查,全面评估下颌骨缺损部位的三维立体情况。

(五)下颌骨缺损的修复方式及设计

1. 不连续性下颌骨缺损的修复 下颌骨因各种原因不能通过植骨术恢复下颌骨连续性的情况均属于二分类法中的第一类缺损。由于下颌骨的连续性对于患者修复治疗后各方面功能的恢复较为重要,因此针对Ⅰ类缺损的修复实际上是为后期缺损区植骨的过渡修复。其目的主要是维持下颌骨的正常位置、与上颌牙列保持良好的咬合关系。可采用的修复方式及设计如下。

(1)固定义齿:当缺损区范围较小(缺损区尺寸小于1.5cm),且具有足够数量的健康余留牙时,可利用缺损区两侧的余留牙作为基牙,制作全冠固定桥修复相应牙列缺损,同时还可借助其刚性结构固定两侧骨断端,达到恢复下颌骨连续性的目的。

(2)可摘局部义齿:当下颌骨前部缺损较大,缺损区达到3～6个牙位时,则考虑制作可摘局部义齿,利用两侧骨断端的余留牙作为基牙,暂时恢复下颌骨连续性,维持缺损间隙的位置稳定,避免断端移位。为增强义齿的固位,可在基牙上设置支托及铸造卡环,并于近缺隙基牙近中面设置邻面板,紧贴基牙邻面,与卡环固位体协同发挥其最佳固位作用。同时,人工牙的排列应设计为小开𬌗,以避免咬合力过大而造成的义齿不稳定。

(3)上颌带翼导板:当下颌骨前部大部分骨缺损,双侧骨段仅余留少数牙,无法为上述固定及可摘义齿提供足够固位及稳定。此时可设计上颌牙列双侧带翼导板,利用导板的翼部结构阻挡下颌余留骨段,控制其位置防止偏移。具体设计:可选择上颌尖牙、前磨牙和磨牙作为固定导板的基牙,一般每侧需要3~4颗基牙,设置钢丝间隙卡固位体。

当下颌骨缺损位于一侧后牙区,且缺损面积较大,余留基牙条件较差时,可设计上颌单侧翼状导板,此设计和功能原理与上述双侧带翼导板类似,但仅一侧有翼板,且翼较长。

(4)下颌翼状导板:当缺损区集中于下颌骨后部,且缺损范围较大时,为避免余留下颌骨的偏移,保持其正常位置,可设计下颌翼状导板。若余留端有较为健康的基牙时,可制作固定式下颌翼状导板,以下颌骨段余留的健康牙齿为基牙,前磨牙和磨牙为宜。设计为联冠修复体,按照全冠预备原则进行基牙预备,制作相应蜡型时,在冠颊侧制作出向上颌延伸的翼板。

针对此类缺损也可采用可摘式下颌翼状导板。选择约4颗健康且具有稳定支持和良好固位形的余留下颌后牙作为基牙,设置联合卡提供所需固位力。在基牙颊面设计为连接成整体的颊连接杆,并向上沿相应上颌牙颊面延伸至距上颌唇颊沟底5~6mm处转为水平,形成网格状的翼板。

此外,对于第3、4亚类的下颌骨缺损,由于缺损范围较大,且缺乏基牙为赝复体提供固位,因此一般均需采用外科手段先恢复下颌骨连续性,再择期行赝复体修复。

2. 连续性下颌骨缺损的修复 此类下颌骨缺损仅是牙列及牙槽骨缺损,与牙列缺损较为相似。因此,修复设计的基本原则为恢复患者的咀嚼、咬合等功能。但仍存在一定的特殊情况,如张口受限、咬合错乱等,修复过程中应需给予特殊处理。可采用的修复的方式及设计如下。

(1)种植义齿:适用于骨量充足,能够植入一定数量的种植体且获得良好共同就位道的患者。此种修复设计方式具有咀嚼效能高、使用便捷舒适的优点。具体修复体类型可根据植入的种植体数量分为:种植体支持固定桥、固定式种植全口义齿和种植体支持的可摘式全口义齿。

(2)可摘局部义齿:在无法进行种植义齿修复的情况下,可以采用可摘局部义齿修复。它具有适应证广、变化灵活、制作简单等优点。但对于咬合力的承担能力有限,易产生压痛,咀嚼效能低于种植义齿。与常规可摘局部义齿相比,在修复过程中应注意充分利用基牙支持,采用弹性缓冲衬垫,通过减数、减径等方式减轻殆力,避免过大载荷而引发的骨吸收等不良影响。

(六)典型病例

1. 典型病例一 第一类第2亚类下颌骨缺损病例。

患者,男性,58岁,左侧下颌骨后段部分切除,缺损范围较大(图9-9-15A)。闭口时健侧余留骨断端受翼外肌和升颌肌群牵拉,在缺乏对侧拮抗的情况下,下颌骨向患侧偏移,造成咬合错乱(图9-9-15B)。健侧下颌骨后部余留前磨牙及磨牙稳固。针对此类病例可制作可摘式下颌翼状导板,选择下颌余留牙作为基牙设置两组联合卡,基牙的颊面设计为颊连接杆,并向上延伸形成网格状的翼板(图9-9-15C)。患者戴入翼状导板后,闭口时在导板引导下避免了下颌骨偏移,维持了正常的下颌位置(图9-9-15D)。由于张口时翼状导板容易脱离健侧后牙颊面的限制,恢复到错乱的咬合状态,会对患者的进食造成一定的影响。为进一步方便患者进食,需给其制作上颌双牙列义齿(图9-9-15E)。患者可选择在进食时配戴双牙列义齿(图9-9-15F),在非进食时配戴翼状导板维持下颌位置。

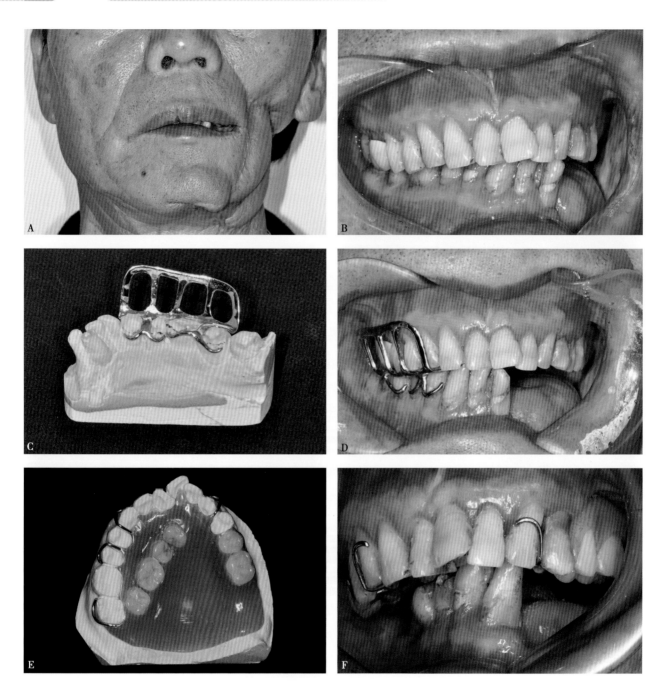

图 9-9-15　第一类第 2 亚类下颌骨缺损病例

A. 左侧下颌骨后部大范围缺损　B. 闭口时下颌骨向内向下旋转移位　C. 可摘式下颌翼状导板　D. 翼状导板引导下颌骨维持稳定位置,恢复咬合关系　E. 上颌双牙列义齿　F. 双牙列义齿在偏斜的下颌骨位置上恢复咬合接触关系

2. 典型病例二　第二类第 1 亚类下颌骨缺损病例。

患者,男性,74 岁,左侧下颌骨缺损,已行骨移植恢复下颌骨连续性,下颌牙部分缺失,颌位关系正常。修复方案为可摘局部义齿修复,在余留牙上设计卡环进行固位,并利用左侧颊部皮瓣与黏膜间形成的瘢痕条索进行辅助固位(图 9-9-16)。该患者无放疗病史,待病情稳定后可考虑种植体支持式覆盖义齿修复或种植固定义齿修复,以便更好地恢复缺损区的咀嚼功能。

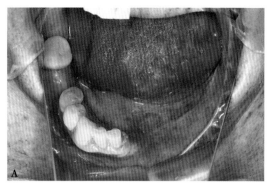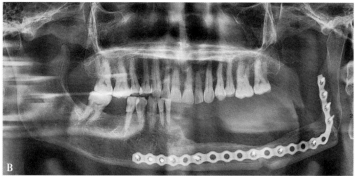

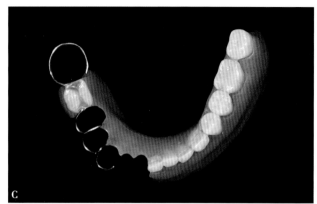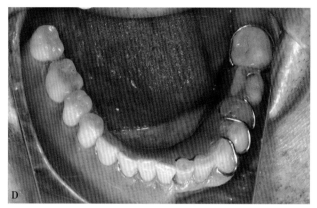

图 9-9-16　第二类第 1 亚类下颌骨缺损病例

A. 左侧下颌骨缺损,已行骨移植恢复下颌骨连续性　B. 曲面体层片　C. 下颌活动义齿　D. 修复后口内照

三、颜面缺损

（一）概述

随着整形外科学和颌面外科学的不断发展,许多颜面缺损(facial defect)已能用自体组织移植的方法进行较好的修复。但由于颜面部器官特殊的解剖形态和组织结构,有一些缺损如眼球、眶、耳或鼻等缺损,难以采用外科手术方法进行整复,仍需采用颜面赝复体(facial prosthesis)进行修复。

（二）修复原则

1. 早期修复　颜面缺损的修复不但可恢复缺损区外形,有利于发音、呼吸等功能恢复,还可保护创面,防止瘢痕挛缩。因此,面部缺损与颌骨缺损一样,均以早期修复为原则。术后尽早配戴过渡颜面赝复体,还可在一定程度上对患者起心理安慰作用。

2. 尽可能恢复面部外形　虽然面部缺损修复也能起到一些恢复功能的作用,但主要目的在于恢复外形。因此,除形态仿真外,还应做到颜色和质感仿真,修复体的边缘线隐蔽,力求自然地恢复面部的正常容颜。

3. 要有足够的固位力　因面部修复体经常暴露在外,容易受到碰撞或挤压,故无论是机械性固位还是粘贴性固位,都必须具有足够的固位力,以防松动脱落。

4. 要简单轻巧、使用方便　设计时应尽量减轻修复体的重量。除义耳外,一般都做成薄壳中空式。

大面积面部缺损者,有时可以只做表面的一层而不必深入到缺损腔内。做到使患者配戴舒适,使用方便,易于清洁,对组织无刺激,且不产生过大的压迫。

(三)修复方法

1. 印模

(1)面部印模方法:取面模时,患者取水平仰卧位,将头发包在头帽中,清洗面部,去净缺损区周围的分泌物。用凡士林沿眉毛、睫毛方向涂抹,以免脱模时拔下眉毛和睫毛。将软橡胶管插入患者鼻孔,以便取面模时保持患者呼吸道通畅。将藻酸盐印模材料的水粉比调整为 1.5~2 倍于常规印模,充分调拌,并均匀流布于整个面部。在印模材料结固前,用单层纱布覆盖在印模材料上,以增加印模与石膏之间的连接。待印模材料完全结固后,调拌石膏,并将其均匀覆盖在整个印模上,以起到印模托盘的作用。石膏结固后,小心地整体取下印模和石膏,灌注石膏模型。

(2)耳缺损的印模方法:为便于后期雕刻,患侧和健侧耳均需制取印模。取模时患者取侧卧位,使印模区与地面平行。用小棉球填塞外耳道深处,以免印模材料流入耳内。以油泥或硬纸片做围堤,用藻酸盐印模材料制取印模,以石膏作为托盘,灌注石膏模型。

2. 固位方式

(1)种植体固位:用于颜面部赝复体固位的是颅面部种植体,其骨内段长 4~6mm,配以专门的穿皮基台。将颅面部种植体植入耳、眶、鼻等缺损区邻近的骨组织中,待其形成骨结合后,在种植体顶部设置杆卡附着体或磁性附着体,可以使赝复体获得良好的固位和稳定,同时又可方便摘戴,是目前较理想的颜面部赝复体固位方式。

(2)磁性附着体:通常将磁性附着体的衔铁与种植体结合,形成种植磁性附着体,或设置在种植体支持的杆式支架上,或颌骨赝复体上,将闭路磁体设置在颜面赝复体上,利用两者间的磁引力使赝复体固位。该方法固位可靠,摘戴方便,是目前广泛用于颜面部缺损修复的固位方式。

(3)粘贴固位:粘贴固位即采用一些特殊的皮肤粘接剂将软质赝复体粘贴在缺损区皮肤上。一方面可以使颜面部赝复体获得固位;另一方面可使修复体获得良好的边缘封闭,与皮肤组织形成自然移行。该方法主要用于眶、耳、鼻等颜面赝复体的固位,也可在种植体磁性附着体固位或种植杆卡附着体固位的颜面赝复体上使用,以增加边缘封闭性。粘贴固位的主要缺点是皮肤出汗或面部表情运动时,赝复体容易脱落。另外,粘接剂的长期使用会对皮肤产生刺激。

(4)其他固位:由于颜面赝复体基本采用弹性良好的硅橡胶制作,因此在组织倒凹较大时可较方便地进入倒凹区,以辅助增强粘贴固位效果。另外,在一些无条件应用种植附着体固位和粘贴固位的颜面赝复体,可采用眼镜架作为固位装置。

3. 材料选择 颜面赝复材料应有较好的生物安全性和生物质感,同时拥有良好的物理性能和合适的可操作性,能够满足形态仿真、色彩仿真和质地仿真。

(1)硬质材料:聚甲基丙烯酸甲酯具有良好的生物相容性和理化性能,但质地较硬、仿真性欠佳,主要用于制作硅橡胶赝复体的支架材料,以增强赝复体的固位效果。

(2)软质材料:用于制作颜面赝复体的软性材料主要有聚氨酯弹性体和硅橡胶材料。其中,硅橡胶因具有良好的可操作性和仿真性能,已成为目前颜面缺损修复的主导材料。硅橡胶分热固化硅橡胶和室温固化硅橡胶两大类。室温固化硅橡胶中,加成型硅橡胶最常用。室温固化加成型硅橡胶通常由基胶与交联剂两部分组成,将其按规定比例混合,再加入适合的颜色,经灌注充填,在室温下即可聚合,如加温则可加速其聚合。

(3)着色材料:为了使赝复体具有与患者面部肤色近似的颜色,制作时应根据患者的肤色进行配色。最好采用不易褪色的无机颜料进行配色。赝复体的配色分为两类,一类是内着色,即按患者颜面缺损区局部的颜色特征,将颜色调拌于硅橡胶中,再进行充填固化;另一种是外着色,即将颜料调于稀释的材料中,将其仔细涂布在赝复体表面。目前临床上是两种方法结合应用。

(四)修复类型

1. 眶缺损修复 眶缺损(orbital defect)指眼球、眼眶内容物以及眼睑部均被切除。眶缺损后缺损区常呈一底小口大的锥状空腔,有时还伴有眶底或眶内侧壁的孔道与鼻腔交通。眶缺损修复的目的在于恢复颜面部容貌的完整性。眶部由于其特殊的解剖外形,缺损后难以通过手术进行满意的修复,均需用义眶(orbital prosthesis)来进行修复。

(1)临床检查:全身检查的重点是了解缺损原因、手术时间以及全身状况,如为肿瘤患者则应了解是否做放疗及有无复发。对有肿瘤复发迹象和放疗期间的患者应暂不修复,对放疗术后1年内的患者暂不考虑种植修复。局部检查重点是缺损区的形状与范围,有无可利用的组织倒凹,缺损区及邻近部位的皮肤是否健康,修复空间是否足够,是否还需外科修整,眉毛有无移位等。对拟考虑行种植修复的患者还应拍CBCT,观察缺损区周围骨组织的厚度及密度。

(2)修复前外科处理:行眶内容物摘除术或眶部外伤清创时,应注意为后期的义眶修复创造条件,避免义眶修复前需行二次手术。如眼睑未累及,可保留时,需修去上下睑睫毛,将上下眼睑向内压,使之与眶周骨壁结合在一起。如果眼睑不能保留时,可行刃厚或全厚皮瓣移植衬垫眶腔,为后期义眶修复预留足够空间,决不能用肌皮瓣充填眶缺损腔。外科操作全程应尽量避免眉毛移位和变形。如眉毛已移位,则需行含眉毛的皮瓣转移,使眉毛恢复至与健侧眉毛对称的位置;或将眉毛电解去除,然后在与健侧眉毛对称处文眉或在义眶上修饰出眉毛的效果。

(3)修复设计:单侧眶缺损时,义眶应尽可能与健侧对称;双侧眶缺损时,义眶应与患者面形协调,可参考原有照片及患者和家属的意见。

1)种植式设计:于缺损区的眶上缘、眶外缘下1/2及眶下缘外侧,分别植入2～3枚颅面部种植体。在种植体的顶端设置磁性附着体衔铁,或设计铸造杆式支架,然后在杆式支架上再设置磁性附着体衔铁,在义眶的相应部位设置闭路磁体,从而使赝复体获得固位。这种设计有固位可靠,摘戴方便,便于清洁等优点,适用于肿瘤无复发迹象,眶周骨组织健康,有适宜骨质和骨量的患者。如已行放疗,应在放疗结束后1年以上,且放疗剂量不超过65Gy时行修复。

2)粘贴式设计:将硅橡胶眶赝复体的边缘做成菲薄状,覆盖邻近皮肤组织5～8mm,使之与自体组织自然移行。用皮肤粘接剂将义眶粘贴在缺损区的皮肤上。这种设计固位效果尚可,但长期使用容易引起皮肤过敏,不适用于过敏体质患者。

2. 耳缺损修复　耳缺损（ear defect）是指外耳及周围软硬组织的缺损，不包括中耳和内耳缺损，可分为部分耳缺损和全耳缺失两种。部分耳缺损尤其是先天性小耳畸形且不伴有周围软硬组织缺损者、耳廓上部缺损而下部外形正常者，采用整形外科的方法进行修复效果较好。耳下部缺损、全耳缺损、耳缺损伴周围软硬组织缺损、瘢痕体质耳缺损者、整形外科重建失败者、耳缺损区接受大剂量放疗者均建议用义耳（ear prosthesis）来进行修复。

（1）临床检查：除常规的全身检查和局部检查同眶缺损外，重点检查缺损区有无残耳，且残耳是否利于义耳修复；有无瘢痕组织，瘢痕是否影响修复效果；外耳道是否通畅，听力是否正常。拟行种植修复的患者采用 X 线头颅侧位片或 CT 检查耳颞部、乳突部的骨量及骨质情况。

（2）修复前外科处理：如残耳的解剖形态良好，且对义耳修复无妨碍，可充分利用残耳，起到隐藏义耳边缘、辅助机械固位等作用。但如残耳变形严重，对义耳修复造成不良影响，则需在义耳修复前切除。切除残耳时应尽量保留耳屏，以便后期隐藏义耳的前缘。厚层瘢痕组织会影响种植体与皮肤间形成界面封闭，可在种植体植入同期进行局部瘢痕修整。有外耳道闭锁者应先行外耳道再通手术。

（3）修复设计：单侧耳缺损时，义耳应与健侧耳对称，包括外形轮廓对称、外展角度对称、上下位置对称等。双侧耳缺损时，义耳应与患者面形相协调，可参考原有照片及患者意愿。耳缺损或缺失通常无可利用的倒凹，因此临床上主要采用种植体固位或粘贴式固位设计。

1）种植式设计：以缺损侧外耳道为中心，在距外耳道 15mm 的 12 点、2 点、4 点（左侧），或 12 点、10 点、8 点（右侧）的位置上植入 3 枚颅面部种植体。在多种种植体上部结构中，杆式附着体具有固位可靠、摘戴方便的特点，又有较强的抗侧向力能力，是义耳固位的首选上部结构。在种植体顶端设置杆卡式附着体支架，在义耳的相应部位设置弹性卡，义耳就位后通过杆卡间的弹性卡抱力使义耳获得固位。杆式支架的中心应与种植体的中心保持一致，保证在摘戴义耳时所施加的外力沿种植体轴向传递，减小种植体所受的侧向力。同时杆式支架尽量不要呈一直线，以避免面部表情运动或下颌运动时义耳沿直线型杆卡发生转动。另外，种植磁性附着体也可用于义耳的固位，但因其抗侧向能力较弱，应用时需增加抗侧向力的结构。

2）粘贴式设计：用硅橡胶整体制作义耳，将其菲薄边缘向缺损区邻近组织扩展 5～8mm，用皮肤粘接剂将义耳粘贴在缺损区。此设计更适合部分耳缺损的修复。

3. 鼻缺损修复　鼻缺损（nasal defect）可分为部分鼻缺损和全鼻缺损两类。鼻缺损后既可通过整形外科手术的方法进行鼻重建，又可通过义鼻（nasal prosthesis）来进行修复。一般情况下，如果缺损区周围组织无明显变形、非瘢痕体质、肿瘤无明显复发倾向、无大剂量放疗史的患者，建议采用整形外科的方法进行重建，否则建议用义鼻进行修复。

（1）临床检查：除常规的全身和局部检查外，重点在于检查缺损区的大小，周围组织有无变形，缺损区鼻腔侧的组织倒凹情况等。拟采用种植式设计患者，应拍 CBCT 评估鼻底（即上颌骨前牙区上方）骨量和骨密度。在有上颌前牙的情况下，特别要观察鼻底与前牙牙根之间有无足够的骨量可植入种植体。

（2）修复前外科处理：义鼻修复前，针对缺损区的情况，有时需先进行局部外科处理，为后期义鼻修复创造最佳的局部条件。如全鼻缺损者，建议切除鼻骨，以利于鼻外形的重建。另外，建议摘除鼻中隔的前 1/3，特别是接近鼻底部的鼻中隔部分。对于采用种植式设计的患者，鼻中隔会影响种植体植入，导致没有足够的空间设置上部支架结构。对于采用粘贴式设计者，鼻中隔会妨碍义鼻组织面进入梨状孔鼻腔面的倒凹内和/或鼻底前部，使之无法获得倒凹辅助固位。

（3）修复设计：部分鼻缺损时，义鼻应尽量与残留的鼻组织协调对称。当全鼻缺损时，由于鼻是面部的单一器官，缺损后缺乏参考，此时可参照"三庭五眼"的美学标准来进行修复。"三庭五眼"中与外鼻有关的信息包括：眉间点到鼻下点的距离等于发际至眉间点的距离和鼻下点至颏下点的距离，双侧鼻翼最宽处的距离等于两眼内眦间的距离。根据以上标准可大致确定鼻的高度和宽度。另外，在设计义鼻边缘时应注意隐藏边缘，上缘和侧缘上半部分可尽量隐藏在眼镜架下，鼻翼侧缘可隐藏在鼻翼阴影、鼻翼沟或鼻唇沟内，下缘可隐藏在鼻小柱的阴影内。值得注意的是，鼻缺损区周围组织的可移动性大，缺损区上方和侧方均无足量的骨组织可用于固位，且义鼻的外形凸点高，所受侧向力大，因此固位困难是义鼻修复的难点。目前常用的固位设计如下。

1）种植式设计：在鼻底区域的骨组织内植入 2 枚种植体。如有上颌前牙，可植入颅面部短种植体；如无上颌前牙，则可植入常规的牙种植体。植入种植体的同时应植皮，以确保种植体经皮穿出，而不是经分泌性黏膜穿出，以免黏膜分泌物长期集聚在种植体周围而引起种植体周围炎。在种植体上设置杆卡式支架，或在杆式支架上设置衔铁，在义鼻的相应位置上设置弹性卡或闭路磁体。以上两种设计均可获得可靠的固位效果，是义鼻固位的首选方式。

2）粘贴式设计：将义鼻的边缘做成与邻近组织衔接自然的菲薄边缘，并向四周扩展 5～8mm，用皮肤粘接剂将义鼻粘贴到缺损区皮肤上。该类设计主要适用于部分鼻缺损患者。如缺损范围较大，可将组织面硅橡胶伸进倒凹区内以增强固位效果。

4. 颌面部联合缺损的修复　严重的颌面部外伤和大面积肿瘤切除常导致涉及多组织器官的颌面部联合缺损（united maxillofacial defect）。这类缺损往往同时累及口内的颌骨以及口外的颜面部组织，大大地增加了修复重建的复杂程度。在修复重建的方式选择上，如为鼻及小范围面颊部软组织缺损，不伴有上颌骨和/或颧骨缺损时，可考虑行手术重建。但如涉及大范围的骨组织与软组织联合缺损、复合眶缺损、复合上唇缺损、恶性肿瘤切除术后不满 2 年、缺损区曾接受大剂量放疗者，建议采用赝复体进行修复。

（1）临床检查：应仔细了解缺损原因、全身状况及是否接受放疗。同时涉及口内和口外组织器官缺损时，口内检查应注意余留牙的数量与健康状况、有无可利用的倒凹、剩余牙槽嵴是否可植入种植体等。口外检查除常规检查外，还应重点检查缺损区与口内缺损是否相通，可否通过口内和口外赝复体的连接协同增加固位与稳定。

（2）修复前外科处理：某些颌面部联合缺损患者，特别是外伤导致的颌面部缺损患者，可先行骨和/或软组织移植、牵张成骨等外科手术，以尽可能缩小缺损范围，重建必要的骨性支持结构，为后期赝复体修复奠定基础。在所有能植入种植体的位置植入种植体，利用种植体为赝复体提供固位和支持。可植入种植体的部位包括剩余牙槽嵴、眶外侧骨壁、颧弓或颧骨、鼻底、额骨等。另外，应尽量保留或创造能加以利用的软硬组织倒凹来辅助固位，如上颌窦下壁、侧壁及后壁形成的倒凹、软腭及鼻底上方的倒凹、颊侧软组织倒凹等。对创造出的倒凹以刃厚或全厚皮瓣覆盖，以减少瘢痕收缩并提高倒凹区的耐磨能力。值得注意的是，应尽可能保留能为赝复体提供固位与支持的天然牙，包括经过完善治疗后能加以利用的残根残冠。

（3）修复设计：由于该类缺损范围大，修复难度高，无论采用何种修复设计，均无法完全恢复患者的容貌和功能，因此修复前应充分了解患者的期望值，并根据缺损的具体情况对患者的期望值进行正确引导。赝复医师还应真实详尽地介绍修复过程及可能的预后，强调适应过程的重要性，引导患者逐步接受赝复体。另外，还应注意将心理疏导和正能量的传递贯穿于整个修复过程，鼓励患者通过参加适当的工作或活动转移注意力，从而尽量少地去关注颌面部缺损及赝复体的修复效果。

1）颜面部联合缺损：即颜面部多个器官联合缺损，但不包括口内缺损，口鼻腔保持封闭。这类缺损一般采用一段式颜面修复体进行修复。可在缺损区邻近骨组织植入2～3枚种植体，利用杆卡附着体或磁性附着体获得可靠固位。如无条件使用种植体固位，可选择粘贴、眼镜架等方式进行固位，但是此时应注意尽量减轻赝复体的重量，以保证一定的固位效果。

2）颌骨颜面联合缺损：这类缺损同时累及颌骨和颜面部器官。如口内和口外缺损不相通，可用赝复体分别修复口内口外缺损，颌骨赝复体采用卡环、倒凹或种植体进行固位，颜面赝复体采用种植体、粘贴或眼镜架固位。若口内和口外缺损连通时，可将颌骨和颜面赝复体连接起来协同增加固位与稳定。一般情况下，如果颌骨和颜面赝复体均无法获得良好固位的情况下，不宜采用栓体、栓道、球帽等刚性结构进行连接。这些结构连接紧密，当患者做咀嚼等功能运动时，颌骨赝复体的移动会带动颜面赝复体移位，影响固位效果。在这种情况下，建议采用磁性附着体连接颌骨和颜面赝复体，并将磁性附着体的方向设置为与咬合力方向呈垂直关系。利用磁性附着体抵抗侧向力作用小的特点，当咬合力使颌骨赝复体大幅度移动时，磁性连接即被破坏，从而避免对颜面赝复体固位产生不利影响。

（五）典型病例

1. 典型病例一 眶缺损，采用粘贴式硅橡胶义眼眶进行修复。

患者，男性，17岁，左侧眶部缺损，有放疗病史。该病例眶部缺损范围不大，但左侧颞部和颧部由于年幼时曾接受局部大剂量放疗，导致骨组织发育不全，因此左侧面部丰满度不足，且无法植入种植体。该患者咀嚼或笑时颞肌和颧肌动度正常，如设计为覆盖颞部、颧部及眶部的大面积赝复体，功能运动时赝复体容易脱落，因此最终设计为局部义眶修复，并采用粘贴式固位（图9-9-17）。

2. 典型病例二 下颌骨及颊部缺损，采用翼状颌导板和硅橡胶义颊进行修复。

患者，男性，45岁，右侧下颌骨缺损伴右侧颊部缺损，有放疗病史。该病例的下颌骨连续性中断，左侧下颌骨向内下移位，可手动复位到牙尖交错位。右侧颊部软组织缺损区与口内缺损区不连通，软组织缺损区周围无健康骨组织，无法植入种植体。修复方案为用下颌赝复体及上颌左侧翼状颌导板义齿修复上下牙列及下颌骨，并将左侧下颌骨引导到牙尖交错位，同时用粘贴式硅橡胶义颊修复右侧颊部（图9-9-18）。

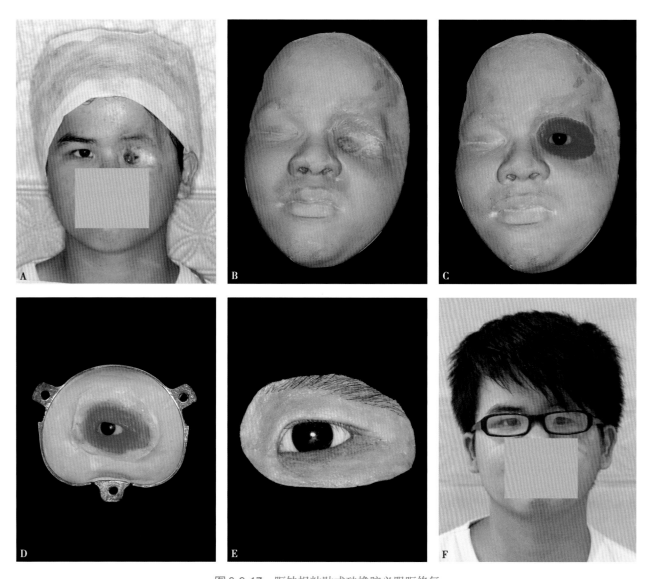

图 9-9-17 眶缺损粘贴式硅橡胶义眶修复

A. 修复前正面像 B. 面部石膏模型 C. 在石膏模型上雕刻义眶蜡型 D. 蜡型装盒 E. 外着色后的硅橡胶义眶 F. 硅橡胶义眶修复后正面像

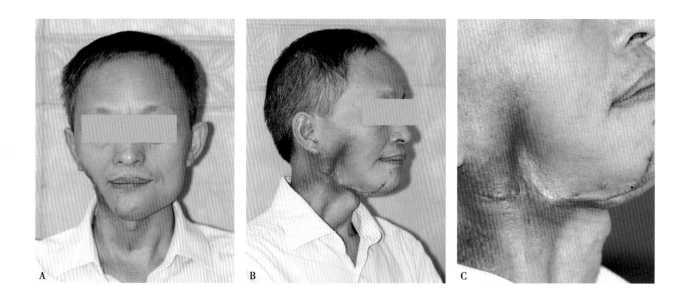

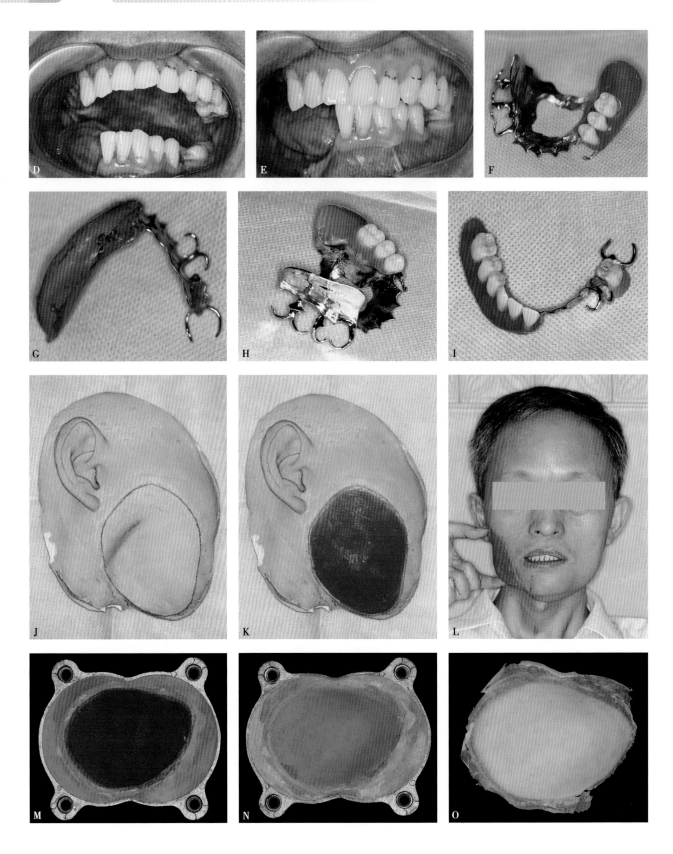

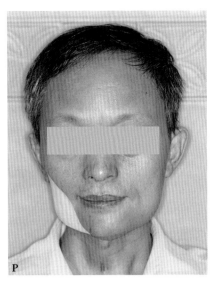
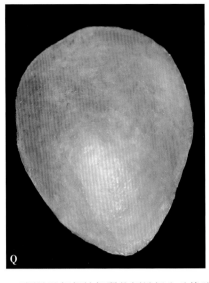
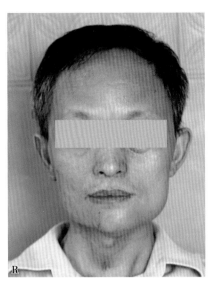

图9-9-18 下颌骨及颊部缺损翼状颌导板和硅橡胶义颊修复

A.修复前正面像 B.修复前侧面像 C.右侧颊部缺损区局部照 D.修复前口内照,张口后左侧下颌骨向内下移位 E.左侧下颌骨手动复位到牙尖交错位 F.上颌左侧翼状颌导板义齿蜡型 G.下颌赝复体功能印模 H.上颌左侧翼状颌导板义齿 I.下颌赝复体 J.右侧面部石膏模型 K.在石膏模型上雕刻义颊蜡型 L.试戴蜡型 M.蜡型装盒 N.充硅橡胶 O.修剪和外着色前的硅橡胶义颊 P.外着色前的硅橡胶义颊试戴 Q.外着色后的硅橡胶义颊 R.硅橡胶义颊修复后的正面像

(李 彦 王 焱 吴淑仪 郭嘉文)

第十节 颈内动脉缺损的血流重建

　　侵犯颈内动脉的肿瘤一直是外科手术治疗的难点。肿瘤侵犯颈内动脉时,可造成颈内动脉血流下降、完全闭塞甚至破裂,导致脑血流量不足或大量出血。手术中,肿瘤往往难以与颈内动脉完全分离,即使从动脉壁上可以剥离肿瘤,也常常不能根治,并且仅仅行肿瘤剥除术,由于颈内动脉失去了外膜支持,容易发生破裂而造成致命性大出血,导致肿瘤的全切率和治愈率低、复发率高、预后差。往往此类患者接受了肿瘤的部分切除或者放射治疗,但这些治疗的症状改善率低,肿瘤残留率高。治愈侵犯颈内动脉的肿瘤需要彻底的手术切除,常需要牺牲受侵犯的颈内动脉。为保证脑部的正常血流供应,切除肿瘤时,先行颈内动脉血流重建,再将受侵犯的颈内动脉一起切除,可提高肿瘤全切率,延长患者存活期。

　　血流重建又称血管搭桥,是利用血管外科技术吻合血管,旨在代替或增加组织血流量。1953年,Conley首次报道一例颈部肿瘤患者行大隐静脉移植、颈内动脉血流重建手术。1969年,Donaghy和Yasargil在颅内外血流重建手术中,首次验证了人为创造一条新的供血动脉替代原有供血动脉的想法。1971年,Lougheed成功完成了第一例长节段的大隐静脉移植、颈内动脉颅内段-颈总动脉血流重建手术。但是,这种难度较大的高流量血流重建手术一直没有得到广泛认可。直到1982年,神经外科医师Sundt和Piepgras首次报道采用高流量血流重建技术治疗颅内难治性动脉瘤后,高流量颅内外血流重建技术的应用指征才不断扩大，已经成为颅底及头颈部肿瘤治疗的重要组成部分。目前，该技术在外科领域已经得到广泛应用，手术目的在于：①血流补偿；②血流替代。对于脑部的血流重建，前者常应用于缺血性脑血管病（例如烟雾病等）的治疗，通常使用低流量血流重建，手术风险相对较低；后者多用于大型供血动脉（包括颈内动脉等）的高流量血流重建，手术风险及难度大。颈内动脉血流量大，切除颈内动脉后，需要根据 Willis 环的代偿程度，选择是否行血流重建及不同流量的搭桥方式，以保证脑组织足够的血液供应。

切除肿瘤后，是否进行颈内动脉血流重建需要权衡的问题：①肿瘤完全切除的可行性；②不行血流重建发生脑卒中的自然风险；③血流重建的手术风险。目前，采用颈内动脉血流重建技术辅助切除颅底及头颈部肿瘤的治疗方案，仍缺乏大样本临床研究的结论及规范化治疗指南。

一、脑血管的调节与脑血流动力学

脑是人体的一个高耗能器官，维持脑组织正常的跨膜电位、离子转运、神经递质及生物成分的合成与转运等均离不开充足的能量供应，这些能量主要来源于葡萄糖与氧气发生的有氧代谢。由于脑组织本身的能量储备非常有限，使得脑对来自血液的葡萄糖和氧具有高度依赖性。全脑的总质量约占体重的 2%，脑耗氧量约占全身耗氧量的 20%。脑组织对缺血、缺氧极其敏感。因此，有效的血流重建对维持脑部充足的血流量、保证脑的正常生物学功能十分重要，而血流动力学的安全性是进行血流重建手术的基础。

（一）脑血流的调节机制

健康成年人全脑血流量（cerebral blood flow，CBF）平均值为 $46mL/(100g \cdot min)$，脑氧代谢率平均值（$CMRO_2$）为 $3mL/(100g \cdot min)$，脑葡萄糖代谢率（CMRglc）平均值为 $25\mu mol/(100g \cdot min)$。其中灰质 $[80mL/(100g \cdot min)]$ 的 CBF 是白质 $[20mL/(100g \cdot min)]$ 的 4 倍。生理条件下，脑组织的 CBF 与代谢率相匹配。因此，灰质的葡萄糖代谢率高于白质，而且脑组织血葡萄糖与氧摄取之间的比值保持恒定。生理情况下，脑组织氧摄取分数（oxygen extraction fraction，OEF）波动于 30%～40%，当血流量下降时，OEF 可反应性增加，用于维持脑组织的氧需求。

脑灌注压（cerebral perfusion pressure，CPP）等于脑组织动脉压与静脉回流压之间的差值。生理情况下不会出现颅内压力升高或静脉回流受阻，静脉回流压力常常可忽略，局部 CPP（rCPP）等同于局部平均动脉压（regional mean arterial pressure，rMAP），而 rMAP 在不伴有动脉梗阻的情况下等同于系统的 MAP。

局部脑血流量（rCBF）取决于局部脑灌注压（rCPP）和局部脑血流阻力（regional cerebrovascular resistance，rCVR），计算公式如下：rCBF＝rCPP/rCVR。rCPP 保持恒定时，rCBF 会随着 rCVR 发生变化。CVR 主要受血管半径的影响，也受血液黏滞度和血管长度的影响。动脉阻力血管（初级小动脉）扩张或收缩会改变血流阻力，进而影响脑血流量。脑血管存在自身调节与代偿机制，当 CPP 下降时，小动脉扩张降低 CVR；反之，CPP 升高，小动脉收缩增加 CVR。多数情况下，脑血流的自身调节机制是在血压正常的条件下发挥作用，高碳酸血症、低氧血症、贫血、慢性高血压等会使自身调节机制削弱或丧失。

当灌注压下降到脑自身调节的下限时，超过脑血管扩张对脑血流代偿的极限，脑血流量将明显下降。血流量降低，将导致脑摄氧分数增加以维持脑氧代谢，此时的脑摄氧分数可从正常值的 30%～40% 升高

2 倍以上。灌注压继续下降,脑组织摄氧分数达到极限仍不能满足脑组织的能量需求时,将破坏脑组织能量代谢,出现脑功能异常。灌注压仍不能纠正,将导致永久性脑功能损伤。

脑血容量(cerebral blood volume,CBV)是脑血管中的循环血量,是脑灌注压降低较敏感的预测因素,包含动脉、毛细血管、静脉三种类型。其中,静脉占脑血容量的 80%~85%,动脉占 10%~15%,毛细血管占比小于 5%,动脉是脑灌注压自身调节的主要反应者。实验性降低灌注压,在脑血管自身调节机制下,脑血容量通常是增加的。然而,严重的灌注压降低可导致脑血容量降低,主要机制为:不同血管床存在血管扩张能力的差异性,血管腔压力下降导致管壁塌陷,小动脉痉挛,脑代谢需求下降后血管扩张的再调节等。

(二)脑血流动力学变化

肿瘤侵犯常造成颈内动脉闭塞或狭窄。判断颈内动脉狭窄或闭塞后的血流动力学变化,是预测脑卒中风险及制定血流重建策略的关键。颈内动脉狭窄常达到 60%~70% 以上才会出现脑血流动力学变化。颈内动脉狭窄的血流动力学不仅依赖于狭窄程度,也取决于侧支循环的充足程度,因此,如果侧支循环代偿充足,即使颈内动脉狭窄程度高达 90%,颈内动脉脑灌注压仍可能维持正常。当灌注压下降时,脑血管自身调节使远端阻力血管扩张,脑血流量仍可能保持正常。即使灌注压力正常,脑缺血病变使脑组织代谢需求降低,脑血流量可能降低。这表明,仅仅靠脑血流量不能反映脑血流动力学的变化。

颈内动脉闭塞的病理生理学研究核心是脑血流的自身调节机制及其与化学调节的关系。脑血流自身调节功能可以在脑灌注压(CPP)变化时,维持脑血流(CBF)的相对稳定。这一调节过程涉及紧密的分子调节机制。调节过程起始于血管张力的变化,由磷脂酶 C 介导的级联反应触发,通过抑制血管平滑肌的钙调节钾通道,导致血管平滑肌收缩。对抗平滑肌收缩的机制来源于胶质细胞或神经元的代谢活性,激活平滑肌的钾通道,引起血管舒张。当 CPP 降低时,自身调节机制使脑血管代偿性扩张,维持 CBF 的稳定。检查脑血管的反应性可用于评估脑血流的自身调节状态。首先进行 CBF 的基线水平检查,再给予血管扩张剂重复测定 CBF。诱导脑血管扩张的常用方法包括吸入 CO_2 气体或屏气增加 PCO_2,通过增加脑 CO_2 含量引起脑血管反应性扩张;也可以使用碳酸酐酶抑制剂,如乙酰唑胺,诱导脑血管扩张。脑血管功能正常的情况下,血管扩张剂可以使 CBF 增加 15%~40%。当脑血管已经达到自身调节性扩张的最大限度时,使用血管扩张剂不能增加 CBF,甚至可以出现给予血管扩张剂,部分脑供血区的 CBF 反常性降低,即"盗血现象"。此时,血管反应性正常区域的血管是扩张的,而反应性达到最大程度的区域出现血供减少。这种方法可以用于判断脑血管自身调节能力丧失的区域,这些区域的血流动力学进一步恶化将极大地增加脑卒中风险。

血流重建手术前,给患者吸入二氧化碳或使用乙酰唑胺,采用正电子发射断层显像(PET)研究患者的脑血流动力学。若脑血流增加低于 30%,定义为轻度脑血流动力学障碍Ⅰ期。有"盗血效应",出现脑血流下降,为重度脑血流动力学障碍Ⅰ期。脑血管最大限度扩张而脑血流持续下降,脑组织氧摄取分数增高,为Ⅱ期。脑灌注压降低,发生脑组织细胞损伤或死亡,脑氧代谢率($CMRO_2$)和脑血流量出现同等程度下降,脑组织摄取氧分数可逐渐恢复正常,为Ⅲ期。对于重度脑血流动力学障碍Ⅰ期和Ⅱ期的患者,可从颈内动脉血流重建手术中获益。

二、外科解剖

（一）颈总动脉

颈总动脉（common carotid artery，CCA）在下颌角下方的颈椎 C2～C3 水平，分为颈内动脉（internal carotid artery，ICA）和颈外动脉（external carotid artery，ECA）。在颈总动脉分叉处附近分布有颈动脉窦和颈动脉小球。颈动脉三角是由二腹肌后腹、肩甲舌骨肌、胸锁乳突肌构成。ICA 在颈动脉三角内自颈总动脉发出。

（二）颈内动脉

ICA 在甲状软骨上缘外侧由颈总动脉发出，垂直上升至颈椎 C1～C3 横突前方，经颞骨岩部的颈动脉管外口入颅。走行于颈部的 ICA 称为颅外段，又称颈段。ICA 走行于颅底骨性结构内以及位于颅内部分，统称为颅内段。ICA 的颈段全程无分支，颅内段的分支包括眼动脉、脉络膜前动脉、大脑前动脉、大脑中动脉和后交通动脉，主要供应大脑前 2/3 部分及视器的血供。

根据 1996 年的 Bouthillier 分段法，以数字（C1～C7）顺血流方向标记 ICA 全程，将 ICA 可分为 7 段（图 9-10-1）：C1 颈段、C2 岩段、C3 破裂（孔）段、C4 海绵窦段、C5 床突段、C6 眼段和 C7 交通段。

（三）颈外动脉

ECA 起始段在 ICA 的前内侧，后经 ICA 的前方转至外侧，上行穿过腮腺，到达下颌颈后方分为颞浅动脉和上颌动脉两个终末分支。ECA 总共有 8 条分支：甲状腺上动脉、舌动脉、面动脉、颞浅动脉、上颌动脉、枕动脉、耳后动脉、咽升动脉。其中，颞浅动脉（superficial temporal artery，STA）是 ECA 两个终末分支中的较小的一支，是脑血流重建中常用的供体血管。颞浅动脉起自颈外动脉腮腺段，在颧骨处的直径约 1.93mm。STA 分为额支和顶支，额支主要供应前额的头皮、肌肉和骨膜的血供，并与眶上动脉和其他额支形成吻合；顶支较粗大，供应颞肌浅筋膜浅层的血供，与对侧的顶支血管、耳后动脉和枕动脉形成吻合。

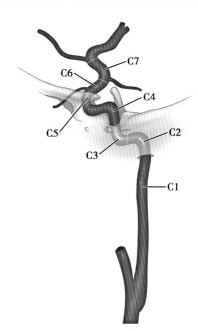

图 9-10-1　颈内动脉 7 分法示意图
C1：颈段；C2：岩段；C3：破裂孔段；C4：海绵窦段；C5：床突段；C6：眼段；C7：交通段。

（四）颅内与颅外动脉的解剖学差异

颅外血管一般由 1 条动脉伴行 2 条静脉，有动脉和静脉血管的滋养管、淋巴管，且含交感与副交感神经网。颅内血管则由大量的蛛网膜 - 软脑膜纤维将颅内动脉悬于脑池内，不含血管的滋养管和淋巴管。

三、脑血流重建的类型

颈内动脉血流重建方式的选择需结合缺失流量、功能重建、血管移植长度及手术者个人偏好等因素综合考量。颅外近端吻合部位常选择颈外动脉、颈总动脉，颅内段常选择大脑中动脉 M2 段或 M3 段。根据移植血管的流量、移植血管的作用、血管吻合手术方式将血流重建分为不同类型。

（一）按照移植血管的流量分类

根据移植血管所提供的血流量大小,可将颈内动脉血流重建分为高流量血流重建(＞50mL/min)和低流量血流重建(≤50mL/min)。低流量血流重建的供血动脉常选用颞浅动脉和枕动脉,主要用于烟雾病等缺血性脑血管病的手术治疗。高流量搭桥的移植血管常选用桡动脉或大隐静脉,供血动脉常选择颈外动脉、颌内动脉或颈内动脉断端,常用于治疗侵犯颈内动脉的颅底或颈部肿瘤。这类肿瘤的手术需要一并切除受侵犯的颈内动脉,再利用血管移植重建颈内动脉血流。

（二）按照移植血管的作用分类

分为替代血流重建术和补充血流重建术。前者是为了防止血管被阻断后发生血管远端缺血,主要用于侧支循环不良的颅内复杂动脉瘤或颅底、颈部肿瘤患者。后者主要是针对血管慢性狭窄导致部分缺血的患者,主要用于颅内主干动脉狭窄或闭塞的患者,如烟雾病等。颈内动脉血流重建属于替代血流重建,目的是切除颈内动脉后,通过血流重建维持颈内动脉颅内供血区域的血流供应。

（三）按照血管吻合方式分类

1. 端 - 侧吻合　将供体动脉的血流引流到受体动脉的供血区域,属于一种汇聚性血流重建,常采用Y 形吻合术。受体动脉的线性切开长度可达到其直径的 2～3 倍,而供体动脉通常做鱼嘴样切开或者在移植血管的侧壁做 60° 的斜形切开,供体动脉与受体动脉连接后可以扩大各自的血流直径。鱼嘴形切口使供体动脉的吻合口端形成一个四边形开口,扩大了供体动脉的开口,可以使更多的血液经吻合口流入。手术者可以人为控制的影响血流量的唯一变量是吻合口半径。供体动脉鱼嘴样切口与受体动脉的线性切口,在长度和直径上匹配较容易,吻合过程中的组织也大多呈线性,降低了吻合难度。

2. 侧 - 侧吻合　侧 - 侧吻合是两条动脉之间的交通吻合,将 2 条独立的动脉连接在一起,无需改变各自的血液流入或流出方向,也无需控制血管连接处的血流。吻合口血流量取决于 2 条血管的压力梯度差值。这种吻合的解剖要求是 2 条动脉平行且彼此靠近,2 条动脉的吻合口具有较大且广泛的连接处,血管阻力较小,有利于交叉流通。在 2 条动脉上做直线切口,长度为动脉直径的 2～3 倍,可以使吻合口阻力最小,而流量最大化,侧 - 侧吻合的血流量呈可变性增加。侧 - 侧吻合的缝合轨迹完全呈线性,第一条缝线的吻合操作完全在血管腔内完成,损伤血管内皮的机会更大。因此,操作需轻柔,进针和出针需要保护血管内壁,避免血管内壁额外的刺伤或刮伤。

3. 端 - 端吻合　端 - 端吻合是 2 条动脉横切面之间的重建型吻合,血流模式与吻合前完全相同。吻合口呈圆形结构,吻合口的弧度使得缝合操作更深、更复杂。术者的视角、设备和操作手法都需要随着切口弧度变化而调整。术中需要实时调整,将吻合端置于术野上方,将缝合点置于弧度中心,每缝合一针都要调整血管壁的位置,是两端的血管对合整齐。移植血管的端 - 端吻合必须保证移植的血管长度足够,做到无张力缝合。端 - 端吻合的缝合长度等于动脉的周长。因此,该吻合方式的缝合针数最少,耗时较短。

四、手术决策

最初进行颈内动脉缺损后血流重建手术的目的主要是增加脑血流量,目前手术适应证已经扩大至急性血流替代。切除颈内动脉并进行颈内动脉血流重建手术的并发症发生率为 7%～10%。迄今，对于切除肿瘤时，是否应当切除受侵犯的颈内动脉，然后使用移植血管进行血流重建，仍然存在不同的观点。

（一）不保留颈内动脉的指征

是否切除颈内动脉，通常需要考虑三个因素：肿瘤类型、浸润程度和肿瘤位置。

肿瘤的临床生物学行为比病理学分型更为重要。对于良性肿瘤，肿瘤表面与颈内动脉之间常常有膜性结构覆盖，边界清晰，容易将肿瘤从动脉表面分离下来。绝大多数良性肿瘤不是颈内动脉血流重建的适应证，但以下情况除外：①肿瘤侵犯，完全闭塞颈内动脉，并伴有神经系统症状或者肿瘤进行性生长者；②经过手术或放疗，侵犯颈内动脉的肿瘤控制不佳者；③术中颈内动脉意外损伤或破裂，不能被直接缝合修补者。

恶性肿瘤容极易浸润邻近解剖结构，甚至直接侵犯血管壁导致颈内动脉破裂。肿瘤残余、肿瘤复发和低生存率相关。因此，不保留颈内动脉的根治性手术是治疗恶性肿瘤的重要方法。大多数学者认为，对于恶性肿瘤，切除颈内动脉并进行血流重建比保留颈内动脉更为安全。但是，部分学者认为，对没有长期肿瘤控制前景的恶性肿瘤，不建议行颈内动脉切除术。恶性肿瘤不保留颈内动脉的指征有：①肿瘤累及或者包裹颈内动脉，切除颈内动脉可以达到肿瘤全切或者次全切者；②伴有颈内动脉夹层或者经过颈部放射治疗造成颈内动脉损伤的恶性肿瘤。

（二）颈内动脉血流重建的评估

手术前评估脑血流代偿情况，是决定颈内动脉血流重建与否的重要依据。切除颈内动脉而不进行血流重建，容易发生严重的脑缺血并发症，死亡率高达 31%，神经系统并发症发生率约为 45%，且牺牲颈内动脉后，难以充分预测是否会发生迟发性神经系统并发症或形成新生动脉瘤，大多数学者在切除颈内动脉后会进行血流重建手术。大脑中动脉 M2 或 M3 段常作为吻合端来替代近端颈内动脉，以防止豆纹动脉缺血。

1. 脑血流代偿能力评估 正常脑血流量约 54mL/（100g·min），脑血流量降低至 20mL/（100g·min）时，可出现神经功能障碍，当低于 15mL/（100g·min），可引起永久性脑细胞损害。进行颈内动脉血流重建前，需严格评估脑血流代偿能力。自身调节性脑血管舒张和摄氧分数（OEF）增加是脑血流下降后的生理性反应，其中脑血管舒张程度是反映脑血管储备能力的重要指标。

（1）一般影像学检查：CT 动脉血管成像（CTA）可评价颈内动脉闭塞情况，显示肿瘤与颈内动脉的三维空间关系。MRI 显示肿瘤的大小、形态，肿瘤与周围组织的关系以及颈内动脉受压情况。磁共振血管成像（MRA）与磁共振静脉成像（MRV）可用于评价颅内动静脉及静脉窦情况。定量磁共振成像（quantitative magnetic resonance imaging，qMRI）能测量目标血管中的血流速度（单位 mL/min）。

（2）球囊闭塞试验（balloon occulusion test，BOT）和降压试验：BOT 是评估脑血管侧支循环的金标准。临床常采用数字减影血管造影术（digital substraction angiography，DSA）进行 BOT（图 9-10-2）。行 BOT 时，闭塞患侧颈内动脉 20～30 分钟后，完成神经系统查体及脑电图检查。若患者出现神经系统症状或异常脑电图，则认为 BOT 试验阳性，说明脑血管自身储备能力差，切除颈内动脉可能出现神经功能障碍。对 BOT 试验阴性患者，仍有约 5% 的概率术后出现神经功能障碍，可行降压试验进一步评估脑血管代偿能力。

降压试验是在 BOT 的过程中使用降压药物，将收缩压维持在日常基础收缩压 2/3 或者使收缩压下降 20～30mmHg，持续约 30 分钟，观察患者的神经系统症状和脑电图变化，如果出现神经系统症状或脑电图异常，代表降压试验阳性，说明脑血管储备能力较差。

（3）脑灌注和脑代谢评估：脑血流灌注低下或者患侧脑组织代谢下降明显者，需行颈内动脉血流重建。

1）CT 灌注成像（CTP）：CT 灌注成像已经在大多数研究中心普遍应用，是评价脑血流状态及患者神经功能预后的重要手段之一。但该技术仅能测量血管内对比剂，无法反映脑组织对比剂的分布，同时有碘对比剂和放射性暴露等缺点。

2）灌注加权成像（PWI）：PWI 与 CTP 具有相同的原理和功能。平均通过时间（MTT）与最大到达时间（Tmax）被认为是 MRI 灌注成像最可靠的直接测量参数。MTT 和 Tmax 与脑血流量（CBF）具有相关性，但其仅具有中等程度的灵敏度和特异度。

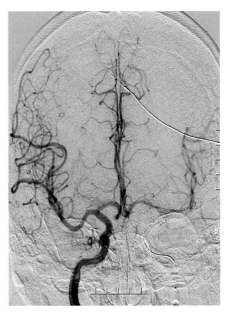

图 9-10-2 左侧颈内动脉 BOT
球囊阻断左侧颈内动脉血流，DSA 显示右侧颈内动脉血流经前交通代偿左侧大脑供血，提示 BOT 试验阴性。

3）正电子发射体层成像（PET）和单光子发射计算机断层成像（SPECT）：PET 的优势在于不仅能定量测定脑血流量（CBF），还能提供脑代谢数据，进行脑血流动力学的定量检测。PET 提示摄氧分数（OEF）升高，可作为脑血流动力学障碍的评价标准，并可以作为脑卒中的预测因素。与摄氧分数相比，摄氧分数反应性（OEFR）与脑血管储备能力的相关性更为显著，能更好地反映血流动力学受损状态。正性 OEFR 提示脑血流储备不足，负性 OEFR 提示脑血流储备正常。SPECT 通过探测放射性同位素衰变过程中放射出的单方向 γ 光子，能够显示脑组织的形态、局部血流量、血容量、氧和葡萄糖代谢变化。由于 PET 和 SPECT 都需使用放射性同位素，对设备有特殊要求，限制了两者的应用。

4）经颅多普勒（TCD）：TCD 是一种简单、无创、运用广泛的检测手段。该技术是基于对颅内大血管，如大脑中动脉等，近端血流速度的测定。颅内大血管形态不一，血管直径和长度均可影响血流速度。经过血管扩张剂激发后，血流速度可以反映近端血管的血流改变。TCD 测量的灵敏度低，特异度高，被大量应用于颈内动脉闭塞的血流动力学评估。

（4）其他影像学检查：氙 CT 可用于筛选血流动力学性脑梗死的高危患者，预测患者对血流重建手术的反应性。氙 CT 通过记录氙气在脑组织中的分布及呼气末的数值来评价动脉成分，可以收集大量的脑血流量数据，提供高分辨率的信息。然而，由于氙气可获得性方面的局限，氙 CT 的使用仍有所限制。

2. 血流重建方式的选择 BOT 检查过程中，神经系统症状、脑电图、降压试验以及 SPECT 的结果，是判断是否需要血流重建及移植血管所需血流量的重要依据。通常阳性结果越多，所需血流量越大（表 9-10-1）。

基于数字减影血管造影（digital subtraction angiography，DSA）的美国介入和治疗神经放射学学会／介入放射学学会（ASITN/SIR）侧支循环分级血流重建策略的研究发现，可通过该方法简化 BOT 流程（表 9-10-2）。

表 9-10-1　球囊闭塞试验结果与移植血管血流量选择的关系

血流量选择	球囊闭塞实验			
	临床症状	脑电图	降压试验	SPECT
无需血流重建	−	−	−	−
低流量血流重建	−	+/−	−	+
高流量血流重建	+	+	+	+

注：+ 为阳性，− 为阴性。

表 9-10-2　基于数字减影血管造影的 ASITN/SIR 侧支循环分级

分级	血管造影表现
0 级	缺血区无侧支循环形成（无）
1 级	缓慢的侧支血流到缺血周边区域，伴持续的灌注缺陷（不完全，慢）
2 级	快速的侧支血流到缺血周边区域，缺血区内有部分血流灌注（不完全，快）
3 级	静脉晚期可见缺血区有缓慢但完全的侧支循环血液充盈（完全，慢）
4 级	侧支循环快速而完全的充盈缺血区域（完全，快）

　　对于 ASITN/SIR 代偿 4 级以及有明显后交通动脉代偿的 ASITN/SIR 3 级患者可以直接阻断或切除患侧 ICA，术后予以抗凝及扩容治疗。对于 ASITN/SIR 代偿 3 级的患者，可选择性进行颞浅动脉 - 大脑中动脉 M4 单搭桥。对于 ASITN/SIR 2 级的患者，行颞浅动脉 - 大脑中动脉双搭桥。对于 ASITN/SIR 代偿 0～1 级的患者首选高流量搭桥（颈动脉 - 桡动脉或大隐静脉 - 大脑中动脉 M2）。搭桥完成后可进行患侧颈内动脉的一期阻断或切除（图 9-10-3）。

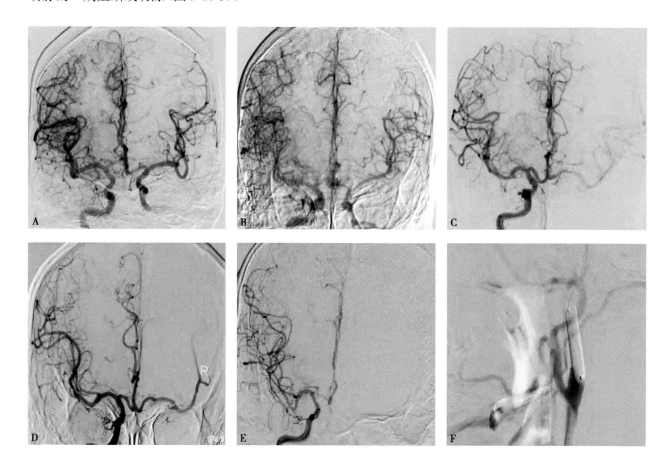

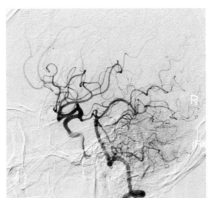
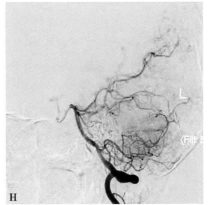

图 9-10-3　不同病变的血管造影
A～E. 分别为 ASITN/SIR 4～0 级血管造影所见　F. 球囊临时阻断颈内动脉所见　G. 椎动脉造影显示可通过后交通动脉供应患侧大脑中动脉　H. 椎动脉造影显示通过后交通动脉未供应患侧大脑中动脉

五、手术方法

移植物血管的选择通常取决于 3 个因素：①受区血管的管径；②可利用的供血血管；③所需血流量的大小；④可利用的移植材料。对于颈内动脉血流重建，高流量的供体血管（>50mL/min），我们通常选用桡动脉，如桡动脉长度不够，可在颅外段嫁接人工血管。低流量的供体血管，多选用颞浅动脉。

（一）供体血管的取材

1. 桡动脉

（1）桡动脉解剖：桡动脉起自肘窝肱动脉分叉处，发出肌支供应桡侧前臂，止于掌浅弓、掌深弓，末端与尺动脉吻合供应手部血供。桡动脉直径 2.5～3.0mm，提供的血流量为 50～150mL/min。桡动脉直径与脑血管常见吻合端的血管直径相当，具有良好的延展性和较大的血流量，最常用于高流量血流重建。桡动脉血管壁较厚，有利于吻合的形成，可以减少血管扭曲、变形，容易适应血流量和压力的变化，其长期通畅率较高，更适合输送动脉血，但是取材后血管痉挛发生率高。

桡动脉在前臂的解剖结构较稳定，取材容易。无张力的颈内动脉血流重建需要的血管长度为 20～25cm。长度是桡动脉作为供体血管的主要限制因素。

（2）桡动脉取材前的评估：供体血管的长度和尺动脉血流代偿情况是术前评估的主要内容。选用开颅对侧的前臂可以允许多个团队同时进行手术操作，有利于缩短手术总时间，但通常首先考虑非优势侧肢体（图 9-10-4）。测量前臂长度可评估桡动脉的长短，方法为测量腕部近端横沟与肘窝的肘裂之间的距离，桡动脉过短者不宜作为供体血管。

（3）手的血流代偿评估：为确保切除桡动脉后手部血液供应充足，术前需进行 Allen 试验，

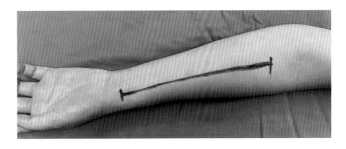

图 9-10-4　桡动脉体表投影

评估桡动脉与尺动脉之间的血流吻合情况。Allen 试验阴性者才可以切取桡动脉。目前，可采用多种手段进行评估桡动脉的直径、长度和血供，主要包括超声、CTA 和 DSA。

（4）桡动脉取材的禁忌证：术前评估显示前臂或手部缺血，桡动脉硬化或钙化严重是桡动脉取材的禁忌。12岁以下儿童前臂短，血管直径细小，桡尺掌弓血管有待发育，不宜切取桡动脉，可用大隐静脉代替。

（5）桡动脉取材的操作要点：术前进行触诊和多普勒超声检查，标记出从腕部腕横沟到肘窝的桡动脉切口，并测量桡动脉长度。部分桡动脉起始于肱动脉较高部位，这种变异有利于提供足够长的桡动脉血管。自远端向近端切开前臂皮肤，前臂外侧皮神经自外向内跨过桡动脉远端，术中应注意皮神经的保护。在肱桡肌和尺侧腕屈肌之间确定桡动脉。在距离桡动脉主干1mm处电凝肌肉的小分支，较粗的分支血管可以使用细线结扎，依次自远端向近端游离出桡动脉主干。在近端和远端结扎游离出的桡动脉主干，切下桡动脉供搭桥使用（图9-10-5）。用罂粟碱、肝素盐水、钙离子拮抗剂的混合溶液冲洗取下的桡动脉腔，可以去除血凝块和预防血管痉挛，然后将取下的桡动脉浸于肝素盐水中备用。

切除受侵犯的颈内动脉后，结扎颈内动脉残端。将游离的桡动脉经皮下隧道穿通进入颅内，进行血管吻合。吻合血管完成后，评估移植血管通畅情况。微型多普勒超声是判断血流通畅的常用工具，移植血管的搏动情况也是判断通畅性的一种方式。术中血管造影仍是判断移植血管通畅性的金标准。

（6）取材后并发症：桡动脉取材后的局部并发症发生率较低，主要为前臂局部血供不足、前臂或手乏力及感觉迟钝、感染等。

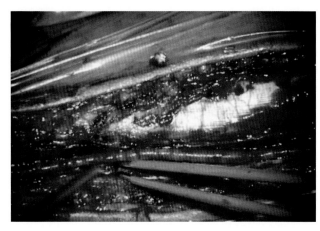

图9-10-5　桡动脉术中取材（分离前臂桡动脉，电凝或结扎分支血管）

2. 大隐静脉

（1）大隐静脉的解剖：大隐静脉是体内最长的静脉，是颈内动脉血流重建常用的静脉移植物。大隐静脉内有多个静脉瓣，小腿段的静脉瓣数量多于大腿段。手术所取的大隐静脉长度一般为15~20cm，应当根据手术所需要的静脉移植物直径的大小决定选取大隐静脉的小腿段或者大腿段。大隐静脉在内踝前方的位置表浅且恒定，手术切口常选取内踝的前、上各1cm处，静脉于皮肤下向膝关节内侧走行。大隐静脉的直径在膝关节水平通常会变细，这有利于降低静脉移植物与颅内受体动脉直径上的差别。大隐静脉平均直径约5mm，管径较一致，血流量100~200mL/min，可取长度20~30cm，能提供高血流量。大隐静脉易于获取、长度足够、分支血管少、管径大是其优点。静脉瓣可成为血栓形成的部位，是大隐静脉的主要缺点。

（2）手术前评估：术前采用球囊闭塞实验进行脑血流量评估，确定需移植血管的流量要求。临时阻断手术侧颈内动脉后，进行大脑半球脑血流动力学检查，观察脑膜和Willis环的侧支吻合及静脉血流情况。

脑血流储备能力评估：可在BOT后，结合临床查体结果，以及脑电图（EEG）、神经电生理监测、降压试验、SPECT等检查结果综合评估。在BOT前，先留取基线查体结果或检查结果，并在球囊闭塞后每5分钟记录一次查体和检查结果，如果患者出现阳性体征或异常检查结果，提示BOT阳性，则需要行高流量血流重建。

（3）大隐静脉取材的操作要点：可使用多普勒超声标记大隐静脉走行。取材侧多选取血流重建的对侧下肢。大隐静脉存在静脉瓣，方向错误可大幅增加血栓形成的风险，通常在移植血管远端使用缝线标记方向，使用盐水冲洗也可判断移植血管的血流方向。将取下的大隐静脉血管表面作上标记，置于肝素盐水中备用。

术中多普勒超声可以对移植血管的血流量和通畅性进行定量评估。也可以在荧光显微镜下，使用吲哚菁绿（ICG）血管造影对血流量进行可视化评估。

（4）供区并发症：大隐静脉供体侧伤口感染、血肿形成及淋巴水肿等，总体发生率低，术后应注意观察下肢伤口情况及血供。

3. 颞浅动脉

（1）颞浅动脉的解剖：颞浅动脉在下颌颈处由颈外动脉发出。在外耳门的前方上行，穿越颧弓根部到达颞部皮下，其血管分支分为额支和顶支，终末血管分布于腮腺和额、颞、顶部的软组织。

（2）颞浅动脉取材的操作要点：取平卧位，头偏向对侧，颞浅动脉在帽状腱膜外沿皮下组织潜行。可通过触摸动脉搏动或使用超声多普勒仪确定颞浅动脉的走行。切开头皮，沿颞浅筋膜游离出颞浅动脉的额支或顶支作为供血动脉，长度约 1cm，供血动脉远端可使用细线结扎。去除骨瓣，切开硬脑膜，显露出脑实质。根据受血血管的区域分布，选择脑表面合适的受血动脉进行血管吻合。一般以受血血管直径大于 1mm，长度 7～8mm 为宜。

（二）血管吻合操作

大脑中动脉 M2 或 M3 段血管较粗大，侧支血管少，且有一定的移动度，因此，高流量血管搭桥术中，颅内血管常选择大脑中动脉 M2 或 M3 段作为吻合部位，一般选用桡动脉或大隐静脉作为移植血管。以下选择大脑中动脉 M2 段为例，描述血管吻合方法。

1. 在颈动脉三角内寻找 ICA、ECA 和 CCA（图 9-10-6）。

2. 开颅手术 去除骨瓣，剪开硬脑膜，分开外侧裂，显露大脑中动脉主干，将大脑中动脉主干的二级分支血管（M2 段）起始部位与周围组织分离。在豆纹动脉远端临时阻断大脑中动脉及其分支动脉，使用 10-0 号缝线以间断缝合方式进行 M2 段 - 移植血管间的端 - 侧吻合（图 9-10-7）。

3. 选择合适通道放置移植血管 颅内部分吻合完毕后，颧弓钻孔、颞肌切开建立移植血管的耳前通道，将移植血管另一端从耳前皮下隧道拉出至颈部（图 9-10-8）。在 ICA 或 CCA 吻合点的近端

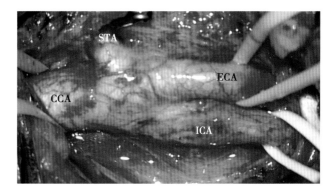

图 9-10-6 术中暴露左侧颈内动脉

STA：甲状腺上动脉；CCA：颈总动脉；ECA：颈外动脉；ICA：颈内动脉。

和远端进行临时阻断，在吻合处做直切口，使用 7-0 号线进行移植血管（人工血管）-ICA 或 CCA 端侧吻合（图 9-10-9，图 9-10-10）。

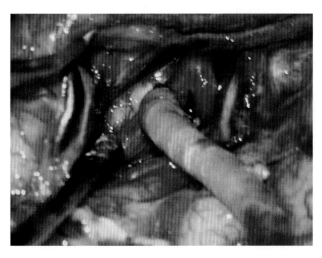

图 9-10-7 术中移植血管与颅内血管吻合

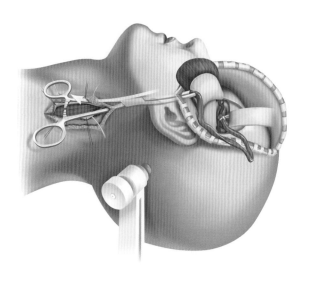

图 9-10-8 术中建立移植血管皮下隧道手术

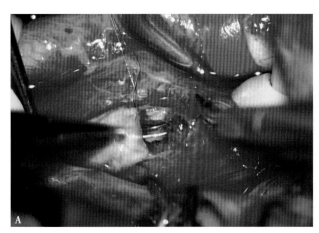

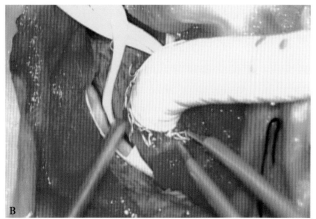

图 9-10-9 术中移植血管（或人工血管）与颈动脉吻合

A. 行桡动脉 - 颈内动脉颈段端侧吻合 B. 行人工血管 - 颈内动脉颈段端侧吻合

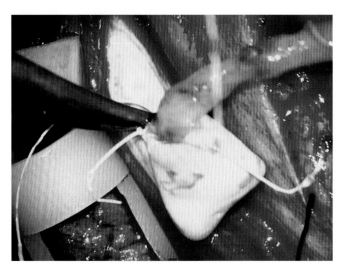

图 9-10-10 术中移植血管与人工血管吻合

六、围手术期管理

（一）术前准备

1. 手术耐受性评估 包括患者的一般情况,血常规、凝血功能、血生化指标以及心、肺、肝、肾功能等检查。

2. 影像学评估

（1）CT 平扫和 CTA:可行三维重建,显示颈部主要动脉的分布,肿瘤的形态、部位、钙化情况及其与颈内动脉的关系,颈内动脉通畅及狭窄情况等。

（2）DSA:用于评价供血血管与受血血管匹配程度,评估颈内动脉球囊闭塞试验中脑血流代偿情况以及 Allen 试验中手部血流代偿情况。

（3）MRA:适于对碘对比剂过敏者,准确性不及 CTA 和 DSA。

（4）MRI:显示肿瘤与周围结构的关系。

（5）脑灌注和脑代谢评价:包括 CTP、PWI、PET 等。

3. 搭桥血管的评估 成功的血流重建需要供血动脉、受血血管、移植血管三者间良好的血流匹配。超声可以辅助完成移植血管的标记。根据血流量选择高流量血管搭桥,常用的受血血管是大脑中动脉 M2 或 M3 段,血流量 $40\sim70$mL/min。常用的供血动脉是颈总动脉、颈内动脉或颈外动脉,能够供应的血流量 $70\sim200$mL/min。常用的移植血管是桡动脉和大隐静脉,且均可以提供足够的长度,取桡动脉之前,需要进行 Allen 试验。低流量血管搭桥常用的受血血管是大脑中动脉 M4 段,供体血管是颞浅动脉,血流量为 $15\sim25$mL/min。

4. 术前用药

（1）常规治疗基础疾病,如高血压、糖尿病、高脂血症等。

（2）预计手术时间超过 3 小时或术中出血大于 1 500mL,术中需追加抗生素,以预防感染。

（3）抗凝治疗:术前 $3\sim5$ 天可口服阿司匹林,成人用量 $100\sim300$mg/d,儿童用量 $2\sim6$mg/（kg·d）,术前是否给予抗凝治疗仍存在争议,由于阿司匹林会增加高流量血流重建手术的止血难度,故在颈内动脉血流重建手术中应当慎重使用。

（二）术中注意事项

1. 术中检测措施 术中监测脑电图,体感诱发电位（图 9-10-11）和躯体运动诱发电位（图 9-10-12）。由于全身麻醉对躯体运动诱发电位会产生干扰,故不作为常规监测。

2. 术中抗凝 阻断血管前,按照 60IU/kg 体重给予肝素抗凝,术中检测凝血功能,确保全身肝素化。重点监测活化部分凝血活酶时间（APTT）,使国际化标准值（INR）维持在正常值的 $1.5\sim2.0$ 倍。若 APTT 过度延长,可使用鱼精蛋白中和肝素,用量为 1mg 鱼精蛋白 /100IU 肝素。

3. 移植血管的通畅性判断 术中使用显微镜观察移植血管,吲哚菁绿荧光造影观察血流通畅性（图 9-10-13）。可用多普勒超声检查移植血管的血流量。吻合后受血血管的血流量与吻合前供血血管血流量的比值称为截面流量指数（cut flow index,CFI）。CFI > 0.5 时,认为通畅性良好。

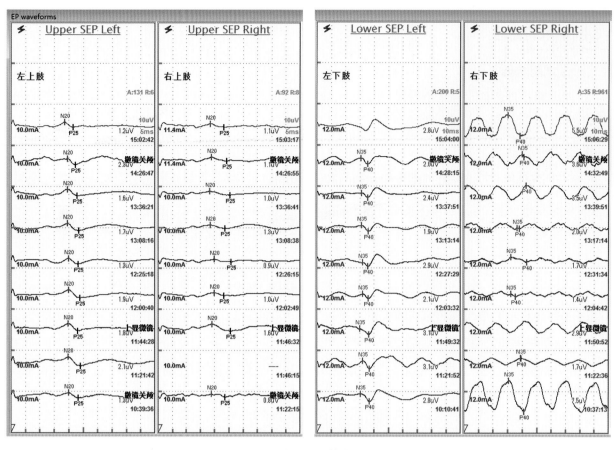

图 9-10-11 术中监测体感诱发电位

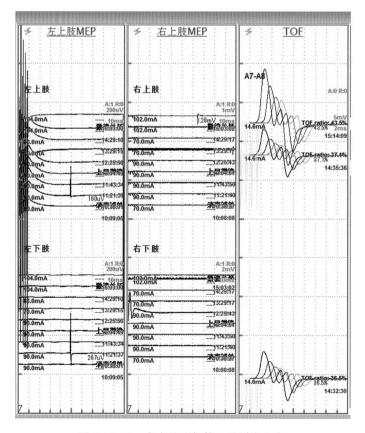

图 9-10-12 术中监测躯体运动诱发电位

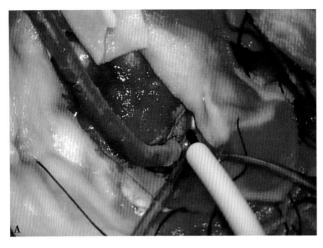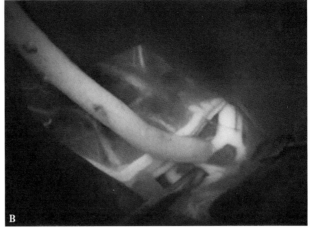

图 9-10-13 术中判断移植血管通畅性

A. 术中经颅多普勒超声（TCD）检测移植血管的血流量 B. 吲哚菁绿荧光造影显示移植血管血流通畅

（三）术后注意事项

1. 抗凝药物使用 抗凝剂和抗血小板聚集药物能减少吻合口血栓形成，降低移植血管堵塞率，但用量不恰当会导致手术切口及吻合口出血。术后需要动态监测凝血功能及血栓弹力图。具体用量：术后 72 小时，每天给予低分子肝素钙 2 050IU，皮下注射，1 次 /12h，确保全身肝素化，同时口服阿司匹林 300mg/d，注意复查凝血功能和血常规，动态监测出、凝血时间，血小板计数；3 天后改为口服阿司匹林 100～300mg/d，连续口服 1 个月后，改为 100mg/d，并终身服药，注意定期复查血小板功能。

2. 移植血管的通畅性评价及术后随访 手术后 72 小时内复查 CTA（图 9-10-14）或者 DSA，也可以使用超声检查。术后 3 个月进行脑血管造影检查（CTA、MRA 或 DSA），之后可以每年复查 1 次。对于手术前已经有脑缺血的患者，术后 1～3 个月进行 CTP、PWI 或者 PET 检查，观察脑灌注及脑代谢变化（图 9-10-15）。

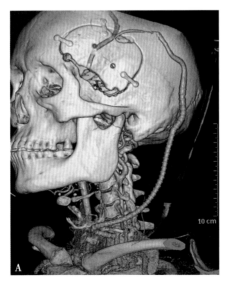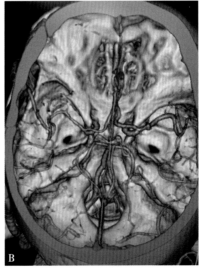

图 9-10-14 颈内动脉 - 人工血管 - 桡动脉 - 大脑中动脉 M2 段搭桥，术后复查颅颈 CTA 示搭桥血管人工血管 - 桡动脉通畅

A. 颅外观 B. 颅内观

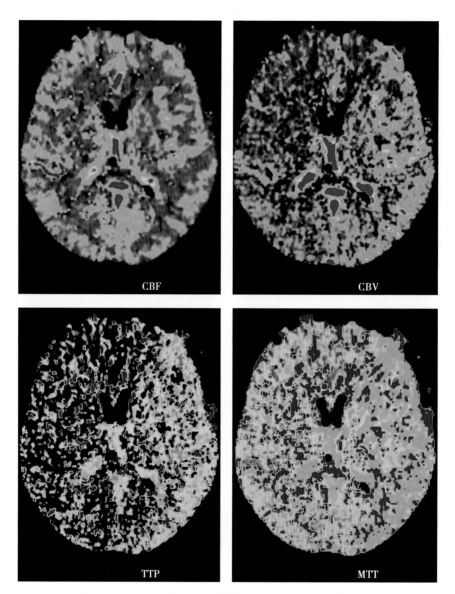

图 9-10-15 手术后 CTP 检查搭桥后左侧大脑半球灌注情况

CBF：全脑血流量；CBV：脑血容量；TTP：达峰时间；MTT：平均通过时间。

3. 并发症的处理

（1）移植血管血栓栓塞：是最常见的并发症，也是颈内动脉血流重建失败最常见的原因，栓塞的常见部位是吻合口处及血管残余的断端。晚期血栓栓塞主要与血管内皮增生、血管滋养管破坏等因素有关。

1）桡动脉移植：术后 5 年平均通畅率约为 90%。早期栓塞大多继发于血液高凝状态或医源性因素，包括肝素化不足、血管内皮损伤、吻合技术缺陷、供体或受体血管病变、移植血管的血流量过低或血流不匹配、移植血管痉挛或扭曲等。术中、术后给予抗凝、抗血小板聚集治疗，术中保持血压稳定及术者娴熟的显微吻合技术，是预防和减少桡动脉移植血管闭塞的关键。12 小时以内发生的血管闭塞可以考虑溶栓治疗。超过 12 小时，需要重新行血流重建。对于迟发型移植血管闭塞，若侧支循环已经形成，则不需要特殊处理。术后需要严密观察病情，及时进行多普勒超声、CTA 和 DSA 检查，DSA 联合 CT 灌注成像对脑组织灌注状态及侧支循环有较高的参考价值。

2）大隐静脉移植：术后 5 年平均通畅率约为 80%。血栓栓塞的常见部位是吻合口处及血管残余的断端。移植血管内涡流、脑血流动力学变化是血栓形成的重要原因，脑血流量储备不足，同时临时阻断时间过长，可能会增加血栓形成的风险。术前抗血小板治疗和术中抗凝治疗可以减少此类并发症。术中发生栓塞可因脑缺血导致脑功能障碍，部分伴有脑血流储备障碍的患者可通过术中电生理监测发现异常。如果发现移植血管不通畅，需要重新打开移植血管的吻合口近端，使用肝素盐水冲洗，去除血管内的血凝块，并进行血管扩张。如果移植血管内血凝块去除困难，可使用球囊牵拉去除血凝块。血流通畅后，再次夹闭吻合口远端，使用肝素盐水填充移植血管的官腔，重新行近端吻合手术。如果血凝块持续存在，可检查远端吻合口。

3）颞浅动脉：颞浅动脉与大脑中动脉吻合是颅内低流量搭桥术中最经典的手术。通路较短，不易发生血栓、闭塞。

（2）再灌注损伤：是最严重的并发症，常见于高流量血流重建的患者。再灌注出血发生率约 10%，可能与长期的脑再灌注缺陷、脑血管自身调节功能不良有关。血压控制不良、血流量不匹配也是再灌注损伤的危险因素。这类患者需要重症医学科（ICU）监护治疗，严格控制血压。

（3）移植血管痉挛：桡动脉移植血管较常见。术中加压扩张血管腔，并使用罂粟碱解除血管痉挛，术后持续静脉使用尼莫地平可降低血管痉挛发生率。

（4）其他：颅内出血、脑梗死、脑缺血、吻合口狭窄等也屡见报道，需要神经外科或血管介入科治疗。

七、典型病例

1. 病情简介 患者，女，55 岁，左侧颌面部及中颅底颅内外沟通脑膜瘤术后 1 年余。查体：神志清醒，左侧眼球突出明显，四肢活动正常。经评估后，行"左侧颌面部及中颅底颅内外沟通脑膜瘤扩大切除术 + 颅底切除 + 左侧颧骨颧弓切除术 + 眼眶及眶内容物切除术 + 左侧颈内动脉 - 桡动脉 - 大脑中动脉搭桥术 + 左侧股前外侧游离皮瓣转移修复术 + 气管切开术"。术后病理：脑膜皮细胞型脑膜瘤，WHO I 级。

2. 术前评估和结果 CTA 显示左侧颌面及中颅窝底巨大占位，主要由左侧颈外动脉供血，左侧颈外动脉部分和左侧颈内动脉虹吸部受包绕、变窄。MRI 显示肿瘤累及左侧视神经、左侧上颌窦、蝶窦左侧、左侧海绵窦区、左侧翼内外肌，左侧眼球向外突出。高分辨率 MRI 显示左侧颈内动脉虹吸部受压变窄，部分管壁可疑受侵犯。DSA 中 BOT 试验（-）、降压试验（+）、Allen 试验（-）、双侧桡动脉及尺动脉显影良好。结论：该患者病变主要由颈外动脉供血，包绕部分颈外动脉和颈内动脉，术中无法保留颞浅动脉，决定行颈内动脉 - 桡动脉 - 大脑中动脉 M2 段搭桥。

3. 脑血运重建方式 颈内动脉 - 桡动脉 - 大脑中动脉高流量搭桥术（图 9-10-16）。

4. 病例总结

（1）手术决策：肿瘤侵犯颈内、颈外动脉，无法行颞浅动脉 - 大脑中动脉搭桥术。

（2）供体血管的选择：桡动脉可自体获取，管径与受体血管更加匹配，管壁较厚，具有良好的延展性。

（3）并发症的防治：术前、术中、术后使用抗凝及抗血小板凝聚药物，减少血管闭塞风险。

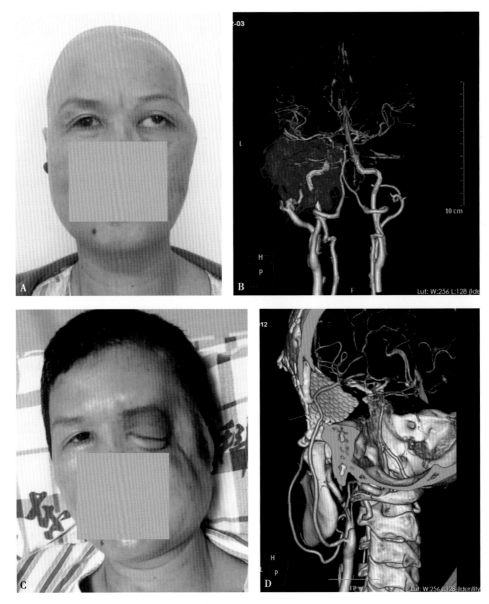

图9-10-16 左侧颈内动脉-桡动脉-大脑中动脉M2段搭桥术

A. 术前患者正面像 B. 术前肿瘤包裹侵犯颈内、颈外动脉影像学表现 C. 术后半年患者正面像 D. 术后半年复查脑血运重建影像学表现

（鲁 明 付正浩 顾有明）

■ 参 考 文 献 ■

1. WU L，CHEN J，TIAN T，et al. Reconstruction for various subtypes of unilateral buccal defects after oncologic surgery by using personalized anterolateral thigh flaps. J Oral Maxillofac Surg，2020，78（7）：1203-1213.

2. JIANG C，GUO F，LI N，et al. Tripaddled anterolateral thigh flap for simultaneous reconstruction of bilateral buccal defects after buccal cancer ablation and severe oral submucous fibrosis release：a case report. Microsurgery，2013，33（8）：667-671.

3. WU X，YANG R，YUAN Y，et al. Application of a chimeric ALT perforator flap with vastus lateralis muscle mass in the reconstruction of the defects after radical resection of a buccal carcinoma：a retrospective clinical study. J Surg Oncol，2020，122（4）：632-638.

4. 陈洁,蒋灿华,陈立纯,等. 改良鼻唇沟皮瓣修复前颊部黏膜缺损. 中国修复重建外科杂志,2015,29(05):582-585.

5. 李静远,廖贵清. 下颌骨缺损分类进展. 中华口腔医学研究杂志(电子版),2017,11(02):115-118.

6. 下颌骨缺损修复重建治疗专家共识. 中华口腔医学杂志,2019,(07):433-439.

7. 张陈平,阮敏,刘剑楠,等. 功能优先的新型下颌骨缺损分类(COM)法及临床应用. 中国口腔颌面外科杂志,2019,17(01):1-6.

8. 孙坚. 口腔颌面 - 头颈部功能性重建. 江苏:科学技术出版社,2012.

9. Y SHEN,J LI,A OW,et al. Acceptable clinical outcomes and recommended reconstructive strategies for secondary maxillary reconstruction with vascularized fibula osteomyocutaneous flap: a retrospective analysis. J Plast Reconstr Aesthet Surg,2017,70(3):341-351.

10. J LI,Y SHEN,L WANG,et al. Superficial temporal versus cervical recipient vessels in maxillary and midface free vascularized tissue reconstruction: our 14-year experience. J Oral Maxillofac Surg,2018,76(8):1786-1793.

11. 吕明明,王进兵,杨鑫,等. 个体化聚醚醚酮在上颌骨缺损精确重建中的应用. 中华整形外科杂志,2021,37(2),8.

12. 孙坚,沈毅,李军,等. 上颌骨功能性修复中骨性支柱重建的生物力学分. 中国口腔颌面外科杂志,2010,8(1):34-39.

13. 何悦,蒋灿华,侯劲松,等. 穿支皮瓣修复口腔颌面 - 头颈部缺损专家共识. 中国口腔颌面外科杂志,2020,18(5):385-389.

14. PATEL,T. R. BULSARA,K. R. Current strategies for the treatment of intracranial atherosclerotic internal carotid artery stenosis. Neurosurg Rev,2009,32(1):23-28.

第十章　口腔癌及口咽癌的颈部处理

相比血行转移，口腔癌及口咽癌区域的淋巴转移率更高。颈淋巴转移是口腔癌及口咽癌的重要不良预后因素。颈部处理是口腔癌及口咽癌治疗策略中至关重要的部分。精准的颈部处理必须基于对患者的精准诊断及评估，而且并不限于对颈部的评估（详见第三章）。总体而言，肿瘤治疗从空间上包括原发灶处理、区域淋巴处理及全身处理；从方法上包括手术、放疗、化疗及生物治疗等治疗方式的有机序列组合。对于颈部处理，同样有这样的两种角度。

第一节　颈部应用解剖及临床意义

一、颈淋巴分区

广义的颈部以下颌骨下缘、下颌角、乳突尖、上项线、枕外隆突的连线为上界，以颈静脉切迹、胸锁关节、锁骨上缘、肩峰至第七颈椎棘突的连线为下界。颈部又以斜方肌前沿为界，前后方分别称为固有颈部（通常所说的颈部）与项部。二腹肌、肩胛舌骨肌及胸锁乳突肌为颈部分区的重要解剖标志（图 10-1-1）。美国耳鼻喉头颈外科学会（AAOHNS）颈淋巴分区指南中，颈部可分为 6 个区，并将淋巴结相应分为不同组别（图 10-1-1，表 10-1-1）。值得注意的是，Ⅱ区以副神经为界分为ⅡA 区、ⅡB 区，Ⅴ区对应颈后三角区，以平环状软骨下缘的虚拟水平线为界分为ⅤA 区、ⅤB 区。Ⅵ区对应颈前三角区，包括气管旁、气管前、甲状腺周围淋巴结。

颈部淋巴结的分布与颈部筋膜密切相关。颈部筋膜间隙发挥的屏障作用是颈淋巴清扫作为口腔癌及口咽癌治疗方案组成部分的理论基础之一。颈部以各层筋膜为界分为多个层次。颈浅筋膜将颈部淋巴结分为颈浅淋巴结和颈深淋巴结。颈浅淋巴结收纳腮腺、

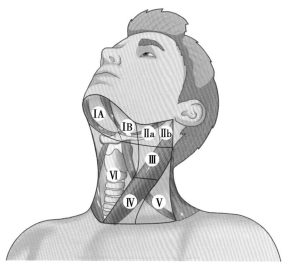

图 10-1-1　颈部淋巴分区及亚区

耳后等区域淋巴回流，不是口腔癌及口咽癌的常见转移途径，如无特殊情况（如明显侵犯皮肤），颈清通常

表 10-1-1 颈部淋巴结分区分界

分区		解剖边界				原发病灶
		上界	下界	前界	后界	
I	I A	下颌骨颏部	舌骨体	对侧二腹肌前腹	同侧二腹肌前腹	口底、舌前份、下牙龈前份、下唇
	I B	下颌骨体	二腹肌后腹	二腹肌前腹	茎突舌骨肌	口腔、鼻腔前部、面中部软组织、下颌下腺
II	II A	颅底	舌骨体下缘水平	茎突舌骨肌	副神经	口腔、口咽、腮腺、鼻腔、鼻咽、下咽、喉
	II B	颅底、乳突尖	舌骨体下缘水平	副神经	胸锁乳突肌后缘	
III		舌骨体下缘水平	环状软骨下缘水平	胸骨舌骨肌后缘	胸锁乳突肌后缘	口腔、口咽、鼻咽、下咽、喉、甲状腺
IV		环状软骨下缘水平	锁骨	胸骨舌骨肌后缘	胸锁乳突肌后缘	下咽、甲状腺、喉、颈段食管
V	V A	胸锁乳突肌与斜方肌交角	环状软骨下缘水平	胸锁乳突肌后缘	斜方肌前缘	鼻咽、口咽、后部头皮及颈部皮肤
	V B	环状软骨下缘水平	锁骨	胸锁乳突肌后缘	斜方肌前缘	
VI		舌骨	胸骨上窝	颈总动脉	颈总动脉	甲状腺、喉、梨状窝尖、颈段食管

于颈阔肌深面翻瓣。颈深淋巴结为口腔癌及口咽癌的常见转移途径，因此，常规颈淋巴清扫内容为清除颈浅筋膜深面与椎前筋膜浅面之间的所有淋巴蜂窝组织。许多重要的解剖结构由颈深筋膜包绕，如颈脏器筋膜形成颈鞘，鞘内有颈总动脉及分支、颈内静脉、迷走神经等。术中审慎辨别颈部筋膜与淋巴结有无明显粘连或受侵犯，对各种功能性结构的保留有重要意义。

颈部淋巴结数量较多，常沿神经、血管排列。颈浅淋巴结主要沿颈外静脉排列呈链。颈深淋巴结可划分为颈内静脉淋巴链、副神经淋巴链、颈横（锁骨上）淋巴链。此外，颈前区包括脏器周围淋巴结、颈前静脉淋巴结链，头颅与颈部交界处淋巴结包括舌下、颏下、下颌下、腮腺、耳后、枕、咽后淋巴结，口咽部还有其独具功能的 Waldeyer 环（咽淋巴环），即腭扁桃体、舌扁桃体、腺样体等。上述结构以淋巴管相交通，与组织中极性分布的毛细淋巴管、微淋巴管等构成颈部淋巴系统。颈部淋巴引流最后在锁骨上区注入静脉系统。

二、基于肿瘤原发部位的转移拓扑学规律

不同肿瘤原发部位转移至特定淋巴引流区域的概率有所差异。口腔癌及口咽癌中不同部位亚类的转移规律也不同。这种原发灶空间位置与颈淋巴引流之间关系的研究也被称为转移拓扑学（topography）。根据不同部位淋巴引流的规律来决定颈淋巴处理的范围，是择区性颈淋巴清扫的理论依据。这种个体化方法的发展，不仅增加了颈清对肿瘤控制的有效性，而且最大程度保留了颈部功能。

口腔癌大部分转移至同侧Ⅰ、Ⅱ、Ⅲ区，其中Ⅰ、Ⅱ区转移风险最高，Ⅲ区次之；口咽癌多转移至Ⅱ、Ⅲ、

Ⅳ区,这也是下咽癌、喉癌的危险区域。颊癌具有最典型的ⅠB区转移趋势,然后向Ⅱ、Ⅲ区引流。舌癌多转移至Ⅰ~Ⅲ区,Byers 等(1997)发现约 15.8% 的舌癌可发生Ⅲ、Ⅳ区跳跃性转移。值得注意的是,口底癌容易发生舌淋巴结转移(表 10-1-2),提示口底癌需要注意联合根治(连续性颈清)的必要性。相比口腔癌,口咽癌双侧颈部转移的发生率更高。值得注意的是,口咽癌及下咽癌存在咽后淋巴结转移的风险,但临床上由于暴露困难,咽后淋巴结不作为常规择区性颈清的一部分,需特别注意并密切随访。

表 10-1-2　舌不同部位的淋巴引流

部位	淋巴管引流
舌尖	大部分至颏下淋巴结,另一部分至颈肩胛舌骨肌淋巴结
舌前 2/3 边缘或外侧	一部分至下颌下淋巴结,另一部分至颈深上淋巴结
舌中缝两旁	颈深上淋巴结(多注入颈二腹肌淋巴结及颈肩胛舌骨肌淋巴结),亦有注入下颌下淋巴结者
舌后 1/3(舌根)	两侧颈深上淋巴结

三、重视颈部淋巴结标本解剖

口腔癌及口咽癌患者颈淋巴清扫术后,颈部淋巴结及颈大块组织的病理状况可为病理学诊断、综合治疗方案制订、预后预测提供重要依据,应由外科医师与病理科医师共同协作完成。近年的研究结果提示,颈清术中容易遗漏位置较隐匿的淋巴结,如腮腺下极淋巴结、舌淋巴结、舌骨旁淋巴结等,这些淋巴结如在术中探查发现,可单独送病理检查,以精准了解颈淋巴转移的状况及范围。

术后病理标本的淋巴结数量能直观反映颈淋巴清扫及标本处理的质量。口腔癌患者颈清淋巴结平均数量在 21~36 枚不等。AJCC 对胃癌的淋巴清扫进行要求,病理检查至少有 15 枚淋巴结,对乳腺癌、食管癌、结肠癌等手术标本解剖的淋巴结数目均有相应要求。头颈恶性肿瘤的颈清尚无淋巴结数量的标准,通常推荐淋巴结检出数量应大于或等于 18 枚。检出淋巴结数量受诸多因素影响,如患者年龄、体重、解剖位置、外科或病理科医师水平、医疗机构、肿瘤因素等。

颈部病理标本检查,应首先对标本进行定位,识别其深浅面、上下端、标志性解剖结构,如下颌下腺等。然后,应优先解剖各分区中的可疑阳性淋巴结,特征包括直径(尤其是短径)较大,质地偏硬,与周围组织粘连,色泽变化,因这些淋巴结发生转移的可能性较大,具有更重要的临床意义,可切开显露其剖面,检查囊实性情况、有无中央液化坏死等,并做好大体标本的记录。下一步逐一按分区分离颈大块中的小淋巴结,尽量不遗漏。术后病理报告中,各分区淋巴结转移情况通常用分数线形式记录:阳性淋巴结数目/采取的淋巴结总数,如有包膜外浸润需注明。例如,(ⅡA区)淋巴结 8 枚镜下:可见鳞癌转移灶(1/8),即ⅡA区解剖出 8 枚淋巴结,其中 1 枚发生转移。临床医师将依据规范化的术后病理报告,进行 pN 分期,指导进一步治疗方案的制订。

第二节 颈部外科处理——颈淋巴清扫术

一、历史观点及理念演变

随着 19 世纪下半期乙醚麻醉技术的应用和无菌观念的形成,肿瘤外科学得到飞速发展。但最初的肿瘤外科治疗复发率极高,患者生存率低,术后复发率高达 58%~85%。直至 Halsted 于 1894 年提出乳腺癌"扩大根治"的理念,将肿瘤连同周围软组织整块大范围切除,并联合清扫区域淋巴结,初步形成了恶性肿瘤外科的基本操作原则,大大降低了术后复发率。1906 年,Crile 总结了 132 例根治性颈淋巴清扫术(radical neck dissection,RND),提出了颈部淋巴结转移的大范围整块切除手术。1951 年,Martin 报道了 599 例根治性颈清术,推广并标准化了这一术式,使之成为治疗颈淋巴转移癌的标准术式。

20 世纪后半叶,基于对组织器官功能的日益重视,逐渐出现对根治性颈清及其理论的挑战,外科医师开始探索可替代的改良根治性颈淋巴清扫术(modified radical neck dissection,MRND),尝试保留一个或多个非淋巴结构。Shah 等报告 Memorial Sloan-Kettering 癌症中心数据:改良根治性颈清与根治性颈清相比,5 年生存率并无下降。20 世纪 60 年代,Bocca 与 Suarez 定义了功能性颈淋巴清扫术(functional neck dissection,FND),其与 RND 最大的不同在于保留了颈内静脉、副神经、胸锁乳突肌等结构。该术式以 Suarez 的理论为基础,即颈部筋膜所包绕的各重要解剖结构周围无淋巴组织,当淋巴结包膜完整时,这些结构可予保留。研究显示,FND 的颈部复发率与传统术式无明显差异。

20 世纪 60 至 80 年代,MD Anderson 癌症中心率先开展仅针对原发灶引流部位、转移率较高的颈部区域的淋巴清扫,引导了择区性颈淋巴清扫术(selective neck dissection,SND)的发展,使之标准化并普及。目前,择区性颈清泛指根据原发灶及临床转移状况制订颈清范围的治疗策略。

关于颈清的争议及讨论从未间断。以下因素影响我们的观念及选择,并推动手术理念的发展:①手术所带来的并发症;②颈淋巴结转移模式的深入理解;③肿瘤综合治疗技术的发展。20 世纪末至 21 世纪初,随着功能保存性外科的发展,放化疗等非外科治疗手段的进步,cN0 患者是否选择性颈清,以及术后放化疗等问题开始成为争论焦点,至今争议尚存。在循证医学理念下,临床试验纷纷开展,众多研究结果被广泛讨论,尽管部分争议尚未得到解决,但已逐渐形成一些共识。

二、术式分类及特点

目前常用的颈淋巴清扫术可按手术方式、治疗性质及手术范围三个方面进行分类。

按照手术方式可分为:①根治性颈淋巴清扫术,即传统 Crile 术式,清扫Ⅰ~Ⅴ区淋巴组织,将胸锁乳突肌、颈内静脉、副神经等解剖结构一并切除;②改良根治性颈淋巴清扫术,保留胸锁乳突肌、颈内静脉及副神经中一个或多个结构;③功能性颈淋巴清扫术,保留胸锁乳突肌、颈内静脉、副神经。

按照治疗性质可分为:①治疗性颈淋巴清扫术(therapeutic neck dissection,TND),指 cN1~3 的病例,临床评估考虑颈淋巴结转移,以治疗颈部转移灶为目的;②选择性颈淋巴清扫术(elective neck dissection,

END），指 cN0 的病例，虽临床评估未发现转移淋巴结，但为治疗可能发生的隐匿性转移灶而行的颈淋巴清扫。

根据肿瘤不同原发部位及引流特点，按照手术范围命名，可分为：全颈淋巴清扫术（Ⅰ～Ⅴ区），肩胛舌骨上颈淋巴清扫术（Ⅰ～Ⅲ区），颈内静脉区颈淋巴清扫术（Ⅱ～Ⅳ区），后外侧颈淋巴清扫术（Ⅱ～Ⅴ区），前间隙颈淋巴清扫术（Ⅵ区）等。

AAOHNS 颈部淋巴结分区指南中，规范了各类颈淋巴清扫术的标准化术语，包括根治性颈淋巴清扫术、改良根治颈淋巴清扫术、择区性颈淋巴清扫术、扩大颈淋巴清扫术等。AAOHNS 对择区性颈淋巴清扫进一步命名，建议使用Ⅰ～Ⅲ区颈淋巴清扫、Ⅱ～Ⅳ区颈淋巴清扫等。肩胛舌骨上颈清、侧颈淋巴清扫术、后侧颈淋巴清扫术、前颈淋巴清扫术等术语不被推荐。

三、基本原则及指南共识

目前，国内外多个权威的学术机构均发布了肿瘤诊疗指南，如美国国立综合癌症网络（NCCN）、美国临床肿瘤学会（ASCO）、中国临床肿瘤学会（CSCO）等。临床诊疗指南及时总结高质量循证医学证据及专家共识，能定期更新我们的知识和理念，对临床实践具有重要的指导价值。临床工作中，针对治疗方案细节需要时常翻阅参考最新版指南。

（一）口腔癌

早期口腔癌以手术为主要治疗手段。术前颈部评估为 cN0 的患者，可能存在颈淋巴结隐匿性转移，多发生于Ⅰ、Ⅱ、Ⅲ区。虽有临床研究证实选择性颈清的生存获益，但是否所有的早期患者均需接受颈清治疗，尚存争议。在良好随访依从性的前提下，采用"wait and see"策略密切监测颈部情况，也是一种可选择的策略。对于口腔癌，原发灶浸润深度 DOI 是预测隐匿性转移的重要指标。目前最新指南推荐，①对于 DOI>4mm 的 cN0 口腔癌，建议行Ⅰ～Ⅲ区的同侧或双侧（当肿瘤位于或靠近中线）颈淋巴清扫；②对于 DOI 在 2～4mm 的患者，推荐根据临床实际情况决定是否行颈清扫，考虑因素包括：随访可靠性、临床是否可疑转移、其他因素等；③DOI<2mm 的患者，仅在特殊情况下考虑行 END。有随机临床试验证据指出，当 DOI>3mm，如果无术后放疗计划，选择性颈清可使患者获益达到最大化效果。早期 cN0 口腔癌患者如需行 END，通常应保留重要解剖结构，但需结合术中探查的具体情况调整方案。前哨淋巴结活检（sentinel lymph node biopsy，SLNB）也是指导 cN0 患者是否行颈淋巴清扫的重要手段之一。如果术中冰冻结果，前哨淋巴结如为阳性，行同期颈清；如为阴性结果，则需密切随访。但前哨淋巴结判断及活检存在技术敏感性，尚未广泛普及，需要在有经验的中心进行。

对于局部晚期口腔癌患者，手术仍是其主要根治手段。颈部处理方面，通常采取择区性颈清或根治性颈清，视术前评估和术中探查情况决定重要解剖结构是否保留。术后辅助放疗建议于术后 4～6 周进行。具有一般危险因素者，如：T3～4，N2～3，Ⅳ区或Ⅴ区转移，脉管侵犯，周围神经浸润等，建议术后单纯放疗。存在切缘阳性或切缘不足、淋巴结包膜外侵犯（ENE）的患者，建议术后同期放化疗。

对于不适宜手术的局部晚期口腔癌患者，放疗、化疗、免疫治疗等综合运用是常用的治疗模式，并且随着综合治疗技术的发展不断更新。

（二）口咽癌

口咽癌的颈部管理策略与口腔癌不尽相同。总体而言，口咽癌的颈部处理比口腔癌更积极。HPV（+）口咽癌患者的疗效及预后优于 HPV（-）口咽癌，后者颈部处理也相对更积极。

早期口咽癌可发生隐匿性颈淋巴结转移，多发生于Ⅱ、Ⅲ、Ⅳ区。可选择手术治疗或单纯放疗。如选择手术治疗，cT1-2N0 的早期 HPV（+）口咽癌，可根据具体情况考虑是否行同期颈清，如为 HPV（-）口咽癌，推荐同期颈清。颈淋巴清扫范围应包括同侧Ⅱ～Ⅳ区，如肿瘤向前侵犯，应清扫Ⅰ区。口咽癌比口腔癌更容易发生对侧 / 双侧转移，应通过临床评估是否需要双侧颈清。具有一般危险因素者，如：T3～4，N2～3，Ⅳ区或Ⅴ区转移，脉管侵犯，周围神经浸润等，建议术后 4～6 周内行放疗。存在切缘阳性或切缘不足、淋巴结包膜外侵犯的患者，建议术后同期放化疗。

局部晚期口咽癌治疗方案包括放疗联合药物治疗、单纯放疗、诱导化疗加放疗、手术治疗等。接受根治性放疗的患者，如临床评估显示颈部病灶完全缓解，可暂时不行颈淋巴清扫，严密观察。对于放疗或放化疗后肿瘤残留或局部复发的患者，推荐有条件者接受挽救性手术。

值得注意的是，指南是战略上的共识，患者的处理原则应基本遵循或参考指南的内容。但各国家地区、不同水平的医疗机构之间存在诸多差异，应结合实际情况考虑。在临床实践过程中，同样需要根据不同患者的个体差异作出精准评估和调整，实现个体化的精准治疗。

四、手术入路及切口设计

（一）颈部皮肤血供

Rabson 于 1985 年对尸体解剖研究显示，颈部皮肤血管分布具有以下规律：①颈前上部，面动脉分支颏下动脉供血；②颈侧上部，枕动脉、耳后动脉、颈外动脉分支供血；③颈前中部，甲状腺上动脉分支供血；④颈下部，颈横动脉、锁骨上动脉分支供血。这些血管均在颈阔肌内部及浅面形成相互吻合的血管网。颈部静脉回流至颈前静脉、颈外静脉，再汇入颈内静脉、锁骨下静脉。如需采取复杂的颈清切口，尤其在颈部放疗后的患者，需谨慎考虑皮肤血供以及翻开皮瓣的长宽比，防止翻瓣后皮肤缺血坏死。

（二）颈清切口设计原则

颈淋巴清扫术的切口设计根据所清扫范围、术式差异、术者个人习惯而异，通常遵循以下原则：①术野暴露充分，切口范围要求良好的暴露术野，便于操作；②颈动脉保护，切口尽量避开颈动脉，降低颈动脉暴露风险；③皮瓣血供良好，长宽比设计合适，瓣尖尽量呈钝角设计；④美观效果，切口尽量隐蔽，沿皮纹切开，减少瘢痕；⑤无瘤肿瘤操作原则，淋巴转移瘤突破皮肤或与皮肤粘连、存在活检创口时，应在设计切口时一并切除受累皮肤，如原发灶不能经口内切除，可延长切口以下唇切开入路完成原发灶 - 颈部联合根治；⑥修复重建考虑，如需制备颏下岛状瓣、甲状腺上动脉岛状瓣等带蒂组织瓣修复缺损，需取瓣切口与颈清切口一同设计。

（三）常用的颈淋巴清扫术切口

1. Crile 切口 由 Crile 提出（1906），是最早采用的颈清切口，形状似"T"形，后起乳突，前至颏下中点，距下颌下缘约 2.5cm 处做一水平弧形切口，于最低点向下做一垂直切口，止于胸锁乳突肌锁骨头外侧,可延伸至锁骨下 1cm(图 10-2-1)。该切口可用于传统根治性颈清扫,具有良好的操作性和广泛的适用性。缺点包括:①三角瓣顶端易坏死;②三角瓣尖位于颈动脉浅面,增加颈动脉暴露风险;③颈后三角显露不佳。临床应用中可对 Crile 切口进行改良,可将垂直切口的位置后移,或适当缩短垂直切口长度,降低颈动脉暴露风险,增加颈后三角区术野暴露,减少瘢痕畸形。

2. 改良 Schobinger 切口 Schobinger 于 1957 年最先提出"类矩形"的颈清切口设计。他在 Crile 切口基础上进行了改良,将垂直切口的起点后移至下颌角后一横指处与水平切口垂直相交,下行于斜方肌前缘(图 10-2-2)。后来,Yoel 与 Conley 等人对该切口进行改良,将切口的水平部分与垂直部分的直角改为弧形连接,使皮瓣尖更圆钝,以改善血供。该切口适用于 I～V 区根治性颈清或功能性颈清、肩胛舌骨上颈清(I～Ⅲ区)、颈内静脉区清扫术(Ⅱ～Ⅳ区)。优点包括:①皮瓣血供较好;②视野显露佳;③颈动脉为大块皮瓣覆盖,不易暴露。缺点包括:①近乳突的皮瓣尖血运较差,可能愈合不良;②垂直切口愈合后瘢痕明显。

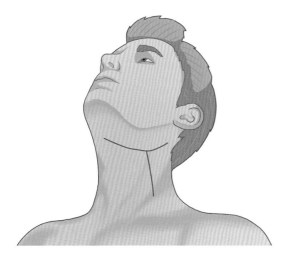

图 10-2-1 Crile 切口

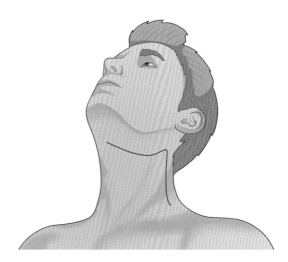

图 10-2-2 改良 Schobinger 切口

3. MacFee 切口 由 MacFee 等于 1960 年提出,其在 Crile 与 Martin 等人的基础上进行了改良,在颈部沿皮纹做双水平弧形切口,上水平切口起自乳突后下方,平行下颌下缘止于对侧舌骨水平,可暴露 I～Ⅲ区;下水平切口于锁骨上约 3.5cm,后起自斜方肌前缘后约 2.5cm,向前达胸锁乳突肌中点,以清扫Ⅳ、V 区,包括颈横动脉淋巴链、副神经链下群、颈深下群淋巴结(图 10-2-3)。该切口术野暴露不如 T 形、类矩形切口,但也可完成 I～V 区根治性颈清或功能性颈清。根据 Macfee 的研究数据,颈清质量与患者术后复发率较传统切口无明显差异。该切口在患者术后创口愈合及美观效果两个方面,均优于 T 形、类矩形切口,很好地规避了后者皮瓣尖血供不佳、颈动脉浅面切口、垂直切口瘢痕畸形等不足。

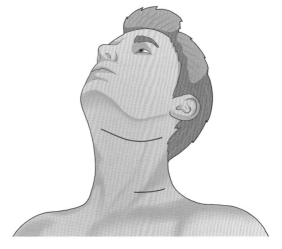

图 10-2-3 MacFee 切口

4. 单一弧形切口 指上颈部（舌骨水平）与颈横纹一致的弧形切口，平行于下颌下缘约 2.5cm，起自胸锁乳突肌后缘，向前至舌骨上正中线，向颏下延伸至近下颌下缘处（图 10-2-4）。暴露范围为：下颌骨下缘、对侧二腹肌前腹、腮腺下极、胸锁乳突肌中上 2/3、肩胛舌骨肌上腹。优点在于：单一切口，沿颈纹切开，减少术后皮瓣愈合不良、瘢痕畸形等风险。缺点在于术野暴露较前述切口困难，对术者操作要求高，可用于Ⅰ～Ⅲ区功能性颈清。进一步向锁骨方向牵拉皮瓣也可暴露胸锁乳突肌下 1/3，也可完成Ⅳ区清扫。如原发灶难以从口内切除，可将该切口前端向颏部延伸，通过下唇切开入路，完成原发灶 - 颈部联合根治。

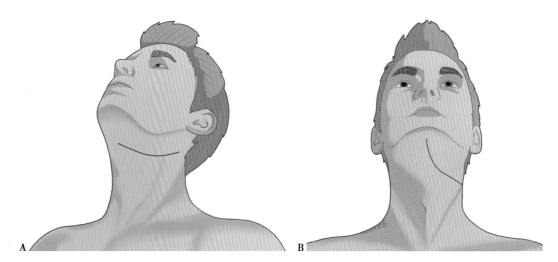

图 10-2-4 单一弧形切口
A. 侧面观　B. 正面观

5. Visor 切口 于双侧上颈部做平行于颈横纹的弧形切口或倒"T"形切口，可暴露双侧Ⅰ～Ⅳ区，适用于肿瘤靠近或跨越中线的双侧颈清扫，或对侧颈淋巴结的探查，可清扫双侧Ⅰ～Ⅳ区淋巴组织（图 10-2-5）。同时，该切口为原发灶切除提供良好的术野暴露，便于口底原发灶切除、全舌切除、需切除部分下颌骨的联合根治，较下唇切开入路更美观。如一侧需行Ⅰ～Ⅴ区根治性颈清，可于该侧做一 Crile 式的垂直附加切口，增加术野暴露。

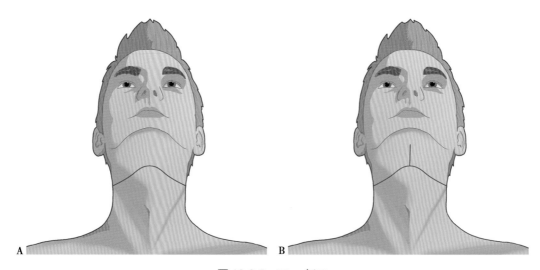

图 10-2-5 Visor 切口
A. Visor 弧形切口　B. Visor 倒"T"形切口

（四）内镜及机器人辅助下颈淋巴清扫术

近年来，随着内镜及机器人辅助颈淋巴清扫技术的发展，使手术入路及切口设计更加微创化，手术创伤及患者美观满意度增加。2018年，Lira RB等的回顾性研究显示，与传统术式者相比，接受机器人内镜术式的患者虽手术时间较长，但颈部清扫淋巴结数目、术后并发症发生率、术后颈部复发率无显著差异，而机器人内镜组的患者美观满意度更高。但该术式相关前瞻性研究开展较少，其肿瘤安全性缺乏长期随访数据的支持。甲状腺肿瘤外科的内镜技术应用最广，也可用于口腔癌、口咽癌、喉癌等颈淋巴清扫术。常用耳后美容切口，配合可清扫Ⅰ～Ⅲ区，甚至Ⅳ、Ⅴ区淋巴结，多关节、精确运动的机器人手术臂适合深而窄的手术区域的精细操作（图10-2-6）。

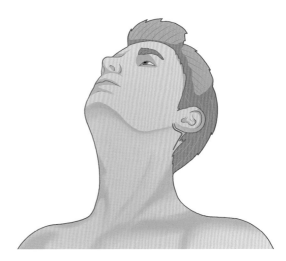

图 10-2-6 耳后美容切口

五、并发症预防及处理

（一）颈内静脉破裂

如术中不慎损伤颈内静脉，在胸腔负压的作用下可能形成空气栓塞。应立即手指压迫，再修补破裂口或分离结扎颈内静脉。如已发生空气栓塞，可表现为血压下降、发绀、循环障碍等症状。在常规急救的同时，应将患者身体左倾、头低位，使空气局限于右心室，再做右心室穿刺抽吸空气。

（二）颈动脉窦综合征

颈内动脉起始处或颈总动脉分叉处的膨大部分，窦壁内含有特殊压力感受器。术中器械牵拉等压力刺激下，可反射性引起血压骤降、心率变慢、心律不齐等综合征的发生。在处理颈鞘区域时应提前用利多卡因进行局部封闭。如不慎发生颈动脉窦综合征，可静脉注射阿托品，用升压药维持血压稳定。

（三）迷走神经损伤

迷走神经与颈内静脉、颈动脉共同包被于颈鞘内，可于游离颈血管鞘时发生损伤。单侧迷走神经损伤可导致患侧软腭及咽喉肌瘫痪、咽喉感觉丧失，可有声嘶、心率加速，甚至心脏骤停。双侧迷走神经损伤可致猝死。进行颈鞘解剖时应注意保护，如需结扎颈内静脉，切勿误伤迷走神经。如明确损伤，可立即吻合。

（四）颅内压增高

手术中如需切除或结扎双侧颈内静脉，可导致颅内压明显升高，致脑缺氧、脑水肿甚至危及生命，其他风险包括面部水肿、上呼吸道梗阻、失明、抗利尿激素分泌失调等。预防的方法包括：术前影像学评估，预防性气管切开，控制补液量，密切脑压监测。处理的方法包括：脱水剂和利尿药物的应用，适时应用激素对抗抗利尿激素的释放，必要时少量多次抽取脑脊液减压。此外，还可行自体静脉移植重建单侧颈内静脉，减少神经系统并发症的发生。

（五）乳糜漏

淋巴导管无色、透明，管腔内有瓣膜，呈念珠状。颈部淋巴导管、胸导管在注入静脉角前容易被损伤，如缺乏有效结扎，可导致乳糜漏发生，左侧颈清发病率稍高于右侧。研究表明，颈内静脉与锁骨下静脉交界处存在肿瘤转移灶，可使乳糜漏发生风险高出4倍。乳糜漏主要引起患者体内电解质紊乱，包括低蛋白血症、低钾血症、低钠血症等，可导致创口感染不愈，严重时出现乳糜胸等并发症。

术中清扫Ⅳ区时，应避免突破椎前筋膜，如见锁骨上窝有清亮液体流出，应及时缝扎破口，用胸锁乳突肌覆盖。术后若发现引流液呈乳白色，可采用锁骨上窝处加压包扎、闭式负压引流、低脂饮食，甚至全静脉营养等一系列保守治疗，同时密切监测引流液的变化。可配合奥曲肽注射治疗，奥曲肽是一种长效的生长抑素类药物，可直接抑制淋巴液生成，减少淋巴回流。保守治疗在低引流量的乳糜漏治疗中较有效，一般1周左右可治愈。但对于高引流量的乳糜漏，如保守治疗5天后引流量仍大于500mL/d，且应用奥曲肽仍无明显好转时，需考虑手术探查缝扎破口。一般可于颈部探查缝扎，如破口较低位或较大量乳糜漏入胸腔，需联合胸外科开胸探查结扎。

（六）膈神经损伤

膈神经发自颈3、4、5神经根前支，在前斜角肌内侧、前方向下走行，经胸廓上口入胸腔。膈神经是颈丛最重要的神经分支，其运动纤维支配膈肌。膈肌是胸腔与腹腔之间的机械屏障，是参与吸气的主要肌肉，也是最有力的呼吸肌。其除了发挥呼吸泵作用，还可维持胸腹腔之间的压力梯度。颈清扫术中，应注意避免突破椎前筋膜，注意膈神经走行，尽量保存颈丛各分支。当膈神经受刺激，术后可发生呃逆、肩部牵涉痛等症状，可予相应物理治疗、药物治疗。单侧膈神经损伤表现为膈肌上抬障碍，患者术后可出现腹式呼吸减弱，严重者可有窒息感，可出现肺功能异常，尤其当患者同时患有肺部基础疾病时，应密切观察、对症处理。颈部手术引起的双侧膈肌麻痹较罕见，必要时需行辅助通气治疗。

（七）颈动脉爆裂综合征

颈淋巴清扫时，存在操作因素对颈动脉壁的潜在损伤，剥离颈鞘会破坏颈动脉血供，颈清切口设计缺陷、胸锁乳突肌切除会减少对颈动脉的覆盖保护，患者既往颈部放疗史、肿瘤侵袭颈动脉、术后感染、创口裂开、组织瓣坏死、咽瘘、唾液腺瘘等因素，均可增加颈动脉损伤风险。当受损的动脉壁无法维持血压支持时，可能发生颈动脉破裂而致急性出血，即颈动脉爆裂综合征（carotid blowout syndrome，CBS），患者可因失血性休克出现生命危险，破裂部位常位于颈总动脉分叉处，多发生于术后1周左右。

CBS的预防方法包括：术前颈部CTA评估颈动脉有无狭窄、粥样硬化等表现，围手术期抗生素应用，术中颈动脉以肌肉或血供可靠的组织瓣覆盖保护颈部创面以减少死腔等。颈动脉破裂前常有先兆表现，可引流出鲜红色血性渗液，影像学检查见假性动脉瘤形成，此时应立即处理，其效果优于CBS发生后。一旦发生CBS，需立即压迫止血、输血补液，待血容量恢复、患者全身状况稳定后行手术探查，可行颈动脉修补、血管移植修复、动脉搭桥等，必要时结扎颈动脉。如需结扎一侧颈动脉，需先行球囊试验，避免因基底动脉环不完整所致结扎单侧颈动脉后脑缺血的发生。操作时要注意，应于动脉管壁正常处结扎，残端用肌肉覆盖以减少二次出血风险。

（八）肩颈综合征

副神经支配胸锁乳突肌和斜方肌，颈清术中切除或损伤副神经，会导致转头、抬肩、耸肩、屈臂、展臂等运动障碍、颈肩部疼痛等症状。功能性颈清中，原则上应尽量保留副神经，术中避免对副神经的牵拉、电凝，以减少其轴突损伤。同时，颈神经丛深支的保留对术后肩功能康复有积极作用，术中宜尽量保存颈丛C3、C4到斜方肌的分支。患者术后可配合康复训练、激光理疗等方法改善症状。

（九）术后创口相关的并发症

颈淋巴清扫术后创口相关的并发症包括感染、皮瓣坏死、唾液腺瘘、咽瘘等，可延长患者住院时间，以免增加游离皮瓣血管发生危象的风险，增加患者焦虑抑郁情绪，从而影响患者康复效果，且可能使术后放疗等治疗时机延误。导致这些并发症增加的危险因素包括：既往放疗等肿瘤治疗史、营养不良、手术时间较长、贫血、吸烟史等。创口感染时，应密切关注感染指标的变化，根据细菌培养及药敏试验结果指导抗生素使用。

唾液腺瘘：颈清术中通常切除部分腮腺下极，常因疏于缝扎导致术后创口唾液积聚，影响愈合。唾液蛋白酶对颈动脉壁的消化作用，可增加颈动脉爆裂的发生风险。术中应缝扎腮腺断端，减少唾液腺瘘的发生率，术后可用阿托品治疗，抑制唾液分泌。

咽瘘：通常与原发灶切除术后，咽旁、口底等区域缺损相关，如无充足组织量的皮瓣填塞死腔、消灭创面，术后叠加局部感染等因素，导致口咽腔分泌物经瘘口至颈部流出，创口可迁延不愈。术中应注意该区域创面需格外严密缝合，避免缝线松脱，同时尽量实现足够体积的组织瓣修复缺损，保证术中皮瓣修复高质量完成，减少术后皮瓣危象及坏死发生的概率。术后如发生咽瘘，可根据具体情况选择局部加压、碘仿纱填塞、负压封闭引流（VSD）治疗及重组牛碱性成纤维细胞生长因子凝胶等药物治疗。

六、cT1-2N0 患者的颈部管理策略

术前临床检查考虑无颈淋巴转移的早期口腔癌及口咽癌患者，存在一定概率的隐匿性转移。Huchinson等2019年报道，对于cN0早期口腔癌，T1患者隐匿性转移的发生率约19.1%，T2患者可升高至34.7%。cN0早期口咽癌患者发生隐匿性转移的概率更高，尤其是对侧隐匿性转移。目前指南中提出多种治疗策略，如同期选择性颈清（END）、前哨淋巴结活检（SLNB）、"wait and see"策略等，各有利弊，目前尚存争议。

（一）选择性颈清与"wait and see"策略

基于cN0口腔癌及口咽癌的潜在颈部风险，部分学者主张同期选择性颈清。然而，cT1-2N0患者行同期颈清也意味着70%～80%经病理证实的N0（pN0）患者接受了不必要的手术，承受颈清手术相关的功能损害。为减少手术并发症、提高患者生存质量、降低治疗成本，部分学者主张"wait and see"策略，只进行原发灶切除，密切随访过程中一旦出现颈部可疑转移，则行治疗性颈清。

原发灶浸润深度是口腔癌及口咽癌颈部隐匿性转移的重要预测指标。国内外指南中已有一些建议（详见本章第二节"二、基本原则及指南共识"）。但是，临床浸润深度评估尚存在误差。对于单纯原发灶切除的患者，病理浸润深度可作为后续随访和治疗的参考。

我院一项232例cT1-2N0口腔癌的回顾性研究（2017）显示，"wait and see"组与选择性颈清组的无病

生存期、总生存期无显著差异。这表明仍有多数患者接受了不必要的颈部手术。这也有可能与组织病理学检查方法有关，常规病理检查可能漏诊了隐匿性转移灶，连续切片检查、角蛋白免疫组织化染色等技术可用于提高淋巴结阳性检出率。

及时发现颈淋巴转移是"wait and see"策略的基础。随访过程中，可以采用超声、MRI、PET/CT等辅助检查进行评估。"wait and see"策略中出现颈淋巴转移者，常具有较晚淋巴结分期，包膜外侵犯发生的概率更高。

D'Cruz AK等人的一项随机临床试验（2015）结果显示，596名cT1-2N0口腔癌患者中，END组颈清标本的淋巴结阳性检出率约为29.6%，"wait and see"组二期治疗性颈清的淋巴结阳性检出率约为45.1%，其中END组的总生存率及无生存率更高。END可降低cN0早期口腔癌患者疾病特异性死亡率，对于DOI>3mm的患者，END可能获益更大。尤其在cT2N0口腔癌患者中，END组的术后复发率明显低于"wait and see"组。另有Acevedo等人（2016）通过对早期口腔癌患者临床试验数据建模，进行成本效益分析后结果表明，初次手术行同期END，可以降低患者经济成本，并改善远期生存质量。

超过60%的口咽癌发生颈淋巴结转移，早期口咽癌发生隐匿性转移的概率高于口腔癌。对于cT1-2N0早期口咽癌患者颈部策略抉择时，应将HPV状态及肿瘤原发部位纳入考虑。HPV（－）早期口咽癌患者如选择手术治疗，通常建议同期行择区性颈清扫。HPV（＋）早期口咽癌患者可行选择性颈清扫或"wait and see"策略。

总结近年来cN0早期口腔癌及口咽癌END vs "wait and see"的研究结果，稍倾向于END可提高总生存率，"wait and see"策略注重功能保存，仍不能断定孰优孰劣。不同亚部位肿瘤的淋巴引流和转移规律、隐匿性转移的发生率存在差异，现阶段缺乏相应亚组的大样本临床研究。临床诊疗过程中，仍需结合患者疾病进展、原发灶亚部位、浸润深度、患者意愿、随访依从性等多重因素进行评估和抉择。

（二）前哨淋巴结活检

前哨淋巴结（sentinel lymph node，SLN）是肿瘤发生淋巴途径转移时，最先接受肿瘤淋巴引流的首站淋巴结。20世纪70年代，Cabanas率先提出前哨淋巴结活检SLNB的方法，将其应用于阴茎恶性肿瘤的治疗。目前SLNB广泛应用于乳腺癌、恶性黑色素瘤等疾病。据统计，其诊断隐匿性淋巴结转移的敏感度超过95%。

SLNB目前已用于一些医疗机构的口腔癌及口咽癌的临床诊疗，SLNB阳性患者行同期颈清，而SLNB阴性患者需密切随访观察。SLNB是END的一种替代方法，检出率>95%，侵入性更低，避免了不必要的颈清，带来的并发症相对更小，且更具美学效果，但对医院条件、医师技术要求较高，尚需足够预后分析相关的临床研究证据支持，且临床应用存在部分限制。2019年，Mølstrøm等人的一项单中心队列研究结果显示，淋巴闪烁扫描（lymphoscintigraphy，LSG）的前哨淋巴结检出率为99.1%，累及中线者双侧淋巴引流的检出率为71.5%，单侧肿瘤患者有22.6%呈现双侧或对侧的引流模式，Ⅳ区转移少见，仅发生于舌前份肿瘤，SLNB具有83.3%的灵敏度及93.3%的阴性预测值。通过个体化淋巴引流模式的评估，可以弥补颈部解剖的复杂性和潜在变异可能性，降低SLNB的漏诊率。这表明SLNB临床应用价值不可忽视，同时LSG结合SLNB更有利于探索肿瘤淋巴引流的拓扑学规律。

然而,SLNB 在临床治疗中的可行性仍存在争议。对于部分患者而言,常发生转移性淋巴结的遗漏,因其发生隐匿性转移的淋巴结并非解剖学及拓扑学上发生转移的首站淋巴结,存在跳跃性转移等情况。有颈部放疗史的患者,颈部淋巴通道可能发生狭窄或闭锁。有颈部手术史的患者,淋巴回流通路发生很大程度的改变。SLNB 受肿瘤原发部位的限制,如口底癌与其前哨淋巴结的空间关系密切,难以分辨。另外,各种示踪剂的灵敏度尚不能实现转移前哨淋巴结的精确定位,仍需通过开发具有特异性靶向的肿瘤标志物,与示踪剂偶联,才能使其更具临床价值。

七、cN+患者的颈部管理策略

对于 cN+口腔癌及口咽癌,手术为最主要的颈部处理方法之一,同时强调肿瘤综合治疗的应用。然而,从 N1 到 N3,囊括了许多可能出现的复杂状况,仍然需要结合转移淋巴结的具体状况及患者的全身情况评估是否适合颈部手术处理。

(一)手术适应证的评估

1. 是否存在远处转移 头颈鳞癌发生远处转移的概率较低,为 3.5%～13.7%,多为肺转移。远处转移的颈部危险因素包括:颈部Ⅳ区、Ⅴ区转移,颈部淋巴结转移灶 >4 枚,淋巴结包膜外侵犯等。局部晚期口腔癌及口咽癌建议术前行 PET/CT 以排除远处转移。如发生远处转移,应通过多学科讨论,结合体外诊断等方法,谨慎选择手术治疗。如多学科讨论认为远处转移情况在一定程度上可控,也可行颈淋巴清扫手术,但必须紧密结合综合治疗。

2. 颈部重要解剖结构侵犯 当颈部转移灶包绕颈动脉,累及颈静脉孔区,侵犯硬脑膜,突破椎前筋膜,累及椎间孔或气管、甲状软骨、舌骨等结构,根治性手术将带来严重的结构及功能损害。手术风险高,同时难以达到根治效果,应结合手术团队经验,酌情考虑是否行手术治疗。

3. 大范围皮肤侵犯 如转移淋巴结大范围侵犯皮肤,通常需要使用带蒂或血管化游离复合组织瓣进行修复重建,充足的组织量可以消灭创面、填塞死腔、保护颈内动脉等重要结构,但术后的创口愈合仍面临较大挑战,尤其对于放疗后患者。手术团队的修复重建能力及经验是重要的考量因素。

4. 患者全身状况 如颈部广泛转移,患者的全身情况评估至关重要,需要与麻醉团队一同进行。较大的肿瘤负荷引起的恶病质、长期进食困难导致的营养状况低下、本身可能存在的基础疾病、高龄等诸多全身因素叠加,患者可能无法耐受手术治疗。

5. 非手术治疗手段的发展 肿瘤负荷过大、颈淋巴清扫手术难以根治的患者,术前新辅助治疗可减少肿瘤负荷,增加根治机会。同时,不能耐受手术患者,可行根治性放疗,同步放化疗、免疫治疗、靶向治疗等综合治疗方案。

(二)治疗性颈清

经评估适合颈部手术处理的患者,将进行治疗性颈淋巴清扫。N1～N2 者推荐择区性颈清,也可行全颈清。N3 患者推荐全颈清。传统观点认为,颈部有转移灶均应行根治性颈清。但近年研究表明,对于 cN1～cN2 口腔癌及口咽癌患者,根据转移淋巴结部位及包膜外侵犯情况,灵活选择改良根治性颈清、功能性颈清以及择区性颈清,并不会影响肿瘤控制效果。

第三节　非外科颈部处理方法

一、术后辅助治疗

（一）辅助放疗

pN1 口腔癌及口咽癌，如原发灶无高危因素，可选择不行术后放疗，严密观察。存在高危因素如 T3～T4、N2～N3、Ⅳ区或Ⅴ区转移，脉管侵犯，周围神经浸润等，建议术后 4～6 周进行辅助放疗，放疗的剂量通常为60～66Gy。随机临床试验数据表明，头颈癌术后进行辅助放疗，可显著减少局部复发，提高无进展生存期。

（二）同期放化疗

如存在淋巴结包膜外侵犯、切缘阳性或切缘不足，建议术后行同期放化疗。放疗的剂量通常为 60～66Gy。同期化疗首选含铂类方案。

因 HPV（+）口咽癌的预后显著优于 HPV（-）患者，有学者提出，可结合手术情况及诱导化疗敏感性进行评估，适当降低该类患者治疗的强度，包括：放疗减量、照射范围适当减小、同期化疗调整，从而减少放化疗毒性及并发症。但也有学者认为，影响口咽癌预后的因素，除了 HPV 感染状态，还有颈部淋巴结分期、烟草使用等。因此，对于 HPV（+）口咽癌是否可降低治疗强度，尚未达成共识。

（三）放疗＋靶向或免疫治疗

继同步放化疗发展以后，研究发现，放疗与靶向治疗或免疫治疗联合，也可以起到相互增敏的作用。尤其对于放疗联合免疫治疗，放疗后的肿瘤细胞可有效暴露肿瘤抗原，诱导肿瘤细胞形成"原位疫苗"，激活抗肿瘤免疫应答，与免疫药物治疗具有良好的协同作用。但目前大量的联合方案仍在临床研究中，尚未达成共识，疗效预测指标也需要继续探索。普遍认为，放疗联合靶向或免疫治疗是治疗局部晚期口腔癌及口咽癌的极具前景的发展方向。

二、术前诱导治疗

对于颈部广泛转移或转移淋巴结侵犯喉、颈内动脉等情况，术前诱导治疗可用于减少肿瘤负荷，以提高颈淋巴清扫根治机会。国内外指南推荐的系统性治疗方案可用于诱导治疗，包括：TPF 化疗、TP 化疗联合西妥昔单抗、PF 化疗联合帕博利珠单抗等。在国内外指南中，不可切除的转移 / 复发性头颈鳞癌的系统治疗方案，随着药物临床研究的进展而不断更新。同时，如果诱导治疗效果欠佳，可能导致患者彻底失去手术机会。因此，局部晚期口腔癌及口咽癌患者是否行术前诱导治疗，宜在分子标志物引导下，根据MDT 讨论结果慎重决定。

三、根治性放疗

对于因全身或局部因素导致不可手术的口腔癌及口咽癌颈部转移情况，如此前无颈部放疗史，可选择根治性放疗。具体方案详见第四章第二节。

第四节 争议与讨论

一、功能保存性外科

口腔颌面功能性外科以保存和修复口腔颌面固有功能和外形为目的，可归纳为以下三方面的内涵：①切除病变组织，保存正常组织；②对缺损的组织进行修复重建；③避免破坏正常的解剖结构。功能保存性外科在肿瘤领域，主旨在于在实现肿瘤根治的前提下，尽量保存患者原有组织，实现根治与功能兼顾，提高患者术后生存质量。

（一）连续性与非连续性颈清

20 世纪 70 年代前，普遍认为下颌骨舌侧骨膜淋巴管是口腔癌颈淋巴转移的关键通道。因此，在切除原发灶和颈部淋巴组织的同时，一并切除患侧的下颌骨体部，称为原发灶（如舌）- 颌 - 颈联合根治。但是，1971 年，Marchetta 等对舌、口底淋巴引流进行研究，发现下颌骨舌侧骨膜并非淋巴引流途径。因此，只要肿瘤与下颌骨间存在正常组织间隔、无粘连侵犯，均可保存下颌骨。

此后，学者们仍认为需要将颈淋巴组织与原发灶联合根治，称之为连续性颈淋巴清扫术。这种联合根治导致舌下及口底组织缺损，术后发生下颌下及咽瘘的概率增加。进一步研究发现，对于较早期的口腔癌，非连续性颈淋巴清扫的术后复发率及生存率无明显下降。然而，对于局部晚期口底癌患者，连续性颈清能显著提高患者的 5 年生存率。因此，建议根据肿瘤部位及临床分期具体选择是否行连续性颈淋巴清扫。

（二）ⅡB 区是否清扫

口腔癌与口咽癌颈淋巴清扫中，ⅡA 区为常规清扫区域，但常规清扫ⅡB 区则仍存在争议。部分学者认为，常规清扫ⅡB 区会增加术后肩功能障碍的概率。另外学者认为，ⅡB 区的转移风险相对较小。一旦发生ⅡB 区转移，往往累及颅底、颈内动脉等重要结构，手术困难且疗效欠佳。Hao Wu 等于 2020 年报道，cN0 口腔癌患者发生ⅡB 区淋巴结转移的概率约为 6%。2021 年 Roy 等对 1 004 例原发口腔癌患者颈清标本分析，仅 39 例发生ⅡB 区转移。Gross 等（2013）及 Lee SY 等（2006）的研究显示，cN0 和 cN＋口咽癌患者的ⅡB 区阳性淋巴结检出率分别为 0～2.8% 和 23.2%～25.2%，且可发生对侧ⅡB 区隐匿性转移，提示cN＋口咽癌同侧ⅡB 区清扫应更积极，同时注意对侧隐匿性转移的风险。不同亚解剖部位ⅡB 区的转移发生率有差异，舌、下颌牙龈、磨牙后区、软腭等部位更易发生ⅡB 区转移。口腔癌患者中，ⅡB 区倾向于在ⅡA 区、Ⅲ区发生转移的情况下发生，提示术中探查的必要性。如果ⅡA 区、Ⅲ区有可疑阳性淋巴结、或经冰冻活检证实存在转移，应一并完成ⅡB 区清扫，手术中注意对副神经的保护，避免剧烈牵拉等操作。

（三）下颌下腺是否保留

下颌下腺是三对大唾液腺的其中之一，静止状态下唾液分泌量在三大腺体中最多。常规颈淋巴清扫方式中，ⅠB 区连下颌下腺一并切除。因为多数学者认为，下颌下腺腺体表面及腺门处、邻近的面动静脉旁、深部的下颌下间隙内，为淋巴引流途经部位，保留下颌下腺可能会影响颈淋巴清扫效果。但是，Yang S 等于 2019 年对 95 例颈清下颌下腺标本分析均未见腺体内有淋巴结，下颌下腺内是否存在淋巴结这一问题尚未明确。口腔癌及口咽癌患者下颌下腺受累发生率和发生方式尚无大样本数据支持。临床实际工作中,下颌下腺侵犯情况较罕见,且多为原发灶直接侵及下颌下腺,或ⅠB区淋巴结结外扩展所致。

另外,术中保留下颌下腺并将其向颏下等位置转位,避开术后放疗照射野,可预防放射性口干,减少口腔黏膜干燥、猛性龋、放射性骨损伤等并发症。此外,下颌下腺还可以向口底、咽旁、下颌骨体部等组织缺损部位转位,修复缺损,消灭死腔。目前,颈淋巴清扫保留下颌下腺的适应证仍有待高质量临床研究的进一步证明。

二、非常规淋巴结转移

除了常规颈部Ⅰ~Ⅵ分区,仍有一些非常规淋巴结具有潜在的转移风险,这些淋巴结包括舌淋巴结、咽后淋巴结、喉前淋巴结、面淋巴结、腮腺淋巴结等。Zhien Feng 等于 2015 年发表的一项回顾性研究显示,1 658 例口腔癌患者中,1.4% 的患者出现非常规淋巴结转移,其中腮腺淋巴结 1.0%,喉前淋巴结 0.2%,外侧咽后淋巴结 0.2%。这些非常规淋巴结是颈部复发的原因之一,近年来备受重视。

(一)舌淋巴结

舌淋巴结又称舌下淋巴结,可分为中群舌淋巴结、侧群舌淋巴结。中群舌淋巴结位于舌中隔和颏舌肌之间。侧群舌淋巴结位于颏舌肌外侧与舌下腺内侧之间,沿舌静脉分布,注入颈深上淋巴结、下颌下前淋巴结。舌淋巴结仅存在于约 20% 的患者,体积较小,淋巴结的包膜很薄,易发生淋巴结外扩散,但因其与原发灶相隔很近,临床及影像学上很难进行辨别。

舌淋巴结位于下颌舌骨肌之上,并不在常规的颈淋巴清扫范围内。Katayama 等于 1943 年报道,中群、侧群舌淋巴结存在的概率分别为 15.1%、30.2%;Jun Jia 等于 2018 年报道,发生舌淋巴结转移的概率约为 4.5%(5/111),与疾病 N 分期(N+)、肿瘤的病理分型有关。因此,不少学者认为,舌癌的半舌间室外科切除术,即扩大切除原发灶的同时整体切除口底组织,可提高疾病局部控制率及患者总生存率。建议在局部晚期舌癌、口底癌应注意将口底包含舌淋巴结在内的组织一并清除。但清除口底组织并不等同于原发灶与颈清物必须连续,也可分开切除。

(二)咽后淋巴结

咽后淋巴结位于咽后间隙,这是一个潜在的狭窄区域,前方为咽缩肌,后方为椎前筋膜,两侧为颈动脉鞘,上界至颅底,下界经食管后间隙与后纵隔相通。在解剖学上可分为两个不同的亚组,咽后内侧组淋巴结位于中线附近、椎前肌肉组织的前方,咽后外侧组淋巴结(Rouviere's 淋巴结)位于椎前肌肉的前外侧,颈内动脉和咽腔之间。

头颈部发生咽后淋巴结转移率最高者为鼻咽癌,其次为口咽癌。Yu Oikawa 等于 2019 年报道,1.2%(15/1 247)的口腔癌患者可发生咽后淋巴结转移,其预后较常规转移者更差。Nishida 等于 2005 年提出两种可能的转移机制,一种是颈深上淋巴结向咽后淋巴结的反向引流;另一种是口腔及口咽黏膜到咽后淋巴结的直接引流,其确切机制尚未阐明。因为咽后淋巴结不在常规清扫范围内,手术切除操作较为复杂,因此影像学评估至关重要。目前,部分学者建议将咽后淋巴结常规纳入口咽癌及口腔癌放疗靶区内,也有学者尝试使用内镜或机器人手术经口清除咽后淋巴结,远期效果仍有待进一步观察。

（三）喉前淋巴结

喉前淋巴结（Delphian 淋巴结）位于Ⅵ区，其转移多发生于甲状腺癌、喉癌、下咽癌等，口咽癌也有小概率发生喉前淋巴结转移。

（四）面淋巴结

面淋巴结是沿着面部皮下的血管及分支分布的小淋巴结，可分为四组：颧淋巴结、眶下淋巴结、颊淋巴结、颌上淋巴结，主要沿面部血管及分支分布，汇入下颌下淋巴结。触诊、MRI、CT、超声等方式不容易发现面淋巴结转移。关注较多的面淋巴结为颌上淋巴结和颊淋巴结。颊淋巴结沿着面部血管及分支走行，分布于颊肌、颊脂垫、颊间隙中，转移率较低。颌上淋巴结转移率可达 16%，建议当口腔癌累及下颌前庭沟，颈清术中常规清扫下颌骨表面的颌上淋巴结，但存在较高的下颌缘支损伤风险。原发于口腔前庭的口腔癌发生面淋巴结转移的概率高于原发于固有口腔者。

（五）腮腺淋巴结

腮腺具有十分丰富的淋巴系统，部分腮腺区的淋巴结也可接受口腔及口咽部的淋巴回流。M Xiao 等（2021）将其转移部位分为腮腺下极（72.3%）、腮腺浅叶（14.9%）及腮腺深叶（12.8%）三组。目前认为，常规颈淋巴引流途径受颈部手术（如颈清）或放疗影响，发生逆行、非常规引流，是腮腺淋巴结转移的可能机制。

总体而言，非常规淋巴结转移的发生率较低，但是术后复发的重要原因之一，并提示预后不良，日益得到人们的认识及重视。详尽的术前检查、手术方式的选择（是否行联合根治）、术中对于非常规淋巴结的探查及冰冻活检十分重要。此外，术后辅助放化疗的配合是处理非常规淋巴结隐匿性转移的重要途径。

（梁玉洁）

参考文献

1. 屠规益. 颈淋巴结转移癌临床：经典与现代理念. 北京：人民卫生出版社，2010.

2. 哈里森. 头颈部恶性肿瘤：多学科协作诊疗模式. 3 版. 郑亿庆，邹华，黄晓明，译. 北京：人民卫生出版社，2011.

3. 张志愿. 口腔颌面肿瘤学. 济南：山东科学技术出版社，2004.

4. SHAH J P. Jatin Shah's head and neck surgery and oncology. 5th ed. Philadelphia，PA：Elsevier，2019.

5. ROY P，MALLICK I，ARUN I，et al. Nodal yield and topography of nodal metastases from oral cavity squamous cell carcinoma – an audit of 1004 cases undergoing primary surgical resection. Oral Oncology，2021，113：105-115.

6. CRILE G. Excision of cancer of the head and neck. With special reference to the plan of dissection based on one hundred and thirty-two operations. Jama，1906，22：1780-1786.

7. HAYES MARTIN，et al. Neck dissection. Cancer，1951，4（3）：441-499.

8. BOCCA E，PIGNATARO O，SASAKI C T. Functional neck dissection. A description of operative technique. Arch Otolaryngol，1980，106（9）：524-7.

9. D'CRUZ A K，VAISH R，KAPRE N，et al. Elective versus therapeutic neck dissection in node-negative oral cancer. N Eng J Med，2015，373（6）：521-529.

10. MIRIAN C，GERDS T A，PEDERSEN M M，et al. Metrics of pN-staging in oral squamous cell carcinoma：an analysis of 1,905 patients. Eur J Cancer，2021，150：33-41.

11. BYERS R M，WEBER R S，ANDREWS T，et al. Frequency and therapeutic implications of "skip metastases" in the neck from squamous carcinoma of the oral tongue. Head Neck，1997，19（1）：14-19.

12. RABSON J A，HURWITZ D J，FUTRELL J W. The cutaneous blood supply of the neck：relevance to incision planning and surgical reconstruction. Br J Plast Surg，1985，38（2）：208-219.

13. SCHOBINGER R. The use of a long anterior skin flap in radical neck resections. Ann Surg，1957，146（2）：221-223.

14. MACFEE W F. Transverse incisions for neck dissection. Ann Surg，1960，151（2）：279-284.

15. LIRA R B，CHULAM T C，DE CARVALHO G B，et al. Retroauricular endoscopic and robotic versus conventional neck dissection for oral cancer. J Robot Surg，2018，12（1）：117-129.

16. HUTCHISON I L，RIDOUT F，CHEUNG S MY，et al. Nationwide randomised trial evaluating elective neck dissection for early stage oral cancer（SEND study）with meta-analysis and concurrent real-world cohort. Br J Cancer. 2019，121（10）：827-836.

17. LIU X，LAO X，LIANG L，et al. Neck observation versus elective neck dissection in management of clinical T1/2N0 oral squamous cell carcinoma：a retrospective study of 232 patients. Chin J Cancer Res，2017，29（3）：179-188.

18. MØLSTRØM J，GRØNNE M，GREEN A，et al. Topographical distribution of sentinel nodes and metastases from T1-T2 oral squamous cell carcinomas. Eur J Cancer，2019，107：86-92.

19. MARCHETTA F C，SAKO K，MURPHY J B. The periosteum of the mandible and intraoral carcinoma. Am J Surg，1971，122（6）：711-713.

20. WU H，SUN X H，HU W T，et al. Preservation of level ⅡB lymph nodes during supraomohyoid neck dissection for clinically node-negative oral squamous cell carcinoma. Am J Transl Res，2020，12（12）：8030-8039.

21. GROSS B C，OLSEN S M，LEWIS J E，et al. Level ⅡB lymph node metastasis in oropharyngeal squamous cell carcinoma. Laryngoscope，2013，123（11）：2700-2705.

22. LEE S Y，LIM Y C，SONG M H，et al. Level ⅡB lymph node metastasis in elective neck dissection of oropharyngeal squamous cell carcinoma. Oral Oncol，2006，42（10）：1017-1021.

23. YANG S，SU J Z，GAO Y，et al. Clinicopathological study of involvement of the submandibular gland in oral squamous cell carcinoma. Br J Oral Maxillofac Surg，2020，58（2）：203-207.

24. FENG Z，NIU L X，ZHANG J Y，et al. Neck recurrence of oral squamous cell carcinoma in unusual sites：retrospective study of 1658 cases. Head Neck，2016，38 Suppl 1：E680-E686.

25. JIA J，JIA M Q，ZOU H X. Lingual lymph nodes in patients with squamous cell carcinoma of the tongue and the floor of the mouth. Head Neck，2018，40（11）：2383-2388.

26. KATAYAMA T. Anatomical study of the lymphatic system of the mouth. J Nippon Dent Assoc，1943，30（1）：647-774.

27. OIKAWA Y，MICHI Y，TSUSHIMA F，et al. Management of retropharyngeal lymph node metastasis in oral cancer. Oral Oncol，2019，99：104471.

28. NISHIIDA M，YASUDA S，MURAKAMI K，et al. Retropharyngeal lymph node metastases from oral cancer：a report of 2 patients. J Oral Maxillofac Surg，2005，63（3）：410-412.

29. XIAO M，SONG H，YOU Y，et al. Metastasis of oral squamous cell carcinoma to the parotid lymph nodes. Int J Oral Maxillofac Surg，2021，50（4）：437-443.

第十一章　特殊人群的口腔癌及口咽癌

第一节　儿童青少年患者

恶性肿瘤可发生于所有年龄的人群，其中每年大约 40 万名儿童（0～14 岁）及青少年（15～19 岁）罹患恶性肿瘤。2014 年，Bodner 等报道，0～19 岁儿童和青少年恶性肿瘤的发病率约为 17.3/10 万。头颈部恶性肿瘤占所有小儿恶性肿瘤总数的 12%，其中最为常见的是淋巴瘤，其次是神经源性肿瘤、甲状腺恶性肿瘤和软组织肉瘤，而鳞状细胞癌不到小儿头颈部恶性肿瘤的 2%。儿童青少年口腔癌及口咽癌与成年人的临床特征相似，普遍认为可能存在不同的发病机制，但尚未明确。

一、临床表现

儿童青少年口腔癌中，男性多于女性，男女比例大约为 1.3∶1。但相较于成年人，性别差异更不明显，男性发病比例相对较低。发病部位中，儿童及青少年口腔癌发生部位以舌最常见，约占 70%，其次是牙龈，约占 20%。儿童青少年口腔癌的临床表现与成年人并无不同，一般以溃疡或者肿物为初发症状，在与遗传性癌症综合征相关的患者中，还具备相应综合征的表现。

（1）范科尼贫血（FA）：是一种罕见的遗传性疾病，为 DNA 损伤修复中起主要作用的蛋白质变异所引起。据报道，大约 60% 的 FA 患者有发育障碍和先天性缺陷，高达 75% 患者存在手臂、眼睛及头颈部上皮的严重异常，约 11% 的 FA 患者在青少年期会发生癌症。

（2）共济失调毛细血管扩张症（ataxia telangiectasia，AT，也叫 Louis-Bar 综合征）：是常染色体隐性遗传病，由共济失调毛细血管扩张症致病基因（ataxia-telangiectasia mutated，ATM）突变引起。ATM 基因编码丝氨酸 / 苏氨酸蛋白激酶，是磷酸肌醇 3- 激酶相关激酶家族成员，在 DNA 的修复中起重要作用。AT 的临床表现为进行性小脑萎缩和共济失调、眼球运动障碍、毛细血管扩张、肌张力障碍、易患肿瘤、免疫功能缺陷及对射线敏感等。文献提示约 14% 的 AT 患者在 18 岁时发生癌症。

（3）布卢姆综合征（Bloom syndrome，BS）：是一种罕见的常染色体隐性遗传疾病，全世界报道 <300 例。诊断特征包括身材矮小、基因组不稳定和早期易患癌症。布卢姆综合征患者患癌症的概率是正常人的 150～300 倍。

（4）利 - 弗劳梅尼综合征（Li-Fraumeni syndrome，LFS）：是一种罕见的常染色体显性遗传疾病，主要特征为癌症发病早，且单个个体在一生中可发生多个原发性肿瘤，具有明显的家族聚集性。

（5）着色性干皮病（xeroderma pigmentosum，XP）：是一种 DNA 修复异常的常染色体隐性遗传疾病，患者修复紫外线损伤的能力不足。患者皮肤癌的发病风险增加，约 50% 的患儿在 10 岁时会患皮肤癌。大多数 XP 患者面部、眼睛、眼睑、头皮和舌尖都会发生多发性上皮源性肿瘤。

二、治疗

儿童青少年口腔癌及口咽癌的罕见性使得国内外诊疗经验相对匮乏，限制了治疗方案的不断改进，目前的治疗方案主要从成年人口腔癌 / 口咽癌中借鉴而来，采用以手术治疗为主的综合序列治疗。由于儿童及青少年处于生长发育阶段，在治疗方案制订时，必须特别考虑美学、修复缺损、心理影响和后续治疗等方面，以最少的并发症根除疾病。放射治疗过程中，颌面颈部照射野内的重要解剖结构可能受到损伤，导致严重并发症，同时有发生继发性恶性肿瘤的风险，因此对于儿童青少年口腔癌 / 口咽癌是否行放射治疗应慎重考量。

三、预后

文献报道，青少年口腔癌 / 口咽癌的预后和成年人无明显不同。早期研究认为，儿童青少年口腔癌的预后比成年人更差，但缺乏同质性的研究。儿童青少年患者往往患有其他全身性疾病，全身状况差于不伴有全身性疾病的成年人。同时，基于一般的诊断思维，儿童青少年口腔癌及口咽癌的诊断容易被延误，从而错过最佳治疗时机。对于遗传性癌症综合征患者，建议进行定期口腔检查，尽早发现黏膜癌变病损，以全生命周期诊疗提高生存率。

四、典型病例

1. 病情简介　患者，男，14 岁，1 个月前因右侧口底及颌下肿痛，于当地医院就诊，活检提示为"鳞状细胞癌"，遂来我科就诊。患者无吸烟、饮酒及咀嚼槟榔史，无肿瘤家族史。临床检查：右侧下颌下肿胀，皮肤见手术瘢痕，长约 7cm。右侧口底新生物伴溃烂，约 4.0cm×2.0cm，深部巨大肿物，约 6.0cm×5.0cm×5.0cm 大小，肿物经下颌骨内侧侵犯至右侧下颌下区，连成一体，质硬，双合诊见肿物与下颌骨不粘连。右侧ⅠB 区扪及肿大淋巴结，约 2.5cm×3.5cm，质硬，与下颌下肿物粘连。左侧ⅠB 区扪及肿大淋巴结，约 2.0cm×2.5cm，质软，活动度较好。

2. 浸润范围　根据患者症状和体征，结合临床检查及 MRI 判断癌肿的侵犯范围（图 11-1-1）。①上：右侧口底、舌背；②下：会厌；③前：右侧口底黏膜前份到中线；④后：扁桃窝；⑤内，舌中线；⑥外：下颌骨内侧；⑦淋巴结：右颈ⅠB 淋巴结肿大，中央坏死液化。

3. 诊断　右侧口底鳞癌，T4aN3M0。

4. 治疗经过　TPF 诱导化疗一程（无效）；3 周后行右侧口底癌扩大切除 + 右颈根治性颈清 + 胸大肌瓣转移修复；术后行放化疗，放疗剂量共 66Gy；2 个月后复查 MRI，未见明显肿物复发。

5. 病例总结

（1）患者发病年龄小，初始病灶较隐匿，为口底间隙。

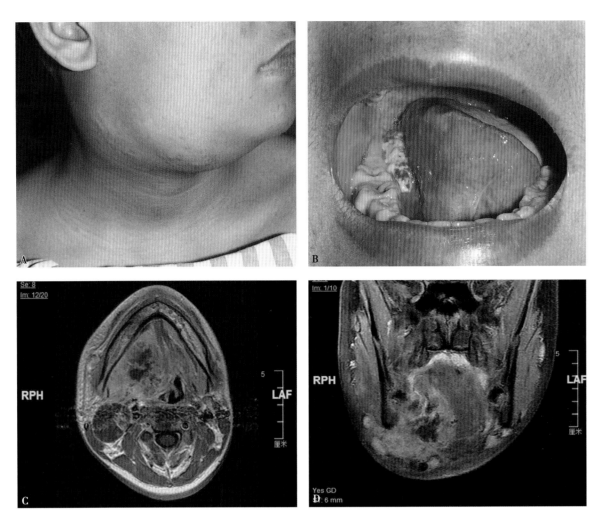

图 11-1-1　青少年口腔癌（T4aN3M0）

A. 术前口外照　B. 术前口内照　C. MRI 轴位　D. MRI 冠状位

（2）病变累及范围大，跨越解剖区域，右侧ⅠB淋巴结肿大粘连，中央液化，考虑包膜外扩散。

（3）患者否认吸烟、酗酒、嚼槟榔等不良嗜好，否认家族肿瘤病史及遗传病史。

（4）疾病进展迅速，对放、化疗敏感性不佳。

（5）术后病理检查结果：TNM 分期为 pT4aN3M0。

（本病例由中山大学肿瘤防治中心宋明教授提供）

（冯崇锦）

第二节　高龄、超高龄患者

高龄的具体年龄划分尚无统一标准。美国国立卫生研究院国家老龄化研究所用三种年龄界限来定义老年：65～74 岁为年轻老人，75～84 岁为高龄老人，85 岁及以上为超高龄老人。中国一般将老年人的年龄定义为 60 岁及以上，预计到 2030 年我国老年人的总数将突破 3 亿。

全世界 25%～40% 的口腔癌及口咽癌患者年龄超过 70 岁，由于人类预期寿命的延长，比例会继续上升。目前文献报道的口腔癌及口咽癌患者手术治疗的最高年龄已达 100 岁。与年龄相关的生物学变化会导致机体多种生理功能下降，老年患者治疗相关的不良反应及并发症都会相应增加。因此，对于老年患者的肿瘤治疗，是否应该采取低强度方案，目前仍存在争议。与相同疾病状态的年轻患者相比，年龄较大的头颈癌患者通常会接受低于标准化的次优治疗。Pignon JP 等在 2009 年的研究表明，同步放化疗相比放疗，大于 70 岁的老年患者未显示获益。而 Lacas B 等在 2017 年的研究表明，通过谨慎选择，尽管有更高的毒副反应，老年患者也有可能在联合治疗中获益。对于老年头颈癌患者，目前尚无明确的指南来提供最适当的治疗策略。老年人的身体状态其实存在很大差异，如何通过综合评估，为高龄及超高龄患者制订精准的治疗策略，是一项极具挑战的工作。

一、围手术期评估及处理

（一）评估方法

目前尚无统一、标准的老年患者评估流程，一般可大致将老年患者分为三类：①健康患者，健康且独立，没有严重共患病，可以接受标准治疗；②弱势患者，对日常生活工具性活动有一定依赖性，有或没有严重共患病，可接受非标准治疗；③体弱患者，有很大的依赖性和共患病，可能只能接受姑息治疗或最好的支持性护理。此外，可使用量表进行更精细的评估。以下为国际上认可度较高的几种量表，可单独或结合使用。

老年综合评估（comprehensive geriatric assessment，CGA）是多学科联合评估老年患者的工具，经过一系列标准化评估手段，对患者的医疗、功能、心理、认知和社会健康进行全面评估（表 11-2-1）。CGA 的使用已被证明可以改善生存率及功能状态等，已被国际老年肿瘤学会推荐作为评估老年人状态的一类标准。其中，日常生活能力（ADL）、使用工具的能力（IADL）以及认知功能评估（mini-mental state examination，MMSE）是老年综合评估的核心。

表 11-2-1　CGA 评估量表

评估内容	量表	说明
生活功能评估	日常生活活动	基本日常生活，如洗澡、如厕、进食等
	日常生活工具的使用	基本生活工具，如电话、电器等
	起身及行走的时间	如从轮椅上起立的时间、行走特定距离的时间
	Karnofsky 活动状态评分（KPS 评分）	根据执行日常任务的能力来划分
	跌倒史	—
	握力测试	主用手使用测力计测试
共病率	老年病学的累计疾病评分量表	用于评分每个主要健康领域（如心血管、肾脏）
	ACE27	癌症患者使用的 27 项共病指数
	CCI	并发症指数、其严重程度及危害对死亡风险的影响
认知	简短精神状态量表	评估方向感、记忆、空间感、注意力等
心理健康	老年抑郁症诊断量表	抑郁自我评估问卷
	QLQ-C30	生活质量自我评估问卷

续表

评估内容	量表	说明
社会支持	非正式支持	—
	护理上的支持	—
	财务能力	—
营养	简短营养评估	评估营养不良和/或营养不足
	体重下降	—
	体重指数	—
老年病综合征	临床评估	观察老年人的临床情况,如痴呆、精神错乱、跌倒、疲劳、尿失禁等
复方用药	药物治疗审查	识别非适应证的用药,是否存在药物的相互作用、不良药物影响等

注:ACE=成人合并症评估;QLQ-C30=癌症生活质量30项问卷调查。

虽然 CGA 在肿瘤治疗中很有价值,但进行完整的评估却非常耗时,一般需要 2~3 个小时,且经常需要老年医学专科医师的介入,在临床实践中难以推广。几个简化的用于老年评估的量表,如老年评估 8 项问卷(geriatric-8,G8)、虚弱老年人筛查(vulnerable elders survey-13,VES13)、FTRST(flemish version of the triage risk screening tool)等,可以用来筛选识别需要进一步评估的患者。

1. 老年评估 8 项问卷 G8 包括 8 个项目:食物摄入量、体重减轻、行动能力、神经心理问题、体重指数、处方药物、简要的自我营养评估和年龄(表 11-2-2)。G8 可以在 3~5 分钟内轻松完成,总分 0~17,<14 分被视为预后不佳。G8 对预测衰弱的敏感性较佳,但特异性稍差。

表 11-2-2 G8 评估量表

项目	评分	项目	评分
1. 过去的 3 个月中,是否有食欲不振、消化、咀嚼或吞咽问题	0=食物摄入量严重减少 1=食物摄入适度减少 2=食物摄入量没有减少	5. BMI=体重(kg)/身高(m²)	0=BMI<19 1=19≤BMI<21 2=21≤BMI<23 3=BMI≥23
2. 最近 3 个月的体重下降	0=体重减轻>3kg 1=未记 2=体重减轻 1~3kg 3=无体重下降	6. 每天是否服用 3 种以上的处方药	0=是 1=否
3. 活动性	0=卧床或坐轮椅 1=部分时间卧床或坐轮椅但生活不能自理 2=生活自理	7. 与同龄人相比,患者如何评估他/她的健康状况	0=不及 0.5=未知 1=同等 2=更甚
4. 神经心理问题	0=严重痴呆或抑郁 1=轻度痴呆 2=没有心理问题	8. 年龄	0=>85 1=80~85 2=<80

2. 美国东部肿瘤协作组体力状况评分 活动状态(PS)是一般健康状态的一个重要指标。活动状态是从患者的体力来了解其一般健康状况和对治疗耐受能力的指标。国际常用的有 Karnofsky 活动状态评

分表,Karnofsky 活动状态评分若在 50 分以下,往往难以耐受化疗反应。美国东部肿瘤协作组(ECOG)则制定了一个较简化的活动状态评分表 ECOG PS,将患者的活动状态分为 6 级(见第三章第五节)。患者一般状况较好(PS 0~2 级)为耐受抗肿瘤治疗的基础。一般认为 PS 3 级以上不适宜进行化疗。

3. Charlson 共病指数 多数老年患者存在多种慢性疾病。疾病的多元因素以及多种药物的使用对患者的治疗及预后有不同程度的影响,因此共病的评估尤为重要。常用的共病评估标准为 Charlson 共病指数(CCI),用来协助判断除了目前主要治疗的基础疾病,其他共患疾病对患者未来 10 年的生存率所造成的影响(表 11-2-3)。由于 CCI 中许多常见老年疾病如帕金森病等未被纳入,其在老年人治疗决策及预后评估的应用中尚存在一定的局限性。

表 11-2-3　CCI 评分

并发症	评分	并发症	评分
心肌梗死	0	轻度肝病	1
充血性心力衰竭	2	糖尿病(无并发症)	0
周围血管病	0	糖尿病伴终末器官功能损伤	1
脑血管病(除偏瘫)	0	偏瘫(或截瘫)	2
痴呆	2	中 - 重度肾功能异常	1
慢性肺病	1	恶性肿瘤(包括白血病及淋巴瘤)	2
结缔组织病	1	中 - 重度肝功能异常	4
消化性溃疡	2	转移性实体瘤	6
艾滋病	4	总计	

与 ECOG PS 相比,G8 不仅包括评估功能状态,还包括营养、神经心理状态和合用药物数量的评估。可将 G8 与 ECOG PS 结合使用。一项针对老年口腔癌患者的回顾性研究显示,Ⅲ/Ⅳ期、ECOG PS≥2,和 / 或 G8 评分低于 11.5 的患者,治疗决策困难,预后差。虽然基于 ECOG PS 评分为 0 或 1 的良好功能状态有助于更好地评估预后,但 G8 评分较低的老年癌症患者预期生存时间较短,此类人群不能耐受强度较大的治疗。推荐的策略是无论 ECOG PS 评分如何,对 G8 评分较低的老年癌症患者都仅对其进行低剂量的放 / 化疗或姑息治疗。

总之,通过适当的多维评估对老年癌症患者进行治疗选择及预后判断,辅助合理的干预,帮助老年患者达到良好的治疗后恢复,改善躯体功能状态,建立健康的生活观,是综合评估的主要目标。

(二)围手术期处理

1. 心血管疾病 心脏并发症是所有手术,尤其是老年患者术后常见和严重的问题之一。美国心脏病学会和美国心脏协会提出了非心脏手术围手术期心血管风险评估的实践指南。其中,患者的心脏功能性能力是评估风险的一个非常有用的工具,一般可以用代谢当量(metabolic equivalent,MET)评估来大致体现。代谢当量基础值定义为一个体重 70 公斤的 40 岁男性在静养状态下的耗氧量,通过问一些简单、直接的问题,可以确定患者的日常活动能力与心血管健康的关系。即使相对简单,但是自我报告的运动耐量已被证明有助于预测围手术期的风险。对于客观指标,研究表明术前简单无创的 NT-proBNP 及 C 反应蛋白（CRP）是非心脏手术患者围手术期主要心血管事件（perioperative major cardiovascular event，PMCE）的独立预测指标。此外，Devereaux 等在围手术期缺血评估（perioperative ischemic evaluation，POISE）试验中发现，大多数非心脏手术后的围手术期心肌梗死的患者并没有出现明显的缺血症状，建议高危患者术后常规监测肌钙蛋白水平。

2. 高血压 轻度或中度的高血压，且无相关代谢或心血管异常，不作为手术绝对禁忌证。老年患者术后急性的血压升高或剧烈波动比较常见。术后未控制的疼痛、局部缺血、液体超负荷、应激反应、电解质紊乱、焦虑或膀胱膨胀都会引起血压升高。当继发性原因不是血压上升的主要原因时，应该及时使用降压药物处理。

3. 充血性心力衰竭 充血性心力衰竭是不良预后的一个重要风险因素。在 65 岁及以上的患者中，即使经过围手术期的积极处理，接受重大非心脏手术的心衰患者的死亡率仍然相当高，而未发生心衰的冠脉疾病患者的死亡率与一般人群相似。根据详细的病史和体格检查，及早识别心力衰竭非常重要。

4. 肺部疾病 肺部疾病增加了术后并发症的风险，肺部疾病相关并发症占术后并发症的 40%，占死亡原因的 20%。与年龄相关的变化，如闭合容积增加和呼气流量率降低，使老年患者更易发生肺部并发症。口腔癌 / 口咽癌及手术导致的吞咽障碍可使老年患者误吸增加。此外，术后疼痛和止痛剂的使用削弱了患者的咳嗽能力，不利于分泌物清除。术前肺功能水平已被证明是肺部疾病相关并发症的可靠预测因子，提示术后肺部并发症风险增加的异常指标包括：肺活量小于预测的 50%，一秒钟用力呼气量小于 2 升或预测的 50%，或存在严重的低氧血症或高碳酸血症。术前戒烟、下呼吸道感染治疗、围手术期支气管扩张剂的应用、非代偿性右心衰优化治疗、湿化气体吸入、体位引流及胸部理疗等干预措施可减少肺部并发症。

5. 肾脏疾病 肾脏疾病对患者的术后病程有重要影响。由于肌酐清除率的降低可能不表现为血清肌酐水平上升，肾脏疾病常被忽略。血清肌酐水平是否异常必须根据年龄和去脂体重的减少进行调整。术前肾脏状态是术后肾功能衰竭最普遍的预测指标。密切关注容量状态、积极治疗感染、避免使用肾毒性药物，是减少老年人术后肾脏疾病恶化的关键。

6. 糖尿病 糖尿病是围手术期心肌缺血的中等风险的预测因素。糖尿病不仅与冠脉疾病相关，还会导致包括酮症酸中毒、脑卒中、肾功能衰竭和败血症在内的其他围手术期并发症。研究显示，糖尿病患者接受重大非心脏手术发生的高死亡率，往往是由于心源性因素。血糖水平的控制要根据手术时长、恢复正常饮食的时机进行调整。对于不同类型的手术，术前血糖水平的要求稍有不同。一般而言，控制在 11mmol/L 以下比较理想。围手术期血糖控制可促进伤口愈合，降低感染风险，减少缺氧事件时的脑损伤。然而，需要重视的是，由于疏忽的、未被意识到的低血糖导致严重脑损伤的风险，超过了严格围手术期血糖控制的任何益处。

7. 血栓栓塞性疾病 高龄和恶性肿瘤是围手术期深静脉血栓发生的两大危险因素，围手术期深静脉血栓的处理参见本书第五章第六节。美国胸科医师学会循证临床实践指南建议老年外科患者在使用低分子肝素（LMWH）和其他可通过肾脏清除的抗血栓药物时，应考虑肾功能，特别是老年患者、糖尿病患者和出血高危患者。根据具体情况，避免使用在肾损害时会造成生物蓄积的抗凝剂，建议使用较低剂量的抗凝剂,或监测药物水平及抗凝效果。针对围手术期血栓高风险的患者,D- 二聚体水平的动态监测可提供重要的参考价值。

8. 神经精神问题　神经精神问题在老年患者中很普遍,其中谵妄、痴呆和抑郁最常见,至少 15% 的老年外科患者会出现谵妄,详见第五章第五节。

(三)术中需要注意的问题

老年患者进行手术治疗时,需要与麻醉科医师一同全面评估老年患者的全身状况,进行麻醉方式的选择。手术部位如果允许,可以选择局部麻醉。但是,认知功能下降的老年患者可能无法配合局麻手术。由于老年患者对容积变化的敏感性增加,特别是在合并心肺疾病的情况下,液体管理尤为困难。口腔癌及口咽癌手术如涉及修复重建,手术时间一般较长,但通常不涉及大量的第三间隔或主要的体积移动,推荐精确的补液控制,以避免容量超负荷,但同时需要保证心、脑、肾等重要器官的灌注。

手术方案的制订应权衡肿瘤根治以及对功能的影响。手术操作及方案常需要进行一定的调整,例如,有心脏起搏器的患者禁用单极电刀;颈动脉狭窄的患者在颈淋巴清扫术后发生脑梗的可能性更高,需要注意颈部体位,缩短手术时间;口腔及口咽缺损修复重建宜选用手术时间短、血供可靠的修复重建方法,如带蒂皮瓣等。

(四)术后处理及注意事项

吞咽困难是老年口腔癌 / 口咽癌患者常见的功能障碍,术后一般会加重,易导致吸入性肺炎、营养不良等,与老年患者预后不良密切相关。吞咽困难除了由于口腔癌 / 口咽癌本身的影响,还与老年人机体功能衰退相关,并且能够反映潜在并发症的风险,如脑卒中、帕金森病、创伤性脑损伤和阿尔兹海默症等。需注意围手术期鼻饲管的留置及拔除时机,与康复科密切合作进行吞咽功能的全程管理。

疼痛管理是围手术期管理的一个重要方面。治疗计划中应预先考虑对疼痛控制的需要。评估和治疗方案应个体化,并根据患者的反应及时评估和调整。老年患者易造成有毒代谢物积累,要熟悉并适当处理镇痛类药物的副作用。

有条件的情况下建议成立专门的老年护理单元,提供适合老年患者的环境,包括优化的照明、对比色、适合老年人的家具、大钟、日历,以及扶手等。Schlitzkus L 等于 2015 年在曾接受癌症相关手术的老年患者的队列研究中发现,接受老年专门护理服务的患者术后 90 天死亡率低于非专门护理服务的患者(4.3% vs 8.9%)。

二、非手术治疗

(一)放化疗

放射治疗是口腔癌及口咽癌重要的治疗手段之一。早在 20 年前,年龄对于放射治疗的影响已经受到关注。有研究认为,不同年龄患者接受放疗,在总生存率、局部控制、急性黏膜反应、体重减轻和远期影响方面没有显著差异。也有研究指出,老年人对放疗急性毒性的耐受性降低,会造成更多的治疗中断事件。此外,放射治疗的不同分割模式也值得关注。研究表明,尽管超分割模式有利于局部控制和提高生存率,但老年人非癌症相关死亡比例的增加会削弱分割方案改变带来的益处。因而,传统的分割方案(每次 1.8～2Gy，持续 5～7 周）仍然是高龄患者的标准治疗方案。在整个放疗过程中应充分实施支持性护理，及时处理口腔黏膜炎、疼痛综合征和营养缺乏等最常见的问题。另外，放射治疗技术的改进，包括调强放射治疗（IMRT）等，大大减少了急性和晚期副作用的发生，提高了老年患者接受放疗的机会。

多项研究表明，老年患者同步放化疗带来的生存益处小于年轻患者，年龄较大是同步放化疗后发生严重晚期毒性的独立危险因素。然而，也有研究表明，老年头颈鳞癌患者（大于 70 岁）适合接受Ⅲ～Ⅳ期疾病的多模式治疗，5 年生存率与年轻患者相似，高龄对同步放化疗的总生存期或无进展生存期没有负面影响。2016 年，Amini A 等基于美国国家癌症数据库对 4 042 名 70 岁以上的患者进行研究，证实了同步放化疗的总生存获益，但生存获益仅限于不大于 81 岁、低共病评分、T1～T2/N2～N3 或 T3～T4/N0～N3 疾病的患者。

（二）靶向治疗及免疫治疗

1. 靶向治疗　西妥昔单抗是目前唯一被批准用于复发或转移性头颈鳞癌的靶向药物。有研究表明，西妥昔单抗的总体生存获益仅局限于 65 岁以下的患者。但 Curran 等指出，患者对西妥昔单抗加放疗的依从性明显优于顺铂联合放疗，在放疗时加入西妥昔单抗对生活质量并没有负面的影响。当使用顺铂有绝对或相对禁忌证时，西妥昔单抗是一个可考虑的选择。

2. 免疫治疗　最近多项免疫检查点抑制剂相关研究纳入了老年患者，研究中没有发生与治疗显著相关的不良事件，表明老年患者能够耐受免疫检查点抑制剂的治疗。目前，药物临床试验中仍较少纳入老年患者，因此，包括免疫检查点抑制剂在内的药物治疗在老年口腔癌及口咽癌患者中的有效性及安全性仍有待进一步探讨。

三、小结

对高龄患者进行风险分层和医学优化是提供安全有效的肿瘤治疗的关键。对于高龄，尤其超高龄患者，与治疗相关的决策应该更倾向于以患者为中心，而不是以癌症为中心。

总之，高龄肿瘤患者的治疗应注意以下几点：①经过严格的系统评估和筛选，高龄本身不应是手术的绝对禁忌证；②如果评估患者因头颈部肿瘤死亡的风险低于其他合并疾病，应提供和启动症状管理和支持护理，而不是癌症导向治疗；③体能和认知功能是围手术期预后的重要预测因素，是各系统评估的基础；④对老年肿瘤患者进行手术时，必须与麻醉团队一同进行全面规划；⑤推荐各项治疗方案都同时与患者及家属沟通并明确。

（朱李军　王书琴）

第三节　伴有特殊传染病的患者

传染病（infectious diseases）是由病原体（如细菌、真菌、寄生虫、病毒等）引起的，在人与人之间或人与动物之间传播的一类疾病。目前，我国法定传染病分甲、乙、丙 3 类，共 40 种。而口腔癌 / 口咽癌患者伴有的常见传染性疾病，包括病毒性肝炎、结核病、梅毒、艾滋病（acquired immunodeficiency syndrome，AIDS）等，为临床诊疗带来了一定的困难。临床上需评估伴有的传染性疾病在诊疗过程中带来的风险，通过合理的围手术期评估、监测和处理，使用优化的全过程措施，多学科合作，确保患者得到及时和精准治疗的同时，避免职业暴露，降低院内感染和疾病传播风险，保障医疗安全。

一、人类免疫缺陷病毒感染

（一）概述

艾滋病即获得性人类免疫缺陷综合征，是人类免疫缺陷病毒（human immunodeficiency virus，HIV）感染引起的传染性疾病。HIV 主要针对人体免疫系统进行破坏，导致进行性免疫功能缺陷，这种缺陷的突出表现是人 $CD4^+$ T 淋巴细胞减少，疾病后期可继发一种或数种机会性感染或恶性肿瘤，严重者可导致死亡。截至 2020 年底，全球存活 HIV/AIDS 患者 3 770 万，当年新发 HIV 感染者 150 万，有 2 750 万人正在接受抗病毒治疗（antiretroviral therapy，ART），我国报告存活 HIV/AIDS 患者 105.3 万，报告死亡病例 35.1 万。由于 ART 的发展和应用，可通过抑制 HIV 病毒的载量和增加 $CD4^+$ T 淋巴细胞计数来重建和改善免疫功能，使得 HIV 感染者的寿命显著延长。HIV 感染疾病已从一种致命性疾病成为一种可控的慢性感染性疾病。

随着 HIV/AIDS 患者生存时间的延长，肿瘤发病率明显上升，以肿瘤为首发疾病被检出 HIV 感染的病例也在逐渐增加。HIV/AIDS 患者一旦继发恶性肿瘤，其治疗将会更加复杂和困难。HIV/AIDS 相关恶性肿瘤一般分为 AIDS 定义性的恶性肿瘤（AIDS-defining cancer，ADC）和非 AIDS 定义的恶性肿瘤（non AIDS-defining cancer，NADC）两大类。ADC 主要有卡波西肉瘤（Kaposi's sarcoma，KS）、非霍奇金淋巴瘤（non-Hodgkin's lymphoma，NHL）及浸润性宫颈癌，美国疾病控制与预防中心（CDC）将其命名为 AIDS 相关肿瘤。NADC 有肛门癌、口腔癌、口咽癌、霍奇金淋巴瘤等。HIV 合并肿瘤也是 HIV/AIDS 患者住院和死亡的主要原因之一。ART 使得 HIV 感染者的存活时间延长，ADC 的发病率明显下降，但在潜在的免疫缺陷、HPV、EBV、HHV-8（human herpes virus-8）感染以及烟草、酒精、槟榔等致癌物暴露的影响下，NADC 包括口腔癌和口咽癌等的患病风险和患者数量明显增加。HIV 合并口腔癌和口咽癌同样可能与肿瘤易感性、物理因素、化学因素、遗传以及生活方式等有关。随着 ART 的广泛开展，HIV/AIDS 患者生存时间的延长，后期合并恶性肿瘤成为威胁 HIV/AIDS 患者生命的重要因素。

（二）临床特点

口腔癌和口咽癌是 HIV/AIDS 患者口腔/口咽常见的恶性肿瘤，仅次于 KS 和 NHL。吸烟、饮酒、HPV 感染、免疫缺陷和可能的基因改变是 HIV/AIDS 患者口腔癌和口咽癌发生的危险因素。而 HPV 感染尤其是 HPV16 亚型，是 HIV 相关口腔癌和口咽癌的重要致病因素。HIV/AIDS 患者罹患与 HPV 相关的头颈癌的风险高于普通人群。患者 $CD4^+$ T 淋巴细胞数目较普通人群低，发病年龄更年轻，所患肿瘤进展较快，往往发现时已近晚期，容易发生全身转移或复发，而且伴发机会性感染的可能性大，如真菌感染、口腔白色念珠菌感染、肺部或脑隐球菌感染、肺孢子菌感染、弓形体感染、结核等。在一些 HIV 感染者中，尤其是发生男男同性性行为的 HIV 感染者中，HPV 阳性头颈鳞癌可以与 HPV 相关的肛门癌同时出现。而且，男性 HPV 阳性头颈癌发病率远高于女性。

（三）诊疗原则

临床上一般行手术活检进行组织病理学检查确诊，影像学检查如 CT、MRI，甚至 PET/CT 协助诊断。若无其他禁忌证，所有的 HIV/AIDS 合并肿瘤的患者均建议尽早启动 ART，需注意抗病毒药物和抗肿瘤药物之间的相互作用。肿瘤的诊治不能因感染 HIV 而降低要求，需要多学科合作，评估及处理围手术期风险，预防各种并发症尤其是机会性感染的发生。由于大多患者患肿瘤进展较快，就诊时常常为中晚期。一般而言，合并 HIV/AIDS 的口腔癌及口咽癌患者，即使肿瘤为局部晚期，仍可采用手术为主的综合治疗，肿瘤免疫治疗也可能在严格评估及多学科讨论后应用。ART 联合化疗药物治疗口腔癌 / 口咽癌前应积极改善患者生化、免疫指标，选取适当的 ART 方案，增强患者对化疗药物的承受能力。由于 HIV/AIDS 合并肿瘤患者的免疫力差，肿瘤进展较快，复发率或转移率更高，还可能伴发机会性感染，患者总体生存率较低，预后往往比较差。

（四）传染性评估

AIDS 是一种传染性疾病，目前主要通过血液的 HIV 抗体检测阳性确诊 HIV/AIDS。一旦确诊为 HIV/AIDS 患者，即具有传染性。传播途径主要包括性接触传播、血液传播和母婴传播。其传染性高低取决于体内 HIV 病毒载量，HIV 核酸（HIV-RNA）检测可评估患者体内的 HIV 病毒载量。当 HIV 病毒载量越高说明传染性越强，HIV 病毒载量越低说明传染性越弱。

（五）围手术期评估与处理

1. 严格的术前风险评估

（1）检查有无基础性疾病及并发症：术前对患者进行全面的风险评估，包括：①全身系统检查，是否合并其他全身系统性疾病，如糖尿病、高血压、心肺及肝肾功能不全等；②手术分类（急性、限期、择期手术）；③手术复杂程度、手术切口种类；④是否合并机会性感染或其他感染，尤其是头面部感染和重要脏器感染。评估患者全身状况时，重要参考指标有血常规、肝肾功能、凝血功能等，与非 HIV 感染者手术风险评估相似。有研究指出反映免疫状况的白细胞、淋巴细胞包括 $CD4^+$ T 淋巴细胞，反映肝功能和营养状况的白蛋白和血红蛋白等指标与 HIV 感染者术后伤口的愈合以及并发症的发生有明显相关性。

（2）评估患者免疫功能：一般来说，可依据周围血 $CD4^+$ T 淋巴细胞水平作为评估 HIV 感染者、AIDS 患者免疫功能的重要指标。当患者 $CD4^+$ T 淋巴细胞≥350 个 /μL 时，围手术期处理同非 HIV 患者；当 200 个 /μL≤$CD4^+$ T 淋巴细胞 <350 个 /μL 时，宜减小手术范围和压缩手术时间，避免手术创伤过大，如患者有并发症，术前需针对并发症进行评估和治疗，在并发症痊愈或稳定的时期制订手术方案。如果 $CD4^+$ T 淋巴细胞 <200 个 /μL，尤其低于 50～100 个 /μL 时选择手术要高度谨慎，出现机会性感染、发热等并发症的风险增大，建议术者在提升 $CD4^+$ T 淋巴细胞水平至 200 个 /μL 以上后才进行手术。限期手术或非急诊手术时，应充分向患者和家属交代手术风险。急诊手术也应行围手术期抗感染治疗，预防并发症的发生。但近年来多个研究指出 HIV/AIDS 患者在 ART 规范化治疗的前提下，$CD4^+$ T 淋巴细胞 <200 个 /μL 与手术并发症发生率的相关性不明显，较低水平的 $CD4^+$ T 淋巴细胞并非手术禁忌证，但是需要加强机会性感染的预防。

2. 围手术期 ART 的使用 选择合理的 HIV 抗病毒方案，可快速抑制患者 HIV 病毒载量，提高 $CD4^+$

T淋巴细胞数量，从而保障手术顺利进行，并减少术者和其他医护的职业暴露风险。对围手术期禁食禁水的患者，也不宜停止ART药物，应根据患者的具体情况，继续口服抗病毒药物；也可以使用注射类抗病毒药物如融合酶抑制剂艾博韦泰等，尤其是对于口腔/口咽手术限制不能张口或者吞咽障碍的患者，静脉使用抗HIV病毒药物是较好的方案。在患者可以口服药物时，应该恢复之前的ART治疗方案。

3. 围手术期预防性用药　合并HIV感染者因免疫功能低，易发生伤口感染和机会性感染，在围手术期可常规预防性使用抗生素。对损伤较大或手术时间较长的手术，使用抗生素的时间可适当延长。尤其在CD4$^+$T淋巴细胞计数<200个/μL时，可酌情使用复方磺胺甲噁唑和氟康唑预防肺孢子菌肺炎和其他真菌感染，接受ART，CD4$^+$T淋巴细胞计数在100～200个/μL，病毒载量持续低于检测下限3～6个月，也可考虑停止预防用药。术前如果发现肺结核、隐球菌病、念珠菌病或其他感染，需使用抗结核或抗真菌药物等控制感染。

4. 手术室操作原则及职业暴露风险管理　注意HIV/AIDS患者尤其合并肺结核的围手术期麻醉管理。对这类患者需选用带有细菌过滤器的麻醉设备，以杜绝潜在的感染。全身麻醉中气管插管需进行防护，避免传播风险。

患者术前ART规范治疗可降低传染性，HIV-RNA越低，传播风险越低。对HIV感染者应实行标准的隔离防护，以减少住院期间的致病性感染。术者需严格执行额外防护措施，如戴面罩、头套、双层手套，穿一次性防水服、鞋套等，尽可能减少皮肤的外露。术中尽量使用一次性器械，动作轻柔，多用电刀、电凝止血，使用弯盘传送器械，减少过多使用锋利或电动器械，尽可能采用非接触式操作如使用持针器进行切口缝合，以此减少职业暴露的风险（图11-3-1）。

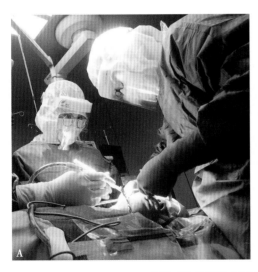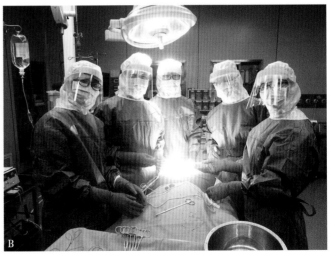

图11-3-1　口腔颌面外科团队在标准防护下为合并HIV/AIDS患者开展口腔癌手术治疗

手术中一旦发生职业暴露，评估风险后应立即采取暴露后预防（post-exposure prophylaxis，PEP）措施。局部处理原则类同常规的"一冲二洗三挤四消毒包扎"。PEP的抗反转录病毒方案是减少职业暴露的最主要方法。服用艾滋病阻断药的最佳时间是在发生暴露后最短的时间内（尽可能在2小时内），要求在24小时内，不超过72小时，连续服用28天。在暴露后立即、4周、8周、12周及6个月时进行HIV抗体检测。

二、梅毒

（一）概述

梅毒是人类独有的，通过性接触、母婴及血液传播途径引起的一种慢性传染病。其病原体是梅毒螺旋体，在世界上广泛流行，全球每年超过 1 000 万新发病例。梅毒在我国的流行也十分严峻，曾经是中国法定传染病中漏检最高的一种传染病。近 10 余年来梅毒在我国增长明显，从传染途径可分为后天获得性梅毒（包括早期和晚期梅毒）和先天梅毒（胎传梅毒）。早期梅毒一般是感染梅毒螺旋体 2 年内的梅毒，包括一期、二期和早期隐性梅毒。临床上隐性梅毒占大多数，一期、二期梅毒较为常见。晚期梅毒的病程大于 2 年，病期不明的隐性梅毒归入晚期隐性梅毒。早期梅毒传染性较强，晚期梅毒传染性小但对自身器官、组织破坏性大，如口腔中的牙龈树胶肿、硬腭树胶肿、硬化性舌炎等，还可能因舌梅毒白斑逐步发生恶变。梅毒本身并不会导致口腔癌和口咽癌，但是患者往往在患有口腔癌和口咽癌做检查时才发现感染了梅毒，或感染梅毒后出现了口腔癌或口咽癌，推测可能是梅毒导致患者免疫力下降增加了癌症发生率，与梅毒本身并无直接的关系。虽然梅毒不会直接诱发癌症的发生，但是患癌的同时伴有梅毒，且梅毒传染性较高，容易传播家人和他人，同时梅毒可能加重破坏自身组织、器官，使患者遭受身体和心理的双重创伤。

（二）临床特点

梅毒患者的口腔癌及口咽癌局部表现无明显特殊性。有时可能合并梅毒在口腔黏膜的表现。后天性获得性梅毒的症状包括：一期梅毒在口腔、咽部、生殖器等处出现硬下疳；二期梅毒在口腔出现灰白色的黏膜斑；晚期梅毒的患者主要表现为舌部溃疡、上腭穿孔、口周的结节性损害等；先天性梅毒患者，特征性的表现为口周的皲裂和牙齿的损害。

（三）传染性评估

梅毒需根据病史、症状、体查、实验室检验、影像学和病理学检查等进行诊断。梅毒血清学检查包括非特异性梅毒螺旋体血清学试验和特异性梅毒螺旋体血清学试验。非特异性梅毒螺旋体血清试验用于梅毒筛查，特点是敏感性高，特异性低，也可以作为梅毒疗效观察、复发或再感染的指征，具体包括快速血浆反应素环状卡片试验（RPR）、甲苯胺红不加热血清试验（TRUST）、血清不需加热的反应素或玻片试验（USR）、性病研究实验室试验（VDRL）。如果上述试验阳性，应做特异性梅毒螺旋体血清试验，确定血清特异性抗体，常用的是梅毒螺旋体明胶凝集试验（TPPA）、苍白密螺旋体血凝试验（TPHA）、荧光密螺旋体抗体吸收试验（FTA-ABS）。一旦 TPPA 等特异性梅毒螺旋体血清学试验也是阳性，则可确诊。可能意味着存在梅毒感染或者既往有过梅毒感染但已经治愈，无论梅毒治疗与否或是否活动，通常终身保持阳性不变，所以不能单独作为诊断、复发和再感染的判断指标。当 TPPA 等特异性梅毒螺旋体血清学试验阴性，可基本排除梅毒，但一期梅毒极早期也可阴性。而对于既往患过梅毒并接受过正规治疗的患者来说，只要 RPR 或 TRUST 转阴或者持续 1:1 到 1:8 以下，随访 2 年无复发，表明梅毒已临床治愈，病原体已清除且不再有传染性，无需进一步诊治，TPPA 阳性一般会伴随终身（表 11-3-1）。

表 11-3-1　梅毒实验室检测结果的临床意义

RPR	TPPA	临床意义
阳性	阴性	RPR 假阳性或其他原因（包括结核、疟疾、风湿性关节炎、妊娠）
阳性	阳性	活动性梅毒
阴性	阳性	早期梅毒或既往感染
阴性	阴性	基本排除梅毒

（四）围手术期评估和处理

因口腔癌和口咽癌检查发现合并梅毒感染者，尤其传染性强的早期梅毒患者，建议尽快进行梅毒规范化治疗后再行肿瘤手术治疗，越早治疗效果越好。要求剂量足够，疗程规范，避免梅毒传播，防止职业暴露。考虑可能会患有同样由性传播途径为主的传染性疾病，建议同时行 HIV 筛查，性伴也应同时进行相应检查。评估手术风险后手术操作可参考 HIV 进行标准防护，避免职业暴露。

抗梅毒一线药物是青霉素类药物，包括水剂青霉素、普鲁卡因青霉素、苄星青霉素等。一般 2～3 周即可达到治愈效果。对青霉素过敏者用多西环素 100mg，每天 2 次，疗程 15 天。由于梅毒螺旋体的耐药性，不使用大环内酯类药物。

合并 HIV 感染的梅毒患者是否要加大用药剂量或延长用药时间仍不明确，对于不能排除神经梅毒的一期、二期及隐性梅毒患者，建议按照神经梅毒方案进行治疗。梅毒规范治疗后，应定期随访观察，包括全身检查和复查非梅毒螺旋体血清学试验滴度。早期梅毒建议随访 2～3 年，晚期梅毒需随访 3 年或者更长，第 1 年每 3 个月复查 1 次，以后每半年复查 1 次，至患者非梅毒螺旋体血清学试验滴度较治疗前下降 4 倍或者以上（如从 1:32 下降到 1:8）。患过梅毒或经过治愈后血清特异性抗体（TPHA 或 TPPA）终身呈阳性，一般不会转阴。

三、乙型、丙型肝炎

（一）概述

乙型病毒性肝炎和丙型病毒性肝炎，分别由乙型肝炎病毒（HBV）和丙型肝炎病毒（HCV）感染引起。血液（包括血制品）传播、母婴传播和性接触传播是常见的传播途径，其中血液传播是最主要的传播途径。慢性乙型或丙型肝炎可引起肝硬化、慢性肝衰竭和肝癌，从而威胁生命安全，同时手术过程中可能存在医源性感染及职业暴露，给口腔癌和口咽癌的治疗带来很大风险，需要我们在临床上慎重综合考虑。口腔扁平苔藓是 HCV 感染的肝外典型表现之一，为潜在恶性病变，可能与口腔癌发生相关。近年的研究发现，HCV 感染可导致口腔癌和 HPV 阳性的口咽癌的发病风险增加。目前，丙肝已经成为经过规范化治疗可以治愈的慢性传染性疾病。

（二）传染性评估

乙型和丙型肝炎是血液传播为主的传染性疾病，评估其传染性的强弱有助于减少医源性传播和职业暴露。

1. 乙型肝炎 乙肝两对半和 HBV-DNA 是判断乙肝传染强度的指标。其中乙肝 e 抗原（HBeAg）为乙肝病毒复制的标志，出现阳性时表示有较强的传染性。乙肝病毒的脱氧核糖核酸（HBV-DNA）是 HBV 感染最直接、特异度和灵敏度高的指标，出现阳性提示 HBV 复制和有传染性，HBV-DNA 越高表示病毒复制越厉害，传染性越强。乙型肝炎 e 抗体（抗 -HBe）为病毒复制停止标志，表示病毒复制减少，传染性较弱。如果注射乙肝疫苗或自身显示乙肝表面抗体（HBsAb）阳性，表明对 HBV 有免疫力，防护作用强。

2. 丙型肝炎 丙肝曾经是中国漏报率最高的一种传染性疾病，早期无明显症状。丙肝病毒核糖核 HBeAg 酸（HCV-RNA）是判断丙肝传染性的唯一指标。丙肝抗体只是显示是否感染过丙肝病毒。HCV-RNA 检测阳性表明存在 HCV 复制，有传染性，HCV-RNA 数值越大，传染性越强（表 11-3-2）。

表 11-3-2　HCV 实验室检测结果的临床意义

HCV 抗体	HCV-RNA	临床意义
阳性	阳性	急性或慢性 HCV 感染
阳性	阴性	提示既往感染，或治疗后 HCV 清除
阴性	阳性	急性 HCV 感染早期，免疫功能低下的 HCV 感染者
阴性	阴性	未感染 HCV

（三）围手术期评估和处理

依据手术的类型（急性、限期、择期）、不同肝炎病毒的复制情况、肝脏功能损伤及全身情况，综合评估以后确定治疗方案。全身状况评估包括全身基本状况、营养状况和重要器官功能状况等方面。围手术期应积极治疗，合理用药，权衡利弊，慎重选择，密切监测。术前、术后监测肝脏功能、白蛋白、凝血功能等指标的变化，及时予以相应处理。

不论合并何种急性肝炎，患者常常伴有严重的凝血机制障碍，除紧急抢救手术外，一般不宜实施任何手术。依据乙肝两对半和 HBV-DNA 判断 HBV 的复制和传染强度，依据 HCV-RNA 来判断 HCV 的复制和传染强度。慢性乙肝患者如果检测 HBV 复制活跃，一般需要 1~3 个月抗病毒规范治疗，才能大大降低乙肝病毒传染性，同时减少手术中职业暴露和病毒传播的风险。慢性丙肝患者如果检测 HCV 复制活跃，一般需要 1~2 周抗病毒治疗，就可以使传染性大大降低，减少手术中职业暴露和病毒传播的风险，3~6 个月抗病毒规范治疗可以达到治愈丙肝的效果。

肝功能状况评估：肝功能状况直接影响围手术期治疗方案的实施，肝功能不佳可能导致术中凝血功能障碍、营养不良、药物使用安全等问题。推荐根据 Child-Pugh 分级标准（一般状况、肝性脑病、腹水、血清胆红素、血清白蛋白及凝血酶原等指标）进行肝脏储备功能的评估。肝功能损伤较轻者，一般不影响手术，术后检测肝功能变化。肝功能损伤较重者，建议多学科会诊治疗，严格掌握手术适应证，经过一段时间的治疗准备才行择期手术。肝功能损伤严重者，手术风险度极高，不宜实施任何手术。此外，还可根据转氨酶水平进行护肝和择期手术，如果丙氨酸氨基转移酶（ALT）水平在正常值 2 倍以上，予以护肝药物，待 ALT 明显降低后手术；ALT 高于正常值 10 倍时推迟手术。

四、肺结核

（一）概述

肺结核是结核分枝杆菌感染引起的呼吸系统传染病，主要传播途径是经呼吸道飞沫传播，主要传染源是痰中带菌的肺结核患者。HIV 感染者、糖尿病患者、尘肺患者、免疫抑制剂使用者、老年人等是易感人群。世界卫生组织指南推荐了快速分子诊断方法，如 Xpert MTB/RIF 和 Xpert MTB/RIF Ultra 作为结核病的初始诊断检测技术。确诊肺结核的主要方法有抗酸染色涂片、痰培养和快速分子检测技术如 Xpert MTB/RIF，以及组织病理学检查，注意是否同时存在 HIV 感染。证据显示，Xpert MTB/RIF 技术在诊断 HIV/AIDS 患者肺结核方面具有较高的灵敏度和特异度，能够快速区分结核分枝杆菌和非结核分枝杆菌。活动性肺结核患者通常具有很强的传染性，需经规范抗结核治疗，降低其传染性。早期、联合、适量、规律和全程用药，系统化规范抗结核治疗 6 个月以上可以临床治愈肺结核。口腔癌 / 口咽癌患者常伴有进食困难导致全身营养状况差，可能导致口腔癌 / 口咽癌患者合并肺结核的概率高于非口腔癌 / 口咽癌患者。

（二）传染性评估

首先是肺结核病变的性质和严重程度。痰培养中有结核杆菌的"排菌者"和有空洞者，提示病变性质严重，传染性大。不排菌的结核患者（即痰培养阴性）一般来说传染性不大或没有传染性。其次为是否规范化治疗。有效的抗结核规范治疗后 2～3 周，患者痰中结核杆菌数量显著减少，几乎没有传染性。此外，咳嗽也与传染性大小有关，有咳嗽症状的比没有咳嗽的传染性大。

（三）围手术期评估和处理

1. 术前评估　术前须全面了解患者病情，根据有关检查正确诊断，以制订相应的治疗方案。全身状况评估包括全身系统状况、营养状况和肺结核相关检查等方面。合并肺结核患者治疗的最大风险是控制呼吸道传播，注意防护，加强营养，合理休息。

2. 手术时机的选择　警惕潜在的肺结核患者，隔离有疑似症状的患者，直到排除活动性肺结核病。合并活动性肺结核患者传染性极强，但经过 2～3 周规范抗结核治疗后，痰菌转阴，使肺结核患者处于非活动期，几乎不产生传染性，此时手术可以避免职业暴露和结核传播的风险。对结核菌素试验呈强阳性者的非活动性肺结核患者进行预防性抗结核治疗，可避免结核灶的复燃和传播。围手术期还需要坚持呼吸道隔离防护措施，推荐于负压手术室进行相关手术，同时注意麻醉管道的防护，严格控制结核杆菌的传播。

3. 术后注意事项　术后加强营养支持治疗。因为喹诺酮类抗生素具有中等效果的抗结核作用，与利福平、异烟肼等常用抗结核药物无交叉耐药，一方面可联合使用以加强抗结核治疗效果，另一方面可作为围手术期抗生素用药。术后进行密切的临床观察，注意肝功能等变化，如有异常及时处理。对于合并结核病的患者，需密切监测药物不良反应并注意药物间的相互作用，或进行血药浓度监测以指导治疗。继续完成规范的抗结核治疗，定期复查。

（钟　凡　储　眉）

第四节 范科尼贫血患者

范科尼贫血（FA）是一种罕见的遗传性疾病，为常染色体或 X 连锁隐性遗传。主要表现为先天性发育异常、血液系统异常和发生恶性肿瘤的风险升高。头颈癌（主要为口腔鳞状细胞癌）是 FA 患者最常见的实体瘤，其发病率是普通人群的 200～800 倍。FA 患者口腔癌发病年龄更小，总体生存率更低，且对放化疗明显不耐受。

一、范科尼贫血的特点及诊疗

（一）病因与流行病学

FA 相关基因的突变或缺失会导致 DNA 损伤后修复和 DNA 链间交联修复等多个生物学过程的异常。如果 DNA 的链间交联得不到修复，将会促进基因毒性应激、基因组不稳定和肿瘤的发生。目前，共计发现了 22 个 FA 的致病基因，其中 *FANCB* 为 X 染色体显性遗传、*RAD51* 和 *FANCR* 为常染色体显性遗传，其余基因均为常染色体隐性遗传，其中以 *FANCA* 最常见，约占 FA 患者的 60%。随着科技的进步，可能有更多的 FA 相关基因被发现。

不同种族、不同地区 FA 的发病率有很大差异，亚洲人群 FA 的发病率为 1/160 000，其中男女比例约为 1.2∶1，平均发病年龄约为 8 岁。

（二）临床表现

1. 先天发育异常 患者可表现为多种形体和智力发育异常，主要包括皮肤异常色素沉着、骨骼畸形（小前臂、小指、小头、多指和并指等）、泌尿系统畸形、生殖系统畸形、中枢神经系统畸形、眼畸形、心血管系统异常、消化道异常和智力发育异常等。

2. 血液系统异常 主要表现为骨髓增生异常综合征、骨髓衰竭和血液系统肿瘤。绝大多数患者会在 40 岁之前出现血液学检验异常。异常指标多为血小板或白细胞减少、大红细胞和胎儿血红蛋白增加。全血细胞的减少随时间发展逐渐加重。

3. 肿瘤易感性 FA 伴发的恶性疾病可以分为血液系统恶性疾病和实体瘤。血液系统恶性疾病主要为急性髓系白血病和骨髓异常增生综合征，也有报道急性淋巴细胞白血病和淋巴瘤与 FA 相关。其中 FA 伴发急性髓系白血病的发病率约为普通人群的 500 倍，50 岁时发生率约 13%。

FA 伴发的实体瘤中头颈鳞状细胞癌发生率最高，其次为肝脏、生殖道肿瘤和皮肤癌。头颈部鳞状细胞癌是 FA 患者最常见的实体瘤，其发病率为普通人群的 200～800 倍，发病中位年龄为 26 岁，其中又以口腔鳞癌最多见。

（三）诊断和治疗

FA 的诊断主要依靠患者病史、家族史、临床症状以及实验室检验结果。其中实验室检查结果是诊断的主要依据，主要包括染色体断裂实验和基因分子检验。染色体断裂实验是 FA 的经典诊断方法。取患者淋巴细胞或皮肤成纤维细胞进行检测，双环氧丁烷阳性可作为大多数 FA 的诊断依据。当染色体断裂实验阴性，但根据临床症状怀疑其为 FA 的患者需进一步进行基因测序。目前第二代基因测序技术已经趋于成熟，可为 FA 患者提供较准确的诊断结果。

患者确诊 FA 后，需要进行多学科综合治疗。MDT 团队需由血液科、口腔颌面 - 头颈肿瘤外科、护理专业、内分泌科、皮肤科、胃肠科、肾病科和整形外科在内的专家组成，对每一位确诊的患者进行分析，制订全面的治疗计划，进行长期的治疗和随访护理。

1. 造血干细胞移植 目前，造血干细胞移植仍是根治 FA 的公认方法。需注意的是，造血干细胞移植前的预处理不当可引起物理损伤、移植物抗宿主病和实体瘤等并发症。移植前彻底清髓、低剂量的环磷酰胺和氟达拉滨处理可降低上述并发症的发病率。

2. 药物治疗 对于无合适配型或已出现严重并发症的患者可使用雄激素治疗。雄激素治疗具有促进造血和延长端粒长度的作用，但仅对一半的患者有效。同时，雄激素可产生引发肝腺瘤和使生长板过早融合等副作用。

此外随着分子生物学研究的进步，DNA 修复的基因治疗成为 FA 的潜在治疗手段，但目前尚处于起步阶段。期冀随着对 FA 发病机制研究的深入和科技的进步，为 FA 提供更多诊疗方法。

二、范科尼贫血伴发口腔癌的特点

FA 的发病原因为 DNA 修复障碍，进而引起基因组的不稳定，因此 FA 患者的癌症发病率较高。在不考虑年龄的情况下，8.2%～10.5% 的 FA 患者有实体瘤的症状，且多为口腔鳞癌。很多情况下，FA 是在癌症发生时才被诊断出来。因此，建议对年轻口腔癌患者进行染色体断裂检查，以排除 FA 风险。

在普通人群中，口腔鳞癌好发于 45 岁以上的男性群体。而在 FA 患者群体中，口腔鳞癌的发病中位数为 26.5 岁，男女比例为 1∶1.3。在 FA 患者中，大约 60% 的口腔鳞癌发生在舌部。此外，口腔鳞癌的常见危险因素为抽烟、饮酒、食用槟榔、辐射、感染和慢性炎症等。然而，目前尚没有研究表明 FA 伴发的口腔癌与上述危险因素有明显关系。

三、诊断与治疗

（一）诊断

针对 FA 患者的诊断已在前文进行阐述，口腔癌的诊断标准和临床特点也已相对明确。在此主要介绍和明确在面对不同阶段患者时的诊断流程（图 11-4-1）。

当面对一名疑似 FA 患者时，首先明确其是否患有 FA，如已明确 FA 诊断，需进一步对其进行口腔癌筛查，若明确其为 FA 伴发口腔癌患者则进行相应的治疗调整。如未能明确患者是否患有 FA，则先采集病史并对其进行口腔癌筛查，再进一步通过实验室检查明确其是否患有 FA，对确诊患者调整治疗方案。

（二）治疗

在普通人群中，口腔癌的治疗是以手术为主的综合治疗，具体取决于疾病发展的阶段。鉴于 FA 患者对于放射治疗和化疗药物的耐受性差，手术治疗是最主要的治疗方法。当瘤体过大或存在淋巴结转移和远处转移时，需对放、化疗方法进行必要的调整，从而减少 FA 并发症的发生。

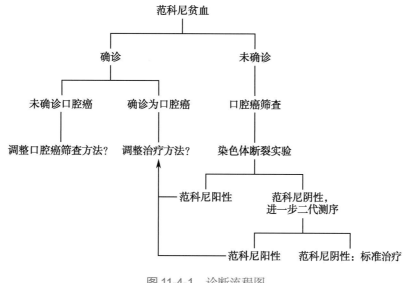

图 11-4-1　诊断流程图

1. 手术治疗　FA 伴发口腔癌患者的手术治疗与非 FA 患者类似。手术边界要求也同常规治疗，无明显区别。需要注意的是，因 FA 患者可能存在骨髓衰竭的症状，手术者须咨询血液科医师术前输血的必要性和术后血液系统并发症的处理方法。

2. 放射治疗　放射治疗常与手术和化疗一起用于治疗局部晚期的患者。通常放射剂量在 60～70Gy 不等，这主要取决于治疗时机和治疗性质。FA 患者对射线具有较强的敏感性，可出现较为严重的照射并发症，如严重黏膜炎、血小板减少、骨髓抑制、皮肤溃烂以及气管和食管狭窄等，故需减少 FA 患者的初始放射剂量和放射频次。

但是，由于 FA 伴发口腔癌属于罕见病，目前尚无统一放射标准。有学者报道了 8 例 FA 伴发口腔癌患者的放射治疗方案，放射剂量在 40～61Gy 不等，其中 2 名患者死于严重的骨髓抑制。另有学者报道了 2 个病例，其中一例在接受 67Gy 治疗后，肿瘤得到了长期控制；另一名患者在接受 8Gy 放射剂量时因严重的骨髓抑制而死亡。另有报道显示，在 FA 小鼠模型中，放疗前口服线粒体靶向的抗氧化剂 JP4-039 可改善正常组织的放射损伤，展现出了一定的临床应用前景。

3. 化疗　顺铂作为一种 DNA 交联剂是口腔癌患者最常用的化疗药物。然而 FA 患者对顺铂的毒性风险大大增加。文献表明，标准剂量和低剂量细胞毒性化疗药物的使用均与 FA 患者的死亡有关，故不鼓励对 FA 患者使用细胞毒性药物化疗。

4. 其他治疗　研究显示，西妥昔单抗联合放疗治疗局部晚期不可切除的 FA 伴发口腔癌的患者个例中表现出较好的效果。另外，近期 PD-1 抗体免疫治疗用于口腔癌也展现出较好的前景，但其在 FA 中的作用机制尚不清楚。

四、典型病例

1. 病情简介　患儿，男，10 岁，1 个月前发现左舌肿物伴溃烂，于当地医院就诊，取活检提示为"左舌角化型高分化鳞状细胞癌"，遂来我科就诊。患者无吸烟、饮酒及咀嚼槟榔史。患儿既往有"范科尼贫血"

史,曾经用环孢素、泼尼松、雄性激素治疗,并多次输血治疗。已完成异基因造血干细胞移植。临床检查:左侧舌缘外生溃疡型肿物,约2.5cm×1.5cm,肿物未累及口底。双侧颈部扪及多枚淋巴结,0.5～1.0cm大小,质软,活动度较好。

2. 浸润范围 根据患者症状和体征,通过仔细的临床检查,结合MRI判断癌肿的侵犯范围(图11-4-2)。①肿物约2.5cm×1.5cm×0.6cm大小;②位于左侧舌缘中份;③前:距离舌尖约1.5cm;④后,距离腭舌弓约1.0cm;⑤内:近舌中线;⑥外:距离口底黏膜约0.5cm。

3. 诊断 左舌高分化鳞状细胞癌,T2N0M0。

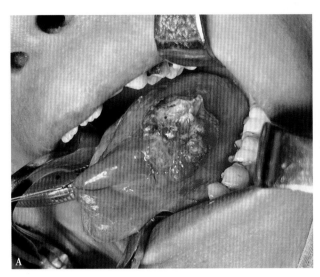
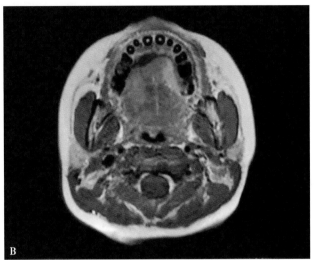

图11-4-2 范科尼贫血患者伴发左舌鳞癌

A. 口内照　B. MRI轴位

4. 切除范围(图11-4-3)

(1)原发灶及周围组织:①切口,位于肿物外约5mm处;②切除深度约10mm;③常规边缘及基底部取少许组织送冰冻病理检查,确保边缘阴性。

(2)颈部处理:未发现颈部淋巴转移,不做淋巴清扫手术,密切随访观察。

(3)修复方法:由于缺损范围较小,经过适当修整,直接缝合创口。

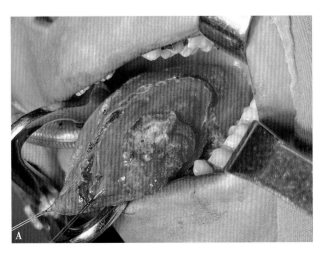
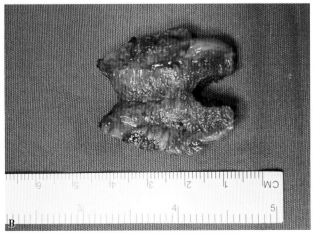

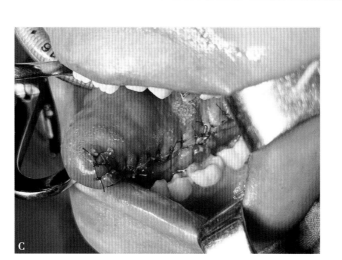

图 11-4-3 手术过程

A. 切口范围 B. 切除标本剖面图 C. 创面拉拢缝合

5. 病例总结

（1）患者既往有"范科尼贫血"史，曾经药物治疗、输血治疗及异基因造血干细胞移植治疗。

（2）发病年龄小（10 岁），无吸烟、酗酒、嚼槟榔等不良嗜好，属于儿童口腔癌。

（3）原发灶较小，浸润不深，采用局部扩大切除，颈部暂时不做淋巴清扫，密切观察。

（4）由于缺损范围小，直接拉拢缝合。

（本病例由中山大学肿瘤防治中心郭朱明、陈树伟提供）

五、小结

目前，口腔癌与 FA 之间的关系相对明确，相关专科医师应该对 FA 伴发口腔癌有充分的了解，避免漏诊误诊的发生。当 FA 患者被诊断为口腔癌时，应注意放射治疗剂量的调整。当接诊口腔癌患者，尤其是儿童及青少年患者时，应注意伴发 FA 的可能，以避免意外放化疗对患者的伤害。

（韩正学）

第五节 器官移植患者

20 世纪 60 年代起，随着可以成功控制移植排斥反应的免疫抑制类药物的问世，器官移植进入了新纪元。目前，实体器官移植已成为治疗终末器官衰竭患者的公认方法。然而，免疫抑制剂的长期使用也带来了系列严重的并发症，其中尤以恶性肿瘤发病率增加为甚。受植者的发病率为相同年龄段普通人群的 3～5 倍。在伴发癌症的受植者中，有 50% 首发在头颈部，其中皮肤癌和唇癌发病率最高，其次为淋巴瘤、卡波西肉瘤和口腔癌 / 口咽癌等。在去除头颈部中的皮肤癌后，其发病数占移植后总癌症的 4%～6%，仍远高于普通人群。与普通人群相比，器官移植伴发口腔癌及口咽癌患者的发病年龄更小，进展更快，预后更差。

　　器官移植后口腔癌及口咽癌发病是免疫学因素和非免疫学因素共同作用的结果。器官移植的患者需长期服用免疫抑制类药物以降低异体器官免疫排斥的风险,而肿瘤的发生与免疫抑制密切相关。同时,受植者免疫功能下降增加致癌微生物的感染风险,如 HPV、单纯疱疹病毒(HSV)等。另外,随着器官移植的成功,患者的生存时间得到了进一步增加,恶性肿瘤患病率也逐渐增加。在器官移植患者中,各种恶性肿瘤的发生时间比普通群体早 20～30 年,生存时间明显缩短。

一、器官移植后伴发的头颈部恶性肿瘤

(一)唇癌、口腔癌及口咽癌

　　按 UICC 分类,唇癌属于皮肤癌的范畴,但广义上讲,唇与口腔密切相关。由于本类患者数量相对较少,已有研究多将唇癌、口腔癌及口咽癌一起分析报道。在器官受植者中,唇癌的发病数占受植者癌症的 30% 左右,且多为鳞状细胞癌,大量接触阳光地区的唇癌发病率是正常地区的 7～21 倍。口腔癌占整体发病的 2%～4.2%,其中舌鳞癌的报道较多。唇癌和口腔癌几乎与所有类型的器官移植有关,但两者也存在明显不同,唇癌好发于肾脏和心脏移植的患者中,而口腔癌好发于肝脏移植者,这可能与不同的发病原因有关。受植者口咽癌的发病依然与 HPV 感染有密切关系,且受植者 HPV 相关口咽癌的预后同样较非 HPV 感染者更好。

(二)非霍奇金淋巴瘤

　　非霍奇金淋巴瘤(NHL)占器官移植后淋巴瘤的 90% 以上,其发病率为普通群体的 30 倍左右。多数 NHL 患者在移植后 2 年内发病,头颈部主要表现为口咽、舌根及颈部淋巴异常增生,阻塞性扁桃体肥大合并发热、盗汗、体重减轻等症状。免疫抑制治疗是移植人群 NHL 高发的根本原因,且 B 淋巴细胞起源的 NHL 与 EBV 病毒高度关联。与普通人群不同的是,受植者的 NHL 的淋巴结外受累较多,多侵犯中枢神经系统和移植器官。

(三)卡波西肉瘤

　　与普通人群相比,器官移植后患者卡波西肉瘤(KS)的发病率增加了 400～500 倍。不同地区 KS 发病率有较大差异。在发病最高的阿拉伯地区,KS 是最常见的移植后恶性肿瘤,占所有癌症的 70% 以上。近一半的 KS 病例出现在移植后 1 年内。男女比例为 3:1,相较于经典 KS 的男女比例(17:1)有较大区别。在受植者中,60% 的 KS 为非内脏型,发生于皮肤、结膜或口腔、口咽等部位。头颈部还会表现为皮肤和口腔黏膜蓝色或棕色斑点,也可出现牙龈异常增生。减少免疫抑制剂是治疗器官移植后 KS 的主要方法,约 50% 的患者肿瘤消退,但恢复免疫抑制剂的应用可导致 KS 复发。

二、诊断与治疗

　　器官受植者应被归为包括口腔癌及口咽癌在内的头颈恶性肿瘤的高危人群。在移植术后应定期进行肿瘤筛查。筛查内容包括全面的影像学和病理学检查,对潜在恶性病变进行积极处理。在诊断明确后,应适当调整免疫抑制剂的使用剂量。

（一）治疗难点

因免疫抑制剂与抗凝药物的使用，患口腔癌或口咽癌的受植者存在疾病转移早、进展快、复发率高、出血及感染风险增加等困难。因此，加强器官移植患者全生命周期易感疾病的筛查，对提高生存率尤为重要。

（二）治疗方法

1. 治疗计划 对器官移植术后伴发口腔癌及口咽癌患者，一经确诊，需要建立包括口腔颌面 - 头颈肿瘤外科、器官移植科、血液科、免疫相关科室和护理部等学科在内的 MDT 团队，针对不同阶段、年龄和合并症制订不同的治疗计划。总体方案仍以手术治疗为主，放化疗为辅的综合序列治疗。

2. 手术治疗 鉴于器官移植后癌症患者存在较低的免疫力，同时治疗失败后挽救性手术的机会较低。首次手术方式应更加彻底，切除范围应充分，以保证切缘阴性。

3. 放化疗 器官移植伴发口腔癌的放化疗标准与普通口腔癌患者类似。需要注意的是，由于肾毒性问题，对于肾脏移植的患者不应采用如顺铂等具有较高肾毒性的化疗药物，可使用西妥昔单抗等药物替代，但具体治疗效果有待进一步验证。

4. 全身治疗 在充分与器官移植科和药师沟通后，适当减少免疫抑制剂的用量，维持移植器官现有功能的同时尽量延缓肿瘤进展和扩散。例如：停用抗代谢类药物，降低钙调磷酸酶抑制剂的用量等。近期开发的西罗莫司等抗肿瘤免疫抑制剂，为临床用药提供了更多选择机会。

另外，鉴于患者较低的免疫功能，癌症术后发生感染的可能性增加，应在感染科医师、药师等指导下调整抗生素的使用，并注意术后创口护理。当严重感染发生时，应综合考虑牺牲移植器官的可能性，以延长患者的生存时间。

三、预防

器官移植患者是癌症高发人群，应当开展详细的癌症筛查。口腔检查时，对于任何可疑的病变均应进行活检，如药物导致的牙龈增生、时间较长的口腔溃疡和斑块等。对患者的肿大淋巴结应高度警惕，以排除淋巴瘤的风险。当移植患者皮肤或口腔黏膜出现深色斑块或难治愈的肉芽肿时，应怀疑 KS 发生的可能性。另外，也应对器官供者进行详尽筛查，排除存癌或传染性疾病供体的可能。对等待移植的患者应进行预防性抗病毒治疗，如注射乙肝、HPV 和 HSV 疫苗。还应告知患者避免过多的日晒，以降低皮肤癌和唇癌的发生率。

四、小结

器官移植患者伴发的恶性肿瘤最常发生于头颈部，相关专科医师应充分意识到这类患者的高患癌性，避免漏诊及误诊。由于免疫抑制，器官移植患者伴发的口腔癌及口咽癌进展迅速，需充分考虑移植器官的特点等个体情况，对治疗方案进行适当调整。

（韩正学）

第六节　口腔癌及口咽癌患者的缓和医疗

世界卫生组织将缓和医疗（palliative care）定义为在患者罹患伴有生命威胁的疾病时，通过早期处理疼痛和其他身体、社会、心理和精神问题，预防和减轻患者和家属的痛苦。缓和医疗是癌症治疗的一个组成部分，其范畴为症状管理、心理社会支持以及癌症生存者管理等，贯穿于疾病诊断、治疗、终末期全程。

在我国，"palliative care"的翻译有"姑息治疗""缓和医疗""舒缓医疗"。在很长一段时间里，我国大陆地区使用"姑息治疗"的翻译，重点表达"疾病不能根治，只能缓解症状"。我国香港、台湾等地区多翻译为"舒缓医疗""缓和医疗""安宁疗护"等。随着医疗理念不断发展，"姑息治疗"逐渐被"缓和医疗"取代，以期更好地表达积极的含义。

研究表明，缓和医疗可以减轻患者症状，改善患者及家属情绪，提高生存质量。2003年，NCCN指南首次提出缓和医疗是癌症治疗的重要组成部分，最近提出所有患者都应该在确诊时即开始纳入缓和医疗，将缓和医疗融入肿瘤的常规治疗过程。口腔癌及口咽癌会严重影响患者的外貌及进食、发音和呼吸等功能，缓和医疗的需求尤为迫切。口腔癌及口咽癌患者的躯体症状也非常普遍，疼痛发生率40%～95%，其次为疲劳、能量缺乏和体重减轻等。但是，缓和医疗在癌症治疗中的整合存在许多困难。2021年，Mayland CR的研究发现，约30%的住院患者存在缓和医疗需求，但无法获得相应支持。

一、缓和医疗的内容

缓和医疗可分为三个阶段：①对于适合积极治疗的患者，抗肿瘤治疗与支持治疗相结合，缓解不良反应，保障生活质量；②当抗肿瘤治疗已经不能使患者获益时，以姑息治疗为主，使患者在舒适的状态下带瘤生存；③最后一个阶段是临终关怀，让生命有尊严地结束。缓和医疗需要医疗、护理、家庭、社区，甚至整个社会共同完成。

1. 医疗专业团队　医疗团队由肿瘤科医师、营养科医师、心理科医师及护理人员等组成，主要管理患者躯体症状、功能和情绪，明确治疗目标，提高患者及家属对疾病及预后的认识。

2. 家庭护理团队　当抗肿瘤治疗无法再使患者获益，但躯体症状尚可控制时，建议选择以家庭为基础的缓和医疗。预期寿命不到6个月的患者，更倾向于在熟悉的环境中与家人一起面对疾病。家庭护理团队需要一位从事医疗工作的护士担任指导，并且与医疗团队建立通畅的交流渠道。患者家属与护理人员一起，按照医疗团队的指导，学习各种护理知识和技能，按照护理计划对患者进行照护。

3. 社会支持　目前，社会整体对缓和医疗的关注不足，缺乏相关政策，治疗费用也没有完全纳入医保。缓和医疗尚未成为医学独立学科，临床研究中也缺乏高质量循证医学证据。缓和医疗体系有待逐步建立。

二、躯体问题及处理

对于患者本身而言，缓和医疗包括躯体及心理问题的处理。口腔癌及口咽癌患者的躯体症状主要包括疼痛、出血、呼吸困难，甚至恶病质等，有效控制躯体症状可以显著减轻患者痛苦。

（一）疼痛

1. 评估方法 肿瘤疼痛评估方法主要有自评量表、生理测量和行为测试。自评估量表被认为是最有效的方式。其中，单维度量表具有评估时间短、内容简单、便于患者理解和配合的特点，具有临床快速诊断和治疗的优势。但由于癌症导致的疼痛本身是一种多维度综合性的主观体验，多维度量表虽然相对耗时，但可以更全面地评估疼痛。

（1）视觉模拟量表：视觉模拟量表（visual analogue scale，VAS）是最常用的一种单维度量表。量表主要由一条 10cm 的线段组成，该线段的一侧端点表示"完全无痛"，而另一端点表示"最剧烈疼痛"或"极度疼痛"。患者在线段上与自身疼痛感受大致相当的位置做标记（用点或"×"等），来表明感受到的疼痛强度。对于理解能力较差的儿童或老年患者，在上述线性 VAS 分段中加入若干卡通表情（愉快、麻木、痛苦等），形成脸谱 VAS，使评分更加直观、生动。

（2）数字评定量表：数字评定量表（numerical rating scale，NRS）由于其评分的准确性和简单性，已被美国疼痛学会认为是疼痛评估的金标准。NRS 有多种版本，其中最常用的是 NRS（0～10 分）版本。患者被要求在 4 种感觉中进行选择，评分范围为 11（0～10 分）：无疼痛（0）、轻度疼痛（1～3 分）、中度疼痛（4～6 分）和重度疼痛（7～10 分）。NRS 分类较为清晰客观，有助于患者作出更准确的评估，从而提高不同患者评估的可比性。NRS 还适用于口头评价，如电话随访。

（3）多维度疼痛量表：除评估疼痛强度外，还考虑疼痛对心理、情绪、睡眠等方面的影响，更适用于全面了解疼痛对患者的影响。

1）简明疼痛量表（brief pain inventory，BPI）：是最常用的多维度疼痛评估工具，主要用于评估过去 24 小时或 1 周的疼痛情况，包括严重程度（0～10，无痛至非常痛）、性质（如刀割样痛、闪电痛）以及对日常生活的影响（0～10，无影响至影响十分大）。BPI 还要求患者描述疼痛的部位，即在人体轮廓图上标记所有疼痛部位，并以"×"标出最疼痛部位。

2）整体疼痛评估量表（global pain scale，GPS）：包括 20 个与疼痛相关的评估项目，分为疼痛、情绪感受、临床表现、日常行为（即疼痛影响）四部分。其中，临床表现部分是评估睡眠质量、独立工作能力和整体躯体感觉。日常行为部分是评估日常生活的影响，如购物、人际关系等。

2. 治疗原则 癌症疼痛应采用综合治疗，根据患者病情和身体状况，应用适当的镇痛治疗手段，尽早、持续、有效地消除疼痛，可分为药物治疗及非药物治疗。根据 WHO 癌症疼痛三阶梯止痛治疗指南，药物镇痛治疗的五项基本原则如下。

（1）首选无创给药途径：口服是最常用的给药途径，其他给药途径包括静脉、皮下、直肠和经皮给药等。

（2）按阶梯用药：根据患者的疼痛程度选择不同性质和作用强度的镇痛药物。①轻度疼痛（NRS 评分 1～3 分），选用非甾体抗炎药（NSAID）；②中度疼痛（NRS 评分 4～7 分），选用弱阿片类药物或低剂量强阿片类药物，可联合应用非甾体类抗炎药物及辅助镇痛药物（镇静剂、抗惊厥类药物和抗抑郁类药物等）；③重度疼痛（NRS 评分 7 分以上），首选强阿片类药物，可合用非甾体类抗炎药物以及辅助镇痛药物。阿片类药物联合应用非甾体抗炎药物，可以增强阿片类药物的镇痛效果，同时减少阿片类药物的使用量。如果镇痛效果良好且无严重不良反应，强阿片类药物也可用于轻度至中度疼痛。如果疼痛是由癌症骨转移引起的,应联合应用双膦酸盐抑制骨溶解。

(3)按时用药:按规定时间间隔规律性给予止痛药。按时给药有助于维持稳定、有效的血药浓度。目前,缓释药物应用广泛,建议以速释阿片类药物进行剂量滴定,以缓释阿片药物作为基础用药的止痛方法。出现暴发性疼痛时,可给予速释阿片类药物对症处理。

(4)个体化给药:根据患者病情制订个体化给药方案。由于患者存在个体差异,阿片类药物的使用没有标准剂量。因此,应根据患者病情选择适当的药物剂量,尽可能减轻疼痛。

(5)注意具体细节:对使用止痛药的患者要加强监护,密切观察其疼痛缓解程度,控制不良反应。

非药物治疗主要有介入治疗、放疗(姑息止痛放疗)、针灸、经皮穴位电刺激等物理治疗、认知-行为训练以及社会心理支持治疗等。适当地应用非药物疗法,可以作为药物止痛治疗的有益补充。非药物治疗与止痛药物联用,可增强止痛治疗的效果。

(二)出血

口腔癌及口咽癌患者局部出血的主要病因:①口腔癌及口咽癌以鳞癌为主,浸润性生长并侵犯周围毛细血管;②放射治疗损伤血管管壁,导致血管壁纤维化,通透性增加;③肿瘤治疗导致骨髓抑制或肝功能损害,血小板或凝血因子不足。

局部出血是口腔癌及口腔癌患者危及生命的原因之一,尤其需要注意:颈内动脉破裂出血可危及生命,如临床评估肿瘤可能侵犯颈内动脉,需要采取充分的预防措施,或者提前干预。口腔内出血可因为血液进入呼吸道导致窒息,应通过负压吸引、气管切开、置入带气囊气管插管或气管切开套管等方法保持呼吸道通畅。颈部出血可压迫气道危及生命,需及时解除呼吸道压迫。

(三)呼吸困难

局部晚期口腔癌及口咽癌可阻塞上呼吸道,吞咽障碍可导致吸入性肺炎,此外,全身因素如肺部感染、心力衰竭、贫血、胸腔积液、心包积液等也会影响呼吸。文献报道,口腔癌及口咽癌患者的生命末期,50%～70%的患者会出现呼吸困难。除了针对上述问题的处理,必要时需行气管切开以缓解患者症状。

(四)恶病质

肿瘤恶病质患者是一类由于癌症进展而导致严重营养不良的人群,针对该类患者进行营养评估及营养治疗具有重要的临床意义(详见第五章第二节)。在评估方面,除了该节介绍的NRS2002,还可参考患者自评主观全面评定量表(patient-generated subjective global assessment,PG-SGA)(附录三)。

三、心理支持

口腔癌及口咽癌严重影响患者容貌及言语、吞咽、社交等功能,患者心理痛苦尤其突出。负向心理会导致对肿瘤治疗的消极对待,如拖延治疗、依从性差等,进入恶性循环。缓和医疗"个性化照护"理念本身有助于舒缓口腔癌及口咽癌患者的心理痛苦。同时,心理支持治疗也是缓和医疗的重要组成部分,详见第十二章第六节。

四、临终关怀

（一）介入时机

临终关怀包括介入、实施以及效果评价三部分。临终关怀介入时机的核心问题是准确判断临终患者生存期。临终患者生存期的准确判断有助于避免患者过度治疗，减轻患者痛苦，优化医疗资源配置，提前使患者及家属做好面对死亡的心理准备，让患者能够安详地接受死亡。

目前，国际上定义临终患者的标准不一。美国将临终患者定义为无治疗意义，预计生存期为 6 个月以内。日本规定不以患者疾病阶段作为准入限制，而是根据患者临终关怀需求来确定临终关怀期。我国对于临终关怀尚无明确的介入标准。

（二）生命及死亡教育

生命及死亡教育是帮助患者逐渐接受死亡最重要的方式。包括：①生命意识教育，每一天都独一无二，需要珍惜并过好生命的每一天；②生命价值教育，帮助患者意识到患病前工作和生活的意义并没有因为患病或死亡而消失；③死亡教育，从医学、哲学、心理学等方面帮助患者正确认识死亡，使得他们在生命的最后阶段能够合理、科学地规划生活，提高生活质量。

（三）临终照护

对于患者生命弥留之际的身体检查和评估应当轻柔，以免给患者造成痛苦。具体评估包括：①身体皮肤有无压疮、皮肤创伤、疼痛等；②口腔和眼睛是否足够湿润，有无干燥；③是否有尿液潴留和粪便嵌塞；④是否出现谵妄、急躁、焦虑；⑤停止相关的实验室检查以及仪器检查。

临终前患者需要家属陪伴，只有家属对患者的语言关怀和感情传递能满足患者临终前的心理需要。同时，患者可以向家属诉说未了结的心愿，从而减少心中牵挂。

五、小结

缓和医疗是癌症治疗的重要组成部分。口腔癌及口咽癌因为对容貌及功能的影响，缓和医疗需求尤其突出。缓和医疗要求医疗团队重塑对疾病与患者、生命与死亡的认识，以患者为中心，构建"医疗专业团队 - 家庭照护 - 社会关怀"为一体的合作网络，使每一位肿瘤患者从患病直至离世都能尽量减少痛苦，享有基本的尊严。

（朱李军）

参 考 文 献

1. BODNER L，MANOR E，FRIGER M D，et al. Oral squamous cell carcinoma in patients twenty years of age or younger: review and analysis of 186 reported cases. Oral Oncol，2014，50（2）：84-89.

2. FRY R R，PATIDAR D C，PATIDAR D，et al. Oral squamous cell carcinoma in a 5-year-old patient: a rare clinical entity and literature review. J Maxillofac Oral Surg，2021，20（1）：47-50.

3. BOSETTI C，CARIOLI G，SANTUCCI C，et al. Global trends in oral and pharyngeal cancer incidence and mortality. Int J Cancer，2020，147（4）：1040-1049.

4. LARISSA N，CHRISTINA L，NANCY B D，et al. Head and neck cancer survivorship care guideline：American society of clinical oncology clinical practice guideline endorsement of the American Cancer Society Guideline. J Clin Oncol，2017，35（14）：1606-1621.

5. MUHAMMAD S I，DIVYANSHU D，CHARLES K，et al. Managing older patients with head and neck cancer：the non-surgical curative approach. J Geriatr Oncol，2018，9（4）：411-417.

6. MUZAFFAR J，BARI S，KIRTANE K，et al. Recent advances and future directions in clinical management of head and neck squamous cell carcinoma. Cancers（Basel），2021，13：undefined.

7. GUIGAY J，LE CAER H，ORTHOLAN C，et al. Treatment of inoperable elderly head and neck cancer patients. Curr Opin Oncol，2019，31（2）：152-159.

8. PENG Q，WANG Y，QUAN H，et al. Oral verrucous carcinoma：from multifactorial etiology to diverse treatment regimens （Review）. Int J Oncol，2016，49（1）：59-73.

9. SHAH J P. Jatin Shah's head and neck surgery and oncology. 5th ed. Philadelphia，PA：Elsevier，2019.

10. 哈里森. 头颈部恶性肿瘤：多学科协作诊疗模式. 3 版. 郑亿庆，邹华，黄晓明，译. 北京：人民卫生出版社，2011.

11. SZTURZ P，JAN B V. Management of recurrent and metastatic oral cavity cancer：raising the bar a step higher. Oral oncology，2020，101：104492.

12. JIA J，JIA M Q，ZOU H X. Lingual lymph nodes in patients with squamous cell carcinoma of the tongue and the floor of the mouth. Head Neck，2018，40（11）：2383-2388.

13. 倪军，张力. 肿瘤免疫治疗相关不良反应研究进展. 中华内科杂志，2021，60（1）：84-89.

14. 辇伟奇，聂勇战，应建明，等. 肿瘤突变负荷检测及临床应用中国专家共识（2020 年版）. 中国癌症防治杂志，2020，12（05）：485-494.

15. 郭晔，张陈平. 抗 EGFR 单抗治疗复发 / 转移性头颈部鳞状细胞癌临床共识（2021 年版）. 中国癌症杂志，2021，31（12）：1220-1232.

16. MAYLAND C R，HO Q M，DOUGHTY H C，et al. The palliative care needs and experiences of people with advanced head and neck cancer：a scoping review. Palliat Med，2021，35（1）：27-44.

第十二章　口腔癌及口咽癌患者的康复

第一节　体能康复

一、体能问题

（一）口腔癌及口咽癌对患者体能的影响

口腔癌及口咽癌极易引起体能不足，术后患者与患有其他恶性肿瘤的患者相比，更加容易感到虚弱和疲劳。Haissan 等于 2018 年报道，口腔癌及口咽癌患者启动肿瘤治疗前，营养不良的发生率可高达 63%，治疗期间可升至 88%。康复学界普遍认为"临界减重"是指 1 个月内减重≥5% 或 6 个月内减重≥10%，而口腔癌及口咽癌患者术后发生临界减重的概率在 31%～57% 之间。因此，运动康复专家与营养学专家之间的协作对于改善患者术后的营养状况、肌肉量增加和体能提高至关重要。此外，手术治疗与放疗引起的张口受限、吞咽能力和唾液分泌能力下降（口干症）同样极大地影响着患者康复期的主观感受及康复运动参与度。其中，吞咽困难不仅可导致慢性脱水，由于汗液蒸发引起的体温调节失衡也会导致运动过程中的水分流失，进一步加剧体温调节紊乱。因此，在炎热环境中还应该特别注意易脱水患者的康复舒适度和安全性。

（二）口腔癌及口咽癌患者的体能康复现状

体能训练被认为是针对癌症人群的重要干预手段，可以在治疗过程中帮助患者减轻副作用，改善治疗后的身体和心理状态。体重指数和肌肉占比是临床上的重要评估指标。到目前为止，这 8 种干预措施中，有 6 种采用了渐进式阻力训练来改善肌肉的力量与强度，这对改善患者的生理功能有直接作用。也有研究表明，体能训练可以对特定的康复需求如肩关节功能障碍有帮助。在患者完成放射治疗后，尽可能地让其采纳体能训练的建议并坚持运动可能会使患者获得最佳收益。

对于口腔癌及口咽癌幸存者来说，运动是一种安全、经济、有效的干预手段。有证据表明，运动有助于预防和管理增龄性疾病，降低癌症特异性死亡率，提高癌症治疗后患者的生活质量。因此，除有运动禁忌证的患者外，所有幸存者建议推广体能训练。已有的关于癌症幸存者体能训练的一般指南应该作为患者运动处方的框架，通过运动来提高患者的呼吸能力、肌肉力量和肢体灵活性。发展神经运动的体能训练被认为对老年人特别有益，包括锻炼平衡、协调、敏捷和本体感觉的运动，可考虑加入运动计划，在此类患者中进行更全面的推广。

Elja 等 2022 年进行了一项旨在调查头颈癌幸存者的运动偏好、障碍和可感知好处的研究。在受访者中，30% 的人表示他们有兴趣参加体育锻炼，34% 的人表示可能会参加体育锻炼。最常见的运动偏好是每周进行 3 次中等强度的锻炼，每次 15～29 分钟。最受欢迎的运动是步行（68%）、柔韧性运动（35%）、水中运动 / 游泳（33%）、骑自行车（31%）和重量器械（19%）。通常选择的运动场所分别为家庭（55%）、户外（46%）和健身俱乐部 / 健身房（33%）。

游泳可有效地改善健康，在头颈癌幸存者最喜欢的运动方式中排名第三。由于游泳对肌肉、骨骼造成损伤的风险更小，所以通常被认为是安全的。但是对于已接受了喉切除术的患者来说，接触水可能是致命的。因此，游泳时要有适当的辅助，且患者应该了解这方面的知识，临床护理专家也应该为其提供后续支持。

大量的科学证据表明，有氧运动等体育锻炼可以提高患者的体力水平和生活质量，减少癌症幸存者在治疗期间和治疗后的疲劳状态，从而降低死亡率。常见癌症的运动指南已经发布，为患者开展安全有效的运动提供了指导。但目前还没有针对发病率较低的癌症的运动指南。因为不同癌症的症状和治疗方案不同，这就需要更多的研究来优化发病率较低的癌症幸存者的锻炼计划。

Lauren 等 2016 年报道，只有 9% 的头颈癌幸存者的运动强度和频率能达到指南的要求。因此，鼓励开展并坚持锻炼应该是这类患者在临床护理上的重点。在设计运动项目时，帮助患者找到运动偏好，避开运动障碍，更有助于患者领会和坚持。另外，头颈癌幸存者能定期坚持锻炼的比例很低。但是，Lauren 等发现，感觉无法进行锻炼的人只占 17%，事实是大多数能够进行定期锻炼的头颈癌幸存者并没有进行体育运动。因此，确定运动对于头颈癌患者康复的有益程度，以供患者权衡利弊是探索解决这一问题的重要途径。

目前，英国心脏康复项目的主要内容是在社区中将最受欢迎的运动偏好项目设计为群体运动项目。这同样可作为头颈癌患者康复运动的模式被参考或采纳。值得注意的是，喜欢在社区或医院康复中心锻炼的人占比分别仅为 10% 和 12%，而 55% 的受访者表示更喜欢在家里锻炼。82% 的头颈癌幸存者表示更喜欢在无人监督的情况下锻炼，设计有针对性的居家锻炼计划则非常必要。

二、体能评估

（一）Borg 自觉疲劳量表

Borg 自觉疲劳量表（Borg rating of perceived exertion，RPE）是自己对身体运动时感受到的困难程度进行打分，是监测和指导运动强度的可靠指标（表 12-1-1）。该量表为 6～20 分，包括 7 个等级，其中 6 分相当于"不费力"，20 分指的是"精疲力竭"。通常 >13 分为明显呼吸和疲劳状态，≥17 分则需要终止运动。

尽管它是一种主观的测量方法，但基于 7 个等级评定，可以很好地估算出身体活动时的实际心率。

（二）临床评估

1. 徒手肌力检查 要求患者在反重力的情况下进行全范围的运动，如果患者不能完成或不能完成全部的运动，则需检查这些限制因素：①了解所需要做的动作；②适当活动范围的限制可能是由于软组织导致；③肌力不足（表 12-1-2）。

表 12-1-1　Borg 自觉疲劳量表评分

评分	主观运动感觉	对应参考心率/(次•min⁻¹)
6	安静,不费力	静息心率
7	极其轻松	70
8		
9	很轻松	90
10	轻松	
11		110
12	有点吃力	
13		130
14		
15	吃力	150
16		
17	非常吃力	170
18		
19	极其吃力	195
20	精疲力竭	最大心率

表 12-1-2　徒手肌力检查表

等级	评估标准
5	正常
5⁻	能够进行全关节的运动,并能抵抗强大的阻力
4⁺	能够进行全关节的运动,并能抵抗较强的阻力
4	能够进行全关节的运动,承受适度的阻力
4⁻	能够进行全关节的运动,并能抵抗轻微的阻力
3	能够在重力的作用下进行全关节的运动
3⁻	能够不受重力影响进行部分运动的能力
2	能够在不受重力影响的情况下进行任何范围的运动
1	在肌肉中可以看到或感觉到跳动
0	没有明显的收缩

2. 握力测试　握力是衡量手、手腕和前臂肌肉强度的一种方法,这些肌肉群可以帮助肢体抓住某样东西并保持稳定(比如哑铃或杠铃)。

3. 耐力测试　肌肉耐力是指肌肉在进行任何运动时所具有的耐力,代表肌肉所拥有的能量,它与进行某项运动所能持续的时间相关。检测的方法有:平板支撑、深蹲、步行弓步、俯卧撑、仰卧起坐等。

4. 平衡测试　包括富尔顿高级平衡量表、迷你平衡评价系统测试、Berg 平衡量表、四步法测试、单腿站姿、坐位功能测试等。

(三)仪器评估

1. 等速肌力测试　徒手肌力评定相对粗糙地评估了肌肉力量的等级,但是,无法复制工作或运动中所需的肌肉活动类型。考虑到这些局限性,等速运动和测试的概念在 20 世纪 60 年代发展起来。肌肉的使用方式通常分为三类:等长、等张和等速运动。等长运动包括不改变肌腱单位长度的肌肉收缩。等张运动是指在不改变肌肉负荷的情况下进行肌肉收缩,与肌肉长度的变化有关。等速运动包括在整个运动范围内调节阻力,这更接近于肌肉的正常动作。等张和等速运动都可以在向心或离心模式下进行,通过两种测功器实现:主动测功器和被动测功器。

2. 运动心电试验 运动心电试验用于评估心脏对压力或运动的反应。心电图记录仪固定在跑步机或自行车,在测试过程中,将某些特定的点进行心电图描记,以比较不断增加的压力对心脏的影响。周期性地增加斜坡和跑步机的速度,以增加测试过程中的运动难度。要达到目标心率(根据年龄和身体状况确定),当感到因疲劳、气短、胸痛或其他症状时应该停止。

三、体能训练

(一) 训练原则

1. 患者应当在治疗过程中或治疗结束后进行安全适量的运动,以改善患者的体能和生活质量。

2. 根据不同患者的不同情况(如疾病严重程度、功能评估、耐受程度、个人喜好、环境因素等)制订个性化的训练方案。

3. 建议每周进行 150 分钟或以上的中等强度,或 75 分钟高等强度的有氧运动,每周至少包含 2 天以上的力量训练。

4. 每周进行 2~3 天的主要肌肉群训练(8~10 个肌肉群,8~10 次/组,2 组)。

5. 每次运动前需进行充分热身,运动结束后需进行充分放松。

6. 在可能的情况下,患者最好在团体或有监护的情况下进行运动。

7. 在可能的情况下,患者应坚持运动,避免久坐或久卧的生活方式,让运动成为其生活的一部分,以维持长期治疗效果。

8. 营养是体能训练中的重要部分,患者应保持适宜的体重,避免过轻或肥胖。

9. 在感染风险较高的时候(如中性粒细胞计数低、使用导管、手术伤口恢复期等),应避免游泳、使用公共训练设施等容易增加感染风险的项目。

10. 患者如有并发共济失调、头晕或周围感觉神经病,应避免跑步机、骑行等需要较高平衡和协调的项目。

(二) 训练计划

1. 患者评估 包括患者和家庭健康史、癌症诊断治疗史、与治疗有关的不良反应,以及体育运动史。

2. 确定并优先处理健康相关的问题 癌症诊断后的运动处方通常旨在预防、管理与疾病和治疗相关的毒性。运动处方须集中在改善对健康和生存影响最大的问题上。

3. 确定患者的功能和干预措施的适宜性 通过考虑经济、社会心理及生理因素、可行性、偏好、积极性、锻炼的障碍、潜在的利益等,确定患者的能力和干预的适合性。

4. 运动处方

(1) 运动模式:运动处方中应包括有氧运动和阻力运动的多模式运动计划。但是,有氧运动与阻力运动的重点必须取决于患者的需求和目标。平衡和灵活性训练(如太极、瑜伽)可以提高日常活动的能力,减少跌倒风险,舒缓疼痛或焦虑情绪。对于高度病残的患者或即将退休的患者,可能需要将运动处方的重点放在体能锻炼上,以适应心血管和呼吸功能,适应神经肌肉的力量、耐力和柔韧性。

(2)强度:包括是否含有训练间歇、冲击负荷、爆炸性动态训练等,应由患者驱动因素(短期和长期目标和兴趣)和癌症特异性因素(适应证和禁忌证)综合决定。

(3)频率和持续时间:刚开始的运动处方可能需要每天进行多次、短暂性训练(持续5~10分钟),一天至少累积20分钟。随着运动能力的提高,建议在1周中的大部分时间,进行每天至少20分钟的锻炼。

(三)体能训练项目

研究表明,运动可改善口腔癌/口咽癌患者的体能、生活质量、情绪、社会参与等,但目前尚无有力证据表明哪一种运动带来更多的益处。因此,临床工作者需根据实际情况,综合考虑患者的病情、功能状态、环境与家庭因素、个人喜好等,选择适合患者的运动项目,并根据进展适当调整难度。

1. 头颈部力量训练

(1)枕骨下肌群伸展:患者端坐于椅子上,双手手指交叉放于后脑勺,下颏内收后将头下垂。然后,双手下压后脑,两手肘需靠近,目标为下颏能轻触到锁骨上缘。动作末端停留10~15秒,放松3~5秒,3~5次为一组,每天3~5组。

(2)上斜方肌伸展:患者坐位或站位,右手摸左耳,将头慢慢地往右侧倾斜并用手下压头部,以延展左侧上斜方肌。以相同方式延展右侧上斜方肌。动作末端停留10~15秒,放松3~5秒,3~5次为一组,每天3~5组。

(3)提肩胛肌伸展:患者坐位或站位,将头右转30°~45°,将右手放置于枕部,慢慢地用手下压头部,以延展左侧提肩胛肌。以相同方式延展右侧提肩胛肌。动作末端停留10~15秒,放松3~5秒,3~5次为一组,每天3~5组。

(4)胸锁乳突肌伸展:患者坐位或站位,将头右转90°并轻微后仰,将右手抵住下颌帮助下颏正对右侧肩峰中线,以延展右侧胸锁乳突肌。以相同方式延展左侧胸锁乳突肌。动作末端停留10~15秒,放松3~5秒,3~5次为一组,每天3~5组。

手术后患者应尽早开始进行颈椎活动,包括颈部的前屈、后伸、左右侧屈以及左右旋转。正常颈部的活动范围为前屈35°~45°,后伸35°~45°,左右侧屈各45°,左右旋转各60°~80°。如果有气管切开或活动产生疼痛,则适当减小范围,不要挤压伤口或过度拉扯。放化疗期间更要注意维持颈部的活动度,因为放疗引起的伤口粘连和组织纤维化是逐渐发生的,并逐步向不可逆转的方向发展。为预防和延缓颈部活动度下降、肌肉僵硬等后遗症,即使患者现在的颈部活动度尚可,也要积极进行活动度训练。

2. 上肢力量训练

(1)协助式肩关节前屈运动:患者站立位,双手置于身前,健侧手握住患侧手,帮助患侧手屈曲上举,目标为举至耳边,尽量增加肩关节前屈的角度,但勿过度牵拉,上举至最大角度略觉微酸即可。动作末端停留10~15秒,放松3~5秒,8~10次为一组,每天5~8组。

（2）协助式肩关节后伸运动：患者站立位，双手置于身后，健侧手握住患侧手，帮助患侧手往背后上举，尽量远离背部，但勿过度牵拉，后伸至最大角度略觉微酸即可。动作末端停留10～15秒，放松3～5秒，8～10次为一组，每天5～8组。

（3）肩关节内外旋运动：患者站位，双手置于身后，右手前屈做肩外旋动作，绕至肩后两侧肩胛骨中间，掌心向内且手指伸直，尽量向下往背部方向延伸。左手做肩内旋动作，绕至下背部，掌心向外且手指伸直，尽量向上往胸椎方向延伸。两手中指越靠近越好，但勿过度牵拉，伸展至两侧肩关节略觉微酸即可。完成一侧动作后，上下两手交换。若两手无法靠近，可以拉毛巾辅助。动作末端停留10～15秒，放松3～5秒，8～10次为一组，每天5～8组。

（4）肩关节前屈渐进式抗阻运动：患者坐位或站位，手持哑铃（可从300～500g开始，逐步递增）往前屈曲上举，尽量将前臂伸直上举达到180°，停留5～10秒再缓慢放下。过程中若产生明显的牵拉疼痛或抽筋等现象请立即停止。动作末端停留10～15秒，放松3～5秒，8～10次为一组，每天5～8组。

（5）肩关节外展渐进式抗阻运动：患者坐位或站位，手持哑铃（可从300～500g开始，逐步递增）外展上举，尽量将手臂外展至180°，过程中若产生明显的牵拉疼痛或抽筋等现象请立即停止。动作末端停留10～15秒，放松3～5秒，8～10次为一组，每天5～8组。

（6）肩关节内/外旋渐进式抗阻运动：患者坐位或站位，手肘弯曲90°，取一毛巾卷夹在手臂与身体之间。将一弹力带固定在等高于手掌的位置，手持弹力带，做抗阻内/外旋的动作，尽量内/外旋达到最大范围。过程中若产生明显的牵拉疼痛或抽筋等现象请立即停止。动作末端停留10～15秒，放松3～5秒，8～10次为一组，每天5～8组。

（7）耸肩运动（上斜方肌）：患者坐位或站位，先将两边肩膀及肩胛部位放松，然后将两边肩膀上举，尽量将肩膀耸起至最高位置停留。动作末端停留10～15秒，放松3～5秒，8～10次为一组，每天5～8组。

（8）夹背运动（中斜方肌）：患者坐位或站位，先将两边肩膀及肩胛部位放松，然后将两边肩胛骨向中间靠拢。动作末端停留10～15秒，放松3～5秒，8～10次为一组，每天5～8组。

（9）俯卧位肩前屈（下斜方肌）：患者俯卧于床上，双手高举过头顶放于床上，再将双手抬离床面至耳朵高度。抬离时发力感觉应是肩胛骨周边肌肉群出力，而不是上斜方肌、上臂发力。此外，不能用侧翻或上半身抬离床面的方式进行代偿。若患者尚有余力，可适当加弹力带以增加阻力。动作末端停留10～15秒，放松3～5秒，8～10次为一组，每天5～8组。

（10）划船运动（肩部及肩胛骨周围肌群）：患者坐位或站位，将两手向前抬高与肩部同宽，慢慢将两手如划桨的方式向后划动，此时肩胛骨并拢后缩，两手尽量往后延展停留，两手的高度可停留于腰部。当力量恢复较佳时，可将弹力带绑在固定物，双手抓住弹力带两端做划船运动以增加训练强度。动作末端停留10～15秒，放松3～5秒，8～10次为一组，每天5～8组。

（11）胸部推举：患者仰卧位，双手各持一个哑铃，将哑铃放在肩膀处，上臂与身体成45°，肘部位于肩关节前方，避免肩关节直接受压。收紧腹部，使腰部贴近床面，同时下颌向胸口微微倾斜。呼气时向上举起哑铃，推至肘部略微弯曲即可。注意头部和肩胛骨不可离开床面。吸气时控制哑铃缓慢匀速下放回到原点。8～10次为一组，每天3～5组。

3. 躯干力量训练

（1）鸟狗式：患者四点跪位，跪在运动垫或地板上，双脚、双腿自然分开与肩同宽，膝盖位于臀部下方，手掌位于肩膀下方。紧绷核心肌群，脊柱处于中立位置，避免过度下垂或拱起。保持手臂伸直将肩膀前屈抬起至与身体平行，同时对侧腿后伸至与身体平行。注意过程中保持肩膀和臀部平行于地面，同时头部、脊柱保持一致。每侧8～10次为一组，每天3～5组。

（2）臀桥：患者仰卧位，手放在身体两侧保持躯干更加稳定，全脚掌落地支撑，双脚与髋同宽。头部微收，下颏尽量收紧，保证椎体竖直。臀大肌收紧发力，逐步将骨盆、腰椎、肩胛抬离床面。顶峰位置保持膝、髋、肩三点一线。动作末端停留5～8秒，缓慢落下回到床面。8～10次为一组，每天3～5组。

4. 下肢力量训练

（1）深蹲：患者站位，双脚自然分开，与肩同宽，脚尖略微向外打开。双手前屈至胸口位置，收腹挺胸，保持脊柱直立。臀部向后启动，缓慢蹲下至大腿与地面平行或膝关节稍小于90°，膝盖方向与脚尖方向保持一致，停留2～3秒，然后缓慢抬起至膝关节微屈，不要过伸。8～10次为一组，每天3～5组。

（2）箭步蹲：患者站位，肩胛骨后收，挺胸收腹，两脚分开，与肩同宽。吸气，并用可控方式向前迈步，保持身体直立，不要跨得太小或太大，在跨步结束时停顿，臀部下降直到前侧大腿与地面平行，保持前腿膝关节在脚踝正上方，适度弯曲后腿膝关节，但不要太接近地面，在最低位置停顿2～3秒，前腿蹬地发力回到起始位置，继续交替用另一腿练习。每侧8～10次为一组，每天3～5组。

5. 协调训练

（1）死虫式：患者仰卧位，双手伸直前屈90°放于肩膀上方，髋、膝关节屈曲90°，膝关节与髋同宽。将一侧手和对侧腿缓慢匀速放下贴近床面，然后缓慢回到起始位置。然后换对侧进行。每侧8～10次为一组，每天3～5组。

（2）支撑提膝摸脚：患者俯撑于垫子上，双脚与肩同宽，整个身体绷直呈一条直线，提一侧膝盖的同时对侧手下压摸脚，然后回到起始位置，双腿交替提膝摸脚，每侧8～10次为一组，每天3～5组。

6. 耐力训练 耐力运动也称为有氧运动，包括可以增加呼吸和心率的运动项目如快步走、慢跑、骑行、跳绳等。患者在积极参与运动的基础上，逐步增加运动的时长、难度、距离、频率等，均可以提升运动耐力。例如，通过走更远的距离，在几天或几周内逐渐增加步行时间，然后以更快的速度进行步行、上下楼梯或登山。具体的目标需根据患者的情况进行个性化的设定。

7. 平衡训练

（1）重心转移：双脚分开站立，与髋部同宽，身体重量均匀分布在两条腿上。将身体重心移至右侧，左脚抬离地面。只要能保持良好的姿势，就保持这个姿势最多30秒。回到起始位置，另一侧重复。随着平衡感的提高，增加重复的次数。动作末端停留10～15秒，放松3～5秒，8～10次为一组，每天5～8组。

（2）单腿直立：双脚分开站立，与髋部同宽，身体重量均匀分布在两条腿上。把手放在臀部。抬起左腿离开地板，微微屈膝。保持这个姿势达30秒。回到起始位置，另一侧重复。随着平衡感的提高，增加重复的次数。为了多样化，在不接触地板的情况下，尽可能地伸出非承重脚。为了增加挑战，可以站在枕头或其他不稳定的表面上进行单腿直立。动作末端停留10～15秒，放松3～5秒，8～10次为一组，每天5～8组。

（3）单腿屈肘：双脚分开站立，与髋部同宽，身体重量均匀分布在两条腿上。左手握住哑铃，手掌朝上。右腿抬离地面，膝盖向后弯曲。只要能保持良好的姿势，就保持这个姿势最长 30 秒。回到起始位置，另一侧重复。随着平衡感的提高，增加重复的次数。为了增加挑战，可以站在枕头或其他不稳定的表面上进行。动作末端停留 10～15 秒，放松 3～5 秒，8～10 次为一组，每天 5～8 组。

8. 社区及家庭运动训练　对于患者的体能训练不应只限定于医院或某些特定的场所，最终目标应是回归社会及家庭，并能坚持训练。以下几个建议可以帮助患者在社区和家庭环境保持运动的良好习惯。

（1）从一点一滴开始，放慢运动速度：在开始运动之前，应该先向医疗团队咨询，确保他们对此没有任何异议。要慢慢地开始运动，逐渐形成常规性锻炼。在完成常规运动内容时，再稍稍多做一点。运动的目的是朝着目标努力，并且让自己身心愉悦，而非气喘吁吁。

（2）记录运动：患者可以在日历记录，也可以用携带式运动记录器，通过网站或者手机应用程序来记录。其主要目的是帮助患者了解运动量的大小，以及起到提醒的作用。

（3）运用 SMART 法则的设立目标：很多癌症幸存者都发现，设立每天、每周的运动目标有助于他们记录运动的内容。但是，所设立的目标要符合 SMART 原则：S 指的是 specific，目标要具体；M 指的是 measurable，目标是可量化的；A 指的是 attainable，目标是可以切实达成的；R 指的是 relevant，目标要具有相关性；T 指的是 time-bound，目标要有时间限制。举例来看，比起"我要多锻炼"，不妨这样设置运动的目标——"周一、周三、周五早上 10 点到 10 点 20 分，我要慢走"，这样能协助患者负责任地设定目标，并且专注于一点一滴的改变，以达到预期的健康目的。

（4）选择一项身心愉悦的运动：只有享受所选的运动项目，才更有可能保持活跃的状态。很多癌症患者把走路作为他们更为倾心的运动，其他患者选择骑车、游泳、踩椭圆机，也有的患者选择气功、太极拳和瑜伽等。

（5）开始的步伐要和患者的运动水平相匹配：在理想的状态下，若要缓解疲劳，在 1 周以内至少需要做 3 小时以上的适度运动。但是，切忌每周把运动量增加到 10% 以上。例如，在正常情况下，每天走 10 分钟，那么就不要一下增加到走 30 分钟。最开始运动的时候，短期内做轻微的活动，慢慢积累，最后努力接近每周 3～5 小时的运动目标。

（窦祖林　解东风）

第二节　营养康复

营养是术后康复的物质基础。口腔癌及口咽癌术后应及时调整营养方案，加强患者出院前后的营养指导和随访管理，促使患者获得全生命周期的合理营养，加速创口愈合和机体康复。

一、营养需要

手术创伤应激、出血、感染等情况下，机体能量代谢发生变化，蛋白质和多种营养物质需求增加，营养不良发生的风险增加。研究表明，口腔癌及口咽癌患者在出院时营养不良发生率比入院时显著升高，与术后能量、蛋白质摄入量相对不足有关。营养不良是影响术后创口愈合和机体康复的独立危险因素，导致机体抗感染能力下降，并发症发生的风险增加，住院时间延长，对临床结局产生不利影响。

营养素是人体组织器官生长发育、修复、维持生理功能包括人体的各项脑力、体力活动的物质基础。营养素分为五大类：碳水化合物、蛋白质、脂类、维生素和矿物质。充足的能量、合适的能量来源和合理的营养素构成是术后康复的基本营养需求。

（一）宏量营养素需要量

宏量营养素（macronutrient）也称能量营养素，包括碳水化合物、蛋白质和脂类等三大类营养素。能量需要量是指供给机体长期保持良好健康状况所需的能量。能量不足使机体处于"饥饿"状态，长期不足则导致营养不良、活动能力下降或消失。相反，能量过剩则可导致体内脂肪累积、体重增加、肥胖及相关代谢性疾病，还会引起炎症、应激等对机体康复不利的因素。

根据中国居民膳食营养素参考摄入量（DRIs），轻体力活动成年男性能量推荐摄入量为 2 250kcal/d，女性为 1 800kcal/d。在临床实际工作中，需要根据口腔癌及口咽癌患者康复期个体化特点测定或计算能量需要量。能量目标需要量首选间接测热法实际测量。无法采取间接测热法测定时可采用体重公式计算法，即标准体重乘以相应的能量系数。正常体重的患者一日能量系数为 30kcal/kg，超重或肥胖者分别为 25kcal/kg 和 20kcal/kg，消瘦者为 35kcal/kg。标准体重（kg）＝身高（cm）－105。能量系数还应根据年龄、性别和应激状态及随访期间的体重、营养状态的变化等情况酌情加减。

患者康复期所需的三大宏量营养素应保持合适的供能比例，以促进机体更好地合成蛋白质和适当的储备能量。碳水化合物供能比推荐 50%～60%，蛋白质供能比为 15%～20%，或按 1.2～1.5g/（kg·d）计算，脂肪供能比为 20%～30%，肥胖患者应降低脂肪供能化。

口腔癌及口咽癌患者营养不良多见为蛋白质 - 能量营养不良，临床表现为皮下脂肪减少或消失、皮肤干燥、肌肉萎缩无力，体重、上臂围及肌力等下降，血浆白蛋白、前白蛋白、转铁蛋白等内脏蛋白含量轻度下降或正常，细胞免疫功能轻度受损或正常。对于已存在营养不良的口腔癌及口咽癌患者，在康复治疗期间应采取营养治疗措施，提供充足的能量和蛋白质，可显著减少手术后并发症的发生率，促进伤口愈合和机体恢复。若患者血清蛋白质未见改善，则可适当增加蛋白质摄入量至 1.5～2.0g/（kg·d），但需注意避免增加过快而加重胃肠道负担和影响机体正常代谢。优质蛋白宜占总蛋白量 50% 以上。

（二）微量营养素需要量

微量营养素（micronutrient）是指维生素和矿物质。患者康复期需要摄入充足的维生素和矿物质等各类微量营养素，以促进蛋白质、脂肪和碳水化合物的代谢，调节身体功能，加强组织器官修复。成人微量营养素的需要量可参照中国居民膳食营养素参考摄入量，其中，维生素 A（VA）推荐摄入量男、女分别为 800μgRE/d、700μgRE/d，VD 为 10μg/d，VE 和 VK 的适宜需要量分别为 14mg α-TE/d、80μg/d，VB_1 推荐摄入量为 1.2mg/d，VB_2 1.2mg/d，VB_6 1.6mg/d，VB_{12} 2.4mg/d，VC 100mg/d，钙 800mg/d，磷 720mg/d，镁 330mg/d，铁的推荐摄入量男、女分别为 12mg/d、20mg/d，锌的推荐摄入量男、女分别为 12.5mg/d、7.5mg/d，碘 120μg/d，硒 60μg/d。食物摄入量参照中国营养学会推荐的《中国居民平衡膳食指南（2022）》中的推荐量并合理搭配，或者在需要肠内营养时选用标准配方型的全营养肠内营养（EN）制剂，均可满足相应的维生素和矿物质的供给量。

一项观察性研究显示，处于康复期的患者需摄入 1.2～1.5 倍的静息能量消耗量才能保证良好的合成代谢。口腔癌及口咽癌术后能量、蛋白质和微量营养素摄入量在满足中国居民膳食营养素参考摄入量推荐的基础上，还应根据手术创伤程度、手术后营养状况及康复措施，针对性地调整营养摄入目标量。如果术后出现并发症或重度营养不良，预计出院后体重可能会继续丢失，或营养状况存在营养不良的风险时，则需要在出院前后增加营养供给量。

二、营养评估与教育

术后患者在住院期间虽已进行相应的营养治疗，但患者出院后的营养环境、护理水平、心理状态和活动情况等均有所变化，住院期间的营养治疗方案可能不适用于出院后。因此，在患者出院前应评估其居家营养治疗的需求和条件，需要再次评估患者的营养风险，制订出院后营养方案。

（一）营养风险筛查和营养状况评价

营养支持治疗指征是患者存在营养风险。在出院前进行营养风险筛查，有助于为患者制订出院后的营养康复策略，包括营养支持治疗方案。

有研究结果表明，手术患者，特别是年龄≥65 岁的患者出院时营养风险高于入院时，而且出院时营养风险高的患者临床结局较差。研究证实，存在营养风险或营养不良的患者在感染发生率、死亡率及医疗费用方面均高于无营养风险患者。

国际上常用的营养风险筛查工具有 SGA、PG-SGA、NRS2002、MUST、MNA 和 MNA-SF 等，这些工具评价的可靠性和预后准确性各有不同，且使用的便利性和患者的可接受程度、适用性也不同。其中，NRS2002 可用于出院前对患者进行营养风险评估，以判断患者出院后是否需要营养支持治疗。如有必要，可增加营养风险筛查工具 PG-SGA 对患者体重、摄食情况、症状、活动和身体功能、疾病和营养需求的关系、代谢的需要及体格检查等 7 个方面评估，获得出院前营养状况基线资料，有助于出院后个性化营养指导及随访观察营养支持治疗的效果。

在评估患者有营养风险时（例如 NRS2002≥3），进一步对患者进行营养状况评定，以确定营养支持治疗的方式、方法及能量和营养素的需要量。可通过膳食营养调查、临床检查、人体测量、实验室检测等多项指标综合评定患者的营养状况。客观营养学指标包括人体测量（身高、体重、体质指数、体重变化、皮褶厚度、上臂肌围、小腿围、握力和握力体重比）、血浆蛋白质、肌酐、外周血淋巴细胞计数等。主观营养学指标包括食欲、饮食量变化、有无胃肠道症状/障碍或病史、器官功能状态、营养缺乏所引起的生理症状等。当前尚缺乏一种或一类特异的指标准确、全面地评定营养状况，往往需要综合多种指标评定，但可参照 GLIM 法为口腔癌及口咽癌患者在出院前做一次综合营养评定。

在出院前，还需要评估患者及其家属对于营养治疗的想法、依从性和家庭支持情况，充分了解家属配合程度、经济状况、卫生条件、患者及家人的心理情况等，以确保院外营养治疗的有效实施。

（二）营养教育

加强对患者及其家庭成员，包括患者照护人的营养教育是出院后营养康复的基础。营养教育可纠正饮食营养误区，促使科学营养治疗的落实和长期实施，在居家营养康复期间尤为重要。

1. 术后营养教育及相关要求 受年龄、文化程度和地域等因素影响，患者及家庭成员的营养知识、态度及行为状况有较大差异，营养教育和指导的方式及策略宜因人而异适当调整。大型医院的专业临床营养师应为基层医务人员、照护者提供标准化培训，以确保相关从业者能够为居家患者提供个体化饮食指导和规范的营养教育。

2. 营养教育内容 在出院前需要对患者及其家属进行相关营养知识的宣教，强调营养不良的危害、营养治疗的重要性，讲解营养支持治疗期间管道的管理、营养状况的监测。

患者康复期间，要保证充足的能量和蛋白质的摄入，以及三大营养物质的能量来源比例合理和摄入充足的各类营养物质，达到均衡营养的目的，因而，患者 / 照护者掌握合理营养和均衡膳食的相关知识具有重要意义。

中国营养学会提出的《中国居民膳食指南》是合理安排日常饮食或自制流质食物的合理营养基本要求。《中国居民膳食指南（2022）》核心推荐共 8 条：①食物多样，合理搭配；②吃动平衡，健康体重；③多吃蔬果、奶类、全谷和大豆；④适量吃鱼、禽、蛋、瘦肉；⑤少盐少油，控糖限酒；⑥规律进餐，足量饮水；⑦会烹会选，会看标签；⑧公筷分餐，杜绝浪费。

中国居民平衡膳食宝塔（2022）是根据《中国居民膳食指南（2022）》的原则，结合中国居民的膳食结构特点，把平衡膳食转化为各类食物的重量，并以直观的宝塔形式表现出来，便于理解和应用。平衡膳食宝塔共分五层，每层为一大类食物：①谷薯类，主要提供碳水化合物，推荐每天摄入谷类 200～300 克，薯类 50～100 克；②蔬菜水果类，是维生素、矿物质、膳食纤维和植物化合物的重要来源，推荐每天摄入蔬菜 300～500g，其中深色蔬菜应占 1/2，新鲜水果 200～350g；③动物性食物，包括畜、禽、鱼、蛋类，主要提供优质蛋白质，推荐每天摄入畜禽肉 40～75g，蛋类 40～50g，水产品 40～75g；④相当于鲜奶 300g 的奶类或其制品，及大豆和坚果类共 25～35 克；⑤油盐类，烹调油主要提供脂肪，推荐每天摄入烹调油 25～30g、食盐 3～5g。在温和气候条件下生活的轻体力活动成年人，推荐每天饮水 1 500～1 700mL。平衡膳食宝塔中建议的每人每天各类食物适宜摄入量范围适用于一般健康成人，在实际应用时要根据患者的性别、年龄、身高、体重、劳动强度和季节等情况适当调整，根据患者的能量需求确定各类食物的选择及其需要量，通过同类食物互换原则，达到食物多样化的要求。

三、营养随访

院外营养随访是口腔癌及口咽癌患者随访的重要组成部分，应根据患者病情及出院前的营养评估情况，充分评估患者的吞咽和摄食能力，预先制订患者随访计划，包括随访形式、频次、营养方案调整和营养教育等营养监测和指导内容。及时有效地对患者开展康复期间的营养指导，选择合适的营养康复措施，是全周期康复的基础。

（一）随访形式和频次

随访形式主要为通讯（电话或微信）随访、门诊随访，还可采取短信提醒、家庭访视，或者定期开展院外集中教育等。

一般要求患者出院后 24～48 小时随访 1 次，出院后第一周再随访 1 次，主要目的是让患者或其家属快速熟悉营养方案中的各项操作，了解其对出院营养指导的掌握情况，发现问题及时予以纠正。

出院后第一个月每周进行 1 次电话随访，至患者或其家属逐渐熟悉操作流程后适当延长随访周期，可每月随访 1 次。也有文献报道，在出院后的第一周电话或家庭随访 3 次，第二周随访 2 次，以后每周随访 1 次，1 个月后若患者情况稳定，可改为 3 个月或半年随访 1 次。门诊随访时间为出院后第 1 个月、3 个月和 6 个月，此后为每半年进行一次随访。

（二）随访内容

随访内容主要包括评估患者自我或照顾者的营养管理和营养监测能力、营养方案实施情况、患者营养状况并相应地给予营养指导。

1. 指导营养管理和营养监测　在患者出院时给予患者或其家属一份涵盖各项记录内容的表格，嘱其如实填写表格。随访期间指导患者及其家属进行营养监测，内容主要为患者的营养状况及并发症，包括体重、上臂围、肱三头肌皮褶厚度和小腿围等，每天的食物和/或肠内营养制剂的摄入量、机体活动状况、机体活动能力、不适症状和体温等。

营养监测应在医师指导下，由患者本人和家属共同完成。对于需要长期使用肠内营养制剂者，更需要增加监测频率，指导患者或家属注意观察体重变化、营养液和水分输注等。交代如有不适尽快联系主管医护，避免出现严重并发症。

2. 营养状况评估　每次随访均需对患者进行营养风险筛查和营养状况评估。也可根据实际情况，由易于实施的工作人员进行营养监测：①在社区卫生服务中心，可由护士行初步营养筛查，再由具备基本营养知识与技能的社区医务人员或全科医师实施；②在养老机构，可由机构的护士或医师分别实施；③定期门诊随访患者可由门诊医师或临床营养师负责；④居住地较远的患者则可通过电话或微信筛查、评价。所有从事社区或家庭营养风险筛查和营养状况评价的医务人员都应接受系统的规范化培训，熟悉并掌握相关操作步骤及注意事项。

欧洲临床营养与代谢协会（ESPEN）及中华医学会肠外肠内营养学分会（CSPEN）建议院外营养随访期间，可采用 MNA-SF 进行营养风险筛查及营养评估。MNA-SF 检测营养不良的敏感度达 96%，包含 6 方面：饮食改变、体质量改变、应激、神经精神因素、运动能力及体重指数（或小腿肌围）。MNA-SF 根据总评分情况，可量化诊断正常营养状态（12～14 分）、发生营养不良的风险或可能性（8～11 分）及营养不良（0～7 分）。

居家情况下非医学专业的家属或患者本人，简便且有效的营养评估方法是监测每天的摄食状况及体重的变化。

门诊随访内容包括定期复查血常规、生化指标及其他客观指标，了解患者营养状况及营养治疗的效果，及时发现并纠正院外营养康复存在的问题。

3. 营养方案实施情况 根据患者营养摄取状况,计算能量、蛋白质及各种营养素是否符合患者需要,计划调整下一阶段的营养方案。根据患者或其家属所获得的相关信息,进行个性化生活指导。

需管饲的口腔癌及口咽癌患者,随访时更应重视院外营养指导。管饲患者经吞咽功能评估,洼田饮水试验达 I 或 II 级时可拔除胃管,改经口进食。可从全流质,如混合流质食物、米汤、肉汤和鲜榨果汁等开始,逐步过渡到半流质、软食或普通饮食。尽管患者可经口进食,但由于其吞咽功能尚未完全恢复,仍无法进食固体食物或只能进食少量的固体食物,在其经口营养摄入量未能达到 60% 的目标需要量时仍需加强营养支持治疗。

(三)家庭营养支持及随访

口腔癌及口咽癌患者常需院外延续营养支持治疗,或者经过营养评估后,患者需要在家庭开展营养支持治疗,称为家庭营养支持。家庭营养支持分为家庭肠内营养(home enteral nutrition,HEN)和家庭肠外营养(home parenteral nutrition,HPN)。HPN 技术要求较高,价格昂贵,且有可能发生较严重的代谢并发症,故一般采取的是 HEN。营养随访对于需要长期营养支持治疗的口腔癌及口咽癌患者尤为重要。

1. HEN 的优点 HEN 是医院内 EN 的延续,安全可靠,可控性好,能够有效改善和维持患者的营养状况,提高其生活质量,减少不必要的医疗费用。

2. HEN 的适应证 HEN 的应用范围很广泛,除了高流量的肠外瘘、胃肠道出血和肠梗阻等,大部分情况可应用 HEN 为患者术后康复提供营养支持治疗。HEN 需求分为四类,一是普通食物摄入量不足,二是咽喉部吞咽困难,三是营养素吸收能力受损,四是营养需要量增加或有特殊的营养需求。口腔癌及口咽癌患者进食受限、手术后营养需求增多、术后康复期间吞咽困难和/或放化疗致消化道功能障碍而使营养吸收降低等,均符合 HEN 应用需求条件。

HEN 治疗时间可分为短期和长期两类。短期 HEN 是在术后早期康复阶段,依靠 EN 以补充经口摄入的不足,维持营养状态,待患者经口进食增多后就可减少或取消 HEN,应用的时间常为 2～3 周。长期 HEN 主要指用于意识丧失、不能自觉进食,但可通过鼻胃/空肠管或胃/空肠造瘘给予 EN 制剂。对于营养不良尚未改善或严重营养不良患者,也需要较长时期通过 HEN 以达到进一步促进康复的目的。

3. 开展 HEN 的基本条件 合理的营养支持、健康教育及营养监测是成功实施 HEN 的关键因素,但需患者与家属、医护人员、医院及社会的共同参与。因此,实施 HEN 首先应由医师评估患者是否存在 HEN 指征,其次在取得患者及家属同意的情况下,评估及核实家庭情况,包括居住条件、卫生情况、经济情况和心理素质等,确认家人的关爱程度,再决定是否可以开展 HEN 支持治疗。

开展 HEN 的基本条件是首先要有专业的营养支持小组,其次是能获得所需的 EN 制剂,再次是家庭成员的参与、医疗管理部门的支持及社会的配合和团体的协作。专业营养支持小组负责制订与调整营养治疗方案、建立和维护输注途径、监测与评估疗效、处理并发症、随访患者,以及调整营养支持方案。营养支持小组应包括医师、护士、营养师、药剂师和心理学专家等。患者及家属在出院前应接受相关培训,主要内容包括 EN 管的护理及维护、EN 的输注方法、并发症的监测及发现、建立与医师及小组成员的联系方法以及建立 EN 制剂的购买途径等。

4. HEN 营养制剂的选择和配制 口腔癌及口咽癌患者术后由于创口未完全愈合,吞咽功能尚未恢复,部分患者仍留置鼻胃管出院,需继续管饲。医师根据患者的病情、需要量及其耐受程度,决定选用短肽制剂、标准配方制剂或特殊配方的肠内营养制剂,有条件的家庭还可以自制混合食物流质辅以营养补充。

(1)HEN 制剂选择原则:胃肠道功能状态及吸收能力是选择配方的重要依据。其他需要考虑的因素包括营养状态、治疗方案、肾功能、对营养液的耐受性、电解质平衡、经济情况以及 HEN 给予的途径。HEN 配方可以根据能量和蛋白质的含量不同分为不同的种类,有些 EN 制剂是为不同疾病而专门设计的。根据患者对能量和蛋白质及液体量的需要,决定使用高能量和 / 或高蛋白质的配方。为了避免乳糖的不耐受,大多数 EN 制剂是不含或仅含少量乳糖。在某些疾病状态且器官功能障碍时,需使用特殊配方,如专门为肺、肾、肝功能不全或糖尿病患者设计的肠内营养配方。使用特殊配方时需进行严密监测,以判断使用效果。

(2)HEN 标准制剂配制及使用:HEN 制剂应按照说明书进行标准配制使用。如果延续医院使用的 EN 制剂并适应良好,则继续按照医院的方法逐渐达到目标能量和蛋白质需要量。如果在家庭首次应用 EN 或者此前在医院使用量不足,则需要循序渐进地增量。建议首日按照目标能量需要量的 1/3 给予,然后根据患者耐受情况,每 1～2 天增加 1/4 的量,直至一周内达到目标需要量。

(3)家庭自制匀浆膳:家庭自制匀浆膳是参照中国居民平衡膳食宝塔所推荐的食物和量,制成熟食后,加入水混合,用搅碎机制成混合食物的流质,其所含营养素相对均衡。因其已被粉碎,容易消化吸收,可用于口服或管饲,后者需要过滤成适合管道口径的流质,以防堵管。其优点是营养来源于自然食物,更易被患者胃肠耐受。如果搭配均衡,可提供较为充足的营养物质。缺点是耗费人力、物力较多,能量和蛋白质无法精确计算。肠内营养指南或专家共识中大多推荐采用成品的 EN 制剂,尤其是特殊医学用途配方食品(FSMP)。

5. HEN 的喂养途径　HEN 的主要途径有经鼻或造瘘口置管于胃、十二指肠或空肠。鼻胃 / 鼻肠管适用于短期(<6 周)使用 HEN。手术、内镜、腹腔镜下及透视下的胃或空肠造口,适用于长期或终生的HEN。经皮内镜下胃造口术(PEG)可以减少误吸等并发症,更适合长期 HEN,同时较经鼻置管发生移位的可能性小,同时在衣服的覆盖下,外观好。长期使用 PEG 可以更换为按钮式的导管,外观更佳,护理亦更容易。

喂养方式有定时推注(bolus feeding)、重力滴注(gravity feeding)和输液泵滴注(pump feeding)。每种方式各有优缺点,需要考虑时间的消耗、活动的方便、费用及并发症的预防(如误吸和腹泻)。肠内营养方式一般推荐使用输液泵,尤其是有误吸风险的老人和儿童、胃肠功能障碍患者和需要夜间输液的患者。

6. 口服营养补充(ONS)的合理应用　待吞咽功能恢复可经口进食,且经口营养摄入量达到 60% 以上的目标营养量时可考虑停用管饲。尽管患者可经口进食,但由于其康复期仍无法进食固体食物或只能进食少量的固体食物,不能满足其目标营养需求,此时需继续予以 ONS 进行营养支持治疗。ONS 是实现口腔癌及口咽癌患者全周期所需的基本营养支持治疗措施,为防治营养不良具有重要意义。推荐所有接受 4 级手术的患者术后均应用 ONS 4～8 周。对于严重营养不良的患者以及术后住院时间长或 ICU 住院时间较长的患者,术后应用 ONS 3～6 个月。给予 ONS 时推荐使用整蛋白标准型 EN 制剂,例如全营养FSMP,并且根据患者的基础疾病、不同产品的口味和营养素结构来选择,以提高患者依从性。ONS 可在两餐之间及睡前给予,每天 ONS 总能量为 400～600kcal。

7. HEN 的护理管理 HEN 在实施期间需要预防并及时发现并发症,以免造成严重危害。管饲 HEN 要重视管道管理和护理,以及常见并发症的处理。

(1)管道管理:通过管饲途径进行营养摄入患者,注意观察管道位置、固定状况,加强管道口的护理及常规管道维护等。告知患者及其家属留置鼻或胃肠管的长度,留置时间,留置时限,每天需检查管道刻度标记及固定情况,观察是否出现管道脱出及固定松弛等情况。每次进行管饲操作前需确定鼻胃管是否在胃或肠内,可通过回抽胃内容物或将管口放于水中观察是否有气泡等方法进行判断。

(2)管饲护理:进行管饲操作时,患者取坐位或半坐卧位,抬高床头为 30°～45°。每次灌注食物前先连接注射器于胃/肠管末端,抽吸见有胃肠内容物抽出,再缓慢注入少量温水;若抽吸内容物量大于 200mL,应考虑调整管饲营养方案。管饲的食物温度一般为 40～45℃。新鲜果汁与奶液应分别注入。药片应研碎溶解完全后注入。灌注食物时速度不可过快,每次抽吸食物时应反折管道末端,避免灌入空气,引起腹胀。管饲完毕后,再次注入少量温水,冲净管道,防止食物积存在管腔内变质引起胃肠炎或管道堵塞。每次管饲量因人而异,但不宜超过 500mL。管饲结束后,患者需保持原体位 30 分钟,有助于预防反流。记录管饲的时间、食物的种类、食物量及患者的反应等。长期置管患者应按照所置管道的使用期限更换管道。

(3)并发症处理:若出现管道堵塞,先排除管道本身的因素(如压迫、扭曲、折叠等),可用 30mL 温开水冲管,或用注射器回抽,或可用碳酸饮料来回反复抽吸,无法自行解决堵管问题需要至医院就诊处理。发现置管处局部红肿、压痛等情况,需解除管道压迫,更换固定位置,必要时前往医院进行处理。在管饲操作过程中如患者出现剧烈咳嗽、恶心、呕吐等情况,需考虑导管移位可能,应立即停止管饲操作,避免食物误入气道造成误吸,并及时就诊予以相应处理。若患者胃肠不耐受,则需及时对所使用的营养方案进行评估,根据评估结果调整营养方案或纠正不当操作。

8. HEN 随访 医护人员进行随访时,每次均需对患者实施营养风险筛查和营养评估。HEN 需全程进行监测、指导,并及时调整营养方案。营养方案调整主要依据定期营养评估的结果。其中,EN 制剂用量可根据患者的体重和活动量的变化进行调整。若患者营养状态改善、基础疾病稳定且预计饮食能满足其营养需要时,可考虑逐步减少并停止 HEN 支持治疗。

(黄秋雨 陈超刚)

第三节 吞咽康复

一、吞咽功能评估

对于口腔癌/口咽癌患者,应该在手术前后均进行吞咽功能评估。部分此类患者在术前表现为无吞咽障碍或轻微的吞咽障碍,而在术后则因为水肿、结构缺损、瘢痕形成或长时间留置胃管所致的废用性萎缩而导致吞咽障碍加重。因此，应重视患者手术前后的功能变化情况，在术前通过评估进行相应的功能训练，完成功能储备；在术后通过评估制订安全的进食及训练方案。

吞咽障碍的评估包括筛查、临床评估和仪器评估三方面。

（一）吞咽障碍的筛查

筛查可以间接了解患者是否有吞咽障碍，以及障碍所导致的症状和体征，如咳嗽、肺炎病史、食物是否由气管套溢出等症状，筛查的主要目的是找出吞咽障碍的高危人群，是否需要行进一步诊断性的检查。

1. 自我筛查量表　吞咽障碍的筛查不仅针对住院患者，也可在家中或社会中进行。通过筛查，患者及家属可以发现患者存在吞咽障碍的可能（表 12-3-1），尽早进行相关的诊治，避免严重并发症的发生。

表 12-3-1　吞咽障碍患者的自我筛查

序号	问题	有	没有	备注
1	你有吞咽障碍吗？何时有过？日期：			
2	你对什么性质的食物存在吞咽障碍？			
	唾液			
	流质体			
	粥或类似的食物			
	固体食物			
3	你有鼻饲管吗？			
4	过去的一年你有没有消瘦？如果有，瘦了多少？			
5	总体来说，你吃的或喝的比以前有所减少吗？			
6	你得过肺炎吗？多长时间一次？何时得的？			
7	你得过慢性呼吸道疾病吗？			
8	你有过无明显原因的突发性高烧吗？			
9	你有咳嗽变多吗？			
10	你经常清嗓子吗？			
11	你注意到嗓子里有很多痰吗？			
12	你有不断增多的唾液吗？			
13	你的嗓音有变化吗？			
14	你感觉喉咙有肿块或异物吗？			
15	你害怕吞咽吗？			
16	当你吞咽的时候觉得疼痛吗？			
17	你吃饭或喝水的时间变长了吗？			
18	当你吃饭和喝水时有改变头或身体的姿势吗？			
19	你咀嚼时有困难吗？			
20	你经常觉得口干吗？			
21	当你吃饭或喝水时有感觉到不一样的冷或者热吗？			
22	你有嗅觉或味觉改变吗？			

序号	问题	有	没有	备注
23	咀嚼后的食物进入喉咙的时候你感觉困难吗？			
24	当你咀嚼或吞咽食物时，食物有从口腔溢出吗？			
25	当你吞咽完毕时有一食物或液体遗留在你的口腔内吗？			
26	当你吞咽时，一些食物或液体进入到你的鼻腔吗？			
27	当吃固体食物时，有一些固体食物会卡在嗓子里吗？			
28	当你吃饭或喝水时有窒息感吗？			
29	你需要为了残留的食物或水而反复多次吞咽吗？			
30	在吃东西或喝水时或者之后你有咳嗽吗？			
31	你通过小口进食或鼻饲管补充食物吗？			
32	当你吞咽之后有感觉嗓音听起来不一样吗？			
33	你感觉胸中部有压迫感吗？			
34	你感觉在你的胸中部或喉部有灼热感吗？			
35	你有食物反流现象吗？			

2. 临床筛查问卷 目前临床常用成套的吞咽障碍筛查量表，对可能存在吞咽障碍风险的住院患者进行甄别，现以目前临床常用的进食评估问卷调查工具 -10（eating assessment tool-10，EAT-10）量表为例进行说明（图 12-3-1）。此量表是由 Belafsky 等人 2008 年编制的吞咽障碍筛查工具，目前国内已有中文版，并做过信度和效度检验。该量表有助于识别误吸的征兆、隐性误吸以及异常吞咽的体征，其与饮水试验合用，可提高筛查试验的灵敏度和特异度。EAT-10 有 10 个吞咽障碍相关问题。每个问题的评分有 4 个等级，0 分无障碍，4 分严重障碍。如果每项评分超过 3 分，则可能在吞咽效率和安全方面存在问题。

姓名		年龄		性别		记录日期		科室		
病床		住院号								
目的：EAT-10 主要在测试有无吞咽障碍时提供帮助，在您与医师就有无症状的治疗进行沟通时非常重要。										
说明：将每一题的数字选项写在后面的方框，回答您所经历的下列问题处于什么程度？ 0：没有，1：轻度，2：中度，3：重度，4：严重										
1. 我的吞咽问题已经使我体重减轻					0	1	2	3	4	
2. 我的吞咽问题影响我在外就餐					0	1	2	3	4	
3. 吞咽液体费力					0	1	2	3	4	
4. 吞咽固体食物费力					0	1	2	3	4	
5. 吞咽药片（丸）费力					0	1	2	3	4	
6. 吞咽时疼痛					0	1	2	3	4	
7. 我的吞咽问题影响我享用食物时的快感					0	1	2	3	4	
8. 我吞咽时有食物卡在喉咙里的感觉					0	1	2	3	4	
9. 我吃东西时会咳嗽					0	1	2	3	4	
10. 我吞咽时感到紧张					0	1	2	3	4	
得分：各题的分数相加，将结果写在右侧的空格。总分（最高 40 分）_____										
结果与建议：如果 EAT-10 的每项评分超过 3 分，您可能在吞咽效率和安全方面存在问题。建议您带着 EAT-10 的评分结果就诊，进行进一步的吞咽检查和 / 或治疗。										

图 12-3-1 进食评估问卷调查工具（EAT-10）

3. 饮水筛查试验 目前临床上使用的吞咽障碍饮水筛查方法有许多种,除常用的洼田俊夫饮水试验外,护士在临床护理实践中,还可采用适合不同患者的其他改良饮水筛查方法,详见第五章第三节。

(二)吞咽障碍评估

1. 颜面及口腔功能评估 主要包括唇、舌、下颌、软腭等与吞咽相关器官的运动功能及感觉功能的检查。

(1)直视观察:观察唇结构及两颊黏膜有无破损,唇颊沟是否正常,软硬腭的结构,悬雍垂的体积,腭咽弓、舌咽弓的完整性,舌的外形及表面是否干燥、结痂及有无瘢痕,牙列、牙体与口腔分泌物状况等。

(2)唇、颊部运动功能评估:观察静止状态唇的位置及有无流涎;做口角外展动作,观察其抬高和收缩幅度;做闭唇鼓腮,交替重复发"u"和"i"音,会话时观察唇的动作。

(3)下颌运动功能评估:观察静止状态及言语、咀嚼时下颌的位置,评估下颌是否能完成抗阻力运动。

(4)舌运动功能评估:观察静止状态及各种运动状态下舌的位置。评估舌运动是否能抗阻力运动。评估舌的敏感程度,是否过度敏感或感觉消失。

(5)软腭运动功能评估:发"a"音观察软腭的抬升,是否有鼻腔漏气。软腭抬升差的患者可以刺激咽腭弓,观察是否有软腭上抬。

2. 咽功能评估 咽功能评估主要是对咽部各项反射功能的评估,包括咽反射、呕吐反射、咳嗽反射,主要涉及舌咽神经、迷走神经所支配的反射活动。

(1)咽反射:诱发咽反射可用冰冷物、棉签或尺寸 0 号(直径 1/4)的喉镜,触碰硬腭与软腭的交界处或软腭和悬雍垂的下缘,这样的触碰会引起软腭向上向后动作,但咽壁不会有反应,也不会造成呕吐的全咽反应。

(2)呕吐反射:正常呕吐反射是由有害物质刺激所启动,引发的动作反应是把食物从咽向上及向外推挤出来,其目的是清除咽的有害物质,这正好和吞咽动作相反。常见的方法是用棉签触碰舌面或用喉镜触碰舌根或咽后壁,在触碰后,观察是否能引起整个咽后壁和软腭强劲而对称的收缩。若咽后壁收缩不对称,可怀疑有单侧咽无力。有研究发现,呕吐反射的缺失不一定导致吞咽能力下降。

(3)咳嗽反射:观察患者自主咳嗽以及受刺激后的咳嗽反应。如果咳嗽反射减弱或消失,导致咽及气管内的有害刺激物误吸,容易产生误吸及误吸性肺炎。

3. 喉功能评估

(1)音质/音量的变化:患者发"a"音,聆听其发音的变化。如声音沙哑且音量低,声带闭合差,在吞咽时气道保护欠佳,容易误吸。

(2)发音控制/范围:与患者谈话,观察其音调、节奏等变化。如声音震颤,节奏失控,为喉部肌群协调性欠佳,吞咽的协调性会受到影响。

(3)刻意的咳嗽/喉部的清理:患者咳嗽时,观察其咳嗽力量。如咳嗽力量减弱,将影响喉部清除分泌物、残留食物的能力。

(4)吞唾液的反应:观察患者有无流涎,询问家属患者是否经常被口水呛到。如果有,估计处理唾液的能力下降,容易产生误吸或隐性误吸。

（5）喉上抬：检查喉上抬的幅度，通过做空吞咽检查喉上抬运动。检查方法：治疗师将手放于患者下颌下方，手指张开，示指轻放于下颌骨下方，中指放在舌骨，小指放于甲状软骨上，无名指放于环状软骨处，患者吞咽时，感觉甲状软骨上缘能否接触到中指来判断喉上抬的能力。正常吞咽时，中指能感觉到甲状软骨上下移动约 2cm 的范围。

4. 综合功能评估　临床常使用曼恩吞咽能力评估量表（Mann assessment of swallowing ability，MASA）对患者的吞咽功能进行综合评价。此评价方法由 Mann 于 2002 年提出，包括意识、认知力、理解力、言语能力、呼吸功能及口咽期吞咽功能评估等 12 个方面，依据各方面的严重程度评分。该量表能确定吞咽困难和误吸，也可作为患者长期吞咽能力的监测工具，大型临床试验证明其是评价吞咽功能的简便、安全、可靠的评估方法。目前国内运用改良版的 MASA（表 12-3-2）。

表 12-3-2　改良曼恩吞咽能力评估量表（MMASA）

评估内容	分级标准
1. 意识 任务：观察并评估患者对语言、肢体被动活动或疼痛刺激的反应	10 分：清醒 8 分：嗜睡 - 波动的觉醒状态 5 分：很难被语言或刺激唤醒 2 分：昏迷或没有反应
2. 合作度 任务：吸引患者的注意力并尽量促使患者与检查者交流或主动活动	10 分：合作（可通过某种语言或非语言的形式交流） 8 分：间断合作 5 分：不愿意合作 2 分：不合作 / 无应答
3. 呼吸 任务：评估患者的呼吸状况	10 分：呼吸音清晰，无临床或影像学异常的证据 8 分：上呼吸道痰鸣音或其他呼吸系统异常情况 6 分：肺底细小湿啰音 / 可自净 4 分：肺底粗糙水泡音 2 分：可疑肺部感染 / 需经常吸痰应用呼吸机（器）
4. 表达性言语障碍 任务：评估言语表达受限情况	5 分：无异常 4 分：找词 / 表达语义轻度障碍 3 分：只能用有限的方式 / 短语或单词表达自己的意思 2 分：无功能性言语声音或无法译解的单词 1 分：无法评估
5. 听理解力 任务：评估理解基本语言进行交流的能力	10 分：无异常 8 分：进行一般对话有轻度困难 6 分：对重复性简单言语指令可理解 2 分：提示时偶尔作答 1 分：无反应
6. 构音障碍 任务：评估言语清晰度	5 分：无异常 4 分：变慢伴偶尔停顿或急促不清 3 分：言语可被理解但讲话的速度、完整性、协调性有明显缺陷 2 分：言语不清，无法理解 1 分：无法评估

评估内容	分级标准
7. 唾液 任务：观察患者控制唾液的能力，注意观察任何从口角边分泌的唾液	5分：无异常 4分：讲话时唾液飞溅，唾液增多随时需吐出 3分：说话、侧躺或乏力时流涎 2分：有时持续性流涎 1分：严重的不能控制的流涎
8. 舌肌运动 任务：评估舌的活动 前伸运动：让患者尽可能向前伸舌，然后缩回 侧方运动：让患者用舌触碰口腔的每个角，然后重复交替进行侧方运动 抬升运动：嘱患者大张口，抬起舌头向上触碰上颌，用这种方式交替上抬和下压舌尖	10分：舌活动范围完整，无异常 8分：运动范围轻微受限 6分：运动范围不完整 4分：只能轻微活动 2分：无活动或不能执行
9. 舌肌力量 任务：评估舌两侧的力量，让患者用舌向侧方和前方用力	10分：无异常 8分：轻微减弱 5分：明显一侧无力 2分：完全无力或不能执行
10. 咽反射 任务：分别刺激每一侧咽后壁	5分：无异常 4分：两侧减弱 3分：一侧减弱 2分：一侧消失 1分：反射消失
11. 咳嗽反射 任务：让患者用力咳嗽，观察咳嗽时的力度和咳嗽音的清晰度	10分：无异常 8分：可用力咳嗽，但音质嘶哑 5分：咳嗽动作完成不充分 2分：不能做咳嗽动作或不能执行命令
12. 软腭 任务：让患者用力发几次"啊"的声音，每次持续数秒，观察有无鼻音过强并注意软腭的抬升运动	10分：无异常 8分：两侧轻微不对称，软腭移动 6分：一侧力量减弱，不能持续保持上抬 4分：活动微弱，鼻部反流，气体从鼻部漏出 2分：软腭不能上抬或不能执行命令

根据查体结果为患者选择每一项最合适的得分，将每项得分合计得到总分，总分≥95分，可经口进食水，观察患者第一次进食情况，如果总分≤94分，嘱患者暂禁食水。

5. 颈部听诊　颈部听诊法是把听诊器放在颈部，听诊吞咽食物过程中咽喉部产生的声音，通过吞咽声音的音调、持续长短以及呼吸音的音调、产生时间判断吞咽障碍的一种方法。该方法是判断有无误吸、残留等非侵入性的检查手段，在床边简单易行。本方法与饮水试验等筛查共用可以得到更准确的判断。

（1）听诊评估时使用的食物：一般来说，口腔期障碍的患者较难吞咽固体食物，咽期障碍的患者液体食物容易产生误吸，黏稠度高的容易残留。在颈部听诊前通过问诊等了解患者容易吞咽、难以吞咽的食物，患者的一口量、食物性状及嗜好等。此外，液体、黏度低的食物吞咽时产生的吞咽音较大、持续时间短、声音明晰。

（2）评估前的准备工作：检查前原则上先行口腔清理。针对重度吞咽障碍患者，在使用吞咽食物测试前可以按摩唾液腺促进唾液分泌，让患者空吞咽观察其是否可以顺畅地产生吞咽动作。然后，可以用1～2块小冰块、少量冷的啫喱状食物、少量冰水混合物，让患者吞咽进行颈部听诊。这些食物容易判断在口腔或者咽喉部的位置，而且冷刺激容易诱发吞咽反射，较其他食物安全。

（3）颈部听诊的要点：听头置于颈部两侧胸锁乳突肌范围内，听患者呼气时的呼吸音。听到湿啰音时，做排痰或吸痰处理。听到清晰的呼气音时给予患者准备好的吞咽食物，听患者吞咽产生的声音。吞咽结束后先不让患者咳嗽或者行吸痰等动作，听诊呼气音并与给吞咽食物前的呼气音进行比较。

颈部听诊的方法（患者能配合）如下。

1. 让患者咳嗽或者吸痰，机械辅助排痰。

2. 呼气（听呼气音）。

3. 吞咽食物（听吞咽音）。

4. 呼气（听呼气音，并与之前的呼气音比较）。

对于一些不能遵从指令的患者，如重度认知障碍患者，先进行充分排痰听患者自发呼吸时的呼吸音，然后听喂食时的吞咽音以及吞咽后的呼吸音，并与给食物前的呼吸音进行对比。

颈部听诊的方法（患者不能配合）如下。

1. 吸痰，机械辅助排痰。

2. 自然呼吸（听呼吸音）。

3. 吞咽食物（听吞咽音）。

4. 自发呼吸（听呼吸音，并与之前的呼吸音比较）。

可以尝试不同类型的食物、不同的吞咽方法、不同吞咽的姿势、不同一口量时的颈部听诊。但是，值得注意的是，如果怀疑已经有误吸的情况下，要立即停止检查，迅速指示患者咳出并行吸痰、排痰处理。

（4）颈部听诊结果判定：听到吞咽音延长、减弱或者多次吞咽音的情况，需要考虑舌的运送障碍、咽缩肌乏力、喉上抬困难或食管上括约肌失弛缓等可能性。吞咽时听到水泡音，或者听到有呛咳音要高度怀疑误吸的可能。吞咽音中间夹杂听到呼吸音，考虑呼吸停止 - 吞咽 - 呼吸吞咽模式的失调，有可能出现渗漏和误吸（表 12-3-3）。

表 12-3-3 颈部听诊吞咽音的判定

吞咽音	判定
吞咽音延长、变弱，反复的吞咽音	舌的运送障碍、咽缩肌乏力、喉上抬困难或食管上括约肌失弛缓
湿啰音、呛咳音	误吸
吞咽音中夹杂呼吸音	呼吸吞咽模式失调，误吸，渗漏

吞咽后即刻的呼吸音如果表现为湿啰音、咳嗽音或者液体的振动音则考虑渗漏、误吸或者咽腔液体残留。如果有呛咳、喘鸣音则高度怀疑误吸（表 12-3-4）。在听诊吞咽后的呼吸音时，要特别注意与吞咽前排干净残留物的呼吸音相比较。

表 12-3-4 颈部听诊的呼吸音(呼气音)的判定

呼吸音(呼气音)	判定
湿啰音、呛咳、液体的振动音	咽腔残留、渗漏或者误吸
呛咳,喘鸣音	误吸

6. 容积 - 黏度吞咽测试

(1)容积 - 黏度吞咽测试(volume-viscosity swallow test,V-VST):是从果汁黏度开始测试,容量从 5mL 到 10mL 再到 20mL 逐渐增加难度。当患者完成果汁黏度部分并没有主要的误吸症状(咳嗽或大于 3% 氧饱和度下降)时,相对不安全的液体黏度部分以同样逐渐增加量的方式来评估。最后,相对安全的布丁黏度部分用同样的规则来评估。如果患者在果汁黏度部分存在吞咽安全问题,则这部分试验停止,并且把液体黏度部分省略掉,直接进入较安全的布丁黏度部分。如果患者在液体黏度部分存在吞咽安全问题,则这部分试验停止,直接进入布丁黏度部分。

(2)改良容积 - 黏度吞咽测试(VVST-Chinese vision,VVST-CV):在原版 V-VST 评估的基础上,根据《吞咽障碍膳食营养管理中国专家共识(2019 版)》将评估的食物性状变更为水、低稠度食物、中稠度食物和高稠度食物 4 种,将进食评估的一口量变更为 3mL、5mL 和 10mL。从中稠度食物开始,按照中稠度→低稠度→水→高稠度的顺序,分别评估各种黏度的食物在不同一口量下进食的安全性和有效性。在吞咽测试过程中,咳嗽、大于 3% 氧饱和度下降和音色的改变被视为存在吞咽安全问题的症状,零碎的吞咽和口咽部有残渣被视为吞咽功效下降的症状。

如果出现安全性受损的表现,则跳过更低稠度的食物直接尝试高稠度食物,如果继续出现安全性受损,则停止评估(图 12-3-2),并将评估结果记录在评估表中(表 12-3-5)。

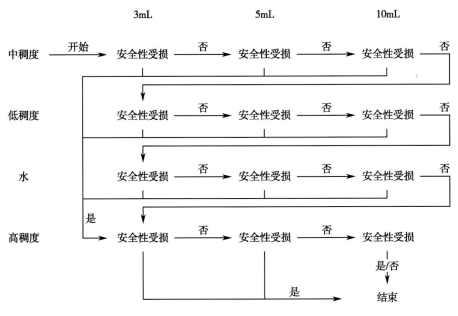

图 12-3-2 容积 - 黏度吞咽测试(中国改良版)

表 12-3-5 VVST-CV临床评估记录表

一口量		水			低稠度			中稠度			高稠度		
		3	5	10	3	5	10	3	5	10	3	5	10
安全	咳嗽												
	声音变化												
	血氧饱和度												
有效	唇闭合												
	口腔残留												
	咽部残留												
	分次吞咽												

7. 功能性经口摄食分级(functional oral intake scale,FOIS) 根据患者经口进食情况,采用 FOIS 间接判定患者的吞咽功能。其分级方法为:1 级,不能经口进食;2 级,依赖管饲进食,最小量的尝试进食食物或液体;3 级,依赖管饲进食,经口进食单一质地的食物或液体;4 级,完全经口进食单一质地的食物;5 级,完全经口进食多种质地的食物,但需要特殊的准备或代偿;6 级,完全经口进食不需要特殊的准备,但有特殊的食物限制;7 级,完全经口进食没有限制。

(三)吞咽障碍仪器评估

1. 吞咽造影检查 吞咽造影检查(VFSS)即在 X 线透视下,针对口、咽、喉、食管的吞咽运动所进行的特殊造影。吞咽造影检查可以进行点片或录像来记录所看到的影像,并加以分析,评价异常吞咽模式,观察临床评估观察不到的咽期功能障碍,明确患者是否存在吞咽障碍,发现吞咽障碍的结构性或功能性异常的病因及其部位、程度和代偿情况,被认为是吞咽障碍检查的"理想方法"和诊断的"金标准"。

2. 纤维喉镜吞咽功能检查 纤维喉镜吞咽功能检查(FEES)利用软管鼻咽喉镜进入患者口咽部和下咽部,观察会厌谷、咽壁、喉、梨状隐窝等结构以及这些结构在吞咽食物时的运动,并通过咽期吞咽前后咽喉部运动功能及食物滞留情况,评估吞咽过程中的食团运送是否正常。该方法不仅能够直接观察鼻、鼻咽、口咽、下咽和喉部的病变,而且可以在基本自然的状态下观察声道、咽喉部吞咽道的变化,以及与吞咽、发音、呼吸的关系。凡是存在口咽期吞咽功能障碍的患者均为软管喉镜吞咽功能检查的适应证,同时需要进行吞咽影像学检查但不能耐受 X 线检查者特别适用。

3. 咽腔测压检查 测压技术是指利用多导腔内测压仪记录和量化腔壁肌肉收缩过程中的腔内压力变化。这种压力可以是腔壁组织与传感器直接接触产生的压力,或者是腔内空气或食团环绕传感器所产生的压力。高分辨率固态咽腔测压(high resolution manometry,HRM)采用的是高反应频率的腔内测压导管,导管柔软有弹性、带有压力微感受器,这些感受器接触咽壁或食管壁后,可直接感受到收缩压力,将信息以电信号的方式传导至计算机进行整合及分析。

4. 舌压测定 舌压是指舌与硬腭接触产生的压力,在控制液体从口腔进入咽部过程中起主要作用,同时也参与产生使食物经过口咽进入食管的推动力。经典的舌压测定是采用球囊法舌压测定技术。

5. 肌电图检查 吞咽时肌肉活动的肌电信号、时间和模式可以通过多种肌电图技术记录下来,包括针式的喉肌电图和无创的表面肌电图,是评估吞咽相关肌肉功能活动的方法。表面肌电图是检测吞咽时肌群活动的生物电信号的常用方法,并不着重于诊断某块肌肉的功能,而是检测吞咽过程中局部肌肉活动方式的时间、幅度及其时序性。

二、吞咽障碍治疗

吞咽障碍治疗的目的是使患者能够安全摄取足够的营养,避免误吸、营养不良、脱水等不良后果,最大程度恢复患者经口进食的功能,让患者重拾进食的愉悦及尊严。

(一)吞咽训练

口腔癌/口咽癌患者常出现口腔内感知觉迟钝、口腔准备期不佳、口腔期时间延长、吞咽启动延迟等问题。吞咽功能的训练手段包括感觉训练和运动训练。感觉训练包括温度及触觉刺激、口咽部气脉冲感觉刺激等。运动训练包括颈部牵张、口唇及面颊的运动训练、舌的运动训练、下颌运动训练、Shaker训练、改良导管球囊扩张技术、生物反馈训练等。利用各种感觉刺激,温、痛、触、视、听、嗅等多种感觉途径来增加感觉和运动功能,改善口腔处理食团和吞咽系统运作的效能,提升患者进食能力。

1. 头颈部放松体操　端坐(如不能端坐,则调整为身体状况允许下的最佳姿势),保持躯干稳定,调整呼吸。轻柔进行双肩关节耸肩运动及画圈运动,每个动作3~5次。轻柔进行头颈部"米"字运动:双眼平视前方,尽力保持下颌与颈部垂直,以下颌中立位为起始位,分别进行左右方向、上下方向、左上方向、右上方向、左下方向、右下方向的平缓匀速运动,写完一个"米"字为一套运动。每次可进行3~5个完整"米"字运动。

2. 口腔颜面体操

(1)放松运动:以轻柔的手法按摩放松口颜面部肌肉,包括颊侧、唇周及舌骨周围肌群。

(2)闭唇运动:用力闭合双唇,并保持5秒,重复10~20次。亦可单纯快速重复张口后再用力闭口的动作10~20次。

(3)展唇运动(示齿运动):用力将唇向两边展开,尽可能露出最多牙齿,并将动作保持5~10秒,重复10~20次。亦可单纯快速重复从中位再用力展唇的动作10~20次。

(4)缩唇运动(拢唇运动):用力将唇向中部缩起,做发"u"音的准备动作,并保持5~10秒,重复10~20次。此动作亦可配合示齿运动。重复示齿与拢唇的循环动作10~20次。

(5)抿唇运动:轻展口角,上下唇闭合,并一起往内抿紧,尽量隐藏起双唇并用力压紧,保持5~10秒,重复10~20次。亦可在双唇张开的情况下往内抿唇,此时动作维持的难度稍高于闭合时抿唇,注意不能用上下颌牙齿咬紧代偿。

(6)双颊内缩运动:双唇闭合,微微向前缩起,再将两颊从口角位置往内吸至凹陷,如"狐狸嘴"状,并保持5~10秒,重复10~20次。

(7)闭唇鼓腮运动:双唇闭合,鼓腮直至双颊凸起。每个动作保持5~10秒,避免漏气,重复10~20次。

3. 下颌运动训练

(1)下颌前后方向运动:下颌尽力前伸,保持5~10秒再尽力回缩,重复5~10次。亦可连续完成交替动作10~20次。

（2）下颌上下方向运动：下颌尽力向下，张大口腔，保持 5～10 秒再尽力合上，用力咬合至咬肌凸起，同样保持 5～10 秒，亦可只连续完成交替动作 10～20 次。

（3）下颌左右方向运动：下颌向左向右运动，可在每个动作末端维持 5～10 秒，亦可连续完成交替动作 10～20 次。

（4）下颌研磨运动：上下颌牙齿咬合，然后在闭口状态下做咀嚼时的研磨动作，此时下颌会有前后和左右方向的复合运动 10～20 次。

4. 舌运动训练

（1）舌前伸及后缩运动：舌用力前伸再用力后缩，可在每个动作末端维持 5～10 秒，亦可连续完成交替动作 10～20 次。

（2）舌向左向右运动：舌用力向左运动再用力向右运动，可在每个动作末端维持 5～10 秒，亦可连续完成交替动作 10～20 次。

（3）舌上抬运动（口腔外）：舌尖伸出唇外，并尽力上抬，触及上唇，也可同时搭配左右运动，使舌尖从左向右扫过上唇，再沿原路返回。

（4）舌上抬运动（口腔内）：张大口腔，舌尖尽力上抬触及硬腭，或使舌尖从上颌牙龈向后扫过硬腭直到最后方。可在每次上抬后保持 5～10 秒，亦可只完成交替动作 10～20 次。进行舌上抬运动时，尽量使舌面脱离下颌，保持舌体和下颌的分离运动。

（5）咂舌运动：唇微张，舌前叶贴近上腭，然后在舌面和上腭间施加一个向内的吸力，使舌面快速脱离上腭，并发出"得"弹响声，重复 10～20 次。

（6）舌口腔内主动转运训练：保持唇闭合，在口腔内尽力移动舌体，从左至右扫过所有牙面，然后从右至左返回。重复 10～20 次。

（7）舌环转运动：类似口腔内转运训练，将舌伸出唇外，从左至右，从上至下，依次环转扫过上下唇面，重复 10～20 次。

5. Sharker's 训练　平卧于床或舒适的平面，向上抬起头颈（双肩不可抬离床面），尽力使双眼盯住脚尖，保持 1 分钟。头放松回原位，再保持 1 分钟，重复此动作 30 次以上。在此期间，双肩抬离平面累积不可超过 3 次。

6. 唇抗阻训练

（1）闭唇抗阻训练：①用力闭唇，压紧双唇间的压舌板，治疗师以适当的外力将压舌板往外拉。坚持 5～10 秒，重复 10～20 次。②选取中间带孔的硬币大小的纽扣，将干净结实的棉线交叉穿过扣孔，并留一部分长度。将纽扣竖着置于患者的唇与牙龈间，嘱患者用力包拢双唇。治疗师以一定的外力轻拉棉线，嘱患者用力闭唇并坚持 5～10 秒，防止纽扣被拉出唇外，重复 10～20 次。③闭唇鼓腮，治疗师在双颊鼓起处给予一定向内的阻力，嘱患者保持双唇闭紧不漏气，坚持 5～10 秒，重复 10～20 次。

（2）展唇抗阻训练：①用力将唇向两边展开，治疗师用双手分别在两侧口角给予向内的阻力，并嘱患者坚持 5～10 秒，重复 10～20 次；②患者用力将唇向上、向下分别展开，露出尽可能多的牙齿，治疗师用双手分别在上唇上方和下唇下方给予向内的阻力，并嘱患者坚持 5～10 秒，重复 10～20 次。

（3）拢唇（缩唇）抗阻训练：①患者用力拢唇，做发"u"音的准备动作，治疗师用示指轻压拢起的唇部，患者用力维持，避免被外力压下，坚持5~10秒，重复10~20次；②闭唇，治疗师将压舌板或棉签以适当的力压在双唇正中，后嘱咐患者用力将唇往中间缩起，将压舌板或棉签向前顶起，并维持5~10秒，重复10~20次；③闭唇，选取一根粗细适宜的吸管，治疗师将吸管下段堵住，患者用力吸吸管，保持用力5~10秒，重复10~20次。

（4）抿唇抗阻训练：双唇微张，患者将上唇往内抿紧，模仿摄食时上唇将汤匙内食物抿下的动作，治疗师用汤匙或棉签给予反向向外的阻力，坚持5~10秒，重复10~20次。下唇抗阻方法相同。

7. 下颌与面颊部运动训练

（1）下颌松解训练：①放松，治疗师一手托住患者下颌骨，另一只手轻轻按摩双颊侧，可从下颌角按揉至口角再返回。亦可将双手拇指伸进口腔内，在上下颌最后磨牙之间的黏膜处轻轻按摩。②主动辅助运动，治疗师用双手的四指托住下颌，以双手示指轻扣患者下牙床，辅助患者做张口动作，缓慢进行，在张口至最大位置时治疗师可稍加助力将下颌向下牵拉，重复10~20次。③下颌向下静态牵伸，完成10~20次主动运动后，治疗师可选用合适的物品帮助患者将下颌稳定在最大角度，进行牵伸训练。牵伸工具可选择下颌分级训练器，也可将合适高度的小积木或相似物品套入一次性塑料手套中制成简易牵伸工具。牵伸工具的高度应稍大于患者主动可达到的最大高度。一次牵伸坚持10~20分钟为宜，每3~5分钟可取下休息一次，适当按摩放松后再继续。

（2）下颌前伸运动抗阻训练：治疗师以拇指和示指轻轻卡住下颌两边，患者用力前伸下颌，抵抗治疗师施加的内推阻力。坚持5~10秒，重复10~20次。

（3）下颌左右运动抗阻训练：治疗师以双手的四指分别置于下颌左右两边，并在患者左右运动时，在两侧给予反向阻力，患者尽力并维持5~10秒，重复10~20次。

（4）下颌向下运动抗阻训练：治疗师用手掌拖住患者下颌，患者尽力张大嘴，下压下颌，与治疗师施加的向上阻力对抗，坚持5~10秒，重复10次。

（5）下颌咬合抗阻训练：①压舌板咬合训练，将压舌板分别置于中切牙及左右两侧磨牙间，患者用力咬紧压舌板，抵抗治疗师将压舌板外拉出口外。或者选用专用的下颌咀嚼训练器进行训练。此训练可单侧分别进行，也可双侧同时进行。每侧每次咬合坚持5~10秒，重复10次。②下颌训练器咬合训练：采用不同硬度等级的下颌运动训练器，对患者进行咬合训练，每次训练重复10次，在咬合至最小距离时可维持5~10秒。

8. 舌抗阻运动训练

（1）舌各方向主动训练：将棉签、压舌板等放置在指定位置，患者向指定方向运动，尽力用舌尖触及训练工具，每个方向的运动重复10~20次。

（2）舌各方向抗阻运动：将棉签或压舌板置于舌前，患者向前用力伸舌，并将棉签或压舌板尽力往外推，治疗师向内施加适量阻力，患者用力维持5~10秒。舌向左、向右及向上的抗阻训练方式同上。

（3）舌上抬稳定训练：选取棉签或压舌板，置于口腔内硬腭下方，患者上抬舌尖，并用舌尖将棉签或压舌板固定在目标位置，坚持5~10秒，并尽力保持整个过程中棉签或压舌板不掉落。

（4）吸舌器训练：①舌前伸主动辅助训练，患者大张口，将吸舌器伸进患者口腔并吸住舌前部，患者尽力伸舌，治疗师给予吸舌器适当助力向前牵伸，完成10～20次。最终使舌体可逐步伸至唇外。②舌前伸抗阻训练，治疗师用吸舌器吸住患者舌前部，并用适当的力将舌向后推，嘱患者尽力向前伸舌，与治疗师给予的阻力相对抗，在动作末端坚持5～10秒，重复10～20次。③舌后缩抗阻训练，治疗师以吸舌器吸住患者舌前部，给予适当向前方向的拉力，患者尽力向后缩舌，与治疗师给予的阻力相对抗，在动作末端坚持5～10秒，重复10～20次。④舌左右方向主动辅助训练，治疗师以吸舌器吸住舌前部，患者尽力向左、向右伸舌至左右口角，治疗师给予适当同向拉力，每侧完成10～20次。⑤舌左右方向抗阻训练，治疗师以吸舌器吸住舌前部，并将舌轻拉至一侧口角，患者尽力向对侧口角用力，在每次动作末端坚持5～10秒，重复10～20次。⑥舌上抬主动辅助训练，治疗师用吸舌器吸住舌前部，患者尽力将舌尖伸出唇外并上抬舌尖，治疗师给予适当同向拉力，重复10～20次。

（5）借助其他方式的舌主动运动训练：①借助串珠的舌运动训练，选取合适大小的珠子一枚，串在合适粗细的绳子上做成串珠。分别将串珠水平及竖直方向置于唇外，患者分别在水平位用舌尖将串珠左右移动，在竖直位将串珠向上移动，每个方向重复10～20次运动。②吮吸棉签训练，调制少量食用染色液，用棉签蘸取，并将染色棉签放置在舌前份与硬腭之间，患者将舌面上压并用力将棉签上的液体吸干。棉签被拿出时，提醒患者观察棉签是否变干，颜色是否变浅，重复10～20次。③舌搅拌能力训练，选取干净的纱布，稍稍蘸湿，放入患者口中，患者用舌将纱布在口腔内搅拌，并逐渐将纱布在口腔内搅成一团，完成后可稍加控制，与治疗师往外的轻微拉力相对抗，坚持5～10秒。然后，取出纱布，稍加冲洗再放入口中，重复以上动作10～20次。

（6）Masako训练：亦称伸舌吞咽法或舌制动吞咽法。通过将舌体固定在靠前的位置，使患者吞咽难度加大，从而使咽后壁向前收缩的力量增强，舌根力量亦有所加强。患者将舌前份固定于上下颌牙齿之间。如患者无法自行固定舌体，可由治疗师用湿纱布包裹舌体轻拉以协助固定，患者在此状态下尽力做吞咽动作。患者伸出牙齿外的舌体越长，吞咽时难度越大，可适量调整，重复10～20次。

9. 舌压抗阻反馈训练　由中山大学附属第三医院康复科窦祖林教授团队率先发明并用于临床训练中。其目的是通过可观测的数据或指数变化，提供给患者即时视觉反馈，使患者更好地感知舌上抬的力量，以及对舌体和舌骨的控制力。

将压力仪接上电源，导管球囊注入适量水，然后将导管另一端接入压力仪，记录初始压力值。将球囊放入患者口中，置于舌中部与硬腭之间，患者用力上抬舌体使球囊贴紧硬腭，记录为最高压力值。记录患者前三次压力值，并用秒表记录维持时间。治疗师据此设定目标压力值和目标维持时间。目标值应大于等于最高值，并逐步增加。嘱患者重复以上动作，尽力使数值接近或超过目标值。一次训练可进行10～20次。

10. 软腭运动训练

（1）推撑法：患者坐于桌前，双手按在桌子边缘用力向前推，用力使腹部收紧并向上使喉部收紧，在用力的同时，张大嘴巴持续大声发"a"声。治疗师可观察患者软腭上抬情况，并给予指令反馈，重复10～20次。

（2）下颌抗阻法：患者张开口，治疗师用右手虎口处卡住患者下颌，并施加向内的阻力。患者尽力向前抵抗治疗师的外力，并在用力的同时持续大声发"a"声。治疗师可观察软腭上抬情况，并给予指令反馈，重复10～20次。

（3）辅助训练：患者大张口，大声持续发"a"声，此时治疗师可借助棉签或压舌板，将舌根向前或向下方轻轻按压。亦可在发声的同时，用柔软的冰棉签轻触软腭并轻微给予上抬辅助。嘱患者仔细感觉辅助后软腭上抬的力量变化，感觉上抬后发声的不同，然后不断尝试，最终找到软腭上抬运动的感觉，并能够独立完成，带入家庭训练。

11. 肌电生物反馈吞咽训练　是通过反馈仪将肌电信号叠加输出，转换成能直接反馈给患者的信息（如颜色、数字、声响），患者根据反馈信息对吞咽肌群进行放松训练或对瘫痪肌群进行运动训练的方法。使用表面肌电生物反馈（surface electromygraphy biofeedback，SEMGBF）侦测患者肌力状态，当肌力不足时自动诱发神经、肌肉电刺激，以补足吞咽时不足的肌力，同时达到生物反馈与功能性电刺激（functional electrical stimulation）的双效功能。与此同时，患者通过渐进的吞咽来获得即刻语音反馈。在进行一系列食团吞咽和呼吸道保护训练的同时，使用 SEMGBF 可以明显帮助患者维持并提高吞咽能力，促进吞咽训练的疗效。

12. 气道保护法　气道保护法是一组旨在增加患者口、舌、咽等结构本身运动范围，增强运动力度，增强患者对感觉和运动协调性的自主控制，避免误吸，保护气道的徒手操作训练方法（表 12-3-6）。这些方法需要一定的技巧和多次锻炼，需消耗较多体力，所以应在治疗师指导和密切观察下进行。此手法不适用于有认知或严重的语言障碍者，在患者应用代偿吞咽疗法无效时才可应用吞咽气道保护手法。

表 12-3-6　吞咽动作手法的适应证及作用

气道保护方法	适应证	作用
声门上吞咽法	声带关闭减少或延迟	保持随时屏气常可在吞咽前或吞咽中关闭声带
	咽期吞咽延迟	在其延迟之前或延迟时关闭声带
超声门上吞咽法	气道入口关闭减少	努力屏气使杓状软骨向前倾斜，在吞咽之前或吞咽时屏气道入口
用力吞咽法	舌根向后的运动减少	用力增加舌根后部运动
门德尔森吞咽法	喉运动减少	喉的运动可开启食管上括约肌，延长和保持喉上升的时间，延长食管上括约肌开放的时间
	吞咽不协调	促进咽吞咽的正常化

（1）声门上吞咽法（supraglottic swallow）：是在吞咽前及吞咽时通过气道关闭，防止食物及液体误吸，吞咽后立即咳嗽，清除残留在声带处食物的一项气道保护技术。声门上吞咽法第一次应用时可在吞咽造影检查时进行，或在床边检查时进行，包括 5 个步骤。具体练习步骤：①深吸一口气后屏住气；②将食团放在口腔内的吞咽位置；③保持屏气状态，同时做吞咽动作（1～2 次）；④吞咽后吸气前立即咳嗽；⑤再次吞咽。完成这些步骤前需先让患者做吞口水练习，患者在没有食物的情形下，能正确遵从上述步骤成功练习数次后，再给予食物练习。

灵活度严重不足或因口腔癌手术而舌体缩小的患者，基本上只有短暂的口腔通过期，或根本没有口腔通过期。在吞咽造影检查中，治疗师需指导患者抬高下颏，将少量的液状食团利用重力由口腔送至咽。具体按下列步骤执行：①用力吸气后屏气；②将5~10mL的液体全部倒入口中；③持续屏气且将头向后甩，然后将这些液体全部倾倒入咽；④在持续屏气时，吞咽2~3次，或依需求而吞咽更多次，以清除大部分残留的液体；⑤咳嗽以清除咽所有的残留物。

当患者对这种方法已掌握，能成功地完成吞咽动作时，可逐渐增加至20mL液体。在维持呼吸道关闭下，重复吞5~6次。

（2）超声门上吞咽法（super-supraglottic swallow）：是让患者在吞咽前或吞咽时，将杓状软骨向前倾至会厌软骨底部，并让假声带紧密闭合，使呼吸道入口主动关闭。吸气并且紧紧地屏气，用力将气向下压。当吞咽时持续保持屏气，并且向下压，吞咽结束时立即咳嗽。

此项训练方法主要适用于下列情形：①呼吸道入口闭合不足的患者，特别适合曾经接受过喉声门上切除术的患者。因为喉声门上切除术必须移除患者的会厌软骨，手术后的呼吸道入口或前庭在构造上与手术前不同（喉部入口只能由舌根部与杓状软骨组成）。因此，喉声门上切除术后的患者，可借助超声门上吞咽法改善舌根后缩、杓状软骨前倾的能力，以及声带闭合的程度。②超声门上吞咽法可在开始增加喉部上抬的速度，对于颈部接受过放射治疗的患者特别有帮助。

（3）用力吞咽法（effortful swallow）：也称强力吞咽法，在咽期吞咽时增加舌根向后的运动而制定。多次干吞，少量剩余在咽喉的食物被清除干净，并借此改善会厌软骨清除食团的能力。用力吞咽时舌与腭之间更贴近，口腔内压力增大，往下挤压食团的压力增大，减少会厌软谷的食物残留。同时，使舌根与咽后壁的距离减少，咽腔通道变窄、压力增大，食管入口的开放时间持续增加，食团的流速加快，减少食物残留。

当咽部已有食物残留，如继续进食则残留积聚增多，容易引起误咽。因此，采用多次干吞使食团全部咽下，再进食。亦可每次进食后饮少量水，1~2mL，再吞咽。这样既有利于刺激诱发吞咽反射，又能达到除去咽残留食物的目的，称为交互吞咽。

（4）门德尔森吞咽法（Mendelsohn maneuver）：为了增加喉部上抬的幅度与时间而设计，并借此增加环咽肌开放的时间与宽度的一种气道保护治疗方法。此手法可以改善整体吞咽的协调性。方法：①对于喉部可以上抬的患者，当吞咽唾液时，让患者感觉有喉向上提时，保持喉上抬位置数秒；或吞咽时让患者用舌尖顶住硬腭，屏住呼吸，在此位置保持数秒，同时让患者的示指置于甲状软骨上方，中指置于环状软骨上，感受喉结上抬。②对于上抬无力的患者，治疗师用手上推其喉部来促进吞咽。即只要喉部开始抬高，治疗师即可用置于环状软骨下方的示指与拇指上推喉部并固定。注意要先让患者感到喉部上抬，上抬逐渐诱发出来后，再让患者借助外力帮助，有意识地保持上抬位置。此法可增加吞咽时喉提升的幅度并延长提升后保持不降的时间，也能增加环咽肌开放的宽度和时间。

门德尔森吞咽法是一种广泛运用的吞咽技术，具有代偿和改善吞咽功能的作用，能减少吞咽后食物残留和误吸的发生。不足之处：①患者可能难以学会这种吞咽的方法；②在使用这一吞咽法时，延长了吞咽时呼吸暂停时间。对于有呼吸系统疾病和吞咽呼吸运动严重不协调的患者，禁止应用。

13. 姿势治疗 患者口腔感觉减退、咀嚼和吞咽肌群运动障碍等使食团运送能力下降，结合患者吞咽反射、咳嗽反射及咽腔清除能力低下，导致吞咽障碍。头颈部及躯干的姿势调整也是影响口腔和咽腔内食团移动的重要因素（表12-3-7）。通过调整患者头颈部和躯干的角度，可以帮助食团更顺利地送入食管。适当的姿势调整还可以提高摄食功能，降低异常的肌紧张，并提高上肢的操作能力。通过比较在正常头位、头颈部最大伸展位、最大屈曲位的唾液吞咽难度，可见保持正常头颈部姿势的重要性。在头颈部最大伸展位和最大屈曲位时，舌骨肌群被过度牵拉或压缩，影响舌骨上、下肌群的有效收缩，延迟了喉上抬和吞咽反射。

表12-3-7 躯干与头颈部姿势的应用

代表姿势	障碍表现	得到的效果
头颈部伸展	咽腔食物运送困难	①利用重力将食团送入咽腔 ②利用梨状隐窝和会厌谷的结构 ③保障吞咽反射前的食团暂时停留
头颈部屈曲	①吞咽反射延迟 ②喉部关闭延迟	①促使喉部入口变窄，会厌谷变大 ②缩短食团在咽腔通过的时间，并减少吞咽后的咽腔残留 ③强化喉部关闭并增强舌根部推进能力 ④增大食团与口腔内黏膜的接触面积，促进吞咽反射建立
头颈部侧曲	咽腔的食物通过障碍	①促进食团移动 ②促使食团通过健侧咽腔的移动
头颈部旋转	①食物通过障碍 ②吞咽后梨状隐窝残留	①促进食团移动 ②促使食团通过健侧咽腔的移动 ③增大旋转侧咽腔后壁
躯干半卧位	①喉部关闭延迟 ②球麻痹的咽期障碍 ③假性球麻痹的口腔期运送障碍	①利用重力引导食团移动 ②减少误吸风险
躯干垂直位	—	减少误吸风险
躯干侧卧位	吞咽后的咽部残留	①促进食团运送 ②减少吞咽后的咽腔残留

（1）姿势变化对舌压的影响：①在唾液吞咽实验时，卧位舌压大于坐位舌压；②在饮水实验时，30°的仰卧位舌压大于平卧位舌压。

（2）躯干姿势与吞咽：相对于躯干直立位，30°～60°半卧位有助于食团在梨状隐窝的短暂滞留后再诱发吞咽反射，可以有效预防误吸。侧卧位则有助于食团绕过喉前庭运送至梨状隐窝，可预防吞咽前误咽。另外，通过躯干的姿势调整还可以降低食团流速，代偿性地弥补声门关闭的延迟。

（3）舌骨肌群与吞咽：附着于下颌骨内侧、舌底和颅底（茎突）的舌骨上肌群，在吞咽反射的瞬间向前上方牵拉舌骨从而带动喉部上提，打开处于关闭状态的上食管入口。当食物或唾液通过食管入口后，为了保持吞咽压力和防止反流，舌骨肌群迅速将舌骨和喉部软骨回降到静止的位置。

（4）头颈部姿势对舌骨肌群的影响：头颈部的屈曲、伸展、侧屈、旋转等与吞咽功能密切相关。上颈椎的运动表现为头部屈曲、伸展和旋转，下颈椎的运动表现为颈部屈曲、伸展和旋转。头颈部的复合运动表现为颈部的复合屈曲、复合伸展和复合旋转。实践证明，30°的颈部屈曲联合抬高床头30°的躯干角度，被推荐为安全的吞咽角度。但在这种姿势下，因舌骨上肌群的矢量与重力相对抗，可能会造成食管入口处的开大不全，反而会增大误吸的概率。因此，临床上应该根据患者的具体情况调选最佳的角度。

（5）低头姿势对吞咽的影响：头部前方位与胸椎后弯的低头弓背姿势对躯干造成各种影响。在摄食和吞咽中，不仅环椎后头关节的伸展诱使闭口不良。低头时，下颌骨相对向后滑动，导致肩胛舌骨肌附着的肩胛骨位置发生变化，从而对舌骨肌群造成影响。下颌骨的位置变化和舌骨肌群的过紧张会影响颞下颌关节的活动和舌骨的位置，对咬合造成影响。在舌骨上肌群中，特别是下颌舌骨肌等的活动受限使舌上提不足，出现流涎或进食时食物从嘴角流出等异常表现。因此，长时间低头弓背位的体位容易促使颈前肌群紧张和舌骨位置上移，从而严重影响舌骨上肌群的正常活动。

（二）食物调配

1. 食物质地分级　根据《吞咽障碍膳食营养管理中国专家共识（2019 版）》将吞咽障碍患者的食物分为液体食物和固体食物，其中液体食物分为低稠度、中稠度和高稠度三种，固体食物分为细泥型、细馅型和软食型，两者之间用冻状训练用食品进行过渡（图 12-3-3）。

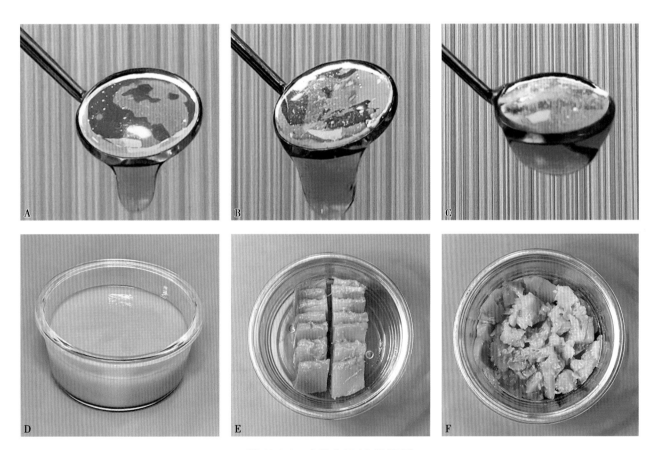

图 12-3-3　食物分级（中国标准）

A. 1 级，低稠型　B. 2 级，中稠型　C. 3 级，高稠型　D. 4 级，细泥型　E. 5 级，细馅型　F. 6 级，软食型

2. 不同性状食物的调配　在进行训练的过程中，由于吞咽障碍患者对于食物质地、种类、性状的要求较高，因此需要对患者进行摄食训练及对食物进行特殊调制。

通常情况下，可以选择加稠剂进行食物调配。加稠剂是一种不含脂肪、糖、蛋白质，仅有单纯碳水化合物的结晶状粉末，主要用于液体的调制。其成分有黄原胶类和淀粉类。

（1）加稠剂的特点：①室温下，迅速且完全溶解，冲调方便；②稳定性佳，隔夜放置也不会改变浓稠度；③无色无味，与食物调制时不会改变原口味；④用途广泛，可应用于冷热、咸甜饮品，并可将糊状食物塑形，以方便进食、促进食欲；⑤可冷藏，调制后可先冷藏再烹调，冷藏时间可长达 24 小时，增加供餐的便利性。

（2）液体配制方法：在各种液体食物中加一定量的食物加稠剂充分搅拌混合成不同形状的食物。

（3）糊状食物的制作：①搅拌机调制食物，把所需食物混合，用搅拌机搅碎，调制成各种黏稠度的流质食物；②婴儿即食米粉调配，把即冲米粉放于适合温度的温水中，调制成各种黏稠度的食物，此种适合短期使用，方便且容易调配；③熬"广东粥"，将米放到盛有一定量水的锅里，充分熬烂至不滴水的性状；④特殊制作方法，将可食用的食物，如粥、米饭、青菜等加入特定量的舒食素 U，放入搅拌机打碎成糊状后取出加热至沸腾，然后迅速冷却至食物成布丁状。

3. 不同时期对食物的要求　吞咽障碍患者出现障碍的不同时期所选择的食物有所不同，主要从患者容易吞咽、不引起误吸和残留等因素考虑，必要时须在吞咽造影下进行选择。不同部位、不同程度缺损造成的吞咽障碍对食物的要求各异，应根据患者吞咽功能的情况，平衡地选择食物的质地（表 12-3-8）。黏稠度低的食物如稀流质，不易残留，但误吸的风险高。黏稠度高的食物不易误吸，但容易残留。

表 12-3-8　食物质地黏稠度改变法的实施要点

吞咽障碍异常情况	适合的食物质地	应避免的食物质地
舌运动受限	开始时吃浓流质，食物质地均一，硬度较低，黏稠度不宜过高	糊状食物，硬度高的食物
舌的协调性不足	浓稠液体	糊状食物，不容易形成食团的食物
舌的力量不足	稀液体，黏附性低、硬度低的食物	大量糊状食物，黏度高、黏附性强的食物
舌根部后缩不足	稀液体，黏附性低、硬度低的食物	高黏稠性食物
咽期吞咽延迟	浓稠液体和食物	稀液体和流质
呼吸道闭合不足，误吸风险高	布丁和糊状食物	稀液体和流质
喉上抬不足 / 环咽肌功能紊乱	稀液体	很浓稠和高黏稠性食物
咽壁收缩不足，残留较多	稀液体，黏附性低的食物	很浓稠和高黏稠性食物

口咽癌及口腔癌患者宜选择密度均匀、黏性适当、不易发生误吸、易于通过咽部和食管的食物。常将固体食物改成糊状或果冻状，在稀液内加入增稠剂以增加黏度。合适的食物种类包括软食、半流质食物、糊状食物。除了对食物性状有严格要求，还需注重食物营养搭配及患者个人喜好。

4. 小结　口咽癌 / 口腔癌患者术后的吞咽障碍，一般为非中枢性，不会持续恶化（但如果经历放疗，有可能会持续恶化），根据以上特点作出以下建议。

（1）改变食团大小和稠度可减少误吸：对于某些患者，进食较大的食团更容易诱发快速的咽反射，因为较大的食团可同时增加口腔期和咽期的感觉输入。但是，对于需要反复吞咽来清除口腔和咽部残留食物的患者,吞咽较小的食物可能更好,这样可减少残留并降低误吸的风险。

（2）口咽癌／口腔癌患者主要表现为口腔期功能障碍,因舌的力量及协调性改变,患者对浓稠食物的吞咽更加艰难。

（3）对于咽反射延迟或气道功能较差的患者,增加食物的稠度和黏性对患者更加安全。

（4）对于舌根收缩不足、喉上抬不足、环咽肌开放异常等原因导致残留增多的患者,吞咽稠食更加困难,建议降低食物稠度及黏性。

（窦祖林　张耀文）

第四节　言语康复

言语是有声语言（口语）形成的机械过程,是人类沟通的主要途径之一。言语的产生是在中枢神经系统的控制下,通过外周构音器官复杂而精确的运动产生语音来实现的。构音系统由口腔、鼻腔、咽腔及其附属器官组成,各部分的完整程度及运动的灵活、协调程度,都会对言语产生影响。手术治疗会破坏构音系统的完整性,进而影响其运动功能。放射治疗也不可避免地损害组织结构,进而影响言语功能。因此,口腔癌及口咽癌患者无论是手术治疗还是放射治疗,都可能影响其言语功能。

一、言语的解剖与生理

（一）构音器官——下颌、唇、舌、软腭

构音器官包括下颌、唇、舌、软腭等。在成熟的言语过程中,下颌骨的运动幅度与唇舌相比较小,运动速度较慢,但下颌的运动直接影响唇和舌的运动以及舌和上腭的相对位置,可以对口腔入口处和声道前部的大小进行调整,下颌运动受限或运动过度会影响构音的清晰度。唇是口腔的入口,作为口腔功能的第一道括约肌,从构音的角度来讲,唇的运动有闭唇与展唇、圆唇与非圆唇。

舌是最重要的构音器官,由大量肌束构成。舌能够向口腔的任意方向移动,并且能够最大可能地改变自身的形状和大小,以较快的速度向四周转动。舌部肌群的正确运动对言语的产生起重要作用。舌部肌群可分为舌内肌群和舌外肌群。舌内肌群可以改变舌的形状和大小。舌外肌群则可通过移动舌,改变其与声道或颅骨的相对位置。舌内肌群走行于相互垂直的三个水平面上,进行三维运动。

软腭位于咽腔和鼻腔之间。在言语过程中,发生在此处的软腭运动可以调整构音的声学耦合。构音过程中软腭上抬,关闭鼻腔的入口,这样发音就不带鼻音。构音过程中软腭的放松与下降会使发音呈鼻音化,在唱歌与发鼻韵母时比较重要。

（二）发声系统——喉与声带

喉是发声系统的主要组成部分,上通咽腔,下接气管,通过一系列复杂过程将呼吸系统提供的空气动能转变成共鸣和构音系统所需的声学能力,气流形成的声门下压作用于声带,使两侧声带边缘在靠近到一定程度时产生振动。

声带作为一个振动源,提供充足的能量以及合适的声门谱作为构建言语声的基础。发声时声带的振动是由一系列喉肌相互协调收缩进行的。声带的振动频率影响音调,而声带的收缩力量影响嗓音的响度。

(三)共鸣系统

咽腔、口腔和鼻腔构成了声道,它们是重要的共鸣腔。喉部发出的声音通过咽腔,然后进入口腔或鼻腔。上述三个腔体根据自身形状和大小控制声音的共振峰,形成声音的不同声学特性,并输出声波,从而形成不同音色的言语声。好的音色源自正确的共鸣聚焦。

(四)呼吸系统与言语

呼吸系统主要包括肺、气管、支气管、肋骨、膈肌以及胸腹部的呼吸肌群。呼吸系统产生的呼吸运动在言语产生的过程中有着重要的作用。规律的呼气运动将贮存于肺和呼吸道内的气体在排出体外的过程中,在下呼吸道内形成气流并冲击位于喉部的声带,使声带产生振动,声带振动的脉冲信号通过声道的共鸣以及口、鼻、唇、舌、软腭等构音器官的构音运动形成各种语言。如果没有气流经过声带呼出,声带不会产生振动,言语声将无法产生。因此,呼吸系统是言语产生的动力源。

二、言语功能评估

(一)口腔癌/口咽癌治疗对言语功能的影响

1. 手术治疗

(1)下颌骨:无论是边缘性还是截断性下颌骨切除,重建或不重建,都可能对下颌的运动及稳定性造成不同程度的影响。下颌的开合运动影响元音的形成,如发 /a/ 音时要求下颌在低位,即需要下颌打开幅度较大且维持稳定,如下颌打开受限则影响元音。下颌的运动幅度及稳定性受累时,唇舌的运动也会受到影响,舌和上腭的相对位置会发生偏差,同时口腔入口处和声道前部的大小也不能在言语过程中进行准确的调整,导致语音不清晰和共鸣障碍。

(2)口面部:口轮匝肌是口面部主要的肌肉,口腔癌及口咽癌手术过程中,为了充分暴露术野可能要切开这块肌肉,虽然要仔细对位缝合,而且周围的神经也没有受损,但缝合处的瘢痕组织可能会影响唇的运动,包括闭唇、唇外展、圆唇等,这将影响相关音的构成,如辅音 /b/、/p/、/m/ 需闭唇,元音 /i/ 需展唇,元音 /o/、/u/ 需圆唇。口腔癌手术切除也可能会造成颏神经、面神经受损,导致唇周、面颊部感觉、运动异常。

(3)舌:舌的运动十分复杂,且与构音息息相关。与构音有关的舌运动有舌体上下、前后移动,舌尖上举、下降等。不同部位的舌体切除将会影响相应的运动功能,切除范围越大,对构音的影响越大。

(4)腭:腭部病灶的切除,可导致腭部剩余组织体积不足,继发性瘢痕和/或组织弹性不足,都可能导致腭咽闭合不全。即使是很轻度的腭咽闭合不全,腭咽无法完全封闭将导致发元音时在口腔内共鸣的气流进入鼻腔。又由于气流从鼻腔内漏出,口腔内的气流不能在发音时形成并保持一定的口腔气压,发辅音时气流在构音器官之间的摩擦、破裂也受到影响,从而使患者的发音含糊不清并伴有明显的鼻音。此外,肿瘤直接侵袭或手术切除对神经的损害也可能导致软腭的运动障碍。

(5)喉:喉部分切除术后患者一般仅保留一侧或部分声带,且患侧有组织瘢痕化。如果声带切除后影响闭合功能,或者瘢痕组织影响了声带的弹性,都会影响声音的质量。声带闭合不全,发声时声音嘶哑,严重者呈气息音。声带软组织弹性下降也会影响音调音量。

全喉切除术后患者失去了喉部的正常结构,呼吸完全依靠颈部的一个永久性的气管造口,其发声系统发生如下变化:空气不能经过口、鼻、喉到气管,而是通过气管造口进入气管,再通过支气管到肺进行气体交换;而呼出的气体也不能通过喉部、声带到达咽腔、口腔和鼻腔。此时,即使全喉切除术后患者的构音器官和共鸣器官都存在,但正常发声的动力源丧失了,发声功能也随着丧失。

2. 气管切开 气管切开后患者呼吸的空气可经由气管套管进出肺部,经由喉部和声带的气流量减少或完全没有,对患者言语功能的影响与全喉切除术后相似,发声的动力源减弱或丧失。但气管切开与全喉切除不同,气道保持通畅以及气管套管的气囊抽空的情况下,气流可以部分通过喉部及声带,声带振动的动力源存在但动力不足,患者可以发声,但音质嘶哑,气息音,音量较小,患者有费力感。气管切开患者在拔除气管套管后,动力源得以恢复。

3. 放射治疗 放射治疗过程中,照射野内的正常组织不可避免地受到不同程度的照射和损伤。口腔癌及口咽癌位于构音器官的某一部位,其放射治疗对患者的言语功能必然产生影响。

口腔癌及口咽癌放射治疗对言语的影响可从两方面分析:①放射治疗对构音器官本身产生的影响;②放射性脑损伤对言语的影响。放射治疗对构音器官的影响最主要的表现为肌肉的纤维化,如舌肌、软腭、声带等的萎缩导致其在言语过程中不能发挥正常作用。放射性脑损伤所致的认知功能下降可能影响患者的语言推理和语言组织能力。局灶性的放射性脑坏死可能会累及语言中枢,患者会出现失语症。失语症是一种由于脑损伤所致的获得性语言障碍,表现为口语的理解(听)和表达(说)、书面语的理解(阅读)和表达(书写)等多种语言模式受损,轻者仅部分语言功能受限,重者语言功能完全丧失,不能交流。

(二)口腔癌及口咽癌术后言语功能评估

构音器官形态和功能评定的目的在于了解构音器官的解剖形态、完整性、运动状态和功能的基本情况,从而指导患者进行相应的治疗。

1. 构音器官的形态评估 主要评估上述构音器官,包括口面部、下颌、唇、舌、上腭及咽喉的解剖结构、完整度、组织弹性、修复重建情况以及运动状态。

2. 构音器官的运动功能评定

(1)下颌:评估下颌运动的幅度、稳定性、协调性。

(2)唇:观察唇部对唾液的控制,闭唇,唇前拢,唇外展的幅度、力度,闭唇的抗阻能力,圆唇、展唇的轮替运动。

(3)舌:舌运动需要评估口腔外及口腔内的运动。口腔外的运动包括舌前伸、左右摆动、舔上下唇,评估内容包括运动的幅度与稳定性。口腔内的运动主要有舌马蹄形上抬、舌根上抬、舌侧缘上抬、舌尖上抬与下降等。同时,也需要评估舌的轮替运动。

(4)软腭:主要评估软腭抬升能力,评估时让患者用力发"啊"音,观察软腭上抬的幅度。腭咽闭合不全会导致鼻漏气。

3. 语音评估 汉语构音障碍评定法在构音检查部分是以普通话语音为标准音,结合构音类似运动对患者的各个言语水平及其运动障碍进行系统评估。检查内容包括会话、单词检查、音节复述检查、文章水平检查、构音类型运动检查,检查后将发现的异常分别记录并分析。例如分析结果发现在 /b/、/p/、/m/ 音时出现错误,可能是唇的闭合爆破能力受损,此时应重点评估唇的形态与运动,并指导制订训练方案。

4. 呼吸功能评估

(1)最长发声时:是指一个人在深吸气后,持续发"啊"音的最长时间。它反映了人在深吸气后的最大发声能力,是衡量言语、呼吸能力的最佳指标之一。最长发声时的测量要求是:①发声时间尽可能长;②气息均匀;③响度均匀;④音调必须在正确的频率范围内。

测量步骤:①被测试者先深吸气,然后尽可能长地发"啊"音,记录发声时间;②以同样的测试方法再测试一次,并记录发声时间;③从两次记录中选择一个满足测试条件的较大的测试数值作为最终测量结果。

(2)最大数数能力:是指一个人在深吸气后,一口气连续说 1 或 5 所持续的最长时间。它主要反映呼气和发声之间的协调性,言语时呼吸控制能力的大小等。如果呼气和发声协调性好,数数时的速度就均匀、适中,响度和频率就呈规律性变化,数数时间就长。如果协调性差,数数时的速度、响度和频率则无规律可循,最大数数能力就会下降。

最大数数能力的测量要求:①一口气连续数数;②数数时速度均匀;③基频和强度变化连贯;④数数时间尽可能长。

最大数数能力的测量步骤:①先深吸气,呼气时开始连续数 1 或 5,记录数数时间;②测完一次后,按要求再测一次,并记录数数时间;③从两次结果中选择一个满足测试要求的较大的数值作为最终测量结果。

5. 语音清晰度测试 采用残疾人分类分级标准(国际)中的语音清晰度测试方法,可以评价患者的语音清晰程度,适用于构音障碍的初次评价及疗效评价。测试资料有两组测试用图,每组 25 张图片,评估时取其中一组,让受试者认读(可认字的话可以直接读图片背面的文字),同时录音。为使测试结果更接近实际,本测试采用三级人员测试方法,即依测试人员与被测试者接触密切程度分为三个级别,一级 1名,二级 1 名,三级 2 名。一级测试人员为直接接触,是测试对象的父母、兄弟或语言治疗师或语训教师。二级测试人员为间接接触,是测试对象的亲属或者本地残疾人工作干部。三级测试人员为无接触,是其他专业的人员。要求测试人员的听力正常。由以上 4 名人员听测试者的录音并记录下测试者说的词。然后,与主试者对照正确答案。最后,将 4 名测试人员记录的正确数累积,即可算出受试者的语音清晰度。

测试用图单词分别为:

第一组:白菜、菠萝、拍球、飞机、毛巾、头发、太阳、电话、脸盆、萝卜、牛奶、公鸡、火车、黄瓜、气球、西瓜、浇花、树叶、唱歌、照相机、手绢、自行车、扫地、碗、月亮。

第二组:苹果、拍球、冰糕、沙发、门、太阳、弹琴、电视、女孩、绿色、脸盆、蝴蝶、喝水、看书、汽车、熊猫、浇花、茶杯、唱歌、照相机、手绢、擦桌子、扫地、牙刷、碗。

6. 仪器评估

(1)电子内窥镜检查

1)鼻咽纤维内窥镜:是目前评估腭咽闭合功能最重要最常用的工具,可直接观察腭咽是否完全闭合,闭合不全的程度,观察其周围肌肉活动度等。

2)电子纤维喉镜:是目前观察声带常用的检查方法,喉镜的镜体可以弯曲,镜头处的成像可通过光导纤维传输到监视设备上,从而可以实时直观地观察喉部的结构形态、运动,判定患者的病变部位与病变程度。此外,频闪电子纤维喉镜以图像的形式,将患者声带在发音、呼吸时的细小变化直观反映出来,为进一步分析患者的基频、开放率、基础率等其他病例分析提供客观依据。

(2)鼻息镜:鼻息镜可以在直视下检查鼻漏气的程度。操作时用一块带刻度金属板或玻璃板,当患者发"啊"音时将其平放在鼻腔下方并与鼻唇部紧贴,观察在板上哈气处所形成的雾来评价鼻漏气的程度。

(3)鼻流量检测:目前常用于鼻腔共鸣障碍的测量指标是鼻流量。鼻流量(nasalance)是鼻腔声压级(n)占输出声压级[口腔声压级(o)和鼻腔声压级(n)之和]的百分比,可用下列公式表示:$[n/(n+o)] \times 100\%$,其主要作用是反映鼻腔共鸣功能是否异常。

(4)其他:发声空气力学检测常用于检测嗓音障碍和构音障碍的发声功能,指标主要有最长发声时间、音调、音量、平均气流率。多维嗓音发声分析系统是一种以计算机为基础的多参数嗓音发声分析系统,被应用于理论研究及构音障碍患者的临床评价及治疗中,可以把患者的声音特点、发音部位、发音方法视觉化、客观化,为临床诊治及康复提供有效客观的指标。常用的仪器评估还有喉肌电图、电声门图、电子腭位图、X线等。总之,随着科技的进步,言语障碍的评估方法越来越倾向于定量化、精确化、客观化。

7. 汉语构音障碍评定法 是李胜利等依据日本构音障碍检查法和其他国家构音障碍评定方法的理论,按照汉语普通话语音的发音特点和我国文化特点在 1991 年研制的。该评定法包括两大项目:构音器官检查和构音检查。此评定法可评估构音器官的结构完整性和运动功能,并以普通话语音为标准音,结合构音类似运动对患者的各个言语水平及其异常运动进行系统评价,可用于放射治疗后所致的运动型构音障碍、口腔癌及口咽癌术后所致的器质性构音障碍。

8. 局灶性放射性脑坏死所致失语症的评估 国内常用的失语症评定方法有汉语标准失语症检查和汉语失语成套测验。汉语标准失语症检查是中国康复研究中心听力语言科以日本的标准失语症检查为基础,同时借鉴国外有影响的失语评价量表的优点,按照汉语的语言特点和中国人的文化习惯所编制,亦称中国康复研究中心失语症检查法。此检查法包括两部分,第一部分是通过患者回答 12 道问题,了解其语言的一般情况;第二部分由 30 个分测验组成,分为 9 个大项目,包括听理解、复述、说、出声读、阅读理解、抄写、描写、听写和计算。汉语失语成套测验是由北京大学精神卫生研究所参考西方失语成套测验结合国情编制的,由会话、理解、复述、命名、阅读、书写、结构与视空间、运用和计算、失语症总结十大项目组成。

三、言语康复治疗

(一)治疗目的与注意事项

1. 治疗目的 口腔癌及口咽癌术后进行言语训练的目的是维持及改善构音器官的残存功能,必要时使用代偿技术,达到改善交流能力的效果。

2. 注意事项 口腔癌及口咽癌术后进行言语训练,需注意以下方面:①手术切除的范围,残存部位的可活动性;②手术伤口的愈合情况,是否有疼痛;③有没有化学治疗、放射治疗的副作用;④呼吸、吞咽功能的情况;⑤是否能够理解指示的内容;⑥是否能够自主训练;⑦是否需要使用辅具或装配假体。

（二）康复治疗技术

1. 软组织软化 手术切除治疗后，切口瘢痕组织可能增生、变硬、挛缩，影响局部结构的运动功能，从而影响构音。维持及增加瘢痕组织柔软度是改善言语能力的重要方面，其方法主要有按摩松解与超声治疗。

（1）按摩松解：唇、舌、软腭等部位的瘢痕组织稳定后，可以指导患者将指甲剪短，磨光滑并清洁后，直接用手指（一般为示指或示指、中指并用）按摩瘢痕组织。按摩时力度轻柔，无不适感。

（2）超声波治疗：超声波治疗粘连性瘢痕主要通过其温热作用与机械作用。一方面，超声波能量能被胶原组织尤其是致密的瘢痕组织吸收，转化为热能，改善局部血液循环与细胞代谢，促进炎性产物吸收，促进胶原合成，使组织软化，增加组织的延展性。另一方面，超声波在传播过程中产生规律性变化的声压，引起组织内部与声波同频的压缩与膨胀，形成微小气泡。气泡随着组织内部规律性的压力变化而形变，可对组织内部产生微细按摩作用，增加组织间的相对运动，松解粘连。超声波治疗也可改善放疗后肌肉纤维化、肌肉弹性降低的情况。对于舌根、咽喉部等较深的部位，多数浅表热疗的治疗范围不能达到所需深度，使用3MHz的超声波（在软组织中的透入深度可达2cm）和1MHz的超声波（透入深度可达5cm），有较好的深层加热与按摩作用。进行超声波治疗的同时配合牵伸技术，更有助于松解软组织内部粘连，获得更好的疗效。

2. 呼吸训练 呼吸的气流量及气流控制是正确发声的基础，是构音的动力源，因此进行呼吸训练是改善发声的基础。呼吸训练的目的是控制呼吸与说话间的协调性，并在说话过程中提供足够的气流量。

（1）腹式呼吸：帮助患者建立正确的生理腹式呼吸方式，提高深度呼吸的能力，使患者能够利用呼出气流进行有效的发音活动。训练步骤：①患者平躺在床上，将一只手放在胸前，一只手放在下腹部；②呼气，然后深吸一口气，屏住；③引导患者将注意力放在下腹部；④慢慢呼气，此时轻压下腹部，感觉下腹部慢慢下凹，当所有气呼出后，让身体放松；⑤重复以上步骤，反复训练，直到患者建立自然舒适的腹式呼吸运动为止。

（2）增加气流量的训练：训练要点是患者用鼻腔吸气，尽量用力吸，再用力呼出。如此反复多次训练。训练过程可结合患者能力、兴趣及器具的可获得性，采取不同的训练方法。此处介绍常用的几种方法：①患者平稳地由鼻吸气，然后从口缓慢呼出；②吹蜡烛，将点燃的蜡烛放置在一定的距离，让患者吸气，然后用力呼气将蜡烛吹灭，训练时根据患者的能力调节蜡烛的放置距离，能力越好，蜡烛放置的距离越远；③吹气球，根据患者能力选择不同难度的气球；④吹哨子；⑤呼吸训练器，可进行吸气训练和呼气训练，训练时让患者含住快速用力吸气或呼气，与前4种方法相比，其难度较大。

（3）气流控制训练：训练要点是患者鼻腔吸气后，缓慢呼出气流，呼气持续时间越长越好。常用的训练方法：①吹蜡烛，将数根蜡烛按一定间距直线排开，点燃，让患者在直线的一端，深吸气，然后用力而缓慢地吹气，使蜡烛的火苗不断闪动但不灭；②吹肥皂泡，吸气，然后用力而缓慢均匀地吹气，吹出成串的泡泡；③吹呼吸训练器：将呼吸训练器摆放至呼气模式，患者深吸气，然后含住含嘴用力缓慢地呼气，使球持续处于最高点而不掉落。

（4）言语呼吸协调功能训练：常用的方法有：①唱音法，通过让患者连续地发长音、短音，或长音和短音交替发音,来提高患者的言语呼吸支持能力,促进呼吸与发声的协调,提高其言语时灵活控制气流的能力;②哼音法,通过发音调和响度连续起伏变化的旋转式发音,促进患者呼吸与发声功能的协调,提高言语时声带的控制能力,建立新的舒适的发声模式;③逐步增加句长,训练时患者模仿朗读句子,句子长度循序渐进,可从两个字开始,通过训练使言语时吸入的气体量与目标语句的长短保持精确一致。

3. 构音器官运动训练 构音器官运动训练是通过特定的口腔运动训练来增加口腔构音器官的力量、活动范围和灵活性。训练方案的制订需要考虑患者现有的运动功能、训练目的、吞咽能力、年龄、兴趣等。训练时将构音所需的口腔运动功能分析、分解成单独的动作,再通过被动、主动、抗阻等技术对障碍环节进行针对性训练,并最终将单独的动作整合形成协调、完整的口腔活动,完成整个构音过程。

(1)构音器官体操(主动训练):①下颌,在可动范围内分别尽量前伸、上下开合、左右方向运动,注意在最大活动度末端保持5~10秒。②唇,用力做闭唇、展唇、拢唇动作,每个动作保持5~10秒。③舌,在可动范围内分别尽量前伸与后缩、向左及向右、口腔外舔上及舔下、口腔内上抬舔上牙舌面或上腭,注意在最大活动度末端保持5~10秒,在口腔内尽力移动舌体,从左至右扫过所有牙面,再从右至左返回。

(2)下颌运动:①前后方向运动,下颌在可动范围内尽力前伸,保持5~10秒,再尽力回缩;②上下方向运动,下颌在可动范围内尽力向下张大口腔,保持5~10秒,再尽力咬合至咬肌隆起并保持5~10秒;③左右方向运动,下颌在可动范围内尽力向左向右运动,并在每个动作末端保持5~10秒;④主动辅助张口运动,治疗师用双手的四指托住下颌,双手示指轻扣患者下牙床,辅助患者做张口动作,缓慢进行,在张口至最大位置时治疗师可稍加助力将下颌向下牵拉;⑤下颌向下静态牵伸,选用合适厚度的工具,如下颌分级训练器,将下颌稳定在最大角度进行牵伸,牵伸工具的厚度稍大于下颌可主动达到的最大幅度;⑥抗阻训练,进行前伸运动抗阻时治疗师以拇指、示指轻轻卡住下颌两边,嘱患者用力前伸下颌抵抗治疗师施加的内推力,维持一定时间,同理可进行左右运动抗阻、向下运动抗阻;⑦咬合抗阻训练,将咀嚼训练器分别放置于患者中切牙、左右侧磨牙处,嘱患者用力咬紧压舌板;⑧分级运动训练,由多块不同厚度的分级训练板叠加组成,训练时治疗师根据患者的情况将训练器组合不同的厚度,放置在上下颌牙齿之间,对患者分别进行下颌低位、中位、高位的控制训练。

(3)唇运动:①闭唇抗阻训练,用力闭唇,压紧双唇间的压舌板,治疗师以适当的外力将压舌板往外拉,互相抵抗维持5~10秒;也可选取中间带孔的伍分硬币大小的纽扣,将干净结实的棉线交叉穿过扣孔,并留一部分长度,将纽扣竖着置于患者的唇与牙龈间,嘱患者用力包拢双唇,治疗师以一定的外力轻拉棉线,嘱患者用力闭唇并坚持5~10秒,防止纽扣被拉出唇外。②展唇、拢唇抗阻,在患者做展唇、拢唇动作时,治疗师在唇部施加反向阻力,互相抵抗维持5~10秒。

(4)舌:①前伸与后缩运动,舌在可动范围内分别尽量前伸与后缩,并在最大活动度末端保持5~10秒;②向左与向右运动,舌在可动范围内分别尽量向左与向右运动,并在最大活动度末端保持5~10秒;③口腔外向上及向下运动,舌尖伸出唇外,并尽力上抬触及上唇,或向下触及下唇,注意在最大活动度末端保持5~10秒;④口腔内上抬,张大口腔,舌尖尽力上抬触及上牙舌面并向后扫过硬腭直到最后方;⑤口腔内主动转运,在口腔内尽力移动舌体,从左至右扫过所有牙面,再从右至左返回;⑥咂舌,唇微张,舌前叶贴近上腭,在舌面和上腭间形成一个内吸力,然后使舌面快速脱离上腭,并发出"嘚"的弹响声;⑦被动牵拉,使用纱布包住舌体前部或借助吸舌器分别向前、向左、向右、向上、向下牵拉舌至可动范围的末端,维持5～10秒;⑧抗阻运动,可借助压舌板在舌向前、向左、向右、向上、向下、舌中部上拱时施加反向的阻力。

(5)腭咽闭合训练:①推撑法,患者双手在胸前交叉用力互推,同时发"啊"或"咔"音,感觉腭弓有上抬运动,也可在发音时用力推墙壁或固定的桌子;②口含一根吸管,另一端用手封闭,做吸吮动作,感觉腭弓有上抬运动为佳。

(6)喉部功能训练:①推撑法,患者双手在胸前交叉用力互推,同时发"依"音,也可在发音时用力推墙壁或固定的桌子;②发声笛,属于半阻塞气道发声训练法的一种,通过使用发声笛减少发声时气流流出的管道半径,增大声门处的压力,改善声带的感觉运动功能。训练时用嘴唇含住发声笛尽量不留空隙,然后尽可能长地发"呜"音。

构音器官也是吞咽器官,以上训练对患者的吞咽功能也有帮助。训练时,需要注意手术方式对患者运动功能的影响,以及伤口的愈合情况,训练时根据患者的残存能力以及训练的目的灵活设定治疗方案。

4. 语音训练　语音训练经常被用来改善特定声母或韵母组的发音。术后残存组织可能无法产生稳定有力的运动而影响发音。例如,接受过舌前或舌侧切除术的患者可能难以发出需要舌抬高和/或舌向前运动的音,接受过舌根切除术的患者在构音过程可能无法产生足够的口腔气压及足够摩擦和爆破能力,唇切除术后唇功能不全或该区域神经受损的患者可能会有发唇音的困难,且无法产生足够的唇爆破。传统的发音训练可以改善上述构音情况,/b/、/p/、/m/ 音的闭唇发音训练可以改善唇的运动能力,/d/、/t/ 音的发音训练可以改善舌向前外吐的能力,/g/、/k/ 音的发音训练可以改善舌根向上抬升拱起的能力。

5. 代偿策略　当患者无法正确发出目标音时,可能需要考虑代偿策略。例如,接受扩大扁桃体/腭切除并伴有舌根受累的患者,即使接受了构音器官运动训练和语音训练,也可能无法发出舌根音 /g/、/k/,但他们可能可以用咳嗽样的声音代替 /k/ 音,以此提高清晰度。研究发现,接受全舌切除术的患者与接受部分舌切除术的患者之间的代偿模式不同,部分舌切除术可以利用舌残端进行近似正常运动的适应性运动,而全舌切除术则需要使用真正的代偿策略。

6. 手术治疗　虽然完全切除肿瘤是口腔癌/口咽癌手术的主要目标,但通过初步重建立即恢复功能同样是手术的重点。外科手术的类型和范围必须与患者的预后、疾病的程度以及影响伤口愈合的其他因素(例如,放疗、化疗或糖尿病史)进行权衡考虑。口腔和咽腔缺损可能影响构音器官运动的力量、幅度和灵活性以及共鸣腔的形态。在下颌骨重建的情况下,立即行牙体种植修复可以进一步提高患者咀嚼和语言清晰度。舌的灵活性、口咽共鸣腔狭窄、腭咽闭合不全和构音不清等情况也可以在主要的首次手术后再进行二次手术改善。

7. 假体对言语的作用　假体的使用可以补偿功能受限。当手术后器质性缺陷对功能影响比较大时,可考虑使用假体。

无牙颌患者可能很难获得牙齿化音的正确位置,此时可考虑选择假牙补偿咬合缺陷。由于肿瘤治疗过程会导致口腔结构和黏膜状态的改变,外科术后或放疗后可能需要对术前已开始使用的假牙进行调整。

部分或全舌切除术后患者可能难以运用残留的舌组织和腭之间建立接触点,腭增大假体(PAP)的使用可以人为地降低腭弓,使腭接触残余的舌组织,改善发音。

腭咽闭合不全的假体使用可考虑腭托、腭充填器、腭语音球假体等。

硬腭不具备运动能力,其主要作用是分离口腔与鼻腔。因此,硬腭的缺损更容易通过腭充填器处理。相反,软腭具有运动的动态特性,与软腭缺陷相关的腭咽闭合不全的处理更具挑战性。虽然腭充填器可以弥补手术缺陷,但其缺乏动态运动,其使用可能达不到完全的功能性的腭咽闭合。腭充填器通常是个体化设计的,而且充填器面积必须大于原始缺损的面积,以允许额外的体积与咽后壁接触,而充填器过大时可能会导致鼻塞。因此,腭充填器的设计必须在腭咽闭合层面上获得平衡,以在保持鼻呼吸的同时能够充分关闭。腭充填器的使用也可改善鼻腔反流。在使用过程中,腭充填器需要随着患者的治疗情况进行调整,与放疗相关的疼痛也会制约其最佳使用,在放疗完成后也需要进一步调整。

腭托主要是通过抬高软腭,缩短其与咽后壁之间的距离,来改善腭咽闭合功能不全的鼻音化现象,更常用于继发于神经学病因的腭咽闭合不全。它附着于上牙列并贴合硬腭,然后形成一个匹配不完全闭合区域的延伸部分。单侧腭麻痹时,可在患侧形成一个延伸部,当健侧主动关闭时,可带动腭托的延伸部关闭。患者使用腭托的耐受性一般比较好,但也有部分患者在戴腭托后无法吞咽。腭语音球假体是一种关闭腭咽缺陷的假体,可改善患者的语言与吞咽功能。

8. 说话瓣膜的应用 说话瓣膜是一种安放在气管切开患者气管套管口处的单向通气阀,可用于改善气管切开状态下的吞咽、通气和说话功能。其应用的最主要目的是为拔除气管套管创造条件,恢复吞咽与言语功能。说话瓣膜的工作原理是使用前其瓣膜处于密闭状态,当吸气时开放,吸气末自动关闭,呼气时气体不能再从瓣膜排出,而是经气管套管周围与气管壁之间的间隙,通过声带,自口鼻排出。此时,声门下压力增加,气流通过声带可以自然发声。因为呼气时气体只能经气管套管周围与气管壁之间的间隙呼出,因此佩戴前应确保气管套管周围与气管壁之间有足够的间隙,例如佩戴前必须将气管套管的气囊完全抽空。如佩戴 PMV 后不能发声、说话,可能提示患者存在认知语言障碍或声带损伤,应进行相应的检查与评估,找出病因及存在问题,进行相应的治疗。

9. 辅助沟通治疗手段的应用 辅助沟通的主要目的是给暂时或永久性言语障碍患者提供有效便利的沟通方式。当患者的构音器官受损比较严重,不能通过正常的交流方式进行交流时,可以借助一定的辅助沟通形式进行交流。顺畅的沟通可以提高患者的依从性及康复积极性,也有利于心理康复。广义上讲,重感冒时,因为嗓音嘶哑难以说话,使用纸笔进行文字交流就是辅助沟通治疗手段。对于口腔癌/口咽癌术后患者,在还没有习得新的言语能力时,眼神、手势的沟通也是辅助沟通技术的应用。随着科技的发展,电子产品的普及,辅助沟通技术也可以通过电子产品实现,如简单地使用手机打字交流。目前也有产品化的辅助沟通交流系统,甚至可以个体化编辑内容。在选择辅助沟通技术的方式或产品时,必须考虑患者的年龄、性别、受教育程度、宗教背景等个人因素,患者的认知功能、肢体功能也应纳入考虑,选择内容合适患者、操作最便利的辅助沟通技术。

(窦祖林 谢纯青)

第五节　呼吸康复

一、口腔/口咽手术对呼吸系统的影响

孔祥盼等(2018)的研究显示,口腔癌皮瓣移植患者气管切开术后的肺部感染率为 7.6%,头部制动时间长、吸烟、有慢性基础疾病的患者肺部感染率高,病原菌以铜绿假单胞菌为主。对导致肺部感染的危险因素及主要病原菌进行针对性的干预治疗,可有效预防和治疗口腔癌皮瓣移植患者气管切开术后的肺部感染。杨娜等(2018)的临床研究显示,有效的预防及干预可将口腔癌术后的肺部感染率降低至 5.55%。

口腔癌/口咽癌术后影响呼吸功能的主要原因包括:术后吞咽障碍引起的误吸及颈部根治性清扫术对呼吸肌的损伤。根治性清扫术对颈部和肩部肌肉及多个结构造成一定的损伤,包括胸锁乳突肌、斜角肌、副神经、颈静脉、颈前三角淋巴、颈后三角淋巴等,导致颈部和肩部肌肉的长度和刚度减弱、关节活动范围减小、肌力减退及肩颈疼痛。由于胸锁乳突肌和斜角肌等组织同时也是重要的呼吸肌,其损伤将影响呼吸功能。

二、呼吸康复治疗

呼吸康复是针对合并呼吸功能障碍的各类疾病患者及老龄化人群而开展的综合性、个体化康复治疗措施的总称。一般来说,肺部疾病诊断及处理需要由呼吸科医师主导,呼吸康复并不能显著改善患者的肺功能参数,但可以明显减轻或消除患者的气促、咳嗽乏力等症状,促进呼吸道分泌物排出,同时改善患者外周肌群功能,提升其运动耐受性,减轻患者焦虑和抑郁等不良情绪,提高生存质量。目前,已经有多种疾病将呼吸康复列入其规范化治疗措施之中,其作用地位并不亚于传统的药物治疗。

(一)呼吸康复的机制和原理

1. 静力性力量训练　静力性力量训练又叫静力训练,是一种单一重复的强度刺激。训练时肢体环节静止不动或者不发生明显的位置移动,肌肉的长度也不发生变化,却处于紧张用力状态。其可以动员更多的肌纤维工作,力量增加快,节省训练时间。

静力练习过程中,伴随着屏息动作的产生,静力运动将会对呼吸功能产生一定的影响。肺通气量增大,肺活量增加,肺的呼吸功能提高。静力运动时屏息动作使体内二氧化碳浓度增加,刺激延髓化学感受区的二氧化碳敏感细胞,间接作用于呼吸中枢,引起呼吸加强。血液中的二氧化碳也可以刺激颈动脉体和主动脉体化学感受器反射性地引起呼吸加强。

另外,长时间的静力运动,加之训练者精力高度集中,训练以后受训者往往会出现精神疲劳。精神疲劳主要反映在中枢神经系统,特别是大脑皮质神经细胞工作能力下降,出现深快呼吸改善大脑供氧,减少体内二氧化碳潴留。身体为保持训练姿势平衡,进一步发出讯号使机体保持姿势平衡。训练过程中对呼吸肌的反复刺激,增加呼吸肌(主要是膈肌)的肌纤维紧张力,可增强呼吸肌的绝对力量效果,进一步提高

了呼吸肌的做功能力及抗疲劳能力。长期静力使神经和肌肉等运动系统达到高度协调,形成一个稳定的调节环路。

2. 动力性力量训练　动力性力量训练是相对静力性力量训练而言的,在克服阻力做功时,肢体发生明显的位移,肌肉长度也在不断变化。肌肉运动过程中消耗氧,呼吸代偿性做功增加以维持机体氧供需要。

(二)呼吸康复对身体组织器官的影响及生理学作用

呼吸康复从呼吸生理学角度出发,以呼吸控制为基础,改善不良呼吸模式,同时结合呼吸肌的相关锻炼,改善呼吸肌的做功能力。呼吸肌训练过程中刺激体内能量供应系统合成 ATP,释放 O_2 提高肌肉组织从血浆及组织液中摄取溶解氧。整个呼吸康复过程中 ATP 高能磷酸键断裂,释放能量满足肌动蛋白和肌球蛋白丝之间横桥形成和断裂的需要,提高机体运动过程中的氧供需要。另外,呼吸康复过程中通过刺激骨骼肌的外周感受器传递到中枢神经系统,引发血压、心率与通气的增加。呼吸康复过程中肌肉缺血程度增加上述传导信号,通过这种缺氧刺激增加呼吸康复时的通气当量。例如,阻塞性肺疾病患者因通气功能障碍发生呼吸困难,限制了患者有氧及无氧代谢的运动量,呼吸康复时给予运动呼吸控制,可以增加小气道流出压,同时调节呼吸时间比,延长呼气时间,促进小气道残气量的排出,增加气体交换。呼吸康复还可以通过阶梯式康复训练提高患者对低氧血症的耐受性,在保证机体不发生组织缺氧的前提下提高氧气转移效率。

(三)呼吸康复技术

1. 呼吸控制与训练　正常人在平静呼吸时,呼吸肌消耗的氧气约占全身耗氧量的 5%,或者是其肺活量的 10%,因此,平静呼吸不易察觉、不费力。此时的呼吸方式也是其个人最有效的呼吸方式。即使是正常人处于运动或应激状态时所体验的呼吸困难,其主观感觉也更少涉及负面词汇。当个体受到各种疾病或情绪影响时,呼吸耗氧量增加,肺活量下降,通气效率降低,呼吸方式出现异常,个人则以呼吸困难来形容这一过程。

呼吸控制的目标是使患者重新获得对呼吸的控制,并以一种轻柔、放松、平静的方式完成呼吸活动,同时避免使用屏气、Valsalva 动作完成各种日常活动和体力活动。其方式可以分为被动形式(如体位调整、胸腹约束束带)及主动形式(如缩唇呼吸、辅助呼吸)。与其他康复治疗手段相似,没有一种呼吸控制措施是适合所有患者的。操作者应根据患者的主观诉求、原发病情、肢体控制与认知能力等因素,并通过反复的演示指导及疗效评估,选择一种或数种最优的措施,将其融入患者的日常生活、训练中,使其发挥最大效应。

(1)体位调整:在卧床患者的日间护理中,通常采用 4 种(仰卧位、俯卧位、左侧卧位、右侧卧位)或 6 种(仰卧位、半仰卧位、俯卧位、半俯卧位、左侧卧位、右侧卧位)体位进行相互变换。

当患者处于仰卧位时,整个胸部都将受到重力的影响,患者需要克服重力才能完成胸廓的扩张及吸气活动。此时,可以采用毛巾卷或小枕头来改善通气能力与深度。如移除患者枕头可加强颈部辅助呼吸肌群(斜角肌与胸锁乳突肌)被动牵拉,进而增加上部胸腔的扩张。这时,扩张集中在胸廓的上部及前部。如果将毛巾卷置于躯干过度屈曲患者的脊柱长轴,将进一步扩张胸廓前部。

在侧卧位时,重力的影响将有所减轻,特别是在上侧,而胸部的前后扩张、膈肌活动将得到改善,但侧卧位也能造成用力肺活量、用力肺容积等参数降低，并增加患者的心肺不良事件。这种体位可能特别适合于肺炎及肺不张患者。当患者采取肺炎或肺不张对侧卧位时，患侧的氧供将得到改善，且有利于肺复张及分泌物的排出。

与卧位相比，直立体位对患者呼吸功能的改善效应更加明显。另外，直立体位还能有效减少坠积性肺炎的发生。在直立体位时，腹内容物下降，膈肌活动度扩张，潮气量显著增加，患者的浅促呼吸方式将得到有效缓解，特别是在站立位时，由于腹壁肌群张力性募集的协同效应缺失，导致潮气量显著下降。这时，可采用腹带部分替代腹壁肌群的作用，避免潮气量过度减少。

（2）改善运动能力的呼吸与活动技巧：在患者吸气时，可指导其同步进行节律性腕关节旋前运动。当其呼气时，同步进行旋后运动，呼吸运动与上肢活动的协调配合可使患者在平顺、轻松的呼吸中完成肢体活动。同样地，当上肢前屈上举或外展上举时，患者吸气，双眼追随上肢朝上看，或者当患者需向前上方伸手取物时，指导其进行吸气，从而避免屏气等异常呼吸方式。当患者呼气时，患者应主动屈曲、内收肩关节，同样的动作也可以应用在当患者需要进行平静被动呼气、用力呼吸或咳嗽及发音说话时。反过来，当患者需要屈曲、内收肩关节时或取物后上肢回缩时，也可采用缓慢呼气的方式促进肺内气体排空。如果患者未能掌握节律，可指导其从 0 到 10 缓慢报数。除上肢的协同活动外，也可以尝试进行躯干及下肢的屈伸运动，如呼气时弯曲躯干及膝关节，反之亦然。

在进行功能性活动时，呼吸周期控制的配合也能促使两者协同一致，即吸气与躯干伸展相互促进，呼气与躯干屈曲相互促进。当患者需要进行以屈曲躯干为主的功能性活动时，如弯腰拾物，可指导其先缓慢吸气，然后弯腰俯身时缓慢深呼气，反之亦然。当患者更倾向于通过伸展躯干来完成坐起动作时，应指导其同步进行吸气，并双眼朝上方看、头向后仰伸展。若患者倾向于通过屈曲躯干来完成坐起动作时，则指导其同步进行呼气，并内收下颌。当患者穿衣时，也可以套用这种模式。值得注意的是，上肢的功能活动可能会对呼吸活动造成一定的干扰，操作者需密切观察患者的呼吸方式变化。穿衣前，患者可端坐在椅子上或在床上取长坐位，以减少躯干的控制需要。当患者穿裤子或袜子时，患者应缓慢吸气后再缓慢深呼气，并同步屈曲躯干。穿上衣时，可选择宽松舒适的开胸衫，在穿着衣袖时上举一侧上肢，并同步缓慢吸气，然后缓慢呼气并内收肩关节，再缓慢穿着另一侧衣袖，最后双侧肩关节内收、呼气，完成上衣穿着。坐站转换涉及躯干的屈伸变换过程，患者可首先进行缓慢深吸气，随后身体前屈、深呼气，重心前移，下肢用力支撑、躯干伸展，并再次吸气。在这一系列过程中，患者还可以充分利用颈部的协同伸展活动，增加吸气幅度，并诱导紧张性迷走神经反射，促进躯干及髋关节伸展。

2. 上胸部放松技术　杰克布森渐进式放松练习理论认为，肌肉在最大用力收缩后出现最大限度的放松。这一理论可用于患者上胸部及肩部肌群的放松训练。治疗师将手放于患者一侧肩部，向下施力，同时要求患者进行耸肩对抗，持续数秒后停止对抗，并要求患者平静缓慢呼吸、放松肩部及上胸部。除此之外，治疗师还可指导患者水平外展双上肢、掌心向上进行肩部肌群的收缩 - 放松活动，这样将进一步提高放松效应。另外，治疗师也可指导患者进行肩关节前向或后向旋转放松活动。患者也能通过自学掌握这一技巧，并在日常生活中灵活应用。在其他形式的训练过程中，治疗师可将这一技巧作为其他训练项目的准备活动，或在发现患者出现上胸部肌群过度使用时，给予加插应用。

3. 缩唇呼吸 在部分重度或极重度慢阻肺患者中,常常可发现部分人在呼吸困难发作时自发使用缩唇呼吸来缓解症状。这一技巧能有效延长呼气时间,增加气道内压,使气道的等压点前移,避免小气道过早关闭,增加呼气量。在实际的应用中,应强调避免用力、过快的呼气,而应采用缓慢、平静、不费力的形式完成这一活动,并保持颈部、胸部及口周肌群的放松。

4. 膈肌呼吸 膈肌呼吸是一种生理性呼吸形式,由于原发性或继发性呼吸功能障碍,可导致患者出现呼吸方式异常,这时,指导患者重新掌握这一呼吸方式显得尤其重要,一般来说,指导的最终目标是患者在不同体位或活动形式变换过程中,仍能熟练地使用膈肌呼吸形式,并避免不必要的呼吸肌群异常募集。因此,在指导过程中可先引导患者长期侧卧位、仰卧位进行膈肌呼吸,然后转为辅助端坐位、独立坐位、站立位等,再将膈肌呼吸与步行、登梯等简单日常活动形式相结合,最后到各种复杂的功能性活动,由易到难。

在实施指导前,治疗师可通过上述辅助性技巧,如上胸部放松技术、经鼻呼吸技术等,提高患者的依从性与膈肌呼吸诱导的成功率。在指导过程中,应引导患者通过各种感觉信息全面感受正确有效的膈肌呼吸形式,并掌握其中的技巧。患者应取舒适放松体位如支持下半仰卧位或半侧卧位,膝关节屈曲,骨盆轻微后倾,腹部肌群放松。治疗师手掌置于患者剑突下腹部,要求患者缓慢轻松地呼吸,手掌跟随腹部起伏上下活动数个呼吸周期,感受其呼吸方式。在患者的自主呼气末期,治疗师的手向患者前胸部方向给予缓慢轻柔的挤压,再要求患者缓慢、轻松地向手掌挤压的方向吸气,并予同步减少挤压力量。在患者连续进行数个周期的引导呼吸后,可逐渐减少手部的挤压和放松动作,改为单纯使用言语指令继续引导患者完成膈肌呼吸活动。当患者已经能够比较熟练地完成正确的膈肌呼吸方式后,将其双手置于治疗师手部上方,要求患者自行感受膈肌呼吸时腹部肌群的募集方式。如果患者仍可保持正确的呼吸方式,再将患者双手直接置于上腹部,强化其感受,并要求其记住"吸气时腹部缓慢上抬、呼气时腹部缓慢回缩"。在引导期间应避免强调深呼吸或用力呼吸,这将使患者过度关注腹壁的上下活动,而造成不必要的肌群募集和呼吸氧耗增加。同时,还要注意呼吸过程中颈部肌群的募集、上胸部的起伏与躯干位置的变化。另外,当患者在改变体位或结合各种功能活动时,需提醒其应将呼吸时间比保持在 $1:1\sim 1:2$ 之间,原发性呼吸功能障碍,如慢阻肺者,可延长至 $1:3$ 或 $1:4$。

5. 上胸部活动抑制 经过上述呼吸技巧指导后,如果患者仍未能熟练掌握膈肌呼吸方式,特别是仍出现显著的吸气,当颈胸部辅助呼吸肌募集时,可考虑对患者进行呼吸相上胸部活动的抑制。

患者取侧卧位、半坐卧位或仰卧位,在使用一只手引导患者继续尝试膈肌呼吸的同时,治疗师将另一只手置于患者胸骨角水平,并与胸骨走向垂直,跟随其自发呼吸活动而上下起伏,注意感受呼吸周期中上胸部的活动特点。在患者呼气结束即将转为吸气时,治疗师保持手掌位置,并给予少量的阻力或压力阻碍上胸部的吸气相扩张,施加的压力在每一次吸气启动时逐渐增大,但不应引起患者的明显不适感,直至患者在无意识下逐渐增加下胸部的扩张程度。当患者成功减少吸气相的上胸部活动,并增加膈肌活动度时,治疗师提醒患者感受且维持这一变化,并在保持上腹部手法引导力度的同时,逐渐减少对上胸部的压力或阻力。如果患者对这一技巧掌握得并不熟练,可对其重复进行,直至其熟练掌握为止。如果患者在引导过程中出现不适感或抵触,可适量降低对其上胸部的施力程度,维持在其舒适范围内。

6. 胸廓松动技巧 在部分呼吸功能异常的患者中,除膈肌功能异常外,还合并不同程度的胸廓活动障碍,表现为胸廓僵硬、活动度与顺应性下降等。这种情况常见于辅助呼吸肌长期过度募集的慢阻肺患者,或见于胸部手术后,如肺癌切除术后合并疼痛时,也见于各种神经肌肉病。这些病理改变不仅使呼吸周期中胸廓自身扩张受限,还能阻碍胸 - 腹间协同呼吸活动,降低呼吸效率,增加呼吸氧耗及不适感。

胸廓松动改善技术有很多种,但在实施前应注意使患者获得良好的支撑体位,并适量使用薄枕或毛巾圈提高舒适度。如患者取仰卧位,在背部延脊柱长轴垫一条形毛巾卷可加强两侧胸部外展,增加前侧胸壁活动度,加强肋间肌与胸大肌等牵拉,促进上胸部的扩张。在侧卧位下,可在患者下侧胸壁尾侧(第8～10肋)区域给予软枕支持,从而被动增加上侧胸壁活动度。

7. 辅助呼吸肌的易化技术 与原发性呼吸功能障碍不同,继发性呼吸功能障碍,特别是神经肌肉疾病患者,单纯的膈肌舒缩并不能满足患者的通气需求。这时,如何进一步提高辅助呼吸肌的舒缩活动是呼吸控制的另一项重要内容。治疗师不仅要指导患者加强膈肌呼吸运动,还需要对其辅助呼吸肌进行易化引导,促进两者间的平衡协作,改善患者症状。

在实施指导前,仍需再次强调患者的体位摆放与小枕的支持作用,在每次指导前详细评估患者的头、上肢、躯干、骨盆及下肢体位,务必使患者处于舒适体位,并得到良好的支撑。

(1)胸大肌的易化技术:胸大肌的主要作用是扩张上胸腔的前部与两侧,在一定的训练后可有效替代上胸部瘫痪的肋间肌。训练时,患者取仰卧位或支撑下的侧卧位,治疗师将双手置于患者胸大肌表面,并与其肌纤维收缩方向平行(手掌根部置于近胸骨侧,手指朝外,指向同侧肩峰处),在患者向手掌处吸气时给予向胸骨及尾侧的快速手法牵拉,即本体感觉神经肌肉促进疗法(PNF)中的重复收缩技术。这将引出肌肉的快速牵拉反射,并同时提供更强烈的本体感觉输入,引导出更强有力的特定肌肉收缩。为进一步诱导出胸腔两侧的扩张,手法牵拉的施力位置可由手掌根部逐渐转移至手指处。相比之前的膈肌呼吸引导,胸大肌易化操作需要更强力的言语指令,并要求患者更多地进行主观用力配合。

(2)胸锁乳突肌与斜角肌的易化技术:患者取仰卧位,治疗师双手置于患者上胸部,手掌与胸骨相平行,指尖朝上,指向头部,与胸大肌易化技术相同,治疗师在患者吸气相施加向胸骨及尾侧的快速手法牵拉,并同步给予适当的言语指令。胸锁乳突肌与斜角肌易化技术将增强胸腔上部的扩张。

(3)斜方肌的易化技术:斜方肌主要参与胸腔上部的扩张。患者取仰卧位或支持下侧卧位,治疗师将双手置于患者肩部,在患者吸气时施加向下的快速手法牵拉,从而诱导出更强烈的肩部上提。增加重复收缩技巧能进一步易化整个关节活动范围的肌肉收缩。在实施过程中,患者应同步进行双侧耸肩运动,双眼向上运动以使这一技术效应最大化。当患者比较熟练地掌握时,可尝试在坐位下进行操作。

(4)膈肌抑制技术:膈肌抑制技术一般被用于抑制吸气相膈肌过度募集。通常,治疗师需要平衡辅助呼吸肌,如肋间肌、胸锁乳突肌、斜角肌等与膈肌间的收缩,才能预防胸部的矛盾运动,或减少胸壁不良骨骼及系统改变,如漏斗胸等。

在实施时,患者取仰卧位或半坐卧位支持下的侧卧位,上肢高举过头或置于腰部后方,充分暴露胸腔上部,前倾骨盆,同时确保患者能保持平顺呼吸。治疗师手掌根部轻轻置于患者脐水平上方的腹部,在患者呼气时将手掌根部缓慢轻柔地推向膈肌中心腱方向,并予保持,使患者在吸气相感受到妨碍膈肌下移的阻力。在下一呼气相，重复这一操作，并小心地增加施加的力度，维持更大的吸气相抑制。在2~3个呼吸周期后，患者一般都能改变其呼吸方式，诱导出更多的胸腔上部扩张，来弥补膈肌抑制带来的潮气量下降。此时，治疗师需小心观察患者的辅助呼吸肌募集情况，确保不同肌群间的同步、平顺收缩，观察是否出现肌肉收缩疲劳或协同不良。

在操作过程中，治疗师应密切观察患者呼吸方式的变化情况，在不移动手掌位置的情况下，将患者呼吸方式的具体变化通过语言告诉患者，对其进行鼓励，并提醒其注意呼吸方式变化带来的本体感觉改变。在练习4~6个呼吸周期且患者比较熟练地掌握新的呼吸方式后，治疗师可逐渐减少双手施加的力量，并继续密切留意患者的呼吸方式。一旦患者再次出现原有的呼吸方式或膈肌抑制效果减弱，治疗师可以再次对膈肌下移施加阻力，重复上述的诱导过程，使患者加强胸腔上部的扩张和膈肌活动的抑制。另外，治疗师还需避免过于快速地增加膈肌活动阻力，这样有可能增加不必要的腹部肌群收缩或痉挛，也可能导致膈肌反射性收缩加强。在全程中需避免引起患者疼痛，并始终将手掌置于腹部，而不是胸腔。

第二种膈肌抑制技术常用于更严重的患者，采用简单的自身阻力抑制膈肌扩张。患者取前臂支撑俯卧位，使用自身重力抑制胸腔下部前部与侧方的扩张，由于胸腔上部的扩张没有受到阻碍，且双上肢因支撑而固定，使胸腔上部及前侧的辅助呼吸肌的长度-张力关系得到优化。另外，在这一体位下，胸腔上部处于重力位，借助前述的本体感觉促进技术，治疗师能够更容易地抑制膈肌活动，同时诱导出患者胸腔上部的扩张。相比第一种技术，后者对膈肌的抑制更加全面、强烈，也适用于严重神经系统疾病患者，但有可能导致通气量下降，所以，通常在第一种技术无效或效果不佳时才考虑使用。

（5）前锯肌俯卧撑：前臂支撑体位除了能抑制膈肌活动，还可促进胸腔背部的扩张。在这一体位下，患者需要进行上身俯卧撑样运动（下半身可不抬离支撑平面），即固定双侧上臂，在呼气时肩胛骨内收夹紧、躯干下移，吸气时躯干弯曲向上抬高，双侧肩胛骨外展，扩张胸腔背部，增加肺背侧各肺叶、肺段通气。需注意的是，仅在这一技术下，患者躯干在吸气相时是屈曲的，而在其他的呼吸控制技术中，吸气相躯干均是伸展的。

8. 胸腔活动的同步化 胸腔非同步呼吸活动是临床常见的现象，治疗师可通过体位调整、呼吸肌抑制与易化技术、时间顺序重建等技术令患者不同部位胸腔的活动趋于同步化。

（1）体位调整：体位调整是最省力的改变患者非同步性呼吸活动的技巧。例如，由于肌肉无力或痉挛，偏瘫患者在端坐时常常倒向患侧，又或者是胸部手术后，为避免疼痛，患者在不自觉地减少患侧胸腔的活动。这些患者都容易出现非同步化胸腔活动，并减少患侧的肺通气量。调整胸壁的位置将有助于纠正患侧通气不足，而常用的措施包括使用薄枕或毛巾卷支撑患侧或加强疼痛管理。

（2）姿势抑制：对于部分更严重的患者，可能需要采用姿势抑制技巧来减少健侧或活动过强侧的活动。通常来说，抑制一侧胸腔活动最佳的方法是同侧侧卧位。当患者采用健侧卧位，肩关节屈曲不超过90°时，同侧胸腔将因身体阻碍而减少扩张，特别是胸腔侧方。这将增加患侧胸腔扩张，提高通气量以满足机体需求，从而使两侧活动趋于同步。治疗师还可增加感觉与运动输入，进一步强化患侧胸腔上中下各部分的通气活动。在康复初始阶段或胸部术后早期，患者可能无力对抗重力完成患侧胸腔侧方的扩张，可采用3/4仰卧位以减小重力的影响。

（3）强调顺序：另一种促进胸壁同步化活动的技巧可在多种体位下进行，治疗师将双手置于胸壁上部，或中下部，在患者呼气末对其所接触的肌肉进行快速牵拉，诱导该区域的深吸气活动。一旦患者的呼吸转变成吸气时，治疗师通过双手分别对健侧胸壁施加阻力抑制其扩张，同时对患侧胸壁予以持续快速牵拉，促使两侧胸腔活动趋于同步。

9. 减慢呼吸频率的技巧 除了通过易化技术与抑制技术改善呼吸方式的控制，减慢呼吸频率也是其中的一个重要内容。这项技术的适合人群一类是部分神经肌肉疾病患者，他们往往合并神经肌肉张力升高、潮气量下降，必须通过增加呼吸频率来满足机体活动需求；另一类是合并神经精神异常者，如合并焦虑症患者及手术后患者等。这些减慢呼吸频率的技巧多是通过增加潮气量来改善整个呼吸方式，从而减慢呼吸频率，常用的措施包括前述的缩唇呼吸、胸廓松动技巧、胸腔上部松动技巧等。

（四）呼吸肌训练

如前所述，呼吸肌训练是呼吸训练中的重要组成部分，肺源性与非肺源性呼吸功能障碍都可能导致呼吸肌功能的绝对和/或相对下调，导致呼吸困难、运动耐受性下降及生存质量降低。对呼吸肌的功能训练集中在力量与耐力两个方面，其中又以吸气肌训练更为常见。

1. 呼吸肌训练处方的制订

（1）功能性超负荷原则：制订呼吸肌训练处方时，首先应考虑功能超负荷原则，涉及训练的时长、强度与频率，也就是受训者需要完成更长时间、更高强度和/或更高呼吸频率的呼吸负荷训练。就健康人群而言，功能超负荷训练的操作方式包括经口的外加呼吸负荷（训练强度）和在相对更长的时间内进行的自发性用力呼吸，并进行每天或至少每周3次的训练（训练频率）。现有的临床研究大部分采用不低于50%的个人最大吸气压作为外加训练负荷，训练频率为每天1~2次，每周5~7天。显著性肌肉功能性改变出现在训练的第3周，并逐渐强化，直至6周后出现平台，而进一步的训练负荷的增加并不能引起功能的进一步强化。传统上认为训练2周后出现的肌肉力量提高是神经适应性改变的结果，即肌群间协同收缩改善的结果。4周的吸气肌训练已经可引起膈肌厚度增加与Ⅱ型肌纤维肥厚，并伴随着最大吸气压的改善。

在制订呼吸肌训练处方时，需要注意强度与频率间的平衡，避免过度训练导致肌肉疲劳。大部分研究均使用中等强度的吸气肌训练（负荷为50%~70%个人最大吸气压），但没有就吸气训练频率达成统一意见。

（2）训练方式特殊性原则：在制订力量训练型处方时，除了考虑训练强度的个体化，还需要考虑气流流速，两者由于肌肉的力量-收缩速度曲线而相互影响，即肌肉不可能在克服高强度阻力下以快速收缩的形式对外做功，要么以高强度-低速度的处方增加最大吸气压，要么以低强度-高速度的处方增加肌肉收缩速度，而折中的方案是中等强度负荷-中等收缩速度的处方则可以同时增加最大吸气压与收缩速度。

（3）重复性原则：虽然吸气肌训练终止后，其原有获益的持续时间与范围上没有统一的定论，但有研究表明，这一过程与外周肌肉相似，因为日常的呼吸活动并不足以提供足够的训练负荷。Romer等发现，在健康成年人中，9周的吸气肌训练获益将在终止训练后18周内逐渐消失，而耐力训练的获益则在终止后9~18周消失。

2. 吸气肌训练的方式

（1）抗阻训练：①吸气气流阻力负荷型抗阻训练，吸气气流阻力负荷型抗阻训练是受训者通过小管径的气流通道完成吸气活动,借助管径的大小调节吸气阻力,管径越小,阻力越大。但除管径大小外,受训者的吸气流速也是影响吸气阻力的重要因素。因此,这种训练方式存在阻力负荷不恒定的缺点,在训练时,治疗师需要密切监视受训者的呼吸方式,以取得较好的训练效果。②动态吸气气流阻力负荷型抗阻训练仪,该设备的吸气负荷可在呼吸周期间或呼吸周期内进行调整,制造出不同的负荷水平,以符合事先设定的最大吸气压的百分比,即该仪器提供的吸气负荷将随着肺扩张而逐渐下降。③吸气压力阈值负荷型抗阻训练,在进行吸气压力阈值负荷型抗阻训练时,受训者需要首先产生一个足够的吸气负压(压力阈值)才能完成吸气活动,在此期间,装置通过对吸气活动提供非流速依赖型、可变的、定量阻力来实现抗阻呼吸训练。阈值负荷训练能改善健康成年人、慢性阻塞性肺疾病、心衰、神经肌肉疾病患者的吸气肌功能表现,包括吸气肌力量、最大收缩速度、对外做功与吸气肌耐力等。另外,由于该装置属于非吸气流速依赖型,对呼吸模式没有严格要求,大大地增加了其易用性。

(2)耐力训练:自主性非高碳酸血症性用力呼吸是常用的耐力训练模式,需要受训者进行最高 30 分钟的持续性高水平通气活动。为避免出现过度通气,一般要求受训者在同一密闭小空间内重复呼吸,并给予吸氧。训练一般设置为 60%～90% 的个人最大通气量,每周 3～5 次。

3. 吸气肌训练的适应证与禁忌证

(1)适应证:凡是合并呼吸肌需求与能力间关系失衡的患者都是吸气肌训练的适应人群。

(2)禁忌证:在吸气肌训练过程中,胸膜腔内压可能出现显著波动,这将可能导致气压伤。

(3)注意事项:在冠状动脉粥样硬化性心脏病患者进行吸气肌训练时,应采用减慢呼吸频率、重建生理性呼吸等技术将低氧血症的影响最小化,避免患者出现心绞痛等症状。在训练过程中,部分受训者可能出现轻度的耳部不适、鼻窦炎、鼓膜两侧压力失衡等,必要时可暂停训练。部分患者在理论上还是存在吸气肌训练损伤的可能,如自发性气胸患者、创伤性气胸患者、鼓膜破裂未完全治愈者。除此之外,不稳定的支气管哮喘患者及呼吸困难感知障碍者在训练过程中也需特别注意。

4. 吸气肌抗阻训练的实施

(1)训练时的体位:卧位或半卧位可抑制呼吸肌功能,而直立位则能优化其功能。因此,训练中的体位可影响吸气肌训练时可耐受的负荷水平,站立位或坐位时受训者耐受负荷更高,训练效果更显著。在采取直立位进行吸气肌训练时,还需要考虑呼吸肌的双重身份,即通气肌群与躯干稳定肌群,如果减少呼吸肌对躯干控制的参与,则有助于进一步提升训练的效果。

吸气肌训练的最终目的是使受训者能在各种情况下完成有效的呼吸活动。因此,受训者的体位在经过一段时间的训练后,应由基础性体位逐步转向功能性体位,即在各种日常活动中进行吸气肌训练,特别是吸气肌耐力训练。

(2)训练时的呼吸方式:吸气肌训练对呼吸肌群刺激作用与范围的最大化是优化训练的目的,在确定所选用的装置与处方后,呼吸方式的选择成为优化训练效果的又一关键。选择合适的呼吸方式不仅能避免呼吸肌的矛盾运动,减少呼吸相关氧耗,还能提高训练的针对性,使目标肌群在短时间内获得更显著的功能改善。

1)膈肌呼吸:膈肌是最主要的吸气肌,其承担了 75% 以上的吸气功能。因此,从这一角度来看,膈肌呼吸是吸气肌训练时最适宜的呼吸方式。在训练时,治疗师可先引导患者进行充分的膈肌呼吸,在此基础上引导其进行吸气肌抗阻训练,进而获得最佳的训练效果。

2)吸气肌抗阻训练的进阶与维持:经过一段时间的训练后,患者出现吸气肌功能的改善,治疗师就可以考虑调整其训练计划,增加训练难度(进阶)。一般来说,当患者能够比较轻松地完成连续 30 次的呼吸抗阻训练时,即可调整训练方案。在缺乏吸气肌力量测试工具时,可增加 1/4～1/2 圈的阻力(以阈值型吸气肌抗阻训练器为例),使患者可耐受的连续呼吸周期控制在 25～30 次。通常的做法是在训练开始后的第 8～12 周期间,每周增加 1/4 圈阻力。如果条件许可,患者应每周进行最大吸气压测试,使其训练负荷始终保持在最新的个人最大吸气压的 50%～60%。经过 12 周左右的训练后,吸气肌功能改善速度显著减慢,进入平台期。维持性吸气肌抗阻训练的频率可降低至每周 3 次,或隔日 1 次。

(窦祖林　辛　蔚)

第六节　心理康复

一、患者面对的心理及社会挑战

口腔癌及口咽癌的治疗经常导致严重的头颈部缺损和功能障碍。从癌症诊断、治疗到治疗后的监测,这段艰难而令人筋疲力尽的旅程,患者经受着重大的情感和心理创伤。抑郁、创伤后应激障碍、滥用烟草和酒精、工作能力丧失,以及与毁容、自我形象、人际关系相关的社会心理问题折磨着患者,严重降低了其生存质量。

1. 体象歧视　体象是一个复杂的、多方面的概念,包括以自我为中心的知觉、感觉和对身体外观和身体功能的满意度。它从根本上有助于提高个体的自我价值、自信,以及在社会交往和亲密关系中的参与度和舒适感。其具有固有的主观性,并且在不同个体之间的重要性有所不同。由于口腔癌 / 口咽癌及其治疗后遗症造成的毁容和功能障碍,体象仍然是最普遍和令人苦恼的社会心理问题之一,也是患者干预的关键目标。

毁容和功能障碍不断提醒着患者其生命受到疾病的威胁。患者的体象歧视有三个阶段:①癌症发现期,特点是患者对未来可能遭受的社会歧视和治疗导致的毁容感到痛苦;②面对疾病期,是指患者确定面对形象相关苦恼的策略;③重建身份期,是患者重新接受一个新的身体形象和外貌。研究发现,口腔癌 / 口咽癌术后患者自我报告的身体形象问题可以预测治疗后 1 年在身体、社会、情感和功能领域的生活质量下降,需要针对身体形象障碍和功能限制进行康复。

目前尚缺乏有效的、标准化的临床工具来评估口腔癌 / 口咽癌患者的体象相关问题,阻碍了针对社会心理功能的有效干预措施。耻辱感与歧视感量表(shame and stigma scale,SSS)是一项新开发的、由 20 个条目组成的问卷,用于评估患者对个人外表、社会回避行为、社会歧视和对过去行为后悔陈述的同意程度。

2. 心理痛苦　NCCN 将心理痛苦定义为由多种因素影响下的不愉快情绪体验,包括心理(认知、行为、情绪)、社会和 / 或灵性层面的不适,可以影响患者应对癌症的能力、身体症状和临床治疗。尽管痛苦与抑郁、焦虑和其他社会心理症状有重叠之处,但心理痛苦的内涵更广,是一个连续谱系,轻者可表现为正常的情绪,如害怕、担忧、悲伤;重者可表现为精神障碍,如焦虑、抑郁、社会孤立感、精神危机等。痛苦的概念是在所有精神心理概念基础上的去病耻感,更易被患者接受、易被医务人员理解,而且容易对这一概念进行界定和测量。痛苦已经成为脉搏、呼吸、血压、体温和疼痛之后的第六大生命体征。

在口腔癌 / 口咽癌的整个治疗过程中,心理痛苦与抑郁、焦虑和低生活质量相关,也是预后相关因素。

3. 抑郁障碍　抑郁障碍又称抑郁症,以显著而持久的心境低落为主要特征。临床可见心境低落与其处境不相称,情绪的消沉可从闷闷不乐到悲痛欲绝、自卑抑郁,甚至悲观厌世,可有自杀企图或行为,甚至发生木僵,严重者可出现幻觉、妄想等精神病性症状。抑郁障碍每次发作至少持续 2 周,长者可达数年,多数病例有反复发作的倾向,每次发作大多能缓解,部分可有残留症状或转为慢性。包含口腔癌 / 口咽癌在内的头颈癌患者在所有肿瘤人群中自杀发生率最高,为 19%～57%,且其产生自杀意念的风险是普通人群的 3 倍。在所有癌症人群中,舌癌和喉癌的自杀率最高。

癌症的生存期可分成三个阶段,包括:①急性生存期(actual survival),诊断至治疗的阶段;②延伸生存期(extended survival),从治疗结束到复发监测的时期;③永久生存期(permanent survival),指治疗结束 5 年后的阶段。Wu YS 等人在 2016 年的研究及 Neilson K 等人在 2013 年的研究发现,使用《精神障碍诊断与统计手册》(第 4 版)(DSM-Ⅳ)结构化面谈和 / 或医院焦虑抑郁量表(hospital anxiety and depression scale,HADS)评估,发现头颈癌患者抑郁的发生率在急性生存期为 15%,进入延伸生存期后 1～3 个月到达顶峰,在治疗后 18 个月降至最低。Chen AM 等人在 2013 年的研究报道,头颈癌患者在延伸生存期和永久生存期的抑郁症发生率仍较高,治疗后 1 年、3 年和 5 年的发生率分别为 17%、15%、13%。在肿瘤的治疗期和监测期仍有必要对患者的情绪、社会心理功能进行常规、纵向和详细的评估。

口腔癌 / 口咽癌相关的社会心理压力源包括人际关系担忧、不确定性、活动干扰、交流、害怕复发、歧视、对痛苦的担忧、对疾病和治疗的担忧、存在性压力源、经济压力、信息缺乏和预期的负面手术后果(如外表和身体形象)。这些社会心理压力会导致患者的抑郁症状,而抑郁将导致复杂的心理社会问题,例如放疗的延迟和中断、持续吸烟和饮酒、生活质量下降、营养不良、功能表现状态下降及睡眠障碍等。

预防、确诊和治疗患者的抑郁障碍极其重要。美国临床肿瘤学会和美国国立综合癌症网络提出了用于肿瘤抑郁症筛查和治疗的流程,具体为:①有效的评估量表,例如常规使用医院焦虑和抑郁量表,汉密尔顿抑郁量表或者病人健康问卷 -9(PHQ-9),对口腔癌 / 口咽癌患者进行抑郁症筛查;②详细的心理面谈评估抑郁的危险因素,并明确抑郁症状;③早期及时干预。抑郁症状的严重程度决定治疗方式和重点,包括从护理 - 主导的社会心理干预、专业的心理评估到启动精神药物治疗或心理治疗,提供预期性指南、个人照护计划手册、护士主导的社会心理咨询和触屏的电脑筛查以提高生活质量。

4. 人际关系及社会问题　社会支持是患者健康相关生存质量的重要因素,良好的社会支持和人际关系能够提高患者对治疗和康复措施的依从性,降低死亡率。然而,口腔癌 / 口咽癌患者由于情感、心理和功能障碍,与家人及朋友的关系容易受损。照顾者也可能发生抑郁、焦虑和疾病相关创伤后应激障碍,直接导致其人际沟通的恶化和伴侣亲密程度的降低。

口腔癌/口咽癌患者的治疗可能导致言语沟通和面部表情损害,难以向伴侣开诚布公地表达情感、恐惧和需求,导致愤怒、怨恨和沮丧累积。此外,毁容、睡眠障碍、口干症和口臭等影响伴侣亲密关系的表达和性健康。HPV 相关的口咽癌患者及其伴侣也常存在愧疚感和自责感。

患者返回工作岗位能够为其提供安全感,获得自尊,提高生活质量。然而,因为患者可能存在口腔和头颈部缺陷,影响其就业。焦虑症、口干症、口颤、唾液黏稠、牙痛等导致社交障碍,影响其适应工作的能力。

二、患者的心理管理

(一)心理痛苦的筛查和应答

1. 管理流程　口腔癌/口咽癌患者的心理痛苦发生率较高,且负面影响多样而严重,但是痛苦的干预治疗效果良好。有证据显示,口腔癌/口咽癌患者的痛苦治疗是全周期治疗的重要组成部分。针对口腔癌/口咽癌的痛苦管理流程如表 12-6-1 所示。

表 12-6-1　口腔癌/口咽癌的心理痛苦筛查组成部分及内涵

组成部分	内涵
1. 建立多学科的癌症协会	包括口腔癌/口咽癌患者手术医师在内的多学科团队,必须包括社会心理专业人员
2. 筛查	①至少有效评估 2 个心理痛苦领域,建议:包括抑郁评估 ②心理痛苦评估应有足够的敏感性和特异性,管理:≥1 次关键就诊
3. 后续评估	①建立心理痛苦筛查的流程 ②使用已建立的心理痛苦临界分数 ③随访有效的抑郁和焦虑评估、临床访谈
4. 转介/治疗和随访	①转介至社会心理干预 ②对患者、肿瘤团队和家人照护者进行随访(视情况而定)
5. 记录	记录痛苦筛查的结果、复查、转介/治疗和随访 可用于质量保证和科研

2. 筛查评估　痛苦筛查需根据患者在不同治疗时期的危险因素进行具体评估(表 12-6-2)。

表 12-6-2　头颈癌患者时期/危险因素心理痛苦筛查

时期/危险因素	导致心理痛苦的因素
首次或第二次就诊	症状、诊断、治疗计划
治疗手段的变化	手术、放疗、化疗、放化疗、免疫疗法
肿瘤状态的改变	癌症阶段(进展、复发)
转向姑息治疗	发病率提高、害怕死亡
功能丢失	吞咽、言语、毁容
生理-心理因素	疼痛、疲乏、营养不良、低社会支持、社会孤立感、回避的应对方式、滥用烟草/酒精、治疗之前抑郁病史

目前有多项痛苦筛查工具,包括其信度、效度、敏感性和特异性及其推荐的分界分数,其中最为广泛使用的是 NCCN 的心理痛苦温度计(distress thermometer,DT)。心理痛苦温度计是一项快速筛查视觉模拟 / 数字评定的单一量表,具有良好的效度和敏感性。其得分范围为 0~10 分,4 分为临界分数,适合在繁忙的肿瘤治疗中使用。心理痛苦体温计通常与针对目标人群的改良问题清单一起使用(图 12-6-1)。

姓名:_____　　　　　　　　　　　填表日期:_____

亲爱的患友:您好!

　　首先感谢您对我院的信任,选择到我院进行治疗。我们全体医护人员衷心希望与您携手共抗病魔,并祝您早日康复!

　　在疾病的治疗和康复中,您可能会因为一些身体或心理上的不适而产生痛苦的体验。比如睡眠、疼痛、食欲不振、心烦心慌等。作为医护人员,我们非常希望能够了解您的痛苦并提供专业的服务。

　　请认真填答这份短小的问卷,如实告诉我们是什么原因或哪儿不舒服使您感到痛苦,以及痛苦的程度。只要您告诉我们,我们会在医疗中尽力减轻您的痛苦,给予您更多的人文关怀。

首先,请在最符合您近一周所经历的平均痛苦水平的数字上画 "○"。

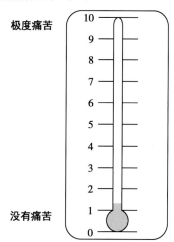

极度痛苦　　　　10 / 9 / 8 / 7 / 6 / 5 / 4 / 3 / 2 / 1 / 0

没有痛苦

接着,请指出下列哪些选项是引起您痛苦的原因,并在该项目前打 "√"。

	实际问题			身体问题
□	无时间精力照顾孩子/老人		□	外表/形体
□	无时间精力做家务		□	洗澡/穿衣
□	经济问题		□	呼吸
□	交通出行		□	排尿改变
□	工作/上学		□	便秘
□	周围环境		□	腹泻
	交往问题		□	进食
□	与孩子/老人相处		□	疲乏
□	与伴侣相处		□	水肿
□	与亲友相处		□	发烧
□	与医护人员相处		□	头晕
	情绪问题		□	消化不良
□	抑郁		□	口腔疼痛
□	恐惧		□	恶心
□	孤独		□	鼻子干燥/充血
□	紧张		□	疼痛
□	悲伤		□	性
□	担忧		□	皮肤干燥
□	对日常活动丧失兴趣		□	手/脚麻木
□	睡眠		□	身体活动受限制
□	记忆力下降/注意力不集中			信仰/宗教问题
			□	信仰/宗教问题

图 12-6-1　心理痛苦体温计

由于口腔癌／口咽癌患者常伴随较高的抑郁症和自杀发生率，其痛苦还可以通过其他测量抑郁和焦虑症状的自我量表来评估，常用的有医院焦虑抑郁量表、18 项简短症状量表（brief symptom inventory-18，BSI-18）。此外，患者健康问卷 -4（patient health questionnaire-4，PHQ-4）和病人健康问卷 -2（patient health questionnaire-2，PHQ-2）也是评估患者抑郁和自杀较好的量表（表 12-6-3）。

表 12-6-3 头颈癌患者常用的心理痛苦筛查量表

心理痛苦筛查量表	描述
心理痛苦体温计（DT）（通常结合问题清单使用）	单一项目，结合改良的问题清单使用 建议：与有效的抑郁量表一起使用（如病人健康问卷 -4）
医院焦虑抑郁量表（HADS）	HADS- 总表 =14 项 HADS- 抑郁 =7 项 HADS- 焦虑 =7 项
18 项简短症状量表（BSI-18）	18 个项目；整体严重指数 分量表：抑郁、焦虑、躯体化

如果患者通过上述痛苦筛查后发现其得分超过临界分数，应立即进行后续评估。通过对痛苦的初始评估，医务人员可了解患者痛苦的严重程度和原因。后续评估可使用自我报告量表，例如 HADS、PHQ-9、广泛性焦虑障碍量表 -7（generalized anxiety disorder-7，GAD-7）和 / 或由心理健康专业人员 / 经过培训的医务人员进行临床访谈（表 12-6-4）。

表 12-6-4 后续评估——社会心理测量

筛查工具	评估内容	注意要点
病人健康问卷 -9（PHQ-9）	抑郁（共 9 个项目） 自杀意念（1 个项目）	如果存在自杀意念，必须马上进行临床干预
医院焦虑抑郁量表（HADS）	HADS-T= 痛苦 HADS-D= 抑郁 HADS-A= 焦虑	医院焦虑抑郁量表总分作为痛苦的测量，虽然这不是量表作者原本的意图 HADS-D 比 HADS-A 更可靠
广泛性焦虑障碍量表 -7（GAD-7）	焦虑	效度优于 HADS-A
临床访谈	痛苦、抑郁、焦虑、其他社会心理痛苦、自杀意图（如果出现）	由心理健康的专业人员进行或者经过充分培训的医务人员进行 心理健康的专业人员需评估患者的自杀意念 / 意图

3. 干预管理 心理痛苦的管理包括转介到心理健康专业人员，也涉及对护士及相关临床工作人员进行社会心理培训。痛苦的严重程度决定治疗方式和重点，包括从护理 - 主导的社会心理干预、转介到治疗经验丰富的专业心理健康专家，到采用精神药物治疗或心理治疗。

大量的研究发现，综合使用认知行为疗法（cognitive behavioral therapy，CBT）、医学催眠（medical hypnosis）和基于正念的治疗能够缓解症状及治疗副作用，例如疼痛、疲乏、恶心、营养不良 / 进食困难、戒烟、痛苦、焦虑和抑郁。有效的社会心理和行为医学干预方法包括认知行为疗法、综合使用认知行为疗法和行为医学、戒烟和戒酒、心理教育、应对技巧和社交技巧干预。

（二）常见的心理干预方法

口腔癌/口咽癌的心理干预按照提供服务者的不同,可分为护士主导的干预、心理学家主导的干预、药物和生活方式干预及卫生系统干预。心理学家有更专业的知识和技能来实行心理干预,但有些患者对于接受心理治疗可能存在抗拒心理。一些患者可能更愿意参与由曾经护理他的护士提供的心理干预,特别是心理干预与其他癌症治疗相协调,消除了患者心理障碍的负担。干预的内容多种多样,包括教育、心理社会、生理和心理症状管理、正念、药理学、运动和远程医疗。本文将着重介绍认知行为疗法、团体治疗、正念干预及心理教育等疗法。

1. 认知行为疗法

（1）认知行为疗法（CBT）:是由 Beck 在 20 世纪 60 年代发展出的一种认知取向的心理治疗方法,主要针对不合理认知导致的心理问题和抑郁症、焦虑症。所谓认知是指人们对于自我和环境的想法、信念和解释。通过这些人们能够感知自己,从根本上赋予生活事件意义。该疗法的理论基础是人的情绪来自人对所遭遇的事情的信念、评价、解释和哲学观点,而非事件本身。治疗的目标不仅是针对行为、情绪这些外在表现,而且分析患者的思维活动和应对现实的策略,找出错误的认知加以纠正。Ellis 提出"ABC 理论":A 指与情感有关系的事件（activating event）;B 指信念或想法（belief）,包括理性或非理性的信念;C 指与事件有关的情感和行为反应（consequence）。人们通常认为事件（A）直接引起了反应（C）,事实并非如此,在 A 和 C 之间存在着信念/想法（B）的中介作用,即事件是否引起个体的反应,受个体对事件认知态度和信念的影响（图 12-6-2）。

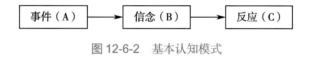

图 12-6-2　基本认知模式

该理论还指出,行为在维持或改变心理状态中起决定性作用,改变行为通常是改变思维和情绪的强有力的方式。

（2）CBT 在口腔癌/口咽癌患者心理干预中的应用:口腔癌和口咽癌患者的吸烟、饮酒和抑郁是相互关联的,也非常普遍,认知行为疗法可用于治疗口腔癌/口咽癌的吸烟、酗酒和抑郁症。Duffy 等人在 2006 年将存在吸烟饮酒和/或抑郁的口腔癌/口咽癌患者随机分成常规治疗组和认知行为治疗组（必要时会使用药物）,发现认知行为治疗组的受试者更易于戒烟。Kangas 等人在 2013 年的研究发现,7 周临床心理学家主导的多模态行为认知疗法干预能够降低口腔癌/口咽癌患者创伤后应激障碍和焦虑。van der Meulen 等人在 2013 年和 2014 年的随机对照实验中得出,与接受常规治疗相比,接受 6 次护士主导的认知行为疗法的口腔癌/口咽癌患者在治疗后 12 个月和 18 个月的抑郁症状明显减少,12 个月后实验组在情绪和身体功能、疼痛、吞咽、社会接触和张口度方面也有了更大的改善;18 个月后实验组有更好的整体生活质量、角色和情感功能、疼痛、吞咽和张口度;24 个月后,他们的情绪功能会更好,疲劳感也会更少。

2. 团体治疗

（1）团体心理治疗（group psychotherapy）:是指为了某些共同目的将多位成员集中起来加以治疗的一种心理治疗方法。团体心理治疗的作用在于随着时间的进展,团体成员之间形成一种亲近、合作、相互支持的团体关系。这种关系为每一位成员都提供了一种与团体其他成员相互作用的机会,通过观察分析别人的问题而对自己的问题有更深刻的认识,并在别人的帮助下解决自己的问题。最早运用团体心理治疗的是美国医师 Pratt。1905 年,他首次对 20 余名结核病患者采用集体教育、鼓励及讨论的方法,帮助其克服抑郁情绪。团体心理治疗具有高效易行、影响广泛的特点,是解决口腔癌 / 口咽癌患者复杂社会心理问题有效的治疗方法之一。针对患者的治疗性团体分为:心理教育团体、支持性团体和认知行为团体。

(2)治疗原则:①组员的筛选,团体治疗的组员是由治疗师筛选的。在团体治疗之前,治疗师根据团体治疗的性质和目标对参与者进行筛选,以明确患者的需求和目标是否与团体相符合,并检查其健康状态,明确不会因为参加团体活动而受到危害。只有那些可能从团体体验中获益的人才会被选为团体治疗的成员。除了临床判断,也可选用客观评估工具来判断患者是否适合参加团体治疗,例如团体治疗问卷(group therapy questionnaire)、团体选择问卷(group selection questionnaire)等。参加小组之前,还应当对每个人说明保密的限定,告知团体对他们的期待是什么,以及对参加团体治疗应抱什么样的期望,说明工作目标及可能会产生的困惑和失败。筛选也是一个双向的过程,即未来的团体成员可以判断团体及其领导是否适合自己。②对领导者的要求,团体治疗的领导是团体的核心,也是治疗成败的关键因素。领导在团体中所要面对的抗拒、失控、公然的敌意、移情等并不是只来自一个人,而是同时来自多位组员。领导者还要有能力关心每一个人,明白组员之间的互动,对不同的意见保持开放的态度等。此外,由于口腔癌 / 口咽癌患者可能由于手术导致容貌畸形,由于喉切除术而使用电子喉 / 食管进行发音。团体领导者最好有治疗此类患者的经验,以减少刚开始接触时的不适和焦虑。③场地的设置,团体治疗的场所需要自由、舒适、无干扰、安全和可保护隐私。参与者与治疗师一同坐成圈,确保每个人到圆心的距离相等,圈内没有任何桌子等物件。如果有参与者是坐轮椅的,应确保场所方便轮椅进出。由于吸烟可能对口腔癌 / 口咽癌患者造成影响,团体治疗的场所是否能够吸烟也需明确规定,在团体活动场所的附近设置吸烟区也是一种替代选择。④团体治疗的主题与目标,团体治疗的目标可依参与患者的需求而定。口腔癌 / 口咽癌患者常常需要一个可以讨论其恐惧、焦虑和其他问题的空间。团体心理治疗还可以确保患者在充分讨论这些社会心理问题的同时,受到其他成员的支持和协助,而非嫌弃与抛弃。团体治疗的主题包括但不限于抗癌治疗的预期和反应、抗癌治疗后的调适、与家人的互动、癌症导致的缺损、进食与言语障碍、同伴支持、吸烟和饮酒、亲人和好友对癌症诊断治疗的反应。此外,癌症复发恐惧和死亡恐惧也可以在团体治疗中得到充分探讨,但团体治疗的重点可以是带癌生存、充分利用生命剩余的时光。

(3)治疗过程

1)形成阶段:处理依赖性和包容性。小组领导者协助成员相互认知,澄清团体目标,在团体内部达成共识、建立规范,创造安全、信任的关系,让成员对团体活动有所预期。

2)风暴阶段:解决涉及权力或地位的问题以及相关的冲突。组员对团体还没完全信任,在陌生人面前进行自我暴露感到焦虑和挣扎,并由此产生一些冲突,有的组员还会挑战领导者。此阶段,领导者需要共情和接纳组员的负面情绪,鼓励组员认识自己的情绪并适当地进行表达,直接坦率地处理组员的挑战并将其转化为建设性行为,以安全而成功地解决冲突,促进组员之间的相互学习。

3)规范阶段:相互信任的功能团体建立。团体的氛围逐渐和谐并产生凝聚力,组员感受到安全和温暖，逐步探索自己的态度和感受，与其他组员进行互动，对团体产生认同，对自我的认识得以加强。领导者需协助组员认识自己，鼓励组员彼此尊重、关怀和相互帮助。

4）效果产生阶段：成熟而有效的团体，可表达个体的不同观点。组员对团体充满信心，能够进行自我表露和对质，产生改变的强烈动机并进行认知重建和行为改变。领导者要协助组员认知重建，尝试新的行为，并针对具体问题进行讨论。

5）结束阶段：重点处理分离事件。结束的临近会给组员带来分离焦虑，担心结束后的生活。领导者需处理组员的离别情绪，整理成长的成果，处理未完成的工作并评估团体治疗效果。

（4）口腔癌／口咽癌患者的团体治疗：团体心理治疗对口腔癌／口咽癌患者有积极的治疗效果。Kalpesh 等人对口腔癌／口咽癌等头颈癌患者进行支持性团体治疗，发现参与团体治疗的患者在进食、情绪、疼痛和整体情况均明显优于未参加团体心理治疗的患者。

3. 正念疗法

（1）概述：正念起源于古代佛教的修行，而当代对正念的兴趣则是在一个更为世俗的医疗环境中发展起来的。1979 年，Jon 首创正念减压疗法（mindfulness-based stress reduction，MBSR），最初用于治疗慢性疼痛，现在已经拓展到抑郁症、焦虑症和癌症等的治疗。正念强调带着非批判性的注意力和意识去体验每时每刻的经验，注重于：①培养更强的自我意识和自我调节能力，将注意力集中于当下时刻；②对当前经验的开放和接受。这种对经验的开放和接受，能够促进更大的灵活性，以应对个人经验中的积极和消极方面，承认痛苦和不适是个人直接经验的组成部分。

Jon 的正念减压项目是一个 8 周的团体治疗项目，每周有 2.5 小时的强化练习，包括正念冥想、正念哈他瑜伽等。在每周的课程中，学员学习身心联系的基础知识，以及他们对世界的解释，是如何导致身体和精神上的痛苦。该项目中用于培养正念的主要冥想技巧是结合正念瑜伽姿势及先前学习的技能，进行身体扫描、静坐冥想、行走冥想和仁爱冥想。参与者需每天在家练习 45 分钟，每周练习 6 天。

Teasdale、Williams 和 Segal 将正念减压疗法发展为正念认知疗法（mindfulness based cognitive therapy，MBCT），用来治疗抑郁症。正念减压疗法更关注身体层面的压力，主要用于癌症、慢性疼痛、心脏病和纤维肌痛的支持性照护。正念认知疗法则更关注认知方面，用于治疗抑郁、焦虑、倦怠和饮食失调。

（2）内容和流程：引入正念，向患者介绍正念练习的基本态度和思想，并通过日常生活中的一项活动来进行引导性体验，可以个体或团体进行。训练过程中用到的技能有：①练习每时每刻都保持觉知（去除习惯性思维），并尽可能地从平淡无奇的事件中获得充分的体验；②观看生活事件的发展趋势，进而进行判断（好或坏）；③用一种更独特的方式观察自己的内心是如何"工作"的，从而把自己培养成一个冷静的观察者。

1）身体扫描：是正念减压中的一项基本技能，可以让参与者的体验停留在当下时刻，可以仰卧位、坐位，重点让患者处于舒服放松而不易睡着的体位。其技能有：①对身体不同部位进行反复的再关注，借此加强注意力；②意识到思绪纷乱是如何影响情绪的。这部分练习关注身体的每一部分，也可以用于身体某部分存在特殊问题的患者。口腔癌／口咽癌可能难以将注意力集中在手术部位上，可以邀请患者对身体该部位进行关注，观察有何种情绪出现，当出现不舒服的感觉时，将注意力转移到呼吸上，直到身体扫描到一个更舒服的部位。

2）正念冥想：是正念的另一个基本技能。专注冥想要求参与者关注视觉或听觉上的刺激，而静坐冥想需要保持的关注范围则更加开放。初学阶段，参与者需要将注意力保持在呼吸上，随着技能的熟练，可以尝试将注意力游离一下，观察它会往哪里去，但应将呼吸看作锚点。即当注意力离开了原来的地方，就需要提醒自己把它带回到呼吸上。正念冥想的目标包括：①增加对身体的觉知；②不断地把注意力带回到下一次呼吸，以锻炼注意力的收放；③更能注意到流过自己内心的声音，并且有机会去注意"我和我的想法并非等同"。在心理治疗的最初阶段，这种体验在每个单元中应持续 10 分钟，或许可以就此进行讨论。治疗师应保持中立，讨论应聚焦于参与者在冥想过程中的好奇心和所观察到的事情，而不是"你喜欢什么或者你不喜欢什么"。参与者的家庭联系可以从 10 分钟开始，逐渐增加至 20 分钟、30 分钟，甚至更长时间。

3）日常正念：静坐冥想、身体扫描属于正念冥想的正式练习，非正式的正念练习则是把觉知转移到每一天的活动中，也称为日常正念。葡萄干训练示范了如何将正念延伸到普通人的日常活动中。患者可以按照这种方法在日常生活中找到一项需要重复操作的活动，并带着觉知去完成这项活动，例如带着正念吃饭、刷牙、沐浴。也可以带着正念进行一项以往缺少关注的活动，因为我们在进行这些活动时往往关注了其他想法而非活动本身的体验。日常正念既减轻了心理活动和内心的纷扰，又给正念的日常练习提供了简便的练习机会，让正念真正融入每项活动中。

4）正念呼吸：正念呼吸从正念认知疗法中的"专注呼吸"的冥想衍变而来，当患者处于不适的情境或不舒服的感受时，可以运用正念呼吸来应对。每次正念呼吸练习约为 3 分钟，分为三部分：①让患者感知自己的所在，即澄清当下的情绪或身体状态；②把这些状态转移到呼吸上；③把觉知带回身体和所处的环境中。正念呼吸能够帮助患者脱离目前的自动化思维（对生活事件缺乏正念的反应），转而将注意力集中到当下的体验中。

（3）效果：Pollard 等人在 2016 年对 19 名头颈癌患者（包含口腔癌 / 口咽癌诊断）进行个体化的正念减压（MBSR）干预发现，正念减压干预后，患者的心理痛苦（包括抑郁和焦虑）较少，总体生活质量、社会和情感幸福感更高。目前针对口腔癌和口咽癌的正念干预较少，需要进一步研究正念在口腔癌 / 口咽癌患者中的作用。

4. 心理教育　心理教育是指向患者提供关于癌症及其治疗的相关信息，以帮助患者增加对疾病的认识和减少不确定性。心理教育是口腔癌 / 口咽癌心理干预的重要组成部分，对患者的情绪和生活质量有积极的作用。心理教育的内容可以包括口腔癌 / 口咽癌的诊断、治疗和手术后的应对策略、放疗的应对和压力管理、放松训练、个体化的目标设定等。

心理教育能够在短期内改善口腔癌 / 口咽癌相关的身体、心理和社会问题。一项针对头颈癌（包括口腔癌 / 口咽癌）患者心理教育的随机对照试验（RCT）发现，18 周时两组的结果存在显著差异。心理教育组患者在口腔癌 / 口咽癌相关问题的困难明显减少，包括吞咽、社交性进食和疾病感。Chen 在 2017 年的研究及 Katz 等人在 2004 年的研究发现，心理教育干预 3 个月后，口腔癌 / 口咽癌患者的自测面容畸形、社交相关的抑郁、恐惧和焦虑、体象等方面的影响均有所改善。

三、患者家属的心理问题及干预

（一）患者家属的心理问题

1. 癌症带来的家庭变化 家通常是患者社会和情感支持的主要来源，在患者如何处理疾病和治疗后果方面发挥着重要作用。同时，癌症也给家庭带来了巨大精神压力和痛苦。患者手术后身体外形的改变、吞咽和言语障碍、放化疗的副作用等会直接影响到家庭生活。长期治疗的高额费用，往往也给家庭成员造成沉重的压力。为了照顾亲人，有些家属不得不疲惫地辗转于工作和亲人之间，有些家属甚至长期放弃自己的工作。研究发现，照护者的焦虑程度明显高于正常人群，患者的病情会严重影响照护者的健康和生活质量。

2. 家庭成员的常见问题 当得知患者确诊癌症，大多数家属最先感受到的是失去家人及与家人分离的威胁，从而引发悲伤、焦虑感。通常，家属的悲伤和哀痛从震惊和不真实感开始，进而是情感的释放、敌意、抑郁、躯体症状（厌食、内疚、恐慌），最后才重新调整至适应现实。家人也跟患者一样，有着不同的性格、个性，也会发展变化。如果家庭成员经历过大强度的悲伤反应则是一个病理过程，包括延迟性悲伤、慢性悲伤、过度依赖、鲁莽和危险行为，甚至躯体疾病。这些反应需要心理治疗师的早期确诊和专业的干预。研究发现，照护者的抑郁、疲劳和身体症状，以及患者的低自我效能、低社会支持明显增加照护者的负担，而且女性患者或女性照护者出现社会心理问题和身体症状的风险高于男性，可能需要特殊支持。

（二）对癌症患者家庭的干预

口腔癌／口咽癌对患者及其照护者的影响和后果是密切相关的，如果患者的需求未得到满足和解决，照护者的负担会增加。此外，照护者的需求未得到满足可能会对他们自己的健康和患者的健康结果产生不利影响。积极协助患者和家属处理相关社会心理问题能够促进口腔癌／口咽癌患者更好地康复。防止家属社会心理症状发展和恶化的关键是在癌症诊断和早期治疗阶段，识别和系统评估患者和照顾者的症状。《中国肿瘤心理临床实践指南（2020）》建议对照护者的关注与干预实施基本干预措施，包括评估、教育和资源服务。

评估的主要内容包括：①照护的意愿（例如照护者是否有空，照护者是否与患者住在一起，是否有安全且可负担的交通工具）；②照护者的能力（身心健康水平、知识和技能水平）。

教育干预是教导照护任务、压力管理、健康促进和疾病预防。其中，照护任务包括个体照护（洗澡、吃饭、伤口护理、药物和症状管理）、家庭照护（沟通和支持）、事务性工作（财务和保险报销）、压力管理可以通过体育活动、冥想、引导性想象等来实现。

资源服务是为患者家属提供相关信息和资源链接，包括社区卫生服务和／或心理健康服务、家庭护理、支援团队或社会服务机构、提供家人／朋友或其他机构进行临时护理、互联网资源使用、了解／使用休假福利。

（窦祖林　苏柳洁）

参 考 文 献

1. HAISSAN I, ANWAR S, KARIM R N, et al. Determination of factors associated with critical weight loss in oral cavity carcinoma patients: a retrospective cohort study. Int Arch Otorhinolaryngol, 2018, 22(4): 395-399.

2. ELJA A E R, PETRA B, JAAP J D, et al. 2022. Impact of curative treatment on the physical fitness of patients with esophageal cancer: a systematic review and meta-analysis. Eur J Surg Oncol, 48(2): 391-402.

3. LAUREN C C, KATHRYN C N, MARGARET L M, et al. 2016. The impact of physical activity on health-related fitness and quality of life for patients with head and neck cancer: a systematic review. Br J Sports Med, 50(6): 325-338.

4. 杨娜, 宋欢. 口腔癌联合根治术后并发肺部感染的预防及护理干预研究. 全科口腔医学电子杂志, 2018, 5(36): 1.

5. 窦祖林. 吞咽障碍评估与治疗. 北京: 人民卫生出版社, 2009.

6. WU Y S, LIN P Y, CHIEN C Y et al. Anxiety and depression in patients with head and neck cancer: 6-month follow-up study. Neuropsychiatr Dis Treat, 2016, 12: 1029-1036.

7. NEILSON K, POLLARD A, BOONZAIER A, et al. A longitudinal study of distress(depression and anxiety)up to 18 months after radiotherapy for head and neck cancer. Psycho-Oncology, 2013, 22(8): 1843-1848.

8. CHEN A M, DALY M E, VAZQUEZ E, et al. Depression among long-term survivors of head and neck cancer treated with radiation therapy. JAMA Otolaryngol, 2013, 139(9): 885-889.

9. DUFFY S A, RONIS D L, VALENSTEIN M, et al. A tailored smoking, alcohol, and depression intervention for head and neck cancer patients. Cancer Epidem Biomap, 2006, 15(11): 2203-2208.

10. KANGAS M, MILROSS C, TAYLOR A, et al. A pilot randomized controlled trial of a brief early intervention for reducing posttraumatic stress disorder, anxiety and depressive symptoms in newly diagnosed head and neck cancer patients. Psycho-Oncology, 2012, 22(7): 1665-1673.

11. VAN DER MEULEN I C, MAY A M, ROS W J, et al. One-year effect of a nurse-led psychosocial intervention on depressive symptoms in patients with head and neck cancer: a randomized controlled trial. Oncologist, 2013, 18(3): 336-344.

12. VAN DER MEULEN I C, MAY A M, DE LEEUW J R, et al. Long-term effect of a nurse-led psychosocial intervention on health-related quality of life in patients with head and neck cancer: a randomised controlled trial. Br J Cancer, 2014, 110(3): 593-601.

13. POLLARD A, BURCHELL J L, CASTLE D, et al. Individualised mindfulness-based stress reduction for head and neck cancer patients undergoing radiotherapy of curative intent: a descriptive pilot study. Eur J Cancer Care, 2016, 26(2).

14. CHEN S C, HUANG B S, LIN C Y, et al. Psychosocial effects of a skin camouflage program in female survivors with head and neck cancer: a randomized controlled trial. Psycho-Oncology, 2016, 26(9): 1376-1383.

15. KATZ M R, IRISH J C, et al. Development and pilot testing of a psychoeducational intervention for oral cancer patients. Psycho-oncology, 2004, 13(9): 642-653.

16. COHEN EZRA E W, LAMONTE SAMUEL J, ERB NICOLE L, et al. American cancer society head and neck cancer survivorship care guideline. CA: a cancer journal for clinicians, 2016, 66(3): 203-239.

17. HAYES S C, SPENCE R R, GALVÃO D A, et al. Australian association for exercise and sport science position stand: optimising cancer outcomes through exercise. J Sci Med Sport, 2009, 12(4): 428-434.

18. CAMPBELL, KRISTIN L, WINTERS-STONE, et al. Exercise guidelines for cancer survivors: consensus statement from international multidisciplinary roundtable. Med Sci Sports Exerc, 2019, 51(11): 2375-2390.

19. MUSCARITOLI M, ARENDS J, BACHMANN P, et al. ESPEN practical guideline: clinical nutrition in cancer. Clinical Nutrition, 2021, 40(5): 2898-2913.

第十三章　主动健康与口腔癌及口咽癌防治

主动健康（proactive health）是一种基于整体医学观的医学模式，关注人体的复杂性和个体的主观能动性，在可控的条件下，对人体施加主动的、缓慢细微的刺激，以增加人体的微观复杂度、提升宏观机能、促进人体多样化适应，从而实现人体机能增强、慢病控制或逆转。

近年来，有研究对健康给出了系统性的新定义，它是一系列维持生理状态的有组织性且动态变化的特征总和，涉及整体、器官、细胞、细胞器和分子等多个层面。该定义下的健康具有八大特征：有序的空间分隔（屏障的完整性、局部扰动的遏制）、动态的体内平衡（循环和更新、回路整合、节律性振荡）、恰当的应激反应（稳态复原、节律调节、修复和再生）。因此，主动健康就是通过人的主观能动性在机体的不同层面维持生理状态的动态平衡。

主动健康与预防医学的概念之间有一定的区别。预防是主动健康任务中的重要部分，但不是主动健康的全部。传统的预防医学以疾病为中心，追求疾病的缓解或检验指标的正常，而主动健康则强调通过可控的手段激活人体自我修复和自组织能力，以消除人体疾病和提高人体功能。主动健康贯穿了个体生命全周期，在三级预防体系的基础上补充和完善了"零级预防"，通过人群干预，预防整个社会发生危险因素的流行。

第一节　主动健康在口腔癌及口咽癌防治中的实施

主动健康的实施涉及主动健康医疗的接受方、提供方以及第三方。接受方主要指我国居民及疾病患者。提供方主要指公立医院、私立医院、疾病防控中心、牙防所等医疗卫生机构。第三方主要指参与医疗服务的企业、提供检验的企业或政策制定的政府机构。三者均以居民或患者的个体为中心开展健康服务，提供方通过提供院内或社区医疗服务，将疾病预防和诊治的介入点前移，同时与第三方紧密合作为居民或患者提供健康监测、分析、指导等，而接受方在该过程中主动与另两方之间实现健康信息的共享与交换。

一、口腔健康人群的主动健康

当主动健康服务的接受者为健康人群时，主动健康可以实现视点前移、零级干预等理念。服务提供方通过向广大民众进行科普宣教，增强民众对口腔癌 / 口咽癌的认识并纠正错误认知，普及推广健康的生活方式。同时,要促进以个体为中心向家庭辐射,整体积极参与到健康推广中来,提高个体在主动健康中的参与感和互动性。

(一)增强对口腔癌/口咽癌的认识

1. 危险因素　民众对于口腔癌及口咽癌危险因素认知的缺乏主要表现在两方面:肿瘤宿命论和对危险因素的认知缺失。前者认为口腔恶性肿瘤的发生是由人的"命运"或基因决定的,是先天决定的疾病,忽略了后天环境因素对疾病的影响。后者认识到环境因素的作用,但不了解哪些因素会引起口腔恶性肿瘤,因此忽略了对危险因素的控制。推广口腔癌/口咽癌的科普宣传,让民众认识到危险因素,并在日常生活中主动地规避危险因素。最常见的口腔癌/口咽癌相关危险因素包括吸烟、饮酒、咀嚼槟榔、HPV 感染等,详见第二章。

2. 早期病损　2016 年 WHO 等国际机构把癌症重新定义为可以治疗、控制甚至治愈的慢性病,我国各级疾控中心慢病上报管理中也包含恶性肿瘤。在宣教过程中,应当让民众认识到大多数恶性肿瘤的发展是慢性的过程,当危险因素不断刺激使细胞内基因突变累积到一定程度,癌症才会发生,并且癌症的发生大都是按照癌前病变、原位癌、浸润癌、转移癌的过程发展,这个过程通常需要数年的时间。因此,及时识别发现早期病损或症状对于恶性肿瘤的早期诊治至关重要。口腔癌/口咽癌常见的早期病损或症状包括:①口腔溃疡,特别是大而深的、超过 2 周未愈合的、舌腹或口底的溃疡等;②口腔黏膜白色、红色病损;③颌面部和颈部不明原因的肿胀和淋巴结肿大;④口腔内不明原因的反复出血;⑤颌面部、口腔和颈部不明原因的麻木或疼痛;⑥口腔语音、吞咽、咀嚼等功能障碍。民众应积极地参与到宣教或科普活动中,形成对早期病损的正确认识,尤其是暴露于危险因素下的人群,应做到自我监测、及时治疗。

3. 肿瘤可治、肿瘤早治　美国国家癌症数据库中对 6 830 例Ⅰ期和Ⅱ期口腔癌患者的研究分析发现,其 5 年总生存率为 70%。SEER 数据库中回顾 1975—2007 年的癌症统计数据也可发现局部晚期口腔癌/口咽癌的 5 年相对生存率为 54.7%,而早期病变则为 82.5%。相较于结直肠、肝脏等肿瘤,口腔恶性肿瘤因其发生部位位于消化道的开口,大部分可通过直接简单查体发现,而不依赖于内镜等辅助手段。但在临床诊治过程中,仍发现有不少患者首次就诊的时间是在发现肿瘤后的数月,并且在延误期间出现了神经侵犯、淋巴结转移等严重影响肿瘤预后的进展。因为很多民众至今仍停留在"谈癌色变"的认知中,认为肿瘤无法治疗、治不好,所以放弃治疗或拖延治疗,这些都是口腔恶性肿瘤患者治疗中影响生存质量和预后的主要心理因素。

在主动健康模式中,提倡视点前移,不仅仅局限在肿瘤预防、诊治过程中,在宣教过程中就需要做到视点前移,从过去针对癌前病变和肿瘤患者进行宣教,转变到覆盖整个健康人群。健康人群在没有对肿瘤的恐惧心理情况下,对口腔恶性肿瘤相关知识的吸收接受程度更高,更能认可医学在肿瘤治疗上的巨大进步,进而实现"未病先防"的理念。同时,以健康人群为中心的宣教也能带来横向和纵向的辐射,横向辐射至个体所在的家庭、职场等关系网络,纵向辐射至个体全生命周期内的自我主动监测,实现"既病防变"或"已病早治"。

(二)推广健康的生活方式

现代社会中,"生活方式疾病"已成为人类的主要死亡原因。主动健康医学要求全社会加强健康生活和全民健身,要求民众积极地关注自身身心健康,远离危险因素,建立更加积极的生活方式。

1. 全民运动 一项随机对照试验发现,每周运动 250 分钟的男性,结肠隐窝黏膜上皮的 Ki-67 染色阳性细胞数量显著减少。有研究显示,肥胖会带来全身代谢和免疫功能的改变,引起心血管疾病、糖尿病等,类似变化也可发生在肿瘤患者体内。重塑肿瘤微环境中的代谢和免疫网络,可能是运动抑制或延缓肿瘤生长的重要机制。在健康中国战略的背景下,积极推动我国全民运动、全民健身,提高家庭健康观念,通过对人体持续施加有利的生理刺激,刺激器官间的交流协同作用。随着时间的推移,这些生理适应性的积累,使人体建立了更高的稳态"设定点",从而提高躯体机能和对不良刺激的耐受性。

2. 关注心理健康 2016 年 *BMJ* 一项涉及 20 万人的流行病学调查发现,长期的心理压力(如焦虑、抑郁等)或社会心理压力与多种肿瘤的发生和死亡相关。城市化带来的快速生活节奏使大多中青年人长期处于压力状态或焦虑中。心理健康问题应该引起高度重视,积极寻找心理咨询服务。

3. 远离危险因素 远离危险因素、除去慢性刺激是有效预防口腔恶性肿瘤的途径。对于嗜烟酒、槟榔的人群,可寻求相关的医学辅助,戒除烟酒和槟榔等不良嗜好。对于口腔内存在的长期不良刺激,应及时拔除残根或残冠、调磨锋利的牙尖、调整或更换不良修复体,并保持良好的口腔卫生。

4. 定期口腔检查 每半年或每年进行一次口腔检查,尤其是口腔癌/口咽癌发病的高危人群,应做好潜在恶性病变的阻断和逆转,早发现、早诊断、早治疗能够显著提高肿瘤的生存率和生存质量。老龄人群自主学习口腔癌/口咽癌相关知识的难度较大,可以缩短检查间隙,每 3 个月或半年进行一次口腔检查,及早发现口腔癌/口咽癌或潜在恶性病变。

二、患者的主动健康

(一)口腔潜在恶性疾患患者

口腔潜在恶性疾患(OPMD)阶段是阻止口腔癌/口咽癌发生的最佳时机。如能密切关注这一阶段,并给予积极治疗,可以明显降低癌症的发病率,而主动健康是最有效的方法。

1. 宣教、普查 健康素养的定义为个人能够获得、处理、理解和交流做出明智的健康决定所需的健康相关信息的程度,是一种复杂的、多方面的现象。健康素养低的人群更有可能规避健康检查,对癌症更抱有宿命的态度,不了解癌症筛查测试的意义,并且更有可能回避有关他们自己的患病情况。目前,我国大量人群仍处于低健康素养状态,这是需要大力开展卫生宣教及疾病普查的意义所在。

2. 积极诊治 OPMD 的诊治应交给专科医师进行。口腔黏膜科医师针对不同状态的患者进行相应的宣教和处理。针对患者对个人疾病的担忧进行进一步的讲解,纾解紧张情绪。同时,与口腔颌面外科医师紧密合作,必要时进行手术治疗。口腔颌面外科医师与黏膜科医师共同制订随访计划。

3. 患者参与 OPMD 患者作为疾病治疗的主体和中心,应充分发挥主观能动性。复诊和随访是管控 OPMD 的重要部分,需要患者积极主动配合,方能取得最佳效果。

4. 心理疏导 身心调节在治疗 OPMD 治疗中的作用越来越受到重视。例如,对于口腔扁平苔藓患者,病损区无充血、糜烂,且无明显自觉症状者,在身心调节的情况下进行观察,部分患者可自愈。在疾病的治疗过程中,医师应更准确、及时地发现患者心理状态的波动,加强与患者的沟通,详细询问病史,了解其家庭、生活、工作情况，并帮助患者调整心理状态。对于存在心理问题的患者，可建议其接受专业的心理疏导。同时，注意调节全身状况，如睡眠、饮食、女性月经周期等，必要时建议患者进行心理专科诊疗，保证身心健康。主动情绪和良好的心理健康状态可以形成正反馈模型，从而驱使患者主动积极地配合随访，形成良性循环。

5. 团队管理　OPMD 的防治需要组建全新的主动健康管理团队，工作任务是：①前期工作，包括患者基本情况调查、档案记录、病情变化记录、制订健康管理考核标准等；②中期工作，对患者的自我管理水平、服药顺从性、复诊依从性进行实时记录，及时进行个性化管理方案的调整；③后期工作，完善患者个人档案，对表现良好者给予鼓励，定期调查并评分。对于在 OPMD 状态上出现恶变倾向的患者，管理团队应提高警惕，及时安排患者进行活检或切除手术，明确疾病性质和疾病状态。对于已发生恶变的患者，应尽早处理。

（二）口腔癌 / 口咽癌患者

当主动健康服务的接受者为口腔癌或口咽癌患者时，服务提供方制订个性化治疗方案或康复方案，使患者主动参与到治疗和康复过程中，增强患者自主监测疾病状态的能力。同时，服务提供方也需对患者进行积极的心理疏导，避免负性情绪的堆积，影响患者的心理状态，最终影响治疗和康复过程。此外，还要提升个体和家庭对疾病的预测能力，规范病情记录和复诊流程，及时进行必要的检查，防止肿瘤复发。

1. 治疗、康复方案　在肿瘤的疗效评估中，术后康复也是重要内容。患者的术后康复需要医师和患者两方面共同努力，医师在对患者自身疾病情况、术后全身情况、患者心理状态、功能障碍的程度进行考量后，根据患者自身家庭情况、经济文化水平、地域情况，综合制订康复方案。除了术后局部创口的愈合，更重要的康复过程是患者对疾病的接纳和认同，包括对术后面容改变、功能障碍的理解，最终通过康复治疗过程，接纳自己。家人与朋友在此过程中也可为患者提供必要的帮助，在制订计划时应同样将他们纳入其中，使他们作为计划的一部分，发挥他人的主观能动性，促使患者主动、积极地参与到这整个过程中。

2. 患者参与　主动健康的重点是强调个体在健康行为中的主体责任，把个体置于健康行为的首位。健康行为演化的机制在于以精神为纲这个关键。患者在整个治疗及康复过程中，是居于最主要、最核心的地位。自我管理可帮助患者积极参与他们自己的癌症护理，获得他们最需要的信息，并管理他们的癌症治疗计划。就像在组织和人力管理方面的积极领导一样，自我管理中的自我领导可以使患者更有能力照顾自己。有研究提出高效癌症患者的七个习惯可使癌症患者能够主动管理自己的医疗保健，并实现他们的目标。这七个习惯包括积极主动（为自己的行为负责）、从结果开始思考（有清晰的愿景）、把要事放在第一位（关注高度重要但不一定紧急的事情）、思考双赢的途径（寻找协同解决问题的办法）、理解优先（倾听充分理解对方，情感和智力）、与人协作（相信整体大于部分的总和）、精益求精（寻求持续改进）。癌症患者的这种自我领导亦可使癌症患者从中产生自我效能感。自我领导给予患者成功的自我管理经验、替代性经验，形成平稳、舒缓的情绪和生理状态，而不是一个失败的经验、紧张焦虑的状态。

建立和增加患者的自我效能感，使他们能够积极改善他们的健康和生存质量。临床研究表明，自我效能感可以改善癌症幸存者的健康行为。对于口腔癌、口咽癌的患者，在治疗过程中应诱导他们积极主动参与到治疗和康复过程中,充分发挥患者的主观能动性,适度诱导并鼓励患者对自己的疾病状态和预后进行关注和提问,并在解答问题的同时推进患者自我思考、自我肯定,使患者能够做到自我管理、自我调节,最终达到良好的治疗和康复效果。

3. 心理疏导 口腔癌/口咽癌可不同程度地影响患者的外貌和口颌功能。外貌改变,语音、吞咽功能障碍会极大地影响生活质量、精神状态、人际关系及社交能力,从而影响心理健康。许多患者在手术后由于外貌改变及功能障碍导致的心理创伤程度和心理压力,相比于得知自己患有癌症时更大,甚至会产生自我怀疑、愤怒及自暴自弃等情绪。这会使患者无法接受医师的任何建议,对后续治疗计划极为不利。为了减少甚至避免这种情况出现,应在整个治疗、康复过程中,重视对患者的心理疏导。

积极的心理状态包括热情、无忧、乐观、大胆、对生活满意、积极的情绪等主观性指标。积极心理学干预通过改变个人健康行为来改善健康结局。组成互助团体,通过电访、社区宣传等途径引导个人自我诱导积极情绪和增强自我认同的干预策略,每天抽一点时间回忆快乐的瞬间,遇到困难时想一想生活中自豪的时刻,对于提高依从性、增加体育锻炼次数均有所帮助。个体的身体、社会和精神生活的主动和持续更新与自我控制有关。当人们觉得自己可以控制自己的生活时,自信心会增加。在治疗、康复过程中,使患者始终处于积极状态,帮助患者理解治疗过程中所发生的任何状况,让患者认识到整个治疗和康复过程在自己的掌控之中,可以有效减少患者的焦虑,增加配合度,从而促使患者实施主动健康行为。

4. 规范管理 口腔癌及口咽癌同样需要组建全新的主动健康管理团队以便规范化管理。除了对患者进行基本情况及病情记录,制订健康管理考核标准,监测患者自我管理水平、依从性,及时调整个性化管理方案,还可依托于现在的工具和平台,完善和规范主动健康管理。

同时,还可充分利用医院和高校的科研成果及平台,对患者进行主动健康管理。如收集整理病例和健康小常识,形成典型案例和知识集锦,为患者提供真切案例和行动指南。同时,技术型和学术型的高素质医疗服务人才应积极与健康企业合作,加强健康产品的研发和健康随访系统的建设,有效推动健康科研成果的转化,营造主动健康的环境。此外,还可充分利用大数据及云计算,整合健康资源,完善健康随访系统,最终建立推送平台,以图片、视频等多种形式在网站、手机 APP、微信公众号、短信、邮箱等多种宣传平台上同步推送,增强健康信息的可及性。

三、第三方资源的有机整合

主动健康医疗模式中,除了医护人员、医院等提供方与居民或患者等接受方之间的信息共享和联系,第三方也应积极地参与到提供健康保障的医疗卫生工作中来。主动健康医疗服务应在政府机构的宏观调控下,有机地整合社会资源,充分利用信息技术和网络技术,形成提供方、接受方、第三方之间的信息交换和共享,形成主动医疗活动各阶段、各环节之间的信息集成。

(一)更有效、更广泛的社会科普

组织、建设、推广权威的科普信息传播平台,鼓励和激励社会资源投入到口腔癌及口咽癌防治的科普中。基层社区和基层医疗机构积极开展口腔肿瘤防治宣传周等宣传活动,尤其是在农村、养老机构等地方，加强癌症防治的宣传教育。推进以"三减三健"为重点的全民健康生活方式行动，科学指导大众开展自我健康管理。积极推进无烟环境建设，通过强化香烟及槟榔包装标识的健康危害警示效果、限制广告等手段减少烟草和槟榔的消费。鼓励视频内容工作者、图文内容工作者等创作防癌宣传相关的内容。鼓励科技企业、互联网企业参与健康信息平台的建立，搭建信息化的健康档案记录。

（二）多级癌症防治网络体系

主动健康模式的实施依托于构建全国癌症防治网络，以我国国家癌症中心为起点，向下协助各级医院推进癌症区域医疗中心建设、省级癌症防治中心建设，推动地市级层面成立癌症专病防治机构，充分发挥技术支撑作用，再向下以医联体、远程会诊等形式对口帮扶县医院培训会，以提升基层单位癌症的早诊早治能力、规范化诊疗能力、信息平台建设和肿瘤科研水平。

在国家层面看，主动健康的实施从国家癌症中心出发自上而下构建我国的癌症防治网络，自上而下地推广肿瘤诊治的技术。以居民或患者为中心看，主动健康的实施从数量最多、最容易与群众接触的基层医疗卫生机构出发，自下而上地记录民众健康档案、肿瘤筛查、转诊和诊治。

主动健康体现的是全程医疗服务，即从患者就医到后续检查、治疗或康复，实现全过程管理和监控。居民从健康向疾病发展的各个阶段中，需要采用不同的健康管理和服务措施来满足疾病预防控制的需求，基层卫生机构与地市级癌症专病防治机构、省级癌症防治中心之间开展和实行多种形式的联合与合作，促进大中型医疗机构与基层卫生机构之间形成信息互通、业务联动、优势互补和疾病诊治连续化管理的模式，促成"小病在社区，大病在医院，康复回社区""社区早发现、医院早治疗"等医疗格局。

（三）"互联网＋"医疗

1. 大数据与电子病历　借助数据科学技术，实施癌症信息化行动，健全肿瘤登记制度。通过省、市级大型医院牵头，建立统一的电子病历、肿瘤登记信息系统、肿瘤诊疗监测系统、肿瘤患者死因监测系统等多个数据库，促进信息资源的均一化和共享利用，提高肿瘤登记数据的质量，逐步实现资源信息部门之间的共享，推进大数据应用研究。同时，借助大数据对于信息筛选的能力，提升肿瘤生存分析与发病死亡趋势预测能力。统一的电子病历能更好地规范信息管理，研究非结构化个人健康数据隐私保护机制技术、健康数据服务安全管控机制和访问技术，保护患者隐私和信息安全。

2. 移动平台　随着智能手机等移动设备的普及，依托于此的智能平台和 APP 在健康管理或疾病监测中发挥着越来越重要的作用。通过智能手机端口，移动平台 /APP 一方面能向用户提供多元的健康资讯，深化健康管理和延续性护理的方式改革；另一方面也能远程收集用户的主观报告结局，监测健康状态。针对头颈肿瘤放化疗患者，APP 可对其治疗过程中的主观状况进行监测，该移动平台使用的有效性和可行性获得医患双方的认可。移动互联网设备可作为患者接受医疗指导的便捷途径，通过视频、软件等建立医护人员与患者沟通和联系的桥梁，医护人员通过视频等方式给予患者健康教育和指导，患者则可主动反馈疾病的状态，实现信息的互联互通。

3. 可穿戴设备　可穿戴设备（wearable activity trackers，WAT）可在无需面诊个体的情况下，提供对机体活动连续和客观的测量，成为个人健康数据生成和管理的新生代节点。现阶段，WAT 已经实现人体运动、心率、睡眠质量等简单监测，可以获得大量的身体基本信息和数据。WAT 能增加患者在康复过程的参与感和能动性,调控消极患者的主动健康性。目前,市面上尚无口腔癌的可穿戴设备,但有针对吞咽动作和舌压测量进行小型化设备的开发研究,以利于老年人甚至是患者口颌功能的康复。未来,将进一步提升监测的范围和准确度以获得质量更优的数据,时刻监护患者的健康状况。

第二节　问题与展望

一、主动健康医学模式仍待构建和完善

尽管"十三五"国家科技创新规划和健康中国 2030 已将主动健康摆在重要的战略地位,但其基础理论和体系成熟度与现代疾病医学仍有较大的差距。在很多研究和报道中,主动健康医学仍常常与预防医学的概念相混淆。预防医学是主动健康的一部分,但主动健康不是预防医学与其他的医学经验、方法的直接堆砌和拼接。区别于传统被动医学模式,主动健康医学是具有整体观的科学理论体系,通过不断地建立契合主动健康医学理念的工具方法,攻克相关技术,才能建立完善的学科体系。

二、主动健康医学模式需要与信息技术深度结合

主动健康强调对个体全生命周期进行系统、长期的连续动态跟踪和记录,通过个体主动进行信息反馈,实现对个体进行可控的、个性化的、精准的主动干预。在就医困难的情况下,借助互联网技术和智能健康设备,个体能更便捷、有效地共享健康与疾病信息,实现高精度、低能耗、实时更新的信息同步,医务工作者及研究人员能及时评估患者的健康状态、给予患者健康指导。另外,我国仍处于医疗资源紧张及医疗资源分布不均的局面,大数据和人工智能技术的发展,能帮助医务工作者处理机械性、重复的工作,也能通过视频、音频等智能人机交互方式进行跟踪、随访、指导。未来更多高精度、实时同步的新型医疗设备、工具的应用,将改变传统医学以人力为主导的工作模式。

三、主动健康医学模式需要全民参与和共同推进

主动健康首先意味着每个家庭、每个居民都要对自己的健康负责,但受制于地区经济发展水平的不均衡,医疗资源较为稀有的地区对于主动健康理念的认知往往较浅,民众对"健康"的概念仍是"有病治病、无病不预",缺乏主动性认知。另外,快速的生活节奏使得个体往往忽视自身发出的各种危险信号,直到病情严重时才"被动求医",此时往往酿成重大疾病。要推进全民参与到主动健康医学模式中,不仅需要医疗工作者的参与,还需要政府及社会各界的力量,建立健全主动健康医学体系,传播主动健康的意识。同时,树立整体的、科学的疾病观,建立"无病先预防"的社会福利制度,提高人文关怀,才能让每个人都愿意并有能力参与到主动健康的医学模式中来。

(梁玉洁　杨　乐)

参 考 文 献

1. 李祥臣,俞梦孙. 主动健康:从理念到模式. 体育科学,2020,40(02):83-89.

2. 胡建平,徐玲,冯文,等. 主动医疗健康服务模式的理论框架研究. 中国卫生信息管理杂志,2016,13(03):227-231.

3. JAMESON J L, LONGO D L. Precision medicine-personalized, problematic, and promising. N Engl J Med, 2015, 372(23): 2229-2234.

4. LOPEZ-OTIN C, KROEMER G. Hallmarks of health. Cell, 2020, 184(1): 33-63.

第十四章　口腔癌及口咽癌的预后与随访

第一节　预后及影响因素

预后（prognosis）是对于某一疾病发展过程和后果的预测，分为自然预后和治疗预后，癌症的预后基本为治疗预后。癌症的预后分类多样，生存期是口腔癌及口咽癌预后的主要指标，包括：①总生存期（OS），是指从癌症发生开始至任何一个原因引起死亡的时间，这个指标不区别死亡原因；②无病生存期（DFS），也称为无复发生存期（recurrence-free survival，RFS），是指肿瘤初次治疗结束后，患者生存，并且没有任何肿瘤症状的时间，结局指标为肿瘤复发或死亡；③疾病特异性生存期（disease-specific survival，DSS），是从癌症确诊或开始治疗之日至因该癌症死亡的时间，如果不是该肿瘤引起的死亡则不计入该结局指标；④无进展生存期（progression-free survival，PFS），是指肿瘤结束治疗后、肿瘤没有进展的整个时段，结局指标是肿瘤进展或死亡。

预后因素是指可以用来预测患者预后情况的任何特征，包括患者自身特点、肿瘤生物学信息及其他因素。明确影响口腔癌及口咽癌的预后因素可引导人们了解肿瘤的特性，便于制订个性化诊疗方案，以期改善患者的预后。在众多口腔癌及口咽癌预后因素研究中，一致的观点是生存率与肿瘤进展密切相关，诊断越早、预后越好。Greenspan 等按人口统计学、病因、临床和组织病理学参数等指征，列举了影响口腔癌及口咽癌预后的常见因素，并根据影响因素的强度列表，如表 14-1-1 所示。

表 14-1-1　口腔及口咽癌预后的影响因素

影响强度	影响因素	影响强度	影响因素
强影响	复发时间	弱影响	吸烟，超过 20 支 / 天
	肿瘤大小		分化程度
	切缘阳性		婚姻情况
	淋巴结包膜外侵犯		社会经济情况
	神经浸润		性别
	远处转移		BMI
	浸润深度		发病部位
中影响	诊断后继续吸烟		年龄
	外科手术		酒精
	全身情况		HPV 感染
			肿瘤厚度

本章将影响口腔癌及口咽癌预后的因素分为三大类：肿瘤相关预后因素、患者相关预后因素以及其他相关预后因素，并结合 AJCC、国际抗癌联合（UICC）第 8 版 TNM 分类分期，全面剖析口腔癌及口咽癌预后因素的临床意义。

一、肿瘤相关预后因素

肿瘤相关预后因素包括肿瘤临床分期、肿瘤解剖特征、肿瘤病理特点、肿瘤生物学相关因素和肿瘤微环境。

（一）肿瘤临床分期

TNM 分期是一个经典的预后因素，至今仍有不可替代的地位。UICC 第 8 版 TNM 分类分期具有下列新变化：①口腔癌 T 分期引入肿瘤浸润深度；②HPV 阳性口咽癌具有独立的 TNM 分期；③口腔癌及 HPV 阴性口咽癌中 N 分期引入淋巴结包膜外浸润（ENE）。

1. 肿瘤分期 肿瘤大小或累及范围是重要的预后因素。根据 TNM 分期，肿瘤分为 I～IV 期，分期越早、预后越好。2017 年，Liu 等针对中国华南地区单中心回顾分析发现，早期（I/II）口腔癌患者 5 年 OS 达 88.0% 以上，5 年 DSS 可至 92%；如出现颈部淋巴结转移，5 年 OS 和 DSS 则分别降至 64.0% 和 74.0%。中国华东地区口腔癌 I、II、III、IV 期患者 5 年 OS 分别为 79.8%、70.0%、57.6% 及 53.9%。2017 年，Zanoni 等对 Memorial Sloan Kettering 癌症中心口腔癌患者的回顾分析发现，T1～T4 患者 5 年 DSS 分别为 81.0%、64.3%、51.8%、39.1%，N0～N3 患者 5 年 DSS 分别为 74.2%、63.0%、47.6%、23.5%。

2. 肿瘤浸润深度 DOI 指从理论重建的正常黏膜表面线到肿瘤浸润最深处的距离，是用于预测淋巴结转移和区域复发的指标。Caldeira 等通过系统回顾分析发现，DOI 越高，口腔癌越容易出现淋巴结转移、复发，总生存率显著下降。Cornelia 等通过回顾分析发现，与颈部"wait and see"策略相比，对早期口腔癌 DOI≥4mm 的患者行选择性颈清能显著提高无复发生存率。尽管 DOI 已经进入口腔癌 TNM 分期系统，但对 DOI 的测量及临界值仍存争议，需要不断探索。

3. 淋巴结包膜外浸润 ENE 与预后呈负相关。2017 年，Allen 等回顾分析口腔癌淋巴结转移患者的生存率发现，无 ENE 患者 3 年 OS 为 59.4%，有 ENE 患者 3 年 OS 则降为 50.6%。2010 年，Shaw 等人报道，淋巴结阴性、淋巴结阳性且无 ENE、淋巴结阳性且有 ENE 的口腔癌患者 5 年生存率分别为 65%、52% 和 23%。2015 年，Wreesmann 等发表的淋巴结外浸润程度分级研究表明，浸润程度最高患者的生存率明显降低、复发率明显升高。

4. HPV 感染 Ang 等在 2010 年新英格兰医学杂志发表的一项研究显示，HPV 阳性口咽癌患者 3 年 OS 为 82.4%，而 HPV 阴性者仅为 57.1%；矫正混杂因素后，HPV 阳性口咽癌患者的死亡率降低了 58.0%。Agarwal 等在 2019 年的一项 3 000 多例 HPV 相关口咽癌患者的多中心研究发现，I、II、III、IV 期患者 5 年 RFS 分别为 91%、77.2%、61.2% 和 23.4%。

（二）肿瘤解剖特征

口腔癌可发生于口腔黏膜的任何部位，不同部位的肿瘤预后存在差异。

1. 舌 舌癌是口腔最常见的恶性肿瘤。近 10 年来，舌癌的发病率呈上升趋势，预后相对较差，OS

和 DFS 未见明显改善。Mukdad 等分析 SEER 数据库 16 423 例舌鳞状细胞癌患者，5 年 OS 和 DSS 分别为 53.7% 和 73.2%。

2. 颊 颊癌在西方国家较为少见，约占口腔鳞状细胞癌的 10%。然而，在嚼槟榔流行地区，颊癌发病率与舌癌相似。2017 年，来自中国台湾地区的报告显示，在接受手术治疗的 16 379 例口腔癌患者中，颊癌患者的 5 年 DSS 和 OS 分别为 78% 和 71%，略高于舌癌的 77% 和 69%。来自北京地区的回顾性分析发现，颊癌的局部、区域和局部区域的复发率分别为 47.3%、13.5% 和 6.8%，3 年 RFS、OS 和 DSS 分别为 60.6%、74.6% 和 78.0%。

3. 口底 在西方国家，口底癌是除舌癌外的第二大原发口腔癌，而在亚洲，特别是日本，口底癌在口腔癌中占比不到 10%。Oikawa 等在 2021 年报道，口底前份口腔癌的 10 年 DSS 和 OS 分别为 92.8%、65.4%，而口底后份口腔癌则为 95.0%、95.0%。Cariati 等在 2019 年发现口底癌患者 5 年 OS 为 52.7%，T1 和 T2 期患者 OS 为 87.1% 和 61.5%，T3 和 T4 期患者则降至 18.8% 和 15.0%。

4. 牙龈 在欧美国家，牙龈癌只占所有口腔癌的一小部分。在日本，发生率仅次于舌癌。上颌牙龈和硬腭在解剖学上相邻，这些区域的肿瘤具有相似的生物学行为和治疗方式。Yang 等于 2015 年的研究报道，上颌牙龈癌和硬腭癌患者隐匿性淋巴结转移率为 27.5%，3 年和 5 年 OS 分别为 66.6% 和 57.3%。下颌牙龈癌易发生早期转移，文献报道 cN0 牙龈癌患者的转移率为 9.8%～31%；施行下颌骨方块切除术的早期下颌牙龈癌患者，5 年区域控制率（loco regional control rate，LRC）和 DSS 分别为 85% 和 88%。

（三）肿瘤病理特点

1. 肿瘤浸润方式 Bryne 等首次提出浸润方式的概念，通过光镜观察肿瘤浸润前沿的形态，将肿瘤的浸润方式分为 4 级：1 级为大的光滑的边缘；2 级为手指样浸润；3 级为大的分离癌细胞岛，每个癌岛大于 15 个细胞；4 级为小的癌细胞岛，癌细胞数小于 15 个。浸润方式级别越高，肿瘤的侵袭性越强。但也有研究表明，一个肿瘤个体可能包含多种浸润方式。Brandwein-Gensler 等在 2005 年提出了最差浸润模式（worse pattern of invasion，WPOI）的概念，即光镜下所见到的最高级别的浸润方式。同时，还在 Bryne 等的基础上增加了第 5 级别的浸润方式，即卫星灶浸润。由于观察视野的局限性，浸润方式虽是局部复发的重要预测因子，但并不能成为独立的预测因素。另有，Li 等在 2013 年报道，WPOI 与 LRR、OS 和 DSS 显著相关，早期患者（Ⅰ/Ⅱ期）如 WPOI 达 5 级，其区域性淋巴转移率可达 42%。2018 年癌症报告国际合作组织（ICCR）将 WPOI 作为 OSCC 的强制性病理报告元素。

2. 组织学分级 组织学分级目前是多数实体瘤病理报告的重要组成部分。根据角化程度、核异形性、浸润型等特征，可将口腔癌及口咽癌分为高、中、低分化，但该分级的预后价值仍有争议。Lin 等在 2020 年通过回顾性分析 2 535 例口腔癌发现，低分化口腔癌患者只占 5%，但其复发率和 OS 显著低于中高分化口腔癌患者。此外，Sklenicka 等在 2010 年的研究表明，低分化口腔癌及口咽癌有较高的颈淋巴结转移率，预后较差。但 McMahon 等在 2011 年的研究表明，低分化口腔癌及口咽癌对放化疗较敏感，治疗效果较好。Kang 等在 2011 年的报道，低、中、高分化口腔癌 5 年 OS 为 42%、62% 和 74%。由此可见，虽然口腔癌及口咽癌的分化并非重要的独立预后因素，但低分化与不良预后的相关性较为显著。

3. 神经侵犯和脉管浸润 神经侵犯（PNI）是指肿瘤细胞聚集并包绕≥1/3 神经周径，或者侵犯神经鞘膜三层中的任意一层并沿着神经扩展的局部浸润现象。在 McMahon 等 2011 年的临床研究中，PNI 发生率从 14%～63% 不等，但对神经侵犯是否是口腔癌及口咽癌的独立预后指标仍有分歧。Rogers 等在 2009 年报道，无 PNI 口腔癌患者 5 年 DSS 约 81%、OS 为 63%，而有 PNI 口腔癌患者的 DSS 和 OS 则分别为 55% 和 35%。PNI 与口腔癌局部复发率升高、生存率降低密切相关。但 Schmitd 等在 2018 年发现，接近神经但无 PNI 的肿瘤生物学行为与 PNI 阳性者相似。最新研究认为，作为预后指标，神经与肿瘤的空间关系，神经的生物学特点如大小、所分泌的神经肽种类等，比单纯的神经侵犯更为客观。

4. 切缘状态　肿瘤切缘按肿瘤细胞的有无，分为阳性切缘和阴性切缘，两者间还存在临界切缘（close margin）。英国皇家病理学院关于口腔鳞状细胞癌（OSCC）的指南指出，根据外科切缘与肿瘤侵袭前沿的距离，将切缘分类如下：<1mm 为阳性切缘，1～5mm 为临界切缘，>5mm 为阴性切缘。在美国国立综合癌症网络（NCCN）头颈癌指南中，阳性切缘定义为切缘上可直接观察到癌细胞，切缘与肿瘤侵袭前沿的距离 <5mm 为临界切缘，≥5mm 为阴性切缘。口腔鳞状细胞癌的切缘状态是影响肿瘤患者预后的重要因素，保证切缘与肿瘤侵袭前沿有足够的安全距离对控制局部复发至关重要。Dillon 等按 NCCN 标准回顾性分析 174 例口腔癌手术患者，发现临界切缘与阳性切缘的患者 DFS 和 OS 相似，比阴性切缘的局部复发率高、生存率低。Meta 分析也显示，切缘距离在 5mm 以内的患者局部复发率远远大于 5mm 以上者。然而，有学者发现，如仅将 1mm 作为安全距离的分割标准，安全与不安全的切缘距离与肿瘤预后相关，而其他切缘距离与复发无关。因此，口腔癌及口咽癌的安全切缘距离仍存在争议。

（四）肿瘤生物标志物

目前，在肿瘤组织、血液和唾液中，已检测出一系列口腔癌及口咽癌相关的生物标志物，包括 DNA、RNA、蛋白、外泌体等。但是，由于已有报道在样本量、随访时间、严谨度等方面差异甚大，而且大部分都仅仅在实验室阶段，能够真实反映预后，并能真正应用于临床的标志物寥寥无几。在此，归纳了已经报道用于口腔癌预后的生物标志物（表 14-1-2）。

表 14-1-2　影响口腔癌 / 口咽癌预后相关的生物标志物

预后提示作用	标志物	
良好预后	P16，P14，Bax	上调
	P21	下调
不良预后	EGFR，HER2/HER4，pSTAT3，cyclin D1，C-Met，P63，IL-6，survivin，MDM2，PD-L1，CTLA-4，CXCL9，hTERT，COX-2，MMP2/7/9/11/13/21，N-Cadherin，Integrin-αvβ6，TIMP 1/2，ezrin，VEGF-A/C/D，PMS2，MMR，TNFγ/TRAIL，Fas/FasL，Bcl-2，cIAP2，GLUT-1，HIF1α	上调
	PTEN，HSP，E-Cadherin，P-Cadherin，Nm23H1	下调
	p53	突变
	TRF2	阳性
	S100，CD44，maspin	缺失

（五）肿瘤微环境

肿瘤微环境（tumor microenvironment，TME）是肿瘤细胞所处的内外环境，由一系列细胞及其非细胞成分组成。TME 的细胞包括肿瘤细胞、常驻和招募的宿主细胞，如癌症相关的基质细胞和免疫细胞。非细胞成分则包括相应细胞分泌的细胞因子、趋化因子和细胞外基质（extracellular matrix，ECM），以及一系列肿瘤与宿主细胞的代谢产物等。目前，普遍认为 TME 在不同类型癌症的生物学行为和治疗反应中均起着关键作用，但是 TME 与口腔癌及口咽癌预后的关系仍无定论。

二、患者相关预后因素

患者（或宿主相关）预后因素包括人口统计学特征，如年龄、性别和种族；行为因素，如吸烟、饮酒等；机体因素，如共病、精神心理因素、体力状态和营养状况等。

（一）人口统计学特征

1. 年龄 从发病方面看，1973—2010 年 SEER 数据库中 45 岁以下舌鳞癌患者年均增长率（1.6%）高于 45 岁以上的患者（0.9%）。但是，关于年龄对口腔癌及口咽癌的预后影响，目前并没有统一的结论。Nicholas 等在 2020 年的一项纳入 13 篇文献，共 1 763 例舌鳞状细胞癌患者的 Meta 分析显示，年轻组 5 年 DFS 为 30%～72%，老年组为 42%～81%。

2. 性别 目前认为，性别与口腔癌及口咽癌的预后有一定关系。Angela 等在 2021 年的研究发现，女性非口咽头颈部鳞状细胞癌（HNSCC）患者 5 年总生存率为 56.3%，略高于男性的 54.4%。在一项大规模人群研究发现，年轻女性患者 5 年 OS 和 DSS 分别为 75%、77%，而年轻男性患者则分别为 67% 和 72%。另外，根据不同年龄比较，青年和中年女性的 DSS 最高，与吸烟 5 年的中年男性相比，吸烟的中年女性有 10% 的生存优势。

3. 种族 / 民族 总体认为，种族 / 民族与口腔癌患者生存率无显著相关。一项纳入 20 886 例 HPV 阳性和 10 364 例 HPV 阴性口咽癌患者的研究显示，种族 / 民族与 HPV 阳性口咽癌患者的生存率无关。

（二）行为因素

1. 酒精 酒精对于口腔癌及口咽癌的预后影响尚不明确。Ganly 等统计 139 例口腔癌患者，发现饮酒及未饮酒的口腔癌患者的 5 年生存率并没有统计学差异。2017 年，学者对中国 1 240 例口腔癌患者进行分析，发现饮酒是导致口腔癌预后差的因素之一。

2. 吸烟 目前，吸烟与口腔癌预后的关系尚未明确。但在口咽癌中，多项研究证明，不吸烟且 HPV（+）的患者预后最好，吸烟且 HPV（-）的患者预后最差。

3. 槟榔 中国的湖南、海南和台湾地区槟榔产业发达。2003 年，基于南亚、东南亚及我国台湾地区的口腔癌发病情况，世界卫生组织将槟榔列为一级致癌物。目前，槟榔对口腔癌的致病作用基本明确，但是与预后的关系尚无定论。

（三）机体因素

1. 共病 共病是指患者同时患有非因果关联的两种及以上疾病，各疾病分别达到各自的诊断标准。共病信息有助于评估 OSCC 患者的整体健康状况，能够完善 OSCC 患者的临床分期与整体评估，改善患者预后。目前,通常采用 Charlson 合并症指数(CCI)评价共病对某种疾病预后的影响。CCI 是一种应用较广泛的合并症评分体系,包含了 17 类疾病,基于患者所患疾病数目及严重程度,对合并症进行量化,可用于预测疾病的死亡风险。同时,Charlson 提出了包含年龄权值的 CCI 评分标准,即患者年龄达 50 岁年龄权值为 1,之后年龄每增加 10 岁年龄权值加 1,与 CCI 评分相加后得到校正年龄的 CCI(aCCI)评分。CCI 在预测头颈肿瘤患者预后中的价值也已得到确认,Krupal 等选择使用 CCI 评估共病,发现 CCI 是评估年轻的口腔癌患者总生存期的重要因素。

2. 精神因素 目前,心理精神因素对口腔癌/口咽癌预后影响的研究甚少。在 Chang 等 2013 年的一项评估了 2002—2006 年期间的 16 687 名口腔癌患者的研究中,有精神疾病者的生存率为 50.5%,显著低于无精神疾病者的生存率(68.1%),从而认为心理精神因素与口腔癌/口咽癌预后相关。Wang 等也发现,抑郁、焦虑与癌症发病率、癌症特异性死亡率和癌症患者的全因死亡率的显著增加相关。因此,普通人群和癌症患者的精神心理状态需要早期筛查和积极介入。

3. 体力状态 肿瘤患者的一般健康状态可以依据体力状态(PS)予以判断。体力状态是从患者的体力来了解其一般健康状况和对治疗耐受能力的指标,但目前有关体力状态和肿瘤患者预后的研究较为缺乏。有研究显示,体力状态是 HNSCC 患者不良预后的独立预测因素。体力状态评估和改良格拉斯哥预后评分联合应用可以准确预测免疫治疗后的 OS。

4. 营养状况 口腔癌/口咽癌患者的营养不良在临床上常常被忽视。营养不良是癌症患者的一种亚急性或慢性状态,可损害免疫功能,增加治疗并发症,而晚期口腔癌/口咽癌甚至会出现恶病质,从而增加癌症患者的死亡率。口腔癌患者一般会经历吞咽困难和慢性疲劳,从而增加了营养不良的风险。2020 年,有学者对中国福建 1 395 名口腔癌营养状况进行预后分析,结果显示 BMI < 18.5kg/m²(对照 18.5kg/m² ≤ BMI < 24kg/m²)的患者生存预后较差。血清白蛋白(ALB)、预后营养指数(PNI)和营养风险指数(NRI)与口腔癌 OS 呈负相关。Claudia 等对 287 例口腔癌患者的血红蛋白(Hb)进行分析,结果表明 Hb 低于 11g/dL 与预后不佳相关。

5. 显性症状 患者的显性症状是指在诊断为口腔癌/口咽癌时,伴随出现的肿瘤部位疼痛等症状。Douglas 等针对 1 589 名头颈癌患者进行超过 10 年的随访发现,口腔癌显性症状 0～1 项、2 项、3 项的中位生存期分别为 4.6 年、3.3 年和 1 年,从而认为显性症状的数量可以作为预后的重要指标。

三、其他相关因素

社会经济地位取决于许多变量,如受教育水平、就业状况、工资和居住地等。Ali 对 2 147 例口腔癌患者进行分析,发现贫困地区的患者死亡风险较高,认为社会经济地位与口腔癌的预后相关。但很多学者认为,经济、受教育水平对口腔癌/口咽癌预后无直接、明显的影响,经济、受教育水平对预后的影响,在于直接影响了肿瘤就诊时机和治疗方式的选择。

外科医师在实现完整肿瘤切除和足够的外科切缘方面至关重要。已有研究证明,在高等级医疗中心接受高年资外科医师治疗的肿瘤患者不仅能保证足够的外科切缘,还能保证颈淋巴结清扫效果和皮瓣重建效率,降低术后死亡率和并发症率,提供更好的术后护理、辅助治疗以及术后随访。因此,外科医师保持持续的手术训练在维持口腔癌切除能力和改善患者预后中具有重要作用。

四、小结

综上所述，口腔癌及口咽癌的进展受多种因素影响，其预后需要进行综合分析，肿瘤 TNM 分期、肿瘤生长部位、DOI、切缘情况、ENE、神经血管侵犯、HPV 状态等指标在口腔癌及口咽癌预后预测中的应用比较广泛。近年来，免疫治疗及精准靶向治疗的开展，一些肿瘤标志物及生物学信息逐渐走进人们的视野并应用于临床治疗，如免疫检查点分子（PD-1/PD-L1、CTLA-4 等）、肿瘤微环境中的免疫细胞浸润情况等。随着科学技术的进步，临床检测技术与方法的日益丰富，可以期望越来越多的预后指标将得以研发、验证并应用于临床，以改善口腔癌及口咽癌患者的预后。

（杨宏宇　王宇帆）

第二节　随访系统的建立和应用

随访也称为随诊（follow up），是医院根据医疗、科研、教学的需要，与诊治后的患者 / 家属保持联系或要求患者定期返院复查，以对患者疾病的疗效、进展等状况继续追踪观察，并指导患者康复，将医疗服务延伸至院外的行为。简而言之，随访是指在诊治后，对患者继续追踪、查访。

一、随访的意义

2011 年印发的《中国护理事业发展规划纲要（2011—2015）》中首次提出延续性护理是"十二五"时期的重点任务，且随访干预是延续性护理的主要模式。2016 年印发的《"健康中国 2030"规划纲要》进一步提出了建立专业公共卫生机构、综合和专科医院、基层医疗卫生机构"三位一体"的重大疾病防控机制，建立信息共享、互联互通机制，推进慢性病防、治、管融合发展，实现医防结合；完善医疗卫生服务体系，加强康复、老年病、长期护理、慢性病管理、安宁疗护等接续性医疗机构建设，健全治疗—康复—长期护理服务链。为实现"健康中国 2030"规划和"十三五"期间的大健康、大卫生、大医学的医疗健康事业，完善健康中国建设推进协调机制，保障健康中国行动的有效实施，2019 年国家再次制定和印发《健康中国行动（2019—2030）》，以统筹推进组织实施、监测和考核相关工作。可见，我国越来越重视慢性疾病患者的随访工作。随访在恶性肿瘤防治中更是举足轻重，主要体现在以下几方面。

（1）尽早发现肿瘤复发、转移并及时治疗：恶性肿瘤是一种全身性疾病，尽管历经手术和放疗、化疗等治疗，肿瘤细胞仍然不一定能完全被清除，还可能存在未被发现的病灶乃至微转移灶。当机体抵抗力降低或者肿瘤细胞增殖旺盛时，即可发生复发或转移。定期随访可以及时发现肿瘤复发，积极采取相应措施可提高患者生存率。

（2）诊治第二原发肿瘤：恶性肿瘤患者罹患第二原发肿瘤的风险较非肿瘤患者高，头颈部恶性肿瘤患者终身罹患第二原发肿瘤的风险可达 36%。长期随诊可通过防癌指导，及时处理潜在恶性病变，减少第二原发肿瘤发生,也可及时发现并诊治第二原发肿瘤。

（3）防控心理问题：肿瘤患者不仅经历了长时间的生理痛苦,精神上也备受折磨。定期随访可以及时发现恶性肿瘤患者的心理问题,并指导其采取有效的心理干预治疗。

（4）提高康复效果：患者可在营养饮食、运动锻炼、心理疏导等方面,得到医师的正确康复指导。同样地,医师通过随访、观察可以获得患者的康复数据,改进康复方法。

二、口腔癌及口咽癌的随访方案

1. 随访时间　目前学术界在头颈恶性肿瘤随访能否提高患者生存获益的问题上存在一定的争议。一方面,部分研究认为,随访并未提高复发检出率,长期接受规律随访的无自觉症状患者,其复发及第二原发肿瘤检出率约为10%,因发现自觉症状而主动就诊的患者的复发或第二原发肿瘤检出率为68%。另一方面,常规随访,因出现症状主动就诊而检出的复发或第二原发肿瘤,两者的无疾病生存率、总生存率并无差异。据此,有学者提出可缩短口腔癌术后随访期限。现行指南中,不同国家的学者提出不同的随访方案,使用较为广泛的如表14-2-1所示。

表 14-2-1　口腔癌随访指南

指南	发布年份	对象	治疗后时长相应的随访间隔（年）					
			1年	2年	3年	4年	5年	>5年
美国国立综合癌症网络（NCCN）	2021	头颈	1~3	2~6	4~8	4~8	4~8	12
中国临床肿瘤学会（CSCO）	2021	头颈	2~4	2~4	3~6	3~6	3~6	12
苏格兰校际指南网络（SIGN）	2016	头颈	密切	密切	密切	—	—	—
加拿大安大略癌症治疗中心（CCO）	2009	头颈	3	4	6	—	—	—
英国耳鼻咽喉头颈外科协会（ENT-UK）	2011	头颈	2	2	3~6	3~6	3~6	高风险患者密切随访

2. 随访内容

（1）疗效评估、复发监测：常规随访中应收集记录患者年龄、诊断及治疗策略,进行必要的体格检查及头颈部专业检查。无法通过直视检查病灶部位的患者应进行原发灶或颈部的影像学检查。2021 CSCO头颈肿瘤诊疗指南Ⅱ级专家推荐中,针对临床怀疑肿瘤复发患者,建议行 PET/CT 检查；对于 HPV 相关的口咽癌,建议定期外周血 HPV DNA 拷贝数检测,有助于早期发现肿瘤复发。此外,随访中还应指导患者知晓头颈部癌的局部复发症状和体征,一旦发现癌症复发征象,应及时就诊治疗。

（2）及时发现第二原发癌：美国临床肿瘤学会（ACSO）的早期癌症检测建议,口腔癌患者复诊时应进行对一般人群易患的其他癌肿筛查。ASCO 及 NCCN 建议口腔癌患者复诊时应筛查头颈部其他肿瘤以及食道癌,并建议每年针对有吸烟史的口腔癌患者行 CT 检查以筛查肺癌。

（3）评估、管理并发症：2021 年 CSCO 头颈肿瘤诊疗指南中,对颈部放疗患者,Ⅰ级专家推荐建议每6~12 个月行一次甲状腺功能检查,Ⅱ级专家推荐建议常规随访包括疼痛、语言、听力、吞咽、营养和功能康复评估,口腔放疗患者还应常规行口腔检查。ASCO 在 *American Cancer Society Head and Neck Cancer Survivorship Care Guideline* 中建议每次随访对患者的并发症和后遗症进行全面评估,尽早诊治,最大程度减轻患者痛苦。口腔癌及口咽癌治疗后常见的并发症及后遗症包括:副神经麻痹、颈肌张力障碍 / 肌肉痉挛 / 神经病变、肩关节功能障碍、不同程度的张口受限、吞咽 / 呼吸困难、胃食管反流病、淋巴水肿、疲劳、味觉丧失、听觉受损、眩晕、前庭神经病、睡眠呼吸暂停、语言 / 声音改变、甲状腺功能减退、龋病、牙周病、口干症、颌骨坏死、口腔感染 / 念珠菌病、容貌改变、悲痛 / 沮丧 / 焦虑等。随访中应重点筛查并给予相应康复指导。

(4)功能康复:随访中除了解患者基本信息,还应指导患者戒除烟酒等不良习惯,保持良好的口腔卫生习惯。建议营养与锻炼相平衡,以达到维持体重的目的。建立健康的饮食模式,包括适当比例的蔬菜、水果、谷物、低饱和脂肪以及足够的膳食纤维,当出现吞咽问题,影响营养摄入时,应当咨询营养师或其他营养学专家。建议患者尽快恢复正常的日常活动,逐渐达到每周至少 150 分钟的适度或 75 分钟的剧烈有氧运动,及每周 2 次的力量训练。

三、随访组织形式及发展——专病数据库的建立与应用

传统的随访方式包括预约门诊复诊、信访随访以及电话随访等,需要大量人力、物力才能保证较高随访率,存在随访效果差、耗时耗力、经济成本高等缺点。传统的随访资料大多保存于各课题的小型数据库,难以进行长期更新及共享利用。近年来,随着信息技术的飞速发展,催生出医疗大数据、人工智能及互联网医疗等产品。然而,由于医疗机构各信息系统中存在操作、存储方式不兼容,概念标准不统一等问题,我国诊疗数据大多成为了"数据孤岛",严重影响临床数据向科研数据的转化。

目前,构建临床科研数据平台已成为研究型医院建设的重点内容。专病数据库一般包括数据采集层、数据治理层和数据应用层,构成以特定疾病为中心、具有完整时间序列的数据库。专病数据库与院后随访系统整合后,可通过平台以多种形式开展患者随访,并定期通知,提高患者随访依从性,给患者及医护带来极大的便利,可大幅提高随访率及随访质量,提高患者自报告率。

鉴于口腔癌及口咽癌复发转移率高、多原发肿瘤发生率高、心理及功能康复需求迫切、潜在恶性病变存在预防处理窗口等特点,建立专病数据库是提高患者随访率及随访效果,进而提高生存率及生存质量的有效途径之一。目前全国各大口腔癌及口咽癌诊疗中心都在积极建立专病数据库。数据库的建成、完善以及互联互通是可以预见的前景,必将进一步推进口腔癌及口咽癌全生命周期的诊疗及康复工作的高质量发展。

(劳小媚)

参 考 文 献

1. PANARESE I, AQUINO G, RONCHI A, et al. Oral and oropharyngeal squamous cell carcinoma: prognostic and predictive parameters in the etiopathogenetic route. Expert Rev Anticancer Ther, 2019, 19(2): 105-119.

2. HADLER-OLSEN E, WIRSING A M. Tissue-infiltrating immune cells as prognostic markers in oral squamous cell

carcinoma: a systematic review and meta-analysis. Br J Cancer, 2019, 120 (7): 714-727.

3. LIU T, DAVID M, ELLIS O, et al. Treatment for oral squamous cell carcinoma: Impact of surgeon volume on survival. Oral Oncol, 2019, 96: 60-65.

4. CHI A C, DAY T A, NEVILLE B W. Oral cavity and oropharyngeal squamous cell carcinoma: an update. CA Cancer J Clin, 2015, 65 (5): 401-421.

5. LIU F, CHEN F, HUANG J, et al. Prospective study on factors affecting the prognosis of oral cancer in a Chinese population. Oncotarget, 2017, 8 (3): 4352-4359.

6. ZANONI D K, MONTERO P H, MIGLIACCI J C, et al. Survival outcomes after treatment of cancer of the oral cavity (1985-2015). Observational Study, 2017, 90: 115-121.

7. HO A S, KIM S, TIGHIOUART M, et al. Metastatic lymph node burden and survival in oral cavity cancer. J Clin Oncol, 2017, 35 (31): 3601-3609.

8. SHAW R J, LOWE D, WOOLGAR J A, et al. Extracapsular spread in oral squamous cell carcinoma. Head Neck, 2010, 32 (6): 714-722.

9. WREESMANN V B, KATABI N, PALMER F L. 淋巴结包膜外转移对口腔鳞癌患者预后的影响. 中国口腔颌面外科杂志, 2015, 13 (06): 538.

10. ANG K K, HARRIS J, WHEELER R, et al. Human papillomavirus and survival of patients with oropharyngeal cancer. N Engl J Med, 2010, 363 (1): 24-35.

11. AGARWAL J P, KANE S, GHOSH-LASKAR S, et al. Extranodal extension in resected oral cavity squamous cell carcinoma: more to it than meets the eye. Laryngoscope, 2019, 129 (5): 1130-1136.

12. OIKAWA Y, TANAKA K, OHSAKO T, et al. Comparison of clinicopathological characteristics between the anterior and posterior type of squamous cell carcinoma of the floor of the mouth: the anterior type is a risk factor for multiple primary cancer. Front Oncol, 2021, 11: 1-8.

13. CARIATI P, CABELLO SERRANO A, ROMAN RAMOS M, et al. Behavior of squamous cell carcinoma of the floor of the mouth. Is supraomohyoid neck dissection sufficiently safe to manage clinically N0 patients? Acta Otorrinolaringol Esp, 2019, 70 (2): 68-73.

14. YANG X, SONG X, CHU W, et al. Clinicopathological characteristics and outcome predictors in squamous cell carcinoma of the maxillary gingiva and hard palate. J Oral Maxillofac Surg, 2015, 73 (7): 1429-1436.

15. LI Y, BAI S, CARROLL W, et al. Validation of the risk model: high-risk classification and tumor pattern of invasion predict outcome for patients with low-stage oral cavity squamous cell carcinoma. Head Neck Pathol, 2013, 7 (3): 211-223.

16. LIN N C, HSU J T, TSAI K Y. Survival and clinicopathological characteristics of different histological grades of oral cavity squamous cell carcinoma: a single-center retrospective study. PLoS One, 2020, 15 (8): 1-11.

17. SKLENICKA S, GARDINER S, DIERKS E J, et al. Survival analysis and risk factors for recurrence in oral squamous cell carcinoma: does surgical salvage affect outcome? J Oral Maxillofac Surg, 2010, 68 (6): 1270-1275.

18. MCMAHON J D, ROBERTSON G A, LIEW C, et al. Oral and oropharyngeal cancer in the West of Scotland-long-term outcome data of a prospective audit 1999-2001. Br J Oral Maxillofac Surg, 2011, 49 (2): 92-98.

19. KANG C J, LIN C Y, WANG H M, et al. The number of pathologically-positive lymph nodes and pathological tumor depth predict prognosis in patients with poorlydifferentiated squamous cell carcinoma of the oral cavity. Int J Radiat Oncol Biol Phys, 2011, 81 (4): e223-230.

20. ROGERS S N, BROWN J S, WOOLGAR J A, et al. Survival following primary surgery for oral cancer. Oral Oncol, 2009, 45 (3): 201-211.

21. SCHMITD L B，BEESLEY L J，RUSSO N，et al. Redefining perineural invasion：integration of biology with clinical outcome. Neoplasia，2018，20（7）：657-667.

22. Lenze N R，Farquhar D R，Dorismond C，et al. Age and risk of recurrence in oral tongue squamous cell carcinoma：systematic review. Head Neck，2020，42（12）：3755-3768.

23. MAZUL A L，NAIK A N，ZHAN K Y，et al. Gender and race interact to influence survival disparities in head and neck cancer. Oral Oncol，2021，112：A399-A811.

24. CHANG T S，HOU S J，SU Y C，et al. Disparities in oral cancer survival among mentally ill patients. PLoS One，2013，8（8）：e70883.

25. 薛万国，乔屾，车贺斌，等. 临床科研数据库系统的现状与未来. 中国数字医学，2021，16（1）：2-6.

口腔癌、口咽癌——全生命周期诊疗及康复

附录一　围手术期功能康复管理册

第 2 版（2022）

中山大学附属口腔医院·口腔颌面外科

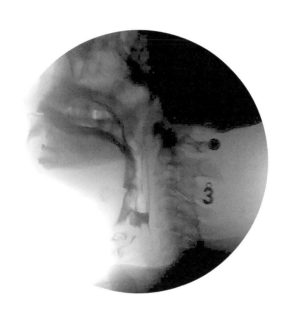

床　　　号：_____

姓　　　名：_____

年　　　龄：□□（出生日期：□□□□年□□月□□日）

住　院　号：_____

入院时间：_____

诊　　　断：□左　□右　□双侧_____

TNM 分期：T_____N_____M_____

总 览

特殊情况：□肺部感染　□吞咽造影　□FEES　□皮瓣危象

PART 1　术前吞咽、呼吸功能评估及干预	
评估	干预
1. 基本信息　□肿瘤治疗史　□营养状态　□呼吸功能　□其他 2. 综合评估　□口腔环境　□功能评估　□摄食评估　□特殊评估 3. 分类评估　□唇、颊、下颌牙龈　□上颌牙龈、腭部　□舌、口底（□器官　□摄食　□FEES　□影像学）	□营养　□呼吸　□吞咽

PART 2　术中记录	
◆吞咽解剖结构切除：□颈淋巴清扫　□舌骨上肌群　□咀嚼肌　□舌下神经　□迷走神经　□上颌骨　□下颌骨　□腭部　□舌骨　□会厌 ◆其他：□皮瓣　□气管切开	□原发灶切除示意图

PART 3　术后院内康复方案	
	干预
	◆呼吸训练：□腹式呼吸训练　□咳嗽训练　□呼吸辅助器使用 ◆吞咽方法训练：□用力吞咽法　□声门上吞咽法　□改良 Shaker 法　□门德尔松手法

PART 4　术后吞咽、呼吸功能评估及干预	
评估	干预
◆呼吸道：□声门下吸痰量　□肺部感染　□发热　□PCT　□CRP　□口内分泌物　□呼吸节律　□咳嗽评分 ◆营养：□进食量　□营养状况 ◆用药情况：□抗生素　□雾化　□白蛋白 ◆吞咽器官：□唇状态　□舌动度　□开口度　□舌骨动度	◆吞咽方法训练：□用力吞咽法　□声门上吞咽法　□改良 Shaker 法　□门德尔松手法 ◆呼吸训练：□腹式呼吸训练　□咳嗽训练　□呼吸辅助器使用

PART 5　出院时吞咽、呼吸功能评估及康复计划	
评估	干预
1. 综合评估 2. 分类评估　□唇、颊、下颌牙龈　□上颌牙龈、腭部　□舌、口底（□器官　□摄食　□FEES　□影像学）	◆呼吸训练：□腹式呼吸训练　□咳嗽训练　□呼吸辅助器使用 ◆吞咽方法训练：□用力吞咽法　□声门上吞咽法　□改良 Shaker 法　□门德尔松手法 ◆言语康复训练：□音乐　□Non-speech

PART 1 术前吞咽、呼吸功能评估及干预

评估篇

一、基本情况

（一）肿瘤治疗史

1. 放疗史：□无　□有（时间＿＿＿＿＿＿＿＿＿；放疗技术＿＿＿＿＿＿＿＿＿，□□次，剂量：□□Gy）

2. 化疗史：□无　□有（时间＿＿＿＿＿＿＿＿＿；治疗类型＿＿＿＿＿＿＿＿＿，□□次，方案＿＿＿＿＿＿＿＿＿＿）

3. 手术史：□无　□有（时间＿＿＿＿＿＿＿＿＿；诊断＿＿＿＿＿＿＿＿＿，手术名称＿＿＿＿＿＿＿＿＿＿

＿＿＿）

（二）营养状态

1. 近3个月体重变化：□无明显变化　增加＋□□kg　减轻－□□kg

2. BMI：体重□□.□kg　身高□.□□m　BMI □□.□□kg/m²

3. 握力：□□.□□N

4. 检验指标：血红蛋白□□.□□g/L　白蛋白□□.□□g/L　前白蛋白□□□.□□mg/L　转铁蛋白□□.□□g/L

总胆固醇□□.□□mmol/L　甘油三酯□.□□mmol/L　LDL-C □.□□mmol/L

HDL-C □□.□□mmol/L　淋巴细胞□□.□□×10⁹/L　PCT □□.□□ng/ml　CRP □□.□□mg/L

5. 胃食管反流疾病：□无　□有＿＿＿＿＿＿＿＿＿＿＿＿＿＿

6. 糖尿病：□无　□有（血糖水平＿＿□□.□□mmol/L）

7. 其他系统疾病：□无　□有＿＿＿＿＿＿＿＿＿＿＿＿＿＿

（三）呼吸功能

1. 肺功能：FEV1 □.□□L　FVC □.□□L

2. 肺部情况：□肺炎　□纤维灶　□慢性阻塞性肺疾病　□肺气肿　□哮喘　□其他：＿＿＿＿＿＿＿＿＿＿＿

3. 吸烟史：□无　□有（未戒：□□支/天，□□年；已戒□□年：□□支/天，□□年）

嗜酒史：□无　□有（未戒：□□两/天，□□年；已戒□□年：□□两/天，□□年）

咀嚼槟榔史：□无　□有（□未戒：□□枚/天，□□年；已戒□□年：□□枚/天，□□年）

4. 血气结果：pH：□.□□　PO₂：□□.□□mmHg　PCO₂：□□.□□mmHg　cSO₂：□□□.□□%

5. 呼吸类型：□腹式呼吸　□胸式呼吸　□胸腹联合呼吸

（四）其他

1. 文化程度：□小学　□中学中专　□本科大专　□研究生及以上

2. 常用语言：□普通话　□粤语　□客家方言　□其他：＿＿＿＿＿＿＿＿＿＿＿＿

二、综合评估

（一）口腔环境

1. 唾液分泌：口底唾液池（□正常　□偏少　□偏多）

2. 缺失牙齿（×缺失牙位）：

8 7 6 5 4 3 2 1	1 2 3 4 5 6 7 8
8 7 6 5 4 3 2 1	1 2 3 4 5 6 7 8

3. 牙周环境

◆软垢指数 DI（□0　□1　□2　□3）　◆牙石指数 CI（□0　□1　□2　□3）

◆菌斑指数 PLI（□0　□1　□2　□3）

（二）口腔功能

1. 张口受限：□无　□有　（□轻度　□中度　□重度）

2. 洼田饮水试验：□Ⅰ　□Ⅱ　□Ⅲ　□Ⅳ　□Ⅴ

3. 量表评分：SHI 量表：□□□分

MDADI 量表：□□□分

EAT-10 量表：□□□分

自评问卷：1.□1　□2　□3　□4　□5　　2.□1　□2　□3　□4　□5

句子可懂度：□□□分

1～5　　□□□□□　　6～10　　□□□□□

11～15　□□□□□　　16～20　□□□□□　　21～25　□□□□□

4. 唇

◆感觉：□正常　□麻木（□左上唇　□右上唇　□左下唇　□右下唇）

　　　　　□疼痛（□左上唇　□右上唇　□左下唇　□右下唇）

◆运动：流涎（□无　□有＿＿＿＿＿＿＿＿＿＿＿）　闭合不全（□无　□有＿＿＿＿＿＿＿＿＿＿＿＿＿）

　　　　展唇（□正常　□异常＿＿＿＿＿＿＿＿＿）　圆唇（□正常　□异常＿＿＿＿＿＿＿＿＿＿＿＿＿）

　　　　口角下垂（□无　□有＿＿＿＿＿＿＿＿＿）　快速运动（□正常　□异常＿＿＿＿＿＿＿＿＿＿＿＿）

◆唇压最大值：□□.□□kPa

5. 口部运动功能专科检查

	评估项目	通过	异常 轻微	异常 明显	未通过
口部运动功能	鼓腮				
	轻压双颊仍能维持鼓腮				
	唇快速运动（如咧嘴、咂唇等动作灵活而有力）				
	闭唇噘嘴				
	微张口噘嘴				
	吸管吸液体（如牛奶、酸奶等）				
	快速平稳地发 pa-pa-pa				
	快速平稳地发 ta-ta-ta				
	快速平稳地发 ka-ka-ka				
	快速重复切换 paka-paka、kata-kata、taka-taka				
	快速重复切换 pakata-pakata-pakata				

（三）摄食评估

1. 食物质地：□固体　□半固体　□半流质　□全流质

2. 功能性经口摄食量表（FOIS）等级：□1　□2　□3　□4　□5　□6　□7

3. 吞咽障碍 V-VST 临床评估

不同稠度			中稠			低稠			水			高稠		
不同容积			3mL	5mL	10mL	3mL	5mL	10mL	3mL	5mL	10mL	3mL	5mL	10mL
吞咽起点时间														
吞咽安全性	咳嗽														
	发音时间														
	音质改变														
	SpO$_2$														
吞咽有效性	残留	唇部闭合	左右	左右	左右	左右	左右	左右	左右	左右	左右	左右	左右	左右
		口腔 舌背	左右	左右	左右	左右	左右	左右	左右	左右	左右	左右	左右	左右
		口腔 口底	左右	左右	左右	左右	左右	左右	左右	左右	左右	左右	左右	左右
		口腔 前庭	左右	左右	左右	左右	左右	左右	左右	左右	左右	左右	左右	左右
		口腔 腭	左右	左右	左右	左右	左右	左右	左右	左右	左右	左右	左右	左右
		咽部 舌根	左右	左右	左右	左右	左右	左右	左右	左右	左右	左右	左右	左右
		咽部 口咽	左右	左右	左右	左右	左右	左右	左右	左右	左右	左右	左右	左右
	分次吞咽														

（四）特殊评估

1. FEES

（1）解剖结构及生理功能

◆结构缺损：□鼻腔　□软腭　□咽壁　□舌根　□会厌　□声门

◆腭咽关闭：□正常　□关闭不全　□无法关闭

◆舌根后缩：□正常　□减弱　□无后缩动作

◆咽壁活动：□正常　□减弱　□无

◆杓状软骨活动：□正常　□减弱　□无

◆声带内收：□正常　□减弱　□无法内收

◆声门闭合：□正常　□闭合不全　□无法闭合

◆感觉：□正常　□迟钝

◆每分钟自发吞咽次数：□□次

◆咳嗽反射：□正常　□减弱　□无效

（2）分泌物

◆口咽分泌物评分（MSS）：□0级　□1级　□2级　□3级

（3）摄食评估

不同稠度	唾液	中稠			低稠			高稠		
不同容积		3mL	5mL	10mL	3mL	5mL	10mL	3mL	5mL	10mL
安全性指标 渗漏										
安全性指标 隐性渗漏										
安全性指标 误吸										
安全性指标 隐性误吸										
有效性指标 鼻咽反流										
有效性指标 过早溢出										
有效性指标 吞咽反射延迟										
有效性指标 无效吞咽										
有效性指标 会厌谷残留分级										
有效性指标 梨状隐窝残留分级										

（4）渗漏和误吸（PAS量表）

□无渗漏或误吸	□渗漏	□误吸
□1	□2　□3　□4	□5　□6　□7　□8

2. 影像学

（1）吞咽造影（□建议检查）

◆渗漏和误吸（PAS量表）

□无渗漏或误吸	□渗漏	□误吸
□1	□2　□3　□4	□5　□6　□7　□8

◆口腔运送

中稠□□□□ms:□正常 □延长 □完全停滞

低稠□□□□ms:□正常 □延长 □完全停滞

水 □□□□ms:□正常 □延长 □完全停滞

高稠□□□□ms:□正常 □延长 □完全停滞

◆鼻咽反流

中稠:□无 □有 低稠:□无 □有 水:□无 □有 高稠:□无 □有

◆舌骨上抬

中稠□□mm:□正常 □减弱 □仅轻微动度 低稠□□mm:□正常 □减弱 □仅轻微动度

水 □□mm:□正常 □减弱 □仅轻微动度 高稠□□mm:□正常 □减弱 □仅轻微动度

◆口腔残留

中稠:□无 □少量 □中等量 □大量 低稠:□无 □少量 □中等量 □大量

水:□无 □少量 □中等量 □大量 高稠:□无 □少量 □中等量 □大量

◆咽部残留

中稠:□无 □少量 □中等量 □大量 低稠:□无 □少量 □中等量 □大量

水:□无 □少量 □中等量 □大量 高稠:□无 □少量 □中等量 □大量

◆无效吞咽

中稠:□无 □有 低稠:□无 □有 水:□无 □有 高稠:□无 □有

（2）MRI

◆侵犯肌肉:□舌内肌 □舌外肌 □颊肌 □咬肌 □翼内肌 □翼外肌 □其他:_____

◆侵犯骨组织:□上颌骨 □下颌骨 □舌骨 □颅底骨 □喉部骨

◆ MRI 示病灶大小:□□.□□cm×□□.□□cm×□□.□□cm

三、分类评估

（一）唇、颊、下颌牙龈鳞癌

面神经受损分级评估:□Ⅰ级 □Ⅱ级 □Ⅲ级 □Ⅳ级 □Ⅴ级 □Ⅵ级

（二）上颌牙龈、腭部鳞癌

鼻流量计:□%

（三）舌、口底鳞癌

1. 器官评估

（1）舌

◆大小:□正常 □萎缩(□左侧 □右侧) □肿胀(□左侧 □右侧)

◆伸舌偏斜:□无 □有(□左侧 □右侧)

◆伸舌震颤:□无 □有

◆感觉:□正常 □疼痛(□左侧 □右侧)

□麻木(□左侧 □右侧)

□味觉减退(□左侧 □右侧)

◆舌压(kPa)、舌动度

最大舌压:□□.□kPa

□Ⅰ级:完全无法上抬
□Ⅱ级:可上抬,但无法舔及上颌前牙切缘
□Ⅲ级:可上抬舔及上颌前牙切缘
□Ⅳ级:可上抬舔及上唇缘

上抬高度:□□.□mm

□Ⅰ级:无明显动度
□Ⅱ级:舌尖未能舔及右侧口角
□Ⅲ级:舌尖能舔及右侧口角
□Ⅳ级:舌尖可向右舔超出口角

右伸舌长度:□□.□mm

□Ⅰ级:无明显动度
□Ⅱ级:舌尖未能舔及左侧口角
□Ⅲ级:舌尖能舔及左侧口角
□Ⅳ级:舌尖可向左舔超出口角

左伸舌长度:□□.□mm

□Ⅰ级:完全无法前伸
□Ⅱ级:有动度,无法到达下唇
□Ⅲ级:可达到下唇,但未超出下唇
□Ⅳ级:超出下唇

前伸长度:□□.□mm

(2)软腭运动:◆提升(□正常　□减弱　□无动度)
　　　　　　◆咽反射(□正常　□减弱　□无反射)
(3)喉咽:　　◆喉上抬(□甲状软骨可碰及中指　□甲状软骨不可碰及中指)
(4)表面肌电(□吞咽　□发音)
A.表情肌

肌群	记录电极		平均振幅	均方根值	积分肌电值
	左	右			
口轮匝肌上部					
口轮匝肌下部					
降下唇肌 降口角肌					
颧大肌 颧小肌 口角提肌					

B. 舌骨上、下肌群

肌群	记录电极		平均振幅	均方根值	积分肌电值
	左	右			
下颌舌骨肌 二腹肌前腹 颏舌骨肌					
二腹肌后腹 茎突舌骨肌					
胸骨舌骨肌 胸骨甲状肌					
胸骨舌骨肌 甲状舌骨肌					
胸锁乳突肌					

术前干预篇

（一）营养干预

□否　□是＿＿＿＿＿＿＿＿＿＿＿＿＿＿＿＿＿＿＿＿＿＿＿＿＿＿

（二）呼吸干预

◆雾化：□否　□是＿＿＿＿＿＿＿＿＿＿＿＿＿＿＿＿＿＿＿＿＿＿

◆药物：□否　□是＿＿＿＿＿＿＿＿＿＿＿＿＿＿＿＿＿＿＿＿＿＿

◆体能训练：□否　□是：□□个 / □□组 / □□次 / □□天

◆腹式呼吸引导训练：□否　□是：□□个 / □□组 / □□次 / □□天

◆咳嗽训练：□否　□是：□□个 / □□组 / □□次 / □□天

◆呼吸辅助器使用：□否　□是：□□个 / □□组 / □□次 / □□天

（三）吞咽器官干预

◆口腔洁治：□否　□是

◆感觉刺激：□否　□冷刺激：□□个 / □□组 / □□次 / □□天

◆吞咽策略：□用力吞咽法：□□个 / □□组 / □□次 / □□天　□声门上吞咽法：□□个 / □□组 / □□次 / □□天
　　　　　　□Shaker 法：□□个 / □□组 / □□次 / □□天　□门德尔松手法：□□个 / □□组 / □□次 / □□天

记录人：

PART 2 术中记录

手术日期：□□□□年□□月□□日

（一）吞咽解剖结构

◆**舌外肌切除结构：**

□同侧/□双侧 舌骨舌肌 □同侧/□双侧 颏舌肌 □同侧/□双侧 茎突舌肌 □同侧/□双侧 腭舌肌

◆**舌骨上肌群切除结构：**

□同侧/□双侧 茎突舌骨肌 □同侧/□双侧 颏舌骨肌 □同侧/□双侧 下颌舌骨肌 □同侧/□双侧 二腹肌

◆颈淋巴清扫：□无 □单侧 □双侧

◆舌神经：□保留 □切除

◆舌下神经：□保留 □切除

◆迷走神经：□保留 □切除

◆下颌骨：□正常保留 □旁正中切升 □方块切除 □单侧节段切除 □双侧节段切除

◆上颌骨：□正常保留 □单侧部分切 □单侧全切除 □双侧部分切除 □双侧全切除

◆腭 部：□保留 □硬腭缺损 □软腭缺损 □硬腭、软腭缺损

◆咀嚼肌：□保留 □咬肌缺损 □翼内肌缺损 □翼外肌缺损 □颞肌缺损

◆舌 骨：□保留 □部分切除 □全部切除

◆会 厌：□保留 □部分切除 □全部切除

（二）皮瓣

◆类型：□无 □股前外皮瓣 □前臂皮瓣 □上臂皮瓣 □胸大肌皮瓣 □腓骨瓣 □颊肌黏膜瓣（□左 □右）

其他：_____

◆术中皮瓣危象（□无 □有）

（三）气管切开

□无 □有

（四）原发灶切除示意图（见下页）

记录人：

原发灶切除示意图

注：□舌肿瘤：请至少完成编号 1、2、3

　　□上颌、腭部肿瘤：请至少完成编号 4、5、6

　　□下颌牙龈、下颌骨肿瘤：请至少完成编号 7、8、9

　　□颊部肿瘤：请至少完成编号 10、11、12、13

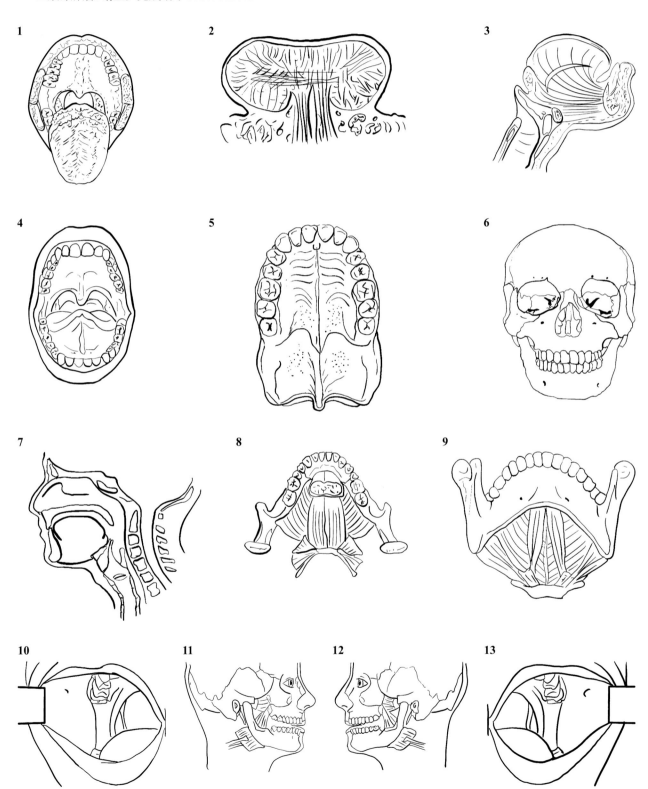

PART 3 术后院内康复方案

（一）吞咽方法训练

　　□用力吞咽法：□□个 / □□组 / □□次 / □□天　　　　□声门上吞咽法：□□个 / □□组 / □□次 / □□天

　　□Shaker 法：□□个 / □□组 / □□次 / □□天　　　　□门德尔松手法：□□个 / □□组 / □□次 / □□天

（二）呼吸训练

　　□腹式呼吸训练：□□个 / □□组 / □□次 / □□天

　　□咳嗽训练：□□个 / □□组 / □□次 / □□天

　　□呼吸辅助器使用：□□个 / □□组 / □□次 / □□天

记录人：

PART 4　术后吞咽、呼吸功能评估及干预

（一）评估

日期 / 术后天数	D1	D2	D3	D4	D5	D6	D7	D8	D9	D10	D11	D12	D13	D14	D15	D16	D17	D18	D19	D20
1. 营养状况																				
白蛋白																				
血红蛋白																				
前白蛋白																				
转铁蛋白																				
2. 肺部感染																				
胸片、药物过敏																				
3. 发热																				
4. WBC																				
5. PCT																				
6. CRP																				
7. 用药情况																				
抗生素																				
抗生素使用																				
雾化药物																				
白蛋白																				
	D1	D2	D3	D4	D5	D6	D7	D8	D9	D10	D11	D12	D13	D14	D15	D16	D17	D18	D19	D20

注：1. 营养状况：白蛋白（g/L）、血红蛋白（g/L）、前白蛋白（mg/L）、转铁蛋白（mg/dL）；2. 肺部感染（0＝无，1＝有，2＝复查胸片感染灶较前吸收，3＝未复查：胸片，药敏；药敏：记录胸片和药敏结果）；

3. 发热：填当日最高体温；4. WBC（×10⁹/L）；5. PCT（ng/ml）；6. CRP（mg/L）；7. 用药情况（0＝未用，1＝使用，2＝更换抗生素；抗生素使用：记录抗生素名称及变更情况）。

评估（二） 日期 术后天数	D1	D2	D3	D4	D5	D6	D7	D8	D9	D10	D11	D12	D13	D14	D15	D16	D17	D18	D19	D20
1. 进食量																				
2. 声门下吸痰量																				
稀稠度																				
颜色																				
3. 口内分泌物																				
黏稠度																				
阿托品																				
4. 呕吐																				
5. 呼吸节律																				
6. 咳嗽评分																				
7. 气管套管																				
8. 唇状态																				
9. 舌动度　上前																				
左右																				
10. 开口度																				
11. 舌骨动度																				
12. 皮瓣情况																				
	D1	D2	D3	D4	D5	D6	D7	D8	D9	D10	D11	D12	D13	D14	D15	D16	D17	D18	D19	D20

注：1. 进食量：每天进食量；2. 声门下吸痰：稀稠度（0=稀，1=稠），颜色（0=清亮，1=黄绿色，2=白色或灰白色，3=红色，4=其他）；3. 口内分泌物：黏稠度（0=稀，1=稠），阿托品（填写剂量，如无则为0）；4. 呕吐（0=无，1=有）；5. 呼吸节律（0=平稳，1=紊乱）；6. 咳嗽评分（0=无咳嗽，1=偶有短暂咳嗽在日/夜，2=频繁咳嗽轻度影响日常活动/睡眠，3=频繁咳嗽严重影响日常活动/睡眠）；7. 气管套管（0=留存，1=拔除，2=换管）；8. 唇状态（0=正常，1=闭合不全，2=嘴角歪斜，3=唇部麻木/疼痛）；9. 舌动度（详见术前舌动度分级）；10. 开口度（0=正常，1=轻度张口受限，2=中度张口受限，3=重度张口受限）；11. 舌骨动度（0=正常，1=减弱，2=无明显动度）；12. 皮瓣情况（0=正常，1=局部坏死，2=血管危象）。

干预	日期 / 术后天数	D1	D2	D3	D4	D5	D6	D7	D8	D9	D10	D11	D12	D13	D14	D15	D16	D17	D18	D19	D20
1. 唇部训练	是否执行																				
	个数/组/次数																				
	完成度 干预前																				
	完成度 干预后																				
2. 腹式呼吸训练	是否执行																				
	个数/组/次数																				
	完成度 干预前																				
	完成度 干预后																				
3. 用力吞咽法	是否执行																				
	个数/组/次数																				
	完成度 干预前																				
	完成度 干预后																				
4. 声门上吞咽法	是否执行																				
	个数/组/次数																				
	完成度 干预前																				
	完成度 干预后																				
5. 改良 Shaker 法	是否执行																				
	个数/组/次数																				
	完成度 干预前																				
	完成度 干预后																				
6. 门德尔松手法	是否执行																				
	个数/组/次数																				
	完成度 干预前																				
	完成度 干预后																				

注：①是否执行：0＝无需执行，1＝执行；②完成度评分：总分（0～100分）＝动作是否规范（0～50分）＋是否达到训练标准（0～50分）。

PART 5 出院时吞咽、呼吸功能及康复计划

> ## 评估篇

一、营养状态

1. **围手术期体重变化**：□无明显变化 增加＋□□kg 减轻－□□kg
2. **BMI**：体重□□.□kg 身高□.□□m BMI□□.□□kg/m²
3. **握力**：□□.□□N
4. **检验指标**：血红蛋白□□.□□g/L 白蛋白□□.□□g/L 前白蛋白□□.□□mg/L 转铁蛋白□□.□□g/L
   总胆固醇□□.□□mmol/L 甘油三酯□□.□□mmol/L LDL-C□□.□□mmol/L
   HDL-C□□.□□mmol/L 淋巴细胞□□.□□×10⁹/L PCT□□.□□ng/ml CRP□□.□□mg/L

二、呼吸功能

1. **咳嗽反射**：□强 □弱
2. **呼吸节律**：□正常 □紊乱
3. **呼吸类型**：□腹式呼吸 □胸式呼吸 □胸腹联合呼吸
4. **血气结果**：pH：□.□□ PO₂：□□.□□mmHg PCO₂：□□.□□mmHg cSO₂：□□□.□□%

三、综合评估

1. 唾液分泌：口底唾液池（□正常 □偏少 □偏多）
2. 张口受限：□无 □有 （□轻度 □中度 □重度）
3. 洼田饮水试验：□Ⅰ □Ⅱ □Ⅲ □Ⅳ □Ⅴ
4. 唇
   ◆感觉：□正常 □麻木（□左上唇 □右上唇 □左下唇 □右下唇）
   　　　　 □疼痛（□左上唇 □右上唇 □左下唇 □右下唇）
   ◆运动：流涎（□无 □有＿＿＿＿＿＿＿＿＿＿） 闭合不全（□无 □有＿＿＿＿＿＿＿＿）
   　　　　 展唇（□正常 □异常＿＿＿＿＿＿＿） 圆唇（□正常 □异常＿＿＿＿＿＿＿）
   　　　　 口角下垂（□无 □有＿＿＿＿＿＿＿） 快速运动（□正常 □异常＿＿＿＿＿＿＿）
   ◆唇压最大值：□□.□□kPa

四、摄食评估

1. **食物质地**：□固体 □半固体 □半流质 □全流质
2. **功能性经口摄食量表（FOIS）**
   ◆等级：□1 □2 □3 □4 □5 □6 □7
3. **FEES**
（1）解剖结构及生理功能
   ◆结构缺损：□鼻腔 □软腭 □咽壁 □舌根 □会厌 □声门
   ◆腭咽关闭：□正常 □关闭不全 □无法关闭
   ◆舌根后缩：□正常 □减弱 □无后缩动作
   ◆咽壁活动：□正常 □减弱 □无
   ◆杓状软骨活动：□正常 □减弱 □无
   ◆声带内收：□正常 □减弱 □无法内收
   ◆声门闭合：□正常 □闭合不全 □无法闭合
   ◆感觉：□正常 □迟钝
   ◆每分钟自发吞咽次数：□□次
   ◆咳嗽反射：□正常 □减弱 □无效

（2）分泌物

◆口咽分泌物评分（MSS）：□0级　□1级　□2级　□3级

（3）摄食评估

不同稠度		唾液	中稠			低稠			高稠		
不同容积			3mL	5mL	10mL	3mL	5mL	10mL	3mL	5mL	10mL
安全性指标	渗漏										
	隐性渗漏										
	误吸										
	隐性误吸										
有效性指标	鼻咽反流										
	过早溢出										
	吞咽反射延迟										
	无效吞咽										
	会厌谷残留分级										
	梨状隐窝残留分级										

◆渗漏和误吸（PAS量表）

□无渗漏或误吸	□渗漏	□误吸
□1	□2　□3　□4	□5　□6　□7　□8

五、分类评估

（一）唇、颊、下颌牙龈鳞癌

面神经受损分级评估：□Ⅰ级　□Ⅱ级　□Ⅲ级　□Ⅳ级　□Ⅴ级　□Ⅵ级

（二）舌、口底鳞癌

1. 舌

◆大小：□正常　□萎缩（□左侧　□右侧）　□肿胀（□左侧　□右侧）

◆伸舌偏斜：□无　□有（□左侧　□右侧）

◆伸舌震颤：□无　□有

◆感觉：□正常　□疼痛（□左侧　□右侧）

　　　　　□麻木（□左侧　□右侧）

　　　　　□味觉减退（□左侧　□右侧）

◆舌动度

□Ⅰ级：完全无法上抬

□Ⅱ级：可上抬，但无法舔及上颌前牙切缘

□Ⅲ级：可上抬舔及上颌前牙切缘

□Ⅳ级：可上抬舔及上唇缘

上抬高度：□□.□mm

□Ⅰ级：无明显动度

□Ⅱ级：舌尖未能舔及右侧口角

□Ⅲ级：舌尖能舔及右侧口角

□Ⅳ级：舌尖可向右舔超出口角

右伸舌长度：□□.□mm

□Ⅰ级：无明显动度

□Ⅱ级：舌尖未能舔及左侧口角

□Ⅲ级：舌尖能舔及左侧口角

□Ⅳ级：舌尖可向左舔超出口角

左伸舌长度：□□.□mm

□Ⅰ级：完全无法前伸

□Ⅱ级：有动度，无法到达下唇

□Ⅲ级：可达到下唇，但未超出下唇

□Ⅳ级：超出下唇

前伸长度：□□.□mm

2. **软腭运动：** ◆提升（□正常　□减弱　□无动度）

◆咽反射（□正常　□减弱　□无反射）

3. **喉咽：** ◆喉上抬（□甲状软骨可碰及中指　□甲状软骨不可碰及中指）

出院后康复计划

（一）口腔感觉训练

　　□冰刺激：□□个／□□组／□□次／□□天　　　　□振动刺激：□□个／□□组／□□次／□□天

（二）吞咽方法训练

　　□声门上吞咽法：□□个／□□组／□□次／□□天　　□用力吞咽法：□□个／□□组／□□次／□□天

　　□改良 Shaker 法：□□个／□□组／□□次／□□天　　□治疗性进食训练：□□个／□□组／□□次／□□天

（三）呼吸功能训练

　　腹式呼吸引导训练：□否　　□是：□□个／□□组／□□次／□□天

　　咳嗽训练：□否　　□是：□□个／□□组／□□次／□□天

　　呼吸辅助器使用：□否　　□是：□□个／□□组／□□次／□□天

记录人：

PART 6　出院后功能随访

第 1 次复诊：　　年　　月　　日

一、营养状态

1. 体重变化：□无明显变化　增加＋□□kg　减轻－□□kg

2. BMI：体重□□.□kg　身高□.□□m　BMI□□.□□kg/m²

3. 握力：□□.□□N

二、呼吸功能

1. 咳嗽反射：□强　□弱

2. 呼吸节律：□正常　□紊乱

3. 呼吸类型：□腹式呼吸　□胸式呼吸　□胸腹联合呼吸

三、综合评估

（一）口腔环境

唾液分泌：口底唾液池（□正常　□偏少　□偏多）

（二）口腔功能

1. 张口受限：□无　□有　（□轻度　□中度　□重度）

2. 洼田饮水试验：□Ⅰ　□Ⅱ　□Ⅲ　□Ⅳ　□Ⅴ

3. 量表评分：SHI 量表：□□□分

　　　　　MDADI 量表：□□□分　　**EAT-10 量表：**□□□分

　　　　　自评问卷：1.□1　□2　□3　□4　□5　　2.□1　□2　□3　□4　□5

　　　　　句子可懂度：□□□分

　　　　　1～5　□□□□□　6～10　□□□□□

　　　　　11～15　□□□□□　16～20　□□□□□　21～25　□□□□□

4. 唇

　◆感觉：□正常　□麻木（□左上唇　□右上唇　□左下唇　□右下唇）

　　　　　□疼痛（□左上唇　□右上唇　□左下唇　□右下唇）

　◆运动：流涎（□无　□有＿＿＿＿＿＿＿＿）　闭合不全（□无　□有＿＿＿＿＿＿＿＿）

　　　　　展唇（□正常　□异常＿＿＿＿＿＿）　圆唇（□正常　□异常＿＿＿＿＿＿）

　　　　　口角下垂（□无　□有＿＿＿＿＿）　快速运动（□正常　□异常＿＿＿＿＿）

　◆唇压最大值：□□.□□kPa

5. 口部运动功能专科检查

	评估项目	通过	异常轻微	异常明显	未通过
口部运动功能	鼓腮				
	轻压双颊仍能维持鼓腮				
	唇快速运动（如咧嘴、咂唇等动作灵活而有力）				
	闭唇噘嘴				
	微张口噘嘴				
	吸管吸液体（如牛奶、酸奶等）				
	快速平稳地发 pa-pa-pa				
	快速平稳地发 ta-ta-ta				
	快速平稳地发 ka-ka-ka				
	快速重复切换 paka-paka、kata-kata、taka-taka				
	快速重复切换 pakata-pakata-pakata				

四、分类评估

（一）唇、颊、下颌牙龈鳞癌

　　面神经受损分级评估：□Ⅰ级　　□Ⅱ级　　□Ⅲ级　　□Ⅳ级　　□Ⅴ级　　□Ⅵ级

（二）上颌牙龈、腭部鳞癌

　　鼻流量计：　　　　%

（三）舌、口底鳞癌

1. 器官评估

（1）舌

　　◆大小：□正常　　□萎缩（□左侧　　□右侧）　□肿胀（□左侧　　□右侧）

　　◆伸舌偏斜：□无　　□有（□左侧　　□右侧）

　　◆伸舌震颤：□无　　□有

　　◆感觉：□正常　　□疼痛（□左侧　　□右侧）

　　　　　　　□麻木（□左侧　　□右侧）

　　　　　　　□味觉减退（□左侧　　□右侧）

　　◆舌压（kPa）、舌动度

　　　　最大舌压：□□.□kPa

```
□Ⅰ级：完全无法上抬
□Ⅱ级：可上抬，但无法舔及上颌前牙切缘
□Ⅲ级：可上抬舔及上颌前牙切缘
□Ⅳ级：可上抬舔及上唇缘
```
```
上抬高度：□□.□mm
```

```
□Ⅰ级：无明显动度
□Ⅱ级：舌尖未能舔及右侧口角
□Ⅲ级：舌尖能舔及右侧口角
□Ⅳ级：舌尖可向右舔超出口角
```
```
右伸舌长度：□□.□mm
```

```
□Ⅰ级：无明显动度
□Ⅱ级：舌尖未能舔及左侧口角
□Ⅲ级：舌尖能舔及左侧口角
□Ⅳ级：舌尖可向左舔超出口角
```
```
左伸舌长度：□□.□mm
```

```
□Ⅰ级：完全无法前伸
□Ⅱ级：有动度，无法到达下唇
□Ⅲ级：可达到下唇，但未超出下唇
□Ⅳ级：超出下唇
```
```
前伸长度：□□.□mm
```

（2）软腭运动：◆提升（□正常 □减弱 □无动度）

◆咽反射（□正常 □减弱 □无反射）

（3）喉咽： ◆喉上抬（□甲状软骨可碰及中指 □甲状软骨不可碰及中指）

2. 言语康复训练前评估

◆发音清晰度：□□□分

◆声学数据：F1：/a/　　　/i/　　　/u/　　　F2：/a/　　　/i/　　　/u/

FCR：　　　　　VSA：　　　　　F2R：

◆量表评估：抑郁自评量表得分：□□□分　焦虑自评量表得分：□□□分

3. 摄食评估

（1）食物质地：□固体 □半固体 □半流质 □全流质

（2）功能性经口摄食量表（FOIS）

◆等级：□1 □2 □3 □4 □5 □6 □7

（3）吞咽障碍 V-VST 临床评估

不同稠度		中稠			低稠			水			高稠		
不同容积		3mL	5mL	10mL	3mL	5mL	10mL	3mL	5mL	10mL	3mL	5mL	10mL
吞咽起点时间													
吞咽安全性	咳嗽												
	发音时间												
	音质改变												
	SpO$_2$												
吞咽有效性	唇部闭合（左/右）	左右	左右	左右	左右	左右	左右	左右	左右	左右	左右	左右	左右
	残留 口腔 舌背（左/右）	左右	左右	左右	左右	左右	左右	左右	左右	左右	左右	左右	左右
	口底	左右	左右	左右	左右	左右	左右	左右	左右	左右	左右	左右	左右
	前庭	左右	左右	左右	左右	左右	左右	左右	左右	左右	左右	左右	左右
	腭	左右	左右	左右	左右	左右	左右	左右	左右	左右	左右	左右	左右
	咽部 舌根	左右	左右	左右	左右	左右	左右	左右	左右	左右	左右	左右	左右
	口咽	左右	左右	左右	左右	左右	左右	左右	左右	左右	左右	左右	左右
分次吞咽													

（4）表面肌电（□吞咽 □发音）

A. 表情肌

肌群	记录电极		平均振幅	均方根值	积分肌电值
	左	右			
口轮匝肌上部					
口轮匝肌下部					
降下唇肌 降口角肌					
颧大肌 颧小肌 口角提肌					

B. 舌骨上、下肌群

肌群	记录电极		平均振幅	均方根值	积分肌电值
	左	右			
下颌舌骨肌 二腹肌前腹 颏舌骨肌					
二腹肌后腹 茎突舌骨肌					
胸骨舌骨肌 胸骨甲状肌					
胸骨舌骨肌 甲状舌骨肌					
胸锁乳突肌					

五、干预计划

（一）唇颊训练

唇部感知觉训练：□□个 / □□组 / □□次 / □□天

压舌板训练：□□个 / □□组 / □□次 / □□天

唇肌锻炼器训练：□□个 / □□组 / □□次 / □□天

交替圆展唇训练：□□个 / □□组 / □□次 / □□天

张口训练：□□个 / □□组 / □□次 / □□天

（二）舌训练

舌部感知觉训练：□□个 / □□组 / □□次 / □□天

压舌板训练：□□个 / □□组 / □□次 / □□天

舌尖锻炼器训练：□□个 / □□组 / □□次 / □□天

舌前突训练：□□个 / □□组 / □□次 / □□天

舌绕圈训练：□□个 / □□组 / □□次 / □□天

（三）吞咽方法训练

□声门上吞咽法：□□个 / □□组 / □□次 / □□天　　□用力吞咽法：□□个 / □□组 / □□次 / □□天

□改良 Shaker 法：□□个 / □□组 / □□次 / □□天　　□治疗性进食训练：□□个 / □□组 / □□次 / □□天

（四）呼吸功能训练

□呼吸训练器训练：□□个 / □□组 / □□次 / □□天

□腹式呼吸训练：□□个 / □□组 / □□次 / □□天

PART 6　出院后功能随访

> **第 2 次复诊：　　年　　月　　日**

肿瘤综合序列治疗

1. 放疗：□无　□有(时间＿＿＿＿＿＿＿＿＿＿＿；放疗技术＿＿＿＿＿＿＿＿＿＿＿，□□次,剂量：□□Gy)
2. 化疗：□无　□有(时间＿＿＿＿＿＿＿＿＿＿＿；治疗类型＿＿＿＿＿＿＿＿＿＿＿，□□次,方案＿＿＿＿＿＿＿＿＿)
3. 免疫治疗：□无　□有(时间＿＿＿＿＿＿＿＿＿＿＿；药物＿＿＿＿＿＿＿＿＿＿＿＿＿＿＿＿＿,□□次)

一、营养状态

1. 体重变化：□无明显变化　增加＋□□kg　减轻－□□kg
2. **BMI**：体重□□.□kg　身高□.□□m　BMI □□.□□kg/m²
3. 握力：□□.□□N

二、呼吸功能

1. 咳嗽反射：□强　□弱
2. 呼吸节律：□正常　□紊乱
3. 呼吸类型：□腹式呼吸　□胸式呼吸　□胸腹联合呼吸

三、综合评估

(一) 口腔环境

唾液分泌：口底唾液池(□正常　□偏少　□偏多)

(二) 口腔功能

1. 张口受限：□无　□有　(□轻度　□中度　□重度)
2. 洼田饮水试验：□Ⅰ　□Ⅱ　□Ⅲ　□Ⅳ　□Ⅴ
3. 量表评分：**SHI 量表**：□□□分

　　　　　　　MDADI 量表：□□□分　　**EAT-10 量表**：□□□分

　　　　　　　自评问卷：1.□1　□2　□3　□4　□5　　2.□1　□2　□3　□4　□5

　　　　　　　句子可懂度：□□□分

　　　　　　　1～5　　□□□□□　6～10　　□□□□□

　　　　　　　11～15　□□□□□　16～20　□□□□□　21～25　□□□□□

4. 唇
　　◆感觉：□正常　□麻木(□左上唇　□右上唇　□左下唇　□右下唇)
　　　　　　　　　　□疼痛(□左上唇　□右上唇　□左下唇　□右下唇)
　　◆运动：流涎(□无　□有＿＿＿＿＿＿＿＿＿＿＿)　闭合不全(□无　□有＿＿＿＿＿＿＿＿＿＿＿)
　　　　　　展唇(□正常　□异常＿＿＿＿＿＿＿＿＿)　圆唇(□正常　□异常＿＿＿＿＿＿＿＿＿)
　　　　　　口角下垂(□无　□有＿＿＿＿＿＿＿＿＿)　快速运动(□正常　□异常＿＿＿＿＿＿＿＿＿)
　　◆唇压最大值：□□.□□kPa

5. 口部运动功能专科检查

	评估项目	通过	异常		未通过
			轻微	明显	
口部 运动功能	鼓腮				
	轻压双颊仍能维持鼓腮				
	唇快速运动（如咧嘴、呭唇等动作灵活而有力）				
	闭唇噘嘴				
	微张口噘嘴				
	吸管吸液体（如牛奶、酸奶等）				
	快速平稳地发 pa-pa-pa				
	快速平稳地发 ta-ta-ta				
	快速平稳地发 ka-ka-ka				
	快速重复切换 paka-paka、kata-kata、taka-taka				
	快速重复切换 pakata-pakata-pakata				

四、分类评估

（一）唇、颊、下颌牙龈鳞癌

面神经受损分级评估：□Ⅰ级　□Ⅱ级　□Ⅲ级　□Ⅳ级　□Ⅴ级　□Ⅵ级

（二）上颌牙龈、腭部鳞癌

鼻流量计：□%

（三）舌、口底鳞癌

1. 器官评估

（1）舌

◆大小：□正常　□萎缩（□左侧　□右侧）　□肿胀（□左侧　□右侧）

◆伸舌偏斜：□无　□有（□左侧　□右侧）

◆伸舌震颤：□无　□有

◆感觉：□正常　□疼痛（□左侧　□右侧）

　　　　□麻木（□左侧　□右侧）

　　　　□味觉减退（□左侧　□右侧）

◆舌压（kPa）、舌动度

最大舌压：□□.□kPa

□ Ⅰ级:完全无法上抬
□ Ⅱ级:可上抬,但无法舔及上颌前牙切缘
□ Ⅲ级:可上抬舔及上颌前牙切缘
□ Ⅳ级:可上抬舔及上唇缘

上抬高度:□□.□mm

□ Ⅰ级:无明显动度
□ Ⅱ级:舌尖未能舔及右侧口角
□ Ⅲ级:舌尖能舔及右侧口角
□ Ⅳ级:舌尖可向右舔超出口角

右伸舌长度:□□.□mm

□ Ⅰ级:无明显动度
□ Ⅱ级:舌尖未能舔及左侧口角
□ Ⅲ级:舌尖能舔及左侧口角
□ Ⅳ级:舌尖可向左舔超出口角

左伸舌长度:□□.□mm

□ Ⅰ级:完全无法前伸
□ Ⅱ级:有动度,无法到达下唇
□ Ⅲ级:可达到下唇,但未超出下唇
□ Ⅳ级:超出下唇

前伸长度:□□.□mm

(2)软腭运动:◆提升(□正常　□减弱　□无动度)

◆咽反射(□正常　□减弱　□无反射)

(3)喉咽:　◆喉上抬(□甲状软骨可碰及中指　□甲状软骨不可碰及中指)

2. 言语康复训练前评估

◆发音清晰度:□□□分

◆声学数据:F1: /a/　　/i/　　/u/　　F2: /a/　　/i/　　/u/

FCR:　　　　VSA:　　　　F2R:

◆量表评估:抑郁自评量表得分:□□□分　焦虑自评量表得分:□□□分

3. 摄食评估

(1)食物质地:□固体　□半固体　□半流质　□全流质

(2)功能性经口摄食量表(FOIS)

◆等级:□1　□2　□3　□4　□5　□6　□7

（3）吞咽障碍 V-VST 临床评估

不同稠度			中稠			低稠			水			高稠		
不同容积			3mL	5mL	10mL	3mL	5mL	10mL	3mL	5mL	10mL	3mL	5mL	10mL
吞咽起点时间														
吞咽安全性	咳嗽														
	发音时间														
	音质改变														
	SpO₂														
吞咽有效性	残留	唇部闭合	左右	左右	左右	左右	左右	左右	左右	左右	左右	左右	左右	左右
		口腔 舌背	左右	左右	左右	左右	左右	左右	左右	左右	左右	左右	左右	左右
		口腔 口底	左右	左右	左右	左右	左右	左右	左右	左右	左右	左右	左右	左右
		口腔 前庭	左右	左右	左右	左右	左右	左右	左右	左右	左右	左右	左右	左右
		口腔 腭	左右	左右	左右	左右	左右	左右	左右	左右	左右	左右	左右	左右
		咽部 舌根	左右	左右	左右	左右	左右	左右	左右	左右	左右	左右	左右	左右
		咽部 口咽	左右	左右	左右	左右	左右	左右	左右	左右	左右	左右	左右	左右
	分次吞咽														

（4）表面肌电（□吞咽　□发音）

A. 表情肌

肌群	记录电极		平均振幅	均方根值	积分肌电值
	左	右			
口轮匝肌上部					
口轮匝肌下部					
降下唇肌 降口角肌					
颧大肌 颧小肌 口角提肌					

B. 舌骨上、下肌群

肌群	记录电极		平均振幅	均方根值	积分肌电值
	左	右			
下颌舌骨肌 二腹肌前腹 颏舌骨肌					
二腹肌后腹 茎突舌骨肌					
胸骨舌骨肌 胸骨甲状肌					
胸骨舌骨肌 甲状舌骨肌					
胸锁乳突肌					

五、干预计划

（一）唇颊训练

唇部感知觉训练：□□个 / □□组 / □□次 / □□天

压舌板训练：□□个 / □□组 / □□次 / □□天

唇肌锻炼器训练：□□个 / □□组 / □□次 / □□天

交替圆展唇训练：□□个 / □□组 / □□次 / □□天

张口训练：□□个 / □□组 / □□次 / □□天

（二）舌训练

舌部感知觉训练：□□个 / □□组 / □□次 / □□天

压舌板训练：□□个 / □□组 / □□次 / □□天

舌尖锻炼器训练：□□个 / □□组 / □□次 / □□天

舌前突训练：□□个 / □□组 / □□次 / □□天

舌绕圈训练：□□个 / □□组 / □□次 / □□天

（三）吞咽方法训练

□声门上吞咽法：□□个 / □□组 / □□次 / □□天　　□用力吞咽法：□□个 / □□组 / □□次 / □□天

□改良 Shaker 法：□□个 / □□组 / □□次 / □□天　　□治疗性进食训练：□□个 / □□组 / □□次 / □□天

（四）呼吸功能训练

□呼吸训练器训练：□□个 / □□组 / □□次 / □□天

□腹式呼吸训练：□□个 / □□组 / □□次 / □□天

PART 6　出院后功能随访

第__次复诊：　　年　　月　　日

一、营养状态

1. **体重变化**：□无明显变化　增加＋□□kg　减轻－□□kg
2. **BMI**：体重□□.□kg、身高□.□□m、BMI □□.□□kg/m²
3. **握力**：□□.□□N

二、呼吸功能

1. **咳嗽反射**：□强　□弱
2. **呼吸节律**：□正常　□紊乱
3. **呼吸类型**：□腹式呼吸　□胸式呼吸　□胸腹联合呼吸

三、综合评估

（一）口腔环境

唾液分泌：口底唾液池（□正常　□偏少　□偏多）

（二）口腔功能

1. **张口受限**：□无　□有　（□轻度　□中度　□重度）
2. **洼田饮水试验**：□Ⅰ　□Ⅱ　□Ⅲ　□Ⅳ　□Ⅴ
3. **量表评分**：SHI 量表：□□□分

　　　　　　MDADI 量表：□□□分　　　　EAT-10 量表：□□□分

　　　　　　自评问卷：1. □1　□2　□3　□4　□5　　2. □1　□2　□3　□4　□5

　　　　　　句子可懂度：□□□分

　　　　　　1～5　　□□□□□　　6～10　　□□□□□

　　　　　　11～15　□□□□□　16～20　□□□□□　21～25　□□□□□

4. **唇**
　　◆感觉：□正常　□麻木（□左上唇　□右上唇　□左下唇　□右下唇）
　　　　　　　□疼痛（□左上唇　□右上唇　□左下唇　□右下唇）
　　◆运动：流涎（□无　□有_____）　闭合不全（□无　□有_____）
　　　　　　展唇（□正常　□异常_____）　圆唇（□正常　□异常_____）
　　　　　　口角下垂（□无　□有_____）　快速运动（□正常　□异常_____）
　　◆唇压最大值：□□.□□kPa

5. **口部运动功能专科检查**

	评估项目	Pass	Deviant		Not Passing
			Slight	Marked	
口部 运动功能	鼓腮				
	轻压双颊仍能维持鼓腮				
	唇快速运动（如咧嘴、咂唇等动作灵活而有力）				
	闭唇噘嘴				
	微张口噘嘴				
	吸管吸液体（如牛奶、酸奶等）				
	快速平稳地发 pa-pa-pa				
	快速平稳地发 ta-ta-ta				
	快速平稳地发 ka-ka-ka				
	快速重复切换 paka-paka、kata-kata、taka-taka				
	快速重复切换 pakata-pakata-pakata				

四、分类评估

（一）唇、颊、下颌牙龈鳞癌

　　面神经受损分级评估：□Ⅰ级　□Ⅱ级　□Ⅲ级　□Ⅳ级　□Ⅴ级　□Ⅵ级

（二）上颌牙龈、腭部鳞癌

　　鼻流量计：□%

（三）舌、口底鳞癌

1. 器官评估

（1）舌

　　◆大小：□正常　□萎缩（□左侧　□右侧）　　□肿胀（□左侧　□右侧）

　　◆伸舌偏斜：□无　□有（□左侧　□右侧）

　　◆伸舌震颤：□无　□有

　　◆感觉：□正常　□疼痛（□左侧　□右侧）

　　　　　　□麻木（□左侧　□右侧）

　　　　　　□味觉减退（□左侧　□右侧）

　　◆舌压（kPa）、舌动度

　　　最大舌压：□□.□kPa

> □Ⅰ级：完全无法上抬
> □Ⅱ级：可上抬，但无法舔及上颌前牙切缘
> □Ⅲ级：可上抬舔及上颌前牙切缘
> □Ⅳ级：可上抬舔及上唇缘

> 上抬高度：□□.□mm

> □Ⅰ级：无明显动度
> □Ⅱ级：舌尖未能舔及右侧口角
> □Ⅲ级：舌尖能舔及右侧口角
> □Ⅳ级：舌尖可向右舔超出口角

> 右伸舌长度：□□.□mm

> □Ⅰ级：无明显动度
> □Ⅱ级：舌尖未能舔及左侧口角
> □Ⅲ级：舌尖能舔及左侧口角
> □Ⅳ级：舌尖可向左舔超出口角

> 左伸舌长度：□□.□mm

> □Ⅰ级：完全无法前伸
> □Ⅱ级：有动度，无法到达下唇
> □Ⅲ级：可达到下唇，但未超出下唇
> □Ⅳ级：超出下唇

> 前伸长度：□□.□mm

（2）软腭运动：◆提升（□正常　□减弱　□无动度）

◆咽反射（□正常　□减弱　□无反射）

（3）喉咽：　◆喉上抬（□甲状软骨可碰及中指　□甲状软骨不可碰及中指）

2. 言语康复训练前评估

◆发音清晰度：□□□分

◆声学数据：F1：/a/　　　/i/　　　/u/　　F2：/a/　　　/i/　　　/u/

FCR：　　　　　VSA：　　　　　F2R：

◆量表评估：抑郁自评量表得分：□□□分　焦虑自评量表得分：□□□分

3. 摄食评估

（1）食物质地：□固体　□半固体　□半流质　□全流质

（2）功能性经口摄食量表（FOIS）

◆等级：□1　□2　□3　□4　□5　□6　□7

（3）吞咽障碍 V-VST 临床评估

不同稠度		中稠			低稠			水			高稠		
不同容积		3mL	5mL	10mL	3mL	5mL	10mL	3mL	5mL	10mL	3mL	5mL	10mL
吞咽起点时间													
吞咽安全性	咳嗽													
	发音时间													
	音质改变													
	SpO$_2$													
吞咽有效性	唇部闭合	左 右	左 右	左 右	左 右	左 右	左 右	左 右	左 右	左 右	左 右	左 右	左 右
	残留 口腔 舌背	左 右	左 右	左 右	左 右	左 右	左 右	左 右	左 右	左 右	左 右	左 右	左 右
	口底	左 右	左 右	左 右	左 右	左 右	左 右	左 右	左 右	左 右	左 右	左 右	左 右
	前庭	左 右	左 右	左 右	左 右	左 右	左 右	左 右	左 右	左 右	左 右	左 右	左 右
	腭	左 右	左 右	左 右	左 右	左 右	左 右	左 右	左 右	左 右	左 右	左 右	左 右
	咽部 舌根	左 右	左 右	左 右	左 右	左 右	左 右	左 右	左 右	左 右	左 右	左 右	左 右
	口咽	左 右	左 右	左 右	左 右	左 右	左 右	左 右	左 右	左 右	左 右	左 右	左 右
	分次吞咽													

（4）表面肌电（□吞咽　□发音）

A. 表情肌

肌群	记录电极		平均振幅	均方根值	积分肌电值
	左	右			
口轮匝肌上部					
口轮匝肌下部					
降下唇肌 降口角肌					
颧大肌 颧小肌 口角提肌					

B. 舌骨上、下肌群

肌群	记录电极		平均振幅	均方根值	积分肌电值
	左	右			
下颌舌骨肌 二腹肌前腹 颏舌骨肌					
二腹肌后腹 茎突舌骨肌					
胸骨舌骨肌 胸骨甲状肌					
胸骨舌骨肌 甲状舌骨肌					
胸锁乳突肌					

五、干预计划

（一）唇颊训练

唇部感知觉训练：□□个 / □□组 / □□次 / □□天

压舌板训练：□□个 / □□组 / □□次 / □□天

唇肌锻炼器训练：□□个 / □□组 / □□次 / □□天

交替圆展唇训练：□□个 / □□组 / □□次 / □□天

张口训练：□□个 / □□组 / □□次 / □□天

（二）舌训练

舌部感知觉训练：□□个 / □□组 / □□次 / □□天

压舌板训练：□□个 / □□组 / □□次 / □□天

舌尖锻炼器训练：□□个 / □□组 / □□次 / □□天

舌前突训练：□□个 / □□组 / □□次 / □□天

舌绕圈训练：□□个 / □□组 / □□次 / □□天

（三）吞咽方法训练

□声门上吞咽法：□□个 / □□组 / □□次 / □□天　　　　□用力吞咽法：□□个 / □□组 / □□次 / □□天

□改良 Shaker 法：□□个 / □□组 / □□次 / □□天　　　　□治疗性进食训练：□□个 / □□组 / □□次 / □□天

（四）呼吸功能训练

□呼吸训练器训练：□□个 / □□组 / □□次 / □□天

□腹式呼吸训练：□□个 / □□组 / □□次 / □□天

音乐康复训练——第__次评估

评估时间：   年   月   日

一、舌压(kPa)、舌动度

最大舌压：□□.□kPa

□ Ⅰ级：完全无法上抬
□ Ⅱ级：可上抬,但无法舔及上颌前牙切缘
□ Ⅲ级：可上抬舔及上颌前牙切缘
□ Ⅳ级：可上抬舔及上唇缘

上抬高度：□□.□mm

□ Ⅰ级：无明显动度
□ Ⅱ级：舌尖未能舔及右侧口角
□ Ⅲ级：舌尖能舔及右侧口角
□ Ⅳ级：舌尖可向右舔超出口角

右伸舌长度：□□.□mm

□ Ⅰ级：无明显动度
□ Ⅱ级：舌尖未能舔及左侧口角
□ Ⅲ级：舌尖能舔及左侧口角
□ Ⅳ级：舌尖可向左舔超出口角

左伸舌长度：□□.□mm

□ Ⅰ级：完全无法前伸
□ Ⅱ级：有动度,无法到达下唇
□ Ⅲ级：可达到下唇,但未超出下唇
□ Ⅳ级：超出下唇

前伸长度：□□.□mm

二、声学评估

1. 发音清晰度：□□□分
2. 句子可懂度：□□□分   1~5 □□□□□   6~10 □□□□□   11~15 □□□□□   16~20 □□□□□   21~25 □□□□□
3. 声学数据：

   F1： /a/   /i/   /u/   F2： /a/   /i/   /u/

   FCR：   VSA：   F2R：

三、量表评估

◆ SHI 量表得分：   □□□分

◆抑郁自评量表得分：□□□分

◆焦虑自评量表得分：□□□分

附录二 意识模糊评估量表

（一）ICU 患者意识模糊评估单（CAM-ICU）

特征 1：意识状态急性改变或波动	阳性标准	阳性	阴性
1A：患者的精神状态与基础水平相比是否不同？ 1B：在过去 24 小时内患者的精神状态是否发生任何波动？有镇静量表（如 RASS），格拉斯哥昏迷评分（GCS）或既往谵妄评估的波动作为依据	任何问题答案为"是"		
特征 2：注意力障碍			
2A：数字法：记录得分（未测试则记为"未测"） 说明：对患者说："我将要给你读 10 个数字，只要你听到数字'1'的时候就捏一下我的手示意。"用正常语调朗读下列数字，每个数字隔 3 秒： 8175741136 评分：当患者在听到数字"1"的时候没有捏手或在听到其他数字的时候捏手，都算作错误 2B：图片法替代请参照培训手册	错误数 > 2		
特征 3：意识水平改变			
如果 RASS 的实际得分不是清醒且平静（0 分）为阳性	RASS 不为"0"		
特征 4：思维混乱			
4A：是非题（需要更换另一套问题请参照培训手册） 1. 石头是否能浮在水面上？ 2. 海里是否有鱼？ 3. 1 斤是否比 2 斤重？ 4. 铁锤能用来钉钉子吗？ 当患者回答错误时记录错误的个数 4B：执行指令 跟患者说："伸出这几根手指"（检查者在患者面前伸出 2 根手指），然后说："现在用另一只手伸出同样多的手指"（这次检查者不示范） 如果患者只有一只手能动，第二个指令改为要求患者再增加一个手指 如果患者不能成功执行全部指令，记录 1 个错误	4A 和 4B 错误总数 > 1		
CAM 总体评估			
特征 1 和特征 2 阳性且特征 3 或特征 4 阳性			

（二）Richmond 躁动与镇静量表（RASS 量表）

得分	术语	描述
+4	好斗	明显好斗，暴力倾向，对人员造成直接的危险
+3	非常躁动	拉扯或拔除导管或引流管，有攻击性
+2	躁动	频繁的非自主性动作，与呼吸机对抗
+1	烦躁不安	焦躁，但动作无攻击性
0	警觉且平静	—
-1	嗜睡	不完全觉醒，但对声音可维持觉醒（睁眼／眼神接触≥10秒）
-2	轻度镇静	声音可短暂唤醒并有眼神接触（<10秒）
-3	中度镇静	对声音可产生动作或睁眼反应（但无眼神接触）
-4	深度镇静	对声音无反应，但对身体刺激可产生动作或睁眼反应
-5	不能唤醒	对声音和身体刺激均无反应

附录三 患者自评主观全面评定量表（PG-SGA）

（一）PG-SGA评分工作表

工作表-1 体重丢失的评分

1个月内体重丢失量	分数	6个月内体重丢失量
10%或更大	4	20%或更大
5%～9.9%	3	10%～19.9%
3%～4.9%	2	6%～9.9%
2%～2.9%	1	2%～5.9%
0～1.9%	0	0～1.9%

注：评分使用1个月体重数据，若无此数据则使用6个月体重数据。使用以上分数积分，若过去2周内有体重丢失则额外增加1分。

工作表-2 疾病和年龄的评分标准

分类	分数
癌症	1
艾滋病	1
呼吸系统或心脏恶病质	1
褥疮、开放性伤口或瘘	1
创伤	1
年龄≥65岁	1

工作表-3 代谢应激状态的评分

应激状态	无（0）	轻度（1）	中度（2）	高度（3）
发热	无	37.2～38.3℃	38.3～38.8℃	≥38.8℃
发热持续时间	无	<72小时	72小时	>72小时
糖皮质激素用量（泼尼松）	无	<10mg/d	10～30mg/d	≥30mg/d

工作表 -4　体格检查

	检查项目	无消耗：0	轻度消耗：1+	中度消耗：2+	重度消耗：3+
脂肪	眼窝脂肪垫	0	1+	2+	3+
	三头肌皮褶厚度	0	1+	2+	3+
	肋下脂肪	0	1+	2+	3+
肌肉	颞肌	0	1+	2+	3+
	肩背部	0	1+	2+	3+
	胸腹部	0	1+	2+	3+
	四肢	0	1+	2+	3+
体液	踝部水肿	0	1+	2+	3+
	骶部水肿	0	1+	2+	3+
	腹水	0	1+	2+	3+
总体消耗的主观评估		0	1	2	3

工作表 -5　PG-SGA 整体评估分级

项目	A 级 营养良好	B 级 中度或可疑营养不良	C 级 严重营养不良
体重	无丢失或近期增加	1 个月内丢失 5%（或 6 个月丢失 10%）或不稳定或不增加	1 个月内丢失 >5%（或 6 个月丢失 >10%）或不稳定或不增加
营养摄入	摄入充分	确切的摄入减少	严重摄入不足
营养相关的症状	无或近期明显改善	存在营养相关的症状	存在营养相关的症状
功能	无不足或近期明显改善	中度功能减退或近期加重	严重功能减退或近期明显加重
体格检查	无消耗或慢性消耗但近期有临床改善	轻中度皮下脂肪和肌肉消耗	如严重的皮下组织消耗、水肿

（二）PG-SGA 病史问卷表

PG-SGA 设计中的 Box 1～4 由患者来完成，其中 Box1 和 Box3 的积分为每项得分的累加，Box2 和 Box4 的积分基于患者核查所得的最高分。

1. 体重（见工作表1）

我现在的体重是_____kg

我的身高是_____m

1个月前我的体重是_____kg

6个月前我的体重是_____kg

最近2周内我的体重：

□下降（1） □无改变（0） □增加（0）

Box 1 评分：_____

2. 膳食摄入（饭量）

与我的正常饮食相比，上个月的饭量：

□无改变（0）

□大于平常（0）

□小于平常（1）

我现在进食：

□普食但少于正常饭量（1）

□固体食物很少（2）

□流食（3）

□仅为营养添加剂（4）

□各种食物都很少（5）

□仅依赖管饲或静脉营养（6）

Box 2 评分：_____

3. 症状

最近2周我存在以下问题影响我的饭量：

□没有饮食问题（0）

□无食欲，不想吃饭（3）

□恶心（1） □呕吐（3）

□便秘（1） □腹泻（3）

□口腔疼痛（2） □口腔干燥（1）

□味觉异常或无（1） □食物气味干扰（1）

□吞咽障碍（2） □早饱（1）

□疼痛：部位？（3）_____

□其他 **（1）

** 例如：情绪低落，金钱或牙齿问题

Box 3 评分：_____

4. 活动和功能

上个月我的总体活动情况是：

□正常，无限制（0）

□与平常相比稍差，但尚能正常活动（1）

□多数事情不能胜任，但卧床或坐着的时间不超过12小时（2）

□活动很少，一天多数时间卧床或坐着（3）

□卧床不起，很少下床（3）

Box 4 评分：_____

Box 1～4 的合计评分（A）：_____

---

5. 疾病及其与营养需求的关系（见工作表 -2）

　　所有相关诊断（详细说明）：

　　原发疾病分期：Ⅰ Ⅱ Ⅲ Ⅳ　其他

　　年龄　　　　　　　　　　　　　　　　　　　　　　评分（B）：_____

6. 代谢需要量（见工作表 -3）　　　　　　　　　　　评分（C）：_____

7. 体格检查（见工作表 -4）　　　　　　　　　　　　评分（D）：_____

总体评量（见工作表 -5）

A 级　营养良好

B 级　中度或可疑营养不良

C 级　严重营养不良

PG-SGA 总评分

评分 A+B+C+D

患者姓名：_____　年龄：_____　住院号：_____　临床医师签名：_____　记录日期：_____

营养支持的推荐方案

　　根据 PG-SGA 总评分确定相应的营养干预措施，其中包括对患者及家属的教育指导，针对症状的治疗手段如药物干预、恰当的营养支持。

　　0～1：此时无需干预，常规定期进行营养状况评分

　　2～3：有营养师、护士或临床医师对患者及家属的教育指导，并针对症状和实验室检查进行恰当的药物干预

　　4～8：需要营养干预及针对症状的治疗手段

　　≥9：迫切需要改善症状的治疗措施和恰当的营养支持